国家卫生健康委员会"十四五"规划教材
全 国 高 等 学 校 教 材
供基础、临床、预防、口腔医学类专业用

新形态教材

生理学

Physiology

U0292540

第 **10** 版

主　　　审		王庭槐
主　　　编		罗自强　管又飞
副 主 编		武宇明　朱依纯　林默君
数 字 主 编		罗自强　管又飞
数字副主编		林默君　向秋玲

人民卫生出版社
·北 京·

版权所有，侵权必究！

图书在版编目（CIP）数据

生理学 / 罗自强，管又飞主编. -- 10 版. -- 北京：人民卫生出版社，2024. 6. --（全国高等学校五年制本科临床医学专业第十轮规划教材）. -- ISBN 978-7-117-36425-6（2024.8重印）

Ⅰ. R33

中国国家版本馆 CIP 数据核字第 2024AU2636 号

人卫智网	www.ipmph.com	医学教育、学术、考试、健康，购书智慧智能综合服务平台
人卫官网	www.pmph.com	人卫官方资讯发布平台

生　理　学
Shenglixue
第 10 版

主　　编：罗自强　管又飞
出版发行：人民卫生出版社（中继线 010-59780011）
地　　址：北京市朝阳区潘家园南里 19 号
邮　　编：100021
E - mail：pmph @ pmph.com
购书热线：010-59787592　010-59787584　010-65264830
印　　刷：保定市中画美凯印刷有限公司
经　　销：新华书店
开　　本：850×1168　1/16　　印张：28
字　　数：828 千字
版　　次：1979 年 2 月第 1 版　　2024 年 6 月第 10 版
印　　次：2024 年 8 月第 2 次印刷
标准书号：ISBN 978-7-117-36425-6
定　　价：95.00 元
打击盗版举报电话：010-59787491　E-mail：WQ @ pmph.com
质量问题联系电话：010-59787234　E-mail：zhiliang @ pmph.com
数字融合服务电话：4001118166　　E-mail：zengzhi @ pmph.com

编委名单

编　委 <small>(以姓氏笔画为序)</small>

王爱梅	锦州医科大学	张晓燕	华东师范大学医学与健康研究院
王继江	复旦大学上海医学院	武宇明	河北医科大学
冯丹丹	中南大学湘雅医学院	林默君	福建医科大学
邢国刚	北京大学医学部	罗自强	中南大学湘雅医学院
朱　亮	大连医科大学	周　华	四川大学华西医学中心
朱　辉	哈尔滨医科大学	姜　宏	康复大学
朱依纯	复旦大学上海医学院	姜　岩	苏州大学苏州医学院
朱晓燕	海军军医大学	秦　岭	中国医科大学
向秋玲	中山大学中山医学院	席姣娅	华中科技大学同济医学院
刘传勇	山东第一医科大学	彭碧文	武汉大学医学部
李建华	广州医科大学	葛敬岩	吉林大学
李春凌	中山大学中山医学院	焦向英	山西医科大学
余华荣	重庆医科大学	管又飞	大连医科大学
汪萌芽	皖南医学院	谭晓秋	西南医科大学
张　玲	天津医科大学		

编写秘书
冯丹丹　(兼)
徐　虎　大连医科大学

数字编委

新形态教材使用说明

新形态教材是充分利用多种形式的数字资源及现代信息技术，通过二维码将纸书内容与数字资源进行深度融合的教材。本套教材全部以新形态教材形式出版，每本教材均配有特色的数字资源和电子教材，读者阅读纸书时可以扫描二维码，获取数字资源、电子教材。

电子教材是纸质教材的电子阅读版本，其内容及排版与纸质教材保持一致，支持手机、平板及电脑等多终端浏览，具有目录导航、全文检索功能，方便与纸质教材配合使用，进行随时随地阅读。

获取数字资源与电子教材的步骤

① 扫描封底红标二维码，获取图书"使用说明"。

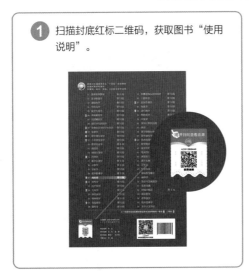

② 揭开红标，扫描绿标激活码，注册/登录人卫账号获取数字资源与电子教材。

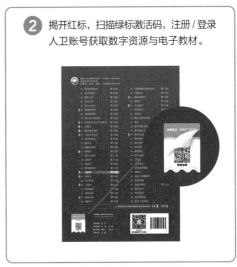

③ 扫描书内二维码或封底绿标激活码，随时查看数字资源和电子教材。

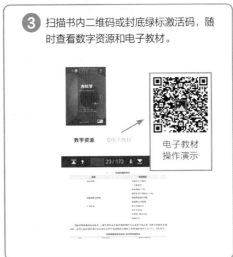

④ 登录 zengzhi.ipmph.com 或下载应用体验更多功能和服务。

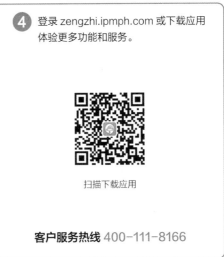

扫描下载应用

客户服务热线 400-111-8166

读者信息反馈方式

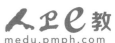

欢迎登录"人卫e教"平台官网"medu.pmph.com"，在首页注册登录后，即可通过输入书名、书号或主编姓名等关键字，查询我社已出版教材，并可对该教材进行读者反馈、图书纠错、撰写书评以及分享资源等。

序言

百年大计，教育为本。教育立德树人，教材培根铸魂。

过去几年，面对突如其来的新冠疫情，以习近平同志为核心的党中央坚持人民至上、生命至上，团结带领全党全国各族人民同心抗疫，取得疫情防控重大决定性胜利。在这场抗疫战中，我国广大医务工作者为最大限度保护人民生命安全和身体健康发挥了至关重要的作用。事实证明，我国的医学教育培养出了一代代优秀的医务工作者，我国的医学教材体系发挥了重要的支撑作用。

党的二十大报告提出到 2035 年建成教育强国、健康中国的奋斗目标。我们必须深刻领会党的二十大精神，深刻理解新时代、新征程赋予医学教育的重大使命，立足基本国情，尊重医学教育规律，不断改革创新，加快建设更高质量的医学教育体系，全面提高医学人才培养质量。

尺寸教材，国家事权，国之大者。面对新时代对医学教育改革和医学人才培养的新要求，第十轮教材的修订工作落实习近平总书记的重要指示精神，用心打造培根铸魂、启智增慧、适应时代需求的精品教材，主要体现了以下特点。

1. 进一步落实立德树人根本任务。遵循《习近平新时代中国特色社会主义思想进课程教材指南》要求，努力发掘专业课程蕴含的思想政治教育资源，将课程思政贯穿于医学人才培养过程之中。注重加强医学人文精神培养，在医学院校普遍开设医学伦理学、卫生法以及医患沟通课程基础上，新增蕴含医学温度的《医学人文导论》，培养情系人民、服务人民、医德高尚、医术精湛的仁心医者。

2. 落实"大健康"理念。将保障人民全生命周期健康体现在医学教材中，聚焦人民健康服务需求，努力实现"以治病为中心"转向"以健康为中心"，推动医学教育创新发展。为弥合临床与预防的裂痕作出积极探索，梳理临床医学教材体系中公共卫生与预防医学相关课程，建立更为系统的预防医学知识结构。进一步优化重组《流行病学》《预防医学》等教材内容，撤销内容重复的《卫生学》，推进医防协同、医防融合。

3. 守正创新。传承我国几代医学教育家探索形成的具有中国特色的高等医学教育教材体系和人才培养模式，准确反映学科新进展，把握跟进医学教育改革新趋势新要求，推进医科与理科、工科、文科等学科交叉融合，有机衔接毕业后教育和继续教育，着力提升医学生实践能力和创新能力。

4. 坚持新形态教材的纸数一体化设计。数字内容建设与教材知识内容契合，有效服务于教学应用，拓展教学内容和学习过程；充分体现"人工智能＋"在我国医学教育数字化转型升级、融合发展中的促进和引领作用。打造融合新技术、新形式和优质资源的新形态教材，推动重塑医学教育教学新生态。

5. 积极适应社会发展，增设一批新教材。包括：聚焦老年医疗、健康服务需求，新增《老年医学》，维护老年健康和生命尊严，与原有的《妇产科学》《儿科学》等形成较为完整的重点人群医学教材体系；重视营养的基础与一线治疗作用，新增《临床营养学》，更新营养治疗理念，规范营养治疗路径，提升营养治疗技能和全民营养素养；以满足重大疾病临床需求为导向，新增《重症医学》，强化重症医学人才的规范化培养，推进实现重症管理关口前移，提升应对突发重大公共卫生事件的能力。

我相信，第十轮教材的修订，能够传承老一辈医学教育家、医学科学家胸怀祖国、服务人民的爱国精神，勇攀高峰、敢为人先的创新精神，追求真理、严谨治学的求实精神，淡泊名利、潜心研究的奉献精神，集智攻关、团结协作的协同精神。在人民卫生出版社与全体编者的共同努力下，新修订教材将全面体现教材的思想性、科学性、先进性、启发性和适用性，以全套新形态教材的崭新面貌，以数字赋能医学教育现代化、培养医学领域时代新人的强劲动力，为推动健康中国建设作出积极贡献。

教育部医学教育专家委员会主任委员

教育部原副部长

林蕙青

2024 年 5 月

全国高等学校五年制本科临床医学专业
第十轮 规划教材修订说明

全国高等学校五年制本科临床医学专业国家卫生健康委员会规划教材自 1978 年第一轮出版至今已有 46 年的历史。近半个世纪以来，在教育部、国家卫生健康委员会的领导和支持下，以吴阶平、裘法祖、吴孟超、陈灏珠等院士为代表的几代德高望重、有丰富的临床和教学经验、有高度责任感和敬业精神的国内外著名院士、专家、医学家、教育家参与了本套教材的创建和每一轮教材的修订工作，使我国的五年制本科临床医学教材从无到有、从少到多、从多到精，不断丰富、完善与创新，形成了课程门类齐全、学科系统优化、内容衔接合理、结构体系科学的由纸质教材与数字教材、在线课程、专业题库、虚拟仿真和人工智能等深度融合的立体化教材格局。这套教材为我国千百万医学生的培养和成才提供了根本保障，为我国培养了一代又一代高水平、高素质的合格医学人才，为推动我国医疗卫生事业的改革和发展作出了历史性巨大贡献，并通过教材的创新建设和高质量发展，推动了我国高等医学本科教育的改革和发展，促进了我国医药学相关学科或领域的教材建设和教育发展，走出了一条适合中国医药学教育和卫生事业发展实际的具有中国特色医药学教材建设和发展的道路，创建了中国特色医药学教育教材建设模式。老一辈医学教育家和科学家们亲切地称这套教材是中国医学教育的"干细胞"教材。

本套第十轮教材修订启动之时，正是全党上下深入学习贯彻党的二十大精神之际。党的二十大报告首次提出要"加强教材建设和管理"，表明了教材建设是国家事权的重要属性，体现了以习近平同志为核心的党中央对教材工作的高度重视和对"尺寸课本、国之大者"的殷切期望。第十轮教材的修订始终坚持将贯彻落实习近平新时代中国特色社会主义思想和党的二十大精神进教材作为首要任务。同时以高度的政治责任感、使命感和紧迫感，与全体教材编者共同把打造精品落实到每一本教材、每一幅插图、每一个知识点，与全国院校共同将教材审核把关贯穿到编、审、出、修、选、用的每一个环节。

本轮教材修订全面贯彻党的教育方针，全面贯彻落实全国高校思想政治工作会议精神、全国医学教育改革发展工作会议精神、首届全国教材工作会议精神，以及《国务院办公厅关于深化医教协同进一步推进医学教育改革与发展的意见》(国办发〔2017〕63 号)与《国务院办公厅关于加快医学教育创新发展的指导意见》(国办发〔2020〕34 号)对深化医学教育机制体制改革的要求。认真贯彻执行《普通高等学校教材管理办法》，加强教材建设和管理，推进教育数字化，通过第十轮规划教材的全面修订，打造新一轮高质量新形态教材，不断拓展新领域、建设新赛道、激发新动能、形成新优势。

其修订和编写特点如下：

1. 坚持教材立德树人课程思政　认真贯彻落实教育部《高等学校课程思政建设指导纲要》，以教材思政明确培养什么人、怎样培养人、为谁培养人的根本问题，落实立德树人的根本任务，积极推进习近平新时代中国特色社会主义思想进教材进课堂进头脑，坚持不懈用习近平新时代中国特色社会主义思想铸魂育人。在医学教材中注重加强医德医风教育，着力培养学生"敬佑生命、救死扶伤、甘于奉献、大爱无疆"的医者精神，注重加强医者仁心教育，在培养精湛医术的同时，教育引导学生始终把人民群众生命安全和身体健康放在首位，提升综合素养和人文修养，做党和人民信赖的好医生。

2. 坚持教材守正创新提质增效　为了更好地适应新时代卫生健康改革及人才培养需求，进一步优化、完善教材品种。新增《重症医学》《老年医学》《临床营养学》《医学人文导论》，以顺应人民健康迫切需求，提高医学生积极应对突发重大公共卫生事件及人口老龄化的能力，提升医学生营养治疗技能，培养医学生传承中华优秀传统文化、厚植大医精诚医者仁心的人文素养。同时，不再修订第9版《卫生学》，将其内容有机融入《预防医学》《医学统计学》等教材，减轻学生课程负担。教材品种的调整，凸显了教材建设顺应新时代自我革新精神的要求。

3. 坚持教材精品质量铸就经典　教材编写修订工作是在教育部、国家卫生健康委员会的领导和支持下，由全国高等医药教材建设学组规划，临床医学专业教材评审委员会审定，院士专家把关，全国各医学院校知名专家教授编写，人民卫生出版社高质量出版。在首届全国教材建设奖评选过程中，五年制本科临床医学专业第九轮规划教材共有13种教材获奖，其中一等奖5种、二等奖8种，先进个人7人，并助力人卫社荣获先进集体。在全国医学教材中获奖数量与比例之高，独树一帜，足以证明本套教材的精品质量，再造了本套教材经典传承的又一重要里程碑。

4. 坚持教材"三基""五性"编写原则　教材编写立足临床医学专业五年制本科教育，牢牢坚持教材"三基"（基础理论、基本知识、基本技能）和"五性"（思想性、科学性、先进性、启发性、适用性）编写原则。严格控制纸质教材编写字数，主动响应广大师生坚决反对教材"越编越厚"的强烈呼声；提升全套教材印刷质量，在双色印制基础上，全彩教材调整纸张类型，便于书写、不反光。努力为院校提供最优质的内容、最准确的知识、最生动的载体、最满意的体验。

5. 坚持教材数字赋能开辟新赛道　为了进一步满足教育数字化需求，实现教材系统化、立体化建设，同步建设了与纸质教材配套的电子教材、数字资源及在线课程。数字资源在延续第九轮教材的教学课件、案例、视频、动画、英文索引词读音、AR互动等内容基础上，创新提供基于虚拟现实和人工智能等技术打造的数字人案例和三维模型，并在教材中融入思维导图、目标测试、思考题解题思路，拓展数字切片、DICOM等图像内容。力争以教材的数字化开发与使用，全方位服务院校教学，持续推动教育数字化转型。

第十轮教材共有56种，均为国家卫生健康委员会"十四五"规划教材。全套教材将于2024年秋季出版发行，数字内容和电子教材也将同步上线。希望全国广大院校在使用过程中能够多提供宝贵意见，反馈使用信息，以逐步修改和完善教材内容，提高教材质量，为第十一轮教材的修订工作建言献策。

主审简介

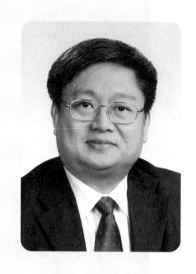

王庭槐

男，1956年6月生于广东省潮州市。现任中山大学中山医学院医学教育发展中心主任，教育部基础学科拔尖学生培养计划2.0专家委员会成员、教育部普通高等学校本科教育教学评估专家委员会委员、教育部普通高等学校本科教育教学审核评估专家、中国生理学会教育工作委员会副主任委员、中国生理学会循环生理专业委员会名誉主任。担任国家级规划教材《生理学》第8版、第9版主编，教育部基础医学"101计划"核心教材《循环系统》主编。

从事教学工作至今41年，主要研究甾体激素的心血管效应及其信号转导机制，以及生物反馈生理机制，先后承担国家自然科学基金及其他省部级基金23项，发表论文200余篇，获得教育部等省部级科研奖励7项，其成果揭示了雌激素抑制心血管损伤反应的作用及其细胞内信号转导机制，并为非药物治疗高血压提供了新的思路和方法。入选中组部"万人计划"首批教学名师，获中华医学教育杰出贡献奖和"推动行业前行的力量"十大医学特别贡献专家称号。获国家教学成果奖7项，主编的《生理学》（第9版）获教育部首届全国教材建设奖全国优秀教材一等奖。

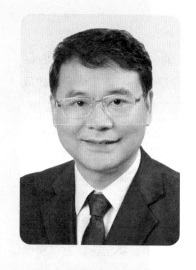

罗自强

男，1962 年 4 月生于湖南省邵阳市。中南大学湘雅医学院生理学教授，博士研究生导师，教育部首届课程思政教学名师。现任教育部高等学校基础医学类教学指导委员会委员、教育部本科教育教学审核评估专家、教育部普通高等学校本科教学工作合格评估专家、教育部临床医学专业认证专家、国际生理科学联合会（IUPS）教育工作委员会委员、亚大地区生理科学联合会（FAOPS）教育工作委员会委员、中国生理学会副监事长和《生理学报》副主编。曾任中国生理学会副理事长、中国生理学会教育工作委员会主任委员和中国生理学会呼吸生理专业委员会主任委员。

从事生理学教学工作近 40 年，是"生理学"国家级精品课程、精品资源共享课、精品视频公开课、国家级线上一流课程、线上线下混合式一流课程及教育部生理学课程思政示范课程负责人，以及"医学科研设计"湖南省研究生精品课程和在线开放课程负责人。主要从事急性肺损伤及肺纤维化发生机制的研究，主持国家自然科学基金项目 9 项。主编"十二五"普通高等教育本科国家级规划教材《麻醉生理学》和教育部基础医学"101 计划"核心教材《呼吸系统》，主持获湖南省高等教育教学成果一等奖 2 项，参与获国家级教学成果二等奖 2 项，获霍英东教育基金会高等院校青年教师奖和宝钢优秀教师奖。

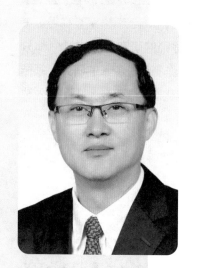

管又飞

男，1965 年生于江苏省扬州市。大连医科大学教授、博士研究生导师。教育部长江学者特聘教授、国家杰出青年科学基金获得者、宝钢优秀教师特等奖获得者、药明康德生命化学研究奖获得者、科技部 973 计划"脂代谢紊乱导致脂肪肝及高脂血症发生的机制"重大基础研究项目首席科学家、国家百千万人才工程"有突出贡献的中青年专家"荣誉称号获得者。现任中国生理学会副监事长；曾任国家自然科学基金委员会生命科学部咨询组专家，教育部高等学校基础医学类教学指导委员会秘书长。国家核心期刊《生理学报》主编，国家级规划教材《生理学》（第 8 版、第 9 版）副主编，《中华医学教育杂志》编委；教育部国家级教学成果二等奖（2019）主持人，首届全国教材建设奖全国优秀教材一等奖（2021）获得者，国家级一流本科专业建设点"临床医学"（2019）负责人，国家级一流本科(线上)课程"人体生理学"（2023）负责人。

长期从事肾脏、心血管及代谢生理及相关重大疾病研究，在 *Nat Med*、*J Clin Invest*、*Kidney Int* 等国际知名杂志上发表 190 余篇原著文章，连续 8 年入选医学领域"中国高被引学者"榜单。研究受到国家自然科学基金委员会重大研究计划、重大项目、重点基金，科技部 973 计划和重大研究专项等项目的资助。

副主编简介

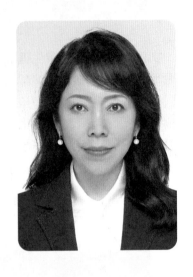

武宇明

女,1971年7月生于河北省邢台市。河北医科大学党委常委、副校长。教授,医学博士,博士研究生导师,全国优秀科技工作者。教育部新世纪优秀人才,教育部高等学校临床实践教学指导分委员会委员,教育部临床医学专业认证工作委员会委员。教育部生理课程虚拟教研室负责人,国家一流在线课程和一流线上线下混合课程"生理学"负责人。兼任河北省生理科学会理事长。

从事教学工作30年,主持国家自然科学基金重大研究计划、面上项目等10余项课题。发表SCI论文50余篇。主编、副主编国家级规划教材5部。副主编教材获首届全国教材建设奖全国优秀教材一等奖。获国家级教学成果二等奖1项、河北省教学成果一等奖2项。

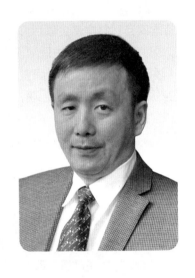

朱依纯

男,1963年9月生于上海市。现任复旦大学小分子活性物质上海市高校重点实验室主任、生理与病理生理学系主任。

从事教学工作至今29年。2008年获得国家杰出青年科学基金资助,2009年受聘为教育部长江学者特聘教授,2013年入选国家百千万人才工程,并被授予"有突出贡献的中青年专家"荣誉称号。主要从事心血管疾病的发病机制及治疗新途径的研究,尤其对"气体分子硫化氢的生理效应及其靶点调节机制"作了系统深入的研究。领衔的"中药来源小分子活性物质的基础与转化医学"研究团队两度入选上海市高水平地方高校创新团队。

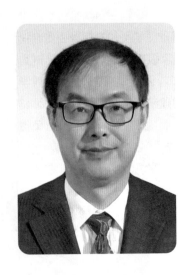

林默君

男,1964年3月生于福建省福州市。博士,教授,博士研究生导师,现任福建医科大学研究生院院长,中国生理学会副理事长,中国生理学会教育工作委员会主任委员,《生理学报》常务编委,福建省高校重点实验室主任、省生理学科学会名誉理事长。

从事生理学教学工作40年,是省本科生精品课程"生理学"和研究生精品课程"心血管生理学"的课程负责人。主要从事离子通道与肺动脉高压、高血压以及肿瘤疾病相关性研究。获国务院政府特殊津贴、省科技进步奖3项、省教育教学成果奖1项,以及第七届省教学名师、第五届省优秀科技工作者、省优秀教师等荣誉称号。

前言

生理学是我国高等医学院校本科生必修的核心基础医学课程,是研究机体生命活动中的各种现象及其功能活动规律的科学,被称为生命的逻辑(the logic of life)。医学生只有在掌握了人体正常生理活动规律的基础上,才能理解和掌握各种疾病状态下机体功能的改变,以及疾病的临床诊断和药物治疗的原理。生理学的基本理论和方法更是培养医学生科学思维方式的重要保证。

全国高等医药院校五年制教材《生理学》(第9版)自2018年出版以来,受到了教师和学生的广泛好评,并获得首届全国教材建设奖全国优秀教材一等奖。2023年5月,人民卫生出版社启动了五年制本科临床医学专业第十轮规划教材的修订编写工作。按照本套教材第十轮主编人会议的精神,本次修订在坚持既往"三基""五性""三特定"的编写传统和传承《生理学》(第9版)"医学-人文融合、基础-临床融合、纸-数-网融合"编写特色的基础上,面向人民生命健康,聚焦健康中国建设、新医科建设和课程思政的战略需求,着眼于为健康中国建设培养高水平复合型医学人才,吸纳国内外优秀教材编写的成功经验,全面架构生理学教材的编写理念和内容,在创新的前提下保持优良传统,在变革的思维上探索教育的真谛。

本轮修订对标临床医师的培养目标和生理学的研究进展更新了部分内容。注重联系临床应用,以临床异常变化加深对正常的理解,以功能活动中的关键分子加深对临床疾病治疗靶点的理解,引导学生将知识应用于解释临床现象、解决临床问题。关注服务生命全周期、健康全过程,优化教材内容,新增一章(第十三章)"生长发育和衰老"。关注肠道微生态在机体稳态维持中的作用,新增一节(第六章第八节)"肠道微生态和肠屏障功能"。随着痒觉机制的研究进展,新增痒觉生理相关介绍(第九章第二节)。注重科学思维能力和创新精神的培养,提高教材"两性一度"。适当引入理化公式,强化理科思维,对诺贝尔奖级的重大进展注意简介其科学价值,激发学生创新精神。在全书最后新增推荐阅读以拓展教材的广度。注重知识间的相互联系,强化知识体系的整合,新增的"血糖稳态的激素调节"(第十一章第六节)和"生长发育"综合介绍不同激素对血糖稳态及生长发育的影响。强化结合教材内容讲好中国故事和提升人文精神,介绍中国科学家的科学贡献,并新增针刺镇痛生理学原理,在书末推荐阅读处以资源码形式展示中国科学家相关重要创新发现的文献出处。全面更新了每章后的思考题,除绪论外每章都有临床案例分析题,以问题引导高阶思维的培养。此外,本轮修订还参照全国科学技术名词审定委员会公布的《生理学名词》(第二版)对全书的相关生理学名词进行了更新。

对标教材立体化建设的要求,本版教材继续采用纸质+数字资源融合的新形态教材形式,在纸质教材的重点和难点处以资源码形式链接相应的文字拓展、图片、动画或视频微课,以帮助读者深刻理解该知识点;为帮助读者梳理知识构架,每章均提供了章节思维导图、授课PPT的资源码;为进一步加强对学习的检验,每章均配有选择题型的目标测试资源码,对每章后的思考题,增加了解题思路的资源码。

感谢周志明、岳少杰、晋学庆、潘忞、冯健、谢燕清、唐立、邢巍巍、丁晶、袁海波、张弘等临床及相关学科专家对本版教材中的临床相关问题及案例进行专业审阅,并提供了权威的针对性建议,拓展了医学生对"基础与临床紧密联系"的理论认识和实践认知。

最后,要感谢参与本次编写工作的全体同仁的大力支持和通力合作。在编写过程中,各位编委体现了我国生理学教育工作者的敬业精神和严谨治学的优良学风,保证了本版教材编写修订工作的高质量完成。尤其需要感谢教材主审王庭槐教授对本版教材进行通篇审校,他严谨细致的工作态度值得我们敬重和学习。还要感谢冯丹丹、徐虎、韩仰老师承担了大量的编务秘书工作,感谢陈炜老师和林默君老师在绘图中给予的帮助和付出的辛勤劳动。通过编写委员会全体同仁的不懈努力,本教材顺利完成编写修订工作,如期付梓!

在本书的修订中,编者本着求真求实、必邃必专的治学精神,争取将教材的质量臻于完美,但由于编写时间仓促,错漏瑕疵在所难免,恩请广大师生和读者不吝批评斧正!

罗自强　管又飞

2024年1月

目录

第十章　神经系统的功能 **280**

第一章 | 绪 论

　　绪论是本书各章内容的宏观概括和共性提炼。在本章中,我们将介绍生理学研究的对象和任务、生理学常用的研究方法、机体生命活动的基本特征、内环境及其稳态,并概括性地阐述机体生理功能的调节。通过绪论的学习,可使学习者建立对生理学的总体认识,了解细胞、组织、器官、系统和机体整体生命活动之间的联系,理解维持机体内环境相对稳定即稳态的重要性。实际上,机体生命活动的一切调节几乎都是围绕着保持这种稳态来进行的。

第一节 | 生理学的研究对象和任务

一、生理学的研究对象

　　生理学(physiology)是生物科学的一个重要分支,是一门研究机体生命活动中的各种现象及其功能活动规律的科学。所谓机体,指的是有机体,即生物体,是自然界中有生命的物体的总称。因此,生理学因研究的对象不同形成了不同的生理学科。按不同的研究对象,可分为动物生理学、植物生理学、人体生理学等。按研究对象所处的环境状态不同,又可分为太空生理学、潜水生理学、高原生理学等。按研究的器官、系统来划分,又产生了神经生理学、心血管生理学、消化生理学、肾脏生理学等。随着研究手段的不断发展和研究内容的不断深入,又派生出电生理学、生理心理学、神经生物学和神经科学等。

二、生理学的研究任务

　　人体生理学(human physiology)是研究人体功能活动及其规律的科学。人体是一个结构功能极其复杂的统一整体,在人体生理学的研究任务中,既要研究人体不同细胞、器官、系统的正常功能活动现象和规律,并阐明其内在机制,又要研究在整体水平上各系统、器官、细胞乃至分子之间的相互联系,因为生命活动实际上是机体各个细胞乃至生物分子、器官、系统所有功能活动互相作用、统一整合的总和。随着分子生物学研究的不断深入,细胞生理学的研究也不断向纵深发展。转化医学的问世使生理学的研究与生物化学、病理学、病理生理学、药理学和各临床学科产生密切的互相联系。生理学也不断从研究正常的生命活动规律和功能活动的内在机制,跨越到研究这种活动与疾病发生发展、治疗干预效果的内在关系,成为各临床学科开展预防、诊断、治疗、康复和临床科学研究的重要基石,成为连接基础和临床学科的重要桥梁学科。现代生理学的研究技术和实验手段也是现代医学科学研究中最主要的方法之一。

三、生理学与医学的关系

　　生理学与医学有着密切的联系。正常的生理功能活动是理解疾病状态下机体功能异常变化的基础。在基础医学中,病理学、病理生理学、药理学的研究都建立在生理学的研究基础上,如对于强心药物的药效评价,常采用正常心功能曲线作为参照。此外,基础医学中的很多研究方法也是从生理学的研究方法发展而来的。如器官灌流、电生理技术等均被广泛应用于医学相关领域的研究中。

　　在临床医学中,人们通过观察、体验和总结积累了很多关于人体正常功能的知识,并形成了一些生理学的概念。如美国外科医生威廉·博蒙特(William Beaumont)在1822年通过观察因猎枪走火导致胃瘘的患者,发现了胃体运动和胃酸分泌规律。一些基本生理活动的反映,如体温、心率、呼吸和血压均是临床上必不可少的观察指标,而生理学为其提供了正常的参考值范围。所以在临床上,诊断、治疗、康复等环节都离不开生理学提供的正常对照。同样,认识了人体正常生理功能之后,人们便可以更好地认识疾病发展的规律和病理变化特点,从而促进临床诊疗水平的进步。如心电生理的研究促成了经导管射频消融技术在治疗心律失常中的应用。

由此可见,生理学的研究为现代医学提供了重要的科学基础,而对临床治疗和疾病过程的研究又有助于我们对正常生理功能的理解。生理学和医学的这种联系已被社会广泛认可,诺贝尔基金会也专门为此设立了诺贝尔生理学或医学奖,足见生理学在医学领域中的重要性。

四、生理学的认识层次

细胞(cell)是构成人体最基本的结构和功能单位,单细胞生物体的全部生命活动都发生在一个细胞内。在人体,不同的细胞群构成各种组织,多种组织有机组合构成器官,功能相关的器官组成系统,它们各司其职,互相联系,密切配合,构成了机体生命活动的有机整体。例如,人体的每个细胞都要进行新陈代谢的生命活动,这就需要借助于消化系统从外界摄取食物,并对其进行消化和吸收,以补充细胞新陈代谢所需要的能量和原料。从消化道吸收的营养物质以血液为载体借助于循环系统运输至全身;机体在新陈代谢过程中需要借助呼吸系统从外界摄取氧气以补充机体的氧耗,并将产生的二氧化碳排出体外;机体的代谢产物、多余的水、有机离子、有毒物质则须通过肾脏的滤过、重吸收和分泌排泄的功能排出体外;神经和内分泌系统则对机体的生长、发育、成熟和衰老等生理活动发挥调节和整合作用,使机体的总体生命活动协调、有序地进行(图1-1)。

可见,机体的正常生命活动离不开各细胞、组织、器官与系统之间的相互配合。因此,人们要认识生理学,须从细胞和分子层面、器官和系统层面、整体层面入手。

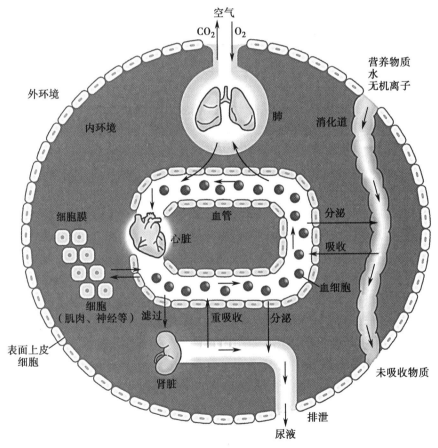

图 1-1 简化的人体器官系统示意图
箭头表示物质的走向。

（一）从器官和系统层面研究生理学

为了阐明机体的生命活动规律,首先需要认识器官、系统的特殊功能。早期的生理学研究主要对机体器官和系统的功能活动进行研究,即着重阐明器官和系统的功能活动规律以及调控因素。例如对消化系统的研究是以机械性消化和化学性消化两种方式探讨食物在口腔、胃、小肠和大肠的消化吸收过程,并围绕食物的消化吸收过程所进行的系列调节活动,构成对整个消化系统功能的系统阐述。这种对器官和系统功能的研究也为临床疾病的诊断和治疗提供了具有重要参考价值的正常对照。然而,对人体功能更深一层的认识除了从器官系统的宏观层面入手,还需要深入到细胞和分子的水平。

（二）从细胞和分子层面研究生理学

由于各器官的功能是由构成该器官的各种细胞的生理特性所决定的,因此,从细胞水平着手研究有助于更深入理解器官的功能。又由于细胞的特性是由构成细胞的生物大分子的理化特性及其编码基因所决定的,所以,对生理机制的研究就自然地深入到基因组的结构功能与染色体遗传信息构建的水平。如生物钟基因及分子调控机制的发现,在基因水平揭示了机体生物节律形成的基本机制。

值得注意的是,细胞和分子水平的研究多采用离体的方法,故所获结果往往不能够代表其在完整机体内的功能。因此,细胞和分子水平的研究始终要和器官、系统乃至整体水平的研究结合起来才能更全面、更深入地阐明生命活动的本质。

（三）从整体层面研究生理学

个体的生命活动必然是整体活动。人们从器官、系统以及细胞、分子层面所获得的对机体功能的认识,最终都要在整体水平加以综合验证。整体水平研究是以完整的机体为研究对象,分析在各种生理条件下不同器官、系统之间相互联系和协调的规律。人体的生理活动是体内各个器官、系统的生理功能活动相互配合、相互制约的完整而有序的过程。在整体水平研究中既要注意到整体的共性,又要注意到个体的特性。人的生理活动具有个体的特点,并且随着个体生活条件的改变而不断发生变化;不同个体处在同一状态时也可能存在差异。另外,我们还要注意到整体水平的研究不能只局限于生物体本身。我国古代学者已懂得"天人合一"的道理,认识到人与环境互相依存、互相影响的辩证关系,天、地、人三者的关系,就是自然环境、社会和人的关系。在现代生物心理、社会、环境的新型医学模式中,生理学研究也不应只局限于某些生理变量的变化,而应从环境、社会、心理等多方面去认识某个生物变量所发生的变化及其意义。

现代高新技术使我们有可能将整体、器官、组织、细胞的结构与功能分析深入到生物大分子层面,从而揭示出机体更多未知的功能和活动规律。但就生理学的任务和研究目的而言,结构与功能关系的研究是一个永恒的命题。因此,上述三个水平的研究虽然分析层次不同,但研究目的是一致的。三种层次的研究互相联系,互相补充,互相促进,不断深入,可使人类从更广、更深的层面完整地认识机体正常活动的规律。

第二节 | 生理学的常用研究方法

生理学是一门理论性很强、实践性也很强的科学。生理学的每一个认识或结论均是从实验中获得,并在临床实践中得以验证。因此实验研究的方法对于生理学的发展至关重要。早期的生理学研究方法多来源于对人体和疾病过程的直接观察。英国医生威廉·哈维（William Harvey）根据动物实验发现了体内的血液循环现象,指出血液受心脏推动,沿着动脉血管流向全身各部,再沿着静脉血管返回心脏,循环不息,并于 1628 年发表了《心血运动论:关于动物心脏与血液运动的解剖研究》。威廉·哈维的贡献不仅仅是对血液循环的发现,更重要的是他由此创立了实验医学,开启了生理实验科学的新纪元。恩格斯高度评价了他的贡献,"哈维由于发现了血液循环而使生理学（人体生理学和动物生理学）确立为科学"。

生理学实验（physiology experiment）是人为控制一定的实验条件,对生命活动现象进行科学观察和分析,以获得对这种生命活动规律的认识的一种研究手段。由于生命伦理学对实验对象的限制,我们很难将对机体有害的或对机体存在潜在损害的实验在人体上进行。因此,利用动物实验来探讨人体的某些生理功能及其产生机制是不可或缺的。但人类也认识到生命伦理的重要性,并制订了减少、替代和优化(reduction,replacement,refinement)的"3R"原则,以规范使用实验动物的研究行为。通过减少、替代和优化,尽量减少实验动物的使用数量,尽量减轻对动物的伤害,从而科学、合理、人道地使用实验动物。"3R"原则一方面保证了实验动物免受不必要的痛苦,另一方面保障了科学研究结果的准确性和可靠性。在使用实验动物时,应根据不同的研究目的和需求选用适当的动物种类并考虑动物的性别、年龄、体重等因素。如研究呕吐现象一般选用对呕吐反应最敏感的猫作为实验对象。特别要指出的是,作为进化到高等程度的人类,其生理的高级功能与实验动物存在质的差别。因此,从动物身上获得的数据不能生搬硬套在人类身上。

一、动物实验

动物实验按其进程通常可分为急性实验和慢性实验。急性实验(acute experiment)是以动物活体标本或完整动物为实验对象,人为地控制实验条件,在短时间内对动物标本或动物整体特定的生理活动进行观察和干预,并记录其实验结果作为分析推断依据的实验。实验通常具有损伤性,甚至不可逆转,可造成实验对象的死亡。急性实验可分为在体(in vivo)实验和离体(in vitro)实验。在体实验是指在麻醉或清醒状态下的动物身上进行的观察或实验,也称活体解剖实验。与慢性实验比较,急性在体实验的条件易于控制,实验较简单。离体实验是将器官或细胞从体内分离出来,在能保持其正常功能活动的实验条件下进行的研究。它有利于排除无关因素的影响,但实验在特定的条件下进行,获取的结果不一定能代表在自然条件下的整体活动情况。

慢性实验(chronic experiment)是指以完整、清醒的动物为研究对象,尽量使动物所处的外界环境接近自然常态,在一段时间内,在同一动物身上反复多次观察完整机体内某些器官功能活动或生理指标变化的实验。实验一般在动物清醒的状态下进行,必要时也可对动物先进行预处理,待动物康复后再进行实验。例如,为观察动物咀嚼和吞咽过程中胃液分泌的变化,需要先行手术将动物的食管连接到颈部皮肤形成一个食管瘘,使摄取的食物不能进入胃部,以排除食物进入胃对胃液分泌的影响;为研究某个激素的功能,常先摘除动物相应的内分泌腺,观察该激素缺乏时以及人为替代治疗后的生理功能改变,从消除与挽救两个不同层面揭示该激素的生理作用。慢性实验获得的结果比较接近整体的生理功能活动,适合于观察某一器官或组织在正常情况下的功能以及在整体生命活动中的作用和地位;还可以进行动物行为观察,但实验条件要求高,时间长,整体条件复杂,影响因素较多,所得的结果有时不易分析。

急性、慢性实验作为常用的两种生理学实验方法可以互相补充、取长补短。毕竟动物的研究始终不能代替人体的研究,对人体功能和活动规律的认识仍须以人体作为研究对象。

二、人体生理研究

由于伦理学的限制,早期的人体生理研究主要是以调查和记录人体的一些生理参数资料为主,如人体身高、体重、血压、心率、肺活量、血细胞数量等。也可观察和记录人体处于高温、低氧(高原)、失重(航空)等环境下习服的生理适应性改变。随着现代科学技术的迅猛发展,人体的无创性研究成为可能。心电图、脑电图、超声、电子计算机断层扫描、功能磁共振成像等影像技术为人体生物电和器官形态功能的研究提供了条件。人们可以在生命伦理学的指导下,通过人体活动的基本数据的收集、分析乃至海量数据挖掘等方法,获取更加有用的生理学资料,为临床医学提供更有指导性的实验依据。随着基因图谱的不断解码和破译,人类认识生命发生、个体发育、成熟、衰老的过程不断深化,也使个体化生理功能研究和生物信息学研究成为可能。

三、生理学研究方法

运用正确的科学方法进行生理学的研究,是获得生理学真知的重要途径。过往人们对机体功能的研究是从初步观察记录开始的，并通过假设推断来认识人体的构造和生理活动方式。公元2—3世纪，古罗马医生盖伦（Claudius Galen）就开始采取观察、假设、类比思维的方法认识人体的功能活动。威廉·哈维首次把物理学的思路和数学方法引入生物医学研究。他坚持用观察与实验来替代主观的推测，通过活体动物实验发现了血液循环，使生理学研究走上了实验科学的正确轨道（图1-2）。科学方法包括研究技术手段和方法论，前者多借助当代先进的科学技术和方法来开展研究；后者是指进行科学研究时采用的思维模式。生理学研究建立在观察和实验的基础上，通过观察如实记录人和动物的生命现象；通过实验人为地控制或改变某些条件来观察生命现象的变化，以探求因果关系，认识生命现象的内在活动规律。在长期的科学研究中人们已形成提出问题—建立假设—设计实验—实施实验（观察、记录、收集资料证据）—讨论分析—得出结论（证实或推翻先前的假设）的工作思维模式。人们借助理化技术来观察生理学活动的现象，以数据、图像来表现这些生理活动的情况，运用数理统计学的方法，整理、分析资料，使生理学从定性研究走向定量研究，从而有助于发现从量变到质变的客观规律。在方法论方面，信息论、控制论、系统论等现代科学理论也被用于指导现代生理学的研究。研究的思维模式也从无限细化、不断深入的还原方法走向了整合生理学和转化医学的道路，即形态与功能相结合、局部与整体相结合、正常与异常相结合、微观与宏观相结合及基础与临床相结合。因此，在学习生理学知识的同时，了解获取这些知识的技术和方法、分析和推断的逻辑思维过程，不但可以加深对所学知识的理解，还有助于学会批判性地吸收知识，建立正确的科学思维方法。

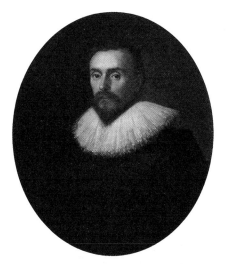
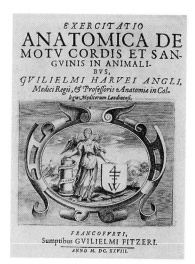

图1-2　英国科学家威廉·哈维（William Harvey，1578—1657年）及其著作《心血运动论：关于动物心脏与血液运动的解剖研究》

第三节 ｜ 生命活动的基本特征

无论是单细胞还是高等动物，各种生物体都具有一些共同的基本生命特征，包括新陈代谢、兴奋性、适应性和生殖等。从人体生命活动全周期来看，发育、成熟、衰老乃至死亡，也是一个具有规律性特征的过程。本节仅对新陈代谢、兴奋性、适应性、生殖和衰老作一概述，有关发育、成熟的生理特征会在相关学科予以介绍。

一、新陈代谢

机体要生存，就得不断与环境进行物质和能量交换，摄取营养物质以合成自身的物质，同时不断分解自身衰老退化的物质，并将分解产物排出体外。这种自我更新的过程称为新陈代谢（metabolism）。由于新陈代谢包括体内各种物质的合成、分解和能量转化利用，故包含物质代谢（合成代谢与分解代谢)和能量代谢(能量产生与转换利用)。新陈代谢一旦停止,生命活动就会结束,因此新陈代谢是机体生命活动最基本的特征。

二、兴奋性

机体生存在一定的环境中,当环境发生变化时,机体会主动对环境的变化作出适宜的反应。在日常生活中,当人的手接触到发烫的热水时,会马上缩回来,避开热水的烫伤;当动脉血压突然增高时,会反射性引起血压下降到正常水平。在生理学上,这种作用于机体的内、外环境变化称为刺激(stimulus),而机体对刺激所产生的应答性变化称为反应(response)。活组织细胞接受刺激产生反应的能力或特性称为兴奋性(excitability)。

通常机体内不同的组织细胞会对刺激所产生的反应表现出不同的形式。比如,神经细胞(包括感受器)对刺激表现出来的反应形式是产生和传导动作电位;骨骼肌、心肌、平滑肌表现为收缩和舒张;而各种腺体则表现为分泌。机体或细胞在接受刺激产生反应时,其表现的形式主要有两种:一种是由相对静止变为显著的运动状态,或原有的活动由弱变强,称为兴奋(excitation)。由于可兴奋组织在发生反应之前都会产生动作电位的变化,因此,现代生理学也将组织细胞接受刺激后产生动作电位的现象称为兴奋(详见第二章)。另一种表现形式是由运动转为相对静止,或活动由强变弱,这称为抑制(inhibition)。

需要指出的是,刺激要引起机体的反应通常需要具备三个条件,即足够的刺激强度、足够的刺激作用时间和适当的刺激强度-时间变化率。当固定刺激作用时间和刺激的强度-时间变化率,单独改变刺激强度来刺激活组织细胞时,可观察到不同的刺激强度对活组织细胞反应的影响,通常我们将能引起活组织细胞产生反应的最小刺激强度称为阈强度(threshold intensity),简称阈值(threshold)。刺激强度低于阈值的刺激称为阈下刺激,刺激强度大于阈值的刺激称为阈上刺激,引起最大反应的最小刺激称为最适刺激。超过最适刺激者称为强刺激或超强刺激,后者容易造成组织细胞的疲劳或伤害。

不同组织细胞的兴奋性并不相同,通常可以采用阈值的大小衡量兴奋性的高低。对于兴奋性高的组织细胞,用较小的刺激便能使其产生兴奋,即其阈值较低。对于兴奋性较低的组织细胞,须用较强的刺激才能让其产生兴奋,即其阈值较高。因此,阈值的大小可反映组织细胞兴奋性的高低,两者成反比关系:

$$兴奋性 \propto 1/阈值$$

三、适应性

生物体所处的环境无时不在发生着变化。比如大气的气压、温度、湿度等在不同季候中的变化差别很大。人类在长期的进化过程中,已逐步建立了一套通过自我调节以适应生存环境改变的反应方式。机体按环境变化调整自身生理功能的过程称为适应(adaptation)。机体能根据内、外环境的变化调整体内各种活动,以适应变化的能力称为适应性(adaptability)。适应可分为生理性适应和行为性适应两种,如长期居住高原地区的人,其血液中的红细胞数量和血红蛋白含量比居住在平原地区的人要高,以适应高原缺氧的生存需要,这属于生理性适应;寒冷时人们通过添衣和取暖活动来抵御严寒,而在炎热的季节,人们利用通风和对流来降低环境温度,这是行为性适应。

适应能力是生物体应对环境变化的一种生存能力,也是一种习服(acclimatization)现象,即机体为了适应新的生存环境变化而产生一系列的适应性改变。这种适应过程与环境变化的强度和适应的持续时间有关。长期刺激与适应的结果可通过基因水平的固化而保留给后代,如长期生活在寒带的人群比生活在热带的人群的抗寒能力强;而长期生活在热带的人群的耐热能力则优于生活在寒带的人群。

四、生殖

生殖(reproduction)是机体繁殖后代、延续种系的一种特征性活动。成熟的个体通过无性或有性繁殖方式产生或形成与本身相似的子代个体。无性生殖是指不经过两性生殖细胞结合,由母体直接产生新个体的生殖方式,如分裂生殖等。有性生殖是指由亲代产生的有性生殖细胞,经过两性生殖细胞——精子和卵细胞的结合,成为受精卵,再由受精卵发育成为新的个体的生殖方式。人类通过有性生殖这种生殖方式使新的个体得以产生,遗传信息得以代代相传。生命从产生、生长发育、成熟、衰老至死亡的过程也是生物体的一个共性。

值得一提的是随着克隆技术的发展,科学家们使用高度分化的体细胞进行核移植可以成功培育出来新的个体,实现无性繁殖。1996年第一只克隆羊"多莉"诞生;2018年我国科学家突破了现有技术无法克隆灵长类动物的世界难题,中国克隆猴成功诞生。克隆技术的不断发展也对伦理学和传统生殖方式提出了新的挑战,考验着人类理性发展的智慧。

五、衰老

生命周期中有一个随着时间的进展而表现出结构退行性改变和功能活动不断衰退的现象,这个过程泛称为衰老(aging)。人体随着年龄的增长,各器官系统及其组织细胞功能会出现退行性变化或衰退,对内、外环境适应能力逐渐减弱,具有全身性、进行性、内在性和衰退性的特点(见第十三章)。

第四节 | 机体的内环境、稳态和生物节律

一、机体的内环境

生理学将机体生存的外界环境称为外环境(external environment),包括自然环境和社会环境。体内各种组织细胞直接接触并赖以生存的环境称为内环境(internal environment)。人体内的液体总称为体液(body fluid),约占体重的60%。体液可分为两部分:约2/3的体液分布在细胞内,称为细胞内液(intracellular fluid);其余的1/3分布在细胞外,称为细胞外液(extracellular fluid),包括血浆、组织液、淋巴液和脑脊液等。由于体内细胞直接接触和生存的环境就是细胞外液,所以生理学中通常把细胞外液称为内环境。体内有些液体,如胃内、肠道内、汗腺管内、尿道内、膀胱内的液体,都是与外环境连通的,所以不属于内环境的范畴。

细胞外液含有各种无机盐(如钠、氯、钾、钙、镁、碳酸氢盐等)和细胞必需的营养物质(如糖、氨基酸、脂肪酸等),还含有氧、二氧化碳及细胞代谢产物。正常细胞通过细胞膜进行细胞内液和细胞外液之间的物质交换,以维持细胞生命活动的进行。

二、内环境的稳态

内环境的稳态(homeostasis)是指内环境的理化性质,如温度、酸碱度、渗透压和各种液体成分的相对恒定状态。早在1857年,法国生理学家克劳德·伯纳德(Claude Bernard)就提出了内环境的概念,他观察到尽管机体所处的外环境可有很大变化,但细胞外液的理化性质变动却非常小。因此他指出:内环境的相对稳定是机体能自由和独立生存的首要条件。这个观点对后来稳态概念的提出具有重要的意义。1926年,美国生理学家坎农(Walter B. Cannon)将希腊语的homeo与stasis合成homeostasis一词用来表述稳态这一生理学的重要概念。这种表述揭示了生命活动的正常进行有赖于内环境相对稳定的内在规律。内环境的稳态并不是静止不变的固定状态,而是各种理化因素在各种生理活动的调节下局限于一定范围内的变动所达到动态平衡的一种相对恒定的状态。稳态的维持是机体自我调节的结果。在正常情况下,由细胞代谢引起的营养物质消耗和代谢产物的产生,或外界环境变化如高温、严寒、低氧以及呕吐或腹泻等都会导致细胞外液理化性质的变化,从而干扰稳态。但机体可通过多个系统和器官的活动以及负反馈控制系统,使遭受干扰的内环境及时得到恢复,并通过与外环境的物质和能量的交换,使机体内环境的各种理化因素包括渗透压、温度、酸碱度、水、电解质

及营养成分等都保持在一个适宜的相对恒定的水平,从而维持其相对稳定。

稳态具有十分重要的生理意义。因为细胞的各种代谢活动都是酶促生化反应,所以细胞外液中需要有足够的营养物质、氧气和水分,还需要适宜的温度、离子浓度、酸碱度和渗透压等;细胞膜两侧不同的离子浓度分布也是可兴奋细胞保持其正常兴奋性和产生生物电的基本保证。如果内环境的理化条件发生重大变化或急骤变化,超过机体本身调节与维持稳态的能力,则机体的正常功能会受到严重影响。如高热,低氧,水、电解质及酸碱平衡紊乱等都将损害细胞功能,引起疾病,甚至危及生命。因此,维持稳态是保证机体正常生命活动的必要条件。

还须指出的是,目前关于稳态的概念不再局限于内环境理化性质的稳态,也可扩大到泛指机体内从细胞分子水平、器官和系统水平到整体水平的各种功能活动,在神经和体液等因素调节下保持相对稳定状态,如血压的稳态。

三、生物节律

生物节律是机体普遍存在的生命现象。机体内的各种功能活动按一定的时间顺序发生周期性变化,称为节律性变化,而变化的节律称为生物节律(biorhythm)。

体内的各种功能按生物节律发生的频率高低可分为日周期、月周期、年周期,如体温日周期的变化表现为清晨低,午后高;血压的日周期变化表现为双峰双谷;月经是典型的月周期变化;春困和北欧常见的冬季抑郁(winter blue)的发生则具有年周期的特点。在日常生活和工作中,生物节律都具有生理意义。如人体体温在 24 小时的日周期中,以 2~6 时最低,此时人体处于熟睡状态,体内多数生命活动处于相对静息状态,机体以最节能的方式维持基本生命活动的需要。清醒后,为适应新一天的生活工作的需要,体温逐渐升高,在 13~18 时达到最高。当我们所处的外部环境与我们体内的生物钟不匹配时,人体就会出现不适,如在快速跨越多个时区的旅行中会出现时差(jet lag)反应,常常出现疲劳、警觉性降低、认知能力下降、睡眠和觉醒周期紊乱等症状。

生物节律的存在也反映了机体内环境相应的节律性变化。有研究显示,将志愿者隔离在没有任何计时设备的恒定环境中时,其睡眠、体温、排尿量、尿液中钾离子和钙离子的浓度均维持稳定的昼夜节律性,周期略长于 24 小时。这表明生物节律性变化一方面来自机体在长期进化中形成的生物固有节律,另一方面也受到外环境变化的影响,如光照、月球和太阳引力等。

目前生物节律产生的确切机制尚未十分明了。人们从 17 世纪就注意到生物节律的现象并对其进行了观察和研究。直至今日,人们逐步揭示了松果体和下丘脑视交叉上核与哺乳动物的生物节律密切相关,尽管其内在机制尚未被完全阐明,但目前对生物节律的研究已深入到基因水平,杰弗里·霍尔(Jeffrey C. Hall)、迈克尔·罗斯巴什(Michael Rosbash)和迈克尔·杨(Michael W. Young)最早在果蝇中发现了 period、timeless、doubletime 等与生物节律相关的基因,有助于阐明调控昼夜节律的分子机制,他们因此共同获得了 2017 年诺贝尔生理学或医学奖。

生物节律是生物体经历环境选择和长期变化的产物,是生物体用于预测时间变化,及时调整生理稳态的一种内在调节机制。它存在的意义是可使机体对环境变化做出前瞻性的主动适应。在临床研究中,已有利用这种节律性变化来提高药物疗效的尝试,也有关于生物节律与肿瘤、代谢性疾病、睡眠障碍等关系研究的报道。此外,生物节律的研究在航天、航海、轮班作业、驾驶安全等方面也具有重要的应用意义。

第五节 │ 机体生理功能的调节

当机体内、外环境发生改变时,为了保证机体能够适应这种改变,维持内环境的相对稳定,机体内部必须进行一系列的调节活动来维持这种稳态,这称为生理功能的调节(regulation)。其主要调节方式有以下三种:神经调节、体液调节和自身调节。这些调节活动既可以单独存在、独立完成,也可相互配合、协同完成,共同维持机体内环境乃至各种生理活动的相对稳定,也能适时对外界环境变化做出适应性反应,保证生命活动的正常进行。

一、神经调节

神经调节(nervous regulation)是在神经系统的参与下通过神经反射活动而调节机体生理功能的一种调节方式,是人体生理功能调节中最重要的调节形式。反射(reflex)是机体在中枢神经系统的参与下对内、外环境刺激做出的规律性应答,是神经调节的基本形式。反射活动的结构基础为反射弧(reflex arc),它由五个基本成分组成,即感受器、传入神经、中枢、传出神经和效应器(图1-3)。反射弧任何一个部分受损,反射活动将无法进行。

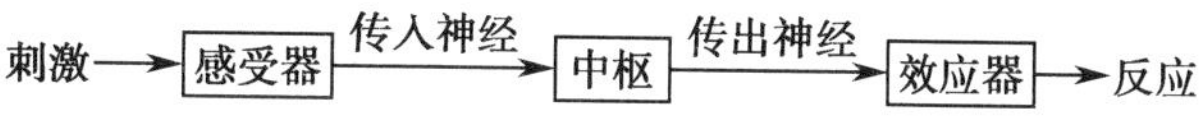

刺激 → 感受器 —传入神经→ 中枢 —传出神经→ 效应器 → 反应

图1-3 反射弧的构成

体内各种感受器相当于换能器,可接受内、外环境变化的刺激并转变为一定形式的神经放电信号,后者通过传入神经传至相应的神经中枢,中枢对传入信号进行分析处理并发出指令,由传出神经传至效应器,改变其活动。如当人们看到食物或进食时,引起的反射性唾液腺分泌的过程,就是一个神经调节的典型例子。通常情况下神经调节具有反应迅速、持续时间短、调节精确的特点。通常神经反射包括非条件反射和条件反射(见第十章)。

二、体液调节

体液调节(humoral regulation)是指体内产生的某些特殊的化学物质,通过体液途径到达并作用于靶细胞而影响其生理活动的一种调节方式。这些化学物质可以是内分泌细胞或内分泌腺分泌的激素,如甲状腺激素、胰岛素、糖皮质激素;也可以是某些组织细胞产生的特殊化学物质,如白细胞介素(简称白介素)、生长因子、趋化因子、组胺;还可以是组织细胞代谢过程中产生的某些代谢产物,如 CO_2、NO、H^+ 等。如果化学物质是通过血液循环的运输到达被调节的靶细胞、靶组织和靶器官发挥相应的调节作用,这种方式称为远距分泌(telecrine)调节。但也有一些化学物质不通过血液循环而直接进入周围的组织液,经扩散作用到达邻近的细胞后发挥特定的生理作用,这种调节可以看作是局部性体液调节,或称为旁分泌(paracrine)调节,如胰岛 α 细胞分泌的胰高血糖素刺激胰岛 β 细胞分泌胰岛素的调节过程,组织细胞代谢过程中产生的 CO_2、NO、H^+ 等可引起局部血管的扩张反应。还有些细胞分泌的激素或化学物质在局部扩散,又反馈作用于产生该激素或化学物质的细胞本身,这种方式称为自分泌(autocrine)调节,如胰岛素亦可抑制 β 细胞自身分泌胰岛素的活动。另外,下丘脑内有一些神经细胞能合成激素,激素随神经轴突的轴浆流至末梢,由末梢释放入血,这种方式称为神经分泌(neurocrine)调节,如血管升压素等。

与神经调节相比,体液调节是一种较为原始的调节方式,其作用缓慢而持久,作用范围广,它对机体生命活动(如新陈代谢、生长发育、生殖等)的调节和自身稳态的维持起着十分重要的作用。

人体内也有很多内分泌腺的活动接受来自神经的调节。例如婴儿吮吸乳头所引起的射乳反射,就是通过吮吸乳头反射性地引起神经垂体分泌缩宫素,进而导致乳腺腺泡周围的肌上皮细胞收缩,乳汁从乳头射出。此时,缩宫素的分泌和产生的效应就相当于神经调节反射弧的传出部分,这种调节称为神经-体液调节(neurohumoral regulation)。

三、自身调节

自身调节(autoregulation)是指某些细胞或组织器官凭借本身内在特性,而不依赖神经和体液调节,对内环境变化产生特定适应性反应的过程。如肾小球的入球小动脉内压力增高,可牵张入球小动脉平滑肌,触发其收缩,使入球小动脉管径变小,阻力增加,从而维持肾血流量和肾小球滤过率的相对稳定。

自身调节的调节强度较弱,影响范围小,且灵敏度较低,调节常局限于某些器官或组织细胞内,但对于该器官或组织细胞生理活动的功能调节仍然具有重要意义。

机体生理功能调节的三种方式(神经调节、体液调节和自身调节)既有各自的特点,又密切联系、相互配合、共同调节,维持内环境的稳态,保证机体生理活动的正常进行。因此,面对内、外环境的变化,正常生理范围内的调节总是朝着使内环境保持相对稳定的方向进行。认识这一点,对于初学生理学的人理解和掌握机体生理调节的特点和规律尤为关键。

第六节 │ 人体内自动控制系统

人体内存在许多不同类型的复杂的控制系统,精密地调节着人体生命活动。1948 年,美国数学家诺伯特·维纳(Norbert Wiener)发表了《控制论:或关于在动物和机器中控制和通信的科学》,建立了自动控制论(cybernetics)。运用工程技术领域中使用的自动控制论,有助于人们认识和理解人体内自动控制系统的运作规律和特点。控制系统可分为非自动控制系统、反馈控制系统和前馈控制系统。非自动控制系统是一个开环系统(open-loop system),其控制部分的活动不受受控部分活动的影响。由于其在体内并不多见,所以在此不做讨论。下面主要介绍反馈控制系统和前馈控制系统。

一、反馈控制系统

反馈控制系统是由比较器、控制部分、受控部分及检测装置组成的一个闭环系统(closed-loop system)。控制部分发出指令使受控部分发生活动,输出变量反映受控部分的活动情况,监测装置对输出变量进行采样,并发出反馈信息回输到比较器,比较器将反映受控部分实际活动水平的反馈信息与系统原先由设定点(set point)设定的参考水平进行比较,产生的偏差信息被传输至控制部分,控制部分接收偏差信息后进行整合、分析并做出调整的决定,发出控制信息对受控部分的活动进行调整,以纠正干扰信息对受控部分活动的扰乱所引起的偏差,保证输出变量的准确性(图 1-4)。这样,在控制部分和受控部分之间形成一种反馈控制系统的闭环联系。机体的控制系统也类似这样一个自动控制的闭环系统,如神经中枢就好比控制部分,效应器就好比受控部分,效应器的活动状态可被各式各样的感受器即监测装置所监测。受控部分通过监测装置发出的信息反过来影响控制部分的活动称为反馈(feedback)。反馈信号对控制部分的活动可产生不同的影响,据此,可将反馈分为两种:负反馈(negative feedback)和正反馈(positive feedback)。

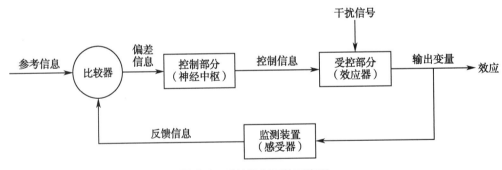

图 1-4 反馈控制系统示意图

(一) 负反馈控制系统

负反馈控制系统是一个闭环的控制系统。来自受控部分的输出信息反馈调整控制部分的活动,最终使受控部分的活动向与其原先活动相反的方向改变,称为负反馈。负反馈调节的意义是使系统处于一种稳定状态,而系统稳定的水平取决于调定点所设定的水平。因此,负反馈调节实际上就是将受控部分的活动恢复到调定点所设定的水平。在正常生理情况下,体内的控制系统绝大多数都属于负反馈控制系统,它们在维持机体内环境稳态中起重要作用。例如,体温的调定点设置在 37℃,当机体运动时产热增多,体温随之升高,体温调节中枢的温度感受器将感受体温的变化,发出反馈信息到体温调节中枢,并与中枢的调定点所设定的温度水平进行比较,由此产生的偏差信息作用于体温调节中枢,中枢再通过加强机体的散热器官的活动,促进散热使体温回降到 37℃;相反,当体温低于 37℃ 时,又可通过促进产热活动和抑制散热活动使体温恢复 37℃。通过这种负反馈调节使体温维持在调定点设置的正常水平。正常机体内,血糖浓度、pH、血压、循环血量和渗透压等也是在负反馈控制系统的作用下保持稳定的。

(二)正反馈控制系统

正反馈控制系统也是闭环控制系统,来自受控部分的输出信息反馈调整控制部分的活动,最终使受控部分的活动向与其原先活动相同的方向改变,这种反馈活动称为正反馈。在正反馈的情况下,反馈控制系统处于再生状态,使系统的活动越来越强。与负反馈相反,正反馈不可能维持系统稳态或平衡,而是打破原先的平衡状态。体内的正反馈控制系统远较负反馈控制系统少,但在排泄、分娩等生理活动中,正反馈调节具有重要的生理意义。例如,当膀胱中的尿液充盈到一定程度时,可刺激膀胱壁上的牵张感受器,后者发出冲动经传入神经传至排尿中枢,中枢通过整合、比较和分析后,经传出神经引起膀胱逼尿肌的收缩、内括约肌的舒张,使尿液进入后尿道。此时尿液还可刺激后尿道的感受器,进一步加强排尿中枢的活动,使排尿反射一再加强,直至尿液排尽为止。

实际上,正常机体中的一些正反馈活动也是为了维持整个机体的稳态。如上述的排尿过程,通过正反馈过程不断加强膀胱逼尿肌收缩,虽然打破了膀胱原来的舒张充盈状态,但随着尿液的排出,对于维持整体内环境的稳态有重要意义。值得一提的是,并不是所有正反馈所建立的稳态都是有利于机体的,在异常的情况下,过强的正反馈也会导致病理性改变,形成恶性循环(vicious cycle),加快疾病的发展。例如,当机体某处小血管破裂时,各种凝血因子通过正反馈相继被激活,使血液凝固,形成血凝块,将血管破口封住。若这种正反馈活动失去控制而过强时,也可能因凝血过强而形成病理性血栓,甚至造成严重后果。

二、前馈控制系统

除了上述的负反馈和正反馈控制系统以外,体内还存在着另一种调控机制——前馈控制系统。在自动控制理论中,前馈控制系统是利用输入或扰动信号(前馈信号)的直接控制作用构成的开环控制系统。例如当人们进行冬泳锻炼时,在脱去冬衣跳入冰冷的河水之前,尽管体温尚未降低,体温调节中枢的温度感受器并未受到刺激,但可因机体皮肤冷感受器感受到寒冷气温的刺激增强而作用于体温调节中枢,提前发动产热反应,无须等待跳入冰水后因散热增加而体温降低后再通过前述的负反馈调节启动产热反应,比单纯负反馈调节更有利于维持体温的恒定。这种干扰信号通过监测装置发出前馈信息对控制部分的直接作用称为前馈(feed-forward)。

前馈能使机体的受控部分受到干扰但尚未造成输出变量出现偏差时使控制部分及早做出适应性反应,及时地调控受控部分的活动,避免负反馈调节需要待系统发生变化后才发动调节反应的滞后现象和矫枉过正所产生的波动,尽量减少干扰信号对输出变量的影响,使调节控制更快、更准确(图 1-5)。因此,前馈活动使机体的调节控制更富有预见性和适应性。但前馈控制有时会发生失误。如见到食物后可引起唾液和胃液的分泌,为即将到来的进食提前做好消化准备,但也可能因某种原因并没有真正吃到食物,此时唾液和胃液的提前分泌就成为一种失误。

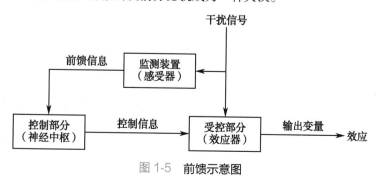

图 1-5 前馈示意图

第七节 ｜ 生理学发展的回顾和展望

　　生理学是一门古老而又年轻、不断焕发新活力的科学。早在公元前，人类已经开始对生命活动现象进行初步的观察。公元前五世纪，古希腊医生希波克拉底（Hippocrates，约公元前460—公元前370年）提出，人体的生命活动是由水、火、金、土四种基本流质，即热性的血液、冷性的黏液、黑胆汁（静脉血）和黄胆汁决定的。几乎与此同时，我国第一部医学典籍——《黄帝内经》问世，它对脏腑的功能已经有较详细的记录，其中一些认识至少比外国早一千多年。到了17世纪，以哈维发现血液循环为标志，生理学逐渐发展成为一门独立学科。18世纪以后，生理学在神经、呼吸、消化以及内分泌等诸方面获得了很大的进展，标志着实验生理学的生根发芽、蓬勃生长。而19世纪则是生理学研究发展壮大的时期。20世纪以来，借助于电子学、生物化学等其他现代科学技术的发展，生理学获得了突飞猛进的进步。

　　我国近代生理学的研究始于20世纪20年代。在北京协和医学院生理学系主任林可胜先生的倡导下，于1926年成立了中国生理学会，翌年创刊《中国生理学杂志》（新中国成立后改称《生理学报》）。学会的成立和专业期刊的出版，对促进我国生理学研究的发展起到了强劲的推动作用。当时我国生理学研究主要集中在胃液分泌、物质代谢、神经肌肉和心血管运动的神经调节等领域，并在学术上做出重要贡献，受到国际生理学界的重视。

　　近半个世纪以来，特别是近20～30年来，分子生物学的崛起，促进生理学家将原有整体层面、系统层面、器官层面、细胞层面的研究迅速推进和深入到分子水平的层面。传统的电生理学也积极与现代的分子生物学、大数据生物信息分析等新生技术结合，从而有助于寻找生命现象更深层次的物质基础和功能机制。但是不管生理学采用何种方法、何种技术，研究达到何种层次，最终生理学研究必须在多种层次互相整合后回归整体，因为机体是一个有生命的统一整体。因此微观研究必须与宏观研究结合起来，不同层次的微观整合成不同层次的宏观，最后回归到整体的宏观上。所有的研究都必须回到回答生理学研究的基本问题：机体是怎样进行生命活动的？生命活动的表现形式和功能实现有什么特点或规律？

　　可以预见，随着人们对人体生命活动规律和机制认识的不断深入和以数字化、智能化、智慧化为特征的工业4.0时代的到来，新的思想、新的理论和新的技术将会不断融入生理学研究之中，给生理学带来新的发展机遇和广阔的发展空间，未来的生理学也将在理解生命本质、促进人类健康方面发挥更加重要的作用。

（罗自强　管又飞）

思考题：
1. 请举例说明医学生必须学习生理学的理由。
2. 请解释为什么说稳态是生理学最基本的概念。
3. 请比较正反馈、负反馈与前馈的异同，并说明其各自的生理意义。

思考题解题思路

本章思维导图

第二章 | 细胞的基本功能

细胞(cell)是构成人体的基本结构和功能单位。人体各器官和系统的功能活动都与构成该器官和系统的细胞群体密不可分。人体大约有 10^{14} 个细胞,按其功能可分为两百余种。每一种细胞主要执行一种特定的功能,也有的细胞可执行多种功能,但某些功能活动是所有细胞或某些细胞群体所共有的。例如,所有细胞都具有物质跨膜转运功能、信号转导功能和生物电现象;约占人体体重一半的各种肌细胞都具有收缩功能。本章主要介绍细胞的这些具有普遍性的基本功能。

第一节 | 细胞膜的物质转运功能

一、细胞膜的化学组成及其分子排列形式

细胞膜(cell membrane)也称质膜(plasma membrane),是分隔细胞质与细胞周围环境的一层膜结构,厚度7~8nm。细胞膜和细胞器的膜结构及其化学组成基本相同,主要由脂质、蛋白质及少量糖类物质组成。其中,蛋白质和脂质的比例在不同种类的细胞可相差很大。一般而言,在功能活跃的细胞,膜蛋白含量较高;反之则相对较低。例如,膜蛋白与膜脂质在小肠黏膜上皮细胞膜中的重量比可高达4.6∶1,而在构成神经纤维髓鞘的施万细胞膜中仅为0.25∶1。关于各种化学成分在膜中排列的形式,目前广为接受的是辛格(Singer)和尼克森(Nicholson)于1972年提出的液态镶嵌模型(fluid mosaic model)学说。这一学说认为,液态脂质双层构成膜的基本构架,不同结构和功能的蛋白质镶嵌在其中,而糖类分子则与脂质、蛋白结合后附在质膜的外表面(图2-1)。

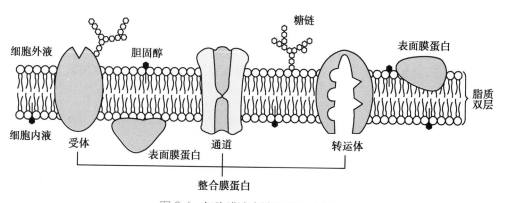

图 2-1 细胞膜液态镶嵌模型示意图

(一)细胞膜的脂质

虽然多数细胞的膜蛋白质总重量大于脂质,但由于蛋白质的分子量比脂质大得多,所以脂质的分子数实际上远多于蛋白质。因而,脂质构成了细胞膜的基本构架,其所形成的脂质双层连续覆盖在整个细胞膜的表面。膜脂质主要由磷脂(phospholipid)、胆固醇(cholesterol)和少量糖脂(glycolipid)构成。在大多数细胞的膜脂质中,磷脂占总量的70%以上,胆固醇不超过30%,糖脂不超过10%。磷脂是一类含有磷酸的脂类,磷脂中含量最多的是磷脂酰胆碱,其次是磷脂酰丝氨酸和磷脂酰乙醇胺,含量最低的是磷脂酰肌醇。各种膜脂质在膜上的分布是不对称的。大部分的磷脂酰胆碱和全部的糖脂

都分布在膜的外层,含氨基酸的磷脂(磷脂酰丝氨酸、磷脂酰乙醇胺、磷脂酰肌醇)主要分布在膜的内层。其中,磷脂酰肌醇的含量虽然很少,但可作为细胞内第二信使三磷酸肌醇(IP$_3$)和二酰甘油(DG)的供体,在跨膜信号转导中发挥重要作用(见本章第二节)。

细胞膜的脂质分子都是同时具有亲水性和疏水性的双嗜性分子(amphiphilic molecule),这种双嗜特性使之在质膜中以脂质双层(lipid bilayer)的形式存在,即两层脂质分子的亲水端分别朝向细胞外液或胞质,疏水的脂肪酸烃链则彼此相对,形成膜内部的疏水区。质膜的疏水区是水以及水溶性物质如葡萄糖和各种带电离子的天然屏障,但脂溶性物质如氧气、二氧化碳以及乙醇等则很容易穿透。脂质双层在热力学上的稳定性和它的流动性,使细胞能够承受相当大的张力和形变而不至于破裂,如红细胞有很强的变形性和可塑性,能通过比其直径还小的毛细血管。膜脂质的流动性还可使嵌入的膜蛋白发生侧向移动、聚集和相互作用。细胞的许多基本活动,如膜蛋白的相互作用、膜泡运输、细胞的运动和分裂、细胞间连接的形成等都有赖于质膜保持适当的流动性。

(二) 细胞膜的蛋白

细胞膜的功能主要是通过膜蛋白(membrane protein)实现的。根据膜蛋白在膜上的存在方式,可将其分为表面膜蛋白(peripheral membrane protein)和整合膜蛋白(integral membrane protein)两类(见图 2-1)。

表面膜蛋白约占膜蛋白总量的 20%～30%,主要附着于细胞膜的内表面,如膜骨架蛋白和锚定蛋白。整合膜蛋白约占膜蛋白总量的 70%～80%,它们以其肽链一次或反复多次穿越膜脂质双层为特征。一般来说,与物质跨膜转运功能和受体功能有关的蛋白都属于整合膜蛋白,如载体、通道、离子泵、G 蛋白耦联受体等。也有一些整合膜蛋白作为黏附分子(adhesion molecule)在细胞与基质、细胞与细胞之间发挥作用。功能蛋白质分子在质膜中的位置分布存在区域特性,与细胞完成其特殊功能有关。例如,骨骼肌细胞膜上的 N$_2$ 型乙酰胆碱能受体通常集中在终板膜上,与神经肌肉之间的信息传递有关。

(三) 细胞膜的糖类

细胞膜中的糖类主要是一些寡糖和多糖链,以共价键的形式与膜蛋白或膜脂质结合而形成糖蛋白(glycoprotein)或糖脂(glycolipid)。大多数整合蛋白都是糖蛋白,近 1/10 的膜脂质是糖脂。许多糖类带有负电荷,这使得细胞表面呈现负电性,从而排斥带有负电荷的物质与其接触,如血液中红细胞膜上的唾液酸分子(一种神经氨酸的衍生物)携带着负电荷,可阻止红细胞相互叠连(见第三章);许多糖类可作为分子标记发挥受体或抗原的功能。例如,红细胞膜上 ABO 血型系统的抗原类型就是由糖蛋白或糖脂上不同的寡糖链决定的,其中 A 型抗原和 B 型抗原的差别仅在于该糖链中一个糖基的不同(见第三章)。

二、跨细胞膜的物质转运

细胞膜的脂质双层既是一个天然屏障,又能选择性地进行物质转运,以满足细胞的正常生命活动。细胞用于物质转运的能量约占细胞耗能总量的 2/3,对于理化性质不同的物质,细胞膜具有不同的转运机制。

(一) 单纯扩散

单纯扩散(simple diffusion)是指物质从质膜的高浓度一侧通过脂质分子间隙向低浓度一侧进行的跨膜扩散。这是一种物理现象,没有生物学转运机制参与,无须代谢耗能,属于被动转运,也称简单扩散。

如图 2-2 所示,经单纯扩散转运的物质都是脂溶性(非极性)物质或少数不带电荷的极性小

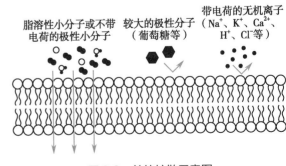

图 2-2　单纯扩散示意图

分子物质,如 O_2、CO_2、N_2、类固醇激素、乙醇、尿素、甘油、水等。根据相似相溶原理,高脂溶性物质容易穿越脂质双层,因此 O_2、CO_2、N_2 等高脂溶性小分子的跨膜扩散速度很快(如呼吸时肺毛细血管与肺泡之间的气体交换);水是不带电荷的极性小分子,也能以单纯扩散的方式通过细胞膜,但脂质双层对水的通透性很低,故通常扩散速度很慢;分子较大的非脂溶性物质,如葡萄糖、氨基酸等,很难直接通过膜脂质双层;各种带电离子的直径很小,却也不能自由通过膜脂质双层。

物质经单纯扩散转运的速率主要取决于被转运物在膜两侧的浓度差和膜对该物质的通透性。浓度差越大、通透性越高,则单位时间内物质扩散的量就越多。另外,物质所在溶液的温度越高、膜有效面积越大,转运速率也越高。

(二)易化扩散

易化扩散(facilitated diffusion)是指非脂溶性的小分子物质或带电离子在跨膜蛋白帮助下,顺浓度梯度和/或电位梯度进行的跨膜转运。根据跨膜蛋白及其转运物质的不同,易化扩散可分为经通道的易化扩散和经载体的易化扩散两种形式。两者都属于被动转运(passive transport),无须消耗ATP。

1. 经通道的易化扩散 各种带电离子在通道蛋白的介导下,顺浓度梯度和/或电位梯度的跨膜转运称为经通道易化扩散(facilitated diffusion via channel)。由于经通道转运的物质几乎都是离子,因而这类通道蛋白也称离子通道(ion channel)。如图 2-3 所示,离子通道蛋白贯穿脂质双层,中央有亲水性孔道(pore canal)。当通道处于关闭状态时没有离子通过;通道开放时离子可经孔道从膜的高浓度一侧向低浓度一侧扩散。离子通过时无须与通道蛋白结合,能以极快的速度跨过细胞膜。据测定,通道开放时离子转运速率可达每秒 $10^6 \sim 10^8$ 个。

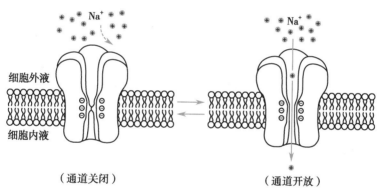

（通道关闭） （通道开放）

图 2-3 离子经通道易化扩散示意图

离子通道具有两个重要的基本特征。

(1)离子选择性:离子选择性(ion selectivity)是指每种通道只对一种或几种离子有较高的通透能力,而对其他离子的通透性很小或不通透。例如,钾通道对 K^+ 的通透性要比 Na^+ 大 1 000 倍;乙酰胆碱能受体阳离子通道对 Na^+、K^+ 高度通透,而对 Cl^- 则不能通透。据此,可将通道分为钠通道、钙通道、钾通道、氯通道和非选择性阳离子通道等。通道对离子的选择性取决于孔道的口径和带电状况等因素,如阳离子通道的内壁带负电荷,故有助于阳离子通过而阻碍阴离子通过(图 2-3)。此外,通道的离子选择性还与通道的形状、内壁的化学结构以及离子键分布等有关。罗德里克·麦金农(Roderick MacKinnon)采用蛋白晶体的 X 射线衍射分析学技术解析钾通道的分子结构,揭示了通道离子选择性的物理基础而获得了 2003 年的诺贝尔化学奖。

(2)门控特性:大部分通道蛋白分子内部有一些可移动的结构或化学基团,在通道开口处起闸门作用。许多因素可引起闸门运动,导致通道的开放或关闭,这一过程称为门控(gating)。在静息状态下,大多数通道的闸门都处于关闭状态,只有受到刺激时发生分子构象变化,才引起闸门开放。根据闸门对不同刺激的敏感性,即门控特性,可将离子通道分为:①电压门控通道(voltage-gated ion channel)，这类通道受膜电位调控（图 2-4A）。当膜两侧电位差发生改变，通常是在膜发生去极化时，通道蛋白分子内的一些带电化学基团（也称电位感受区）发生移动，进而引起分子构象变化和闸门开放，如神经细胞轴突膜中的电压门控钠通道。电压门控通道的开放是神经或肌肉产生动作电位的基本机制。体内也有少量电压门控通道是在膜发生超极化时才打开的，如存在于心肌细胞膜中的 I_f 通道（见第四章）。②化学门控通道（chemical-gated ion channel），这类通道受膜外或膜内某些化学物质调控（图 2-4B）。这是一类兼有通道和受体功能的蛋白分子，也称配体门控通道（ligand-gated ion channel），如骨骼肌终板膜上的 N_2 型乙酰胆碱能受体，也称 N_2 型乙酰胆碱能受体阳离子通道，其膜外侧有两个乙酰胆碱结合位点，结合位点与乙酰胆碱分子结合后可使通道的构象发生改变，引起闸门开放。化学门控方式对神经元之间或神经元与肌肉之间的信号传递极其重要。③机械门控通道（mechanically-gated ion channel），这类通道受机械刺激调控，通常是质膜感受牵张刺激后引起其中的通道开放或关闭（图 2-4C），如耳蜗基底膜毛细胞上的机械门控通道、动脉血管平滑肌细胞上的机械门控钙通道等。哺乳动物细胞膜表面的 Piezo 蛋白，是一个跨膜 38 次，由 2 500 多个氨基酸组成的复杂蛋白，雅顿·帕塔普蒂安（Ardem Patapoutian）因发现它介导机械力感知作用而获得了 2021 年诺贝尔生理学或医学奖。我国清华大学研究团队进一步建立了膜上受力结构解析体系，揭示了 Piezo1 蛋白介导机械力感知的分子机制，为解析机械信号在感觉神经系统中的感知、传递及机械感知异常相关疾病的治疗提供了理论支撑。此外，有些通道同时兼具不同的门控特性，比如戴维·朱利叶斯（David Julius）发现的瞬时受体电位（transient receptor potential，TRP）离子通道家族之一的 TRPV1 通道，它既可以是温度门控的（温度＞42℃激活），又可以是化学门控的（pH＜5.9 的酸性环境、辣椒素等刺激激活），这一重大突破为其他温度感受器的探索开辟了道路，同获 2021 年诺贝尔生理学或医学奖。TRP 通道在感知热、冷、疼痛、压力及视觉和味觉中发挥了重要作用。

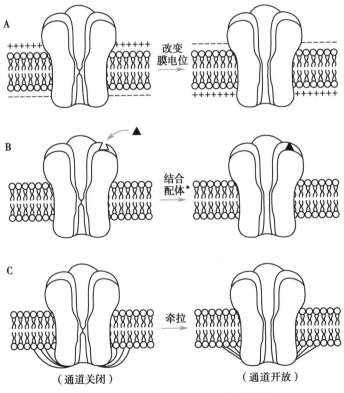

图 2-4　离子通道的门控特性示意图

A. 电压门控通道；B. 化学门控通道；C. 机械门控通道。

*配体是能够与受体特异结合的化学物质。

此外,也有少数通道始终是开放的,这类通道被称为非门控通道,如神经纤维上的钾漏通道(potassium leak channel)、心肌细胞的内向整流钾通道(inward rectifier K⁺ channel,I_{K1} channel)、视杆细胞的非门控钾通道等。

细胞膜中除离子通道外,还存在一些转运非离子成分的通道,如尿素通道蛋白(urea transporter, UT)、水通道(water channel)等。以水分子的转运为例,它以单纯扩散的方式通过细胞膜,但膜脂质对水的通透性很低,扩散速度通常很慢。但某些细胞对水的转运速率可达到惊人的程度。例如,若将红细胞置于低渗溶液中,水很快进入细胞内,使之膨胀而发生溶血;此外,肾小管、集合管、呼吸道以及肺泡等处的上皮细胞对水的转运能力也很强。在这些细胞的质膜中,存在着大量对水高度通透且总是开放的水通道。组成水通道的蛋白称为水通道蛋白(aquaporin,AQP),其转运速率可高达每秒 $2×10^9$ 个水分子。目前发现的水通道蛋白有十种以上。细胞膜水通道的发现者彼得·阿格雷(Peter Agre)被授予 2003 年诺贝尔化学奖。

细胞膜上通道的数目与功能受到多种因素的调节。如肾小管上皮细胞膜上水通道的数量可因抗利尿激素水平的升高而增加,这是尿浓缩的机制(见第八章);缺氧可引起心肌细胞内 ATP 生成减少而诱导 ATP 敏感钾通道(ATP sensitive potassium channel,K_{ATP})的开放,加速钾离子外流;肾上腺素可激活 β₁ 肾上腺素能受体而引起心肌细胞膜 L 型钙通道磷酸化,增加其开放概率,从而提高钙离子的通透性(见本章第二节)。

2. 经载体的易化扩散 载体(carrier)也称转运体(transporter),是介导多种水溶性小分子物质或离子跨膜转运的一类整合膜蛋白。与离子通道或水通道不同,各种载体或转运体不存在贯穿整个细胞膜的孔道结构,但能与一个或少数几个溶质分子或离子特异性结合。经载体易化扩散(facilitated diffusion via carrier)是指水溶性小分子物质在载体蛋白介导下顺浓度梯度进行的跨膜转运,属于载体介导的被动转运(载体介导的主动转运见后)。如图2-5A 所示,当载体上的结合位点朝向被转运物浓度较高的一侧时,结合位点与底物(指被转运物)分子结合的概率较高;与底物结合后,载体蛋白发生构象改变,底物被封闭(occlude)于载体蛋白内,随之结合位点朝向底物浓度较低的膜的另一侧;于是底物从结合位点上解离并释放到膜的另一侧。当膜两侧的底物浓度相等时,底物的净转运为零。由于载体转运时载体蛋白须经历与底物结合—构象变化—与底物解离等一系列过程,因而物质经载体转运的速率较慢,每秒转运的分子或离子数仅有 200~50 000 个,远低于离子通道或水通道的转运速率。

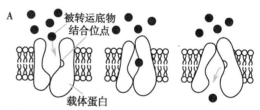

A
被转运底物结合位点

载体蛋白
(底物与载体结合)(底物被封闭)(底物与载体分离)

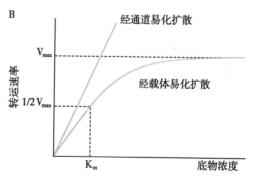

B
经通道易化扩散

V_{max}

转运速率

经载体易化扩散

$1/2\,V_{max}$

K_m 底物浓度

图 2-5 经载体易化扩散及其饱和现象示意图
A. 经载体易化扩散的过程;B. 经载体易化扩散的饱和现象,而单纯扩散无饱和现象。
V_{max},最大扩散速率;K_m,米氏常数,即转运速率达到 V_{max} 一半时的底物浓度。

体内许多重要的物质如葡萄糖、氨基酸等的跨膜转运就是经载体易化扩散实现的,如葡萄糖转运体(glucose transporter,GLUT)可将胞外的葡萄糖顺浓度梯度转运到细胞内。GLUT 有多种类型,我国科学家率先解析了人源 GLUT1、GLUT3 的晶体结构,揭示了葡萄糖跨膜易化扩散的分子基础。GLUT 分布于不同的组织细胞(表 2-1),如 GLUT4 分布于横纹肌和脂肪等组织,基础状态下主要储存于胞质内的囊泡中。肌肉活动时,通过出胞作用而使 GLUT4 插入肌细胞膜,从而升高肌细胞葡萄糖。有些糖尿病患者伴有 GLUT4 数量或功能降低,即使胰岛素水平正常但仍不能有效转运葡萄糖,出现胰岛素抵抗。

表 2-1　常见葡萄糖转运体的种类、分布及主要功能

亚型	分布	功能
GLUT1	几乎所有细胞	基本葡萄糖转运
GLUT2	肝细胞、胰岛 β 细胞	葡萄糖的双向转运,取决于质膜两侧的葡萄糖浓度;维持细胞内、外相等的葡萄糖水平
GLUT3	神经元	神经元的葡萄糖转运
GLUT4	骨骼肌、心肌和脂肪组织	介导葡萄糖向肌细胞和脂肪细胞的单向转运
GLUT5	小肠(顶端膜);脂肪组织、脑、肌肉(低水平)	果糖转运

载体介导的易化扩散具有以下特点。

(1)结构特异性:各种载体只能识别和结合具有特定化学结构的底物。例如,同样浓度差的情况下,葡萄糖载体对右旋葡萄糖(人体内可利用的糖类都是右旋的)的转运量远超过左旋葡萄糖。

(2)饱和现象:由于细胞膜中载体的数量和转运速率有限,当被转运的底物浓度增加到一定程度时,底物的扩散速度便达到最大值(V_{max}),不再随底物浓度的增加而增大,这种现象称为载体转运的饱和(saturation)现象。而经通道介导的易化扩散转运速率通常随被转运物浓度的增加而呈线性增加(图 2-5B)。最大扩散速度 V_{max} 能反映载体蛋白构象转换的最大速率;扩散速度达 V_{max} 一半($1/2V_{max}$)时的底物浓度,称为米氏常数(Michealis constant, K_m),可反映载体蛋白对底物分子的亲和力和转运效率。K_m 越小,表示亲和力和转运效率越高,反之亦然(图 2-5B)。

(3)竞争性抑制:如果有两种结构相似的物质都能与同一载体结合,两底物之间将发生竞争性抑制(competitive inhibition)。其中,浓度较低或 K_m 较大的溶质更容易受到抑制。

(三) 主动转运

某些物质在质膜两侧的分布是具有明显浓度梯度的,如细胞外的 Na^+ 和 Ca^{2+} 浓度明显高于胞质内,而胞质内的 K^+ 浓度明显高于细胞外。这种状态不可能经物质的扩散实现,而是通过膜的主动转运系统完成的。主动转运(active transport)是指某些物质在膜蛋白的帮助下,由细胞代谢提供能量而进行的逆浓度梯度和/或电位梯度的跨膜转运。完成主动转运的膜蛋白本质上也属于载体,也有同被转运底物特异性结合的特征。根据膜蛋白是否直接消耗能量,主动转运可分为原发性主动转运和继发性主动转运。一般所说的主动转运是指原发性主动转运。

1. 原发性主动转运　细胞直接利用代谢产生的能量将物质逆浓度梯度和/或电位梯度转运的过程称为原发性主动转运(primary active transport)。原发性主动转运的底物通常为带电离子,因此介导这一过程的膜蛋白或载体被称为离子泵(ion pump)。离子泵的化学本质是 ATP 酶,可将细胞内的 ATP 水解为 ADP,自身被磷酸化而发生构象改变,从而完成离子逆浓度梯度和/或电位梯度的跨膜转运。离子泵种类很多,常以它们转运的离子种类命名,如同时转运 Na^+ 和 K^+ 的钠-钾泵、转运 Ca^{2+} 的钙泵、转运 H^+ 的质子泵等。

(1)钠-钾泵:钠-钾泵(sodium-potassium pump)是哺乳动物细胞膜中普遍存在的离子泵,简称钠泵。由于钠泵的发现,生物化学家延斯·克里斯蒂安·斯科(Jens C. Skou)与他人共享 1997 年的诺贝尔化学奖。如图 2-6 所示,钠泵是由 α 和 β 两个亚单位组成的二聚体蛋白质。其中,α 亚单位是催化亚单位,须在膜内的 Na^+ 和膜外的 K^+ 共同参与下才具有 ATP 酶活性,故钠泵也称钠-钾依赖式 ATP 酶(Na^+, K^+-ATPase)。

α 亚单位上有 3 个 Na^+、2 个 K^+ 和一个 ATP 分子的结合位点,可表现为 E1 和 E2 两种主要构象。当 α 亚单位与 ATP 结合时,构象为 E1,α 亚单位对 K^+ 亲和力较低而对 Na^+ 亲和力较高,使已结合的 2 个 K^+ 释放到细胞内,并与细胞内 3 个 Na^+ 结合;随后 α 亚单位的 ATP 酶激活分解 ATP,α 亚单位被磷酸化,转变为 E2 构象,α 亚单位对 Na^+ 亲和力降低而对 K^+ 亲和力增高,释放 3 个 Na^+ 到细胞外,并与细胞外 2 个 K^+ 结合;最后 α 亚单位发生去磷酸化反应,再次与一分子的 ATP 结合,构象由 E2 回到 E1,

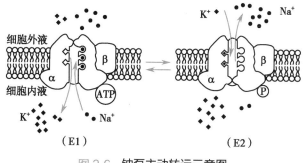

图 2-6 钠泵主动转运示意图

形成钠泵的一个转运周期。因此,钠泵每分解一分子 ATP 可逆浓度差将 3 个 Na^+ 移出胞外,将 2 个 K^+ 移入胞内,其直接效应是维持细胞膜两侧 Na^+ 和 K^+ 的浓度差,使细胞外液中的 Na^+ 浓度达到胞质内的 10 倍左右,细胞内的 K^+ 浓度达到细胞外液的 30 倍左右。同时,钠泵每次活动都会使 3 个 Na^+ 移出胞外、2 个 K^+ 移入胞内,产生一个正电荷的净外移,故钠泵具有生电效应。钠泵转运一个周期约需 10 毫秒,即最大转运速率为每秒 500 个离子。低温刺激或缺氧导致的细胞内 ATP 浓度不足、细胞内酸化等都可抑制钠泵的活性;反之细胞内高 Na^+ 浓度或胞外高 K^+ 则可激活钠泵。此外,药物、激素等因素也能调控钠泵活性,例如 β 肾上腺素受体激动剂可通过细胞内信号转导激活细胞膜上的钠泵,促进细胞外的 K^+ 进入细胞内,从而降低血钾浓度。

在哺乳动物细胞中,钠泵活动消耗的能量通常占细胞代谢产能的 20%~30%,在某些功能活动活跃的神经细胞中甚至可占到 70%,提示钠泵活动对维持细胞的正常功能十分重要。一般认为,细胞膜上钠泵活动的生理意义主要有:①钠泵活动造成的细胞内高 K^+ 状态是胞质内许多代谢反应所必需的,如核糖体合成蛋白质就需要高 K^+ 环境。②维持胞内渗透压和细胞容积。在静息状态下,膜对 Na^+、K^+ 都有一定通透性(K^+ 通道)。虽然这时 K^+ 的通透性相对较高,但由于膜内有机负离子(带负电的蛋白质、核苷酸等)的吸引,外漏的 K^+ 较少,而 Na^+ 受浓度差和电位差的驱动漏入胞内的数量则相对较多。钠泵的活动可将漏入胞内的 Na^+ 不断转运出去,保持细胞正常的渗透压和容积,防止细胞水肿。③钠泵活动形成的 Na^+ 和 K^+ 跨膜浓度梯度是细胞发生电活动如静息电位和动作电位的基础(见本章第三节)。④钠泵活动的生电效应可使膜内电位的负值增大,直接参与了静息电位的形成(见本章第三节)。⑤钠泵活动建立的 Na^+ 跨膜浓度梯度可为继发性主动转运提供势能储备。钠泵抑制剂哇巴因(ouabain)与钠泵 E2 状态下的细胞外部结构有较高的亲和力,可以改变钠泵构象,抑制钠泵活动。

（2）钙泵:钙泵(calcium pump)是哺乳动物细胞中广泛分布的另一种离子泵,也称 Ca^{2+}-ATP 酶。钙泵不仅分布于质膜上,还集中分布于肌细胞的肌质网和其他细胞的内质网膜上。质膜上的钙泵称为质膜钙 ATP 酶(plasma membrane Ca^{2+}-ATPase,PMCA),肌质网和内质网膜上的钙泵称为肌质网和内质网钙 ATP 酶(sarcoplasmic and endoplasmic reticulum Ca^{2+}-ATPase,SERCA)。钙泵的活动原理类似于钠泵,不同的是钙泵具有特异性的 Ca^{2+} 结合位点,当胞质内 Ca^{2+} 浓度升高时,Ca^{2+} 通过与钙调蛋白(calmodulin,CaM)的结合而刺激钙泵活动。PMCA 每分解 1 分子 ATP,可将其结合的 1 个 Ca^{2+} 由胞质内转运至胞外;SERCA 则每分解 1 分子 ATP 可将 2 个 Ca^{2+} 从胞质内转运至内质网中。两种钙泵的共同作用可使胞质内游离 Ca^{2+} 浓度保持在 0.1~0.2μmol/L 的低水平,仅为细胞外液 Ca^{2+} 浓度(1~2mmol/L)的万分之一。在如此低浓度的游离 Ca^{2+} 背景下,细胞对胞质内 Ca^{2+} 浓度的增加将变得非常敏感,以致经钙通道流入胞质内的 Ca^{2+} 成为触发或激活许多生理过程如肌细胞收缩、腺细胞分泌、神经递质释放以及某些酶蛋白或通道蛋白的激活等的关键因素。

（3）质子泵:人体内有两种重要的质子泵(proton pump)。一种是主要分布于胃腺壁细胞和肾脏集合管闰细胞顶端膜上的 H^+,K^+-ATP 酶(也称氢-钾泵)。氢-钾泵与钠-钾泵同属一个家族,也由两个亚单位组成,α 亚单位的活动机制类似于钠-钾泵。氢-钾泵的主要功能是分泌 H^+ 和摄入 K^+,可逆浓度梯度将 H^+ 有效地分泌到胃液或尿液中,分别参与胃酸的形成和肾脏的排酸功能。据测算,胃腺壁细胞的质子泵可逆 100 万倍的 H^+ 浓度差转运 H^+,肾脏集合管闰细胞上的质子泵可逆 900 倍的 H^+ 浓度差转运 H^+。临床上治疗胃溃疡和十二指肠溃疡时采用的药物奥美拉唑就是一种质子泵抑制剂,可特异性结合并抑制胃腺壁细胞的质子泵,阻断胃酸分泌。另一种质子泵是分布于各种细胞器膜中的

H⁺-ATP 酶,也称氢泵。氢泵不依赖 K⁺,可将 H⁺ 由胞质内转运至溶酶体、内涵体、高尔基体(又称高尔基复合体)、内质网、突触囊泡等细胞器内,以维持胞质的中性和细胞器内的酸性,使不同部位的酶都处于最适 pH 环境,同时也建立起跨细胞器膜的 H⁺ 浓度梯度,为溶质的跨细胞器膜转运提供动力。

2. 继发性主动转运 某些物质的主动转运不直接来自 ATP 的分解,而是利用原发性主动转运机制建立起的 Na⁺ 或 H⁺ 的浓度梯度,在 Na⁺ 或 H⁺ 离子顺浓度梯度扩散的同时使其他物质逆浓度梯度和/或电位梯度跨膜转运,这种间接利用 ATP 能量的主动转运过程称为继发性主动转运(secondary active transport)。显然,继发性主动转运依赖于原发性主动转运,若用药物(如哇巴因)抑制钠泵活动,相应的继发性主动转运也会逐渐减弱,甚至消失。与易化扩散时只转运一个底物分子的载体即单转运体(uniporter)不同,继发性主动转运的载体同时要结合两种或两种以上的分子或离子才能引起载体蛋白的构象改变。根据这些物质的转运方向,继发性主动转运又分为同向转运和反向转运两种形式。

(1)同向转运:被转运的分子或离子都向同一方向运动的继发性主动转运称为同向转运(symport),其载体称为同向转运体(symporter)。例如,葡萄糖在小肠黏膜上皮的吸收以及在近端肾小管上皮的重吸收是通过钠-葡萄糖同向转运体实现的。其中,Na⁺ 在上皮细胞顶端膜两侧浓度梯度和/或电位梯度的作用下,被动转入胞内;葡萄糖分子则在 Na⁺ 进入细胞的同时逆浓度梯度被带入胞内。此外,肾小管上皮细胞的 Na⁺-K⁺-2Cl⁻、Na⁺-HCO₃⁻、甲状腺上皮细胞的 Na⁺-I⁻ 以及突触前膜对单胺类递质的再摄取等都属于 Na⁺ 依赖性转运体介导的同向转运。

(2)反向转运:被转运的分子或离子向相反方向运动的继发性主动转运称为反向转运(antiport)或交换(exchange),其载体称为反向转运体(antiporter)或交换体(exchanger)。人和高等动物体内有两种重要的交换体:①Na⁺-Ca²⁺ 交换体:广泛分布于细胞的质膜和其他膜性结构上,可同时结合 Na⁺ 与 Ca²⁺ 并进行反向跨膜运输。质膜上的 Na⁺-Ca²⁺ 交换体通常是在 Na⁺ 顺电化学梯度进入细胞内的同时,将细胞内的 Ca²⁺ 逆浓度梯度转运到细胞外,与维持细胞内 Ca²⁺ 稳态有关。例如,心肌细胞在兴奋-收缩耦联过程中流入胞内的 Ca²⁺ 主要是通过 Na⁺-Ca²⁺ 交换体将 Ca²⁺ 排出细胞的。②Na⁺-H⁺ 交换体:同时结合 Na⁺ 与 H⁺ 并完成反向跨膜转运。Na⁺-H⁺ 交换体在肾小管近端小管上皮细胞的顶端膜分布较多,可将胞外即肾小管管腔内的 1 个 Na⁺ 顺电化学梯度重吸收进细胞内,同时将胞内的 1 个 H⁺ 逆浓度梯度分泌到管腔中,这对维持机体的酸碱平衡具有重要意义。

在绝大多数情况下,溶质跨质膜转运的动力来自钠泵活动建立的 Na⁺ 的跨膜浓度梯度,而溶质跨细胞器膜转运的动力则来自质子泵活动建立的 H⁺ 的跨膜浓度梯度,如突触囊泡膜中的单胺类递质转运体,就是与囊泡内高浓度的 H⁺ 交换而实现的,囊泡每排出 2 个 H⁺,可将 1 个单胺类分子转入囊泡内。

(四)膜泡运输

大分子和颗粒物质进出细胞并不直接穿过细胞膜,而是由膜包围形成囊泡,通过膜包裹、融合和离断等一系列过程完成转运,故称为膜泡运输(vesicular transport)。膜泡运输可同时转运大量物质,故也称批量运输(bulk transport)。膜泡运输是一个主动的过程,需要消耗能量,也需要多种蛋白质的参与,同时还伴有细胞膜面积的改变。膜泡运输包括出胞和入胞两种形式(图 2-7)。

1. 出胞 出胞作用(exocytosis)是指胞质内的大分子物质以分泌囊泡的形式排出细胞的过程。例如,外分泌腺细胞排放酶原颗粒和黏液、内分泌腺细胞分泌激素、神经纤维末梢释放神经递质等过程都属于出胞。几乎所有的分泌物都是通过内质网-高尔基体系统形成和处理的。由粗面内质网上核糖体合成的蛋白质可转移到高尔基体加工处理,形成具有膜包裹的分泌囊泡。出胞时,在多种蛋白质的介导下,囊泡逐渐移向细胞膜的内侧,并与细胞膜发生融合、破裂,最后将其内容物释放到细胞外(图 2-7A)。在出胞过程中,囊泡膜与质膜融合可使细胞膜表面积有所增加。出胞有以下两种形式。

(1)持续性出胞:持续性出胞是指细胞在安静情况下,分泌囊泡自发地与细胞膜融合而使囊泡内大分子物质不断排出细胞的过程,如小肠黏膜杯状细胞分泌黏液的过程。

(2)调节性出胞:调节性出胞是指细胞受到某些化学信号(如激素)或电信号(如动作电位)诱导

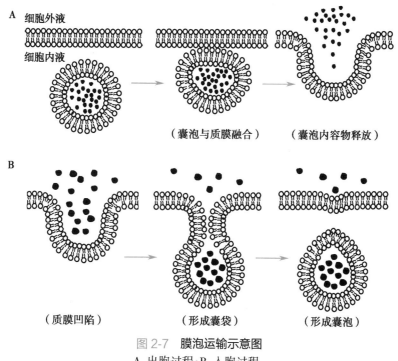

图 2-7　膜泡运输示意图
A. 出胞过程；B. 入胞过程。

时,储存于细胞内的大量分泌囊泡与细胞膜融合,并将囊泡内容物排出细胞的过程,如动作电位到达神经末梢时引起的神经递质释放。

2. 入胞　入胞作用(endocytosis)是指细胞外大分子物质或物质团块如细菌、死亡细胞和细胞碎片等被细胞膜包裹后以囊泡形式进入细胞的过程,也称内化(internalization)。进入细胞后的囊泡随即被溶酶体处理。与出胞相反,入胞可使细胞膜面积有所减小。入胞也可分为两种形式。

(1)吞噬:被转运物质以固态形式进入细胞的过程称为吞噬作用(phagocytosis)。吞噬所转运的物质不是以分子而是以团块或颗粒形式呈现,如细菌、死亡细胞或组织碎片等。吞噬发生时,细胞膜在膜受体和收缩蛋白参与下伸出伪足,逐渐将团块或颗粒包裹起来,经膜融合、离断后进入胞内,形成直径较大的膜性囊泡(1～2μm),即吞噬泡。吞噬仅发生在一些特殊的细胞,如组织中的巨噬细胞和血液中的中性粒细胞等。当机体发生炎症时,血液中的中性粒细胞与单核细胞数量会增多,它们可迅速穿越血管内皮进入感染部位,其中单核细胞转化成巨噬细胞,后者与中性粒细胞共同发挥吞噬病原体的作用。

(2)吞饮:被转运物质以液态形式进入细胞的过程称为吞饮作用(pinocytosis)。吞饮可发生于体内几乎所有的细胞,是多数大分子物质如蛋白质进入细胞的唯一途径。当这些大分子物质接触到细胞膜时,吞饮活动增强。这时细胞在接触处将发生膜的凹陷,逐渐形成囊袋样结构包裹被转运物,再经膜融合、离断而进入胞内,形成直径较小的囊泡(0.1～0.2μm),即吞饮泡(图 2-7B)。吞饮又可分为液相入胞和受体介导入胞两种方式。液相入胞(fluid-phase endocytosis)是指溶质连同细胞外液连续不断地进入胞内的一种吞饮方式。液相入胞对底物的选择没有特异性,转运溶质的量与胞外溶质的浓度成正比。受体介导入胞(receptor-mediated endocytosis)是被转运物与细胞膜受体特异性结合后选择性进入细胞的方式。受体通常集中在细胞膜外表面被称为有被小窝(coated pit)的凹陷之处。这种入胞方式非常有效,在溶质选择性进入细胞的同时,细胞外液很少进入;而且即使胞外溶质的浓度很低,也不影响有效入胞的过程。许多大分子物质,如转铁蛋白、低密度脂蛋白(low-density lipoprotein,LDL)、维生素 B_{12} 转运蛋白等都是通过受体介导入胞方式进行的。其中,血浆中的 LDL 主要在肝脏由细胞膜上的 LDL 受体介导入胞,被溶酶体消化后将其结合的胆固醇释放出来以供细胞利用。如果 LDL 过高或 LDL 受体缺乏,LDL 将不能被正常代谢,从而使血浆中 LDL 浓度升高,可引起高胆固醇血症和动脉硬化。

(彭碧文)

第二节 │ 细胞的信号转导

一、信号转导概述

(一) 信号转导的概念

细胞的信号转导(signal transduction)是指生物学信息(兴奋或抑制)在细胞间或细胞内转换和传递,并产生生物效应的过程,通常指跨膜信号转导(transmembrane signal transduction),即生物活性物质(激素、神经递质、细胞因子等)通过受体或离子通道的作用而激活或抑制细胞功能的过程。一般把参与完成信号转导的化学物质称为信号分子(signal molecule),专司生物信息携带功能的小分子物质称为信使分子(messenger molecule),完成信号转导的信号分子链称为信号转导通路(signal transduction pathway;signaling pathway)。因此,细胞信号转导的核心在于通过特定信号转导通路进行生物信息的细胞内转换与传递过程,并可涉及对相关功能蛋白质的基因表达过程的调控。

(二) 信号转导的生理意义

细胞的信号转导本质上就是细胞和分子水平的功能调节,也是机体生理功能调节的基础。机体在对内、外环境变化的适应过程中,宏观上需要机体各系统、器官之间的相互协调(神经、体液和自身调节)完成适应性反应,微观上三种调节方式都要依赖机体各种功能细胞的协调活动,各司其职,其中在各种细胞间必然要有复杂的信号交流过程,这一过程就是细胞的信号转导。

信号转导中的信号指的是生物学信号,即带有生物学意义的信号,可以是物理信号,如电、声、光和机械牵张等,更多的是以化学物质为载体的化学信号,如激素、神经递质和细胞因子等。信号可以来自外环境的刺激,也可以来自体内细胞的产生和释放。至于信号转导的结果即生物效应,可以是对靶细胞功能、代谢、分化和生长发育的影响,也可以是对靶细胞形态结构和生存状态的改变等。

(三) 主要的信号转导通路

在信号转导通路中,受体(receptor)是指细胞中具有接受和转导信息功能的蛋白质。在细胞膜中的受体称为胞膜受体(membrane receptor),在胞质内和核内的受体分别称为胞质受体和核受体。能与受体发生特异性结合的活性物质称为配体(ligand)。依据参与介导的配体和受体特性的不同,信号转导可分为两类方式(图 2-8)。一类是水溶性的配体或物理信号,先作用于膜受体,再经跨膜和细胞内信号转导机制产生效应,这是本节介绍的主要内容。依据膜受体的特性可分为多种通路,主要是离

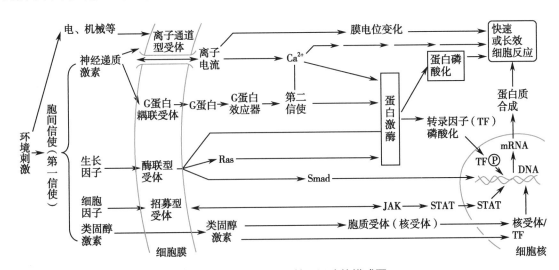

图 2-8　几种主要信号转导通路的模式图

Ras,一种小 G 蛋白;Smad,Smad 蛋白,具有转录因子(TF)作用的蛋白质家族;JAK,Janus 酪氨酸激酶;STAT,信号转导子与转录激活子。

子通道型受体、G蛋白耦联受体、酶联型受体和招募型受体介导的信号转导。另一类是脂溶性配体通过单纯扩散进入细胞内,直接与胞质受体或核受体结合而发挥作用,通常都通过影响基因表达而产生效应,称为核受体介导的信号转导。应当指出的是,大部分膜受体介导的信号转导通路亦可改变转录因子活性而影响基因表达。

研究发现,细胞还可以主动向胞外分泌外泌体(exosome),通过直接与受体细胞融合方式水平转移功能性 mRNA、miRNA 和蛋白质到受体细胞而改变细胞的功能。另外,在细胞内也存在直接由细胞内功能区隔触发或传播的信号转导通路,如胞内分泌(intracrine)的成纤维细胞生长因子 FGF_1 和 FGF_2 以及白细胞介素 IL-1,即直接在细胞内发挥信号转导作用。而在细胞外也存在着基质-细胞、细胞-细胞相互作用信号转导通路等。

(四)信号网络系统

细胞的信号转导机制是目前生理学乃至生命科学研究的热点。研究表明,不仅信号转导通路的细节非常复杂,涉及蛋白质等相互作用以及相关基因的表达过程,而且各种信号转导通路间存在更为复杂的联系,构成信号间的串话(cross-talk)甚至是信号网络(signaling network)系统,涉及多个"组学"(omics),属于需要深入研究和探索的领域。

(五)信号转导与人类疾病

由于细胞的信号转导功能就是机体生理功能调节的细胞和分子机制,所以信号转导通路及信号网络中各信号分子、信号分子间以及信号转导通路间的相互作用的改变,是许多人类疾病的分子基础,这已在癌症、动脉硬化、心肌肥大、炎症性疾病以及神经退行性疾病等发生发展的病理机制研究中取得了显著进展。另外,信号分子、信号转导环节以及信号网络的节点,也是药物作用的有效靶点,是目前基础与临床医学、药物治疗学,乃至药物设计中最前沿的领域之一。典型的例子有急性早幼粒细胞白血病及其治疗,该病的病因是基因融合产生融合蛋白而影响髓系细胞分化和凋亡,治疗药物有我国学者率先使用的三氧化二砷(传统中药砒霜的有效成分),其药物作用机制涉及诱导融合蛋白泛素化降解,从而促进细胞凋亡和自噬、抑制细胞生长等。

二、离子通道型受体介导的信号转导

本章第一节所述的经通道易化扩散中,离子通道转运带电离子可产生跨膜电流,改变细胞的生物电活动,进而显示跨膜信号转导功能(见图 2-8)。其中化学门控通道又称为离子通道型受体(ion channel receptor)或促离子型受体(ionotropic receptor)。调控这些通道的化学物质(配体)是一些信使分子。

离子通道型受体被配体激活而通道开放,细胞膜即对特定离子的通透选择性增加,从而引起细胞膜电位的改变,表现出路径简单和速度快的特点,如从递质结合受体到产生电位变化仅需 0.5 毫秒,适于完成神经电信号的快速传递。常见的如骨骼肌终板膜中的 N_2 型乙酰胆碱(ACh)受体阳离子通道激活后,以 Na^+ 内流为主,引起肌细胞的兴奋;而神经元膜上的 γ-氨基丁酸 A 受体($GABA_AR$)被激活后,氯通道开放而引起 Cl^- 内流,导致神经元抑制。

尽管电压门控通道和机械门控通道不被称为受体,但它们也能将接受的物理刺激信号转换成细胞膜电位变化,具有与化学门控通道类似的"促离子型"信号转导功能,故也可归入离子通道型受体介导的信号转导中。

三、G蛋白耦联受体介导的信号转导

G蛋白耦联受体(G protein-coupled receptor,GPCR)是指被配体激活后,作用于与之耦联的 G 蛋白,再引发一系列以信号蛋白为主的级联反应而完成跨膜信号转导的一类受体。GPCR 既无通道结构,也无酶活性,它所触发的信号蛋白之间的相互作用主要是一系列的生物化学反应过程(图 2-9),故也称为促代谢型受体(metabotropic receptor)。由于 GPCR 介导的信号转导需要经过多级信号分子的中继,因而较离子通道型受体介导的信号转导慢,但作用的空间范围大、信号的逐级放大作用明显。

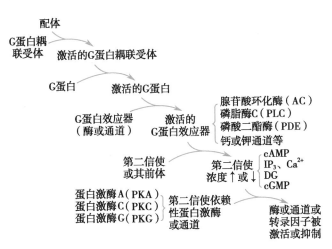

图 2-9　G 蛋白耦联受体介导的跨膜信号转导通路

(一) 主要的信号蛋白和第二信使

1. G 蛋白耦联受体　GPCR 分布广泛,是膜受体中最大的家族,目前已知的有 1 000 多种,而人类基因组中已知编码该类受体的基因约有 2 000 个。激活这类受体的配体也种类繁多,如儿茶酚胺、5-羟色胺、乙酰胆碱、氨基酸类神经递质以及几乎所有的多肽和蛋白质类神经递质和/或激素(利尿钠肽家族除外),还有光子、嗅质和味觉物质等。这类受体在结构上均由形成 7 个跨膜区段的单条多肽链构成(故又称 7 次跨膜受体),莱夫科维茨(Lefkowitz)和克比尔卡(Kobilka)因对 GPCR 研究的杰出贡献而共享 2012 年诺贝尔化学奖。GPCR 被配体激活后,通过改变分子构象而结合并激活 G 蛋白。

2. G 蛋白　G 蛋白(G protein)是鸟苷酸结合蛋白(guanine nucleotide-binding protein)的简称,是 GPCR 联系胞内信号转导通路的关键蛋白。由于发现 G 蛋白并揭示其在膜受体与细胞内信号转导通路间的联系机制,吉尔曼(Gilman)和罗德贝尔(Rodbell)共享了 1994 年诺贝尔生理学或医学奖。G 蛋白除了存在于细胞膜内侧面由 α、β 和 γ 三个亚单位构成的异三聚体 G 蛋白外,还有不能直接被 GPCR 激活的小 G 蛋白(small G protein)和转录因子。在异三聚体 G 蛋白中,α 亚单位是 G 蛋白主要的功能亚单位,既有结合 GTP 或 GDP 的能力,又具有 GTP 酶活性;而 β 和 γ 亚单位通常形成功能复合体发挥作用。一般根据 α 亚单位基因序列的同源性及其功能进行分类,已发现由 17 个基因编码的 23 种不同的 α 亚单位,分为 G_s、G_i、G_q 和 G_{12} 家族 4 大类型。G 蛋白与 GDP 结合成的 G 蛋白三聚体-GDP 复合物呈失活态,与 GTP 结合则为激活态,两种状态相互变换,便发挥了信号转导的分子开关(molecular switch)作用(图 2-10),激活态 G 蛋白解离成 α 亚单位-GTP 复合物(α-GTP)和 β-γ 复合体两部分,各自激活相应的下游效应器(酶或离子通道等),把信号转导到细胞内部。

3. G 蛋白效应器　G 蛋白效应器(G protein effector)是指 G 蛋白直接作用的靶标,包括效应器酶、膜离子通道以及膜转运蛋白等。主要的效应器酶有腺苷酸环化酶(adenylyl cyclase,AC)、磷脂酶 C(phospholipase C,PLC)、磷脂酶 A_2(phospholipase A_2,PLA$_2$)和磷酸二酯酶(phosphodiesterase,PDE)等。效应器酶的作用是催化生成(或分解)第二信使物质。激活态 G 蛋白的 α 亚单位或 β-γ 复合体不仅能直接激活门控离子通道(如 M 型 ACh 受体激活的内向整流钾通道即由 β-γ 复合体直接激活),也可调节离子通道的活性(如 β-γ 复合体可直接上调甘氨酸受体的活性),表明 G 蛋白耦联受体与离子通道型受体各自介导的信号转导通路之间具有交互作用。

4. 第二信使　第二信使(second messenger)是指激素、神经递质、细胞因子等细胞外信使分子(第一信使)作用于膜受体后产生的细胞内信使分子。萨瑟兰(Sutherland)因发现环磷酸腺苷(cyclic adenosine monophosphate,cAMP)的第二信使作用而荣获 1971 年诺贝尔生理学或医学奖。第二信使通常指由 G 蛋白激活的效应器酶再分解细胞内底物所产生的小分子物质。除 cAMP 外,目前已知的

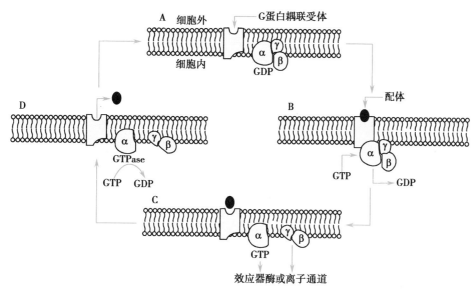

图 2-10　G 蛋白的激活和失活循环示意图

第二信使还有三磷酸肌醇（inositol triphosphate，IP_3）、二酰甘油（diacylglycerol，DG）、环磷酸鸟苷（cyclic guanosine monophosphate，cGMP）、Ca^{2+}、花生四烯酸（arachidonic acid，AA）及其代谢产物等。第二信使可进一步通过激活蛋白激酶，产生以靶蛋白磷酸化和构象变化为特征的级联反应或调控基因表达，导致细胞功能改变。膜离子通道可作为蛋白激酶的靶蛋白受到调控，且胞内侧化学门控通道也可直接受控于第二信使，如视杆细胞外段膜中钠通道的开放程度受胞质内 cGMP 浓度的调控。

5. 蛋白激酶　蛋白激酶（protein kinase）是一类将 ATP 分子上的磷酸基团转移到底物蛋白质而产生蛋白磷酸化（protein phosphorylation）的酶类。被磷酸化的蛋白质一方面其磷酸基团带有强负电而发生带电特性改变，同时发生酯化作用；另一方面可发生构象改变，导致其活性及其与其他分子相互作用等生物学特性发生变化。若底物蛋白质也是一种蛋白激酶，则可触发瀑布样依次磷酸化反应，称为磷酸化级联反应（phosphorylation cascade）。蛋白激酶引起的磷酸化作用，可通过胞内存在的蛋白磷酸酶（protein phosphatase）使底物蛋白质去磷酸化而终止。由第二信使激活的蛋白激酶常称为第二信使依赖性蛋白激酶，如 cAMP 依赖性蛋白激酶即蛋白激酶 A（protein kinase A，PKA）、Ca^{2+} 依赖性蛋白激酶即蛋白激酶 C（protein kinase C，PKC）等。克雷布斯（Krebs）和费希尔（Fischer）首先于 1955 年报道了蛋白质的磷酸化和去磷酸化对葡萄糖代谢酶活性的调节作用，并因发现蛋白质可逆磷酸化是细胞生命活动重要的调节机制，而获得 1992 年诺贝尔生理学或医学奖。

（二）常见的信号转导通路

1. 受体-G 蛋白-AC-cAMP-PKA 通路　这一通路的关键信使分子是 cAMP，因而该通路也称为 cAMP 第二信使系统。参与该通路的 G 蛋白有 G_s 和 G_i 两类，其中激活态的 G_s 和 G_i 分别能激活和抑制 AC 活性，进而提高和降低胞质中 cAMP 的浓度。所以，该通路中的受体根据其所耦联的 G 蛋白类型不同，可发挥相互拮抗的作用，如 β 肾上腺素受体等通过 G_s 激活 AC，可加速 cAMP 的产生，而 $α_2$ 肾上腺素受体等则激活 G_i 并抑制 AC，减少胞内 cAMP 产生。另外，与 AC 作用相反的 cAMP 磷酸二酯酶（PDE），可催化 cAMP 生成 5′-AMP，进而减弱或终止 cAMP 的信使分子作用。

　　cAMP 作为第二信使分子，其大多数信号转导功能都是通过激活 cAMP 依赖的 PKA 而完成的，PKA 以丝氨酸/苏氨酸蛋白激酶方式，将 ATP 分子的磷酸根转移到底物蛋白的丝氨酸/苏氨酸残基上（磷酸化反应），进而使酶的活性、通道的活动状态、受体的反应性和转录因子的活性发生改变，在不同细胞中显示不同的效应。另外，cAMP 还可直接作用于膜离子通道而产生信号转导作用，如直接门控超极化激活的环核苷酸门控阳离子通道（hyperpolarization-activated cyclic nucleotide-gated cation

动画

channel,HCN);也可通过 cAMP 激活的交换蛋白(exchange protein activated by cAMP,EPAC)激活 Ras 相关蛋白(Rap)介导的非 cAMP-PKA 通路等,调节细胞的功能。

2. 受体-G 蛋白-PLC-IP₃-Ca²⁺ 和 DG-PKC 通路　这一通路的关键信使分子是 IP₃ 和 DG,因而该通路也称为 IP₃ 和 DG 第二信使系统,属于非核苷酸类的 Ca²⁺ 动员-肌醇脂质代谢通路。经由该通路进行信号转导的受体(如 5-HT₂ 受体、α₁ 肾上腺素受体等)通常与 G_q 或 G_i 家族中的 G_{i1}、G_{i2} 和 G_{i3} 亚型耦联而激活 PLC,其中 G_q 的 α 亚基和 β-γ 复合体都可激活 PLC,PLC 再分解膜脂质中的 PIP₂ 为 IP₃ 和 DG。其中 IP₃ 是小分子水溶性物质,即扩散入细胞质后激活内质网或肌质网等非线粒体 Ca²⁺ 库膜中的 IP₃ 受体(IP₃ receptor,IP₃R),后者作为化学门控的 Ca²⁺ 释放通道(calcium release channel)引起胞内 Ca²⁺ 库释放 Ca²⁺,升高胞质中 Ca²⁺ 浓度,进而启动 Ca²⁺ 信号系统。IP₃ 可被 IP₃ 磷酸单脂酶降解而消除。另一信使分子 DG 属于脂溶性物质,生成后与 Ca²⁺ 和膜中的磷脂酰丝氨酸一起,在膜的内侧面结合并特异地激活胞质中的 PKC,PKC 也属于丝氨酸/苏氨酸蛋白激酶,再进一步磷酸化下游功能蛋白而改变生理功能。DG 在 PLA₂ 等作用下降解而终止其第二信使作用。但经 PLA₂ 降解的产物,如 AA,又可激活 PKC,而 AA 的代谢产物如前列腺素、白三烯等又能进一步发挥信使分子的作用。

3. Ca²⁺ 信号系统　胞质中 Ca²⁺ 浓度升高,一方面可影响膜电位,但更重要的是作为第二信使,通过与胞内多种蛋白质相结合而发挥作用,参与多种胞内信号转导过程(图 2-11)。在细胞内能与 Ca²⁺ 结合的蛋白统称为钙结合蛋白(calcium-binding protein,CaBP;calbindin),其中最重要的是钙调蛋白(calmodulin,CaM),Ca²⁺ 与 CaM 形成 Ca²⁺-CaM 复合物,不仅本身具有多种调节功能,还可激活 Ca²⁺-CaM 依赖性蛋白激酶(Ca²⁺/CaM-dependent protein kinase,CaMK)、蛋白磷酸酶如钙调磷酸酶(calcineurin)等,进而产生广泛的生物效应。另外,应用 Ca²⁺ 成像技术能观察到细胞内微区域 Ca²⁺ 信号,称为 Ca²⁺ 信号的基本单元(elementary unit),如钙火花(calcium spark)等,这些 Ca²⁺ 信号呈现时空多样性,显示了细胞内 Ca²⁺ 信号转导的数字-模拟二元特征,可能为 Ca²⁺ 信号实现各种复杂信息的准确有效传递提供了解释。

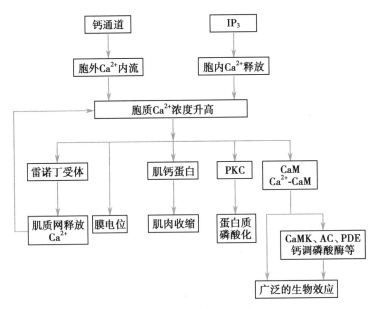

图 2-11　Ca²⁺ 信号系统

四、酶联型受体介导的信号转导

酶联型受体(enzyme-linked receptor)是指本身就具有酶的活性或与酶相结合的膜受体。这类受体的结构特征是每个受体分子只有单跨膜区段,其胞外结构域含有可结合配体的部位,而胞内结构域则具有酶的活性或有能与酶结合的位点。这类受体主要涉及神经营养因子、生长因子和细胞因子等配体的信号转导。

（一）酪氨酸激酶受体和酪氨酸激酶结合型受体

酪氨酸激酶受体（tyrosine kinase receptor，TKR）也称为受体酪氨酸激酶（receptor tyrosine kinase，RTK），其特征是胞内结构域具有酪氨酸激酶活性。激活这类受体的配体主要是各种生长因子。其下游蛋白质的酪氨酸残基被磷酸化后，可以直接改变细胞功能或触发其下游信号转导过程，如 Ras 小 G 蛋白等（见图 2-8）。酪氨酸激酶结合型受体（tyrosine kinase-associated receptor，TKAR）与 TKR 不同，是在激活后才在胞内侧与胞质中的酪氨酸激酶结合，并使之激活。通常激活该类受体的配体是各种生长因子和肽类激素等。与 GPCR 相比，TKR 和 TKAR 介导的信号转导通路相对简捷，但产生效应较缓慢，主要涉及细胞的代谢、生长、增殖、分化和存活等过程，这可成为某些抗肿瘤药物作用的靶点，如格列卫（甲磺酸伊马替尼）就是一种酪氨酸激酶抑制剂。

动画

（二）鸟苷酸环化酶受体

鸟苷酸环化酶（guanylyl cyclase，GC）受体是一种胞外 N 末端为配体结合域而胞内 C 末端为 GC 活性结构域的单跨膜 α 螺旋分子。激活该受体的配体主要是心房利尿钠肽（atrial natriuretic peptide，ANP）和脑利尿钠肽（brain natriuretic peptide，BNP）。当受体被配体激活后，启动 GC-cGMP-蛋白激酶 G（protein kinase G，PKG）通路，而 PKG 则作为丝氨酸/苏氨酸蛋白激酶，再将底物蛋白磷酸化而实现信号转导。另外，一氧化氮（nitric oxide，NO）激活的是一种游离于胞质中的可溶性 GC，通过 GC-cGMP-PKG 通路产生生物效应，如引起血管平滑肌的舒张反应等。

（三）丝氨酸/苏氨酸激酶受体

丝氨酸/苏氨酸激酶受体的胞内结构域具有丝氨酸/苏氨酸激酶活性，如转化生长因子-β（transforming growth factor-β，TGF-β）受体等，该受体被激活后再使 Smad 蛋白的丝氨酸/苏氨酸残基磷酸化而激活，并转位到细胞核中，调控特定蛋白质基因的表达（见图 2-8）。

五、招募型受体介导的信号转导

招募型受体（recruitment receptor）也是单跨膜受体，受体分子胞外域一旦与配体结合，其胞内域即可在胞质侧招募激酶或转接蛋白（adaptor protein），激活下游不涉及经典第二信使的信号转导通路，如细胞因子受体介导的 JAK-STAT 信号转导通路等（见图 2-8），它主要调控造血细胞及免疫细胞的功能。招募型受体的主要配体是细胞因子等。

六、核受体介导的信号转导

由于胞质受体与配体结合后，一般也要转入核内发挥作用，通常把细胞内的受体统称为核受体（nuclear receptor）。能与核受体结合的配体主要是直接进入胞内的胞外信使分子，通常为小分子脂溶性物质，如类固醇激素等（图 2-12）。核受体实质上是激素调控特定蛋白质转录的一大类转录调节因子，其中 I 型核受体即类固醇激素受体，如在胞质中的糖皮质激素受体、盐皮质激素受体，在胞质、胞核中均有的性激素受体，以及在胞核中的维生素 D_3 受体等；II 型核受体有存在于胞核中的甲状腺激素受体；III 型核受体有维甲酸受体等。

核受体常为单链多肽，含有激素结合域、DNA 结合域、转录激活结合域和铰链区等功能区段。核受体一般处于静止状态，须活化后才能与靶基因 DNA 中称为激素反应元件（hormone response element，HRE）的特定片段结合，调控其转录过程。影响胞质中类固醇激素受体活化的主要是称为分子伴娘（molecular chaperone）的蛋白质，如热激蛋白（heat shock protein，HSP）HSP90、HSP70 等。它们结合受体而导致受体不能发挥作用（非 DNA 结合型受体）。当类固醇激素进入胞质与受体结合形成激素-受体复合物后，核受体便与热激蛋白解离，转位至细胞核内，再以二聚体形式与核内靶基因上的 HRE 结合（DNA 结合型受体），继而调节靶基因转录并表达特定的蛋白质产物，引起细胞功能改变（图 2-12）。核受体由非 DNA 结合型转变为 DNA 结合型即为核受体的活化。另外，配体与核受体的

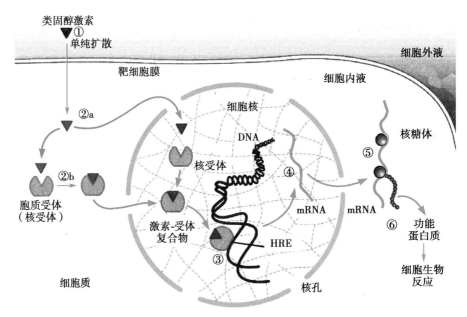

图 2-12　核受体介导的信号转导通路模式图

①～⑥为配体自进入细胞至产生生物效应的全过程;HRE,激素反应元件;DNA,脱氧核糖核酸;mRNA,信使核糖核酸。

结合,还能促使核受体磷酸化,进一步增强核受体与 HRE 结合的能力。位于核内的核受体,如甲状腺激素受体,则不需要与热激蛋白结合,在与配体结合前就与靶基因的 HRE 处于结合状态,但没有转录激活作用,只有在与相应配体结合后,才能激活转录过程。

（汪萌芽）

第三节 ｜ 细胞的电活动

生物体在生命活动时常伴随电现象,称为生物电(bioelectricity)。细胞生物电是由一些带电离子(如 Na^+、K^+、Cl^-、Ca^{2+} 等)跨膜流动而产生的,表现为一定的跨膜电位(transmembrane potential),简称膜电位(membrane potential)。在不同条件下,膜电位呈现不同的表现形式,包括静息状态下相对平稳的静息电位,受到一定强度刺激时迅速产生并可向远处传播的动作电位,还有局限于受刺激局部细胞膜并具有等级性的局部电位。所有活细胞都具有静息电位,而动作电位则仅见于神经细胞、肌细胞和部分腺细胞。临床上的心电图、脑电图、肌电图、胃肠电图和视网膜电图等是在器官水平上记录到的生物电,是在细胞生物电活动基础上发生总和的结果。

一、静息电位

(一) 静息电位的测定和概念

如图 2-13 所示,参考电极置于细胞外液,细胞外液接地使之保持在零电位。记录电极是尖端极细(约 1μm)的玻璃微电极,可插入细胞内而不明显损伤细胞。当记录电极置于细胞外液时,示波器荧屏上的光点在零电位水平扫描,表示记录电极和参考电极之间没有电位差;在记录电极插入细胞内的瞬间,荧屏上的扫描线立即下移,表示电位降到零电位以下,并保持稳定。这种静息状态下存

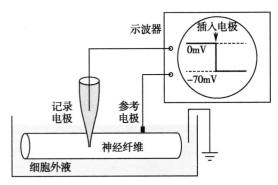

图 2-13　神经纤维静息电位测定示意图

在于细胞膜内外两侧的电位差,称为静息膜电位(resting membrane potential),简称静息电位(resting potential)。各类细胞的静息电位均为负值,范围在 −10～−100mV 之间,如骨骼肌细胞约为 −90mV,神经细胞约为 −70mV,平滑肌细胞约为 −55mV,红细胞约为 −10mV。另外,某些中枢神经元和具有自律性的心肌、平滑肌细胞呈现一定频率的自发性电位波动,因而没有静息电位,其最负膜电位值称为最大复极电位。

通常将静息时细胞膜两侧存在的内负外正不均匀的电荷分布状态称为极化(polarization)。当细胞受到刺激时,静息电位可发生改变。与静息电位相比,膜电位的负值增大(如细胞内电位由 −70mV 变为 −90mV),表示膜的极化状态增强,这种过程或状态称为超极化(hyperpolarization);与静息电位相比,膜电位的负值减小(如细胞内电位由 −70mV 变为 −50mV),这一过程或状态称为去极化(depolarization);有的时候,去极化到一定程度,膜电位甚至会变为内正外负的极性倒转状态,称为反极化(reverse polarization);膜电位发生去极化后再向静息电位方向恢复的过程称为复极化(repolarization)。

(二) 静息电位的产生机制

0204
动画

静息电位形成的基本原因是细胞在静息状态即存在的带电离子的跨膜转运,而离子的跨膜转运取决于该离子膜两侧的浓度差和膜对它的通透性。

1. 细胞膜两侧离子的浓度差与平衡电位 细胞膜两侧离子的浓度差是引起离子跨膜扩散的直接动力。该浓度差是由细胞膜中的离子泵,主要是钠泵和钙泵的活动所形成和维持的(见前)。

以骨骼肌细胞为例(表 2-2),其细胞外液 Na^+ 浓度约为细胞内液 Na^+ 浓度的 12 倍;而细胞内液 K^+ 浓度约为细胞外液 K^+ 浓度的 39 倍。此时,若细胞膜只对一种离子有通透性,如 K^+,那么 K^+ 将在浓度差的驱动下从细胞内向细胞外扩散,而细胞内带负电荷的主要是蛋白质阴离子、HPO_4^{2-}、SO_4^{2-} 等阴离子,因细胞膜对它们几乎不通透而聚积在细胞膜的内表面,从而吸引外流的 K^+ 聚积于膜的外表面。由此,在膜的内、外表面之间产生了内负外正的电位差,即 K^+ 扩散电位(图 2-14A)。同理,若细胞膜只对 Na^+ 有通透性,Na^+ 将在浓度差的驱动下从细胞外向细胞内扩散,产生内正外负的 Na^+ 扩散电位(图 2-14B)。扩散电位形成的跨膜电场对带电离子跨膜移动的作用与浓度差方向相反,将阻止该离子顺浓度梯度的继续扩散。跨膜电场和离子浓度差这两个影响带电离子移动的驱动力的代数和称为离子的电-化学驱动力(electrochemical driving force)。随离子扩散的增加,扩散电位电场的驱动力也不断增加,当其增加到与浓度差驱动力相等时,该离子的电-化学驱动力为零,此时该离子的净扩散量为零,膜两侧的电位差便稳定下来。这种离子净扩散量为零时的跨膜电位差称为该离子的平衡电位(equilibrium potential)。

表 2-2 哺乳动物神经细胞、骨骼肌细胞胞内、外主要离子的浓度及其平衡电位(温度:37℃)

细胞类型	离子(X)	胞外浓度 $[X]_o$/(mmol/L)	胞内浓度 $[X]_i$/(mmol/L)	浓度比值 $[X]_o/[X]_i$	平衡电位/mV	静息电位/mV
神经细胞	Na^+	150	15	10	+61	−70
	K^+	5.5	150	0.037	−88	
	Cl^-	125	9.0	13.9	−70	
	Ca^{2+}	1.0	10^{-4}	10 000	+123	
骨骼肌细胞	Na^+	145	12	12	+67	−90
	K^+	4	155	0.026	−98	
	Cl^-	120	4	30	−90	
	Ca^{2+}	1.0	10^{-4}	10 000	+123	

注:表中 Ca^{2+} 浓度为游离 Ca^{2+} 浓度。

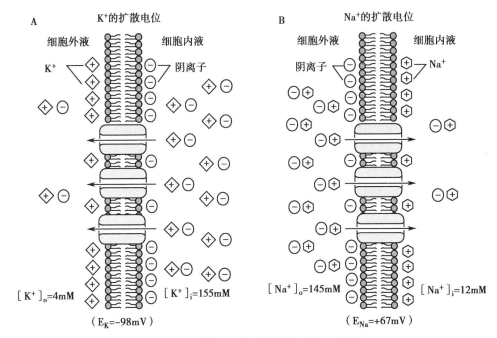

图 2-14 K⁺ 和 Na⁺ 扩散电位形成示意图

A. 细胞膜只对 K⁺ 具有通透性时, K⁺ 从细胞内向细胞外扩散, 细胞内出现负电位; B. 细胞膜只对 Na⁺ 具有通透性时, Na⁺ 从细胞外向细胞内扩散, 细胞内出现正电位。

利用 Nernst 公式, 可计算出某种离子的平衡电位, 即

$$E_X = \frac{RT}{ZF} \ln \frac{[X]_o}{[X]_i} (V) \qquad (2-1)$$

式中 E_X 为某离子 (X) 的平衡电位 (以细胞外为零电位的细胞内数值, 单位为 V), R 为气体常数, T 为绝对温度, F 为法拉第常数, Z 为离子价数, $[X]_o$ 和 $[X]_i$ 分别为该离子在细胞外液和细胞内液中的浓度。如果离子 X 为正 1 价, 环境温度为 37℃, 将自然对数转换为常用对数以及 E_X 的单位用 mV 表示时, 上述 Nernst 公式可近似表示为

$$E_X = 61.5 \lg \frac{[X]_o}{[X]_i} (mV) \qquad (2-2)$$

由该公式可见, 对于任何离子, 浓度差越大, 平衡电位的绝对值越大。将膜两侧溶液中的离子浓度代入式中, 可计算出各种离子的平衡电位, 如 K⁺ 平衡电位 (K⁺ equilibrium potential, E_K)、Na⁺ 平衡电位 (Na⁺ equilibrium potential, E_{Na}) 等 (见表 2-2)。一般来说, 哺乳动物多数细胞的 E_K 为 –80～–100mV, E_{Na} 为 +50～+70mV。

2. 静息时细胞膜对离子的通透性 细胞膜在静息状态下如果只对一种离子具有通透性, 那么测得的静息电位应等于该离子的平衡电位; 如果静息状态下细胞膜对几种离子同时具有通透性, 静息电位的大小则取决于细胞膜对这些离子的通透性大小和这些离子在膜两侧各自的浓度差。膜对哪种离子的通透性高, 该离子扩散对静息电位形成的作用就越大, 静息电位也就越接近该离子的平衡电位。静息状态下细胞膜对 K⁺ 的通透性最高, 是因为细胞膜中存在持续开放的非门控钾通道, 如神经细胞膜中的钾漏通道、心肌细胞膜中的内向整流性钾通道, 因此, 静息电位接近 E_K。

1939 年, 霍奇金 (Hodgkin) 和赫胥黎 (Huxley) 将直径仅 0.1mm 的电极插入枪乌贼的巨轴突 (直径可达 1mm), 第一次记录到静息电位。测得的静息电位值与计算所得的 E_K 非常接近, 而与 E_{Na} 相差较远; 改变膜外 K⁺ 浓度也能引起静息电位的相应改变, 证实静息电位主要是由静息时细胞内 K⁺ 向细

胞外扩散形成的。在 K^+ 外流过程中,膜内侧带负电荷的部分阴离子积聚于膜的内表面,外流的 K^+ 被吸引限制在膜的外表面,形成一个厚度不足 1nm 的极薄的电偶层。因此事实上只需极少量(不足万分之一)的 K^+ 外流即可使膜电位接近 E_K,达到静息电位水平,细胞内液和外液各自的主要离子电荷仍然是平衡的。当细胞形成动作电位时,同样也只需极少量的 Na^+ 内流即可逆转膜的极化状态,不足以明显影响细胞内外的 K^+ 和 Na^+ 浓度。

然而,静息电位的实测值并不等于 E_K,而是略小于 E_K。原因是静息时细胞膜对 Na^+ 也有较低的通透性,主要由钠通道介导,存在较弱的背景 Na^+ 内流。少量进入细胞的 Na^+ 可部分抵消 K^+ 外流所形成的膜内负电位。因此,静息电位与主要离子 K^+ 和 Na^+ 的细胞内、外浓度差和膜对二者的相对通透性有关,可用 Goldman 方程表示:

$$V_m = 61.5 \lg \frac{P_K[K]_o + P_{Na}[Na]_o}{P_K[K]_i + P_{Na}[Na]_i} (mV) \qquad (2\text{-}3)$$

式中 V_m 为静息电位,P_K 和 P_{Na} 分别为膜对 K^+ 和 Na^+ 的相对通透性。由于静息时细胞膜对 K^+ 的通透性明显大于对 Na^+ 的通透性,因此静息电位更接近于 E_K。细胞膜对 K^+ 和 Na^+ 的通透性之比越大,静息电位的负值就越大。例如,骨骼肌细胞对 K^+ 和 Na^+ 的通透性之比为 20～100,其静息电位在 -80～$-90mV$;平滑肌细胞的上述比值为 7～10,静息电位仅约 $-55mV$;视杆细胞未受到光照时,细胞膜中有相当数量的钠通道处于开放状态,静息电位只有 -30～$-40mV$。

膜两侧溶液中的离子还有 Ca^{2+}、Cl^- 和其他阴离子。在静息状态下,膜对 Ca^{2+}、Cl^- 以外的其他阴离子的通透性极低,故它们对静息电位的形成无明显作用。至于 Cl^-,由于多数细胞不存在 Cl^- 的主动转运,其细胞内外分布或浓度差是被动由静息电位所决定的,E_{Cl} 与静息电位相等;也有一些细胞存在 Cl^- 的继发性主动转运,且因继发性转运体的不同而使 Cl^- 的细胞内、外分布存在差异,E_{Cl} 与静息电位不等,此时 Cl^- 也参与静息电位的形成,其作用大小取决于 Cl^- 的浓度差和膜对 Cl^- 的通透性,但总体来说 Cl^- 对静息电位影响不大。

3. 钠泵的生电作用　钠泵通过主动转运维持细胞膜两侧 Na^+ 和 K^+ 的浓度差,为 Na^+ 和 K^+ 的跨膜扩散奠定基础。每分解一分子 ATP,钠泵可使 3 个 Na^+ 移出胞外,同时 2 个 K^+ 移入胞内,有一个净正电荷移至膜外,结果使膜内电位的负值增大,这个过程称为钠泵的生电作用。钠泵活动在一定程度上也参与静息电位的形成,但贡献有限,不超过总的 5%。

据此可见,影响静息电位水平的因素主要有:①细胞外液 K^+ 浓度:在静息情况下,细胞膜对 K^+ 的通透性较大,改变细胞外 K^+ 浓度即可影响 K^+ 平衡电位和静息电位。当细胞外 K^+ 浓度升高时,K^+ 平衡电位减小,静息电位也相应减小。临床上高血钾抑制心脏的兴奋和收缩,就与高血钾引起静息电位减小,膜持续去极化进而使电压门控钠通道失活有关。②膜对 K^+ 和 Na^+ 的相对通透性:如果膜对 K^+ 的通透性增大,静息电位将负值增大(更趋向于 E_K);反之,膜对 Na^+ 的通透性增大,则静息电位负值减小(更趋向于 E_{Na})。③钠泵活动水平:钠泵活动增强,其生电效应增强,细胞内电位的负值就增大,膜发生一定程度的超极化;钠泵活动抑制,如缺血缺氧时或使用钠泵抑制剂强心苷类(包括哇巴因),其生电作用削弱,静息电位负值减小。

二、动作电位

(一)动作电位的概念及特点

动作电位(action potential)是指细胞在静息电位基础上接受有效刺激后产生的一个快速并可向远处传播的膜电位波动。如图 2-15,以神经细胞为例,当受到一个达到一定强度的有效刺激时,其膜电位从 $-70mV$ 去极化到达阈电位以上水平,很快诱发一个快速去极化过程,膜电位迅速上升达到 0mV,甚至出现膜电位的反转,呈内正外负的反极化状态,常可上升至约 $+30mV$,形成动作电位的升支(去极相),其去极化超过 0mV 以上的部分称为超射(overshoot);随后膜电位迅速下降至静息电

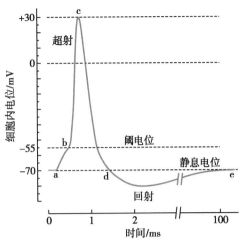

图 2-15　**神经纤维动作电位模式图**
ab,膜电位去极化到达阈电位;bc,快速去极相;
cd,快速复极相;bcd,锋电位;de,后超极化。

位水平,形成动作电位的降支(复极相)。两者共同形成尖锋状的电位变化,称为锋电位(spike potential)。锋电位是动作电位的主要部分,被视为动作电位的标志。锋电位之后,膜电位可降至低于静息电位的水平,维持一段时间后才逐渐恢复到静息电位,称为后超极化(after-hyperpolarization),也称为回射(undershoot)。锋电位时间很短,常在 0.5~2 毫秒,后超极化电位时间较长,常从几毫秒到上百毫秒不等,与细胞的类型有关。既往采用细胞外记录的方法观察神经纤维动作电位时,在锋电位之后还可以观察到后去极化现象。但后期使用细胞内记录的方法发现,神经细胞很少发生后去极化,因此目前的生理学教材中几乎不再提及。

不同细胞的动作电位呈现不同形态,如神经细胞动作电位时程很短,锋电位持续时间仅约 1 毫秒;骨骼肌细胞动作电位时程略长,为数毫秒,但波形仍呈尖锋状;心室肌细胞动作电位时程较长,可达 300 毫秒左右,主要是复极化时间长,其间形成一个平台(见第四章)。

动作电位具有以下特点:①"全或无"(all-or-none)现象:要使细胞产生动作电位,所给的刺激必须达到一定的强度。若刺激弱,未达到一定强度,动作电位不会产生("无");只要刺激达到一定强度引起动作电位,其幅度便达到该细胞动作电位的最大值("全"),不会出现随刺激强度增强而增大的等级现象。②不衰减传播:动作电位产生后,并不停留在受刺激处的局部细胞膜,而是沿膜迅速向周围传播,直至传遍整个细胞,其幅度和波形在传播过程中保持不变,不会出现随传播距离的增大而幅度降低。③脉冲式发放:连续刺激所产生的多个动作电位呈现一个个分离的脉冲,总存在一定时间间隔而不会融合。

(二) 动作电位的产生机制

离子跨膜转运依赖两个因素,一是离子的电-化学驱动力,二是细胞膜对离子的通透性。动作电位的产生是在静息电位基础上两者发生改变,引起离子的跨膜流动造成的。

1. 电-化学驱动力及其变化　根据平衡电位的定义,当膜电位(V_m)等于某离子的平衡电位(E_X)时,该离子受到的电-化学驱动力为零。因此,离子的电-化学驱动力可用膜电位与离子平衡电位的差值(V_m-E_X)表示,差值越大,离子受到的电-化学驱动力就越大;差值前的正负号表示所引起离子跨膜电流的方向,正号为外向电流,表示正离子外流或者负离子内流;负号为内向电流,表示正离子内流或者负离子外流。

当细胞(以神经细胞为例)处于静息状态(图 2-16A)时,根据静息电位($V_m=-70mV$)、Na^+ 平衡电位($E_{Na}=+60mV$)和 K^+ 平衡电位($E_K=-90mV$)的数值,可求得 Na^+ 的电-化学驱动力为 -130mV,K^+ 的电-化学驱动力为 +20mV,即静息情况下,Na^+ 受到的内向驱动力明显大于 K^+ 受到的外向驱动力。在动作电位期间,E_{Na} 和 E_K 基本不变,因为每次进出细胞的离子仅占总量的不到万分之一,膜两侧的离子浓度差基本不受影响;但膜电位(V_m)将随去极化和复极化发生大幅度改变。因此,Na^+ 和 K^+ 的电-化学驱动力在整个动作电位期间的每个瞬间都随膜电位的变化而变化。例如,当膜电位 V_m 去极化至 +30mV 水平时(图 2-16B),Na^+ 的电-化学驱动力由静息时的 -130mV 减小为 -30mV,而 K^+ 的电-化学驱动力则由静息时的 +20mV 增大到 +120mV。

2. 动作电位期间膜离子通透性的变化　根据以上分析,细胞在静息时 Na^+ 已受到很强的内向驱动力,如果此时膜对 Na^+ 的通透性增大,将出现很强的内向电流,从而引起膜的快速去极化;而随着动作电位膜去极化进展,K^+ 受到的外向驱动力明显增大,若此时膜对 K^+ 的通透性也增大,将出现很强

动画

动画

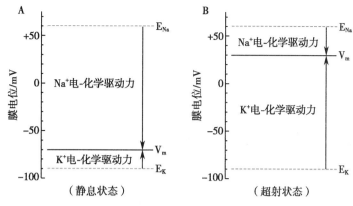

图 2-16　**离子电-化学驱动力示意图**

A. 静息状态下 Na^+ 和 K^+ 的电-化学驱动力；B 去极化达到顶点时 Na^+ 和 K^+ 的电-化学驱动力。

水平虚线为离子平衡电位水平，实线为膜电位水平；箭头方向向下为内向驱动力，向上为外向驱动力。

的外向电流，倾向于引起膜的快速复极化。20 世纪 40 年代后期，Hodgkin 和 Huxley 在枪乌贼巨轴突上进行了电压钳（voltage clamp）实验，首次实现对动作电位期间膜离子通透性变化的直接测定，并因此获得了 1963 年的诺贝尔生理学或医学奖。他们利用电压钳技术，迫使膜电位 V_m 固定（或钳制）在某一水平，从而在电-化学驱动力（V_m-E_X）保持恒定的条件下直接记录到了某种离子（X）的膜电流（I_X），根据欧姆定律，这时的膜电流变化即可显示膜电阻的变化。在生物膜，常以膜电导代替膜电阻使用，离子的膜电导（G_X）反映膜对离子通透性的变化，膜电导是膜电阻的倒数，没有正负之分。根据欧姆定律，以膜电导代替膜电阻，则有

$$G_X = \frac{I_X}{V_m - E_X}$$ （2-4）

（1）钠电导和钾电导的变化：如图 2-17A 所示，当枪乌贼巨轴突的膜电位从 –70mV 突然钳制到 –130mV 时，没有记录到膜电流的变化，表明超极化没有改变膜电导；相反，当膜电位由 –70mV 突然钳制到 –10mV 时（图 2-17B），可首先记录到向下的内向电流，随后转变为向上的外向电流，表明去极化刺激可引起膜电导的改变。在给予电压门控钠通道的特异性阻断剂河鲀毒素（tetrodotoxin，TTX）后，内向电流消失，只有外向电流存在，表明消失的内向电流是 Na^+ 介导的电流（I_{Na}）；而给予钾通道的特异性阻断剂四乙铵（tetraethylammonium，TEA）后，只有内向电流存在，延迟出现的外向电流完全消失，表明外向电流是由 K^+ 所介导的（I_K）。这一电压钳实验表明，去极化刺激可引起细胞膜对 Na^+ 和 K^+ 的通透性先后增加。

将记录到的膜电流值（I_{Na} 和 I_K）和钳制电位值代入式 2-4，即可计算出实时的膜钠电导（G_{Na}）和钾电导（G_K）。如果利用计算机程序给细胞内施加一组钳制电压，每次将膜电位钳制于不同的水平并持续一定时间，则可记录到一组幅度不同的 I_{Na} 和 I_K 曲线，从而计算出不同膜电位下的 G_{Na} 和 G_K，由此便可分析膜电导的电压和时间依赖性。由图 2-18A 可见，膜的 G_{Na} 和 G_K 都有明显的电压依赖性，表现为膜去极化程度越大，G_{Na} 和 G_K 就越大。其中，去极化与 G_{Na} 之间存在正反馈关系，去极化增强引起 G_{Na} 增大，Na^+ 内流随即增加，又进一步促进膜去极化，从而使 G_{Na} 出现正反馈性激活（图 2-18B），引起快速上升的动作电位去极化时相，并使动作电位呈现"全或无"特性；去极化与 G_K 之间没有正反馈关系，去极化虽可使 G_K 增大，但 G_K 增大后增强的 K^+ 外流将使膜电位发生复极化（图 2-18C），这一负反馈可帮助兴奋后的细胞迅速回到静息状态。除电压依赖性外，G_{Na} 和 G_K 还表现明显的时间依赖性。G_{Na} 表现为快速（小于 1 毫秒）一过性激活（电导最大值前为激活，之后为失活），因此受刺激后 Na^+ 内流迅速发生，引起动作电位的快速去极化相，但很快就因时间依赖性的失活，使 Na^+ 内流停止，

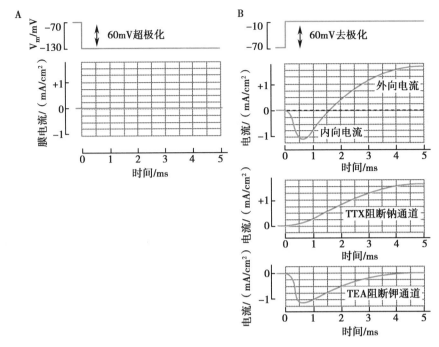

图 2-17　利用电压钳结合药理学手段记录全细胞膜电流

A. 将膜电位从 –70mV 钳制到 –130mV 时没有膜电流出现;B. 将膜电位从 –70mV 钳制到 –10mV 时出现先内向、后外向的膜电流。

TTX,河鲀毒素;TEA,四乙铵。

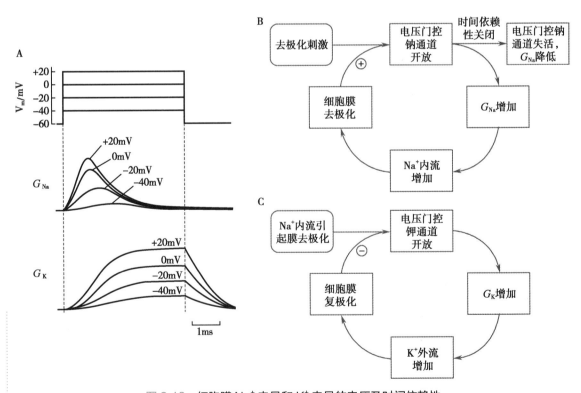

图 2-18　细胞膜 Na⁺ 电导和 K⁺ 电导的电压及时间依赖性

A. 钠电导(G_{Na})和钾电导(G_K)随去极化程度增加而增加,另外还可见,去极化发生时,G_{Na} 在一开始就立刻增大,而后很快自行下降,而 G_K 则经一定延迟后逐渐增大,复极化后才回到原先水平,两者都表现出一定的时间依赖性;B. 膜去极化与 G_{Na} 之间形成正反馈;C. 膜去极化也使 G_K 增大,导致膜的复极化,引起负反馈。

引起复极化的发生;G_K升高有一定的延迟性,在G_{Na}失活时才逐渐激活,这使K^+外流的增强出现在Na^+内流之后,与G_{Na}失活共同作用,加速膜的复极化。

综合以上分析,不难理解细胞在受到刺激后动作电位的产生过程:细胞受到有效刺激时,细胞膜的G_{Na}将首先增大,Na^+在较大的电-化学驱动力推动下流入胞内,使膜发生去极化;膜去极化达到阈电位,启动去极化与G_{Na}之间的正反馈;膜电位快速上升,形成动作电位升支,直至接近Na^+平衡电位;去极化达到峰值后G_{Na}失活减小、G_K逐渐增大;K^+在强大的外向驱动力作用下快速外流,使膜迅速复极化,形成动作电位降支。因此,若将细胞外液中的Na^+用其他物质取代或给予钠通道阻滞剂 TTX后,动作电位的幅度将下降或消失。此外,复极化过程中G_{Na}的失活是主要因素,因为膜上的钾漏通道本身就可以介导K^+的外流,G_K增大只是进一步加快复极。

如前所述,无论是形成静息电位或产生动作电位只需要极少量(不到万分之一)的离子跨膜移动即可达到一定的膜电位水平,不会明显扰乱膜两侧的离子浓度梯度。细胞可以反复多次产生动作电位,不会明显改变细胞内外的Na^+、K^+分布而丧失继续兴奋的能力。

也有一些细胞动作电位的升支是由Ca^{2+}内流而非Na^+内流产生的,如平滑肌细胞、某些心肌细胞和内分泌细胞等,其膜的钙电导(G_{Ca})有类似于G_{Na}的电压依赖性和时间依赖性。

(2)膜电导改变的实质:膜电导即膜对离子通透性变化的实质是膜中离子通道的开放和关闭。1976 年,内尔(Neher)和萨克曼(Sakmann)创建了膜片钳(patch clamp)技术,首次记录到蛙骨骼肌细胞终板膜中 ACh 受体阳离子通道开放形成的单通道电流,证实了膜上离子通道的存在,由此获得了 1991 年诺贝尔生理学或医学奖。与电压钳不同,膜片钳是将微电极吸附于下方的一小片膜上(可能只包含一个或几个离子通道),将其电压固定,可观测到单个离子通道的活动(图 2-19A)。图 2-19B所示是采用膜片钳记录到的单通道 K^+电流。单通道的开闭是"全或无"式的,每次开放可产生皮安(pA)级($1pA=10^{-12}A$)的电流。单个通道通常是在开放和关闭状态之间不断地切换,由于其转换速度非常快,且开放或关闭的持续时间是随机的,因而单通道电流表现为一个个宽窄不同的矩形波。对于去极化激活的电压门控钠通道和钾通道来说,膜去极化程度越高,其处于开放状态的比例越高。在全

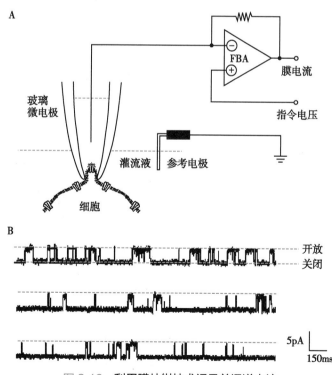

图 2-19　**利用膜片钳技术记录单通道电流**

A. 单通道电流记录装置示意图;B. 连续记录的去极化激活的单通道 K^+ 电流。

FBA(feedback amplifier),反馈放大器。

细胞水平记录到的某种离子电流或膜电导的改变，其实是膜上大量的单个通道开放或关闭所引起的。宏膜电流(I_X)与单通道电流(i_X)之间的关系可表示为

$$I_X = N \cdot P_o \cdot i_X \qquad (2\text{-}5)$$

式中 N 和 P_o 分别为某种离子通道的数目和通道处于开放状态的概率。可见，全细胞电流的变化，与膜上该离子通道的数量、通道的开放概率和单通道的电导都有关。

（3）离子通道的功能状态：根据 G_{Na} 的电压和时间依赖特性，人们推测电压门控钠通道存在串联排列的两个闸门[靠近细胞膜外侧的激活门（m 门）和靠近细胞膜内侧的失活门（h 门）]，各自具有不同的动力学特征，由此形成通道的三种功能状态（图 2-20B）：①静息态（resting state），是膜电位在静息电位附近（如 –70mV 左右）时通道处于关闭待激活的备用状态。这时，钠通道的激活门完全关闭，失活门接近于完全开放，通道不通。②激活态（activated state），是膜在迅速去极化（如从 –70mV 改变为 +20mV）刺激下，通道立即开放的状态。这时，去极化引起钠通道激活门迅速打开，同时也引起失活门逐渐关闭。由于失活门移动相对较慢，通道有短时间的导通时段，膜对 Na^+ 的通透性可增加 500～5 000 倍。在强大的 Na^+ 电-化学驱动力驱使下，Na^+ 迅速内流，使 Na^+ 电流迅速增大。③失活态（inactivated state），是通道在失活后对去极化刺激不再有反应的状态，这时通道的失活门完全关闭，尽管去极化电压仍继续存在、激活门开放，但通道不能导通。通道失活后，只有通过膜的复极化，失活门从通道内口处逐渐退出，激活门返回通道中央，才能使电压门控钠通道恢复到原先的"静息态"，这一过程称为复活。钠通道的"静息态"和"失活态"属于稳态，而"激活态"则属于瞬态，是一过性的中间状态。G_K 的变化曲线不同于 G_{Na}，它在膜持续去极化期间不出现时间依赖性自动降低，只有当钳制电压回到起始水平时钾电导才减小。因此，人们推测神经细胞膜中的电压门控钾通道没有失活门，而只有一个激活门（n 门），通道可有两种功能状态，即静息时激活门关闭的"静息态"和去极化时激活门开放、K^+ 外流的"激活态"（图 2-20C）。电压门控钾通道的激活门在去极化后开放，但反应速度较钠通道要慢得多，大约需要 1 毫秒，表现为延迟激活，多数是在钠通道失活后才开放。所以，动作电位期间电压门控钠通道开放引起的 Na^+ 内流和膜去极化发生在前，电压门控钾通道开放引起的 K^+ 外流和复极化发生在后，两者不会同时发生而相互抵消。

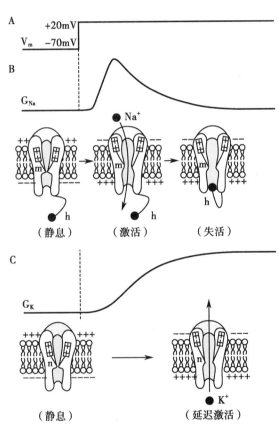

图 2-20　电压门控钠通道和电压门控钾通道功能状态示意图
A. 钳制电压；B. 电压门控钠通道的电导变化及功能状态；C. 电压门控钾通道的电导变化及功能状态。

临床上许多药物是通过作用于离子通道而发挥作用的。人类许多遗传性疾病以及自身免疫性疾病也与离子通道功能缺陷有关，可导致离子通道病。如钾通道或钠通道缺陷可引起遗传性长 QT 综合征。

（三）动作电位的触发

1. 阈刺激　动作电位的产生是细胞受到有效刺激发生反应的结果。刺激（stimulus）是指细胞所处环境的各种变化，可以是物理、化学和生物等不同性质。要想使细胞发生反应，产生动作电位，刺激

必须达到一定的量。刺激量通常包括三个参数,即刺激的强度、刺激的持续时间和刺激强度-时间变化率。由于电刺激的这三个参数容易控制,重复性好,且对组织的损伤小,故实验中常选电刺激作为人工刺激。为方便起见,常将刺激的持续时间和强度-时间变化率固定,单独观察刺激强度与反应的关系。能使细胞产生动作电位的最小刺激强度,称为阈强度(threshold intensity)或阈值(threshold)。阈强度的刺激称为阈刺激(threshold stimulus),大于或小于阈强度的刺激分别称为阈上刺激和阈下刺激。所谓有效刺激,就是能使细胞产生动作电位的阈刺激或阈上刺激。

2. **阈电位**　并非任何刺激都能触发细胞产生动作电位。只有当刺激强到足以引起膜快速去极化达某一临界值以上,能够启动膜上钠通道的正反馈激活和 Na^+ 的再生性内流时,才能爆发动作电位,这个能触发动作电位的膜电位临界值称为阈电位(threshold potential)(见图 2-15)。通常阈电位比静息电位小 $10\sim20mV$,如神经细胞的静息电位为 $-70mV$,其阈电位约为 $-55mV$ 左右。阈刺激就是其强度刚好能使膜由静息电位去极化达到阈电位水平的刺激。一定强度的阈下刺激也能引起部分钠通道开放,引起 Na^+ 内流而产生轻微的去极化,但由于达不到阈电位水平,无法诱发再生性 Na^+ 内流的发生,其去极化很快被增强的 K^+ 外流(静息的钾外流通道如钾漏通道介导)所抵消而复极化。当刺激引起的去极化达到阈电位水平及其以上时,激活的 Na^+ 通道达到一定数量,增强的 K^+ 外流不足以对抗 Na^+ 内流,于是在净内向电流的作用下,膜发生的去极化与 G_{Na} 之间形成正反馈,使膜出现爆发性去极化,形成动作电位陡峭的升支。所以,对那些依赖电压门控钠通道的细胞而言,阈电位也可定义为刚好能触发膜去极化与 G_{Na} 之间形成正反馈的膜电位水平。动作电位之所以具有"全或无"特征,其原因是刺激强度只决定膜电位能否去极化达到阈电位水平,一旦到达阈电位,动作电位去极化的幅度和速度等是由钠通道性状本身和 Na^+ 所受电-化学驱动力大小所决定,而与原始刺激强度无关。

阈电位水平影响细胞的兴奋性。影响阈电位水平的主要因素是电压门控钠通道在细胞膜中的分布密度、功能状态以及细胞外的 Ca^{2+} 水平。钠通道密度较大时,只需较小的膜去极化即可形成较大的 Na^+ 电流,因此阈电位水平较低,更接近静息电位,膜兴奋性较高。如神经元轴突始段膜中的电压门控钠通道分布密度极高,故始段的阈电位水平明显低于其他部位,最易爆发动作电位。电压门控钠通道的三种功能状态中,只有处于静息态的通道才能够激活开放参与动作电位的发生,若失活态的比例升高,阈电位会上移。局部麻醉药如普鲁卡因、利多卡因、丁卡因可以暂时阻断神经纤维上的 Na^+ 通道,阻滞动作电位的产生和痛觉的传导。细胞外的 Ca^{2+} 水平也可影响钠通道的激活。当细胞外 Ca^{2+} 浓度增高时,可减小膜对 Na^+ 的通透性,使阈电位上移,细胞兴奋性下降;相反,细胞外 Ca^{2+} 浓度降低,可使阈电位下移,向静息电位水平靠近,细胞的兴奋性升高。临床上常见的低钙惊厥正是由此而产生的。

(四)动作电位的传播

1. **动作电位在同一细胞上的传播**　细胞膜某一部位产生的动作电位可沿细胞膜不衰减地传遍整个细胞,这一过程也称为传导(conduction)。其原理可用局部电流学说解释。如图 2-21A 所示,在动作电位的发生部位即兴奋区,膜电位呈内正外负的反极化状态,而相邻的未兴奋区仍处于内负外正的极化状态。因此,兴奋区与邻近未兴奋区之间存在电位差,并产生由正电位区流向负电位区的电流。这种存在于兴奋区与邻近未兴奋区之间的电流称为局部电流(local current)。局部电流流动的方向在膜内侧是由兴奋区经细胞内液流向邻近未兴奋区,向外穿过细胞膜后,又经细胞外液返回兴奋区,构成电流回路。局部电流可使邻近未兴奋区的膜电位减小,产生去极化,若去极化超过阈电位时即可触发该区爆发动作电位,使它成为新的兴奋区,而原来的兴奋区随时间推移逐渐复极化并最终恢复静息状态。新的膜兴奋区又与其前方的静息区再形成新的局部电流,引起新的去极化。恰如多米诺骨牌倾倒一样,一处发生的兴奋将成为下一处兴奋的诱因,从而使动作电位由近及远传播开来。因此,动作电位在同一细胞上传导的实质是细胞膜依次产生动作电位的过程。神经纤维或肌纤维上传导的动作电位又被称为冲动(impulse)。只要细胞各部位的膜钠通道功能正常且静息电位稳定,动作电位就能不衰减地传导下去。此外,由于兴奋区和邻近未兴奋区之间的电位差最高达 100mV(即动作电位的幅值),是未兴奋区去极化到阈电位所需幅值($10\sim20mV$)的数倍,故局部电流的刺激强

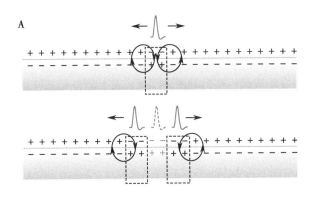

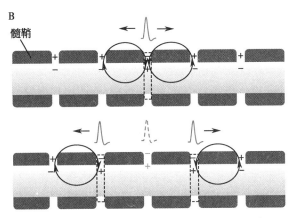

图 2-21 动作电位在神经纤维上的双向传导示意图
A. 动作电位在无髓神经纤维上传导示意图；B. 动作电位在有髓神经纤维上传导示意图。虚线方框代表兴奋区。

度远大于细胞兴奋所需的阈值，因而动作电位在生理情况下的传导是十分"安全"的。

在无髓神经纤维或肌纤维，兴奋传导中局部电流在细胞膜上是顺序发生的，即整个细胞膜都依次发生动作电位；而在有髓神经纤维，动作电位的传导有所不同。如图 2-21B 所示，有髓纤维的轴突具有胶质细胞反复包绕形成的髓鞘，缠绕最高可达 300 层。髓鞘不是连续的，每隔一段（0.3～2mm）便有一个轴突裸露区（1～2μm），称为郎飞结（node of Ranvier）。在髓鞘包裹的区域，轴突膜几乎没有钠通道，且轴浆与细胞外液之间的膜电阻因胶质细胞膜的反复包裹而极大，因而跨膜电流大大减小，不能引起动作电位。在郎飞结处，轴突膜的钠通道非常密集（可达 10^4～10^5 个/μm^2），且轴突膜是裸露的，故跨膜电流较大，膜电位容易达到阈电位。所以，有髓纤维上只有郎飞结处能够产生动作电位，局部电流也仅在兴奋区的郎飞结与相邻静息区的郎飞结之间发生。当一个郎飞结的兴奋通过局部电流影响到邻近郎飞结并使之去极化达到阈电位时，即可触发新的动作电位。这种动作电位从一个郎飞结跨越结间区"跳跃"到下一个郎飞结的传导方式称为跳跃式传导（saltatory conduction）。

有髓神经纤维的出现是生物进化的表现。首先，神经纤维髓鞘化能大大提高动作电位的传导速度。在无脊椎动物，无髓神经纤维提高动作电位传导速度的方式是增加轴突直径，因而枪乌贼体内出现了直径达 1mm 的巨轴突；而高等的脊椎动物则以轴突的髓鞘化来提高传导速度，其直径仅 4μm 的有髓纤维就和直径 600μm 的无髓纤维具有相近的传导速度（25m/s），有髓神经纤维最高的传导速度可达 100m/s 以上。其次，神经纤维髓鞘化还能减少能量消耗。由于动作电位只发生在郎飞结，在传导同样距离的过程中离子的跨膜进出将大大减少，经主动转运重建离子浓度梯度时所消耗的能量也显著减少。髓鞘的损伤可以显著削弱动作电位的传导，如多发性硬化症等。

2. 动作电位在细胞间的传播 通常相邻细胞间由于电阻较大，无法形成有效的局部电流，因此动作电位不能发生跨细胞的传播。但在很多组织，细胞间可以存在缝隙连接（gap junction），也称间隙连接。缝隙连接是一种特殊的细胞间连接，由连接蛋白（connexin）组装形成跨细胞的非门控孔道，孔径 1.2～2nm，允许小分子（分子量小于 1.0kD）和离子通过，可形成跨细胞的局部电流，使动作电位在细胞之间直接传播。缝隙连接是心肌电传导的结构基础。在神经系统，缝隙连接又称为电突触。这种细胞间传播与第十章介绍的化学突触相比，具有兴奋传播速度极快和双向传播的特点。缝隙连接存在于几乎各种动物细胞，特别是可兴奋细胞，其生理意义在于使某些功能一致的同类细胞群快速发生同步化活动。如心肌细胞的同步收缩有利于泵血，子宫平滑肌的同步收缩有利于胎儿分娩，呼吸中枢神经元同步兴奋参与呼吸节律形成引起呼吸活动，胃肠道平滑肌同步活动发生蠕动等。

（五）兴奋性及其变化

1. 兴奋性 兴奋性（excitability）是指机体的组织或细胞接受刺激发生反应的能力或特性，是生命活动的基本特征之一。神经细胞、肌细胞和腺细胞受刺激后容易产生反应，首先出现的共同反应就是动作电位,随后才表现不同的功能活动形式,如肌细胞经兴奋-收缩耦联发生收缩,腺细胞通过兴奋-分泌耦联引起分泌,神经细胞出现动作电位在神经纤维上的传导,即神经冲动。原因与这些细胞存在较多的电压门控钠通道或电压门控钙通道,刺激能引起通道激活而产生动作电位有关。现代生理学中常将神经细胞、肌细胞和腺细胞这些能够产生动作电位的细胞称为可兴奋细胞(excitable cell)。而动作电位的产生过程或动作电位本身又可称为兴奋。兴奋性又可定义为细胞接受刺激后产生动作电位的能力或特性。实际上,任何活细胞都具有兴奋性。所谓可兴奋细胞,是因为它们对电刺激较敏感,能以动作电位作为其兴奋的标志。其他细胞对电刺激不大敏感,不能产生动作电位,但它们对于电刺激以外的其他刺激可能很敏感。所以,把产生动作电位的能力视为兴奋性,用动作电位本身作为兴奋的定义是相对狭义的。

2. **细胞兴奋后兴奋性的变化**　可兴奋细胞在发生一次兴奋后,其兴奋性将出现周期性变化(图 2-22),在神经细胞主要表现为绝对不应期和相对不应期。既往研究采用神经干检测神经纤维兴奋后兴奋性的变化,发现在相对不应期之后存在短暂的兴奋性高于正常的超常期,在时间上正好与细胞外记录所观察到的后去极化相对应,但这些现象仅见于神经干水平。如前文指出,因后续使用细胞内记录的研究显示在神经细胞很少发生后去极化,一般也不存在超常期,因此在目前的生理学教材中不再提及。但在心肌细胞,由于动作电位的时程较长,可在相对不应期后出现超常期。

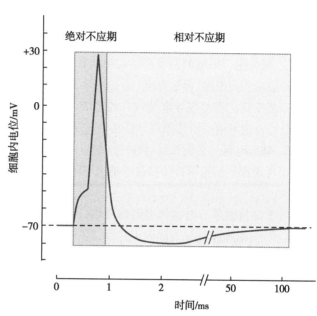

图 2-22　兴奋性变化与神经细胞动作电位的时间关系示意图

(1)绝对不应期:相当于动作电位的锋电位或其主体部分。这段时间,无论施加多强的刺激也不能使细胞再次兴奋,称为绝对不应期(absolute refractory period,ARP)。此时细胞的兴奋性为零,其原因是引起动作电位的电压门控钠(或钙)通道已经激活或进入失活状态,无法再次接受刺激而激活开放,产生新的动作电位。在神经细胞或骨骼肌细胞,绝对不应期正好对应于锋电位所在时期,所以锋电位不会发生融合。由于存在绝对不应期,细胞单位时间能够产生动作电位的数目是有限的,如神经细胞的绝对不应期约 2ms,故理论上其动作电位的最大频率不超过每秒 500 次。

(2)相对不应期:绝对不应期之后的一段时间,给予足够强的阈上刺激可以引起新的动作电位发生,称为相对不应期(relative refractory period,RRP)。这段时间是细胞的兴奋性从零开始逐渐恢复到接近正常的时期,通常相当于复极化晚期和后超极化的时期。在复极化晚期,失活的电压门控钠(或钙)通道正在逐渐复活,但未完全恢复正常,故兴奋性较低;在后超极化期,虽电压门控钠(或钙)通道已经基本复活,但由去极化激活的电压门控钾通道仍未完全关闭,存在增加的 K^+ 外流,使细胞处于轻度超极化状态,与阈电位水平的距离较大,因此细胞的兴奋性仍低于正常。相对不应期可长达十几至上百毫秒,直到细胞完全恢复到静息电位进入稳定静息期,细胞兴奋性才恢复至正常。

三、电紧张电位和局部电位

(一)细胞膜和细胞质的被动电学特性

将细胞膜和细胞质作为一个静态的电学元件时所表现的电学特性,称为被动电学特性,包括静息状态下的膜电容、膜电阻和轴向电阻等。

1. **膜电容** 细胞膜脂质双层具有绝缘性,膜两侧是导电的细胞内液和细胞外液,类似平行板电容器,因此细胞膜具有电容器的性质。当一个电容器的两块极板接到电池上充电时,将在一个极板上积聚过量的正电荷,而在另一极板上留下相等的过量负电荷。电容(C)表示电容器的电荷储存能力,可定义为单位电压(V)所储存的电荷量(Q),即

$$C = \frac{Q}{V} \tag{2-6}$$

电容大小与极板的面积成正比,与两极板之间的距离成反比。细胞膜的厚度仅约6nm,故膜电容(membrane capacitance,C_m)较大。细胞膜的表面积越大,总的膜电容也越大。多数细胞膜的电容值为1μF/cm²。当膜中的离子通道开放而引起离子跨膜流动时,相当于在电容器上充电或放电,从而在膜两侧产生电位差,即膜电位。

2. **膜电阻** 单纯的脂质双层对电流几乎是绝缘的,在1cm²面积上,其电阻可高达$10^6 \sim 10^9 \Omega$;而生物膜的实际电阻,即膜电阻(membrane resistance,R_m)却小得多,仅约$10^3 \Omega$。这是由于生物膜的脂质双层中镶嵌着许多导电性较好的离子通道(如漏通道)和转运体,其数量越多或活动越强,膜电阻就越小。膜电阻可用其倒数即膜电导来表示,单位是西门子(siemens,S)。

3. **轴向电阻** 某些细胞(如神经轴突)的直径较小,其长轴延伸的距离较长,在研究其电活动时,还应当考虑这些细胞沿长轴存在的轴向电阻。一般来说,直径越小、轴向延伸的距离越长,轴向电阻就越大。

由于细胞膜兼有电容和电阻的特性,因此可用并联的阻容耦合电路来描述其电学特性。如图2-23A所示,细胞膜可分成许多小片段,每一小片膜都有各自的膜电容和膜电阻,彼此间在膜内由轴向电阻(R_i)相连,在膜外由细胞外液(由于电阻很小,常忽略不计)短路连接。利用这一等效电路,可分析细胞膜在受到刺激时膜电流与膜电位的变化规律。

(二) 电紧张电位

1. **电紧张电位的概念** 由膜的被动电学特性决定其空间分布和时间变化的膜电位称为电紧张电位(electrotonic potential)。如图2-23B所示,如果在神经轴突的某一点向轴浆内注入一个矩形波脉冲电流(细胞外为零电位),该电流将沿轴浆向两端流动形成轴向电流,同时该电流可以沿途流出细胞膜形成跨膜电流。由于轴向电阻的存在及不断有电流跨膜流出,轴向电流和跨膜电流都将随离开电流注入点距离的增加而逐渐衰减,所引起的膜电位变化也逐渐衰减,形成一个规律的膜电位分布(图2-23C),即注入电流处的膜电位最大(V_0),其周围一定距离处的膜电位将作为距离的指数函数而衰减。同时,由于膜电容的存在,跨膜电流对其充、放电需要一定时间,这使电紧张电位在任何一处膜上的生成或下降都需要一定时间才能达到其稳定值(图2-23C中的小图)。

2. **电紧张电位的传播范围和生成速度**

(1) 空间常数(space constant):也称为长度常数(length constant),是描述电紧张电位传播空间分布特征的参数,常用λ表示,指膜电位衰减至最大值的1/e(约37%)时所扩布的空间距离(图2-23C)。显然,λ越大,电紧张电位传播的范围和对邻近膜的影响范围就越大。λ主要受膜电阻和轴向电阻的影响,增大膜电阻(如髓鞘包裹)或减小轴向电阻(如加大直径),可使λ加大。一般来说,细胞的λ常常较小,为0.1~3mm。

(2) 时间常数(time constant):是描述电紧张电位时间变化特征的参数,常用τ表示,指膜电位在充电时上升到最大值的1−1/e(约63%)或放电时下降到初始值的1/e(约37%)所需的时间(图2-23C中的小图)。显然,τ越小,电紧张电位的生成速度就越快。影响τ的主要因素包括膜电阻和膜电容,减小膜电阻和减小膜电容(如髓鞘包裹轴突)均可缩短电紧张电位达到稳定值的时间。一般来说,细胞的τ为1~20ms。

电紧张电位的扩布范围和生成速度可影响动作电位的产生及传导速度。有髓神经纤维动作电位

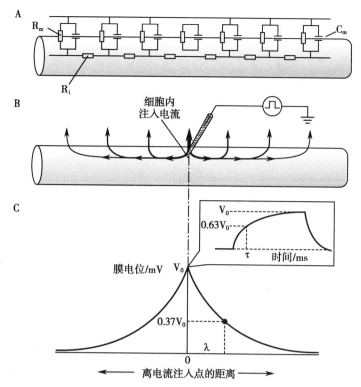

图 2-23　**细胞膜的被动电学特性与电紧张电位示意图**
A. 细胞膜的等效电路图;B. 经微电极向轴突内注入电流后轴向电流和跨膜电流变化示意图;C. 电紧张电位随传播距离增加呈指数性衰减的示意图,小插图显示电紧张电位形成的时间过程。
R_m,膜电阻;C_m,膜电容;R_i,轴向电阻;λ,空间常数;τ,时间常数;V_0,注入电流部位的最大膜电位值。

的传导速度较快,其原因正是轴突被髓鞘包裹后,膜电阻加大、膜电容减小,从而使 λ 加大、τ 减小的缘故。

3. 电紧张电位的极性　电紧张电位可因细胞内注射电流的性质不同表现为去极化电紧张电位(细胞内注射正电荷)和超极化电紧张电位(细胞内注射负电荷)。如果将正、负两个刺激电极都置于膜外侧(图 2-24A),当接通直流电刺激时,可以在两个电极下方同时产生极性不同的电紧张电位。其中,负电极下方的细胞膜可以产生去极化电紧张电位,因为胞质内的正电荷会流向负电极的下方;而正电极下方的细胞膜则产生超极化电紧张电位,因为胞内的负电荷会流向正电极下方。因此只有在负电极下方才可能产生动作电位。

4. 电紧张电位的特征　电紧张电位完全由膜的被动电学特性决定,其产生没有离子通道的激活和膜电导的改变。与动作电位相比,电紧张电位有以下特征:①等级性电位,电紧张电位的幅度随刺激强度的增大而增大;②衰减性传导,电紧张电位的幅度随传播距离的增加呈指数函数下降;③电位可总和,由于电紧张电位无不应期,故多个电紧张电位可叠加而总和在一起。

(三) 局部电位

1. 局部电位的概念　以上电紧张电位形成中没有离子通道的激活和膜电导的改变。但在生物体内,无论是神经递质通过其受体引起离子通道的开放,还是电紧张电位刺激膜上的电压门控通道开放,都可因离子流动形成轻度的去极化(强度不足以诱发动作电位)或超极化反应。这种细胞受到刺激后,由膜的主动特性参与的,即部分离子通道开放形成的、不能向远距离传播的膜电位改变称为局部电位(local potential)。其中,去极化局部电位包括骨骼肌终板膜上的终板电位(见本章第四节)、突触后膜上的兴奋性突触后电位(见第十章)和感受器或感觉神经末梢上的感受器电位或发生器电

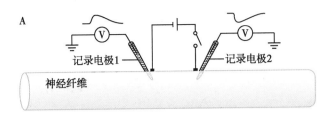

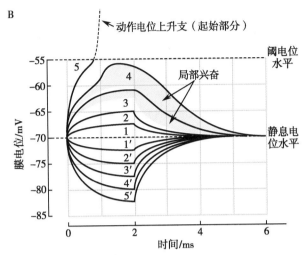

图 2-24　局部兴奋的实验装置和实验结果示意图

A. 刺激和记录实验装置,刺激采用细胞外双极刺激,记录电极 1 置于细胞内靠近刺激电极负极处,记录电极 2 置于细胞内靠近刺激电极正极处;B. 记录到的细胞内膜电位变化,静息电位水平以上为记录电极 1 记录到的去极化电紧张电位和局部电位(阴影部分),静息电位水平以下为记录电极 2 记录到的超极化电紧张电位。

位(见第九章)等。相反,有些细胞受到抑制性神经递质的作用后,细胞膜可发生超极化电位改变,如突触后膜的抑制性突触后电位(见第十章)、感光细胞受到光照刺激后产生的感受器电位(见第九章)等。

去极化电紧张电位可刺激细胞产生局部电位。同样如图 2-24B 所示,随刺激强度的增大,正极下方的超极化电位成比例增大,表明超极化刺激引起的电位改变完全是基于膜被动特性的电紧张电位。负极下方出现的去极化电位在刺激强度很小(约 1/3 阈值)时,其幅度与相应刺激强度的超极化电位相同,只是方向相反(图 2-24B 中 1、2 和 1'、2'),说明此时的去极化电位改变也是基于膜被动特性的电紧张电位;当去极化刺激进一步增强时(仍然是阈下刺激),膜电位改变的幅度却明显大于相应刺激强度的超极化电位(图 2-24B 中 3、4 和 3'、4'),说明这时已有膜主动特性引起的电位变化参与。曲线 3 和 4 的阴影部分即超出 3' 或 4' 的部分正是在去极化电紧张电位的基础上少量钠通道被激活后产生的局部电位。

2. 局部电位的特征和意义　局部电位呈现与电紧张电位相同的特征:①等级性电位,即其幅度与刺激强度相关,不具有"全或无"特点;②衰减性传导,局部电位以电紧张的方式向周围扩布,随扩布距离延长而衰减;③没有不应期,可以叠加总和。其中相距较近的几个同时产生的局部电位发生的叠加称为空间总和(spatial summation),同一部位短时间连续产生的多个局部电位发生的叠加称为时间总和(temporal summation)。较小的去极化局部电位经总和后可能达到或超过阈电位,从而引发动作电位(图 2-24B 中电压变化曲线 5)。

局部电位不仅发生在可兴奋细胞,也可见于其他不能产生动作电位的细胞。由于去极化和超极化的局部电位均无不应期,它们可以通过幅度变化、空间和时间总和等效应在多种细胞上实现信号的编码与整合。因此,局部电位是体内除动作电位之外的另一类与信息传递和处理有关的重要电信号。

(焦向英)

第四节 | 肌细胞的收缩

根据结构和收缩特性的不同,人体的肌组织可分为骨骼肌、心肌和平滑肌三类,其中骨骼肌和心肌在光学显微镜下显现明暗交替的横纹,故统称为横纹肌。另外,依据所受神经支配和调控的差异,肌组织又可分为随意肌(骨骼肌)和非随意肌(心肌和平滑肌),前者受躯体运动神经的支配和控制,后者则受自主神经的调控。

一、横纹肌

尽管骨骼肌和心肌都属于横纹肌,但心肌(见第四章)属于非随意肌,骨骼肌属于随意肌。骨骼肌的收缩须在中枢神经系统控制下完成,并依赖于神经肌肉接头处的兴奋传递、兴奋-收缩耦联、收缩蛋白的横桥周期等多个亚细胞生物网络系统的协调活动。

(一)骨骼肌神经肌肉接头处的兴奋传递

1. 骨骼肌神经肌肉接头的结构特征　骨骼肌神经肌肉接头(neuromuscular junction)是运动神经末梢与其所支配的骨骼肌细胞之间的特化结构,由接头前膜(prejunctional membrane)、接头后膜(postjunctional membrane)和接头间隙(junctional cleft)构成。接头前膜是运动神经轴突末梢膜的一部分。接头后膜是与接头前膜相对的骨骼肌细胞膜,也称为终板膜(end-plate membrane),呈向内凹陷的浅槽,有许多皱褶以增大其表面积。运动神经纤维在接头处以裸露的轴突末梢嵌入终板膜浅槽中。接头间隙是接头前膜与接头后膜之间 20～30nm 的间隔,充满细胞外液。接头前膜内侧的轴浆中含约 $3×10^5$ 个突触囊泡(synaptic vesicle),每个囊泡内含约 10^4 个乙酰胆碱(acetylcholine,ACh)分子。接头后膜上含有 N_2 型 ACh 受体阳离子通道(N_2-ACh receptor cation channel),也称为肌肉型烟碱受体(muscle-type nicotinic receptor)或 N_M 型受体(见第十章),集中分布于皱褶的开口处(图 2-25A)。在接头后膜的间隙面还分布有乙酰胆碱酯酶(acetylcholinesterase,AChE),它能将 ACh 分解为胆碱和乙酸。

2. 骨骼肌神经肌肉接头的兴奋传递过程　骨骼肌神经肌肉接头的兴奋传递过程(图 2-25B)具有电-化学-电传递的特点,即由运动神经纤维传到轴突末梢的动作电位(电信号)触发接头前膜 Ca^{2+} 依赖性突触囊泡出胞,释放 ACh 至接头间隙(化学信号),再由 ACh 激活终板膜中 N_2 型 ACh 受体阳离子通道而产生膜电位变化(电信号)。N_2 型 ACh 受体阳离子通道直径约 0.65nm,可允许 Na^+、K^+ 和 Ca^{2+} 跨膜移动,但主要是 Na^+ 内流和 K^+ 外流。在静息状态下 Na^+ 内向驱动力大于 K^+ 外向驱动力(见本章第三节),故以 Na^+ 内流为主,其速度最高可达 $3×10^4$ 个/ms。Na^+ 的净内流使终板膜发生去极化反应,称为终板电位(end-plate potential,EPP),其幅度可达 50～75mV。EPP 属于局部电位,以电紧张方式向周围扩布,激活邻近普通肌膜(非终板膜)中的电压门控钠通道,引起 Na^+ 内流和普通肌膜的去极化,达到阈电位水平即触发动作电位(图 2-26A),并传导至整个肌细胞膜。在 ACh 释放后几毫秒内,ACh 即被终板膜间隙侧的 AChE 迅速分解而消除,使终板膜恢复到接受新兴奋传递的状态。

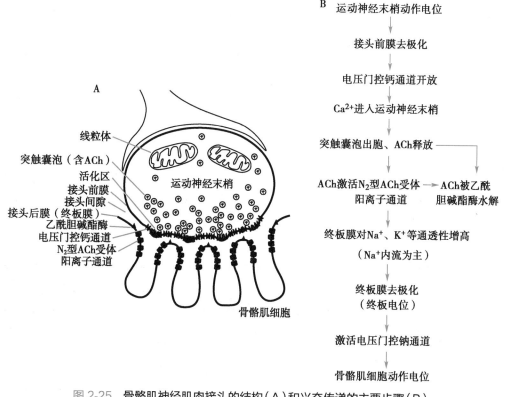

图 2-25　骨骼肌神经肌肉接头的结构(A)和兴奋传递的主要步骤(B)

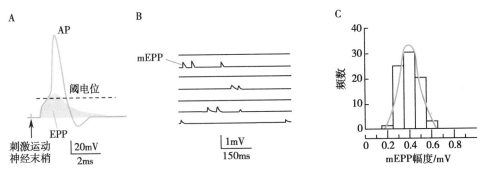

图 2-26　终板电位和微终板电位

A. 终板膜邻近普通肌膜处记录到的终板电位（EPP）和动作电位（AP）；B. 不施加刺激时自发
出现的微终板电位（MEPP）；C. 低 Ca^{2+} 溶液中自发 MEPP 幅度-频数（发生次数）直方图。
显示单个 MEPP 的平均幅度为 0.4mV。

在骨骼肌神经肌肉接头的兴奋传递过程中，ACh 的释放是一个关键性步骤。首先，接头前膜的
ACh 释放具有 Ca^{2+} 依赖性。该观点是由冯德培在神经肌肉接头传递的研究中首先提出的。接头前
膜产生的动作电位激活前膜中的电压门控钙通道，导致 Ca^{2+} 内流而触发囊泡的出胞，故细胞外 Ca^{2+}
浓度的改变可以明显影响兴奋的传递。其次，运动神经末梢释放 ACh 是一种量子式释放（quantal
release），即 ACh 的释放是以囊泡为基本单位进行的。一个囊泡被称为一个"量子"，释放时囊泡内的
ACh 倾囊而出。到达接头前膜的一次动作电位可引发大约 125 个囊泡释放，同时激活约 $2×10^5$ 个通
道而产生 EPP。在静息状态下，因囊泡的随机运动也会发生单个囊泡的自发释放，并引起终板膜电位
的微弱去极化，称作小终板电位（miniature end-plate potential，mEPP）（图 2-26B），其频率平均约 1 次/s。
每个 MEPP 的幅度平均仅 0.4mV（图 2-26C）。所以接头前膜一次兴奋产生的 EPP 是由大量囊泡同步
释放所引起的 mEPP 发生总和而形成的。

另外，由于骨骼肌神经肌肉接头的兴奋传递中有神经递质的参与，也就易受各种因素的影响：
①使用性增强现象，如我国生理学家冯德培首次在蛙的神经肌肉接头部位发现的强直刺激后 EPP 可
持续增大数分钟的现象，被称为强直后增强（post-tetanic potentiation，PTP），是首次报告的突触可塑性
现象（详见第十章）。如用肌肉收缩作为指标，亦可观察到类似结果。②药物和病理因素的影响，如筒
箭毒碱和 α-银环蛇毒可特异性阻滞终板膜中的 N_2 型 ACh 受体阳离子通道而松弛肌肉；机体产生自
身抗体破坏 N_2 型 ACh 受体阳离子通道可导致重症肌无力，新斯的明可抑制 AChE 而改善肌无力患者
的症状；有机磷农药中毒因 AChE 被磷酸化丧失活性而引起中毒症状等。

（二）横纹肌细胞的结构特征

横纹肌细胞的结构特征是细胞内含有大量的肌原纤维和高度发达的肌管系统。

1. **肌原纤维和肌节**　横纹肌细胞内含有上千条直径 1～2μm、纵向平行排列的肌原纤维，其由粗
肌丝和细肌丝规则排列构成，在光镜下沿长轴可见明暗交替的横纹，分别称为明带和暗带。在暗带、
明带的中央各自对应有一条横向的 M 线、Z 线，M 线两侧相对较亮的区域称为 H 带。相邻两 Z 线之
间的区段称为肌节（sarcomere），是肌肉收缩和舒张的基本单位（图 2-27）。

2. **肌管系统**　横纹肌细胞中有横管（transverse tubule）和纵管（longitudinal tubule）两种肌管系
统（图 2-27）。横管又称 T 管（T tubule），是与肌原纤维走行方向垂直的由横纹肌细胞膜内陷而成的
膜性管道。纵管也称 L 管（L tubule），是与肌原纤维走行方向平行的肌质网（sarcoplasmic reticulum，
SR），其中在肌原纤维周围包绕、交织成网的称为纵行肌质网（longitudinal sarcoplasmic reticulum，
LSR），其膜上有钙泵，可逆浓度梯度将胞质中的 Ca^{2+} 转运至 SR 内；SR 接近 T 管膜或肌膜（见于心
肌）的末端膨大或呈扁平状，称为连接肌质网（junctional sarcoplasmic reticulum，JSR）或终池（terminal
cisterna）。JSR 内的 Ca^{2+} 浓度约比胞质中高近万倍。JSR 膜中嵌有一种 Ca^{2+} 释放通道，称为雷诺丁受
体（ryanodine receptor，RyR），其在骨骼肌中称 RyR1 型（骨骼肌型），心肌中称 RyR2 型（心肌型），分布

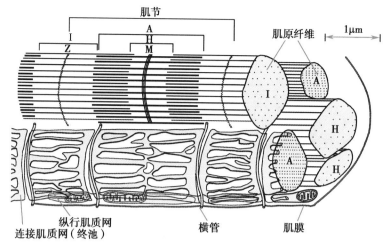

图 2-27　骨骼肌的肌原纤维和肌管系统

A,暗带;H,暗带中的 H 带;I,明带;M,M 线;Z,Z 线。

与 T 管膜或肌膜中的 L 型钙通道(L-type calcium channel)相对应。中国科学家利用单颗粒冷冻电镜技术,在世界上首次解析了 RyR1 和 RyR2 的近原子分辨率结构,为其功能研究提供了关键的结构基础。在骨骼肌,T 管与其两侧的终池形成三联体(triad)结构;在心肌,T 管与单侧的终池相接触形成二联体(diad)结构,都是兴奋-收缩耦联的关键部位。

(三) 横纹肌细胞的收缩机制

在光镜下观察到,横纹肌收缩时,暗带宽度不变,只有明带和 H 带相应变窄,故其收缩机制一般用肌丝滑行学说(sliding filament theory)来解释,即横纹肌的肌原纤维由与其走向平行的粗肌丝和细肌丝构成,肌肉的缩短和伸长是粗肌丝与细肌丝在肌节内发生相互滑行所致,而粗肌丝和细肌丝本身的长度均不改变。

1. 肌丝的分子结构　粗肌丝长约 1.6μm,主要由数百个肌球蛋白(myosin)分子聚合而成,单个肌球蛋白分子呈豆芽状,有一个杆部和两个球形的头部,由 6 条肽链构成。两条重链组成杆部(粗肌丝的主干),两条重链的头端各结合一对轻链而构成头部,头部连同与它相连的一小段称为"桥臂"的杆状部从肌丝中向外伸出而形成横桥(cross-bridge)(图 2-28)。肌球蛋白杆状部集合在一起,尾端朝向 M 线排列,形成粗肌丝的主干。一般每条粗肌丝上伸出的横桥有 300~400 个,近 M 线端约 0.2μm 没有横桥。横桥具有 ATP 酶活性,并能与肌动蛋白结合。横桥被激活后可向 M 线方向扭动,成为肌丝滑行的动力来源。

细肌丝长约 1.0μm,主要由肌动蛋白(actin)、原肌球蛋白(tropomyosin)和肌钙蛋白(troponin)3 种蛋白质构成(图 2-28),三者的比例为 7∶1∶1。肌动蛋白单体为球形分子,通过聚合成为两条链,并相互缠绕成螺旋状,构成细肌丝的主干。肌动蛋白分子上有多个能与粗肌丝横桥结合的位点。原肌球蛋白分子呈长杆状,由两条肽链缠绕成双螺旋结构,其长度相当于肌动蛋白中连续 7 个单体的总长度。多个原肌球蛋白分子首尾相接,形成长链,沿肌动蛋白双螺旋的浅沟旁走行。当肌肉处于舒张状态时,原肌球蛋白所在的位置恰好能掩盖肌动蛋白分子上的横桥结合位点,阻抑了肌丝滑行的发生。肌钙蛋白由肌钙蛋白 T(troponin T,TnT)、肌钙蛋白 I(troponin I,TnI)和肌钙蛋白 C(troponin C,TnC)3 个亚单位构成,并以一定的间距(7 个肌动蛋白单体的长度)出现在原肌球蛋白的双螺旋结构上,即与原肌球蛋白分子以 1∶1 的比例相结合。在肌肉舒张时,TnT 与 TnI 分别与原肌球蛋白和肌动蛋白紧密相连,将原肌球蛋白保持在遮盖肌动蛋白上横桥结合位点的位置。TnC 上有 Ca^{2+} 结合位点,每分子 TnC 可结合 4 个 Ca^{2+},在胞质中 Ca^{2+} 浓度升高时,Ca^{2+} 与 TnC 结合而导致肌钙蛋白发生构象变化,进而引起 TnI 与肌动蛋白的结合减弱、原肌球蛋白分子向肌动蛋白双螺旋沟槽的深部移动,暴露出肌动蛋白上的横桥结合位点,引发横桥与之结合,产生肌丝滑行而收缩。

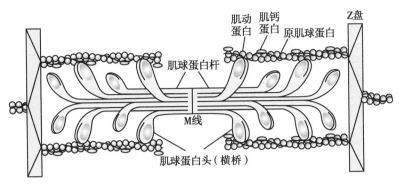

图 2-28 肌丝的分子结构示意图

粗肌丝由肌球蛋白组成,包括杆状部和头部(横桥);细肌丝由肌动蛋白、原肌
球蛋白和肌钙蛋白(3 个亚单位的聚合体)组成。

鉴于肌球蛋白和肌动蛋白直接参与肌肉收缩,故称为收缩蛋白(contractile protein);而原肌球蛋白和肌钙蛋白不直接参与肌肉收缩,但可调控收缩蛋白间的相互作用,故称为调节蛋白(regulatory protein)。

2. **肌丝滑行的过程** 粗肌丝与细肌丝间的相互滑行,是通过横桥周期(cross-bridge cycle)完成的。横桥周期是指肌球蛋白的横桥与肌动蛋白结合、扭动、复位的过程(图 2-29):①在舒张状态下,横桥的 ATP 酶活性分解与之结合的 ATP 产生能量使上次扭动过的横桥复位,横桥同时与 ADP 和磷酸结合而处于高势能和高亲和力状态;②胞质中 Ca^{2+} 浓度升高,通过触发横桥与肌动蛋白结合而启动横桥周期;③横桥构象改变使其头部向桥臂方向扭动 45°,产生"棘齿作用"(ratchet action)而拖动细肌丝向 M 线方向滑行,横桥储存的势能转变为克服负荷的张力和/或肌节长度的缩短,同时,与横桥结合的 ADP 和无机磷酸被解离;④横桥再与 ATP 结合导致亲和力降低而与肌动蛋白分离,继之 ATP 被分解,驱动横桥复位,对应新的结合位点并重复上述过程。一个横桥周期所需时间为 20~200ms,其中横桥与肌动蛋白结合的时间约占一半。若胞质中的 Ca^{2+} 浓度降低则横桥周期停止。

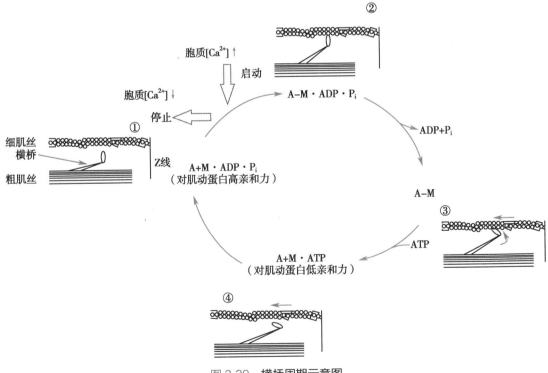

图 2-29 横桥周期示意图

A,肌动蛋白;M,肌球蛋白;A-M,肌动蛋白与肌球蛋白结合物;①~④的过程详见正文。

动画

3. 横桥周期的运转模式与肌肉收缩的表现　通过横桥周期完成肌丝滑行而实现肌肉的收缩,实质上是将分解 ATP 获得的化学能转变为机械能的过程。若肌肉在保持长度不变的条件下进行收缩,由于横桥头部与杆部之间的桥臂具有弹性,横桥的扭动可使桥臂被拉长,借其弹性回缩而产生张力(肌丝不滑行)。若产生的张力能克服阻力而发生肌丝滑行,则表现为肌肉缩短(肌丝滑行)。肌肉收缩所能产生的张力由每一瞬间与肌动蛋白结合的横桥数决定,而肌肉缩短的速度则取决于横桥周期的长短。

(四) 横纹肌细胞的兴奋-收缩耦联

将横纹肌细胞产生动作电位的电兴奋过程与肌丝滑行的机械收缩联系起来的中介机制,称为兴奋-收缩耦联(excitation-contraction coupling)。Ca^{2+} 是关键的耦联因子,耦联发生在骨骼肌的三联体结构或心肌的二联体结构。

1. 横纹肌细胞的电兴奋过程　骨骼肌细胞的动作电位,是在约 –90mV 的静息电位基础上产生的,其电位变化与神经纤维动作电位相似、机制相同,持续时间稍长(2~4ms)。心肌细胞的动作电位依细胞类型不同而异,其特征详见第四章。

2. 兴奋-收缩耦联的基本步骤　在横纹肌,由肌膜上动作电位引发的收缩,涉及如下基本步骤:①T 管膜的动作电位传导:肌膜上的动作电位沿 T 管膜传至肌细胞内部,并激活 T 管膜和肌膜中的 L 型钙通道。②JSR 内 Ca^{2+} 的释放:肌膜的去极化,在骨骼肌 RyR1 可通过构象变化触发钙释放机制(图 2-30A),在心肌 RyR2 则通过钙致钙释放(calcium-induced calcium release,CICR)机制(图 2-30B),使 JSR 内的 Ca^{2+} 顺浓度差释放到胞质中,胞质中的 Ca^{2+} 浓度由静息时的 $0.1\mu mol/L$ 水平迅速升高百倍以上。③Ca^{2+} 触发肌丝滑行:胞质内 Ca^{2+} 浓度的升高促使 Ca^{2+} 与 TnC 结合而触发肌肉收缩。④JSR 回摄 Ca^{2+}:在骨骼肌,胞质内增加的 Ca^{2+} 几乎全部通过激活 LSR 膜中的钙泵而被回摄,返回 JSR 中;而心肌胞质内的 Ca^{2+} 大部分经 LSR 膜中的钙泵活动被回收,尚有 10%~20% 的 Ca^{2+} 由肌膜中的 Na^+-Ca^{2+} 交换体和钙泵排至胞外。胞质中 Ca^{2+} 浓度降低则导致肌肉舒张,此亦为耗能过程。

骨骼肌收缩和舒张都属于耗能过程(产热过程),肌肉活动又是机体能量代谢最重要的影响因素,临床上 RyR1 基因突变的易感者,因骨骼肌型 RyR(RyR1)的 Ca^{2+} 释放作用被易化并失去关闭功能,

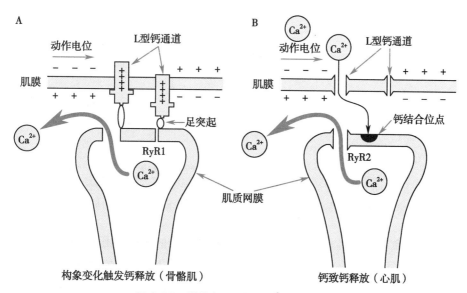

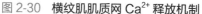

构象变化触发钙释放(骨骼肌)　　　钙致钙释放(心肌)

图 2-30　横纹肌肌质网 Ca^{2+} 释放机制

A. 构象变化触发钙释放机制示意图,骨骼肌肌膜的去极化引起 L 型钙通道电压敏感肽段的位移,导致"拔塞"样构象改变,并通过肌质网膜中 RyR1 的足突起(foot process)使 Ca^{2+} 释放通道开放;B. 钙致钙释放机制示意图,心肌肌膜去极化激活了 L 型钙通道和少量 Ca^{2+} 内流,流入胞质的 Ca^{2+} 结合于肌质网膜中 RyR2 的钙结合位点,引起 Ca^{2+} 释放通道开放。

0208

动画

会引发肌肉持续痉挛和高代谢状态,出现一种恶性高热(malignant hyperthermia)疾病,即易感体质患者主要由药物等触发的,以肌张力增高、突发性高热、骨骼肌代谢亢进、横纹肌溶解为特征的常染色体显性遗传疾病。该病有致命性预后,早期应用丹曲林抑制 RyR1 能有效逆转其进程。

(五)影响横纹肌收缩效能的因素

肌肉收缩效能(performance of contraction)是指肌肉收缩时产生的张力大小、缩短程度,以及产生张力或缩短的速度。根据肌肉收缩的这些外在表现,可将收缩分为等长收缩(isometric contraction)和等张收缩(isotonic contraction)两种形式,前者表现为肌肉收缩时长度保持不变而只有张力的增加;后者表现为肌肉收缩时张力保持不变而只发生肌肉缩短。最常见的收缩形式是先等长收缩后等张收缩。影响横纹肌收缩效能的因素包括负荷、肌肉收缩能力及收缩的总和等。

1. 前负荷 前负荷(preload)是指肌肉在收缩前所承受的负荷。由于前负荷是牵拉肌肉的力量,故前负荷决定肌肉在收缩前的长度,即初长度(initial length),初长度可看成前负荷的同义词,此时因肌肉受到牵拉而弹性回位的张力属于被动张力。在等长收缩实验中,可测定不同初长度时肌肉主动收缩产生的张力(即主动张力),得到长度-张力关系曲线(length-tension relation curve)(图 2-31A)。从图中可见,在一定范围内肌肉收缩张力(即主动张力)随初长度的增加而增大,但过度增加初长度则收缩张力下降,表明肌肉收缩存在一个最适初长度(optimal initial length),即产生最大收缩张力的初长度。肌肉初长度对收缩张力的影响与肌节长度的变化有关,如图 2-31B 所示,与最适初长度相对应的肌节长度为 2.0～2.2μm,此时不仅横桥与细肌丝的重叠比例最大,而且肌丝间的相互关系也最适合于横桥的活动,故能产生最大的收缩张力。在正常人体内,肌肉一般都处于最适初长度状态,以利于产生最大的收缩张力。

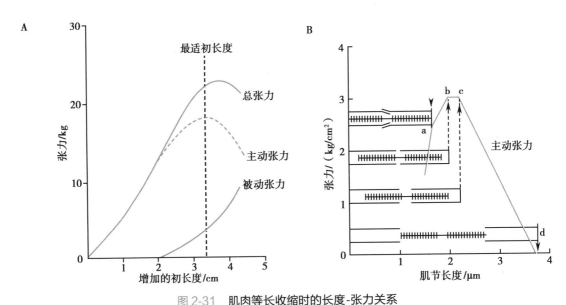

图 2-31 肌肉等长收缩时的长度-张力关系

A. 肌肉的长度-张力关系曲线;B. 肌节的长度-张力关系示意图。

主动张力 = 总张力 − 被动张力;a、b、c、d 分别代表图中所示肌节在不同初长度下的张力大小。

2. 后负荷 后负荷(afterload)是指肌肉在收缩后所承受的负荷。由于肌肉在等张收缩时产生的收缩张力与后负荷大小相等,方向相反,故在数值上可用后负荷反映收缩张力的大小。通过测定不同后负荷(张力)时肌肉缩短的速度,可得到张力-速度关系曲线(tension-velocity relation curve)(图 2-32A),表明后负荷增大时肌肉收缩张力和速度呈反变关系,这是由后负荷对横桥周期的影响所致(图 2-32B)。后负荷在理论上为零时肌肉缩短速度最大,称为最大缩短速度(V_{max}),表现为等张收缩;随着后负荷的增大,表现为先等长收缩后等张收缩;当后负荷增加到使肌肉不能缩短时,肌肉产生的张力达到最大,称为最大收缩张力(P_0),表现为等长收缩。

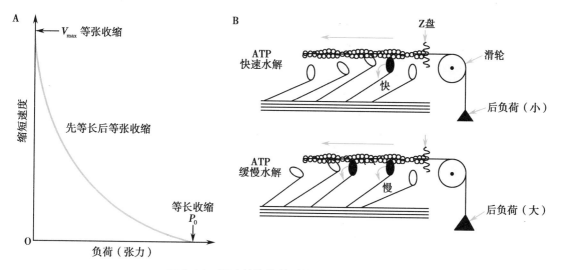

图 2-32　　**肌肉等张收缩时的张力-速度关系**

A. 张力-速度关系曲线；B. 后负荷对横桥周期的影响。黑色的横桥代表与肌动蛋白结合后产生并承受张力的横桥，后负荷较小时（上图），横桥摆动并与肌动蛋白解离的速度较快（缩短速度快），所以每瞬间处于张力状态的（黑色的）横桥数量较少（产生张力亦较小）；后负荷较大时（下图）横桥头部摆动速度减慢，横桥周期延长，因而每瞬间有较多数量的横桥处于产生和维持张力的状态（收缩张力增加）。

　　3. 肌肉收缩能力　　肌肉收缩能力（contractility）也称收缩性，是指与负荷无关又能影响肌肉收缩效能的肌肉内在特性。当肌肉收缩能力改变时，前负荷和后负荷的影响也将发生变化，如肌肉收缩能力提高可导致长度-张力关系曲线上移、张力-速度关系曲线右上移。由于肌肉收缩能力涉及多方面与肌肉收缩相关的内在因素，如兴奋-收缩耦联过程中胞质内 Ca^{2+} 浓度的变化、与肌丝滑行有关的横桥 ATP 酶活性、肌细胞能量代谢水平、各种功能蛋白质及其亚型的表达水平以及肌原纤维的肥大与否等，因此可以看作是肌肉内在结构和功能特性的总和。更为重要的是，机体的神经和体液调节系统、一些致病因素和治疗药物也可通过影响这些内在特性，调节肌肉收缩能力，这在心肌要比在骨骼肌具有更重要的生理意义（见第四章）。

　　4. 收缩总和　　收缩总和（summation of contraction）是指肌细胞收缩的叠加特性，是骨骼肌快速调节其收缩效能的主要方式，其中空间总和形式称为多纤维总和，时间总和形式称为频率总和。不过，心脏的收缩为"全或无"式，不会发生心肌收缩总和（见第四章）。另外，由于骨骼肌是随意肌，其收缩总和实质上是中枢神经系统调节骨骼肌收缩效能的方式。

　　多纤维总和（multiple fiber summation）原指多根肌纤维同步收缩产生的叠加效应。但在整体情况下，骨骼肌都以一个运动神经元及其轴突分支所支配的全部肌纤维所构成的运动单位（motor unit）为基本单位进行收缩，其叠加效应通常是参与同步收缩运动单位数目的增加，故又称为多运动单位总和。运动单位有大小之分，且大小相差很大（详见第十章）。运动单位的总和，在收缩逐渐增强时，先增加小的运动单位数加入收缩，再逐渐增加较大的运动单位数加入收缩；而舒张时，最大的运动单位先停止收缩，较小的运动单位再逐渐停止收缩，最小的运动单位最后才停止收缩，这种调节收缩强度的方式即大小原则（size principle）。这种方式不仅能有效地实现收缩强度的调控，也有利于精细活动的调节。

　　频率总和（frequency summation）是指提高骨骼肌收缩频率而产生的叠加效应，这是运动神经元通过改变冲动发放频率调节骨骼肌收缩形式和效能的一种方式。当动作电位频率很低时，每次动作电位之后出现一次完整的收缩和舒张过程，这种收缩形式称为单收缩（single twitch）。当动作电位频率增加到一定程度时，后一动作电位所触发的收缩就可叠加于前一次收缩，产生收缩的总和。若后一次收缩过程叠加在前一次收缩过程的舒张期，所产生的收缩总和称为不完全强直收缩（incomplete tetanus）；若后一次收缩过程叠加在前一次收缩过程的收缩期，所产生的收缩总和则称为完全强直收缩(complete tetanus)(图 2-33A)。在等长收缩条件下,完全强直收缩所产生的张力可达单收缩的 3~4 倍。这是因为肌细胞动作电位的高频发放能使胞质中 Ca^{2+} 浓度持续升高,一方面可保证收缩蛋白的充分活化并产生最大张力,另一方面能有效克服肌肉组织的弹性缓冲而表现出稳定的最大收缩张力(图 2-33B)。在正常人体内,骨骼肌的收缩几乎都以完全强直收缩的形式进行,有利于完成各种躯体运动和对外界物体做功。即使在静息状态下,运动神经也经常发放较低频率的冲动,使骨骼肌进行一定程度的强直收缩,这种微弱而持续的收缩即为肌紧张(见第十章)。

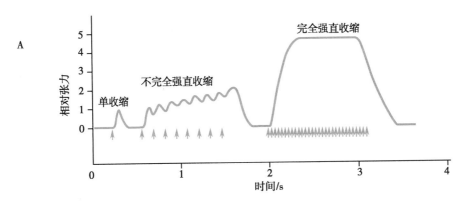

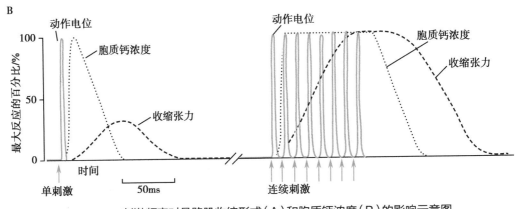

图 2-33 刺激频率对骨骼肌收缩形式(A)和胞质钙浓度(B)的影响示意图

二、平滑肌

平滑肌是构成气道、消化道、血管、泌尿生殖器等器官的主要组织成分,这些器官不仅依赖平滑肌的紧张性收缩来对抗重力或外加负荷,保持器官的正常形态,而且借助平滑肌收缩以实现其运动功能。平滑肌属于非随意肌,其舒缩活动受自主神经的调控。平滑肌在细胞结构和收缩机制等方面与横纹肌有明显差别。

(一) 平滑肌的分类

根据平滑肌细胞之间的相互关系和功能活动特征,通常将平滑肌分为单个单位平滑肌和多个单位平滑肌两类。单个单位平滑肌(single-unit smooth muscle)又称内脏平滑肌(visceral smooth muscle),如小血管、消化道、输尿管和子宫等器官的平滑肌,这类平滑肌的肌细胞之间存在大量缝隙连接,平滑肌中全部肌细胞作为一个整体进行舒缩活动(功能合胞体样活动)。另外,这类平滑肌中还有少数起步细胞(pacemaker cell),它们能自发地产生节律性兴奋和舒缩活动,即具有自动节律性或自律性(autorhythmicity),并能引发整块平滑肌的电活动和机械收缩活动。多个单位平滑肌(multiunit smooth muscle)主要包括睫状肌、虹膜肌、竖毛肌以及气道和大血管的平滑肌等。这类平滑肌的肌细胞之间几乎不含缝隙连接,以单个肌细胞为单位进行活动,类似于骨骼肌。这类平滑肌没有自律性,其收缩活动受自主神经的调控,收缩强度取决于被激活的肌纤维数目(空间总和)和神经冲动的频率

（时间总和）。

（二）平滑肌细胞的结构特点

平滑肌细胞呈细长纺锤形，长 20～500μm，直径 1～5μm。与横纹肌相比，平滑肌细胞内的细肌丝数量明显多于粗肌丝，其比值为（10～15）：1（在横纹肌为 2：1）。尽管粗肌丝和细肌丝保持互相平行和有序的排列，但无肌节结构，故不显横纹。平滑肌细胞内没有 Z 盘，相应的功能结构是致密体（dense body）和附着于细胞膜的致密斑，为细肌丝提供附着点并传递张力（图 2-34A）。平滑肌细胞内的中间丝，则把致密体和致密斑连接起来，形成细胞的结构网架。平滑肌细胞的粗肌丝结构也不同于横纹肌，以相反的方向在不同方位上伸出横桥，这不仅可使不同方位的细肌丝相向滑行，更可使粗肌丝和细肌丝之间的滑行范围延伸到细肌丝全长（图 2-34B），因而具有更大的舒缩范围。平滑肌细胞间有两种连接结构，致密带（指相邻两细胞膜以致密斑对接的部位）为机械连接，缝隙连接为电耦联。

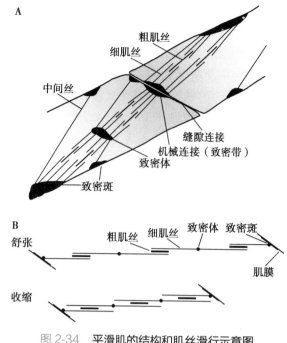

图 2-34　平滑肌的结构和肌丝滑行示意图
A. 平滑肌结构示意图；B. 平滑肌粗、细肌丝滑行示意图。

平滑肌的细胞膜形成一些纵向走行的袋状凹入，以增加细胞膜的表面积，但没有内陷的 T 管，故细胞膜上的动作电位不能迅速到达深部，这可能是平滑肌收缩缓慢的原因之一。尽管平滑肌细胞的 SR 不发达，但 SR 膜上除存在对 Ca^{2+} 敏感的 RyR 外，还存在对 IP_3 敏感的 IP_3R，两者均发挥 Ca^{2+} 释放通道的作用。

（三）平滑肌细胞的生物电现象

平滑肌细胞的静息电位低于横纹肌，在 −50～−60mV 之间，这主要是由于平滑肌细胞膜对 Na^+ 的通透性相对较高。单个单位平滑肌的静息电位不稳定，可出现缓慢的自发节律性波动，称为慢波（见第六章），周期为数秒至数分钟。平滑肌细胞的动作电位依平滑肌的类型和部位而异，如肠道和输精管平滑肌细胞的动作电位去极相主要依赖于 Ca^{2+} 内流，而膀胱和输尿管平滑肌细胞则以 Na^+ 内流为主。动作电位复极相则依赖于 K^+ 外流。平滑肌细胞动作电位的时程约为骨骼肌细胞的 5～10 倍，可达 10～50 毫秒。

（四）平滑肌细胞的收缩机制

1. 平滑肌收缩的触发因子　与横纹肌相同，平滑肌细胞收缩的触发因子也是 Ca^{2+}，但平滑肌细胞胞质中 Ca^{2+} 浓度的调控存在电-机械耦联和药物-机械耦联两条途径。电-机械耦联（electromechanical coupling）是指平滑肌细胞先在化学信号或牵张刺激作用下产生动作电位，再通过兴奋-收缩耦联过程升高胞质中的 Ca^{2+} 浓度，但 Ca^{2+} 主要来源于细胞外，即 Ca^{2+} 从细胞膜上的电压门控通道或机械门控通道流入胞内，仅小部分 Ca^{2+} 来自 SR 通过 RyR 释放。药物-机械耦联（pharmacomechanical coupling）是指在不产生动作电位的情况下，通过接受化学信号而直接诱发胞质中 Ca^{2+} 浓度的升高。胞外化学信号可通过激活 G 蛋白耦联受体 PLC-IP_3 通路而生成 IP_3，IP_3 再激活 SR 膜中的 IP_3R，介导 SR 内 Ca^{2+} 释放到胞质内，导致胞质内 Ca^{2+} 浓度升高。在平滑肌舒张过程中，胞质内 Ca^{2+} 的下降则依靠 SR 膜中钙泵活动将 Ca^{2+} 回摄入 SR，以及细胞膜中 Na^+-Ca^{2+} 交换体和钙泵将 Ca^{2+} 转运出细胞，这一过程要比骨骼肌缓慢，这可能是平滑肌舒张相对缓慢的原因之一。

2. 平滑肌细胞的肌丝滑行　平滑肌细胞内不含肌钙蛋白，而有钙调蛋白（CaM）。在多数平滑肌细胞，胞质中浓度升高的 Ca^{2+} 通过 Ca^{2+}-CaM 通路活化胞质中的肌球蛋白轻链激酶（myosin light chain kinase, MLCK), 活化的 MLCK 进一步使横桥中一对 20kD 的肌球蛋白轻链 (myosin light chain, MLC) 磷酸化, 提高横桥 ATP 酶活性, 从而触发平滑肌细胞收缩。反之, 当胞质中 Ca^{2+} 浓度降低时, MLCK 失活, 而磷酸化的 MLC 在胞质中肌球蛋白轻链磷酸酶 (MLC phosphatase, MLCP) 的作用下去磷酸化, 导致平滑肌细胞舒张。

(五) 平滑肌活动的神经调节

大多数器官的平滑肌接受交感和副交感神经的双重支配, 且神经的兴奋通过非定向突触传递方式传递到平滑肌细胞 (见第十章), 作用比较弥散、缓慢, 除兴奋作用外, 也有抑制作用。对于内脏平滑肌, 自主神经的活动主要是调节其兴奋性和收缩的强度与频率, 而对多单位平滑肌, 通常由自主神经直接控制其收缩活动。

(汪萌芽)

思考题:

1. 请举例说明原发性主动转运和继发性主动转运的区别。

2. 试以一种人类疾病为例, 说明信号转导通路异常在其发病机制中的作用。

3. 请比较细胞的静息电位、钾离子平衡电位 (E_K) 以及钠离子平衡电位 (E_{Na}) (见表 2-2), 以此分别计算静息情况下 Na^+、K^+ 两种离子的电-化学驱动力, 并推测静息情况下 Na^+、K^+ 两种离子的通透性有何不同。

4. 在测定可兴奋细胞膜电位的基础上, 如何设计实验证实动作电位去极相是 Na^+ 内流引起的?

5. 为什么临床上使用的琥珀酰胆碱等 N_2 型 ACh 受体阳离子通道激动剂也能产生肌松作用?

6. 患者, 男, 65 岁, 既往有近 20 年糖尿病、11 年高血压病史, 间断服用降压药物。2 年前开始间断出现双下肢水肿, 可自行消退。1 周前因自觉便秘, 连续每日进食香蕉 4~5 根。1 日前因浑身乏力、头晕不适、肢体麻木入院。查体: 血压 94/57mmHg, 心率 43 次/分。心电图显示二度房室传导阻滞, ST 段改变。急诊生化结果报告血钾 8.4mmol/L (参考正常值: 3.5~5.5mmol/L), 尿素氮 22.3mmol/L (参考正常值: 3.2~7.1mmol/L), 血肌酐 867.5μmol/L (参考正常值: 88.4~176.8μmol/L)。请简要解释以下问题。

(1) 该患者发生血钾改变的主要原因是什么?

(2) 该患者出现乏力、麻木等肌肉神经改变的主要机制是什么?

(3) 请运用所学生理学相关知识提出治疗该患者的主要思路。

思考题解题思路　　　　　　本章目标测试　　　　　　本章思维导图

第三章 血液

血液（blood）是一种在心血管系统里不断循环流动的流体组织。血液通过运输 O_2、CO_2、激素、营养物质、代谢终产物等，实现机体各部分之间的物质交换。血液具有缓冲功能，可以缓冲进入血液的酸性或碱性物质引起的血浆 pH 变化。血液中的水比热较大，有利于储存热量，参与维持体温的相对恒定。因此，血液在维持机体内环境稳态中起着非常重要的作用。此外，血液还具有重要的防御和保护的功能，参与机体的生理性止血，抵御细菌、病毒等微生物引起的感染和各种免疫反应。很多疾病可导致血液成分或性质发生特征性的变化，故临床血液检查在医学诊断上有重要的价值。当血液总量或组织、器官的血流量不足时，可造成组织损伤，严重时甚至危及生命。输血作为一种治疗措施在临床上广泛应用，掌握血型的概念和输血原则对于安全输血至关重要。

第一节 血液生理概述

一、血液的组成

血液由血浆（plasma）和悬浮于其中的血细胞（blood cell）组成。

(一) 血浆

血浆是一种晶体物质溶液，包括水和溶解于其中的多种电解质、小分子有机化合物和一些气体。由于这些溶质和水都很容易透过毛细血管壁与组织液中的物质进行交换，所以血浆中电解质的含量与组织液中基本相同（表 3-1）。临床检测血浆中各种电解质的浓度可大致反映组织液中这些物质的浓度。

表 3-1 人体各部分体液中电解质的含量　　　　　　　　　　单位:mmol/L

正离子	血浆	组织液	细胞内液	负离子	血浆	组织液	细胞内液
Na^+	142	145	12	Cl^-	104	117	4
K^+	4.3	4.4	139	HCO_3^-	24	27	12
Ca^{2+}	2.5	2.4	<0.001（游离）[1]	$HPO_4^{2-}/H_2PO_4^-$	2	2.3	29
Mg^{2+}	1.1	1.1	1.6（游离）[1]	蛋白质[2]	14	0.4	54
				其他	5.9	6.2	53.6
总计	149.9	152.9	152.6	总计	149.9	152.9	152.6

注:1. 表示游离 Ca^{2+} 和 Mg^{2+} 的浓度。
　　2. 蛋白质以当量浓度（mEq/L）表示。

血浆中含多种蛋白，统称为血浆蛋白（plasma protein）。从表 3-1 中可以看出，血浆与组织液的主要差别是后者蛋白含量甚少，因为血浆蛋白的分子很大，不易透过毛细血管壁。用盐析法可将血浆蛋白分为白蛋白、球蛋白和纤维蛋白原三类；用电泳法又可进一步将球蛋白分为 α1、α2、β 和 γ-球蛋白等。正常成年人血浆蛋白含量为 65～85g/L，其中白蛋白为 40～48g/L，球蛋白为 15～30g/L。除 γ-球蛋白来自浆细胞外，白蛋白和大多数球蛋白主要由肝脏产生。肝病时白蛋白减少，γ-球蛋白增高，常引起血浆白蛋白/球蛋白的比值下降(正常人为 1.5~2.5)。血浆蛋白的主要功能是:①形成血浆胶体渗透压,可保持部分水于血管内;②与激素可逆性结合,维持激素在血浆中相对较长的半衰期(见第十一章);③作为载体运输脂质、维生素、代谢废物等低分子物质;④参与血液凝固、抗凝和纤溶等生理过程;⑤抵御病原微生物(如病毒、细菌、真菌等)的入侵;⑥营养功能。

(二) 血细胞

血细胞可分为红细胞(erythrocyte;red blood cell,RBC)、白细胞(leukocyte;white blood cell,WBC)和血小板(platelet;thrombocyte)三类,其中红细胞的数量最多,约占血细胞总数的 99%,白细胞数量最少。若将一定量的血液与抗凝剂混匀后离心,由于各组分比重的不同,血细胞将沉向管底,比容管中上层的淡黄色液体为血浆,它占全血总体积的 55%~60%。下层深红色部分为红细胞,两者之间有一薄层白色不透明的白细胞和血小板。血细胞在血液中所占的容积百分比称为血细胞比容(hematocrit,Hct)。正常成年男性的血细胞比容为 40%~50%,成年女性为 37%~48%,新生儿约为55%。由于血液中白细胞和血小板仅占总容积的 0.15%~1%,故血细胞比容可反映血液中红细胞的相对浓度。贫血患者血细胞比容降低。

二、血液的理化特性

(一) 血液的比重

正常人全血的比重为 1.050~1.060。血液中红细胞数量越多,全血比重就越大。血浆的比重为1.025~1.030,其高低主要取决于血浆蛋白的含量。红细胞的比重为 1.090~1.092,与红细胞内血红蛋白的含量呈正相关。

(二) 血液的黏滞度

液体的黏度来源于液体内部分子或颗粒间的摩擦力。血液的黏度,即血液黏滞度(blood viscosity)常以全血或血浆与水流过等长的毛细管所需的时间之比来表示。如果以水的黏度为 1,则全血的相对黏度为 4~5,血浆的相对黏度为 1.6~2.4(温度为 37℃时)。当温度不变时,全血的黏度和血浆的黏度分别主要决定于血细胞比容的高低和血浆蛋白含量的多少。全血的黏度还受血流切率的影响(见第四章)。血液黏滞度是形成血流阻力的重要因素之一。

(三) 血浆渗透压

当不同浓度的溶液被半透膜分隔时,低浓度侧溶液中的水分子将在两侧渗透压差的驱动下通过半透膜进入高浓度侧的溶液中,这一现象称为渗透(osmosis)。溶液渗透压(osmotic pressure)的高低取决于单位体积溶液中溶质颗粒(分子或离子)数目的多少,而与溶质的种类和颗粒的大小无关。这种现象被命名为范托夫定律(van't Hoff's law),荷兰科学家范托夫由于发现溶液中的化学动力学法则和渗透压规律于 1901 年成为第一位诺贝尔化学奖的获得者。血浆渗透浓度约为 300mmol/L,即产生约 $300mOsm/(kg\cdot H_2O)$ 的渗透压,相当于 770kPa 或 5 790mmHg。血浆的渗透压主要来自溶解于其中的晶体物质。由晶体物质所形成的渗透压称为晶体渗透压(crystal osmotic pressure),80% 来自 Na^+ 和 Cl^-。由蛋白质所形成的渗透压称为胶体渗透压(colloid osmotic pressure)。由于蛋白质的分子量大,血浆中蛋白分子数量少,所形成的渗透压低,产生约 $1.3mOsm/(kg\cdot H_2O)$ 的渗透压,约相当于 3.3kPa或 25mmHg。由于白蛋白的分子量小,其分子数量远多于其他血浆蛋白,故血浆胶体渗透压的 75%~80% 来自白蛋白。

正常情况下细胞外液与细胞内液总渗透压相等。细胞外液中的大部分晶体物质不易通过细胞膜,当其浓度发生变化时,可引起细胞外液晶体渗透压及总渗透压的变化,而影响细胞内、外水的平衡。因此,细胞外液的晶体渗透压保持相对稳定,对于保持细胞内、外水的平衡和细胞的正常体积极为重要。水和晶体物质可自由通过毛细血管壁,故血浆与组织液中晶体物质的浓度以及晶体渗透压基本相等。血浆蛋白不易通过毛细血管壁,当血浆蛋白浓度发生变化时将改变毛细血管两侧的胶体渗透压,而影响毛细血管两侧的水的平衡。因此,虽然血浆胶体渗透压较低,但在调节血管内、外水的平衡和维持正常的血浆容量中起重要的作用。当发生肝、肾疾病或营养不良导致血浆蛋白降低时,可因血浆胶体渗透压的降低导致毛细血管处组织液滤过增多而出现组织水肿。

在临床上和生理实验中所使用的各种溶液,其渗透压与血浆渗透压相等,称为等渗溶液(iso-osmotic solution),渗透压高于或低于血浆渗透压的溶液分别称为高渗或低渗溶液。浓度为 0.9% 的 NaCl 溶液为等渗溶液,红细胞悬浮于其中可保持正常形态和大小。须指出的是,并非每种物质的等渗溶液都能使悬浮于其中的红细胞保持其正常形态和大小,如 1.9% 的尿素溶液虽然与血浆等渗,但将红细胞置于其中后,立即发生溶血。这是因为尿素分子可自由通过红细胞膜,并依其浓度梯度进入红细胞,导致红细胞内渗透压增高,水进入细胞,使红细胞肿胀破裂而发生溶血;NaCl 却不易通过红细胞膜,因而不会发生上述现象。一般把能够使悬浮于其中的红细胞保持正常形态和大小的溶液称为等张溶液(isotonic solution)。实际上,等张溶液是由不能自由通过细胞膜的溶质所形成的等渗溶液。因此,0.9%NaCl 溶液既是等渗溶液,也是等张溶液;1.9% 尿素虽是等渗溶液,却不是等张溶液。

动画

(四) 血浆 pH

正常人血浆 pH 为 7.35~7.45。血浆 pH 的相对恒定有赖于血浆内的缓冲物质,以及肺和肾的正常功能。血浆内的缓冲物质主要包括 $NaHCO_3/H_2CO_3$、蛋白质钠盐/蛋白质和 Na_2HPO_4/NaH_2PO_4 三对缓冲对,其中 $NaHCO_3/H_2CO_3$ 最重要,其比值为 20。当血浆 pH 低于 7.35 时,称为酸中毒,高于 7.45 时称为碱中毒。血浆 pH 低于 6.9 或高于 7.8 时都将危及生命。

三、血液的免疫学特性

机体在日常活动中不断暴露于细菌、病毒、真菌、寄生虫等病原生物,这些病原生物的入侵可引起器官组织的损害和生理功能的异常,甚至死亡。免疫系统是机体抵御病原体感染的关键系统。免疫系统由免疫组织与器官、免疫细胞和免疫分子组成,血液中的各种血细胞、抗体和补体均是机体免疫系统的重要组成部分。免疫可分为固有免疫和获得性免疫两类。

(一) 固有免疫

固有免疫(innate immunity)由遗传获得,因不具有针对某一类抗原的特异性,又称非特异性免疫(nonspecific immunity)。固有免疫细胞及固有免疫分子(如血浆中的补体等)是实现非特异性免疫功能的重要效应细胞和效应分子。固有免疫细胞包括吞噬细胞(如中性粒细胞和单核巨噬细胞系统)、树突状细胞(dendritic cell, DC)、自然杀伤细胞(natural killer cell, NK cell)、自然杀伤 T 细胞、γδT 细胞和 B1 细胞等。固有免疫是机体抵御病原微生物入侵的第一道防线,启动并参与获得性免疫应答。法国科学家霍夫曼(Hoffmann J. A.)因为发现 DC 细胞及其在获得性免疫调控中的作用获得 2011 年诺贝尔生理学或医学奖。

(二) 获得性免疫

获得性免疫(acquired immunity)是个体出生后与抗原物质接触后产生或接受免疫效应因子后获得的免疫,又称特异性免疫(specific immunity)。获得性免疫通过免疫系统产生针对某种抗原的特异性抗体或活化的淋巴细胞而攻击、破坏相应的入侵病原生物或毒素,前者称为体液免疫,后者称为细胞免疫。抗体是由从 B 淋巴细胞发育而来的浆细胞(plasma cell)产生的能与抗原进行特异性结合的免疫球蛋白(immunoglobulin, Ig),可通过中和作用、激活补体和调理作用等发挥免疫功能。T 淋巴细胞和 B 淋巴细胞负责识别和应答特异性抗原,是获得性免疫反应的主要执行者。B 淋巴细胞通过分化为具有抗原特异性的浆细胞产生抗体而引起体液免疫。T 淋巴细胞通过形成活化的效应淋巴细胞以及分泌细胞因子引起细胞免疫。目前临床上利用 T 细胞的该特性,将 T 细胞分离或改造使之具备靶向病变细胞表面抗原的能力,然后回输给患者,可产生较强的抗感染和抗肿瘤效应。嵌合抗原受体 T 细胞免疫治疗(CAR-T)在临床肿瘤治疗方面具有广泛前景。有关机体的免疫功能详见免疫学教材。

(向秋玲)

第二节 ｜ 血细胞生理

一、血细胞生成的部位和一般过程

成人各类血细胞均起源于骨髓造血干细胞。造血（hemopoiesis）过程也就是各类造血细胞发育和成熟的过程。根据造血细胞的功能与形态特征，一般把造血过程分为造血干细胞（hemopoietic stem cell, HSC）、造血祖细胞（hematopoietic progenitor cell）和形态可辨认的前体细胞（precursor cell）三个阶段。造血干细胞具有自我更新（self renewal）、多向分化与重建长期造血的能力。造血干细胞具有对称性与非对称性有丝分裂能力。通过对称性有丝分裂产生两个完全相同的子代干细胞。通过非对称性有丝分裂产生一个子代干细胞和一个早期祖细胞。造血干细胞通过自我更新和自我维持（self maintain）可保持自身细胞数量的稳定；通过多向分化则可形成各系造血祖细胞。因此，调节造血干细胞对称性与非对称性有丝分裂对于维持造血干细胞数量的稳定，满足机体造血的需求极为重要。给造血功能或免疫功能低下的患者进行骨髓造血干细胞移植（又称骨髓移植），可重建受者的造血和免疫功能。造血祖细胞已经限定了进一步分化的方向，虽具有较强的增殖能力，但细胞分裂的方式转变为对称性有丝分裂，边增殖边分化，不再具有自我更新能力，寿命有限，其数量的维持只能依赖于造血干细胞的增殖、分化来补充。各系列的造血祖细胞在体外培养时，可形成相应血细胞的集落，即集落形成单位（colony forming unit, CFU），也即分别形成红系集落形成单位（colony-forming unit-erythroid, CFU-E）、粒-巨噬细胞集落形成单位（CFU-GM）、巨核系集落形成单位（CFU-MK）和淋巴系集落形成单位（CFU-L）。由于造血祖细胞的分化与增殖同步进行，因此，造血祖细胞不是单一的群体，其生物学特性不完全相同，早期造血祖细胞仍具有多个方向分化能力，如髓系多向造血祖细胞（multipotential myeloid stem cell）、CFU-L等，晚期造血祖细胞则定向分化为各系前体细胞（图3-1）；早期红系祖细胞和晚期红系祖细胞分别在体外培养时形成很大的红系爆式集落形成单位（burst-forming unit-erythroid, BFU-E）和较小的红系集落形成单位（CFU-E）。在前体细胞阶段，造血细胞已发育成为形态学上可辨认的各系幼稚细胞，这些细胞进一步分化成熟，便成为具有特殊功能的各类终末血细胞，然后有规律地释放入血液循环（图3-1）。

在进行造血干细胞移植时，造血干细胞的定居、增殖、分化仅局限于造血组织，这表明造血的发生需要适宜的造血微环境。造血微环境（hemopoietic microenvironment），又称造血龛（hematopoietic niche），是指造血干细胞定居、存活、增殖、分化和成熟的场所（T淋巴细胞在胸腺中成熟），包括造血器官中的基质细胞、基质细胞分泌的细胞外基质和各种造血调节因子，以及进入造血器官的神经和血管，在血细胞生成的全过程中发挥调控、诱导和支持的作用。基质细胞（stromal cell）是指骨髓中的网状细胞、内皮细胞、成纤维细胞、巨噬细胞、脂肪细胞、成骨细胞以及骨髓基质干细胞等多种细胞。这些细胞产生细胞因子，调节HSC的增殖与分化，为HSC提供营养和黏附的场所。造血干细胞经静脉输入能很快归巢（homing）至骨髓，与其表达相应黏附蛋白有关。

机体在受到某些物理因素（如γ射线、X射线等）、化学因素（如氯霉素、苯等）和生物因素（如病毒等）等损害时，造血干细胞可发生质的异常和量的减少，或造血微环境的缺陷，引起再生障碍性贫血（aplastic anemia），血液中全血细胞减少。造血干细胞的恶性突变可引起白血病的发生。

二、红细胞生理

（一）红细胞的数量和形态

红细胞是血液中数量最多的血细胞。我国成年男性红细胞的数量为$(4.3\sim5.8)\times10^{12}$/L，女性为$(3.8\sim5.1)\times10^{12}$/L。红细胞内的蛋白质主要是血红蛋白（hemoglobin, Hb），因此血液呈红色。我国成年男性血红蛋白浓度为130～175g/L，成年女性为115～150g/L。正常人的红细胞数量和血红蛋白浓

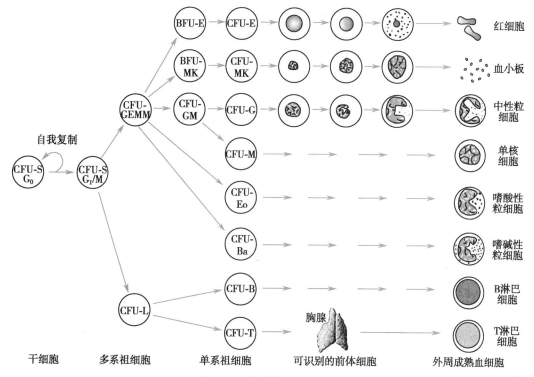

图 3-1　血细胞生成模式图

CFU-S,脾集落形成单位(造血干细胞);CFU-GEMM,粒红巨核巨噬系集落形成单位(髓系多向造血祖细胞);
BFU-E,红系爆式集落形成单位;CFU-E,红系集落形成单位;BFU-MK,巨核系爆式集落形成单位;CFU-MK,
巨核系集落形成单位(巨核细胞系祖细胞);CFU-GM,粒-巨噬细胞集落形成单位(粒细胞单核细胞系造血祖
细胞);CFU-G,粒系集落形成单位(中性粒细胞造血祖细胞);CFU-M,巨噬系集落形成单位(单核系造血祖细
胞);CFU-Eo,嗜酸系集落形成单位(嗜酸性粒细胞造血祖细胞);CFU-Ba,嗜碱系集落形成单位(嗜碱性粒细
胞造血祖细胞);CFU-L,淋巴系集落形成单位(淋巴系祖细胞);CFU-B,B 淋巴细胞集落形成单位;CFU-T,T
淋巴细胞集落形成单位;G_0,G_0 期;G_1/M,G_1 期/M 期。

度不仅有性别差异,还可因年龄、生活环境和机体功能状态不同而有差异。例如,儿童低于成年人(但
新生儿高于成年人);高原居民高于平原居民;妊娠后期因血浆量增多而致红细胞数量和血红蛋白浓
度相对减少。人体外周血红细胞数量、血红蛋白浓度低于正常称之为贫血(anemia)。

　　正常的成熟红细胞无核,呈双凹圆碟形,直径为 7~8μm,周边最厚处的厚度为 2.5μm,中央最薄
处约为 1μm。红细胞保持正常双凹圆碟形须消耗能量。成熟的红细胞无线粒体,糖酵解是其获得能
量的唯一途径。红细胞从血浆摄取葡萄糖,通过糖酵解产生 ATP,维持细胞膜上钠泵的活动,以保持
红细胞内外 Na^+、K^+ 的正常分布以及细胞容积和双凹圆碟状的形态。

(二)红细胞的生理特征与功能

　　1. 红细胞的生理特征　红细胞具有可塑变形
性、悬浮稳定性和渗透脆性等生理特征,这些特征
都与红细胞的双凹圆碟形有关。

　　(1)可塑变形性:正常红细胞在外力作用下具
有变形的能力。红细胞的这种特性称为可塑变形
性(plastic deformation)。外力撤销后,变形的红细
胞又可恢复其正常的双凹圆碟形。红细胞在全身
血管中循环运行时,须经过变形才能通过口径比它
小的毛细血管和血窦孔隙(图 3-2)。可塑变形性是
红细胞生存所需的最重要的特性。红细胞的可塑

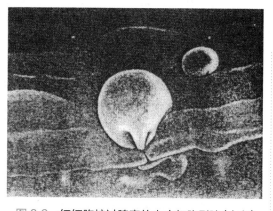

图 3-2　红细胞挤过脾窦的内皮细胞裂隙(大鼠)

变形性取决于红细胞的几何形状、红细胞内的黏滞度和红细胞膜的弹性,其中红细胞正常的双凹圆碟形的几何形状最为重要。正常成人红细胞的体积约为 $90\mu m^3$,表面积约为 $140\mu m^2$。若红细胞为等体积的球形,则其表面积仅 $100\mu m^2$。因此,正常的双凹圆碟形使红细胞具有较大的表面积与体积之比,这使得红细胞在受到外力时易于发生变形。遗传性球形红细胞增多症的患者,由于红细胞呈球形,其表面积与体积之比降低,变形能力减弱。此外,红细胞内的黏滞度增大(如血红蛋白发生变性或细胞内血红蛋白浓度过高)或红细胞膜的弹性降低,也会使红细胞的变形能力降低。

(2)悬浮稳定性:将抗凝血静置于垂直的血沉管,尽管红细胞的比重大于血浆,但正常时红细胞下沉缓慢,表明红细胞能相对稳定地悬浮于血浆中,红细胞的这一特性称为悬浮稳定性(suspension stability)。通常以红细胞在第一小时末下沉的距离来表示红细胞的沉降速度,称为红细胞沉降率(erythrocyte sedimentation rate,ESR)。正常成年男性 ESR 为 0~15mm/h,成年女性为 0~20mm/h。沉降率越快,表示红细胞的悬浮稳定性越小。

红细胞能相对稳定地悬浮于血浆中,是由于红细胞与血浆之间的摩擦力阻碍了红细胞的下沉。双凹圆碟形的红细胞具有较大的表面积与体积之比,所产生的摩擦力较大,故红细胞下沉缓慢。若红细胞彼此以凹面相贴,称为红细胞叠连(erythrocyte rouleaux formation)。发生叠连后,红细胞团块的总表面积与总体积之比减小,摩擦力相对减小而红细胞沉降率加快。决定红细胞叠连快慢的因素不在于红细胞本身,而在于血浆成分的变化。若将正常人的红细胞置于 ESR 高者的血浆中,红细胞也会发生叠连而沉降加速,而将 ESR 高者的红细胞置于正常人的血浆中,则沉降率正常。通常血浆中纤维蛋白原、球蛋白和胆固醇的含量增高时,可加速红细胞叠连和沉降率;血浆中白蛋白、卵磷脂的含量增多时则可抑制叠连发生,使沉降率减慢。这是因为正常红细胞表面的 N-乙酰神经氨酸(N-acetylneuraminic acid)带有负电荷而互相排斥不发生叠连,带正电荷的纤维蛋白原和球蛋白可中和红细胞表面的负电荷而促进红细胞叠连,使红细胞沉降率加快,而带负电荷的白蛋白可抑制红细胞叠连,降低红细胞沉降率。在某些疾病(如活动性肺结核、风湿热等)时,炎症因子可促进肝脏纤维蛋白原的合成,引起红细胞沉降率加快。

(3)渗透脆性:红细胞在低渗盐溶液中发生膨胀破裂的特性称为红细胞渗透脆性(osmotic fragility of erythrocyte),简称脆性。红细胞在等渗的 0.9%NaCl 溶液中可保持其正常形态和大小。若将红细胞悬浮于一系列浓度递减的低渗 NaCl 溶液中,水将在渗透压差的作用下渗入细胞,于是红细胞由正常双凹圆碟形逐渐胀大,成为球形;当 NaCl 浓度降至 0.42%~0.46% 时,部分红细胞开始破裂而发生溶血;当 NaCl 浓度降至 0.28%~0.32% 时,红细胞全部发生溶血。这一现象表明红细胞对低渗盐溶液具有一定的抵抗力,且同一个体的红细胞对低渗盐溶液的抵抗力并不相同。生理情况下,衰老红细胞对低渗盐溶液的抵抗力低,即脆性高;而初成熟的红细胞的抵抗力高,即脆性低。有些疾病可影响红细胞的脆性,如遗传性球形红细胞增多症患者的红细胞脆性变大,故测定红细胞的渗透脆性有助于某些疾病的临床诊断。

2. 红细胞的功能　红细胞的主要功能是运输 O_2 和 CO_2。血液中 98.5% 的 O_2 是以与血红蛋白结合成氧合血红蛋白的形式存在的。血液中的 CO_2 主要以碳酸氢盐和氨基甲酰血红蛋白的形式存在,碳酸氢盐的生成有赖于红细胞内的碳酸酐酶的催化(见第五章)。双凹圆碟形使红细胞具有较大的气体交换面积,由细胞中心到大部分表面的距离都很短,故有利于细胞内、外 O_2 和 CO_2 的交换。红细胞内血红蛋白一旦逸出到血浆中,即丧失其运输 O_2 的功能。此外,红细胞还参与对血液中的酸、碱物质的缓冲及免疫复合物的清除。

(三) 红细胞生成的调节

正常成年人每天约产生 2×10^{11} 个红细胞。骨髓是成年人生成红细胞的唯一场所。红骨髓内的造血干细胞首先分化成为红系造血祖细胞,再经过原红细胞、早幼红细胞、中幼红细胞、晚幼红细胞和网织红细胞的阶段,最终成为成熟的红细胞。从原红细胞到中幼红细胞阶段,经历 3~5 次有丝分裂,每次有丝分裂约持续一天。一个原红细胞可产生 8~32 个晚幼红细胞,需 3~5 天。机体贫血时细胞分裂加快,可缩短到 2 天。晚幼红细胞不再分裂,细胞内血红蛋白的含量已达到正常水平,脱去细胞核成为网织红细胞(reticulocyte)。网织红细胞进入血液循环后通过自噬清除残留的线粒体、核糖体等细胞器发育为成熟红细胞,此过程需 1～2 天。由于网织红细胞持续时间较短,外周血中网织红细胞的数量只占红细胞总数的 0.5%～1.5%。当骨髓造血功能增强时,大量网织红细胞释放入血,血液中网织红细胞计数可高达 30%～50%。临床工作中常通过外周血网织红细胞计数来了解骨髓造血功能的盛衰。

1. 红细胞生成所需物质　在红细胞生成的过程中,需要有足够的蛋白质、铁、叶酸和维生素 B_{12} 的供应。蛋白质和铁是合成血红蛋白的重要原料,而叶酸和维生素 B_{12} 是红细胞成熟所必需的物质。此外,红细胞生成还需要氨基酸、维生素 B_6、维生素 B_2、维生素 C、维生素 E 和微量元素铜、锰、钴、锌等。由于红细胞可优先利用体内的氨基酸来合成血红蛋白,故单纯因缺乏蛋白质而发生贫血者较为罕见。

(1)铁:铁是合成血红蛋白的必需原料。正常成年人体内共有铁 3～4g,其中约 67% 存在于血红蛋白中。血红蛋白的合成从原红细胞开始,持续到网织红细胞阶段。成人每天需要 20～30mg 的铁用于红细胞生成,但每天仅须从食物中吸收 1mg 以补充排泄的铁,其余 95% 来自体内铁的再利用。衰老的红细胞被巨噬细胞吞噬后,血红蛋白分解所释放的铁可再用于血红蛋白的合成。进入血液的铁通过与转铁蛋白(transferrin)结合而被运送到幼红细胞。当铁的摄入不足或吸收障碍,或长期慢性失血以致机体缺铁时,血红蛋白合成可减少,引起缺铁性贫血(iron deficiency anemia)。

(2)叶酸和维生素 B_{12}:叶酸和维生素 B_{12} 是合成 DNA 所需的重要辅酶。血浆中叶酸主要以 N^5-甲基四氢叶酸形式存在。进入细胞后,N^5-甲基四氢叶酸在体内须转化成四氢叶酸后,才能参与 DNA 的合成。叶酸的转化需要维生素 B_{12} 的参与。维生素 B_{12} 缺乏时,叶酸的利用率下降,可引起叶酸的相对不足。因此,缺乏叶酸或维生素 B_{12} 时,DNA 的合成障碍引起细胞核发育减慢,幼红细胞分裂减慢,而胞质 RNA 合成不受影响,胞质成分(包括血红蛋白)形成相对正常,胞核发育滞后于胞质,红细胞体积增大,导致巨幼细胞贫血(megaloblastic anemia)。正常情况下,食物中叶酸和维生素 B_{12} 的含量能满足红细胞生成的需要,但维生素 B_{12} 的吸收需要内因子(intrinsic factor)的参与。内因子由胃黏膜的壁细胞产生,它与维生素 B_{12} 结合后通过回肠黏膜上特异受体的介导,促进维生素 B_{12} 在回肠远端的吸收。当胃大部分切除或胃的壁细胞损伤时,机体缺乏内因子,或体内产生抗内因子抗体,或回肠末端被切除后,均可因维生素 B_{12} 吸收障碍而导致巨幼细胞贫血。但在正常情况下,体内储存有 4～5mg 维生素 B_{12},而红细胞生成每天仅需 2～5μg,故当维生素 B_{12} 吸收发生障碍时,常在 3～5 年后才出现贫血。正常人体内叶酸的储存量为 5～20mg,每天叶酸的需要量约为 200μg,当叶酸摄入不足或吸收障碍时,3～4 个月后可发生巨幼细胞贫血。

2. 红细胞生成的调节　红系造血祖细胞向红系前体细胞的增殖分化是红细胞生成的关键环节。不同发育阶段的红系造血祖细胞因为细胞表面受体表达的差异而对不同造血调控因子呈现出不同的反应。干细胞因子(stem cell factor,SCF)、白细胞介素-3(interleukin-3,IL-3)和粒细胞-巨噬细胞集落刺激因子(GM-CSF)可刺激早期红系造血祖细胞(也即 BFU-E)的增殖和发育为晚期红系造血祖细胞(也即 CFU-E)。晚期红系造血祖细胞因存在较密集的促红细胞生成素(erythropoietin,EPO)受体主要接受 EPO 的调节,而早期红系造血祖细胞因 EPO 受体稀疏较少受 EPO 影响。

(1)促红细胞生成素:动物实验表明,将失血性贫血动物的血浆输入正常动物体内,可引起正常动物的红细胞生成增多,表明贫血动物体内产生了某种可促进红细胞生成的体液因子。经过多年的研究,现已将其分离纯化,称为促红细胞生成素(EPO)。EPO 是一种糖蛋白,由 165 个氨基酸残基组成,分子量约 34 000Da。CFU-E 是 EPO 作用的主要靶细胞。EPO 促红细胞生成作用可归纳为:①CFU-E 的存活完全依赖于 EPO 的存在。EPO 主要作为存活因子(survival factor)抑制 CFU-E 的凋亡,这是 EPO 促进 CFU-E 增殖和分化的前提。②激活血红蛋白等红系特异基因的表达,促进红系造血祖细胞向原红细胞分化及幼红细胞血红蛋白的合成。③促进网织红细胞的成熟与释放。EPO 是机体红细胞生成的主要调节物。血浆 EPO 的水平与血液血红蛋白的浓度呈负相关,严重贫血时血浆中 EPO 浓度可增高 1 000 倍左右。贫血时体内 EPO 增高可促进红细胞生成;而红细胞增高时,EPO 分泌则减少,这一负反馈调节使血中红细胞的数量能保持相对稳定(图 3-3)。目前临床上已将重组的人 EPO 应用于促进贫血患者的红细胞生成。此外,在脑、心和血管内皮等非造血组织也存在 EPO 受体,实验研究显示,大剂量的 EPO 所具有的抗凋亡作用对神经、心脏和肾脏均显示出细胞保护效应。

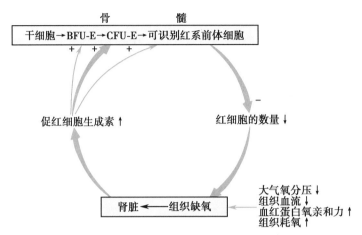

图 3-3 促红细胞生成素调节红细胞生成的反馈环

BFU-E,红系爆式集落形成单位;CFU-E,红系集落形成单位;+ 表示促进;– 表示抑制。

肾是产生 EPO 的主要部位。肾皮质肾小管周围的间质细胞(主要是成纤维细胞)可产生 EPO。与一般内分泌细胞不同的是,肾内没有 EPO 的储存。缺 O_2 可迅速引起 EPO 基因表达增加,从而使 EPO 的合成和分泌增多。EPO 的半衰期($t_{1/2}$)为 4～12 小时。切除双肾后,血浆中 EPO 的浓度急剧降低。生理情况下,血浆中有一定量的 EPO,可维持正常的红细胞生成。完全缺乏 EPO 时,骨髓中几乎没有红细胞生成。而存在大量 EPO 时,只要提供足够的造血原料,红细胞的生成可比正常时提高 10 倍。组织缺氧是促进 EPO 分泌的生理性刺激因素。任何引起肾氧气供应不足的因素,如贫血、缺氧或肾血流量减少,均可促进 EPO 的合成与分泌,使血浆 EPO 含量增加。实验显示,机体在低氧环境中数小时 EPO 即可产生增多,于 24 小时达峰值。因此,双肾实质严重破坏的晚期肾脏病患者常因缺乏 EPO 而发生肾性贫血(renal anemia)。正常人从平原进入高原低氧环境后,由于肾产生 EPO 增多,可使外周血液的红细胞数量和血红蛋白含量增高。低氧促进 EPO 基因表达的机制与低氧诱导因子-1(hypoxia-inducible factor-1,HIF-1)的作用有关。HIF-1 是一种转录因子,低氧时肾内 HIF-1 的活性增强,可与位于 EPO 基因 3′ 端的增强子结合而促进 EPO 的表达。正常人体内有 5%～10% 的 EPO 是由肾外组织(如肝)产生的,故双肾严重破坏而依赖人工肾生存的尿毒症患者,体内仍有少量 EPO 促使骨髓继续产生红细胞。有关 HIF-1 在细胞缺氧应答调控中的作用的研究获得 2019 年诺贝尔生理学或医学奖。

(2)性激素:雄激素可提高血浆中 EPO 的浓度,促进红细胞的生成。若切除双肾或给予抗 EPO 抗体,可阻断雄激素的促红细胞生成作用。因此,雄激素主要通过刺激 EPO 的产生而促进红细胞生成。此外,也有实验显示,雄激素刺激骨髓红系祖细胞增殖的效应先于体内 EPO 的增加,这表明雄激素也可直接刺激骨髓,促进红细胞生成。雄激素还可促进血红蛋白的合成。雌激素可降低红系祖细胞对 EPO 的反应,抑制红细胞的生成。雄激素和雌激素对红细胞生成的不同效应,可能是成年男性红细胞数和血红蛋白量高于女性的原因之一。

此外,还有一些激素,如甲状腺激素、肾上腺皮质激素和生长激素等可改变组织对氧的要求而间接促进红细胞生成。转化生长因子 β、干扰素 γ 和肿瘤坏死因子等可抑制早期红系祖细胞的增殖,对红细胞的生成起负性调节作用,这可能与慢性炎症状态时发生炎症性贫血(anemia of inflammation)有关。

(四)红细胞的破坏

正常人红细胞的平均寿命为 120 天。每天约有 0.8% 的衰老红细胞被破坏。90% 的衰老红细胞被巨噬细胞吞噬。由于衰老红细胞的变形能力减退,脆性增高,难以通过微小的孔隙,因此容易滞留于脾、肝和骨髓中而被巨噬细胞所吞噬,这种红细胞的破坏称为血管外破坏。脾功能亢进时可因红细胞破坏过多而引起贫血。巨噬细胞吞噬红细胞后,将血红蛋白消化,释出铁、氨基酸和胆红素,其中铁和氨基酸可被重新利用,而胆红素则由肝排入胆汁,最后排出体外。此外,还有 10% 的衰老红细胞在血管中受机械冲击而破损,称为血管内破坏。血管内破坏所释放的血红蛋白立即与血浆中的触珠蛋白结合,进而被肝摄取。当血管内的红细胞大量破坏,血浆中血红蛋白浓度过高而超出触珠蛋白的结合能力时,未能与触珠蛋白结合的血红蛋白将经肾排出,出现血红蛋白尿。红细胞破坏过多可引起溶血性贫血。

三、白细胞生理

(一)白细胞的分类与数量

白细胞为无色、有核的细胞,在血液中一般呈球形。白细胞可分为中性粒细胞(neutrophil)、嗜酸性粒细胞(eosinophil)、嗜碱性粒细胞(basophil)、单核细胞(monocyte)和淋巴细胞(lymphocyte)五类。前三者因其胞质中含有嗜色颗粒,故总称为粒细胞(granulocyte)。正常成年人血液中白细胞数为 $(3.5\sim9.5)\times10^9/L$,其中中性粒细胞占 50%~70%,嗜酸性粒细胞占 0.5%~5%,嗜碱性粒细胞占 0%~1%,单核细胞占 3%~8%,淋巴细胞占 20%~40%。白细胞数量无明显性别差异。

正常人血液中白细胞的数目可因年龄和机体处于不同功能状态而有变化:①新生儿白细胞数较高,一般在 $15\times10^9/L$ 左右;②有昼夜波动,下午白细胞数稍高于早晨;③进食、疼痛、情绪激动、剧烈运动、妊娠末期和分娩等可使白细胞数显著增多。

(二)白细胞的生理特性和功能

各类白细胞均参与机体的防御功能。白细胞所具有的变形、游走、趋化、吞噬和分泌等特性,是执行防御功能的生理基础。白细胞主要通过两种方式抵御外源性病原生物的入侵:通过吞噬作用清除入侵的细菌和病毒;通过形成抗体和致敏淋巴细胞来破坏或灭活入侵的病原体。除淋巴细胞外,所有的白细胞都能伸出伪足做变形运动,凭借这种运动,白细胞得以穿过毛细血管壁,这一过程称为血细胞渗出(diapedesis)。渗出到血管外的白细胞也可借助变形运动在组织内游走,在某些化学物质吸引下,可迁移到炎症区域发挥其生理作用。白细胞朝向某些化学物质运动的特性,称为趋化性(chemotaxis)。能吸引白细胞发生定向运动的化学物质,称为趋化因子(chemokine)。人体细胞的降解产物、抗原-抗体复合物、补体活化产物、细菌毒素和细菌等都具有趋化活性。白细胞按照这些物质的浓度梯度游走到炎症部位,将细菌等异物吞噬(phagocytosis),进而将其消化、杀灭。白细胞还可分泌白细胞介素、干扰素、肿瘤坏死因子、集落刺激因子等多种细胞因子,通过自分泌、旁分泌作用参与炎症和免疫反应的调控。

1. 中性粒细胞 中性粒细胞的胞核呈分叶状,故又称多形核白细胞(polymorphonuclear leukocyte),胞质存在嗜天青颗粒和特殊颗粒。颗粒内含物大多参与杀灭和消化吞噬细菌的过程。血管中的中性粒细胞约有一半随血液循环,称为循环池,通常白细胞计数即反映这部分中性粒细胞的数量;另一半则滚动在小血管的内皮细胞上,称为边缘池。这两部分细胞可以相互交换,保持动态平衡。肾上腺素可促进中性粒细胞自边缘池进入循环池,在 5~10 分钟内可使外周血中的中性粒细胞增高 50%,但持续时间不超过 20 分钟。此外,在骨髓中还储备有约 2.5×10^{12} 个成熟的中性粒细胞,为外周血液中中性粒细胞总数的 15~20 倍。在机体需要时,储存的中性粒细胞可在数小时内大量进入循环血液。中性粒细胞在血管内停留的时间平均只有 6~8 小时,一旦进入组织,它们就不再返回血液。中性粒细胞是血液中主要的吞噬细胞,其变形游走能力和吞噬活性均较强。当细菌入侵时,中性粒细胞在炎症区域产生的趋化性物质的作用下,自毛细血管渗出而被吸引到炎症区域吞噬细菌。中性粒细胞作为体内游走速度最快的细胞,是首先到达炎症部位的效应细胞。6小时左右局部中性粒细胞的数目达高峰,可增高10倍以上。中性粒细胞吞噬细菌后立即启动非氧杀菌和杀菌能力更强的依氧杀菌过程。前者通过颗粒中所含有的水解酶、乳铁蛋白(可与铁螯合而抑制细菌生长)、杀菌性通透性增加蛋白(可增加细菌外膜的通透性而杀菌)等抗菌性蛋白分子对细菌进行非氧杀伤;后者通过产生大量的活性氧基团进行依氧杀菌。杀菌后中性粒细胞通过溶酶体中溶酶体酶分解细菌。当中性粒细胞吞噬3~20个细菌后,其本身即解体,释放的各种溶酶体酶又可溶解周围组织而形成脓(pus)。炎症发生时,炎症产物可使骨髓内储存的中性粒细胞大量释放而使外周血液的中性粒细胞数目显著增高,有利于更多的中性粒细胞进入炎症区域。当血液中的中性粒细胞数减少到$1×10^9$/L时,机体的抵抗力明显降低,易发生感染。此外,中性粒细胞还可吞噬和清除衰老的红细胞和抗原-抗体复合物等。

2. **单核细胞** 从骨髓进入血液的单核细胞是尚未成熟的细胞。单核细胞在血液中停留约1天后迁移至组织中,继续发育成巨噬细胞(macrophage)。巨噬细胞的体积可增大5~10倍,比中性粒细胞有更强的吞噬能力,可吞噬更多的细菌(多达100个)、更大的细菌和颗粒(包括红细胞)。巨噬细胞的溶酶体还含有大量的酯酶,可消化某些细菌(如结核分枝杆菌)的脂膜。激活的单核吞噬细胞对肿瘤和病毒感染细胞具有强大的杀伤能力。单核细胞与器官组织内的巨噬细胞共同构成单核吞噬细胞系统(mononuclear phagocyte system),该系统除具有吞噬并杀伤病原体和吞噬衰老损伤的组织细胞的作用外,还可分泌多种细胞因子[如集落刺激因子(CSF)、白介素(IL-1、IL-3、IL-6等)、肿瘤坏死因子(TNF-α)、干扰素(IFN-α、IFN-β)等],加工处理并呈递抗原启动特异性免疫应答等功能。此外,单核细胞还可在组织中发育成树突状细胞(dendritic cell)。树突状细胞仅有微弱的吞噬活性,不直接参与宿主的防御功能,但它的抗原提呈能力远强于巨噬细胞,为目前所知功能最强的抗原提呈细胞,是机体特异免疫应答的始动者。有关树突状细胞的研究曾获得2011年诺贝尔生理学或医学奖。

3. **嗜酸性粒细胞** 血液中嗜酸性粒细胞的数目有明显的昼夜周期性波动,清晨细胞数减少,午夜时细胞数增多,这种周期性波动可能与血液中肾上腺皮质激素含量的昼夜波动有关。当血液中糖皮质激素浓度增高时,嗜酸性粒细胞数目减少。嗜酸性粒细胞在血液中停留的半衰期为6~12小时。体内嗜酸性粒细胞主要存在于组织中,为血液中嗜酸性粒细胞的100倍。嗜酸性粒细胞的胞质中含有较大的椭圆形嗜酸性颗粒,因其含有过氧化物酶和主要碱性蛋白(major basic protein,MBP)、嗜酸性粒细胞阳离子蛋白等带大量正电荷的蛋白质而呈嗜酸性。它虽有较弱的吞噬能力,可选择性地吞噬抗原-抗体复合物,但吞噬缓慢,基本上无杀菌作用,在抗细菌感染防御中不起主要作用。嗜酸性粒细胞主要功能有:①限制嗜碱性粒细胞和肥大细胞在I型超敏反应中的作用:一是通过产生前列腺素E抑制嗜碱性粒细胞合成和释放生物活性物质;二是吞噬嗜碱性粒细胞、肥大细胞所排出的颗粒,以及释放组胺酶、芳香硫酸酯酶等酶类灭活嗜碱性粒细胞所释放的生物活性物质,如组胺、白三烯等。②是机体对抗蠕虫幼体感染的主要防御机制。在特异性免疫球蛋白IgG、IgE抗体和补体C_3的调理作用下,嗜酸性粒细胞可黏着于多种蠕虫的幼虫上,释放颗粒内所含的MBP、嗜酸性粒细胞阳离子蛋白和过氧化物酶等,损伤幼虫虫体,但对成虫无损伤作用。当机体发生过敏反应和寄生虫感染时,常伴有嗜酸性粒细胞增多。此外,在某些情况下,嗜酸性粒细胞也可导致组织损伤。嗜酸性粒细胞可释放多种促炎介质及主要碱性蛋白,对支气管上皮具有毒性作用,并能诱发支气管痉挛,目前认为嗜酸性粒细胞是哮喘发生发展中组织损伤的主要效应细胞。

4. **嗜碱性粒细胞** 成熟的嗜碱性粒细胞存在于血液中,只有在发生炎症时受趋化因子的诱导才迁移到组织中。嗜碱性粒细胞的胞质中存在较大的碱性染色颗粒,颗粒内含有肝素、组胺、嗜酸性粒细胞趋化因子A等。当嗜碱性粒细胞被活化时,不仅能释放颗粒中的介质,还可合成释放白三烯(过敏性慢反应物质)和IL-4等细胞因子。嗜碱性粒细胞释放的肝素具有抗凝血作用,有利于保持血管的通畅,使吞噬细胞能够到达抗原入侵部位而将其破坏。组胺和过敏性慢反应物质可使毛细血管壁通透性增加,引起局部充血水肿,并可使支气管平滑肌收缩,从而引起荨麻疹、哮喘等Ⅰ型超敏反应症状。因此,嗜碱性粒细胞是参与变态反应的重要效应细胞。此外,嗜碱性粒细胞被激活时释放的嗜酸性粒细胞趋化因子 A,可吸引嗜酸性粒细胞,使之聚集于局部,以限制嗜碱性粒细胞在过敏反应中的作用。近年来还有研究显示,嗜碱性粒细胞参与固有免疫调节,在机体抗寄生虫免疫应答中可能起重要作用。

5. 淋巴细胞　淋巴细胞在免疫应答反应过程中起核心作用。根据细胞生长发育的过程、细胞表面标志和功能的不同,可将淋巴细胞分成 T 淋巴细胞、B 淋巴细胞和自然杀伤细胞(natural killer cell, NK cell)三大类。T 淋巴细胞主要与细胞免疫有关,B 淋巴细胞主要与体液免疫有关,而 NK 细胞则是机体固有免疫的重要执行者,能够直接杀伤被病毒感染的自身细胞或者肿瘤细胞。淋巴细胞的功能详见免疫学。

(三)白细胞的生成和调节

白细胞也起源于骨髓中的造血干细胞(见图 3-1)。目前对淋巴细胞生成的调节机制还了解不多。机体炎症反应时促进骨髓中性粒细胞和单核细胞的生成是机体抗感染防御的重要机制。炎症组织内活化的巨噬细胞(主要来源)、内皮细胞、成纤维细胞可分泌粒细胞-巨噬细胞集落刺激因子(granulocyte-macrophage colony stimulating factor,GM-CSF)、粒细胞集落刺激因子(granulocyte colony stimulating factor,G-CSF)、巨噬细胞集落刺激因子(macrophage colony stimulating factor,M-CSF)等集落刺激因子。GM-CSF 能刺激中性粒细胞、单核细胞和嗜酸性粒细胞的生成。GM-CSF 与骨髓基质细胞产生的干细胞因子联合作用,还可刺激早期造血干细胞与祖细胞的增殖与分化。G-CSF 和 M-CSF 分别促进粒细胞和单核细胞的生成。G-CSF 还能动员骨髓中的干细胞与祖细胞进入血液。此外,还有一类抑制性因子,如乳铁蛋白和转化生长因子 β 等,它们可直接抑制白细胞的生成,或是限制上述的集落刺激因子的释放或作用。抑制性因子与促白细胞生成的刺激因子共同维持正常的白细胞生成过程。重组 G-CSF 和 GM-CSF 已在临床治疗中性粒细胞减少症中获得成功。

(四)白细胞的破坏

由于白细胞主要在组织中发挥作用,淋巴细胞还可往返于血液、组织液和淋巴之间,并能增殖分化,故白细胞的寿命较难准确判断,约为 100～300 天。循环血液只是将白细胞从骨髓和淋巴组织运送到机体所需部位的通路,白细胞在血液中停留的时间较短。一般来说,中性粒细胞在循环血液中停留 6～8 小时即进入组织,4～5 天后即衰老死亡或经消化道排出;若有细菌入侵,中性粒细胞会在吞噬过量细菌后,因释放溶酶体酶而发生"自我溶解",与破坏的细菌和组织碎片共同形成脓液。单核细胞会在血液中停留 1 天左右,然后进入组织,并发育成巨噬细胞,在组织中可生存 3 个月左右。嗜酸性粒细胞和嗜碱性粒细胞在组织中可分别生存 8～12 天和 12～15 天。

四、血小板生理

(一)血小板的数量和功能

血小板的体积小,无细胞核,呈双面微凸的圆盘状,直径为 2～3μm。当血小板与玻片接触或受刺激时,可伸出伪足而呈不规则形状。电镜下可见血小板内存在 α-颗粒、致密体等血小板储存颗粒。血小板膜上有多种糖蛋白(glycoprotein,GP),它们具有受体功能。如 GPⅠb/Ⅸ/Ⅴ是由 GPⅠb、GPⅨ和 GPⅤ通过非共价键组成的糖蛋白复合物,可与血管性血友病因子(von Willebrand factor,vWF)结合。属于整合素家族的 GPⅡb/Ⅲa 复合物(整合素 αⅡbβ3)为血小板膜上含量最为丰富的糖蛋白,可与纤维蛋白原及 vWF 结合。GPⅠb/Ⅸ/Ⅴ 及 GPⅡb/Ⅲa 与相应配体结合是引起血小板黏附、聚集及血小板内信号途径活化的重要机制。正常成年人血液中的血小板数量为(100～300)×10⁹/L。正常人血小板计数可有 6%～10% 的变动范围,通常午后较清晨高,冬季较春季高,剧烈运动后和妊娠中、晚期升高,静脉血的血小板数量较毛细血管血液高。

血小板有助于维持血管壁的完整性。临床实践中早已观察到,当血小板数降至 50×10⁹/L 时,患者的毛细血管脆性增高,微小的创伤或仅血压升高即可使之破裂出现小的出血点,在皮肤黏膜出现瘀点或紫癜,称为血小板减少性紫癜(thrombocytopenic purpura)。血小板维持血管壁的完整性的机制尚未完全阐明。一般认为,血小板还可释放具有稳定内皮屏障的物质(如 1-磷酸鞘氨醇)和生长因子,如血管内皮生长因子(vascular endothelial growth factor,VEGF)、血小板源生长因子(platelet-derived growth factor,PDGF),有利于受损血管的修复。循环中的血小板一般处于"静止"状态,当血管损伤时,血小板可被激活而在生理止血过程中起重要作用(见本章第三节)。但血小板过多($>1\,000\times10^9/L$)易发生血栓性疾病。

(二)血小板的生理特性

1. **黏附** 血小板与非血小板表面的黏着称为血小板黏附(platelet adhesion)。血小板不能黏附于正常内皮细胞的表面。当血管内皮细胞受损时,血小板即可黏附于内皮下组织。血小板的黏附需要血小板膜上 GP I b/IX/V 复合物、内皮下成分(主要是胶原纤维)和血浆 vWF 的参与。GP I b/IX/V 复合物是血小板表面主要的黏附受体。血管受损后,vWF 首先结合于内皮下暴露的胶原纤维,引起 vWF 变构,获得与血小板膜上的 GP I b/IX/V 结合的能力,从而使血小板黏附于胶原纤维上。因此,vWF 是血小板黏附于胶原纤维的桥梁。这使得血小板能在高剪切力条件下(如小动脉和狭窄的血管等)黏附于受损局部。正常情况下,由于 vWF 未与胶原纤维结合,则不能与血小板上的 GP I b/IX/V 结合。在 GP I b/IX/V 复合物缺乏(巨大血小板综合征)、vWF 缺乏(血管性血友病)和胶原纤维变性等情况下,血小板的黏附功能受损,因而可能存在出血倾向。

2. **释放** 血小板受刺激后将储存在致密体、α-颗粒或溶酶体内的物质排出的现象,称为血小板释放(platelet release)或血小板分泌(platelet secretion)。从致密体释放的物质主要有 ADP、ATP、5-羟色胺(5-HT)、Ca^{2+};从 α-颗粒释放的物质主要有 β-血小板球蛋白、血小板因子 4(PF4)、vWF、纤维蛋白原、凝血因子 V(FV)、凝血酶敏感蛋白、PDGF 等。此外,被释放的物质除来自血小板颗粒外,也可来自临时合成并即时释放的物质,如血栓烷 A_2(thromboxane A_2,TXA_2)。能引起血小板聚集的因素多数能引起血小板释放反应,而且血小板的黏附、聚集与释放几乎同时发生。许多由血小板释放的物质可进一步促进血小板的活化、聚集,加速止血过程。临床上也可通过测定血浆 β 血小板球蛋白和 PF4 的含量来了解体内血小板的活化情况。

3. **聚集** 血小板与血小板之间的相互黏着,称为血小板聚集(platelet aggregation)。这一过程需要纤维蛋白原、Ca^{2+} 和血小板膜上 GP IIb/IIIa 的参与。在未受刺激的静息血小板膜上的 GP IIb/IIIa 处于低亲和力状态,不能与纤维蛋白原结合。当血小板黏附于血管破损处时或在致聚剂的激活下,GP IIb/IIIa 活化,与纤维蛋白原的亲和力增高,在 Ca^{2+} 的作用下纤维蛋白原可与之结合,从而连接相邻的血小板,充当聚集的桥梁,使血小板聚集成团。GP IIb/IIIa 的异常(血小板无力症)或纤维蛋白原缺乏均可引起血小板聚集障碍。

体外实验中,在血小板悬液或富含血小板的血浆中加入致聚剂而诱发血小板聚集时,悬液的光密度降低(透光度增加),因此可根据血小板悬液的光密度变化来动态了解血小板的聚集情况。血小板的聚集通常出现两个时相,即第一聚集时相和第二聚集时相。第一聚集时相发生迅速,也能迅速解聚,为可逆性聚集;第二聚集时相发生缓慢,但不能解聚,为不可逆性聚集。第二聚集时相的出现是由血小板被外源性致聚剂活化后释放内源性 ADP 所致。目前已知多种生理性致聚剂,主要有 ADP、肾上腺素、5-HT、组胺、胶原、凝血酶、TXA_2 等。血小板聚集反应的形式可因致聚剂的种类和浓度不同而有差异(图 3-4)。

曲线 A 示低浓度 ADP 引起血小板第一聚集时相,聚集时血小板悬液透光度增加后再度降低,表明血小板先迅速发生聚集然后解聚。曲线 B 示中浓度 ADP 引起血小板第一聚集时相和第二聚集时相,聚集时血小板悬液透光度增加后降低,进而再度进一步增加,表明血小板第一聚集时相后发生更强的不可逆性聚集。曲线 C 示高浓度 ADP 引起血小板第一聚集时相和第二聚集时相相继发生,只出现单一的不可逆性聚集高峰。曲线 D 示加入胶原后,经过一段潜伏期,引起血小板直接发生第二聚

NOTES

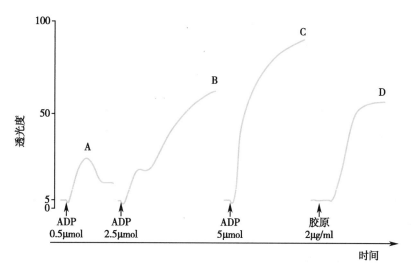

图 3-4　血小板的聚集曲线

集时相。血小板释放的 TXA_2 具有强烈的聚集血小板和缩血管作用。血小板内并无 TXA_2 的储存,当血小板受刺激而被激活时,血小板内的磷脂酶 A_2 也被激活,进而裂解膜磷脂,游离出花生四烯酸,后者在环氧合酶(cyclooxygenase,COX)作用下生成前列腺素 G_2 和 H_2(PGG_2 和 PGH_2),并进一步在血小板的血栓烷合成酶的催化下生成 TXA_2。TXA_2 可降低血小板内 cAMP 的浓度,对血小板的聚集有正反馈促进作用。阿司匹林可抑制环氧合酶而减少 TXA_2 的生成,具有抗血小板聚集的作用。此外,血管内皮细胞中含有前列环素合成酶,可使 PGH_2 转化为前列环素(prostacyclin,PGI_2)(图 3-5)。PGI_2 与 TXA_2 的作用相反,可提高血小板内 cAMP 的含量,具有较强的抑制血小板聚集和舒张血管的作用。正常情况下,血管内皮产生的 PGI_2 与血小板生成的 TXA_2 之间保持

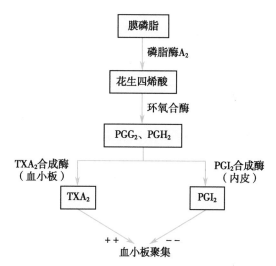

图 3-5　血小板和内皮细胞中前列腺素的代谢

TXA_2,血栓烷 A_2;PGI_2,前列环素;+ 表示促进;− 表示抑制。

动态平衡,使血小板不发生聚集。若血管内皮受损,局部 PGI_2 生成减少,将有利于血小板聚集的发生。此外,血管内皮细胞还可释放一氧化氮(NO)。NO 与 PGI_2 相似,可抑制血小板聚集。但 NO 抑制聚集的效应是通过提高血小板内 cGMP 含量实现的。

4. 收缩　血小板具有收缩能力。在血小板中存在着类似肌细胞的收缩蛋白系统,包括肌动蛋白、肌球蛋白、微管和各种相关蛋白。血小板活化后,胞质内 Ca^{2+} 浓度增高,通过分解 ATP 而引起血小板的收缩反应。在血凝块中,血小板的伪足通过膜上活化的 GP Ⅱb/Ⅲa 结合于纤维蛋白索上。当血凝块中的血小板发生收缩时,可使血块回缩。若血小板数量减少或 GP Ⅱb/Ⅲa 缺陷,可使血块回缩(clot retraction)不良。临床上可根据体外血块回缩的情况大致估计血小板的数量或功能是否正常。

5. 吸附　血小板表面可吸附血浆中多种凝血因子(如凝血因子 Ⅰ、Ⅴ、Ⅺ、Ⅻ等)。如果血管内皮破损,随着血小板黏附和聚集于破损的局部,可使局部凝血因子浓度升高,有利于血液凝固和生理性止血。

血小板的生理特性是血小板发挥生理性止血功能的基础。血小板的异常活化也参与动脉硬化的发生和血栓形成。目前抗血小板药物在临床血栓性疾病的治疗中得到了广泛使用。例如,环氧合酶抑制剂阿司匹林、TXA_2 合成酶抑制剂利多格雷、ADP 受体拮抗剂氯吡格雷、GP Ⅱb/Ⅲa 受体拮抗剂替

罗非班均具有抗血小板作用。此外,PGI$_2$和双嘧达莫可分别激活血小板腺苷酸环化酶和抑制环核苷酸磷酸二酯酶,促进cAMP的生成和减少cAMP的分解,提高血小板内cAMP的浓度,抑制血小板的功能。

(三) 血小板的生成和调节

血小板是从骨髓成熟的巨核细胞(megakaryocyte)胞质裂解脱落下来的具有生物活性的小块胞质。造血干细胞首先分化为巨核系祖细胞,然后再分化为原始巨核细胞,并经过幼巨核细胞,而发育为成熟巨核细胞。骨髓窦壁外的成熟巨核细胞胞质伸向骨髓窦腔,并脱落成为血小板,进入血液。一个巨核细胞可产生2 000~5 000个血小板。从原始巨核细胞到释放血小板入血,需8~10天。进入血液的血小板,2/3存在于外周循环血液中,其余贮存在脾脏和肝脏。有研究报道,肺也是巨核细胞释放生成血小板的重要部位。

血小板生成素(thrombopoietin,TPO)是体内血小板生成调节最重要的生理性调节因子。TPO主要由肝细胞产生,肾也可少量产生。TPO是由332个氨基酸残基组成的糖蛋白,其分子量为50~70kD。TPO可促进巨核系祖细胞的存活和增殖,也可促进不成熟巨核细胞的分化,是刺激巨核祖细胞增殖和分化作用最强的细胞因子。在TPO的刺激下,血小板的生成可增加10倍。TPO的促血小板生成作用是通过其受体Mpl(为原癌基因 c-mpl 的表达产物)实现的。还有研究显示,敲除小鼠TPO或TPO受体基因后,除巨核细胞和血小板的量减少90%外,骨髓中干细胞及各系祖细胞数目也降至正常数目的15%~25%,这表明TPO对造血干细胞的存活、增殖和分化也有重要的促进作用。临床试验显示,重组人TPO可有效促进血小板的生成。

(四) 血小板的破坏

血小板进入血液后,其寿命为7~14天,但只在最初两天具有生理功能。用^{51}Cr或^{32}P标记血小板观察其破裂情况,证明血小板的破坏随血小板的日龄增高而增多。衰老的血小板在脾、肝和肺组织中被吞噬、破坏。此外,在生理性止血活动中,血小板聚集后,其本身将解体并释放出全部活性物质,表明血小板除衰老破坏外,还可在发挥其生理功能时被消耗。

第三节 | 生理性止血

正常情况下,小血管受损后引起的出血,在几分钟内就会自行停止,这种现象称为生理性止血(hemostasis)。生理性止血是机体重要的保护机制之一。当血管受损时,一方面要求迅速形成止血栓以避免血液的流失;另一方面要使止血反应限制在损伤局部,保持全身血管内血液的流体状态。因此,生理性止血是多种因子和机制相互作用,维持精确平衡的结果。临床上常用小针刺破耳垂或指尖,使血液自然流出,然后测定出血持续的时间,这段时间称为出血时间(bleeding time),正常人不超过9分钟(模板法)。出血时间的长短可反映生理性止血功能的状态。生理性止血功能减退时,可有出血倾向,发生出血性疾病;而生理性止血功能过度激活,则可导致病理性血栓形成。

一、生理性止血的基本过程

生理性止血过程主要包括血管收缩、血小板止血栓形成和血液凝固三个过程。

1. **血管收缩** 生理性止血首先表现为受损血管局部和附近的小血管收缩,使局部血流减少,有利于减轻或阻止出血。引起血管收缩的原因有以下三个方面:①损伤性刺激反射性使血管收缩;②血管壁的损伤引起局部血管肌源性收缩;③黏附于损伤处的血小板释放5-HT、TXA$_2$等缩血管物质,引起血管收缩。

2. **血小板止血栓形成** 血管损伤后,由于内皮下胶原的暴露,1~2秒内即有少量的血小板黏附于内皮下的胶原上,这是形成止血栓的第一步。通过血小板的黏附,可识别损伤部位,使止血栓能正确定位。黏附的血小板进一步激活血小板内信号途径导致血小板的活化并释放内源性 ADP 和 TXA$_2$,进而激活血液中其他血小板,募集更多的血小板相互黏着而发生不可逆聚集;此外,局部受损红细胞释放的 ADP 和局部凝血过程中生成的凝血酶均可使流经伤口附近的血小板不断地黏着聚集在已黏附固定于内皮下胶原的血小板上,最终形成血小板止血栓堵塞伤口,达到初步止血(primary hemostasis),也称一期止血(first hemostasis)。一期止血主要依赖于血管收缩及血小板止血栓的形成。此外,受损血管内皮的 PGI$_2$、NO 生成减少,也有利于血小板的聚集。

3. 血液凝固 血管受损也可启动凝血系统,在局部迅速发生血液凝固,使血浆中可溶性的纤维蛋白原转变成不溶性的纤维蛋白,并交织成网,以加固止血栓,称二期止血(secondary hemostasis)(图 3-6)。最后,局部纤维组织增生,并长入血凝块,达到永久性止血。

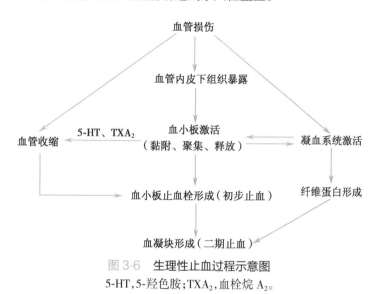

图 3-6 生理性止血过程示意图
5-HT,5-羟色胺;TXA$_2$,血栓烷 A$_2$。

生理性止血虽然分为血管收缩、血小板止血栓形成和血液凝固三个过程,但这三个过程相继发生并相互重叠,彼此密切相关。只有在血管收缩使血流减慢时,血小板黏附才易于实现;血小板激活后释放的 5-HT、TXA$_2$ 又可促进血管收缩。活化的血小板可为血液凝固过程中凝血因子的激活提供磷脂表面。血小板表面吸附有多种凝血因子,血小板还可释放纤维蛋白原等凝血因子,从而大大加速凝血过程。而血液凝固过程中产生的凝血酶又可加强血小板的活化。此外,血凝块中血小板的收缩,可引起血块回缩,挤出其中的血清,使得血凝块变得更为坚实,牢固封住血管的破口。因此,生理性止血的三个过程彼此相互促进,使生理性止血能及时而快速地进行。由于血小板与生理性止血过程的三个环节均有密切关系,因此,血小板在生理性止血过程中居于极为重要的地位。当血小板减少或功能降低时,出血时间就会延长。

二、血液凝固

血液凝固(blood coagulation)是指血液由流动的液体状态变成不能流动的凝胶状态的过程。其实质就是血浆中的可溶性纤维蛋白原转变成不溶性的纤维蛋白的过程。纤维蛋白交织成网,把血细胞和血液的其他成分网罗在内,从而形成血凝块(图 3-7)。纤维蛋白是迄今为止所发现的弹性最好的天然蛋白质,这使得血凝块具有较好的弹性。血液凝固是一系列复杂的酶促反应过程,需要多种凝血因子的参与。

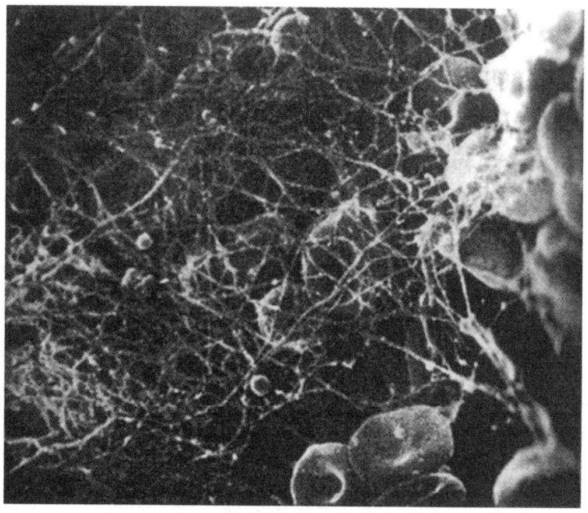

图 3-7 血凝块的扫描电镜图

(一) 凝血因子

血浆与组织中直接参与血液凝固的物质,统称为凝血因子(coagulation factor;clotting factor)。目前已知的凝血因子主要有14种,其中按国际命名法依发现的先后顺序用罗马数字编号的有12种,即凝血因子Ⅰ～Ⅻ(简称FⅠ～FⅫ,其中FⅥ是血清中活化的FⅤa,已不再视为一个独立的凝血因子)。此外还有高分子量激肽原、前激肽释放酶(表3-2)。在这些凝血因子中,除FⅣ是Ca^{2+}外,其余的凝血因子均为蛋白质,而且FⅡ、FⅦ、FⅨ、FⅩ、FⅪ、FⅫ和前激肽释放酶都是丝氨酸蛋白酶,能对特定的肽链进行有限水解;但正常情况下这些蛋白酶是以无活性的酶原形式存在,必须通过其他酶的有限水解而暴露或形成活性中心后,才具有酶的活性,这一过程称为凝血因子的激活。习惯上在凝血因子代号的右下角加一个a(activated)表示其为活化型,如FⅡ被激活为FⅡa。FⅢ、FⅤ、FⅧ和高分子激肽原在凝血反应中起辅因子的作用,可使相应的丝氨酸蛋白酶凝血因子的催化速率增快成千上万倍。除FⅢ外,其他凝血因子均存在于新鲜血浆中,且多数在肝内合成,其中FⅡ、FⅦ、FⅨ、FⅩ的生成需要维生素K的参与,故它们又称为依赖维生素K的凝血因子。依赖维生素K的凝血因子的分子中均含有γ-羧基谷氨酸,与Ca^{2+}结合后可发生变构,暴露出与磷脂结合的部位而参与凝血。维生素K拮抗剂(如华法林)可抑制维生素K依赖性凝血因子的合成,在体内具有抗凝作用。当肝脏病变时,可因凝血因子合成减少出现凝血功能障碍。

表 3-2　凝血因子的某些特性

因子	同义名	合成部位	主要激活物	主要抑制物	主要功能
Ⅰ	纤维蛋白原	肝细胞			形成纤维蛋白,参与血小板聚集
Ⅱ	凝血酶原	肝细胞(需维生素K)	凝血酶原酶复合物	抗凝血酶	凝血酶促进纤维蛋白原转变为纤维蛋白;激活FⅤ,FⅧ,FⅪ,FⅫ和血小板,正反馈促进凝血;与内皮细胞上的凝血酶调节蛋白结合而激活蛋白质C和凝血酶激活的纤溶抑制物(TAFI)
Ⅲ	组织因子(TF)	内皮细胞和其他细胞			作为FⅦa的辅因子,是生理性凝血反应过程的启动物
Ⅳ	钙离子(Ca^{2+})	—			辅因子
Ⅴ	前加速素易变因子	内皮细胞和血小板	凝血酶和FⅩa,以凝血酶为主	活化的蛋白质C	作为辅因子加速FⅩa对凝血酶原的激活
Ⅶ	前转变素稳定因子	肝细胞(需维生素K)	FⅩa,FⅨa,FⅦa	TFPI,抗凝血酶	与TF形成Ⅶa-组织因子复合物,激活FⅩ和FⅨ
Ⅷ	抗血友病因子	肝细胞	凝血酶,FⅩa	不稳定,自发失活;活化的蛋白质C	作为辅因子,加速FⅨa对FⅩ的激活
Ⅸ	血浆凝血活酶	肝细胞(需维生素K)	FⅪa,Ⅶa-组织因子复合物	抗凝血酶	FⅨa与Ⅷa形成FⅩ酶复合物激活FⅩ
Ⅹ	Stuart-Prower因子	肝细胞(需维生素K)	Ⅶa-TF复合物,FⅨa-Ⅷa复合物	抗凝血酶,TFPI	与FⅤa结合形成凝血酶原酶复合物激活凝血酶原;FⅩa还可激活FⅦ、FⅧ和FⅤ
Ⅺ	血浆凝血活酶前质	肝细胞	FⅫa,凝血酶	α_1抗胰蛋白酶,抗凝血酶	激活FⅨ
Ⅻ	接触因子或Hageman因子	肝细胞	胶原、带负电的异物表面,K	抗凝血酶	激活FⅪ、纤溶酶原及前激肽释放酶

因子	同义名	合成部位	主要激活物	主要抑制物	主要功能
XIII	纤维蛋白稳定因子	肝细胞和血小板	凝血酶		使纤维蛋白单体相互交联聚合形成纤维蛋白网
–	高分子量激肽原	肝细胞			辅因子,促进 FXIIa 对 FXI 和对 PK 的激活,促进 PK 对 FXII 的激活
–	前激肽释放酶	肝细胞	FXIIa	抗凝血酶	激活 FXII

TF,组织因子;TFPI,组织因子途径抑制物;K,激肽释放酶;PK,前激肽释放酶。

(二) 凝血过程

血液凝固是凝血因子按一定顺序相继激活而生成凝血酶(thrombin),最终使纤维蛋白原(fibrinogen)变为纤维蛋白(fibrin)的过程。因此,凝血过程可分为凝血酶原酶复合物[也称凝血酶原激活复合物(prothrombin activator)]的形成、凝血酶的激活和纤维蛋白的生成三个基本步骤(图 3-8)。

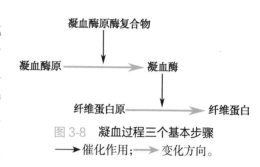

图 3-8　凝血过程三个基本步骤
→ 催化作用; ⟶ 变化方向。

1. 凝血酶原酶复合物的形成 凝血酶原酶复合物可通过内源性凝血途径和外源性凝血途径生成。两条途径的主要区别在于启动方式和参与的凝血因子有所不同。但两条途径中的某些凝血因子可以相互激活,故两者间相互密切联系,并不各自完全独立。

(1)内源性凝血途径:内源性凝血途径(intrinsic pathway)是指参与凝血的因子全部来自血液,通常因血液与带负电荷的异物(如玻璃、白陶土、硫酸酯、胶原等)表面接触而启动。当血管内皮受损后,血液与内皮下带负电荷的胶原接触时,首先是 FXII 结合到胶原表面,并被激活为 FXIIa。FXIIa 的主要功能是激活 FXI 成为 FXIa,从而启动内源性凝血途径。此外,FXIIa 还能通过激活前激肽释放酶为激肽释放酶而正反馈地促进 FXIIa 的形成。从 FXII 结合于异物表面到 FXIa 的形成的过程称为表面激活(surface activation)。表面激活还需要高分子量激肽原的参与,它作为辅因子可加速表面激活过程。

表面激活所生成的 FXIa 在 Ca²⁺ 存在的情况下可激活 FIX 生成 FIXa。在 Ca²⁺ 的作用下,FIXa 与 FVIIIa 在活化的血小板提供的膜磷脂表面结合成复合物,即内源性途径因子 X 酶复合物(tenase complex),可进一步激活 FX,生成 FXa。在此过程中,FVIIIa 作为辅因子,可使 FIXa 对 FX 的激活速度提高 20 万倍。FVIII 或 FIX 的缺陷可引起血友病(hemophilia),表现出严重的凝血障碍。在正常情况下,血浆中 FVIII 与 vWF 以非共价形式结合成复合物,该复合物可避免 FVIII 被活化的蛋白质 C 降解,提高其稳定性。vWF 缺陷时血浆 FVIII 水平降低。vWF 的缺陷可引起血管性血友病(von Willebrand disease)。结合于 vWF 上的 FVIII 被凝血酶活化为 FVIIIa 后就从 vWF 上释放出来。因此,vWF 可有效地将 FVIII 运送到存在凝血酶的凝血局部。

(2)外源性凝血途径:由来自血液之外的组织因子(tissue factor,TF)暴露于血液而启动的凝血过程,称为外源性凝血途径(extrinsic pathway),又称组织因子途径(tissue factor pathway)。组织因子是一种跨膜糖蛋白,存在于大多数组织细胞。在生理情况下,直接与循环血液接触的血细胞和内皮细胞不表达组织因子。但血浆中约有 0.5% 的 FVII 处于活化状态(FVIIa)。当血管损伤时,暴露出组织因子,后者与 FVIIa 和 Ca²⁺ 相结合而形成 FVIIa-组织因子复合物,即外源性途径因子 X 酶复合物,可催化两个重要的反应:①激活 FX 生成 FXa,其中组织因子作为辅因子使 FVIIa 激活 FX 的效力增加 1 000 倍。生成的 FXa 又能反过来激活 FVII,进而激活更多 FX,形成外源性凝血途径的正反馈效应。②激活 FIX 生成 FIXa。FIXa 除能与 FVIIIa 结合而激活 FX 外,也能正反馈激活 FVII。因此,通过 FVIIa-组织因子复合物的形成,使内源性凝血途径和外源性凝血途径相互联系,相互促进,共同完成凝血过程。此外,在组织因子的辅助下,FⅦa也能自身激活FⅦ为FⅦa。须指出的是,在病理状态下,细菌内毒素、补体C5a、免疫复合物、肿瘤坏死因子等均可刺激血管内皮细胞和单核细胞表达组织因子,从而启动凝血过程,引起弥散性血管内凝血(disseminated intravascular coagulation,DIC)。

2. 凝血酶原的激活　由内源性和外源性凝血途径所生成的FXa,在Ca^{2+}存在的情况下与FVa在血小板膜磷脂表面形成FXa-FVa-Ca^{2+}-磷脂复合物,即凝血酶原酶复合物(prothrombinase complex)(图3-9),进而激活凝血酶原为凝血酶。凝血酶原酶复合物中的FVa为辅因子,可使FXa激活凝血酶原的速度提高10 000倍。

3. 纤维蛋白的生成　激活的凝血酶使纤维蛋白原(四聚体)从N端脱下四段小肽,即两个A肽和两个B肽,转变为纤维蛋白单体,并激活FⅩⅢ为FⅩⅢa,在Ca^{2+}的作用下使纤维蛋白单体相互聚合,形成不溶于水的交联纤维蛋白多聚体凝块,完成凝血过程。此外,凝血酶还可激活FV、FⅧ、FⅪ和血小板,形成凝血过程中的正反馈机制。在未激活的血小板,带负电荷的磷脂(如磷脂酰丝氨酸等)存在于膜的内表面。当血小板活化后,带负电荷的磷脂翻转到外表面,为因子X和凝血酶原酶复合物的形成提供有效的磷脂表面,也可加速凝血。上述凝血过程可概括地表达于图3-10中。

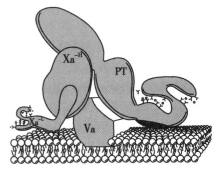

图3-9　凝血酶原酶组装图

Va、Xa和PT分别表示FVa、FXa和凝血酶原。凝血因子Xa由重链(Xa^{-H})和轻链(Xa^{-L})组成。FXa借助FVa结合于活化的血小板膜上,从而加速凝血酶原活化的速度。图中Xa和PT分子上的"Y"表示γ-羧基谷氨酸,与Ca^{2+}结合(图中以"o"表示)。当γ-羧基谷氨酸与Ca^{2+}结合后使Xa和PT暴露出膜结合位点。

如上所述,无论是内源性凝血途径还是外源性凝血途径,生成FXa后到纤维蛋白的形成过程都是通过共同的凝血途径实现的。因外源性凝血途径所涉及的凝血因子比内源性凝血途径少,反应路径比内源性凝血途径短,故外源性凝血途径比内源性凝血途径所需时间短。由于凝血是一系列凝血因子相继酶解激活的过程,每步酶促反应均有放大效应,逐级激活,也即少量被激活的凝血因子可使大量下游凝血因子激活,整个凝血过程呈现出巨大的放大现象。例如1分子FⅪa最终可产生上亿分子的纤维蛋白。

将静脉血放入玻璃试管中,自采血开始到血液凝固所需的时间称为凝血时间(clotting time,CT),主要反映内源性凝血系统的凝血过程,正常人为4～12分钟。若在被检血浆中加入Ca^{2+}和组织因子(组织凝血激酶,tissue thromboplastin),观测血浆的凝固时间,称为血浆凝血酶原时间(prothrombin time,PT),反映外源性凝血系统凝血过程的变化,正常人一般11～13秒(手工法)。血液凝固后1～2小时,因血凝块中的血小板激活,使血凝块回缩,释出淡黄色的液体,称为血清(serum)。由于在凝血过程中一些凝血因子被消耗,故血清与血浆的区别在于前者缺乏纤维蛋白原、凝血酶原(FⅡ)、FV、FⅧ和FⅩⅢ等凝血因子,但也增添了少量凝血过程中由血小板释放的物质。

(三)体内生理性凝血机制

在体内,当组织和器官损伤时,暴露出的组织因子和胶原虽可分别启动外源性凝血系统和内源性凝血系统,但临床观察发现,先天性缺乏FⅫ、前激肽释放酶或高分子量激肽原的患者,几乎没有出血症状,这表明这些凝血因子并不是机体生理性止血所必需的。目前认为,外源性凝血途径在体内生理性凝血反应的启动中起关键性作用,组织因子是生理性凝血反应过程的启动物。组织因子为跨膜蛋白,镶嵌在细胞膜上,可起锚定作用,有利于使生理性凝血过程局限于血管受损的部位。

当组织因子与FⅦa结合成复合物后,可激活FX为FXa,从而启动凝血反应。由于组织因子途径抑制物的存在,在启动阶段,外源性凝血途径仅能形成少量凝血酶,尚不足以维持正常凝血功能。但这些少量的凝血酶通过对血小板的激活及对FV、FⅧ、FⅪ的激活产生放大效应;凝血酶对FⅪ的激活绕过了FⅫ,而激活居于其下游的FⅨ;同时,组织因子-FⅦa复合物也可激活FⅨ形成FⅨa,形

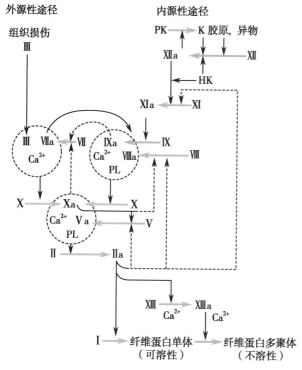

外源性途径
组织损伤
Ⅲ

内源性途径
PK → K 胶原,异物
Ⅻa ← Ⅻ
← HK
Ⅺa ← Ⅺ

Ⅲ Ⅶa ← Ⅶ　Ⅸa ← Ⅸ ← Ⅷ
Ca²⁺　　Ca²⁺ Ⅷa
　　　　PL

X → Xa ← X
Ca²⁺ Va ← V
PL

Ⅱ → Ⅱa

ⅩⅢ → ⅩⅢa
Ca²⁺ Ca²⁺

Ⅰ → 纤维蛋白单体 → 纤维蛋白多聚体
（可溶性）　　（不溶性）

图 3-10　凝血过程示意图

→ 催化作用；⇒ 变化方向；---→ 正反馈促进；PL,磷脂；PK,前激肽释放酶；K,激肽释放酶；HK,高分子量激肽原；罗马数字表示相应的凝血因子。

成内源性因子X酶复合物,最终激活足量的FⅩa和凝血酶,完成纤维蛋白的形成过程。这也就可以理解为什么遗传性FⅪ缺乏(曾被称为血友病C)患者的出血症状比血友病A(FⅧ缺陷)和血友病B(FⅨ缺陷)要轻微。因此,组织因子是生理性凝血反应的启动物,而没有FⅫ参与的、截短的内源性途径在放大阶段对凝血反应开始后的维持和巩固发挥非常重要的作用。

（四）血液凝固的负性调控

正常人在日常活动中常有轻微的血管损伤发生,体内也常有低水平的凝血系统的激活,但循环血液并不凝固。即使当组织损伤而发生生理性止血时,止血栓也只局限于损伤部位,并不延及未损部位。这表明体内的生理性凝血过程在时间和空间上受到严格的控制。

1. 血管内皮的抗凝作用　正常的血管内皮作为一个屏障,可防止凝血因子、血小板与内皮下的成分接触,从而避免凝血系统的激活和血小板的活化。血管内皮可以合成抗凝血酶、凝血酶调节蛋白、组织因子途径抑制物等抗凝血物质和 PGI_2、NO 等抗血小板物质,以及组织型纤溶酶原激活物等,可灭活活化的凝血因子,抑制血小板活化,促进血凝块(纤维蛋白)溶解,具有抗凝血、抗血小板、维持血管通畅等功能。

2. 生理性抗凝物质　正常人每 1ml 血浆充分激活可生成 300 单位凝血酶。但在生理性止血时,每 1ml 血浆所表现出的凝血酶活性很少超过 8～10 个单位,这表明正常人体内有很强的抗凝血酶活性。体内的生理性抗凝物质可分为丝氨酸蛋白酶抑制物、蛋白质 C 系统和组织因子途径抑制物三类,分别抑制激活的维生素 K 依赖性凝血因子(FⅦa 除外)、激活的辅因子 FⅤa 和 FⅧa,以及外源性凝血途径。

（1）丝氨酸蛋白酶抑制物:血浆中主要有抗凝血酶、肝素辅因子Ⅱ、 C_1 抑制物、 α_1 抗胰蛋白酶、 α_2 抗纤溶酶和 α_2 巨球蛋白等,都是通过与丝氨酸蛋白酶凝血因子活性中心的丝氨酸残基结合而抑制其活性。抗凝血酶(antithrombin)是最重要的抑制物,负责灭活 60%～70% 的凝血酶,其次是肝素辅因子Ⅱ,可灭活 30% 的凝血酶。抗凝血酶由肝和血管内皮细胞产生,能灭活凝血酶和凝血因子 FⅨa、FⅩa、FⅪa、FⅫa。在缺乏肝素的情况下,抗凝血酶的直接抗凝作用慢而弱,但它与肝素结合后,其抗凝作用可增强 2 000 倍。但正常情况下,循环血浆中几乎无肝素存在,抗凝血酶主要通过与内皮细胞表面的硫酸乙酰肝素结合而增强血管内皮的抗凝功能。

（2）蛋白质 C 系统:蛋白质 C 系统主要包括蛋白质 C(protein C,PC)、凝血酶调节蛋白(thrombomodulin,TM)、蛋白质 S 和蛋白质 C 的抑制物。蛋白质 C 由肝合成,其合成需要维生素 K 的参与,以酶原的形式存在于血浆中。当凝血酶离开损伤部位而与正常血管内皮细胞上的 TM 结合后,可激活蛋白质 C,后者可水解灭活 FⅧa 和 FⅤa,抑制 FX 和凝血酶原的激活,有助于避免凝血过程向周围正常血管部位扩展。因此,TM 是将凝血酶从促凝物转变为抗凝物的转换分子。此外,活化的蛋白质 C 还有促进纤维蛋白溶解的作用。血浆中的蛋白质 S 可显著增强活化的蛋白质 C 的功能。蛋白质 C 基因的缺陷者发生静脉血栓的危险性增高。

（3）组织因子途径抑制物：组织因子途径抑制物（tissue factor pathway inhibitor，TFPI）是一种糖蛋白，其分子量为40kD，主要由血管内皮细胞产生，是外源性凝血途径的特异性抑制物。目前认为，TFPI是体内主要的生理性抗凝物质。TFPI虽能与FXa和FⅦa-组织因子复合物结合而抑制其活性，但它只有先结合FXa后才能结合FⅦa组织因子复合物而抑制其活性。因此，TFPI并不阻断组织因子对外源性凝血途径的启动，待到生成一定数量的FXa后才负反馈地抑制外源性凝血途径。

（4）肝素：肝素（heparin）是一种酸性黏多糖，主要由肥大细胞产生，在肺、小肠黏膜和肝中含量丰富。生理情况下血浆中几乎不含肝素。肝素具有强的抗凝作用，但在缺乏抗凝血酶的条件下，肝素的抗凝作用很弱。因此，肝素主要通过增强抗凝血酶、肝素辅因子Ⅱ对凝血酶的灭活而发挥间接抗凝作用。此外，肝素还可促进结合于血管内皮细胞表面的TFPI释放，使血浆TFPI水平升高，故肝素在体内的抗凝作用强于体外。

此外，纤维蛋白与凝血酶有高亲和力。在凝血过程中所形成的凝血酶，85%～90%可被纤维蛋白吸附，这不仅有助于加速局部凝血反应的进行，也可避免凝血酶向周围扩散。进入循环的活化凝血因子可被血流稀释，并被血浆中的抗凝物质灭活和被单核吞噬细胞吞噬，这些均有助于将凝血过程限制在局部损伤部位。

三、纤维蛋白的溶解

正常情况下，组织损伤后所形成的止血栓在完成止血使命后将逐步溶解，从而保证血管的畅通，也有利于受损组织的再生和修复。止血栓的溶解主要依赖于纤维蛋白溶解系统（简称纤溶系统）。若纤溶系统活动亢进，可因止血栓的提前溶解而有重新出血的倾向；而纤溶系统活动低下，则不利于血管的再通，进而加重血栓栓塞。因此，生理情况下止血栓的溶解液化在空间与时间上也同样受到严格控制。

纤维蛋白被分解液化的过程称为纤维蛋白溶解（fibrinolysis），简称纤溶。纤溶系统主要包括纤维蛋白溶解酶原（plasminogen），简称纤溶酶原，又称血浆素原；纤溶酶（plasmin），又称血浆素；纤溶酶原激活物（plasminogen activator）与纤溶抑制物。纤溶可分为纤溶酶原的激活与纤维蛋白（或纤维蛋白原）的降解两个基本阶段（图3-11）。

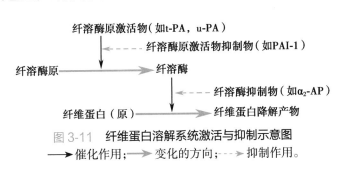

图3-11 纤维蛋白溶解系统激活与抑制示意图
⟶ 催化作用；⟹ 变化的方向；⇢ 抑制作用。

（一）纤溶酶原的激活

纤溶酶原主要由肝产生，以无活性的纤溶酶原形式存在于血浆中。纤溶酶原在激活物的作用下发生有限水解，脱下一段肽链而激活为纤溶酶。纤溶酶原激活物主要有组织型纤溶酶原激活物（tissue-type plasminogen activator，t-PA）和尿激酶型纤溶酶原激活物（urokinase-type plasminogen activator，u-PA）。t-PA主要由血管内皮细胞产生，是血液中主要的内源性纤溶酶原激活物。在纤维蛋白的存在下，t-PA、纤溶酶原结合于纤维蛋白上，t-PA激活纤溶酶原的效应可增加1 000倍。u-PA是血液中仅次于t-PA的纤溶酶原生理性活化物，主要由肾小管和集合管上皮细胞产生。u-PA不需要与纤维蛋白结合，可直接激活纤溶酶原。

此外，FⅫa、激肽释放酶等也可激活纤溶酶原，但正常情况下其活性不足总激活能力的15%。当血液与异物表面接触而激活FⅫ时，一方面启动内源性凝血系统，另一方面也通过FⅫa激活激肽释放酶而激活纤溶系统，使凝血与纤溶相互配合，保持平衡。在体外循环的情况下，由于循环血液大量接触带负电荷的异物表面，此时FⅫa、激肽释放酶可成为纤溶酶原的主要激活物。

（二）纤维蛋白与纤维蛋白原的降解

纤溶酶属于丝氨酸蛋白酶，它最敏感的底物是纤维蛋白和纤维蛋白原。在纤溶酶作用下，纤维蛋白和纤维蛋白原可被分解为许多可溶性小肽,称为纤维蛋白降解产物(fibrin degradation product, FDP)。FDP 通常不再发生凝固,其中部分小肽还具有抗凝血作用。纤溶酶是血浆中活性最强的蛋白酶,特异性较低,对 FⅡ、FⅤ、FⅧ、FⅩ、FⅫ等凝血因子也有一定的降解作用。当纤溶亢进时,可因凝血因子的大量分解和 FDP 的抗凝作用而存在出血倾向。

(三)纤溶抑制物

体内有多种物质可抑制纤溶系统的活性,主要有纤溶酶原激活物抑制物-1(plasminogen activator inhibitor type-1,PAI-1)和 α_2-抗纤溶酶(α_2-antiplasmin,α_2-AP)。PAI-1 主要由血管内皮细胞产生,通过与 t-PA 和 u-PA 结合而灭活 t-PA 和 u-PA。α_2-AP 主要由肝产生,通过与纤溶酶结合而迅速抑制纤溶酶的活性,因此纤溶酶的 $t_{1/2}$ 很短,仅 0.1~0.5 秒。血小板 α 颗粒中也储存有少量 α_2-AP,当血小板活化时释放出来,可以防止纤维蛋白过早降解。此外,凝血酶通过与凝血酶调节蛋白的结合还可激活凝血酶激活的纤溶抑制物(thrombin-activatable fibrinolysis inhibitor,TAFI),抑制纤维蛋白的溶解,稳定血凝块。

在正常安静情况下,虽然 t-PA 和纤溶酶原共存于正常血浆中,但由于血管内皮细胞分泌 PAI-1 的量是 t-PA 的 10 倍,且 t-PA 需要与纤维蛋白结合才能有效激活纤溶酶原,以及 α_2-AP 对纤溶酶的灭活作用等多种因素,血液中的纤溶活性很低。当血管壁上有纤维蛋白形成时,血管内皮细胞分泌 t-PA 增多。同时,纤维蛋白与 t-PA 和纤溶酶原的结合,既有利于 t-PA 对血凝块局部纤溶酶原的激活,也避免了 PAI-1 对 t-PA 的灭活及 α_2-AP 对纤溶酶的灭活,这样可将纤溶过程限制于血凝块局部,不至于引起全身性纤溶亢进,维持凝血和纤溶之间的动态平衡。

临床上重组人 t-PA 已经作为溶栓药物广泛用于血栓栓塞的溶栓治疗。t-PA 需要纤维蛋白的辅助才能有效激活纤溶酶原,使得 t-PA 能够相对选择性地激活血栓中与纤维蛋白结合的纤溶酶原,其溶栓治疗的血管再通率高,对全身性纤溶活性影响较小。在机体纤溶亢进时,临床上使用氨甲环酸阻断纤溶酶原与纤维蛋白的结合而抑制纤溶酶原的激活,发挥抗纤溶作用。

(罗自强)

第四节 | 血型和输血原则

一、血型与红细胞凝集

血型(blood group)通常是指红细胞膜上特异性抗原的类型,这种抗原是由种系基因控制的多态性抗原,称为血型抗原。若将血型不相容的两个人的血液滴加在玻片上并使之混合,则红细胞可凝集成簇,这一现象称为红细胞凝集(agglutination)。在补体的作用下,可引起凝集的红细胞破裂,发生溶血。当给人体输入血型不相容的血液时,在血管内可发生红细胞凝集和溶血反应,甚至危及生命。

红细胞凝集的本质是抗原-抗体反应。红细胞膜上抗原的特异性取决于其抗原决定簇,这些抗原在凝集反应中被称为凝集原(agglutinogen)。而与红细胞膜上的凝集原起反应的特异抗体则称为凝集素(agglutinin)。凝集素为 γ-球蛋白,存在于血浆中。发生抗原-抗体反应时,由于每个抗体上具有 2~10 个抗原结合位点,因此,抗体可在若干个带有相应抗原的红细胞之间形成桥梁,使它们聚集成簇。

白细胞和血小板也存在一些与红细胞相同的血型抗原,还具有自己特有的血型抗原。白细胞上最强的同种抗原是人类白细胞抗原(human leukocyte antigen,HLA),它在体内分布广泛,是免疫细胞识别自我和非自我的关键分子,是器官移植后引起免疫排斥反应的最重要的抗原,也可以在法医学上用于鉴定个体或亲子关系。人类血小板表面也有一些特异的血小板抗原系统,如 PI、Zw、Ko 等。血小板抗原与输血后血小板减少症的发生有关。

二、红细胞血型

自 1901 年兰德斯坦纳（Landsteiner）发现第一个人类血型系统——ABO 血型系统以来,至今已发现 45 个不同的红细胞血型系统,红细胞抗原约 360 个。医学上较重要的血型系统是 ABO、Rh、MNSs、Lutheran、Kell、Lewis、Duff 和 Kidd 等,将这些血型的血液输入血型不相容的受血者,都可引起溶血性输血反应,其中,与临床关系最为密切的是 ABO 血型系统和 Rh 血型系统。Landsteiner 因为发现人类红细胞血型而获得 1930 年诺贝尔生理学或医学奖。

(一) ABO 血型系统

1. ABO 血型的分型　根据红细胞膜上是否存在 A 抗原和 B 抗原可将血液分为四种 ABO 血型:红细胞膜上只含 A 抗原者为 A 型;只含 B 抗原者为 B 型;含有 A 与 B 两种抗原者为 AB 型;A 和 B 两种抗原均无者为 O 型。不同血型的人的血清中含有不同的抗体,但不会含有与自身红细胞抗原相对应的抗体。在 A 型血者的血清中,只含有抗 B 抗体;B 型血者的血清中只含有抗 A 抗体;AB 型血的血清中没有抗 A 和抗 B 抗体;而 O 型血的血清中则含有抗 A 和抗 B 两种抗体(表 3-3)。ABO 血型系统还有几种亚型,其中最为重要的亚型是 A 型中的 A_1 和 A_2 亚型。A_1 型红细胞上含有 A 抗原和 A_1 抗原,而 A_2 型红细胞上仅含有 A 抗原;A_1 型血的血清中只含有抗 B 抗体,而 A_2 型血的血清中则含有抗 B 抗体和抗 A_1 抗体。同样,AB 型血型中也有 A_1B 和 A_2B 两种主要亚型。由于 A_1 型红细胞可与 A_2 型血清中的抗 A_1 抗体发生凝集反应,而且 A_2 型和 A_2B 型红细胞比 A_1 型和 A_1B 型红细胞的抗原性弱得多,在用抗 A 抗体作血型鉴定时容易将 A_2 型和 A_2B 型血误定为 O 型和 B 型,输血时应注意 A_2 和 A_2B 亚型的存在。

表 3-3　ABO 血型系统的抗原和抗体

血型	红细胞上的抗原	血清中的抗体
A 型	A	抗 B
B 型	B	抗 A
AB 型	A、B	抗 A、抗 B 均无
O 型	A、B 均无	抗 A、抗 B

2. ABO 血型系统的抗原　ABO 血型系统中各种抗原的特异性决定于红细胞膜上的糖蛋白或糖脂上所含的糖链。这些糖链都是由暴露在红细胞表面的少数糖基所组成的寡糖链。A 和 B 抗原的特异性就决定于这些寡糖链的组成与连接顺序(图 3-12)。A、B 抗原都是在 H 抗原的基础上形成的。在 A 基因的控制下,细胞合成的 A 酶能使一个 N-乙酰半乳糖胺连接到 H 物质上,形成 A 抗原;而在 B 基因控制下合成的 B 酶,则能把一个半乳糖基连接到 H 物质上,形成 B 抗原。O 型红细胞虽然不含 A、B 抗原,但有 H 抗原。实际上,H 抗原又是在另一个含四个糖基的前驱物质的基础上形成的。在 H 基因编码的岩藻糖基转移酶的作用下,在前驱物质半乳糖末端上连接岩藻糖而形成 H 抗原。若 H 基因缺损,将缺乏岩藻糖基转移酶,则不能生成 H 抗原以及 A、B 抗原,但有前驱物质,其血型为孟买型。

因此,基因通过决定生成的糖基转移酶的种类而决定催化何种糖基连接在前驱物质的哪个位置上,进而间接控制决定血型抗原特异性的寡糖链的组成,并决定其血型的表现型。

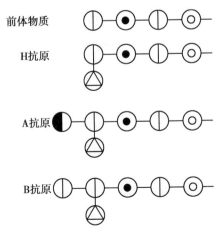

图 3-12　ABH 抗原物质化学结构示意图
◑半乳糖　●N-乙酰葡萄糖胺　◖N-乙酰半乳糖胺　△岩藻糖　◎葡萄糖

在 5～6 周龄的人胚胎红细胞膜上已可检测到 A 和 B 抗原。婴儿红细胞膜上 A、B 抗原的位点数仅为成人的 1/3，到 2～4 岁时才完全发育。血型抗原在人群中的分布按地域和民族的不同而有差异。在我国汉族中，A 型、B 型、O 型各占 30% 左右，AB 型约占 10%。A、B、H 抗原不仅存在于红细胞膜上，也广泛存在于淋巴细胞、血小板以及大多数上皮细胞和内皮细胞的膜上。组织细胞还能分泌可溶性 A、B、H 抗原进入体液，其中以唾液中含量最为丰富。

3. ABO 血型系统的抗体　血型抗体有天然抗体和免疫抗体两类。ABO 血型系统存在天然抗体。天然抗体多属 IgM，分子量大，不能通过胎盘。免疫抗体是机体接受自身所不存在的红细胞抗原刺激而产生的。免疫性抗体属于 IgG 抗体，分子量小，能通过胎盘进入胎儿体内。由于自然界广泛存在 A 抗原和 B 抗原，正常成年人通常存在 IgM 型和 IgG 型 ABO 血型抗体。因此，在与胎儿 ABO 血型不合的孕妇，可因母体内免疫性 IgG 型血型抗体进入胎儿体内而引起胎儿红细胞的破坏，发生新生儿溶血病。新生儿体液免疫尚未发育成熟，出生时血液中没有自身产生的 ABO 血型抗体，但存在来自母体的 IgG 型抗 A 或抗 B 抗体。出生后 2～8 个月开始产生 ABO 血型系统的抗体，8～10 岁时达到高峰。H 基因缺损的孟买型人血清中，有抗 A、抗 B 和抗 H 抗体，因此，除了同血型者外，他们的血清与所有其他血型者的红细胞均不相容。

4. ABO 血型的遗传　人类 ABO 血型系统的遗传是由 9 号染色体（9q34.1～q34.2）上的 A、B 和 O 三个等位基因来控制的。在一对染色体上只可能出现上述三个基因中的两个，分别由父母双方各遗传一个给子代。三个基因可组成六组基因型（genotype）（表 3-4）。由于 A 和 B 基因为显性基因，O 基因为隐性基因，故血型的表现型（phenotype）仅有四种。血型相同的人其遗传基因型不一定相同。例如，表现型为 A 型血型的人，其基因型可为 AA 或 AO。但红细胞上表现型为 O 者，其基因型只能是 OO。由于表现型为 A 或 B 者可能分别来自 AO 和 BO 基因型，故 A 型或 B 型血型的父母完全可能生下 O 型表现型的子女。血型是由遗传决定的，正常人 ABO 血型终身不变。利用血型的遗传规律，可以推知子女可能有的血型和不可能有的血型，在法医学上辅助判断亲子关系。

表 3-4　ABO 血型的基因型和表现型

基因型	表现型	基因型	表现型
OO	O	BB、BO	B
AA、AO	A	AB	AB

5. ABO 血型的鉴定　正确鉴定血型是保证输血安全的基础。常规 ABO 血型的定型包括正向定型（forward typing）和反向定型（reverse typing）。正向定型是用抗 A 与抗 B 抗体来检测红细胞上有无 A 或 B 抗原；反向定型是用已知血型的红细胞检测血清中有无抗 A 或抗 B 抗体，结果判断见表 3-5。

表 3-5　红细胞常规 ABO 血型定型

正向定型			反向定型			血型
B 型血清（抗 A）	A 型血清（抗 B）	O 型血清（抗 A，抗 B）	A 型红细胞	B 型红细胞	O 型红细胞	
-	-	-	+	+	-	O
+	-	+	-	+	-	A
-	+	+	+	-	-	B
+	+	+	-	-	-	AB

注：ABO 系统中除 A₁、A₂ 亚型外，还有 Ax 等亚型。Ax 红细胞与 B 型血清不发生凝集（或甚弱），但可与 O 型血清发生凝集，故加用 O 型血清可发现 Ax 型，避免误定为 O 型。加用 O 型标准红细胞可检出血清中是否含有与 ABO 血型系统无关的红细胞抗体。

同时进行正向定型和反向定型是为了相互印证。由于新生儿血液中的血型抗体来自母体,新生儿血型鉴定时只进行正向定型。

(二) Rh 血型系统

1. Rh 血型的发现和分布 1940 年 Landsteiner 和 Wiener 用恒河猴(Rhesus monkey)的红细胞重复多次注射入家兔体内,使家兔体内产生抗恒河猴红细胞的抗体,再用含这种抗体的家兔血清与人的红细胞混合,发现在白种人中约 85% 的人的红细胞可被这种血清凝集,表明这些人的红细胞上具有与恒河猴红细胞同样的抗原,因此把这种血型称为 Rh 阳性血型;另有约 15% 的人的红细胞不被这种血清凝集,称为 Rh 阴性血型。这一血型系统称为 Rh 血型系统。在我国汉族和其他大部分民族的人群中,Rh 阳性者约占 99%。而在有些民族的人群中,如塔塔尔族、苗族和布依族等,Rh 阴性者较多,应特别注意 Rh 血型的问题。

2. Rh 血型系统的抗原与分型 Rh 血型系统是红细胞血型中最复杂的一个系统。已发现 50 多种 Rh 抗原(也称 Rh 因子),其中与临床关系密切的是 D 抗原、E 抗原、C 抗原、c 抗原、e 抗原五种。Rh 抗原是由位于 1 号染色体短臂(1p34.1~p36)上的两个紧密连锁的基因所编码,其中一个编码 D 抗原(RhD),另一个编码 C/c 和 E/e 抗原(RhCE)。Rh 抗原的特异性决定于蛋白质的氨基酸序列。Rh 阳性者有 RhD 基因和 RhCE 基因,Rh 阴性者只有 RhCE 基因。RhD 和 RhCE 基因的变异形成了复杂的 Rh 血型系统的表型。Rh 血型的抗原性强度仅次于 ABO 血型系统的 A、B 抗原。在 5 种主要的 Rh 血型的抗原中,其抗原性的强弱依次为 D 抗原、E 抗原、C 抗原、c 抗原、e 抗原。因 D 抗原的抗原性最强,故临床意义最为重要。医学上通常将红细胞上含有 D 抗原者称为 Rh 阳性者;而红细胞上缺乏 D 抗原者称为 Rh 阴性者。Rh 抗原只存在于红细胞上,出生时已发育成熟。

3. Rh 血型的特点及其临床意义 与 ABO 系统不同,人的血清中不存在抗 Rh 的天然抗体,只有当 Rh 阴性者在接受 Rh 阳性的血液后,才会通过体液性免疫产生抗 Rh 的免疫性抗体。输血后 2~4 个月血清中抗 Rh 抗体的水平达到高峰。因此,Rh 阴性受血者在第一次接受 Rh 阳性血液的输血后,一般不产生明显的输血反应,但在第二次或多次输入 Rh 阳性的血液时,即可发生抗原-抗体反应,输入的 Rh 阳性红细胞将被破坏而发生溶血。值得指出的是,即使是缺乏 D 抗原的 Rh 阴性者,也可能因为其他 Rh 抗原的存在而出现输血反应。

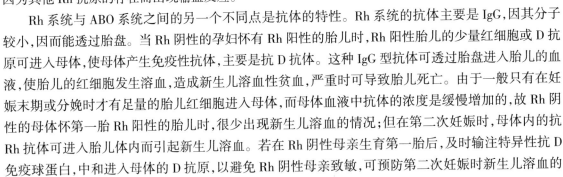

Rh 系统与 ABO 系统之间的另一个不同点是抗体的特性。Rh 系统的抗体主要是 IgG,因其分子较小,因而能透过胎盘。当 Rh 阴性的孕妇怀有 Rh 阳性的胎儿时,Rh 阳性胎儿的少量红细胞或 D 抗原可进入母体,使母体产生免疫性抗体,主要是抗 D 抗体。这种 IgG 型抗体可透过胎盘进入胎儿的血液,使胎儿的红细胞发生溶血,造成新生儿溶血性贫血,严重时可导致胎儿死亡。由于一般只有在妊娠末期或分娩时才有足量的胎儿红细胞进入母体,而母体血液中抗体的浓度是缓慢增加的,故 Rh 阴性的母体怀第一胎 Rh 阳性的胎儿时,很少出现新生儿溶血的情况;但在第二次妊娠时,母体内的抗 Rh 抗体可进入胎儿体内而引起新生儿溶血。若在 Rh 阴性母亲生育第一胎后,及时输注特异性抗 D 免疫球蛋白,中和进入母体的 D 抗原,以避免 Rh 阴性母亲致敏,可预防第二次妊娠时新生儿溶血的发生。

三、血量和输血原则

(一) 血量

血量(blood volume)是指全身血液的总量。全身血液的大部分在心血管系统中快速循环流动,称为循环血量,小部分血液滞留在肝、肺、腹腔静脉和皮下静脉丛内,流动很慢,称为储存血量。在运动或大出血等情况下,储存血量可被动员释放出来,以补充循环血量。正常成年人的血液总量相当于体重的 7%~8%,即每千克体重有 70~80ml 血液。因此,体重为 60kg 的人,血量为 4.2~4.8L。机体血量的多少通常采用稀释原理进行测定。

正常情况下,由于神经、体液的调节作用,体内血量保持相对恒定。血量的相对恒定是维持正常血压和各组织、器官正常血液供应的必要条件。大出血时,如果失血量较少(不超过全身总量的10%),由于心脏活动的加强和血管的收缩,血管内血液充盈度将无显著改变。与此同时,贮血库的血管收缩,释放一部分储存血液,使循环血量得以补充,因此机体可不出现明显的临床症状。如果失血量较多,达全身血量的20%时,机体的代偿功能将不足以维持血压在正常水平,就会出现一系列临床症状。如果失血量超过30%或更多,就可能危及生命。对于血量丢失过快、过多的患者,可采用输血来挽救生命。输血作为一种治疗措施在临床上广泛应用,保障血液来源至关重要。中国第一个血库在1944年由我国生理学家易见龙教授组织建立,为抗日战争期间救治伤病员提供了有力保障。1998年起施行的《中华人民共和国献血法》鼓励公民义务献血,为满足医疗用血需求和安全提供保证。

(二)输血原则

输血已成为治疗某些疾病、抢救伤员生命和保证一些手术得以顺利进行的重要手段。但若输血不当或发生差错,就会给患者造成严重的损害,甚至引起死亡。人类的输血治疗历史经历了从蒙昧到科学的艰难探索。为了保证输血的安全和提高输血的效果,必须遵守输血的原则,注意输血的安全、有效和节约。

在准备输血时,首先必须鉴定血型,保证供血者与受血者的ABO血型相合。对于生育年龄的妇女和需要反复输血的患者,还必须使供血者与受血者的Rh血型相合,特别要注意Rh阴性受血者产生抗Rh抗体的情况。

输血最好坚持同型输血。即使在ABO系统血型相同的人之间进行输血,输血前也必须进行交叉配血试验(cross-match test)。用供血者的红细胞与受血者的血清进行配合试验,称为交叉配血主侧,检测受血者体内是否存在针对供血者红细胞的抗体;再用受血者的红细胞与供血者的血清做配合试验,称为交叉配血次侧,检测供血者体内是否存在针对受血者红细胞的抗体。这样,既可检验血型鉴定是否有误,又能发现供血者和受血者的红细胞或血清中是否还存在其他不相容的血型抗原或血型抗体。如果交叉配血试验的两侧都没有发生凝集反应,即为配血相合,可以进行输血;如果主侧发生凝集反应,则为配血不合,受血者不能接受该供血者的血液;如果主侧不发生凝集反应,而次侧发生凝集反应,称为配血基本相合,这种情况可见于将O型血输给其他血型的受血者或AB型受血者接受其他血型的血液。由于输血时首先考虑供血者的红细胞不被受血者血清所凝集破坏,故在缺乏同型血源的紧急情况下可输入少量配血基本相合的血液(<200ml),但血清中抗体效价不能太高(<1∶200),输血速度也不宜太快,并且在输血过程中应密切观察受血者的情况,如发生输血反应,必须立即停止输注。

以往曾把O型血的人称为"万能供血者"(universal donor),认为他们的血液可输给其他任何ABO血型的人,这种说法是不可取的。因为O型血的红细胞上虽然没有A和B抗原,不会被受血者的血浆所凝集,但O型血的血浆中存在抗A和抗B抗体,这些抗体能与其他血型受血者的红细胞发生凝集反应。当输入的血量较大时,供血者血浆中的抗体未被受血者的血浆充分稀释时,受血者的红细胞会被广泛凝集。另外,也曾把AB血型的人称为"万能受血者",认为AB型的人可接受其他任何ABO血型供血者的血液,这种说法同样也是不可取的。

随着医学和科学技术的进步,血液成分分离机得到广泛应用,分离技术和成分血质量不断提高,输血疗法已从原来的输全血发展为成分输血。成分输血(blood components transfusion)是把人血中的各种不同成分,如红细胞、粒细胞、血小板和血浆,分别制备成高纯度或高浓度的制品,再输注给患者。成分输血可增强治疗的针对性,提高疗效,减少不良反应,且能节约血源。

异体输血存在艾滋病、乙型肝炎、疟疾等血液传染性疾病传播的潜在危险,也可因移植物的抗宿主反应导致受血者的免疫功能下降,而采用自体输血不仅可避免异体输血的不良反应及并发症,还可扩大血源。自体输血(autologous blood transfusion)是采用患者自身血液成分,满足本人手术或紧急情况下需要的一种输血疗法。自体输血是一种值得推广的安全输血方式。

(向秋玲)

思考题:

1. 根据红细胞生成的过程和调节机制,试分析可引起贫血的原因,并简述其引起贫血的机制。

2. 试述临床上给患者大量输液时采用等渗溶液的原因。

3. 为什么临床上常给予冠状动脉粥样硬化性心脏病(冠心病)患者小剂量的阿司匹林以预防血栓形成?

4. 根据凝血-纤溶原理及其生理性调控机制,试分析哪些原因可引起出血性疾病,并简述其引起出血的机制。

5. 请比较 ABO 血型和 Rh 血型的特点,并分析因母子 ABO 血型不合和 Rh 血型不合所致新生儿溶血病的临床特点。

6. 某患儿 1 岁,出生后全身皮肤常出现瘀点、瘀斑现象,近 1 个月来多次发生鼻出血,双亲为近亲婚配,家系中均无类似出血情况。实验室检查:外周血血小板计数正常,出血时间延长,凝血时间正常,血小板对 ADP 和凝血酶诱导的聚集反应降低,血小板膜表面糖蛋白Ⅱb 显著降低,基因诊断证实糖蛋白Ⅱb(GPⅡb)基因错义突变。请简要解释以下问题。

(1)检查结果显示血小板计数正常,为什么出血时间会延长?

(2)检查结果显示出血时间延长,但凝血时间为什么仍能保持正常?

(3)患儿血小板为什么出现对 ADP 和凝血酶诱导的聚集反应降低的现象?

思考题解题思路

本章目标测试

本章思维导图

第四章 | 血液循环

循环系统（circulation system）是个相对封闭的管道系统，包括起主要作用的心血管系统（cardiovascular system）和起辅助作用的淋巴系统（lymphatic system）。心血管系统由心脏、血管和存在于心腔与血管内的血液组成，血管部分又由动脉、毛细血管和静脉组成。在整个生命活动过程中，心脏不停地搏动，推动血液在心血管系统内循环流动，称为血液循环（blood circulation）。血液循环的主要功能是完成体内的物质运输，运送细胞新陈代谢所需的营养物质和 O_2 到全身，以及运送代谢产物和 CO_2 到排泄器官。此外，由内分泌细胞分泌的各种激素及生物活性物质也通过血液循环运送到相应的靶细胞，实现机体的体液调节。机体内环境理化特性相对稳定的维持以及血液防卫免疫功能的实现同样依赖于血液的循环流动。循环功能一旦发生障碍，机体的新陈代谢便不能正常进行，一些重要器官将受到严重损害，甚至危及生命。淋巴系统由淋巴管和淋巴器官组成，外周淋巴管收集部分组织液而形成淋巴液，淋巴液沿淋巴管向心流动汇入静脉血液。循环系统的活动受神经和体液因素的调节，且与呼吸、泌尿、消化、神经和内分泌等多个系统相互协调，从而使机体能很好地适应内、外环境的变化。

第一节 | 心脏的泵血功能

心脏的节律性收缩和舒张对血液的驱动作用称为心泵功能（cardiac pump function）或泵血功能，是心脏的主要功能。心脏收缩时将血液射入动脉，并通过动脉系统将血液分配到全身各组织；心脏舒张时则通过静脉系统使血液回流到心脏，为下一次射血做准备。正常成年人安静时，心脏每分钟可泵出血液 5～6L。

一、心脏的泵血过程和机制

（一）心动周期

心脏的一次收缩和舒张构成的一个机械活动周期，称为心动周期（cardiac cycle）。在一个心动周期中，心房和心室的机械活动都可分为收缩期（systole）和舒张期（diastole）。由于心室在心脏泵血活动中起主要作用，故心动周期通常是指心室的活动周期。

心动周期长短与心率成反变关系。如果正常成年人的心率为 75 次/分，则每个心动周期持续 0.8 秒。在心房的活动周期中，先是左、右心房收缩，持续约 0.1 秒，继而心房舒张，持续约 0.7 秒。在心室的活动周期中，也是左、右心室先收缩，持续约 0.3 秒，随后心室舒张，持续约 0.5 秒。当心房收缩时，心室仍处于舒张状态；心房收缩结束后不久，心室开始收缩。在心室舒张期的前 0.4 秒，心房也处于舒张状态，这一时期称为全心舒张期。在一个心动周期中，心房和心室的活动按一定的次序和时程先后进行，左、右两个心房或心室的活动都是同步进行的。心房和心室的收缩期都短于各自的舒张期，心率加快时，心动周期缩短，收缩期和舒张期都相应缩短，但舒张期缩短的程度更大，这对心脏的持久活动是不利的。

（二）心脏的泵血过程

左、右心室的泵血过程相似，而且几乎同时进行。现以左心室为例，说明一个心动周期中心室射血和充盈的过程（图 4-1，表 4-1），以便了解心脏泵血的机制。

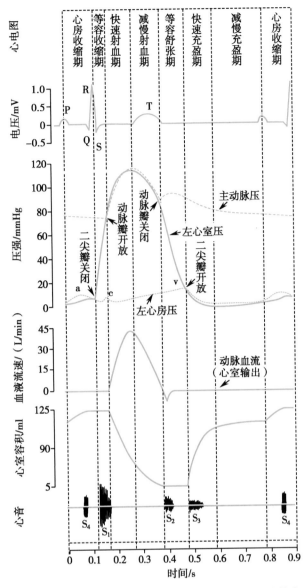

图 4-1 心动周期各时相中左心室压力、容积和瓣膜等变化示意图

a、c、v,表示心动周期中三个向上的心房波;S_1、S_2、S_3、S_4,分别表示第一、二、三、四心音;P、Q、R、S、T,表示心电图基本波形。

对心室活动周期而言,心房收缩期(period of atrial systole)实际上是前一周期的舒张末期。心房收缩前,心脏处于全心舒张期,此时处于半月瓣关闭、房室瓣开启状态,血液从静脉经心房流入心室,使心室不断充盈。在全心舒张期内,回流入心室的血液量约占心室总充盈量的 75%。全心舒张期之后是心房收缩期,历时0.1 秒,心房壁较薄、收缩力不强,由心房收缩推动进入心室的血液通常只占心室总充盈量的 25% 左右。心房收缩时,心房内压和心室内压都轻度升高,但由于大静脉的心房入口处环形肌也收缩,再加上血液向前的惯性,所以虽然大静脉和心房交接处没有瓣膜,心房内的血液很少会反流入大静脉。

1. 心室收缩期 心室收缩期(period of ventricular systole)可分为等容收缩期和射血期,而射血期又可分为快速射血期和减慢射血期。

(1)等容收缩期:持续约 0.05 秒。心室开始收缩后,心室内的压力立即升高,当室内压升高到超过房内压时,即推动房室瓣使之关闭,因而血液不会倒流入心房。但此时室内压尚低于主动脉压,因此半月瓣仍处于关闭状态,心室暂时成为一个封闭的腔。从房室瓣关闭到主动脉瓣开启前的这段时期,心室的收缩不能改变心室的容积,故称为等容收缩期(isovolumic contraction period)。由于此时心室继续收缩,因而室内压急剧升高。在主动脉压升高或心肌收缩力减弱时,等容收缩期将延长。

(2)射血期:当左心室收缩使室内压升高超过主动脉压时半月瓣开放。这标志着等容收缩期结束,进入射血(ejection period)。射血又可因为射血速度的快慢而分为两期。

1)快速射血期:持续约 0.1 秒。射血早期,由于心室射入主动脉的血液量较多,血液流速也很快,故称为快速射血(period of rapid ejection)。在快速射血期内,心室射出的血液量约占总射血量的2/3。由于心室内的血液很快进入主动脉,故心室容积迅速缩小,又由于心室肌强烈收缩,室内压仍继续上升,并达到峰值,主动脉压也随之进一步升高。

2)减慢射血期:持续约 0.15 秒。在射血的后期,由于心室收缩强度减弱,射血的速度逐渐减慢,故称为减慢射血期(period of reduced ejection)。在减慢射血期内,室内压和主动脉压都由峰值逐渐下降。须指出的是,在快速射血期的中期或稍后,乃至整个减慢射血期,室内压已略低于主动脉压,但此时心室内的血液因具有较高的动能,故仍可逆压力梯度继续进入主动脉。

2. 心室舒张期 心室舒张期(period of ventricular diastole)可分为等容舒张期和心室充盈期,心室充盈期又可分为快速充盈期、减慢充盈期和心房收缩期。

表 4-1 心动周期中左心室压力、瓣膜、容积、血流方向和心音的变化

时相		压力变化关系	V_{A-V}	V_A	心室容积	心内血流方向	心音
心室收缩期	等容收缩期	$P_a < P_V < P_A$ （P_V 上升速度最快）	关	关	不变	血流暂停	第一心音
	快速射血期	$P_a < P_V > P_A$	关	开	迅速↓	心室→动脉	
	减慢射血期	$P_a < P_V < P_A^*$	关	开	继续↓→最小	心室→动脉	
心室舒张期	等容舒张期	$P_a < P_V < P_A$ （P_V 下降速度最快）	关	关	不变	血流暂停	第二心音
	快速充盈期	$P_a > P_V < P_A$	开	关	迅速↑	心房→心室	可有第三心音
	减慢充盈期	$P_a > P_V < P_A$	开	关	继续↑	心房→心室	
	心房收缩期	$P_a > P_V < P_A$	开	关	继续↑→最大	心房→心室	可有第四心音

注：P_a，房内压；P_V，室内压；P_A，动脉压；V_{A-V}，房室瓣；V_A，动脉瓣；*，此时心室内压虽略低于主动脉压，但因血液仍具有较高的动量，故能逆压力梯度继续射入主动脉。

（1）等容舒张期：持续 0.06～0.08 秒。射血后，心室开始舒张，室内压下降，主动脉内的血液向心室方向反流，推动半月瓣使之关闭；但此时室内压仍高于房内压，故房室瓣仍处于关闭状态，心室又暂时成为一个封闭的腔。从半月瓣关闭至房室瓣开启前的这一段时间内，心室舒张而心室的容积并不改变，故称为等容舒张期（isovolumic relaxation period）。由于此时心室肌继续舒张，因而室内压急剧下降。

（2）心室充盈期：随着心室肌的舒张，室内压进一步下降，当室内压下降到低于房内压时，心房内的血液冲开房室瓣进入心室，进入心室充盈期（period of ventricular filling）。

1）快速充盈期：持续约 0.11 秒。房室瓣开启初期，由于心室肌很快舒张，室内压明显降低，甚至成为负压，在心房和心室之间形成很大的压力梯度，因此心室对心房和大静脉内的血液可产生抽吸作用，血液快速流入心室，使心室容积迅速增大，故这一时期称为快速充盈期（period of rapid filling），在快速充盈期内，进入心室的血液量约为心室总充盈量的 2/3。

2）减慢充盈期：持续约 0.22 秒。随着心室内血液充盈量的增加，房、室间的压力梯度逐渐减小，血液进入心室的速度也就减慢，故心室舒张期的这段时间称为减慢充盈期（period of reduced filling）。

3）心房收缩期：在心室舒张期的最后 0.1 秒，心房收缩期开始，使心室进一步充盈。此后心室活动周期便进入新一轮周期。

总之，左心室肌的收缩和舒张是造成左心室内压变化，导致心房和心室之间以及心室和主动脉之间产生压力梯度的根本原因；而压力梯度则是推动血液在心房、心室以及主动脉之间流动的主要动力。在收缩期，心室肌收缩产生的压力增高和血流惯性是心脏射血的动力，而在舒张早期，心室肌主动舒张是心室充盈的主要动力，在舒张晚期心房肌的收缩可进一步充盈心室。心脏瓣膜的结构特点和启闭活动，使血液只能沿一个方向流动。

右心室的泵血过程与左心室基本相同，但由于肺动脉压约为主动脉压的 1/6，因此在心动周期中，右心室内压的变化幅度要比左心室内压的变化幅度小得多。

（三）心房在心脏泵血中的初级泵作用

在心动周期中，从左心房内记录的压力曲线上依次出现 a、c、v 三个较小的正向波（见图 4-1），这与心房和心室的舒张收缩活动有关。

心房在心动周期的大部分时间里都处于舒张状态，其主要作用是接纳、储存从静脉不断回流的血液。在心室收缩和射血期间，这一作用的重要性尤为突出。在心室舒张的大部分时间里，心房也处在

舒张状态(全心舒张期),这时心房仍是静脉血液回流心室的一个通道。只有在心室舒张期的后期心房才收缩。由于心房壁薄,收缩力量不强,收缩时间短,其收缩对心室的充盈仅起辅助作用。心房收缩期间,进入心室的血量约占每个心动周期的心室总回流量的25%。心房收缩可使心室舒张期末容积进一步增大,也即心室肌收缩前的初长度增加,从而使心室肌的收缩力加大,提高心室的泵血功能。如果心房不能有效地收缩,房内压将增高,不利于静脉回流,并间接影响心室射血功能。因此,心房的收缩起着初级泵的作用,有利于心脏射血和静脉回流。当心房发生纤维性颤动而不能正常收缩时,初级泵作用丧失,心室充盈量减少。这时,如果机体处于安静状态,则心室的每次射血量不至于受到严重影响;但是,如果心率增快或心室顺应性降低(详见后文)而使心室舒张期的被动充盈量减少,则可因心室舒张末期容积减少而使心室的射血量减少。

二、心输出量与心脏泵血功能的储备

(一) 每搏输出量与射血分数

1. **每搏输出量和射血分数**　一侧心室一次心脏搏动所射出的血液量,称为每搏输出量(stroke volume),简称搏出量。正常成年人在安静状态下,左心室舒张期末容积(end-diastolic volume,EDV)约125ml,收缩期末容积(end-systolic volume,ESV)约55ml,两者差值即为搏出量,约70ml(60~80ml)。可见,心室在每次射血时,并未将心室内充盈的血液全部射出。搏出量占心室舒张期末容积的百分比,称为射血分数(ejection fraction)。

健康成年人的射血分数为55%~65%。正常情况下,搏出量与心室舒张期末容积是相适应的,即当心室舒张期末容积增加时,搏出量也相应增加,而射血分数基本保持不变。在心室功能减退、心室异常扩大的患者,其搏出量可能与正常人无明显差异,但心室舒张期末容积增大,射血分数明显降低。因此,与搏出量相比,射血分数能更准确地反映心脏的泵血功能,对早期发现心脏泵血功能异常具有重要意义。

2. **心输出量和心指数**　一侧心室每分钟射出的血液量,称为心输出量(cardiac output),也称每分输出量或心排出量。左、右两侧心室的心输出量基本相等。心输出量等于心率与搏出量的乘积。心输出量与机体的新陈代谢水平相适应,可因性别、年龄及其他生理情况的不同而不同。如果心率为75次/分,搏出量为70ml,则心输出量约为5L/min。一般健康成年男性在安静状态下的心输出量为4.5~6.0L/min。女性的心输出量比同体重男性低10%左右。青年人的心输出量较老年人高。成年人在剧烈运动时,心输出量可高达25~30L/min;而在麻醉情况下则可降到2.5L/min左右。

对不同身材的个体测量心功能时,若用心输出量作为指标进行比较,是不全面的。因为身材矮小和身材高大的机体具有不同的耗氧量和能量代谢水平,心输出量也就不同。调查资料表明,人在安静时的心输出量和基础代谢率(见第七章)一样,并不与体重成正比,而是与体表面积成正比。以单位体表面积(m^2)计算的心输出量称为心指数(cardiac index)。安静和空腹情况下测定的心指数称为静息心指数,可作为比较身材不同个体的心功能的评价指标。例如,中等身材的成年人体表面积为1.6~1.7m^2,在安静和空腹的情况下心输出量为5~6L/min,故静息心指数为3.0~3.5L/($min \cdot m^2$)。

在同一个体的不同年龄段或不同生理情况下,心指数也可发生变化。10岁左右的少年静息心指数最高,可达4L/($min \cdot m^2$)以上。静息心指数随年龄增长而逐渐下降,到80岁时接近于2L/($min \cdot m^2$)。运动时,心指数随运动强度的增加大致成比例地增高。在妊娠、情绪激动和进食时,心指数均有不同程度的增高。

(二) 心脏泵血功能的储备

健康成年人在安静状态下,心输出量约5L/min;剧烈运动时,心输出量可达25~30L/min,为安静时的5~6倍。这说明正常心脏的泵血功能有相当大的储备量。心输出量可随机体代谢需要而增加的能力,称为心泵功能储备或心力储备(cardiac reserve)。心泵功能储备可用心脏每分钟所能增加的最大射血量表示,即心脏的最大输出量与静息状态下心输出量的差值。训练有素的运动员,心脏的最大输出量远较一般人为高,可达 35L/min 以上,为安静时心输出量的 7 倍或更多。有些心脏病患者,安静时的心输出量与健康人无明显差异,尚能满足安静状态下机体代谢的需要,但在代谢活动增强(如进行肌肉活动)时,心输出量则不能相应增加,也就是说,心脏的最大输出量明显低于正常人,表明他们的心泵功能储备已经降低。实际上是在安静时已有相当部分的储备量被动用,而剩余的储备量已不能满足代谢活动增强时的需要。

心泵功能储备的大小主要取决于搏出量和心率能够提高的程度,因而心泵功能储备包括搏出量储备(stroke volume reserve)和心率储备(heart rate reserve)两部分。

1. 搏出量储备　搏出量是心室舒张期末容积和收缩期末容积之差,所以,搏出量储备可分为收缩期储备和舒张期储备两部分。前者是通过增强心肌收缩能力和提高射血分数来实现的,而后者则是通过增加舒张期末容积而获得的。安静时,左心室舒张期末容积约 125ml,左心室收缩期末容积约为 55ml,搏出量为 70ml。由于正常心室腔不能过分扩大,一般只能达到 140ml 左右,故舒张期储备仅15ml 左右;而当心肌作最大程度收缩时,心室收缩期末容积可减小到不足 20ml,因而收缩期储备可达35～40ml。相比之下,收缩期储备要比舒张期储备大得多。

2. 心率储备　正常健康成年人安静时的心率为 60～100 次/分。假如搏出量保持不变,使心率在一定范围内加快,当心率达 160～180 次/分时,心输出量可增加至静息时的 2～2.5 倍,心率可随机体代谢需要而增加的能力称为心率储备。但如果心率过快(大于 180 次/分),由于舒张期过短,心室充盈不足,可导致搏出量和心输出量减少。

心力衰竭患者心肌收缩力减弱,搏出量减少,射血后心室内的剩余血量增多,心室舒张期末容积增大,表明收缩期储备和舒张期储备均下降。在这种情况下,常出现心率代偿性加快,以保证心输出量不致过低,也就是说,患者在安静状态下已动用心率储备。心力衰竭患者往往在心率增快到 120～140 次/分时心输出量就开始下降,表明此时心率储备已不足以代偿搏出量储备的降低,所以心力衰竭患者的心率储备也显著低于正常人。

在进行强烈的体力活动时,体内交感-肾上腺髓质系统的活动增强,机体主要通过动用心率储备和收缩期储备而使心输出量增加。在训练有素的运动员,心肌纤维增粗,心肌收缩能力增强,因此收缩期储备增加;同时,由于心肌收缩能力增强,可使心室收缩和舒张的速度都明显加快,心室收缩和舒张时间均明显缩短,因此心率储备也增加。此时,能使心输出量随之加快而增多的心率将提高到200～220 次/分,心输出量最大可增加至正常时的 7 倍或更多。

三、影响心输出量的因素

如前所述,心输出量等于搏出量与心率的乘积,因此凡能影响搏出量和心率的因素均可影响心输出量。而搏出量的多少则取决于心室肌的前负荷、后负荷和心肌收缩能力等因素。

(一)心室肌的前负荷与心肌异长自身调节

1. 心室肌的前负荷　前负荷可使骨骼肌在收缩前处于一定的初长度(见第二章)。对中空、近似球形的心脏来说,心室肌的初长度取决于心室舒张期末的血液充盈量,换言之,心室舒张期末容积相当于心室的前负荷。由于测量心室内压比测定心室容积方便,且心室舒张期末容积与心室舒张期末压(end-diastolic pressure,EDP)在一定范围内具有良好的相关性,故在实验中常用心室舒张期末压来反映前负荷。又因为正常人心室舒张末期的心房内压力与心室内压力几乎相等,且心房内压力的测定更为方便,故又常用心室舒张期末的心房内压力来反映心室的前负荷。

2. 心肌异长自身调节　与骨骼肌相似,心肌的初长度对心肌的收缩力具有重要影响。但心肌的初长度和收缩功能之间的关系有其特殊性。

(1)心功能曲线:在实验中逐步改变心室舒张期末压力值,并测量相对应的心室搏出量或每搏功,将每个给定的压力值相对应的搏出量或每搏功的数据绘制成的曲线,称为心室功能曲线(ventricular function curve)(图 4-2)。心室功能曲线大致可分三段:①左心室舒张期末压在 5～

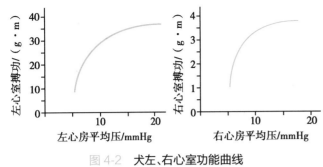

图 4-2 犬左、右心室功能曲线

实验中分别以左、右心房平均压代替左、右心室舒张期末压。

15mmHg 范围内为曲线的上升支,随着心室舒张期末压的增大,心室的每搏功也增大。通常状态下,左心室舒张期末压仅 5～6mmHg,而 12～15mmHg 的左心室舒张期末压是心室最适前负荷,说明心室有较大的初长度储备。而体内骨骼肌的自然长度已经接近最适初长度,故初长度储备很小,即通过改变初长度调节骨骼肌收缩功能的范围很小。②左心室舒张期末压在 15～20mmHg 的范围内,曲线趋于平坦,说明前负荷在其上限范围变动时对每搏功和心室泵血功能的影响不大。③左心室舒张期末压高于 20mmHg,曲线平坦或甚至轻度下倾,但并不出现明显的降支,说明心室前负荷即使超过 20mmHg,每搏功仍不变或仅轻度减少。只有在发生严重病理变化的心室,心功能曲线才出现降支。

从心室功能曲线看,在增加前负荷(初长度)时,心肌收缩力加强,搏出量增多,每搏功增大。这种通过改变心肌初长度而引起心肌收缩力改变的调节,称为心肌异长自身调节(myocardial heterometric autoregulation)。早在 1895 年,德国生理学家奥托·富兰克(Otto Frank)在离体蛙心实验中就已观察到这种心肌收缩力随心肌初长度增加而增强的现象。1914 年,英国生理学家欧内斯特·斯塔林(Ernest Starling)在犬的心-肺制备标本上也观察到,在一定范围内增加静脉回心血量,心室收缩力随之增强;而当静脉回心血量增大到一定程度时,心室收缩力不再增强而室内压开始下降。因此,心室功能曲线也称为 Frank-Starling 曲线。

(2)正常心室肌的抗过度延伸特性:初长度对心肌收缩力影响的机制与骨骼肌相似(见第二章)。与骨骼肌不同的是,正常心室肌具有较强的抗过度延伸的特性,肌节一般不会超过 2.25～2.30μm,如果强行将肌节拉伸至 2.60μm 或更长,心肌将会断裂。因此,心功能曲线不会出现明显的下降趋势。心脏的可伸展性较小,主要是由于肌节内连接蛋白的存在。连接蛋白是一种大分子蛋白质,可将肌球蛋白固定在肌节的 Z 盘上;且又有很强的黏弹性,可限制肌节的被动拉长。当心肌收缩后发生舒张时,由连接蛋白产生的弹性回缩力是心室舒张初期具有抽吸力的细胞学基础。此外,心肌细胞外的间质内含大量胶原纤维,且心室壁多层肌纤维呈交叉方向排列,当心肌肌节处于最适初长度时,产生的静息张力已经很大,这也使心肌不易被伸展(图 4-3)。

上述心肌能抵抗过度延伸的特性对心脏泵血功能具有重要的生理意义。它使心脏在前负荷明显增加时一般不会发生搏出量和做功能力的下降。心室功能曲线不出现明显下降的趋势,并非表示心肌初长度在超过最适初长度后不再对心肌收缩功能发生影响,而是指在这种情况下,初长度不再随室内压的增加而呈线性增加。但在有些慢性心脏病患者,当心脏被过度扩张时,心室功能曲线可出现降支,表明此时心肌的收缩功能已严重受损。

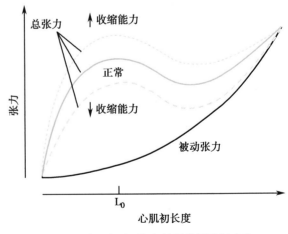

图 4-3 心肌长度-张力关系曲线及其变化

L_0,最适初长度。

(3)异长自身调节的生理学意义:异长自身调节的主要生理学意义是对搏出量的微小变化进行精细的调节,使心室射血量与静脉回心血量之间保持平衡,从而使心室舒张期末容积和压力保持在正常范围内。例如,在体位改变或动脉血压突然升高时,以及在左、右心室搏出量不平衡等情况下,心室的充盈量可发生微小的变化。这种变化可立即通过异长自身调节来改变搏出量,使搏出量与回心血量之间重新达到平衡状态。但若循环功能发生幅度较大、持续时间较长的改变,如肌肉活动时的循环功能改变,仅靠异长自身调节不足以使心脏的泵血功能满足机体当时的需要。在这种情况下,需要通过调节心肌收缩能力来进一步加强心脏的泵血功能。

3. 影响前负荷的因素　在整体情况下,心室的前负荷主要取决于心室舒张期末充盈的血液量。因此,凡能影响心室舒张期充盈量的因素,都可通过异长自身调节使搏出量发生改变。心室舒张期末充盈量是静脉回心血量和射血后心室内剩余血量之和。

(1)静脉回心血量:在多数情况下,静脉回心血量的多少是决定心室前负荷大小的主要因素。静脉回心血量又受到心室充盈时间、静脉回流速度、心室舒张功能、心室顺应性和心包腔内压力等因素的影响。

1)心室充盈时间:当心率增快时,心动周期(尤其是心室舒张期)缩短,因而心室充盈时间缩短,心室充盈不完全,静脉回心血量减少;反之,心室充盈时间延长,心室充盈完全,则静脉回心血量增多。但如果在心室完全充盈后继续延长心室充盈的时间,则不能进一步增加静脉回心血量。

2)静脉回流速度:在心室充盈持续时间不变的情况下,静脉回流速度越快,静脉回心血量就越多;反之,则静脉回心血量越少。在全心舒张期,静脉回流速度取决于外周静脉压与心房、心室内压之差。当外周静脉压增高和/或心房、心室内压降低时,静脉回流速度加快。

3)心室舒张功能:心室舒张包括心室主动舒张和心室顺应性舒张。心室主动舒张是一个耗能的过程(见第二章),与舒张期心肌细胞胞质游离 Ca^{2+} 水平从收缩期的峰值回降到较低水平有关。舒张期 Ca^{2+} 回降速率越快,Ca^{2+} 与肌钙蛋白 C 结合位点解离速率就越快,心肌舒张速率也越快;这样,快速充盈期产生的心室负压就越大,抽吸作用也越强。在相同的外周静脉压条件下,心室抽吸作用越强,静脉回心血量越多,心室就能充盈更多的血量;当这一机制受损,即可诱发心肌舒张速率下降,使全心舒张期的静脉回心血量减少,特别是使快速充盈期的静脉回心血量减少。

4)心室顺应性:心室顺应性(ventricular compliance)是指单位压力的变化能够引起的心室容积改变。心室顺应性是一个被动的过程,取决于心室的几何形状、质量、黏弹特性和心包。心室顺应性的倒数则称为心室僵硬度(ventricular stiffness)。

心室顺应性舒张是舒张晚期心室被动扩张充盈的过程。心室顺应性高时,在相同的心室充盈压条件下心室被动舒张明显,心室能纳更多的血量;反之,则心室充盈量减少(图4-4)。当发生心肌纤维化或心肌肥厚时,心室顺应性降低,使舒张期特别是减慢充盈期和心房收缩期的心室充盈量降低。这种心室充盈量的降低可通过提高心房压而代偿。

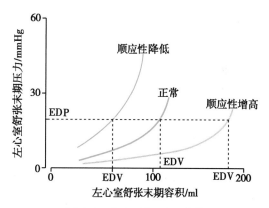

图 4-4　心室压力-容积曲线
EDP,舒张期末压力;EDV,舒张期末容积。

心脏舒张功能障碍表现为心肌舒张的速度和程度降低,包括心室主动舒张受损和心室顺应性降低,甚至可发生舒张性心力衰竭。

5)心包腔内压力:正常情况下,心包的存在有助于防止心室的过度充盈。当发生心包积液时,心包腔内压力增高,可使心室充盈受到限制,导致静脉回心血量减少。

(2)射血后心室内剩余血量:假如静脉回心血量不变,当动脉血压突然升高使搏出量暂时减少时,射血后心室内剩余血量增加,也可使心室充盈量增加。但实际上,射血后心室内剩余血量增加时,舒张期末心室内压也增高,静脉回心血量将会减少,因而心室充盈量并不一定增加。

(二)心室收缩的后负荷
心室收缩时,必须克服大动脉血压,才能将血液射入动脉内。因此,大动脉血压是心室收缩时所遇到的后负荷。

在心肌初长度、收缩能力和心率都不变的情况下,如果大动脉血压增高,等容收缩期室内压的峰值将增高,结果使等容收缩期延长而射血期缩短,射血期心室肌缩短的程度和速度都减小,射血速度减慢,搏出量减少;反之,大动脉血压降低,则有利于心室射血。

大动脉血压的改变在影响搏出量的同时,还能继发性地引起心脏内的一些调节活动。当大动脉压突然升高而使搏出量暂时减少时,射血后心室内的剩余血量将增多,即心室收缩期末容积增大,若舒张期静脉回心血量不变或无明显减少,则心室舒张期末容积将增大。此时可通过异长自身调节加强心肌的收缩力量,使搏出量回升,从而使心室舒张期末容积逐渐恢复到原先水平。尽管此时大动脉血压仍处于高水平,但心脏的搏出量不再减少。

在整体条件下,正常人主动脉压在 80～170mmHg 范围内变动时,心输出量一般并不发生明显的改变。这是因为除通过上述异长自身调节机制增加心肌初长度外,机体还可通过神经和体液机制以等长调节的方式改变心肌收缩的能力,使搏出量能适应后负荷的改变。这种调节的生理意义在于当大动脉血压在一定范围内改变时心搏出量可维持在接近正常的水平。但当大动脉血压升高超过一定的范围并长期持续时,心室肌因长期加强收缩活动,心脏做功量增加而效率降低,久之心肌逐渐发生肥厚,最终可能导致泵血功能的减退。如高血压病引起心脏病变时,可先后出现左心室肥厚、扩张以至左心衰竭。

(三) 心肌收缩能力

前负荷和后负荷是影响心脏泵血的外在因素,而肌肉本身的功能状态也是决定肌肉收缩效果的重要因素。心肌能不依赖于前负荷和后负荷而改变其力学活动(包括收缩的强度和速度)的内在特性,称为心肌收缩能力(cardiac contractility),又称心肌的变力状态(inotropic state)。心肌收缩能力增强可使处于最适初长度的心肌产生更大的收缩力量(见图 4-3)。在完整的心室,心肌收缩能力增强可使心室功能曲线向左上方移位,表明在同样的前负荷条件下,每搏功增加,心脏泵血功能增强。这种通过改变心肌收缩能力的心脏泵血功能调节,称为心肌等长调节(myocardial homometric regulation)。

凡能影响心肌细胞兴奋-收缩耦联过程中各个环节的因素都可影响心肌收缩能力,影响心肌收缩能力的主要因素:①活化的横桥数目和肌球蛋白头部 ATP 酶的活性是影响心肌收缩能力的主要环节。在一定的初长度下,粗、细肌丝的重叠程度是两者结合形成横桥数量的先决条件,但并非所有这些横桥都能被激活为活化的横桥。因此,在同一初长度下,心肌可通过增加活化的横桥数目来增强心肌收缩力。活化的横桥在全部横桥中所占的比例取决于兴奋时胞质内 Ca^{2+} 的浓度和/或肌钙蛋白对 Ca^{2+} 的亲和力。②儿茶酚胺(去甲肾上腺素和肾上腺素)在激动心肌细胞的 β 肾上腺素受体后,可通过 cAMP-PKA 信号转导通路提高细胞膜上的 L 型钙通道的通透性,增加 Ca^{2+} 内流,再通过钙致钙释放(calcium-induced calcium release,CICR)机制促进胞质内 Ca^{2+} 浓度升高,从而使心肌收缩能力增强。③钙增敏剂(如茶碱)可增加肌钙蛋白对 Ca^{2+} 的亲和力,使肌钙蛋白对胞质中 Ca^{2+} 的利用率增加,活化的横桥数目增多,心肌收缩能力增强。④当心肌受到牵张时,细胞以自分泌/旁分泌形式释放的血管紧张素 II 增多,后者作用于胞膜血管紧张素受体 1(AT1)诱导内皮素-1(endothelin,ET-1)的形成和释放。ET-1 作用于内皮素 A 受体(ET_A),通过 NADPH 氧化酶-活性氧(ROS)的信号级联反应使胞内 Ca^{2+} 瞬变幅度增大,引起心肌收缩力增强。此外,心肌受到牵张时,也可能通过刺激牵张激活通道(Piezo1),引起 ROS 增加和 Ca^{2+} 瞬变幅度增大,也可引起心肌收缩力增强。⑤甲状腺激素可上调心肌细胞 Na^+-K^+-ATP 酶、α-肌球蛋白重链,以及 $β_1$-肾上腺素受体的表达,因而也能增强心肌收缩能力。老年人和甲状腺功能减退的患者,因为肌球蛋白分子亚型的表达发生改变,ATP 酶活性降低,故心肌收缩能力减弱。

(四) 心率

正常成年人在安静状态下,心率(heart rate)为 60～100 次/分,平均约 75 次/分。心率可随年龄、性别和生理状态不同而发生较大的变动。新生儿的心率较快,随着年龄的增长,心率逐渐减慢,至青春期接近成年人水平。在成年人,女性的心率稍快于男性。经常进行体力劳动或体育运动的人平时心率较慢。在同一个体,安静或睡眠时的心率较慢,而运动或情绪激动时心率加快。

在一定范围内,心率加快可使心输出量增加。当心率增快但尚未超过一定限度时,尽管此时心室充盈时间有所缩短,但由于静脉回心血量大部分在快速充盈期内进入心室,因此心室充盈量和搏出量不会明显减少,因而心率的增加可使每分输出量明显增加。但是,如果心率过快,超过160~180次/分,将使心室舒张期明显缩短,心室舒张期充盈量明显减少,因此搏出量也明显减少,从而导致心输出量下降。如果心率过慢,低于40次/分,将使心室舒张期过长,此时心室充盈早已接近最大限度,心室舒张期的延长已不能进一步增加充盈量和搏出量,因此心输出量也减少。

在整体情况下,心率受神经和体液因素的调节。交感神经活动增强时心率加快;迷走神经活动增强时心率减慢。循环血中肾上腺素、去甲肾上腺素和甲状腺激素水平增高时心率加快。此外,心率还受体温的影响,体温每升高1℃,心率每分钟可增加12~18次。

四、心功能评价

心脏的主要功能是泵血。在临床医学实践和科学研究工作中,常须对心脏的泵血功能进行判断,即进行心功能评价。心功能评价可分为:心脏收缩功能和心脏舒张功能评价。

(一)从心室压力变化评价心功能

心导管检查是评价心室功能的"金标准"。心导管检查(cardiac catheterization)是指导管从周围血管插入,送至心腔及各处大血管的技术,用以获取信息,达到检查、诊断和某些治疗的目的。导管可送入心脏右侧各部及肺动脉,亦可送入心脏左侧各部及主动脉。应用心导管技术可同时进行压力和容积的测定等以评价心功能。

1. 心脏射血功能评价　通过分别计算搏出量、射血分数和每搏功,以及心输出量、心指数可评价心室的射血功能。此外,对心室收缩压曲线求一阶导数,所产生的心室收缩压变化速率曲线(dP/dt)可作为评价心脏收缩能力的指标。图4-5A、B分别为青年和老年小鼠左心室压与左心室压变化率的同步记录;图中显示 dP/dt 峰值(dP/dt$_{max}$)由 11 100mmHg/s 下降为 8 300mmHg/s,说明随着年龄的增大左心室收缩能力减弱。因此,dP/dt$_{max}$ 常被用来比较不同功能状态下的心脏收缩能力。但由于 dP/dt$_{max}$ 还受其他因素影响,例如,左心室舒张末压及主动脉血压升高都能增加 dP/dt$_{max}$。因此,有人认为将 dP/dt$_{max}$ 除以同一瞬间的心室压(P)即(dP/dt$_{max}$)/P 来评价心脏收缩能力比 dP/dt$_{max}$ 更为合适。

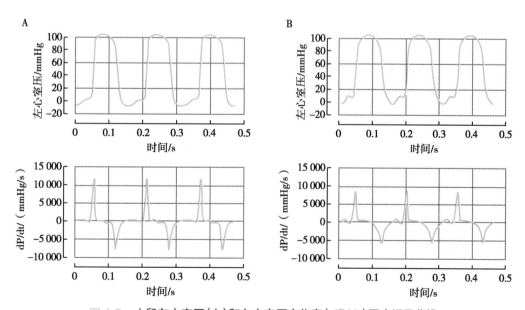

图 4-5　小鼠左心室压(上)和左心室压变化率(dP/dt)同步记录曲线
A. 青年小鼠;B. 老年小鼠。

2. **心室舒张功能评价** 对心室舒张压曲线求一阶导数,所产生的心室舒张压变化速率曲线($-dP/dt$)可作为评价心脏舒张功能的指标。比较图 4-5A、B,可看出 $-dP/dt$ 峰值($-dP/dt_{max}$)绝对值由 7 100mmHg/s 下降为 5 600mmHg/s,说明年龄增大也可使左心室舒张功能降低。$-dP/dt_{max}$ 可用来比较不同功能状态下的心脏舒张功能。

(二)从心室容积变化评价心功能

超声心动图(echocardiography)检测是临床最常用的无创检查方法,是目前无创评价左心室舒张功能最为常用和最为重要的方法。

1. **心室收缩功能评价** 主要有左心室舒张末内径、左心室收缩末内径、左心室舒张末容积、左心室收缩末容积、左心室射血分数(left ventricular ejection fraction,LVEF)、左心室缩短分数。临床上 LVEF 是评价绝大多数患者左心室收缩功能的首选指标。此外,射血期心室容积的变化速率(dV/dt)和心室直径的变化速率(dD/dt)可用来反映心室收缩能力的变化。

2. **心室舒张功能评价** 如图 4-6 显示:①图 4-6A、B 分别为舒张期左心室容积随时间变化的曲线及其一阶导数(心室容积变化速率,dV/dt)曲线。正常人在舒张早期,二尖瓣开放即刻产生较大的左心室血液流入速率(e 波),而左心房收缩时产生较小血液流入速率(a 波,e/a>1)。②在舒张功能障碍的患者,舒张速率减慢,等容舒张期延长(见图 4-5 中 $-dP/dt_{max}$ 绝对值下降),在舒张早期左心室压力较高,抽吸的作用变小(e 波变小);左心房收缩对左心室充盈的作用加大(a 波增大,e/a<1)(图 4-6 中虚线所示)。

在临床上实践中,心导管检查、超声心动图和心脏磁共振(cardiac magnetic resonance,CMR)成像等微创或无创技术常用于评价心室功能。心导管检查是评估心室功能的"金标准",但是,由于其是有创的,因此不能作为常规方法。经胸超声心动图由于其出色的时空分辨率和可用性,是最常用的方法。心脏磁共振电影成像(cardiac magnetic resonance cine)技术具有良好的空间和时间分辨率,可以直接清晰地显示心室大小、室壁和瓣膜运动等信息,是目前评价心室容积和泵血功能最准确的检测方法。

(三)从心室压力和容积变化评价心功能

1. **心脏做功量的测定** 心脏所做的功可分为两类:一是外功,主要是指由心室收缩而产生和维持一定压力(室内压)并推动血液流动(心输出量)所做的机械功,也称压力-容积功;二是内功,指心脏活动中用于完成离子跨膜主动转运、产生兴奋和收缩、产生和维持心壁张力、克服心肌组织内部的黏滞阻力等所消耗的能量。

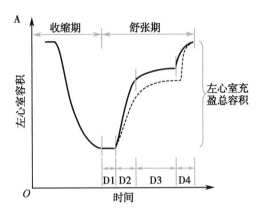

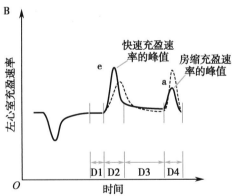

图 4-6　正常人(实线)和左心室舒张功能不全的患者(虚线)舒张功能的评价
A. 舒张期心室容积随时间变化曲线;B. 舒张期心室容积变化速率(dV/dt)。
D_1,等容舒张期;D_2,快速充盈期;D_3,减慢充盈期;D_4,心房收缩期。

(1)每搏功:心脏的每搏功(stroke work)简称搏功,是指心室一次收缩射血所做的外功,即心室完成一次心搏所做的机械外功。心脏收缩射血所释放的机械能除主要表现为将一定容积的血液提升到一定的压力水平而增加血液的势能外,还包括使一定容积的血液以较快的流速向前流动而增加的血流动能。当搏出量为 70ml,平均动脉压为 92mmHg,平均心房压为 6mmHg,通过计算可得出每搏功为 0.803J。

（2）每分功：每分功（minute work）是指心室一分钟内收缩射血所做的功，即心室完成每分输出量所做的机械外功。每分功等于每搏功乘以心率。若按心率为 75 次/分计算，则每分功为 60.2J/min。

当动脉血压升高时，为克服加大的射血阻力，心肌必须增加其收缩强度才能使搏出量保持不变，因而心脏做功量必定增加。可见，与单纯的心输出量相比，用心脏做功量来评价心脏泵血功能将更为全面，尤其是在动脉血压水平不同的个体之间，或在同一个体动脉血压发生改变前后，用心脏做功量来比较心脏泵血功能更显其优越性。

在正常情况下，左、右心室的输出量基本相等，但肺动脉平均压仅为主动脉平均压的 1/6 左右，故右心室的做功量也只有左心室的 1/6 左右。

2. 应用心室压力-容积环评价心功能　通过心导管检查与超声心动图单独或联合应用可分别绘制出心室压力-时间曲线和心室容积-时间曲线（见图 4-1），以每个相对应时间点的压力和容积值绘制压力-容积曲线，可产生一个心室压力-容积环（ventricular pressure-volume loop）（图 4-7）。该环是一个位相图，描述在心动周期内心室压力-容积的关系：①该环逆时针环绕一周完成一个完整的心动周期；②虽然图上没有标出明确时间，但该环是根据心动周期每个时间点的压力和容积依次绘制而成的；③环上两点之间的距离与实际所用的时间是不成正比的。该环所表示的是整个心动周期中的心室压力-容积关系。其收缩期末压力-容积关系（end-systolic pressure-volume relation，ESPVR）可反映心室收缩能力。心室压力-容积环变化也可用于反映前负荷和后负荷变化。舒张功能障碍的患者，心室压

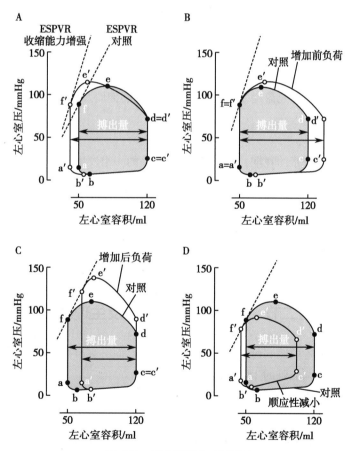

动画

图 4-7　**左心室压力-容积环**
A. 收缩能力增强；B. 前负荷增加；C. 后负荷增加；D. 顺应性减小。
ESPVR 为收缩期末压力-容积关系曲线；ac 和 a'c' 为充盈期，包括快速充盈期、减慢充盈期和心房收缩，其中 b 点为充盈期心室压最低值处；cd和 c'd' 为等容收缩期；de 和 d'e' 为快速射血期；ef 和 e'f' 为减慢射血期，e点为射血期心室压最高值处；fa 和 f'a' 为等容舒张期；abcdef 环为对照环，a'b'c'd'e'f' 环为各种改变下的环。

力-容积环向上和向左偏移;这种偏移表明左心室顺应性减少或僵硬度增加,即需要较高的压力,才能使一个顺应性下降的心室达到相同的充盈容积。

五、心音

在心动周期中,心肌收缩、瓣膜启闭、血液流速改变形成的湍流和血流撞击心室壁和大动脉壁引起的振动都可通过周围组织传递到胸壁,用听诊器在心动周期的特定时期于胸部特定部位听到的音调和持续时间有一定的特征的声音,即为心音(heart sound)。正常人在一次心搏过程中可产生四个心音,即第一、第二、第三和第四心音。若用传感器将这些机械振动转换成电信号记录下来,便可得到心音图(phonocardiogram)(见图 4-1)。用听诊的方法通常只能听到第一和第二心音;在某些青年人和健康儿童可听到第三心音。

(一)第一心音

第一心音标志着心室收缩的开始,在心尖搏动处(左第五肋间锁骨中线处)听诊最为清楚,其特点是音调较低,持续时间较长。第一心音是由于房室瓣突然关闭引起心室内血液和室壁的振动,以及心室射血引起的大血管壁和血液湍流所发生的振动而产生的。

(二)第二心音

第二心音标志着心室舒张期的开始,在胸骨右、左两旁第二肋间(即主动脉瓣和肺动脉瓣听诊区)听诊最为清楚,其特点是频率较高,持续时间较短。第二心音主要因主动脉瓣和肺动脉瓣关闭,血流冲击大动脉根部引起血液、管壁及心室壁的振动而引起。

(三)第三心音

在部分健康儿童和青年人,偶尔可听到第三心音。第三心音出现在心室快速充盈期之末,是一种低频、低幅的振动,是由于快速充盈期之末室壁和乳头肌突然伸展及充盈血流突然减速引起振动而产生的。

(四)第四心音

第四心音出现在心室舒张的晚期,是与心房收缩有关的一组发生在心室收缩期前的振动,也称心房音。正常心房收缩时一般不产生声音,但异常强烈的心房收缩和在左心室壁顺应性下降时,可产生第四心音。

心脏的某些异常活动可以产生杂音或其他异常的心音。因此,听取心音或记录心音图对心脏疾病的诊断具有重要意义。

(林默君)

第二节 | 心脏的电生理学及生理特性

心脏通过不停地节律性收缩和舒张来实现其泵血功能,而心脏节律性兴奋的发生、传播和协调的收缩与舒张交替活动无不与心脏的生物电活动有关。

心肌细胞的生理特性包括兴奋性(excitability)、传导性(conductivity)、自律性(automaticity)和收缩性(contractility)。

从组织学特点出发,根据心肌细胞是否具有收缩性,可将心肌细胞分为工作细胞(working cell)和自律细胞(autorhythmic cell)两类。前者包括具有收缩功能的心房肌细胞和心室肌细胞;后者为没有收缩功能,但具有自律性的心脏特殊传导系统细胞,例如,存在于窦房结、房室结、传导束和浦肯野纤维中的细胞。从电生理学特点出发,根据静息电位是否具有稳定性,也可将心肌细胞分为工作细胞和自律细胞;根据动作电位去极化速度快慢又可将心肌细胞分为快反应细胞(fast response cell)和慢反应细胞(slow response cell)。综合以上两个电生理学特性,心肌细胞可分为快反应工作细胞(心房肌、心室肌细胞)、快反应自律细胞(浦肯野细胞)以及慢反应自律细胞(窦房结、房室结细胞等)。快反应细胞和慢反应细胞在某些特定实验条件或病理情况下,可发生转变。

一、心肌细胞的跨膜电位及其形成机制

与神经元和骨骼肌细胞相比,心肌细胞动作电位的特点是持续时间长,形态复杂。各类心肌细胞动作电位及其形成的离子机制,既有共性,也存在差异(图 4-8)。

(一)工作细胞跨膜电位及其形成机制

1. **静息电位** 心肌工作细胞的静息电位稳定,为 $-90\sim-80mV$。细胞膜在静息状态下主要对 K^+ 通透,而且细胞内的 K^+ 浓度又远高于细胞外,因此,工作细胞的静息电位产生机制与神经元和骨骼肌细胞相似,主要与 K^+ 顺浓度差外流,达到 K^+ 平衡电位有关(见第二章)。

工作细胞膜上的内向整流钾通道(inward rectifier K^+ channel,I_{K1} channel)介导 K^+ 外流达到的 K^+ 平衡电位是构成静息电位的主要成分。I_{K1} 通道属于非门控离子通道,但其开放程度可受膜电位的影响。整流是一种物理现象,指的

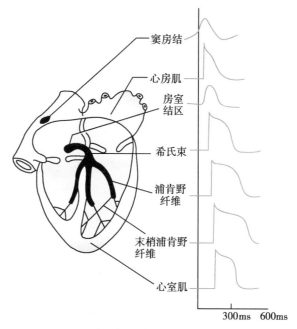

图 4-8 心脏各部位心肌细胞的跨膜电位

是在相同的电压驱动力作用下,正向或逆向的电流幅度大小不同。对于 I_{K1} 通道而言,在膜超极化时 K^+ 内流的电导(通透性)增大,当膜去极化时,I_{K1} 通道的电导(通透性)降低,K^+ 外流减少。I_{K1} 通道这种对 K^+ 通透性因膜的去极化而降低的现象称为内向整流(inward rectification)。这里的内向指的是整流的方向,不是电流的方向。I_{K1} 的内向整流特性与细胞内的 Mg^{2+} 和多胺类物质等有关。工作细胞膜在静息状态下对 Na^+ 等离子也有一定的通透性,钠背景电流和泵电流(钠泵的生电效应)也参与了静息电位的形成。Na^+ 的内流部分抵消了 K^+ 外流形成的电位差,所以工作细胞的静息电位略低于由 Nernst 公式计算所得的 K^+ 平衡电位值。

2. **心室肌细胞动作电位** 心室肌细胞动作电位由五个时期组成:0 期(快速去极化期)、1 期(快速复极化初期)、2 期(平台期)、3 期(快速复极化末期)以及 4 期(完全复极化期,或静息期)。从 0 期去极化开始到 3 期复极化完毕的这段时间,称为动作电位时程(action potential duration,APD)。人心室肌细胞的动作电位时程为 200~300 毫秒。心室肌细胞动作电位的不同时期及其形成的主要离子流如下(图 4-9)。

(1)动作电位 0 期及其离子流:心室肌细胞受刺激而兴奋时发生去极化,膜电位由静息状态时的 $-90mV$ 迅速上升到 $+30mV$ 左右,构成动作电位的上升支,其幅度约为 $120mV$。其中超过零电位的部分称为超射(overshoot)。0 期去极化过程短暂,仅占 1~2 毫秒,最大去极化速率为 200~400V/s。

0 期去极化主要由钠内向电流(I_{Na})引起。当心室肌细胞受刺激使膜去极化达阈电位水平($-70mV$)时,膜上的钠通道大量开放,于是 Na^+ 顺其浓度梯度和电位梯度快速进入膜内,使膜进一步去极化。随着膜去极化,I_{K1} 通道产生内向整流作用,致使 K^+ 外流显著减小。

0 期去极的钠通道是一种快通道(fast channel),它不但激活很快,而且激活后失活也很快。当膜去极化到一定程度(0mV 左右)时,钠通道就开始失活而关闭,最后终止 Na^+ 的内流。0 期去极化是一个再生性过程,即膜去极化达到阈电位时,I_{Na} 将超过 K^+ 外向电流,于是在净内向电流的作用下使膜进一步去极化,从而引起更多的钠通道开放,产生更大的 I_{Na},形成 I_{Na} 与膜去极化之间的正反馈,使膜在约 1 毫秒内迅速去极化到接近 Na^+ 平衡电位(E_{Na})的水平,这就是心室肌细胞 0 期去极速度很快、

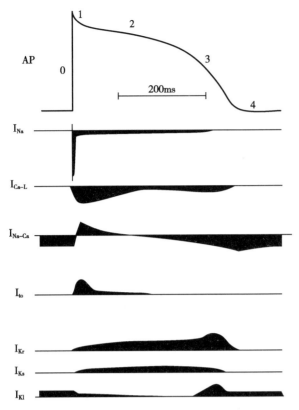

图 4-9　心室肌细胞跨膜电位及其离子流示意图

位于基线以下的离子流为内向电流,位于基线以上的离子流为外向电流,I_{Kr} 和 I_{Ks} 是 I_K 的两种成分。

动作电位上升支非常陡峭的原因。这类动作电位 0 期由快钠通道引起的细胞被称为快反应细胞。而 0 期去极化由快钠通道引起的动作电位为快反应电位。心肌细胞的快钠通道可被河鲀毒素(TTX)所阻断,但其对 TTX 的敏感性仅为神经细胞和骨骼肌细胞的钠通道的 1/100～1/1 000。因此,神经麻痹和肢体无力是 TTX 中毒时的常见表现。

当 I_{Na} 受抑制时,0 期最大去极化速率(dV/dt_{max} 或 V_{max})降低,表现出去极化过程变慢、上升支幅度降低,导致兴奋传导减慢。严重时,I_{Na} 完全被阻断,快反应电位可变成慢反应电位。I 类抗心律失常药(如利多卡因等)主要是以抑制心肌细胞和心脏传导系统 I_{Na} 的作用为特征,降低动作电位 0 期去极化速率和幅度,减慢传导速度。

(2)动作电位 1 期及其离子流:动作电位达到峰值后,膜电位由 +30mV 迅速下降到 0mV 左右,形成动作电位的快速复极初期,即 1 期。此期历时约 10ms。由于 0 期和 1 期膜电位变化迅速,在记录的动作电位图形上呈尖峰状,称为锋电位(spike potential)。

在 1 期,快 Na^+ 通道已经失活。瞬时外向电流(transient outward current,I_{to})是引起心室肌细胞 1 期快速复极的主要跨膜电流。I_{to} 电流包括 I_{to-1} 和 I_{to-2} 两个电流组分,其中经 I_{to-1} 通道介导的 K^+ 外流是形成 1 期的主要成分。I_{to-1} 通道在膜去极化到 -30mV 时被激活,引起 K^+ 迅速短暂外流而形成 1 期。I_{to-1} 可被钾通道阻滞剂 4-氨基吡啶选择性阻断。不同种属和心肌不同部位的 I_{to-1} 存在差异,其动作电位的形态也各异。此外,经 I_{to-2} 通道的氯电流(chloride current,I_{Cl})对 1 期也有一定贡献。

(3)动作电位 2 期(平台期)及其离子流:当 1 期复极接近 0mV 左右时,进入动作电位的 2 期。此期复极过程极为缓慢,几乎停滞在同一膜电位水平而形成平台,故又称平台期(plateau)。心室肌细胞平台期占 100～150 毫秒,是心室肌细胞动作电位时程显著长于神经元、骨骼肌细胞动作电位的主要原因,为心肌细胞动作电位所特有。

2 期是参与的离子流最多和最复杂的一个时期,它既包含内向离子流,也包含外向离子流。在内向电流中,L 型钙电流(L-type calcium current,I_{Ca-L})是主要的去极化电流。钙通道的激活、失活以及复活的过程均较缓慢,因此,又称慢通道(slow channel)。Ca^{2+} 缓慢而持久地内流与外向钾电流的相对平衡是形成平台期的主要原因。IV 类抗心律失常药物钙通道阻滞剂(如维拉帕米)主要缩短动作电位的平台期,从而改变动作电位时程及心肌收缩力。此外,慢失活的 I_{Na}($I_{Na,Late}$)和 Na^+-Ca^{2+} 交换电流(Na^+-Ca^{2+} exchange current,I_{Na-Ca})在平台期中也起一定作用。临床上 3 型长 QT 综合征即为钠通道编码基因(SCN5A)突变引起 $I_{Na,Late}$ 增加和 APD 延长所致。

在外向电流中,I_{K1} 的内向整流特性是造成平台期持续时间较长的重要原因,当膜去极化时,I_{K1} 通道的通透性低,K^+ 外流少,从而使平台期可持续较长时间。在 2 期中,另一个起重要作用的外向电流是随时间而逐渐加强的延迟整流钾电流(delayed rectifier potassium current,I_K)。在 2 期早期,I_K 形成的外向电流主要起到抗衡以 I_{Ca-L} 为主的内向电流的作用,在 2 期晚期,I_K 则成为导致膜复极化的主要离子流。I_K 的增强与减弱对平台期的长短有重要意义。临床上的 1 型和 2 型长 QT 综合征为 I_K 通道

的基因突变导致 I_K 减小和 APD 延长所致。

在 2 期早期，Ca^{2+} 的内流和 K^+ 的外流处于平衡状态，膜电位保持于零电位上下。随着时间的推移，钙通道逐渐失活，K^+ 外流逐渐增加，缓慢地复极，形成 2 期晚期。因此，2 期中的 Ca^{2+}、Na^+ 内向电流和 K^+ 外向电流的轻微变化都会影响平台期的长短，从而影响到动作电位时程的长短。

（4）动作电位 3 期及其离子流：在 2 期结束后，复极过程加快而进入快速复极化末期，直至膜电位恢复到静息电位水平。3 期持续 100～150 毫秒，是复极化的主要部分。

3 期的离子流主要是外向电流。K^+ 外向电流随时间而递增，K^+ 外流也是再生性的，K^+ 外流促使膜内电位转向负电位，而膜内电位越负，K^+ 电流就越大，这种正反馈过程导致膜的复极越来越快，直至复极到原来膜电位水平。I_K 的逐渐加强是促进复极的重要因素。I_{K1} 对 3 期复极也起明显作用。I_{K1} 通道的内向整流特性使得其对 K^+ 的通透性因膜的去极化而降低，因复极化而恢复。在复极至 $-60mV$ 左右时，I_{K1} 电流开始加强，加速了 3 期的终末复极化。此外，I_{Na-Ca}、钠泵电流也都参与 3 期复极化过程。任何能影响上述各电流的因素都能改变复极化速率，使 3 期时程缩短或延长。例如，以抑制 I_K 为主要作用的Ⅲ类抗心律失常药可使动作电位时程明显延长。

（5）动作电位 4 期及其离子流：4 期是动作电位复极完毕即膜电位恢复后的时期，又称静息期。心室肌细胞动作电位的 4 期虽然保持于稳定的静息电位水平，但并不意味着各种离子流的停息。随着膜电位恢复到静息电位水平，I_{K1} 的内向整流作用消除，所介导的 K^+ 外流恢复。由于在动作电位期间发生了各种离子流，只有将动作电位期间进入细胞内的 Na^+ 和 Ca^{2+} 排出细胞，流出细胞的 K^+ 转运回胞内后，才能恢复细胞内、外离子的正常水平，保持心肌细胞的正常兴奋性。于是在 4 期钠泵活动加强，以完成 Na^+ 的外运和 K^+ 的内运；膜上 Na^+-Ca^{2+} 交换体的活动也加强，它将 3 个 Na^+ 转入胞内，并将 1 个 Ca^{2+} 移出胞外，由此进入细胞的 Na^+ 再由钠泵将它泵出；此外，有少量 Ca^{2+} 可直接由钙泵主动排出细胞。洋地黄类药物通过抑制钠泵，进而间接通过 Na^+-Ca^{2+} 交换体导致胞内钙增加，从而增加心肌收缩力，用于收缩性心力衰竭的治疗，但是不宜用于舒张性心力衰竭的治疗。实际上，Na^+-Ca^{2+} 交换体和钠泵的活动是持续进行的，在动作电位的不同时期中，其活动强度可有所不同，这对维持细胞膜内、外离子分布的稳态具有重要意义。

综上，在一次动作电位期间存在被动和主动的离子跨膜转运过程。在被动离子转运过程中，离子通道的开放和关闭起着关键性作用，由此产生各种离子电流而引起膜电位的变化，即产生动作电位。主动离子转运则能保持各种离子在细胞膜两侧的不对等分布，即保持膜的正常兴奋性，以确保动作电位持续不断地进行下去。在兴奋过程中，虽有多种离子跨膜运动，造成膜电位的很大变化，但每次兴奋过程中流入和流出细胞的离子的绝对数量不是很大，不会引起内环境的巨大变化。

3. 心房肌细胞动作电位 心房肌细胞动作电位的形态和产生机制与心室肌细胞类似，但其复极化较快，时程较短，仅为 150～200 毫秒。由于心房肌细胞膜上的 I_{K1} 通道密度稍低于心室肌细胞，静息电位受 Na^+ 内流的影响较大，因此细胞内的负电位较心室肌细胞小，其静息电位约为 $-80mV$。但心房肌细胞的 I_{to} 通道较发达，较大的 I_{to} 电流可持续到 2 期，使平台期不明显，2 期和 3 期的区分也不明显。另外，与心室肌细胞不同的是，心房肌细胞膜上存在乙酰胆碱敏感的钾通道（acetylcholine-sensitive potassium channel，I_{K-ACh} channel）。在 ACh 作用下，I_{K-ACh} 通道大量激活开放，膜对 K^+ 的通透性增加，K^+ 外流增强而出现超极化，导致心房肌细胞动作电位时程明显缩短。

由于心房肌细胞膜的钾通道种类较多且受神经递质的调节，因此，心房肌细胞的静息电位和离子通道容易发生改变。心房颤动时 I_{Ca}、I_{to}、I_{K-ACh} 和 I_{K1} 等多种离子电流发生改变，称为电学重构。

（二）自律细胞的跨膜电位及其形成机制

特殊传导系统的心肌细胞具有自动节律性，属于自律细胞。自律细胞动作电位 3 期复极化末达到最大极化状态时的电位值称为最大复极电位（maximum repolarization potential，MRP），也称为最大舒张电位（maximum diastolic potential，MDP），此后的 4 期膜电位并不稳定于这一水平，而是立即开始自动去极化，这种 4 期自动去极化（phase 4 spontaneous depolarization）具有随时间而递增的特点。4

期自动去极化是自律细胞产生自动节律性兴奋的基础。不同类型的自律细胞其 4 期自动去极化的速度和机制不尽相同。

1. 窦房结细胞动作电位　窦房结内的自律细胞为起步细胞（又称起搏细胞，pacemaker cell），也称 P 细胞，其含量十分丰富。窦房结细胞动作电位属于慢反应动作电位，其形态与心室肌细胞不同。其特征为：动作电位去极化速度和幅度较小，超射幅度小，没有明显的 1 期和平台期，只有 0、3、4 期，且 4 期膜电位不稳定，最大复极电位约为 –65mV。在 3 期复极完毕后就自动地产生去极化，使膜电位逐渐减小，即发生 4 期自动去极化。

窦房结 P 细胞膜上 I_{K1} 通道较少，因此其最大复极电位小。由于窦房结 P 细胞膜 I_{Na} 通道表达极少，且其最大复极电位在 –65mV 左右，因此其钠通道几乎处于失活状态。当其自动去极化达阈电位水平（约 –40mV）时通过激活 L 型钙通道产生 0 期去极化而爆发动作电位。由于 I_{Ca-L} 通道是慢通道，故其 0 期去极化速度较慢（约 10V/s），持续时间较长（约 7 毫秒），去极化幅度为 70～85mV。这类动作电位 0 期由 I_{Ca-L} 引起的细胞被称为慢反应细胞。而 0 期去极化由慢钙通道引起的动作电位称为慢反应电位。慢反应细胞动作电位 0 期受细胞外 Ca^{2+} 浓度的影响明显，并可被钙通道阻滞剂（如维拉帕米）所阻断。

窦房结 P 细胞缺乏 I_{to} 通道，因此其动作电位无明显的 1 期和 2 期，0 期去极化后直接进入 3 期复极化过程，其复极化主要依赖 I_K 来完成。窦房结细胞与心房肌细胞类似，也有 I_{K-ACh}，在 ACh 作用下，I_{K-ACh} 增加，最大复极电位增大。

参与窦房结 P 细胞 4 期自动去极化的离子流复杂，包括外向电流减弱和内向电流增强两个方面，其中 I_K、超极化激活的内向离子电流（hyperpolarization-activated inward ion current，I_h/I_f）、T 型钙电流（T-type calcium current，I_{Ca-T}）最为相关，但机制尚不完全明了。当 P 细胞动作电位达到最大复极电位（–65mV）后，外向 I_K 逐步衰减导致的外向电流减弱和由 I_f 开始激活引起的内向电流增强，促使 4 期发生自动去极化；当去极化达到 –50mV 左右时，I_{Ca-T} 通道激活所引起的内向 I_{Ca-T} 的加入进一步加速了 4 期自动去极化，达到 I_{Ca-L} 通道的阈电位（约 –40mV）时，I_{Ca-L} 通道激活，I_{Ca-L} 的内流引起一个新的动作电位（图 4-10）。凡能影响 4 期上述三种电流的因素都可影响到窦房结 P 细胞的 4 期自动去极化速率，从而对窦房结自律性发挥调控作用。例如，肾上腺素通过 β 受体可增强 I_{Ca-T} 和 I_f，产生正性变时效应，使心率增快。II 类抗心律失常药物 β 受体拮抗剂通过减慢 4 期自动去极而降低自律性。伊伐布雷定可通过阻断 I_f 减慢心率。此外，I_{Na-Ca} 在自动去极过程中也起一定作用，I_{Na-Ca} 阻断剂能够减慢窦房结 4 期自动去极化。

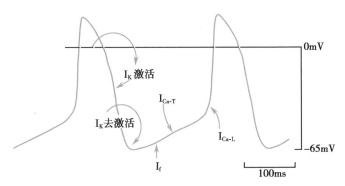

图 4-10　窦房结 P 细胞 4 期自动去极化和动作电位发生原理示意图

I_K 的进行性衰减是窦房结细胞 4 期自动去极化的重要离子基础之一。I_K 在动作电位复极化到 –50mV 左右时逐步减小。用 I_K 通道阻滞剂 E-4031 可减小最大复极电位，进而影响 I_f 的充分激活而减慢窦房结的起搏频率。I_f 是一种随时间而进行性增强的内向离子流，主要由 Na^+ 负载。I_f 通道的最大激活电位约在 –100mV 水平。正常情况下窦房结 P 细胞的最大复极电位为 –65mV，因此 I_f 对窦房结 4 期自动去极化所起的作用远不如外向 I_K 的衰减。实验中用铯（Cs^+）选择性阻断 I_f 后，窦房结自发放电频率仅轻度降低。与此相反，I_f 在浦肯野细胞 4 期自动去极化过程中的作用却重要得多。I_{Ca-T} 是一种阈电位较低的快速衰减的内向电流，它可为低浓度的镍（Ni^{2+}）所阻滞。I_{Ca-T} 通道的激活电位较 I_f 通道绝对值更小，主要在窦房结 4 期自动去极化后期中起作用。I_{Ca-T} 的生理作用在于使细胞膜电位继续去极化达到阈电位水平，激活 I_{Ca-L} 产生动作电位的上升支。

2. 浦肯野细胞动作电位 浦肯野细胞兴奋时产生快反应动作电位,其形状与心室肌细胞动作电位相似(见图4-8),也分为0期、1期、2期、3期和4期五个时期。浦肯野细胞动作电位0~3期的产生机制与心室肌细胞相似,主要不同点包括:0期去极化速率较快,可达200~800V/s;1期更明显,在1期和2期之间可形成一个较明显的切迹;3期复极化末所达到的最大复极电位更负,这是因为其膜中的I_{K1}通道密度较高,膜对K^+的通透性较大;浦肯野细胞4期膜电位不稳定,这是与心室肌细胞动作电位最显著的不同之处。此外,在所有心肌细胞中,浦肯野细胞的动作电位时程最长。

浦肯野细胞4期自动去极化的形成机制包括外向电流的减弱和内向电流的增强两个方面,在动作电位3期复极化至–50mV左右时,I_K通道开始关闭,I_K电流逐渐减小。与此同时,I_f通道开始激活开放,该通道具有电压依赖性和时间依赖性,其激活的程度随膜内负电位的加大和时间的推移而增强,至–100mV左右时达到充分激活,I_f达到最大值。I_f电流的增强在浦肯野细胞4期自动去极化过程中起主要作用。但是,由于I_f通道密度过低,其激活开放的速度较慢,4期自动去极化速度很慢(0.02V/s)。

二、心肌的生理特性

心肌细胞具有兴奋性、传导性、自律性和收缩性四种基本生理特性,前三者属于电生理特性,而收缩性则属于机械特性。一般而言,心肌工作细胞具有兴奋性、传导性和收缩性,无自律性;自律细胞有兴奋性、自律性和传导性,而无收缩性。心脏的收缩功能是心脏泵血的重要基础,而心肌收缩受心肌细胞电生理特性的影响,所以心脏的电生理特性和机械特性是相互紧密联系的。一些严重的心脏病理情况下,可出现心肌细胞有电活动但不能发生收缩的现象,称为兴奋-收缩脱耦联(excitation-contraction uncoupling),临床上也称为"电-机械分离"。

(一) 兴奋性

1. 心肌细胞兴奋性的周期性变化 心肌细胞每产生一次兴奋,其膜电位将发生一系列规律性变化,兴奋性也会产生相应的周期性变化,进而对心肌兴奋的产生和传导,甚至对收缩反应产生重要影响。现以心室肌细胞为例,说明在一次兴奋过程中兴奋性的周期性变化(图4-11,图4-12)。

(1) 有效不应期:从0期去极化开始到复极化3期膜电位达–55mV这一段时间内,无论给予多强的刺激,都不会引起心肌细胞产生电位变化,此段时期称为绝对不应期(absolute refractory period,ARP)。从复极至–55mV继续复极至–60mV的这段时期内,若给予强大的阈上刺激,虽可引起局部反应,但仍不会产生新的动作电位,

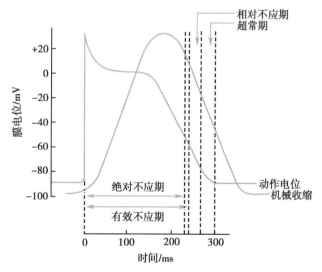

图4-11 心室肌细胞动作电位、机械收缩曲线与兴奋性变化的关系示意图

这一时期称为局部反应期(local response period,LRP)。上述两段时期合称为有效不应期(effective refractory period,ERP)。此期心肌细胞兴奋性的暂时缺失或极度下降是由于钠通道完全失活(绝对不应期)或恢复到可被激活的静息状态的钠通道数量太少(局部反应期)。心肌的ERP特别长,是其兴奋性变化的重要特点,其最重要的生理学意义是保证心肌不能发生完全强直收缩,确保心室收缩、舒张交替进行。

(2) 相对不应期:从膜电位复极化–60mV至–80mV这段时间内,若给予阈上刺激,可使心肌细胞产生动作电位,表明心肌细胞已经具有兴奋性,但兴奋性低于正常,此期称为相对不应期(relative

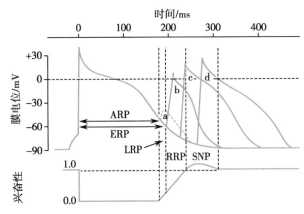

图 4-12　心室肌细胞复极电位与不应期、兴奋性的关系示意图

ARP,绝对不应期;ERP,有效不应期;LRP,局部反应期; RRP,相对不应期;SNP,超常期;a 为局部反应;b、c 和 d 为 0 期去极化速度和幅度均减小的动作电位。

refractory period,RRP)。此期已有相当数量的钠通道恢复到静息状态,但在原阈刺激下激活的钠通道数量仍不足以产生使膜去极化达阈电位的内向电流,故需阈上刺激方能引起一次新的兴奋。

(3)超常期:心肌细胞膜继续复极,膜电位由 -80mV 恢复到 -90mV 这一段时期,其膜电位值虽低于静息电位,但 Na⁺ 通道已基本恢复到可被激活的静息状态,且膜电位水平与阈电位接近,故一个略低于原阈值的刺激就可引起一次新的动作电位,此期即超常期(supranormal period,SNP)。

在相对不应期和超常期,由于膜电位水平低于静息电位水平,而此时钠通道尚未全部恢复到可被激活的静息状态,其开放的速率和数量均低于静息电位水平,故新产生的动作电位的 0 期去极化速度和幅度都低于正常(图 4-12),兴奋传导速度也较慢。由于不应期较短,就容易产生期前兴奋;又由于心脏各部分的兴奋性恢复程度不一,产生的兴奋较易形成折返激动而导致快速性心律失常。

ERP 反映膜的去极化能力(钠通道状态的变化),APD 则主要反映膜的复极化速度(钾通道状态的变化)。尽管二者往往呈平行关系,但药物以及心肌的状态对二者的影响并不完全相同。一般而言,ERP 的相对延长(ERP/APD 比值增大)有抗心律失常的效果。例如 I 类抗心律失常药奎尼丁使 ERP 和 APD 两者都延长,但 ERP 的延长大于 APD 的延长;利多卡因使 ERP 和 APD 两者都缩短,但 ERP 的缩短小于 APD 的缩短。两种药物都使 ERP/APD 的比值增大(ERP 相对延长),都具有抗心律失常的作用。

2. 影响心肌细胞兴奋性的因素　组织细胞兴奋性的高低通常用刺激阈值的大小来衡量。阈值低者兴奋性高,阈值高者则兴奋性低。心肌细胞兴奋的产生包括细胞膜去极化达到阈电位水平以及引起 0 期去极化的离子通道激活这两个环节。任何能影响这两个环节的因素均可改变心肌细胞的兴奋性。

(1)静息电位或最大复极电位水平:如果阈电位水平不变,而静息电位或最大复极电位增大,则它与阈电位之间的差距就加大,造成引起兴奋所需的刺激强度增大,兴奋性降低。例如在 ACh 作用下,膜对 K⁺ 通透性增高,K⁺ 外流增多,引起膜的超极化,此时兴奋性便降低。反之,静息电位或最大复极电位的减小,使之与阈电位之间的差距缩短,引起兴奋所需的刺激强度减小,则兴奋性升高。但当静息电位或最大复极电位显著减小时,由于部分钠通道失活而使阈电位水平上移,结果兴奋性反而降低。例如,当细胞外 K⁺ 浓度轻度升高时,由于膜电位轻度去极化,使膜电位与阈电位水平靠近,兴奋性升高;而当细胞外 K⁺ 浓度明显升高(血清钾>7~9mmol/L)时,膜电位显著减小,钠通道部分甚至完全失活,兴奋性则降低或丧失。

(2)阈电位水平:阈电位实质上是反映离子通道(钠通道或钙通道)电压依赖性的一种内在特性,它决定了在什么条件下钠通道或钙通道可被激活而大量开放。若静息电位或最大复极电位不变而阈电位水平上移,静息电位或最大复极电位和阈电位之间的差距加大,引起兴奋所需的刺激强度增大,兴奋性降低。反之,则使兴奋性升高。如低血钙时,由于细胞外的 Ca²⁺ 对 Na⁺ 内流的拮抗作用(膜屏障作用)减小,故阈电位降低,兴奋性升高。而奎尼丁则因抑制 Na⁺ 内流而使阈电位升高,故兴奋性降低。但在生理情况下阈电位水平很少变化。

(3)引起 0 期去极化的离子通道性状:引起快、慢反应动作电位 0 期去极化的钠通道和 L 型钙通道都有静息(备用)、激活和失活三种功能状态。这些通道处于哪种状态与当时的膜电位水平和该电位的时间进程有关,即这些通道都具有电压依赖性和时间依赖性。钠通道、钙通道是否处于静息状态是心肌细胞是否具有兴奋性的前提。钠通道和钙通道的激活或失活受许多药物的影响,这也是多种抗心律失常药物发挥作用的基础。

对于快反应细胞,当膜电位处于静息电位水平(-90mV)时,钠通道虽然关闭,但因处在静息状态,故在阈刺激条件下随时都可被激活而产生动作电位。当膜去极化达到阈电位水平(-70mV)时,大量钠通道激活开放,并发生再生性循环,随后迅速失活而关闭。处于失活状态的钠通道不能马上再次激活开放,须等待膜复极化到约 -60mV时才开始复活,且复活需要一个时间过程。只有当膜电位恢复到静息电位水平时,钠通道才全部恢复到静息(备用)状态(图 4-13)。这就是为何落在有效不应期内的刺激不能产生有效兴奋的原因,因为此时钠通道正处于失活状态。可见,上述兴奋性的周期性变化主要决定于钠通道当时的功能状态。

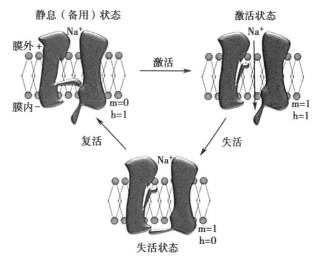

图 4-13　钠通道的三种状态模式图
1= 通道激活门(m 门)、失活门(h 门)开放;0= 通道 m 门、h 门关闭。

在慢反应细胞发生动作电位的过程中,细胞的兴奋性决定于 L 型钙通道的功能状态,但 L 型钙通道的激活、失活和复活速度均较慢,其有效不应期也较长,可持续到完全复极之后。

3. 兴奋性的周期性变化与收缩活动的关系　与神经元和骨骼肌细胞相比,心肌细胞有效不应期特别长,一直延续到心肌收缩活动的舒张早期。因此,心肌不会像骨骼肌那样发生完全强直收缩,而始终进行收缩和舒张交替的活动,从而保证心脏泵血活动的正常进行。在正常情况下,当窦房结产生的每一次兴奋传到心房肌和心室肌时,心房肌和心室肌前一次兴奋的不应期均已结束,因此能不断产生新的兴奋,于是,整个心脏就能按照窦房结的节律进行活动。如果在心室肌的有效不应期后,下一次窦房结兴奋到达前,心室受到一次外来刺激,则可提前产生一次兴奋和收缩,分别称为期前兴奋(premature excitation)和期前收缩(premature systole)。期前兴奋也有其自身的有效不应期,当紧接在期前兴奋后的一次窦房结兴奋传到心室时,如果正好落在期前兴奋的有效不应期内,则此次正常下传的窦房结兴奋将不能引起心室的兴奋和收缩,即形成一次兴奋和收缩的“脱失”,须待再下一次窦房结的兴奋传来时才能引起兴奋和收缩。这样,在一次期前收缩之后往往会出现一段较长的心室舒张期,称为代偿间歇(compensatory pause)(图 4-14),然后再恢复窦性节律。但如果窦性心律较慢,下一次窦房结的兴奋也可在期前兴奋的有效不应期结束后才传到心室,在这种情况下,代偿间歇将不会出现。

4. 心肌不应期的离散度　单个心肌细胞的不应期主要由细胞膜离子通道的状态决定。引起动作电位 0 期的离子通道处于失活状态,不能对传来的冲动发生反应,是不应期产生的内在原因。但是只分析单个心肌细胞的不应期长短往往不能准确反映动作电位在心肌细胞、全心脏传导和心律失常中所起的作用。心肌组织不同区域因离子通道表达和电生理特性存

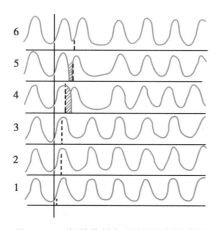

图 4-14　**期前收缩与代偿间歇模式图**
虚线指示给予刺激时间;曲线 1~3,刺激落在有效不应期,不引起反应;曲线 4~6,刺激落在相对不应期,引起期前收缩和代偿间歇。

在差异,其不应期有所不同。不同心肌细胞不应期的差异程度称为心肌不应期离散度。不应期长短、不应期离散度大小对动作电位在全心传导的影响尤为重要,也是心律失常发生的原因之一。例如,先天性长 QT 综合征患者其 APD 时程差异增大,ERP 的离散度也大大增加,在此基础上容易发生早期后除极,可导致尖端扭转型室速。近年来新兴的心脏光标测技术对于研究心肌动作电位和不应期离散度及心律失常机制具有重要价值。

(二)传导性

心肌的传导性是指心肌细胞具有传导兴奋的能力或特性。兴奋传导不仅发生在同一心肌细胞上,而且能在心肌细胞之间进行。相邻心肌细胞之间以闰盘相连接,而闰盘处的肌膜中存在较多的缝隙连接(gap junction),形成沟通相邻细胞间的亲水性通道,使动作电位能从一个心肌细胞传给与之相邻的另一个心肌细胞,从而实现细胞间的兴奋传导。

1. **兴奋在心脏内的传导** 心脏的特殊传导系统包括窦房结、房室交界(包括房结区、结区和结希区,其中结区为解剖学所说的房室结)、房室束、左右束支和浦肯野纤维网,它们是心内兴奋传导的重要结构基础。心脏各部分心肌细胞电生理特性不同,细胞间的缝隙连接分布密度和类型不同,使得兴奋在心脏各部位的传导速度不同。

兴奋在心内的传播是通过特殊传导系统有序进行的。起源于心脏内正常起搏点的窦房结产生的兴奋能直接传给心房肌纤维,房内的传导速度为 0.4m/s。心房中还有一些小的肌束组成优势传导通路(preferential pathway),其传导速度较快(1.0~1.2m/s),可将兴奋直接传到房室结。优势传导通路传导速度快是因为其纤维较粗,方向较直。

兴奋在房室结区的传导非常缓慢。兴奋从窦房结发生后约经 0.15 秒出现在房室束,其中约一半的时间用于通过房室结区非常纤细的交界纤维,这些纤维的传导速度仅 0.02m/s。这一区域的传导速度慢的可能原因有:①纤维直径细小,仅约 0.3μm;②细胞间闰盘上的缝隙连接数量比普通心肌少;③组成纤维的细胞分化程度低,传导兴奋的能力也较低。由于房室结区传导速度缓慢,且是兴奋由心房传向心室的唯一通道,因此兴奋经过此处将出现一个时间延搁,称为房室延搁(atrioventricular delay)。房室延搁具有重要的生理和病理意义,它保证了心室的收缩发生在心房收缩完毕之后,有利于心室的充盈和射血。但也使得房室结成为传导阻滞的好发部位,房室传导阻滞是临床上极为常见的一种心律失常。

兴奋在浦肯野纤维内的传导速度在心内传导系统中是最快的,可达 4m/s 左右。这是由于浦肯野纤维十分粗大(70μm),细胞间缝隙连接数量很多,兴奋从房室束传到浦肯野纤维末端,历时仅约 0.03 秒。

兴奋在心室肌的传导速度约为 1m/s,由于心室肌纤维呈双螺旋状环绕心室腔排列,故兴奋不能直接由心内膜传向心外膜,而是呈一定角度沿螺旋方向传导。兴奋由心内膜表面传到心外膜表面约需 0.03 秒。由于心室细胞间的缝隙连接以及心室内传导系统传导兴奋迅速,所以左右心室也几乎同时收缩,形成功能性合胞体(functional syncytium)。

2. **决定和影响传导性的因素** 心肌的传导性受结构和生理两方面因素的影响。

(1)结构因素:心肌细胞的直径是决定传导性的主要结构因素,细胞直径与细胞内电阻成反比,细胞直径越大,细胞内电阻越小,局部电流越大,传导速度越快;反之亦然。心房肌、心室肌和浦肯野细胞的直径都较大,尤其是末梢浦肯野细胞直径更大,所以传导速度很快。而窦房结区细胞的直径很小,传导速度则很慢。细胞间的缝隙连接是决定传导性的又一重要结构因素。缝隙连接构成了细胞间的低电阻通道,缝隙连接通道数量越多,传导性越好。在某些病理情况下,如心肌缺血时,细胞间的缝隙连接通道可关闭,兴奋传导也明显减慢;心肌纤维化时,心肌细胞缝隙连接减少,传导速度减慢。传导性还受细胞分化程度的影响,分化程度低则传导慢。

(2)生理因素:心肌细胞的电生理特性是决定和影响心肌传导性的主要因素。心脏内兴奋的传导过程即动作电位的传导过程,而动作电位的传导受到以下因素的影响。

1）动作电位 0 期去极化速度和幅度：动作电位 0 期去极化的速度和幅度是影响心肌传导速度最重要的因素。由于兴奋部位的 0 期去极化，使得其与邻近未兴奋部位之间出现电位差，产生局部电流而引起兴奋传导。兴奋部位 0 期去极化速度越快，局部电流的形成也越快，能很快地促使邻近部位产生一新的动作电位，故传导能很快进行；兴奋部位 0 期去极化的幅度越大，兴奋部位与未兴奋部位之间的电位差也越大，局部电流也越强，能更有效地使邻近部位产生一新的动作电位，其扩布的距离也长，能使更远的部位受到刺激而兴奋，故传导加速。浦肯野细胞动作电位 0 期去极化速度比心室肌细胞大一倍，这是它传导速度很快的原因之一。凡能减慢动作电位 0 期最大去极化速度和减小动作电位幅度者，都会引起传导速度减慢。

2）膜电位水平：心肌细胞动作电位 0 期去极化的速度与幅度还受兴奋前膜电位水平的影响。在快反应细胞中，钠通道性状决定膜 0 期去极化的速度和幅度。钠通道的效率（可利用率）具有电压依赖性，它依赖于受刺激前的膜电位水平。在正常静息电位值（-90mV）条件下，膜受刺激达阈电位后，钠通道快速开放，0 期最大去极化速度可达 500V/s。膜电位值变小，Na^+ 通道被激活时的开放效率降低，最大去极化速度降低。当膜电位减小至 -55mV 时，则 0 期最大去极化速度几乎为零，因为此时 Na^+ 通道已失活关闭。如果膜电位发生超极化而大于正常静息电位值，最大去极化速度并不增加，这可能是由于 Na^+ 通道激活时开放效率已达极限之故。可见，在正常静息电位值条件下，钠通道处于最佳可利用状态。当膜电位发生去极化而小于正常静息电位时，动作电位 0 期去极化的幅度和速度都降低，这将导致传导减慢乃至障碍。期前兴奋的传导减慢正是由于期前兴奋是在膜电位较小的条件下发生的缘故。

3）邻近未兴奋部位膜的兴奋性：兴奋的传导是细胞依次发生兴奋的过程，因此未兴奋部位心肌细胞膜的兴奋性的高低必然会影响到兴奋沿细胞的传导。当静息电位（或最大复极电位）增大（超极化）或阈电位水平抬高时，细胞兴奋性降低。在此条件下，膜去极化达到阈电位所需时间延长，故传导速度减慢；反之，则传导加快。当邻近未兴奋部位膜电位过低（去极化）时，膜中钠通道处于失活状态，兴奋部位传来的冲动不能使其产生新的动作电位，传导将在此发生障碍。

（三）自动节律性

自动节律性简称自律性，是指心肌在无外来刺激存在的条件下能自动产生节律性兴奋的能力或特性。心脏具有自律性的细胞属于特殊传导系统，包括窦房结、房室交界、房室束以及心室内的浦肯野纤维网等。

1. 心脏的起搏点　心内特殊传导系统中各部分的自律细胞都以 4 期自动去极化为其特征，但在正常情况下并非每种自律细胞都能产生主动的兴奋。在心脏自律组织中，以窦房结 P 细胞的自律性最高，约 100 次/分；房室结和房室束分别约 50 次/分和 40 次/分；末梢浦肯野细胞的自律性最低，约 25 次/分。在生理情况下，窦房结的自律性最高，故窦房结是心脏活动的正常起搏点（normal pacemaker），由窦房结起搏而形成的心脏节律称为窦性节律（sinus rhythm）。由于窦房结受心迷走神经活动的影响，故其自律性表现为 70 次/分左右。如果心脏的活动由窦房结以外的部位控制，则该部位称为异位起搏点（ectopic pacemaker）。除窦房结以外的其他自律组织在正常情况下仅起兴奋传导作用，而不表现出自身的节律性，故称为潜在起搏点（latent pacemaker）。当正常起搏点起搏功能障碍或传导发生障碍时，潜在起搏点的起搏作用才能显现出来。此时代替窦房结产生可传播的兴奋而控制心脏活动的自律组织，就成为异位起搏点。

2. 窦房结控制潜在起搏点的主要机制

（1）抢先占领：窦房结的自律性高于潜在起搏点。潜在起搏点在自身 4 期自动去极化达到阈电位前，由窦房结传来的兴奋已将其激活而产生动作电位，从而控制心脏的节律活动。这一现象称为抢先占领（capture）或夺获。抢先占领的作用使潜在起搏点自身的自律性不能显现出来。

（2）超速驱动阻抑：当自律细胞受到高于其固有频率的刺激时，便按外来刺激的频率发生兴奋，称为超速驱动。在外来的超速驱动刺激停止后，自律细胞不能立即呈现其固有的自律性活动，须经一段静止期后才逐渐恢复其自身的自律性活动,这种现象称为超速驱动阻抑(overdrive suppression)。由于窦房结的自律性远高于潜在起搏点,它的活动对潜在起搏点自律性的直接抑制作用就是一种超速驱动阻抑。超速驱动阻抑具有频率依赖性,即超速驱动阻抑的程度与两个起搏点自动兴奋频率的差值呈平行关系,频率差值越大,压抑效应越强,驱动中断后,停止活动的时间也越长。临床上突然发生窦性停搏时,往往要经过一定的时间,潜在起搏点才能代替窦房结控制心脏活动。发生超速驱动阻抑的原因之一是心肌细胞膜中钠泵活动的增强。当自律细胞受到超速驱动时,由于单位时间内产生的动作电位数目远超过按其自身节律所产生的动作电位数目,致使 Na^+ 内流和 K^+ 外流均增加,于是钠泵活动增强,产生的外向性泵电流增大,外排的 Na^+ 多于内流的 K^+,使细胞膜发生超极化(即最大复极电位增大),因此自律性降低。当超速驱动停止后,增强的钠泵活动并不立即停止而恢复正常,故膜电位仍保持在超极化状态,此时该自律细胞自身 4 期自动去极化仍不易达到阈电位水平,故而出现一个短暂的心搏暂停。因此,在心脏人工起搏的情况下,若须暂时中断起搏器工作时,不应突然终止,而应逐渐降低起搏器的频率,待患者的自身心律恢复后再终止,否则可能导致患者心搏骤停而危及生命。

3. 决定和影响自律性的因素 影响自律性的因素包括自律细胞动作电位 4 期自动去极化的速度、最大复极电位水平和阈电位水平(图 4-15),其中以 4 期自动去极化速度最为重要。

(1)4 期自动去极化速度:在最大复极电位和阈电位水平不变的情况下,4 期自动去极化速度越快,达到阈电位水平所需时间越短,自律性越高。反之,则自律性越低。凡能使 4 期自动去极化中外向电流减少,或内向电流增加的因素都能使 4 期自动去极化加速。反之,则去极化速度减慢。交感 β_1 肾上腺素能受体激动,可通过 cAMP/PKA 途径,使通道蛋白磷酸化,在同一电位水平通道开放概率增加,I_{Ca-T} 和 I_f 电流增大,使心肌细胞自律性升高;副交感神经递质 ACh 则通过 M 受体激活 I_{K-ACh},K^+ 外流增加,引起窦房结 P 细胞膜的超极化,同时通过抑制腺苷酸环化酶的活化,使 cAMP 生成减少,进而使钙通道的磷酸化受抑制,I_{Ca} 减小,导致自律性降低。

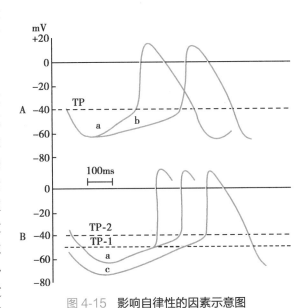

图 4-15 **影响自律性的因素示意图**
A. 4 期自动去极化速度由 a 减小到 b 时,自律性降低;B. 最大复极电位由 a 超极化到 c,或阈电位(TP)由 TP-1 上移到 TP-2,自律性降低。

(2)最大复极电位水平:在 4 期自动去极化速度或阈电位不变的情况下,最大复极电位减小,则其与阈电位水平之间的差距缩短,去极化达到阈电位水平所需时间缩短,自律性增高。反之,则自律性降低。迷走神经兴奋时,通过末梢释放的 ACh 与细胞膜上 M 受体结合,可使窦房结 P 细胞对 K^+ 的通透性增加,引起最大复极电位增大,窦房结的自律性降低,心率减慢。

(3)阈电位水平:在 4 期自动去极化速度和最大复极电位不变的情况下,阈电位水平上移将加大它与最大复极电位之间的差距,自动去极化达到阈电位所需时间延长,自律性降低。反之,则自律性升高。当细胞外 Ca^{2+} 浓度升高时,阈电位水平上移,自律性降低。但是,一般条件下阈电位变化不大,故它不是影响自律性的主要因素。

(四)收缩性

心肌和骨骼肌同属横纹肌。与骨骼肌相似,心肌细胞的收缩也由动作电位触发,并通过兴奋-收缩耦联引起肌丝的滑行。同时,心肌收缩还有其自身的特点。

1. 心肌收缩的特点

(1)同步收缩:与骨骼肌细胞不同,心肌细胞之间有低电阻的闰盘存在,兴奋可通过缝隙连接在细胞之间迅速传播，引起所有细胞几乎同步兴奋和收缩。因此，心肌可看作是一个功能合胞体。从解剖结构看，由于心房与心室之间存在纤维环和结缔组织将两者隔开，所以整个心脏可以看作由左、右心房和左、右心室两个合胞体构成。而房室交界传导纤维是唯一连接心房与心室的结构。心肌一旦兴奋，由于兴奋可以在细胞间迅速传播，心房和心室这两个功能合胞体的所有心肌细胞将几乎在同步情况下发生收缩，这种同步收缩保证了心脏各部分之间的协同工作并发挥有效的泵血功能。因此，从参与收缩的心肌细胞数目的角度来说，心肌的收缩是"全或无"的，心肌收缩要么不产生，要么一经引起，全部的心肌细胞都参与收缩。由此可见，对于心室而言，心室收缩强度的变化只取决于每个心肌细胞收缩强度的变化，而不像骨骼肌那样可以因参加收缩的肌细胞数目不同而改变。

（2）不发生完全强直收缩：由于心肌兴奋性周期的有效不应期特别长，相当于心肌收缩的整个收缩期和舒张早期。在有效不应期内，心肌细胞不能再接受任何强度的刺激而产生兴奋和收缩反应。因此，正常情况下，心脏不会发生完全强直收缩，这一特征使心脏的工作总是很有规律地舒缩交替进行，有利于保证心脏的充盈和泵血功能。

（3）对细胞外 Ca^{2+} 的依赖性：与骨骼肌细胞不同，心肌细胞收缩对细胞外 Ca^{2+} 高度依赖，这是由于心肌细胞的肌质网不如骨骼肌发达，贮存的 Ca^{2+} 量较少，而且心肌的兴奋-收缩耦联过程依赖于细胞外 Ca^{2+} 的内流。心肌兴奋时，细胞外 Ca^{2+}（10%～20%）经肌膜和横管膜中的 L 型钙通道流入胞质后，触发肌质网释放大量 Ca^{2+}（80%～90%），使胞质 Ca^{2+} 浓度升高，引起心肌收缩，这一过程也称为钙致 Ca^{2+} 释放。而当心肌舒张时，胞质 Ca^{2+} 浓度下降的主要机制是由肌质网上的钙泵逆浓度差将 Ca^{2+} 主动泵回肌质网（80%～90%）。另外，也通过肌膜中的钙泵和 Na^+-Ca^{2+} 交换体将 Ca^{2+} 排出胞外（10%～20%），使胞质 Ca^{2+} 浓度下降，心肌细胞得以舒张。

2. 影响心肌收缩的因素　凡能影响心脏搏出量的因素，如前、后负荷和心肌收缩能力以及细胞外 Ca^{2+} 的浓度等，都能影响心肌的收缩。运动、肾上腺素、洋地黄类药物及其他因素是常见的增强心肌收缩的因素，低氧和酸中毒时则会导致心肌收缩力降低。

3. 心肌收缩与心力衰竭　心力衰竭主要表现为严重的收缩功能不全和/或舒张功能不全。心力衰竭的发生可由心肌细胞的绝对数减少引起，还可因每个心肌细胞自身固有的收缩力下降引起。在左心室衰竭患者的心脏中，含肌原纤维的细胞容积明显减少，提示心肌细胞发挥收缩功能的成分减少，这在心脏功能失代偿的进展中起重要作用。另外，心力衰竭引发收缩和/或舒张功能不全的原因还包括兴奋-收缩耦联功能失常、钙调控蛋白改变和心肌细胞死亡等。

三、体表心电图

在正常人体，由窦房结发出的兴奋按照一定的传导途径和时程依次传到心房和心室，进而引起整个心脏的兴奋。人体是一个大的容积导体，心脏各部分在兴奋过程中出现的生物电活动，可以通过周围的导电组织和体液传到体表。将测量电极置于体表的一定部位记录得到心脏兴奋过程中所发生的有规律的电变化曲线，称为心电图（electrocardiogram，ECG）或体表心电图（surface ECG）。心电图反映的是每个心动周期里整个心脏兴奋的产生、传播和恢复过程中的生物电变化，而与心脏的机械收缩活动无直接关系。心电图作为一种无创记录方法，在临床上被广泛用于心律失常和心肌损害等多种心脏疾病的诊断。1924 年威廉·埃因托芬（Willem Einthoven）因发明心电图机而获得诺贝尔生理学或医学奖。

（一）心电图的基本原理

心电图的形成原理可以用膜极化学说（电偶学说）和容积导体原理来解释（图 4-16）。心脏活动时，当一部分心肌细胞因为去极化而产生动作电位时，与邻近的静息状态的心肌细胞相比，它的极性发生暂时的反转，变为内正外负。这种由两个距离很近的正负电荷所组成的体系，称为电偶。其中带正电荷的一极称为电源，带负电荷的一极称为电穴，电流将从电偶的一极（电源）流向另一极（电穴）。动作电位在心内传导的过程也可认为是电偶移动的过程。当心肌细胞一部分受刺激发生去极化时，

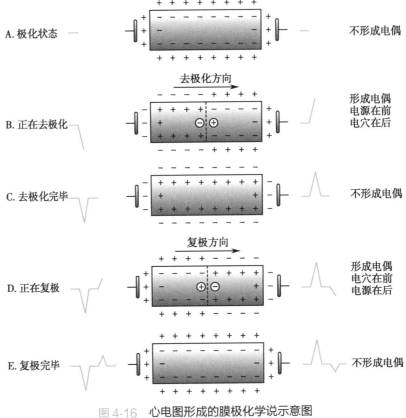

A. 极化状态 —— 不形成电偶

去极化方向 →

B. 正在去极化 —— 形成电偶
电源在前
电穴在后

C. 去极化完毕 —— 不形成电偶

复极方向 →

D. 正在复极 —— 形成电偶
电穴在前
电源在后

E. 复极完毕 —— 不形成电偶

图 4-16　心电图形成的膜极化学说示意图

与邻近静息的细胞膜形成电偶,产生局部电流使邻近细胞膜发生去极化而爆发动作电位。

能导电的物体称为导体,身体的细胞内、外液都是由电解质溶液组成的,因而是一个很好的具有三维空间的导体,称为容积导体。心脏内任何时候形成任何方向的电偶都能通过身体这一容积导体传到体表,并形成在人体表面就可以记录到的心脏电变化。因此,心电图是在体表检测的经放大之后的心脏实时电活动,是心肌在兴奋过程中,以电偶变化的幅度与方向为基础的各种动作电位的综合效应,显示的是电压-时间关系曲线。

(二) 心电图导联方式与正常心电图各波和间期的意义

记录心电图时,引导电极的放置位置及与心电图机连接的线路,称为心电图导联。1905 年埃因托芬最早创立了国际通用的导联体系。在此基础上发展出称为"标准导联"的心电记录导联系统,共有三类 12 个导联,包括 I、II、III 三个标准肢体导联,aVR、aVL 和 aVF 三个加压单极肢体导联和 $V_1 \sim V_6$ 六个单极胸导联。ECG 是临床上常用的诊断手段之一,对检测患者的心率、心脏节律和传导的异常、心肌缺血、电解质紊乱等非常重要,也能反映心脏的解剖位置和房室大小。正常体表心电图由一组波形构成。用不同导联记录到的心电图,由于记录电极在体表的位置不同,心电图波形也不相同,但它们都包含相继出现的 P 波、QRS 波群和 T 波,有时在 T 波后可出现一个小的 U 波。心电图的各段波形反映心脏不同部位的去极化或复极化过程。

以下以标准 II 导联心电图为例,介绍心电图各波和间期的形态及意义(图 4-17)。

1. P 波　在一个心动周期中,心电图记录首先出现的一个小而圆钝的波称为 P 波(P wave),它反映的是左、右两心房的去极化过程。P 波正常时程为 0.08~0.11 秒,幅度不超过 0.25mV。虽然窦房结的去极化发生在心房去极化之前,但由于窦房结体积小,P 细胞数量少,兴奋时产生的综合电位也很小,因此在常规体表心电图上记录不到窦房结电位。左心房肥大时 P 波常表现为时程延长或呈双峰,而右心房肥大时多表现为 P 波幅度增加。心房颤动时,P 波消失,取而代之的是细小杂乱的房颤波形。

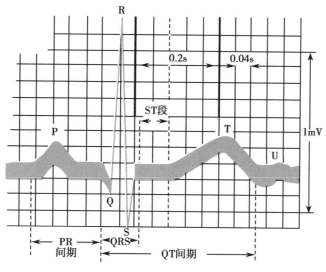

图 4-17　正常人体心电模式图

2. QRS 波群　继 P 波之后间隔一小段时间,出现的一个时程较短、幅度较高、形状尖锐的波群,称为 QRS 波群(QRS complex),QRS 波群反映左、右两心室的去极化过程。典型的 QRS 波群包括三个紧密相连的电位波动,第一个向下的波称为 Q 波;第一个向上的波称为 R 波;R 波之后出现的向下的波称为 S 波。在不同导联的记录中,这三个波不一定都出现。正常的 QRS 波群历时 0.06~0.10 秒,代表兴奋在心室内传播所需的时间。QRS 波群是心室肌快速同步兴奋的结果。正常的传导途径是经过左右束支、浦肯野纤维网再到心室肌,这是最快速和有效的动作电位传导路径。因此,任何经其他路径的传导均会导致 QRS 波群时程延长。QRS 波群增宽反映兴奋在心室内传导时间的延长,提示可能有心室内传导阻滞或心室肥厚;QRS 波群幅值增高提示心肌肥厚。发生室性期前收缩时,QRS 波群出现宽大畸形。

3. T 波　QRS 波群之后间隔一段时间(ST 段)出现的一个持续时间较长、波幅较低的向上的波,称为 T 波(T wave),T 波反映的是心室复极化过程,历时 0.05~0.25 秒,波幅为 0.1~0.8mV。T 波的方向与 QRS 波群的主波方向相同。T 波通常升支和降支不对称,升支缓慢,起点不明确,降支陡直,终点明确。如果出现 T 波低平、双向或倒置,则称为 T 波改变。T 波改变可见于多种生理、病理或药物作用下,临床意义需要仔细鉴别。

4. U 波　在 T 波后 0.02~0.04 秒可能出现的一个低而宽的波,称为 U 波(U wave)。U 波方向一般与 T 波一致,波宽 0.1~0.3 秒,波幅一般小于 0.05mV。机体明显低血钾时,常常会有 U 波出现。但其意义和成因仍不十分清楚。

5. PR 间期(或 PQ 间期)　PR 间期(P-R interval)是从 P 波起点到 QRS 波起点之间的时程,一般为 0.12~0.20 秒。PR 间期代表由窦房结产生的兴奋经由心房、房室交界和房室束到达心室并引起心室肌兴奋所需要的时间,故也称为房室传导时间。临床上 PR 间期延长常见于房室传导阻滞。

PR 段(P-R segment)是指从 P 波终点到 QRS 波起点之间的时段,心电图中所描记到的 PR 段通常出现在基线水平上。PR 段反映兴奋通过心房后向心室传导过程中的电位变化,由于兴奋在通过房室交界区时的传导非常慢,形成的综合电位很小,故在 P 波之后曲线便回到基线水平,从而形成 PR 段。

6. QT 间期　QT 间期(Q-T interval)是指从 QRS 波起点到 T 波终点的时程,代表心室开始去极化到完全复极化所经历的时间。QT 间期的长短与心率成反比,心率越快,QT 间期越短。QT 间期延长易引起早期后除极,并可能诱发严重的室性心律失常,例如尖端扭转型室性心动过速。临床上的长 QT 综合征可由先天性基因突变(其中以 *KCNQ1* 突变导致的 I_{Ks} 减小、*KCNH2* 突变导致的 I_{Kr} 减小和 *SCN5A* 突变导致的 I_{Na} 增加占主要)或后天药物等因素导致。QT 间期缩短导致的短 QT 综合征也可引发严重心律失常。短 QT 综合征多以基因突变导致的 I_{Kr}、I_{Ks}、I_{K1} 功能增强或者 I_{Ca-L} 功能降低为主。

7. ST 段 ST 段（S-T segment）是指从 QRS 波群终点到 T 波起点之间的时段。由于 ST 段代表心室各部分细胞均处于去极化状态（相当于动作电位的平台期），各部分之间的电位差很小。正常时 ST 段应与基线平齐，常描记为一段水平线（等电位线）。心肌缺血或损伤时 ST 段会出现异常压低或抬高。

（三）心电图与心肌细胞动作电位的关系

虽然心电图是以心脏的生物电活动为根据，但是二者的形态显著不同。产生这种差异的主要原因包括：①心肌细胞动作电位是单个细胞的膜电位变化；而心电图则是整个心脏在兴奋过程中的综合电变化，随整个心脏兴奋的发生、传播和恢复过程而变化。而且不同导联描出的心电图波形也有所不同。②单个心肌细胞的动作电位是用细胞内记录的方法获得的，反映的是细胞膜内、外的电位差；而记录心电图时采用的是细胞外记录，是细胞的电活动通过身体这个容积导体传递到体表所记录的波形。尽管如此，单个心肌细胞动作电位的产生与消失，与心电图各个波形之间仍然存在明显的对应关系（图4-18）。以典型的心室肌为例，单个细胞动作电位的 0 期与心电图 QRS 波群相对应。由于心室各部位心肌细胞开始去极化的时间有先后，导致 QRS 波群的时程比单个心室肌细胞的 0 期要长，但两者时程基本对应；单个细胞复极化的 2 期与心电图 ST 段相对应；而单个细胞的快速复极化期（3 期）则与心电图的 T 波相对应。③用细胞内微电极技术记录单个细胞动作电位时，在同一个细胞内记录到的图形是恒定的；而在记录心电图时，由于记录电极在体表的位置不同，所记录到的心电图波形不相同。

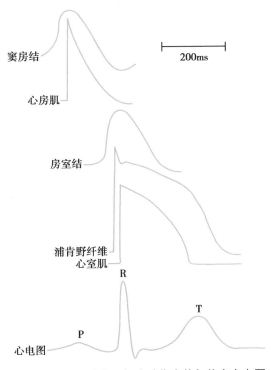

图 4-18 各部位心肌细胞动作电位与体表心电图的时期关系

（谭晓秋）

第三节 │ 血管生理

遍布于人体各组织、器官的血管是一种连续且相对密闭的管道系统，起始于心室，包括动脉、毛细血管和静脉，它们与心脏一起构成心血管系统。血液由心房进入心室，再从心室泵出，依次流经动脉、毛细血管和静脉，然后返回心房，如此循环往复。人体有两套独立的血管系统分别起始于左、右心室，构成体循环和肺循环。从血流动力学的角度看，体循环和肺循环是两个串联的系统，生理条件下它们的流量是相等的，但压力和容量的差别较大。体循环中的血量约为总血量的 84%，其中约 64% 位于静脉系统内，约 13% 位于大、中动脉内，约 7% 位于小动脉和毛细血管内；心腔的血量仅占其 7% 左右，肺循环中的血量约占其 9%（图4-19）。

淋巴系统参与组织液的回流，其中淋巴液从外周流向心脏，最后汇入静脉，从而参与血液循环过程。本节主要叙述血管的生理功能，也简要介绍淋巴循环。

一、各类血管的功能特点

血管系统中动脉、毛细血管和静脉三者依次串联，以实现血液运输和物质交换的生理功能。动脉

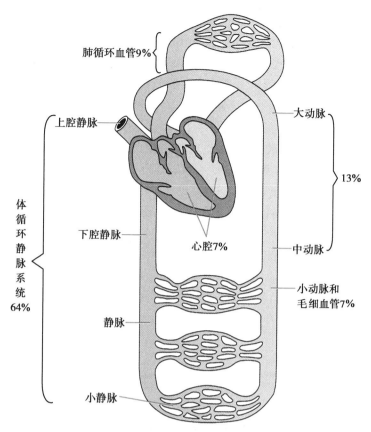

图 4-19　心血管系统中的血液分布

和静脉管壁从内向外依次为内膜、中膜和外膜。内膜由内皮细胞（endothelial cell，EC）和内皮下层组成。内皮细胞构成通透性屏障，管壁内外两侧的液体、气体和大分子物质可选择性地透过此屏障；它还可作为血管的内衬面，为血液流动提供光滑的表面；此外，内皮细胞具有内分泌功能，能合成和分泌多种生物活性物质。中膜主要由血管平滑肌（vascular smooth muscle，VSM）、弹性纤维及胶原纤维三种成分组成，其构成比例与厚度可因血管种类的不同而异（图 4-20）。血管平滑肌的收缩与舒张可调节器官和组织的血流量，弹性纤维可使动脉扩张或回缩。若动脉发生硬化则会使弹性纤维断裂，导致动脉瘤。外膜是包裹在血管外层的疏松结缔组织，其中除弹性纤维、胶原纤维以外，还含有多种间质细胞和微血管。

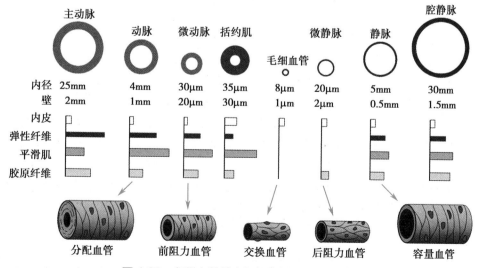

图 4-20　各类血管基本组织比例及功能示意图

(一) 血管的功能性分类

血管按照组织学结构可分为大动脉、中动脉、小动脉、微动脉、毛细血管、微静脉、小静脉、中静脉和大静脉,而按生理功能的不同则分为以下几类。

1. **弹性储器血管**　弹性储器血管(又称弹性贮器血管,Windkessel vessel)是指主动脉、肺动脉主干及其发出的最大分支,其管壁坚厚,富含弹性纤维,有明显的弹性和可扩张性。当左心室收缩射血时,从心室射出的血液一部分流入外周血管,另一部分则暂时储存于大动脉中,使其管壁被动扩张,同时也将心脏收缩产生的部分动能转化为血管壁的弹性势能。在心室舒张期,主动脉瓣关闭,大动脉管壁的弹性回缩使得储存的弹性势能转变为动能,推动射血期多容纳的那部分血液继续流向外周。大动脉的弹性贮器作用使心室的间断射血转化为血液在血管中的连续流动,同时减小了心动周期中动脉血压的波动幅度。

2. **分配血管**　分配血管(distribution vessel)是指中动脉,即将血液自弹性储器血管运输至各器官组织的动脉,如颈动脉、冠状动脉、肾动脉等,它们止于所支配器官内的小动脉。

3. **毛细血管前阻力血管**　毛细血管前阻力血管(precapillary resistance vessel)包括小动脉和微动脉(arteriole),其管径较细,对血流的阻力较大。微动脉是最小的动脉分支,其直径仅为几十微米。微动脉管壁血管平滑肌含量丰富,在生理状态下保持一定的紧张性收缩,它们的舒缩活动可明显改变血管口径,从而改变对血流的阻力及其所在器官、组织的血流量,对所支配的组织血流量的调节和动脉血压的维持有重要意义。

4. **毛细血管前括约肌**　毛细血管前括约肌(precapillary sphincter)是指环绕在真毛细血管起始部的平滑肌,属于阻力血管的一部分。它的舒缩活动可控制毛细血管的开放或关闭,因此可以控制某一时间内毛细血管开放的数量。

5. **交换血管**　毛细血管(capillary)位于动静脉之间,广泛分布于各组织中,相互连通,形成毛细血管网。毛细血管口径较小,管壁仅由单层内皮细胞组成,其外包绕一薄层基膜,故其通透性很高,可实现血管内、外的物质交换,故又称交换血管(exchange vessel)。

6. **毛细血管后阻力血管**　毛细血管后阻力血管(postcapillary resistance vessel)是指微静脉(venule),其管径较小,可对血流产生一定的阻力,但其阻力仅占血管系统总阻力的一小部分。微静脉的舒缩活动可影响毛细血管前、后阻力的比值,继而改变毛细血管血压、血容量及滤过作用,影响体液在血管内、外的分配比例。

7. **容量血管**　容量血管(capacitance vessel)即为静脉系统。与同级动脉相比,静脉数量多、管壁薄、口径大、可扩张性大,故其容量大。在安静状态下,静脉系统可容纳 60%~70% 的循环血量。当静脉口径发生较小改变时,其容积即可发生较大变化,明显影响回心血量。因此,静脉系统兼具血液回流通道和储存库的作用。

8. **短路血管**　短路血管(shunt vessel)是指血管床中小动脉和小静脉之间的直接吻合支。它们主要分布在手指、足趾、耳郭等处的皮肤中,当短路血管开放时,小动脉内的血液可不经毛细血管直接进入小静脉,这与体温调节中的散热功能有关。

(二) 血管的内分泌功能

1. **血管内皮细胞的内分泌功能**　生理情况下,血管内皮细胞合成和释放的各种活性物质在局部维持一定的浓度比,对调节血液循环、维持内环境稳态及生命活动的正常进行起重要作用。

血管内皮细胞合成和释放的舒血管物质和缩血管物质相互制约,保持动态平衡。血管内皮细胞一旦受损,其释放的舒血管物质就会减少,进而诱发高血压、动脉粥样硬化等疾病。舒血管活性物质主要包括一氧化氮、硫化氢、前列环素等;缩血管活性物质主要有内皮素、血栓烷 A_2 等(详见本章第四节)。

2. **血管平滑肌细胞的内分泌功能**　近年来,人们运用免疫学和原位杂交技术证明,血管平滑肌细胞可合成、分泌肾素和血管紧张素,调节局部血管的紧张性和血流量。此外,平滑肌细胞还能合成胶原、弹力蛋白和蛋白多糖等细胞外基质。

3. **血管其他细胞的内分泌功能**　血管壁中还含有大量成纤维细胞、脂肪细胞、肥大细胞、巨噬细胞和淋巴细胞等多种细胞。以往认为,这些细胞的功能是对血管起保护、支撑和营养作用。近年的研究发现,这些细胞还能分泌多种血管活性物质,以旁分泌、自分泌的方式调节血管的舒缩功能及结构变化。如外膜周围的脂肪组织可通过局部合成、分泌血管紧张素原、血管紧张素Ⅱ,参与构成血管壁局部肾素-血管紧张素系统。

二、血流动力学

血流动力学(hemodynamics)是流体力学的一个分支,是指血液在心血管系统中流动的力学,主要研究血流量、血流阻力、血压以及它们之间的相互关系。由于血液中含有血细胞和胶体物质等多种成分,故血液不是理想液体;而血管是较复杂的弹性管道,也不是刚性管道,因此血流动力学既具有一般流体力学的共性,又具备其自身的特点。

(一)血流量和血流速度

血流量(blood flow)是指在单位时间内流经血管某一横截面的血量,也称为容积速度(volume velocity)。其单位通常为 ml/min 或 L/min。血流速度(blood velocity)指血液中某一质点在管内移动的线速度。当血液在血管内流动时,血流速度与血流量成正比,而与血管的横截面积成反比。

1. 泊肃叶定律 泊肃叶(Poiseuille)研究了管道系统中液体流动的规律,用泊肃叶定律(Poiseuille law)可计算出液体流量,该定律表示为:

$$Q = \frac{\pi \Delta P r^4}{8 \eta L}$$ (4-1)

也可表示为:

$$Q = K \frac{r^4}{L}(P_1 - P_2)$$ (4-2)

式 4-1 和式 4-2 中 Q 表示液体流量,ΔP 或(P_1-P_2)是管道两端的压力差,r 是管道半径,L 是管道长度,η 是液体黏滞度,π 是圆周率,K 为常数,与液体黏滞度 η 有关。由该式可知单位时间内的血流量与血管两端的压力差 ΔP 或(P_1-P_2)以及血管半径的 4 次方成正比,而与血管的长度成反比。在其他因素相同的情况下,如果甲血管的 r 是乙血管的两倍,那么,甲血管中 Q 是乙血管中 Q 的 16 倍,所以血管直径是影响血流量的首要因素。

黏滞性液体在刚性管道内的稳定流动时适用泊肃叶定律。当应用于血液循环时,应注意 Q 与 ΔP 实际并不成线性关系。这是因为血管具有弹性和可扩张性,r 可因 ΔP 的改变而改变。

2. 层流和湍流 层流(laminar flow)和湍流(turbulence)是血液在血管内流动的两种方式(图 4-21)。层流时,液体中每个质点的流动方向一致,与管道长轴平行,但各质点的流速不同,管道轴心处流速最快,越靠近管壁流速越慢,在血管的纵剖面上各轴层流速矢量的顶端连线为一抛物线。图 4-21 中的箭头方向指示血流的方向,箭头的长度表示流速矢量。泊肃叶定律仅适用于层流状态。

在正常情况下,人体的血液流动方式以层流为主。然而,当血流速度加速到一定程度之后,血液中各个质点的流动方向不再一致,出现漩涡,形成湍流或涡流。发生湍流时,泊肃叶定律

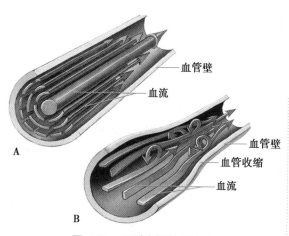

图 4-21 **层流与湍流示意图**
A. 血管中的层流;B. 血管中的湍流。

已不再适用。在管流中,用于判断层流和湍流的参数称为雷诺数(Reynolds number,Re)。这一参数定义为:

$$Re = \frac{VD\rho}{\eta} \tag{4-3}$$

式中 Re 为无量纲数(无单位),V 为血液的平均流速(单位为 cm/s),D 代表管腔直径(单位为 cm),ρ 为血液密度(单位为 g/cm³),η 代表血液黏滞度[单位为泊(P)]。通常当 Re 值大于 2 000 时即可发生湍流。由此式可知,在血流速度快、血管口径大、血液黏滞度低的情况下,较易发生湍流。

在生理情况下,心室腔和主动脉内的血流方式是湍流,其余血管系统中的血流方式主要为层流。但在病理情况下(如房室瓣狭窄、主动脉瓣狭窄以及动脉导管未闭等),均可产生湍流并伴随额外的特征性杂音。

(二)血流阻力

血流阻力(resistance to blood flow)指血液流经血管时所遇到的阻力,主要由流动的血液与血管壁以及血液成分之间的相互摩擦产生。摩擦消耗一部分能量并将其转化为热能,因此血液流动时能量逐渐消耗,使血压逐渐降低。发生湍流时,血液中各个质点流动方向的一致性降低,导致相互冲撞,阻力加大,能量消耗增多。生理情况下,体循环中血流阻力的大致分布为:主动脉及大动脉约 9%,小动脉及其分支约 16%,微动脉约 41%,毛细血管约 27%,静脉系统约 7%。可见产生阻力的主要部位是小血管(小动脉及微动脉)。

血流阻力一般不能直接测量,可通过式 4-4 计算得出:

$$Q = \frac{\Delta P}{R} \tag{4-4}$$

由该式可知血流阻力(R)与血管两端的压力差(ΔP)成正比,与血流量(Q)成反比。结合泊肃叶定律,可得到计算血流阻力的公式(式 4-5):

$$R = \frac{8\eta L}{\pi r^4} \tag{4-5}$$

式中 R 为血流阻力,η 为血液黏滞度,L 为血管长度,r 为血管半径。该式表明血流阻力与血液黏滞度以及血管长度成正比,与血管半径的 4 次方成反比。当血管长度相同时,如血液黏滞度越大,血管直径越小,则血流阻力越大。由于在同一血管床内,L 与 η 在一段时间内变化不大,影响血流阻力的最主要因素为 r,故产生阻力的主要部位是微动脉。机体就是通过调节各器官阻力血管的口径而调节血流量的。

在某些生理和病理情况下,血液黏滞度(blood viscosity)也是可变的。影响血液黏滞度的因素主要有以下几个方面。

1. 血细胞比容 血细胞比容是决定血液黏滞度最重要的因素。血细胞比容越大,血液黏滞度就越高。

2. 血流的切率 血流的切率(shear rate)是指在层流情况下,相邻两层血液流速之差和液层厚度的比值。匀质液体的黏滞度不随切率的变化而变化,这种液体称为牛顿液,如血浆。全血为非匀质液体,其黏滞度随切率的减小而增大,属于非牛顿液。切率越高,则红细胞向血流的中轴集中[此现象称为轴流(axial flow)]越明显,导致血液(与血管壁接触部分)黏滞度较低,使血细胞与血管壁之间相互撞击、摩擦的机会降低,血流阻力降低。反之,当切率较低时,轴流现象不明显,血管内血液黏滞度便增高。

3. 血管口径 血管口径较大时,对血液黏滞度的影响较小,而当血液流经直径小于 0.2~0.3mm

的微动脉时,只要切率足够高,血液黏滞度将随血管口径的变小而降低。这一现象称为法-林效应（Fåhraeus-Lindquist effect）。这使血液在流经小血管时的血流阻力显著降低。产生这一效应的机制可能与此类小血管内的血细胞比容较低有关。

4. 温度 血液的黏滞度可随温度的降低而升高。人的体表温度比深部温度低,故血液流经体表部分时黏滞度会升高。如果将手指浸在冰水中,局部血液的黏滞度可增加2倍。

（三）血压

血管内流动的血液对血管侧壁单位面积上产生的压力,称为血压（blood pressure）。按照国际标准计量单位规定,血压的单位是帕（Pa）或千帕（kPa）,习惯上常以毫米汞柱（mmHg）表示,1mmHg=0.133 3kPa。各段血管的血压并不相同,从左心室射出的血液流经外周血管时,由于不断克服血管对血流的阻力而消耗能量,血压逐渐降低（图4-22）。肺动脉血压较低,大静脉压和心房压更低,常以厘米水柱（cmH_2O）为单位,1cmH_2O=0.098kPa。临床上非特指情况下所称的血压是指体循环动脉血压。

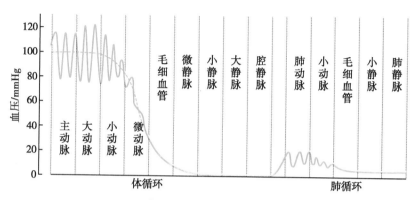

图4-22 正常人平卧位时不同血管血压的示意图

血压在各段血管中的下降幅度与该段血管对血流阻力的大小成正比。在主动脉和大动脉段,血压降幅较小。如主动脉的平均压约100mmHg,到直径为3mm的动脉处,平均压仍可维持在95mmHg左右;至小动脉处,血流阻力增大,血压降落的幅度也变大。在体循环中,微动脉段的血流阻力最大,血压降幅也最显著。如微动脉起始端的压力约85mmHg,而毛细血管起始端血压仅约30mmHg,说明血液流经微动脉时压力下降约55mmHg。当血液经毛细血管到达微静脉时,血压下降至15～20mmHg,而血液经静脉回流至腔静脉汇入右心房时,压力接近0mmHg。

三、动脉血压与动脉脉搏

（一）动脉血压

1. 动脉血压的形成 动脉血压（arterial blood pressure）通常是指主动脉血压。动脉血压的形成条件主要包括以下四个方面。

（1）心血管系统有足够的血液充盈:这是动脉血压形成的前提条件。循环系统中血液的充盈程度可用循环系统平均充盈压（mean circulatory filling pressure）来反映。在动物实验中,用电刺激造成心室颤动使心脏暂停射血,血流也就暂停,此时在循环系统中各部位所测得的压力都是相同的,这一压力数值即为循环系统平均充盈压。用苯巴比妥麻醉的狗,其循环系统平均充盈压约为7mmHg,人的循环系统平均充盈压估计接近这一数值。循环系统平均充盈压的高低取决于血量和循环系统容积之间的相对关系。若血量增多或循环系统容积变小,则循环系统平均充盈压增高;相反,若血量减少或循环系统容积增大,则循环系统平均充盈压降低。

（2）心脏射血:这是动脉血压形成的必要条件。心室收缩时所释放的能量一部分作为血液流动的动能,推动血液向前流动;另一部分则转化为大动脉扩张所储存的势能,即压强能。在心室舒张时,大动脉发生弹性回缩,将储存的势能再转换为动能,继续推动血液向前流动。由于心脏射血是间断的,因此在心动周期中,动脉血压将发生周期性变化,心室收缩时动脉血压升高,舒张时血压则降低。

(3)外周阻力:外周阻力主要是指小动脉和微动脉对血流的阻力。外周阻力使得心室每次收缩射出的血液只有大约 1/3 在心室收缩期流到外周,其余的暂时储存于主动脉和大动脉中,因而使得动脉血压升高。如果没有外周阻力,那么在心室收缩时射入大动脉的血液将全部迅速地流到外周,此时大动脉内的血压将不能维持在正常水平。

(4)主动脉和大动脉的弹性贮器作用:这对减小动脉血压在心动周期中的波动幅度具有重要意义。心脏收缩射血时,主动脉和大动脉被动扩张,可多容纳一部分血液,使得射血期动脉压不会升得过高。当进入舒张期后,扩张的主动脉和大动脉依其弹性回缩,推动射血期多容纳的那部分血液流入外周,这一方面可将心室的间断射血转变为动脉内持续流动的血液,另一方面又可维持舒张期血压,使之不会过度降低。

2. 动脉血压的测量与正常值

(1)动脉血压的测量方法:动脉血压是人体的基本生命体征之一,也是临床医生评估患者的病情轻重和危急程度的主要指标之一。动脉血压测量的方法主要有两种:直接测量法和间接测量法。

1)直接测量法:这是生理学实验中测量动物血压的经典方法。将导管的一端插入动脉,另一端连接压力换能器,将压强能的变化转变为电能的变化而得以显示和记录。此法能精确测出心动周期中每一瞬间的血压数值,但因具有一定创伤性,在临床上主要在某些特定手术等情况下采用。

2)间接测量法:为目前临床上常用的是无创、简便的血压测定方法。由于大动脉中的血压落差很小,故通常用上臂测得的肱动脉血压代表动脉血压。测量时被测者一般取坐位或平卧位,上臂的中点与心脏保持同一水平位。测量者通过扪诊(触及动脉搏动)定位肱动脉,将血压计袖带以适当松紧度缠绕于被测者上臂,袖带下缘位于肘弯横纹上方 2~3cm 处。听诊器膜型体件置于肘窝部、肱二头肌腱内侧的肱动脉搏动处。然后,向袖带的气囊内充气加压,当所加压力高于收缩压时,该处的肱动脉血流被完全阻断,肱动脉搏动消失,此时在听诊器上听不到任何声音。继续充气使汞柱再升高 20~30mmHg,随后以 2~3mmHg/s 的速度缓慢放气,在袖带内压力稍低于收缩压的瞬间,血流突然进入被压迫阻塞的血管段,形成湍流撞击血管壁,听到第一次声响[科罗特科夫(Korotkoff)音],此时的血压计汞柱读数即为收缩压。当袖带内压力降到等于或稍低于舒张压时,血流完全恢复畅通,听诊音消失,此时的汞柱读数为舒张压(图 4-23)。用 Korotkoff 音听诊法测得的动脉收缩压和舒张压与直接测量法相比,相差不足 10%。

(2)动脉血压的正常值:动脉血压可用收缩压、舒张压、脉压和平均动脉压等数值来表示。收缩压(systolic pressure)是指一个心动周期中因心室射血而使动脉压达到的最高值。舒张压(diastolic

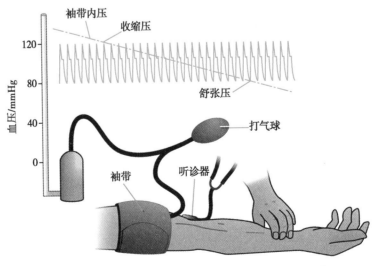

图 4-23 **Korotkoff 音听诊法间接测量肱动脉血压的示意图**

pressure)是指一个心动周期中因心室停止射血而使动脉压降到的最低值。脉搏压(pulse pressure),简称脉压,是指收缩压和舒张压的差值。平均动脉压(mean arterial pressure)则为一个心动周期中每一瞬间动脉血压的平均值。由于心动周期中舒张期较长,所以平均动脉压更接近舒张压,其精确数值可通过血压曲线面积的积分来计算,而粗略估算则约等于舒张压加1/3脉压(图4-24)。在安静状态下,我国健康青年人的收缩压为100~120mmHg,舒张压为60~80mmHg,脉压为30~40mmHg。

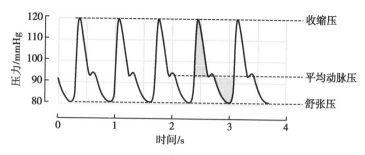

图4-24　正常年轻人肱动脉压曲线

动脉血压存在个体、年龄和性别差异。随着年龄的增长,血压呈逐渐升高的趋势,且收缩压升高比舒张压升高更为显著。女性的血压在更年期前略低于同龄男性,而更年期后则与同龄男性基本相同,甚至略有超越。通常情况下,正常人双侧上臂的动脉血压也存在差异(有时可达5~10mmHg),其原因与个体左右手的惯用习惯、两侧血管的解剖差异等因素有关,因此建议临床工作中测定患者双侧上臂的动脉血压并标注、记录。

此外,正常人血压还存在昼夜波动的日节律。大多数人的血压在2~3时最低,6~10时及16~20时各有一个高峰,从20时起呈缓慢下降趋势,表现为"双峰双谷"的现象。这种现象在老年人和高血压患者中更为显著。根据血压的昼夜波动规律,临床上偶测血压应选择高峰时为宜,这对于制订高血压患者的给药方案有一定的指导意义。但在发病时间较长的高血压患者,这种血压的日节律减弱甚至消失,这可能与血管平滑肌的增生有关,并且会对高血压患者并发症的发生及其预后产生影响。

3. 高血压与高血压前期　高血压(hypertension)是以体循环动脉压增高为主要表现的临床综合征,为最常见的心血管疾病,可分为原发性高血压和继发性高血压(又称高血压病)。除引起高血压本身相关的症状外,长期高血压还可成为多种心血管疾病的重要危险因素,最终引起多种靶器官的损害。

随着流行病学调查结果的更新和循证医学证据的不断完善,高血压的诊断标准也在不断修订。2018年我国发布的《中国高血压防治指南(2018年修订版)》,把高血压定义为收缩压≥140mmHg和/或舒张压≥90mmHg(表4-2)。

表4-2　血压水平分类和定义

分类	收缩压/mmHg		舒张压/mmHg
正常血压	<120	和	<80
正常高值	120~139	和/或	80~89
高血压	≥140	和/或	≥90
1级高血压(轻度)	140~159	和/或	90~99
2级高血压(中度)	160~179	和/或	100~109
3级高血压(重度)	≥180	和/或	≥110
单纯收缩期高血压	≥140	和	<90

注:当收缩压和舒张压分属于不同级别时,以较高的分级为准。

而目前对低血压的定义尚无统一标准,一般把收缩压低于 90mmHg 和/或舒张压低于 60mmHg 划定为低血压。

血压持久升高可引起心、脑、肾、血管等靶器官的继发性病变。当血压增高时,外周血管阻力升高,心室压力负荷(后负荷)加重。根据流行病学研究标准判断,血压升高是脑卒中和冠心病发病的独立危险因素。长期高血压将导致心肌肥厚和动脉硬化,最终可发展为心力衰竭,而脑动脉硬化时则易引发脑血管意外,如脑栓塞、脑出血等。

4. 影响动脉血压的因素　在生理情况下,动脉血压的变化是多种因素综合作用的结果。为了便于理解和讨论,在下文单独分析某一影响因素时,都假定其他因素恒定不变。

(1)心脏每搏输出量:每搏输出量的改变主要影响收缩压。搏出量增加时,心室收缩期射入主动脉的血量增多,动脉管壁所承受的压强也增大,故收缩压明显升高。由于动脉血压升高,血流速度随之加快,在心室舒张期末存留在大动脉中的血量增加不多,舒张压的升高相对较小,故脉压增大;反之,当搏出量减少时,收缩压的降低比舒张压的降低更显著,故脉压减小。通常情况下,收缩压的高低主要反映每搏输出量的多少。

(2)心率:心率的变化主要影响舒张压。心率加快时,心室舒张期明显缩短,因此在心室舒张期从大动脉流向外周的血量减少,存留在主动脉内的血量增多,致使舒张压明显升高。由于舒张期末主动脉内存留的血量增多,致使心室收缩期主动脉内血量增多,收缩压也相应升高,但由于血压升高使血流速度加快,在心室收缩期有较多的血液流向外周,使收缩压升高程度较小,故脉压减小。同理,当心率减慢时,舒张压下降较收缩压下降更显著,因而脉压增大。

(3)外周阻力:外周阻力以影响舒张压为主。外周阻力增大时,心室舒张期内血液外流的速度减慢,因而舒张压明显升高。在心室收缩期,动脉血压升高使得血流速度加快,因而收缩压升高不如舒张压升高明显,故脉压减小。当外周阻力减小时,舒张压和收缩压都减小,但舒张压降低更显著,故脉压加大。通常情况下,舒张压的高低主要反映外周阻力的大小。

(4)主动脉和大动脉的弹性贮器作用:弹性贮器作用主要使心动周期中动脉血压的波动幅度减小。老年人由于动脉管壁硬化,管壁弹性纤维减少而胶原纤维增多,导致血管可扩张性降低,大动脉的弹性贮器作用减弱,对血压的缓冲作用减弱,因而收缩压增高而舒张压降低,结果使脉压明显加大。

(5)循环血量与血管系统容量的匹配情况:生理情况下,循环血量与血管系统容量是相匹配的,即循环血量略多于血管系统容量,使之产生一定的循环系统平均充盈压,这是血压形成的重要前提。大失血后,循环血量减少,此时如果血管系统容量变化不大,则体循环平均充盈压将降低,动脉血压便下降。如果血管系统容量明显增大而循环血量不变,也将导致动脉血压下降。

综上所述,循环血量、心脏射血功能和外周阻力是形成血压的三大基本因素,上述因素受人体内、外环境影响而发生变化并超出一定的范围,可使血压偏离正常范围,在临床上表现为高血压或低血压。当血压异常达到需要及时进行临床处置的情况时,鉴别造成血压异常的原因并施以针对性的准确治疗至关重要。例如,在慢性消耗性疾病液体摄入/补充不足时,可因循环血量过低造成低血压,导致重要脏器血供不足而损伤。此时,如盲目使用升压药(多为缩血管药物),尽管可通过增加外周阻力使血压回升,但药物引起的外周血管收缩会加重脏器血供不足的情况。正确的治疗应该首先充分补液恢复循环血量。

(二)动脉脉搏

动脉脉搏(arterial pulse)是指在每个心动周期中,因动脉内压力和容积发生周期性变化而引起的动脉管壁周期性波动。

1. 动脉脉搏的波形　用脉搏描记仪记录到的浅表动脉脉搏的波形图称为脉搏图。典型的动脉脉搏图形由上升支和下降支组成。

(1)上升支:正常脉搏上升支较陡,由心室快速射血,动脉血压迅速上升,血管壁被扩张而形成。其斜率和幅度受射血速度、心输出量和射血所遇的阻力等因素影响。射血速度慢、心输出量小及射血所遇的阻力大,则上升支的斜率和幅度都小;反之则都大。

（2）下降支:下降支分前、后两段。心室射血后期,射血速度减慢,进入主动脉的血量少于流向外周的血量,被扩张的大动脉开始回缩,动脉血压逐渐降低,构成脉搏曲线下降支的前段。随后,心室舒张,动脉血压继续下降,形成脉搏曲线下降支的后段。其中在心室舒张、主动脉瓣关闭的瞬间,主动脉内的血液向心室方向反流,反流的血液受阻于关闭的主动脉瓣而使主动脉根部的容积增大,并引起的一个折返波,使下降支中段出现一个小波,称为降中波（dicrotic wave）,而在降中波之前的一个切迹,称为降中峡（dicrotic notch）。下降支的形状可大致反映外周阻力的大小。外周阻力大,则脉搏下降支的下降速率慢,降中峡的位置较高;反之,则下降速度快、降中峡位置较低。降中波以后的下降支坡度小,较为平坦。

在某些病理情况下,动脉脉搏将出现异常。如主动脉狭窄时,射血阻力大,上升支的斜率和幅度均较小;主动脉瓣关闭不全时,由于心室舒张期主动脉内血液反流,主动脉内血压急剧降低,下降支陡峭（图 4-25）。

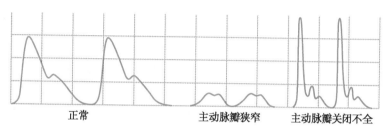

正常　　　　　　主动脉瓣狭窄　　主动脉瓣关闭不全

图 4-25　正常及病理情况下的动脉脉搏图

2. 动脉脉搏波向外周动脉的传播速度　动脉脉搏可沿动脉管壁传向末梢血管,其传播速度远比血流速度要快。动脉管壁的可扩张性越大,脉搏传播速度就越慢。

四、静脉血压和静脉回心血量

静脉是血液回流入心脏的通道,因其易被扩张、容量大,故称为容量血管,兼具血液储存库的作用。静脉的收缩和舒张可有效地调节回心血量和心输出量,以适应机体在不同生理条件下的需要。

（一）静脉血压

当血液经动脉、毛细血管到达微静脉时,血压已降低到 15～20mmHg。微静脉血压波动较小,且几乎不受心脏活动的影响。当血液最后回流入右心房时血压已接近于零。通常将右心房和胸腔内大静脉血压称为中心静脉压（central venous pressure）,而各器官静脉的血压称为外周静脉压（peripheral venous pressure）。中心静脉压较低,正常波动范围是 4～12cmH₂O,其数值取决于心脏射血能力和静脉回心血量之间的相互关系。若心脏射血能力减弱（如心力衰竭）,右心房和腔静脉淤血,中心静脉压就升高。另外,如果静脉回心血量增多或回流速度过快（如输液、输血过多或过快）,中心静脉压也会升高。在血量增加、全身静脉收缩或因微动脉舒张而使外周静脉压升高等情况下,中心静脉压都可能升高。因此,中心静脉压可反映心脏是否可以及时将静脉回流的血液泵向外周,在临床上常作为判断心血管功能的重要指标,也可作为控制补液速度和补液量的监测指标。如以输液治疗休克患者时,中心静脉压高于正常或有升高趋势,提示输液过多过快或心脏射血功能不全;而中心静脉压偏低或有下降趋势,则提示输液量不足。

（二）重力对静脉压的影响

血管内血液由于受地球重力场的影响,可对血管壁产生一定的静水压（hydrostatic pressure）。各部分血管静水压的高低取决于人体的体位。人体平卧时由于身体各部分的位置和心脏多处于相同的水平,因而静水压也大致相同。当人体由平卧位转为直立位时,足部血管内的血压比平卧时高,增高的部分约为 80mmHg,相当于从足到心脏这一段血柱所产生的静水压（图 4-26）。而心脏水平以上

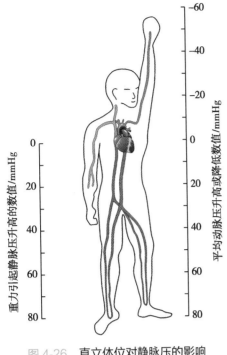

图 4-26 直立体位对静脉压的影响

的血管内压力则比平卧时低,如颅顶矢状窦内压力可降至 -10mmHg 左右。对位于同一水平的动脉和静脉而言,重力对静水压的影响是相同的,但静脉壁薄,其充盈程度受到跨壁压的影响较大,所以重力对静脉的影响远大于对动脉的影响。跨壁压(transmural pressure)是指血液对管壁的压力与血管外组织对管壁的压力之差。具有一定的跨壁压是保持血管充盈扩张的必要条件。静脉壁较薄,管壁中弹性纤维和平滑肌较少,因此当跨壁压降低时易发生塌陷,静脉容积也减少;反之,跨壁压增高时静脉充盈扩张,容积增大。在失重状态下,静脉跨壁压也将降低。

(三)静脉回心血量

1. 静脉对血流的阻力 静脉对血流的阻力很小,因此血液从微静脉回流到右心房,压力仅降低约 15mmHg。这与保证静脉回心血量的功能是相适应的。微静脉作为毛细血管后阻力血管,其舒缩活动可影响毛细血管前、后阻力的比值,进而改变毛细血管血压。微静脉收缩可使毛细血管后阻力升高,若毛细血管前阻力不变,则毛细血管前、后阻力的比值减小,可致毛细血管血压升高,组织液生成增多。因此,微静脉的舒缩活动可调控体液在血管和组织间隙的分布情况,并间接地调节静脉回心血量。

跨壁压可影响静脉的扩张状态,使静脉血流阻力发生改变。大静脉处于扩张状态时对血流的阻力很小;但当血管塌陷时,其管腔横截面积减少,血流阻力增大。此外,血管周围组织对静脉的压迫也可增加静脉血流阻力。例如,颈部皮下的颈外静脉直接受到外界大气压的压迫;锁骨下静脉在跨越第一肋骨时受肋骨的压迫等。

2. 影响静脉回心血量的因素 静脉回心血量在单位时间内等于心输出量,其取决于外周静脉压与中心静脉压之差,以及静脉血流阻力。

(1)体循环平均充盈压:是形成静脉血液持续回流的基本条件,也是反映血管系统充盈程度的指标。实验表明,血管系统内充盈程度越高,静脉回心血量就越多。当血量增加或者容量血管收缩时,体循环平均充盈压升高,静脉回心血量增多;反之,大出血使血量减少时,静脉回心血量则降低。

(2)心肌收缩力:心肌收缩力增强时,由于射血量增多,心室内剩余血量减少,心室舒张期室内压就较低,从而对心房和静脉内血液的抽吸力量增强,故回心血量增多;反之,则回心血量减少。例如,右心衰竭时,右心室射血能力显著减弱,心室舒张期血液淤积于右心房和大静脉内,致使右心室内压较高,回心血量显著减少,患者可出现颈静脉怒张、肝充血肿大、下肢水肿等体征;左心衰竭时,左心房压和肺静脉压升高,以至于血液淤积在肺部,可引起患者肺淤血和肺水肿。

(3)骨骼肌的挤压作用:骨骼肌收缩时可对肌肉内和肌肉间的静脉产生挤压作用,因而静脉回流加快;同时静脉内的瓣膜使血液只能向心脏方向流动而不能倒流。因此,骨骼肌和静脉瓣膜对静脉回流起着"泵"的作用,称为静脉泵或肌肉泵。当下肢肌肉进行节律性舒缩活动(如跑步)时,下肢肌肉泵每分钟挤出的血液可达数升。这时肌肉泵的做功可一定程度地加速全身血液循环,对心脏泵血起辅助作用。但若肌肉持续紧张性收缩而非节律性舒缩,则静脉将持续受压,静脉回心血量反而减少。正常人长时间站立或处于坐位,将可能出现下肢水肿,这是由于下肢静脉缺乏肌肉挤压,血液淤积于下肢的缘故。因此,肌肉泵对降低下肢静脉压和减少血液在下肢静脉内淤积具有十分重要的意义。

(4)体位改变:体位改变主要影响静脉的跨壁压,进而改变回心血量。当体位由平卧位转为直立位时,身体低垂部分的静脉因跨壁压增大而扩张,可多容纳约 500ml 的血液,因而回心血量减少。如长期卧床的患者,由于静脉管壁的紧张性较低、可扩张性较大,同时腹壁和下肢肌肉的收缩力减弱,对静脉的挤压作用减小,因而由平卧突然站立时,可因大量的血液淤滞于下肢,回心血量过少而发生昏厥。

（5）呼吸运动:胸膜腔内压通常低于大气压,是为负压,故胸腔内大静脉的跨壁压较大,常处于充盈扩张状态。吸气时,胸腔容积加大,胸膜腔负压(绝对值)增大,使胸腔内的大静脉和右心房更加扩张,从而有利于外周静脉血液回流至右心房;呼气时,胸膜腔负压(绝对值)减小,则静脉回心血量相应减少(见第五章)。因此,呼吸运动对静脉回流也起着"泵"的作用,称为呼吸泵。

（四）静脉脉搏

静脉脉搏是与心房相连的大静脉受到右心房的血压波动逆行传播,使它们的压力和容积发生周期性的波动而产生。仅在特定疾病条件下可观察到,如在心力衰竭患者,可出现静脉压升高,右心房压波动较易逆行传到大静脉,引起较明显的颈静脉搏动。

五、微循环

微动脉和微静脉之间的血液循环称为微循环(microcirculation)。作为机体与外界环境进行物质和气体交换的场所,微循环对维持组织细胞的新陈代谢和内环境稳态起着重要作用。

（一）微循环的组成

典型的微循环结构包括微动脉、后微动脉、毛细血管前括约肌、真毛细血管、通血毛细血管、动-静脉吻合支和微静脉等(图4-27)。机体各器官、组织的结构和功能不同,微循环的组成也不同。如人手指甲皱皮肤的微循环组成较简单,微动脉与微静脉之间仅由祥状的毛细血管相连,而骨骼肌和肠系膜的微循环结构则相当复杂。

微循环的起点是微动脉,其管壁有完整的平滑肌层,当管壁外层的环行肌收缩或舒张时可使管腔内径显著缩小或扩大,起着控制微循环血流量"总闸门"的作用。微动脉分支成为管径更细的后微动脉(metarteriole),其管壁只有一层平滑肌细胞。每根后微动脉供血给一根至数根真毛细血管。在真毛细血管起始端通常有1~2个平滑肌细胞,形成环状的毛细

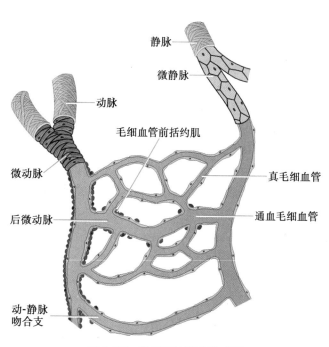

图 4-27 微循环的组成模式图

血管前括约肌,其收缩状态决定进入真毛细血管的血流量,在微循环中起"分闸门"的作用。

真毛细血管壁没有平滑肌,由单层内皮细胞构成,外面包被一薄层基膜,总厚度仅约 0.5μm。内皮细胞间的相互连接处有微细裂隙,成为沟通毛细血管内外的孔道,因此毛细血管壁的通透性较大。毛细血管的数量多,与组织液进行物质交换的面积大。不同器官组织的毛细血管壁厚度不一,总有效交换面积可达 1 000m² 左右。毛细血管的血液经微静脉进入静脉,最细的微静脉口径不超过20~30μm,管壁没有平滑肌,属于交换血管。较大的微静脉有平滑肌,属于毛细血管后阻力血管,起"后闸门"的作用,其活动还受神经体液因素的影响。微静脉通过其舒缩活动可影响毛细血管血压,从而影响体液交换和静脉回心血量。

（二）微循环的血流通路

1. 迂回通路 迂回通路(circuitous channel)是指血液从微动脉流经后微动脉、毛细血管前括约

肌进入真毛细血管网,最后汇入微静脉的微循环通路。该通路因真毛细血管数量多且迂回曲折而得名,加上管壁薄、通透性大、血流缓慢,因而是血液和组织液之间进行交换的主要场所,又称营养通路。同一器官、组织中不同部位的真毛细血管是轮流开放的,而同一毛细血管也是开放和关闭交替进行的,由毛细血管前括约肌的收缩和舒张控制。在安静状态下,同一时间内约有 20% 的毛细血管开放,与器官、组织当时的代谢相适应。

2. 直捷通路 直捷通路(thoroughfare channel)是指血液从微动脉经后微动脉和通血毛细血管进入微静脉的通路。通血毛细血管即为后微动脉的移行部分,其管壁平滑肌逐渐减少至消失。直捷通路多见于骨骼肌中,相对短而直,血流阻力较小,流速较快,经常处于开放状态。其主要功能是使一部分血液经此通路快速进入静脉,以保证静脉回心血量;另外,血液在此通路中也可与组织液进行少量的物质交换。

3. 动静脉短路 动静脉短路(arterio-venous shunt)是指血液从微动脉直接经动-静脉吻合支而流入微静脉的通路。该通路的血管壁较厚,有较发达的纵行平滑肌层和丰富的血管运动神经末梢,血流速度快,无物质交换功能,故又称为非营养通路,其功能是参与体温调节。此通路主要分布于指、趾、唇和鼻等处的皮肤及某些器官内,经常处于关闭状态,有利于保存体内的热量;当环境温度升高时,动-静脉吻合支开放,使皮肤血流量增加,有利于散热。在感染性或中毒性休克时,动静脉短路和直捷通路大量开放,患者虽处于休克状态但皮肤较温暖,此即"暖休克",此时由于大量微动脉血通过吻合支进入微静脉,未与组织细胞进行物质交换,故可加重组织缺氧,导致器官损伤。

(三)微循环的血流动力学

1. 微循环血流阻力 微循环中血流形式一般为层流,其血流量与微动脉、微静脉之间的血压差成正比,与微循环中总血流阻力成反比。在直径为 8~40μm 的微动脉处,血流阻力最大,血压降幅也最大。毛细血管血压取决于毛细血管前、后阻力的比值。一般而言,当这一比例为 5:1 时,毛细血管的平均血压约为 20mmHg;当这一比值增大时,毛细血管血压降低,比值变小时则毛细血管血压升高。由于微动脉占总血流阻力的比例较高,因此微动脉阻力对控制微循环血流量起主要作用。

2. 微循环血流量的调节 在一定时间内器官的血流量是相对稳定的,但同一时间内不同微血管中的流速有很大差别,其原因是后微动脉和毛细血管前括约肌不断发生每分钟 5~10 次的交替性、间歇性的收缩和舒张活动,称为血管运动(vasomotion),它们控制着毛细血管的开放和关闭。当它们收缩时,毛细血管关闭,导致毛细血管周围组织代谢产物积聚、O_2 分压降低。而积聚的代谢产物和低氧状态,尤其是后者可反过来引起局部后微动脉和毛细血管前括约肌舒张,于是毛细血管开放,局部组织积聚的代谢产物被血流清除。接着后微动脉和毛细血管前括约肌又收缩,使毛细血管关闭,如此周而复始。可见,血管舒缩活动主要与局部组织的代谢活动有关。安静状态下,骨骼肌组织同一时间内仅有 20%~35% 的毛细血管处于开放状态。而组织代谢活动增强时,将有更多的毛细血管开放,使血液和组织之间的交换面积增大、交换距离缩短、微循环血流量增加以满足组织的代谢需求。

(四)微循环的物质交换方式

物质交换是微循环的基本功能。组织、细胞通过细胞膜与组织液发生物质交换,而组织液和血液之间则通过毛细血管壁进行物质交换。扩散是血液和组织液之间进行物质交换最重要的方式。滤过和重吸收虽在物质交换中仅占很小一部分,但对组织液的生成具有重要作用。

1. 扩散 溶质分子在单位时间内扩散的速率与其在血浆和组织液中的浓度差、毛细血管壁对该分子的通透性、毛细血管壁的有效交换面积等因素成正比,与毛细血管壁的厚度(即扩散距离)成反比。脂溶性物质(如 O_2 和 CO_2)可直接通过毛细血管的细胞膜扩散,故扩散速率极快。非脂溶性物质(如 Na^+、Cl^- 和葡萄糖等)不能直接通过细胞膜,需要通过血管内皮细胞间隙,因此毛细血管壁对这些溶质的通透性则与其分子大小有关。分子越小,通透性越大。此外,有些能溶解于水且直径小于内皮细胞间隙的溶质分子也能随水分子转运而一起交换(溶剂拖曳)。尽管毛细血管壁孔隙的总面积不超过毛细血管壁总面积的千分之一,但由于分子热运动的速度非常快,高于毛细血管血流速度数十倍,因此血液在流经毛细血管时,血浆和组织液中的溶质分子仍有足够的时间进行物质交换。

2. 滤过和重吸收　在毛细血管壁两侧静水压差和胶体渗透压差的作用下,液体由毛细血管从内向外的移动称为滤过(filtration),而液体的反向移动则称为重吸收(reabsorption)。当毛细血管壁两侧的静水压不等时,水分子可从压力高的一侧向压力低的一侧移动,如果水中的溶质分子直径小于内皮细胞间隙,也可随水分子一起滤过。由于血浆蛋白等胶体物质难以通过内皮细胞间隙,因此血浆蛋白形成的胶体渗透压能限制血浆的水分子向毛细血管外移动。当胶体渗透压不等时,水分子可由渗透压低的一侧向渗透压高的一侧移动。

3. 吞饮　吞饮作用(pinocytosis)发生概率较小。在毛细血管内皮细胞外侧的液体(血浆或组织液)和较大分子可被内皮细胞膜包围并吞饮入细胞,形成吞饮囊泡,继而被运送至细胞的另一侧,并被排至细胞外。如血浆蛋白就是以这种方式通过毛细血管壁进行交换的。

六、组织液

组织液(interstitial fluid 或 tissue fluid)是由血浆经毛细血管壁滤过到组织间隙而形成的,是细胞赖以生存的内环境。组织液绝大部分呈胶冻状,不能自由流动,因而不会因重力作用而流到身体的低垂部分。将注射针头插入组织间隙,也不能抽出组织液。凝胶中的水及溶解于水的各种溶质分子的弥散运动并不受凝胶的阻碍,仍可与血液和细胞内液进行物质交换。凝胶的基质主要由胶原纤维及透明质酸细丝构成。邻近毛细血管的小部分组织液呈溶胶状态,可自由流动。由于毛细血管的通透性具有选择性,因此组织液中各种离子成分与血浆相同,但是组织液与血浆中的蛋白质浓度存在明显差异。

(一) 组织液的生成

正常情况下,组织液由毛细血管的动脉端不断产生,同时一部分组织液又经毛细血管静脉端返回毛细血管内,另一部分组织液则经淋巴管回流进入血液循环。因此,正常组织液的量处于动态平衡状态。这种动态平衡取决于四种因素的共同作用,即毛细血管血压、组织液静水压、血浆胶体渗透压和组织液胶体渗透压。其中,毛细血管血压和组织液胶体渗透压是促使液体由毛细血管内向外滤过的力量,而组织液静水压和血浆胶体渗透压则是促使液体由毛细血管外向内重吸收的力量(图 4-28)。滤过的力量和重吸收的力量之差,称为有效滤过压(effective filtration pressure, EFP)。可用式4-6表示:

有效滤过压 =(毛细血管血压 + 组织液胶体渗透压)−(组织液静水压 + 血浆胶体渗透压)

$$(4\text{-}6)$$

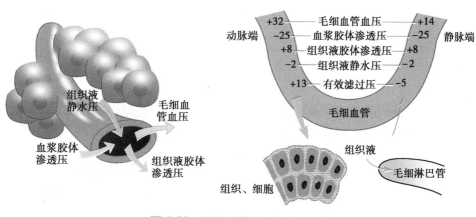

图 4-28　组织液生成与回流示意图
图中数值单位为 mmHg。

如果有效滤过压为正值,表示有液体从毛细血管滤出;如果为负值,则表示有液体被重吸收回毛细血管。单位时间内通过毛细血管壁滤过的液体量等于有效滤过压和滤过系数(K_f)的乘积。滤过系数的大小取决于毛细血管壁对液体的通透性和滤过面积。不同组织的毛细血管滤过系数有很大差别,脑和肌肉的滤过系数很小,而肝和肾小球的滤过系数则很大。总的来说,流经毛细血管的血浆有0.5%~2%在动脉端滤出到组织间隙,约有90%的滤出液在静脉端被重吸收,其余约10%(包括漏出的白蛋白分子)进入毛细淋巴管,形成淋巴液。

(二)影响组织液生成的因素

在正常情况下,组织液的生成与回流保持动态平衡,因此组织液总量维持相对恒定。如果这种动态平衡遭到破坏,使组织液生成过多或重吸收减少,就有过多的液体潴留在组织间隙而形成水肿(edema)。

1. 毛细血管有效流体静压　毛细血管有效流体静压即毛细血管血压与组织液静水压的差值,是促进组织液生成的主要因素。全身或局部的静脉压升高是有效流体静压增高的主要成因。例如,右心衰竭可引起体循环静脉压增高,静脉回流受阻,导致毛细血管有效流体静压增高,引起全身性水肿;而左心衰竭则可因肺静脉压升高而引起肺水肿。局部静脉压增高可见于血栓阻塞静脉腔,肿瘤或瘢痕压迫静脉壁等。

2. 有效胶体渗透压　有效胶体渗透压即血浆胶体渗透压与组织液胶体渗透压之差。它是限制组织液生成的主要力量。血浆胶体渗透压主要取决于血浆蛋白尤其是白蛋白浓度。当血浆蛋白减少时,如营养不良或某些肝肾疾病,可因血浆胶体渗透压降低,导致有效胶体渗透压下降,有效滤过压增大而发生水肿。

3. 毛细血管壁通透性　正常情况下,毛细血管壁对蛋白质几乎不通透,从而能维持正常的有效胶体渗透压。但在感染、烧伤、过敏等情况下,毛细血管壁的通透性异常增高,血浆蛋白可随液体渗出毛细血管,使血浆胶体渗透压下降,组织胶体渗透压升高,有效滤过压增大,结果导致组织液生成增多而出现水肿。

4. 淋巴回流　由于从毛细血管滤出的液体约10%须经淋巴系统回流,故淋巴系统是否畅通可直接影响组织液回流。同时,淋巴系统还能在组织液生成增多时代偿性加强回流,以防液体在组织间隙中积聚过多。在某些病理情况下,如丝虫病或恶性肿瘤淋巴转移均可导致淋巴管被堵塞,使淋巴回流受阻,含蛋白质的淋巴液就在组织间隙中积聚而形成淋巴水肿(lymphedema)。

七、淋巴液的生成和回流

淋巴系统(lymphatic system)由淋巴管、淋巴结、脾和胸腺等组成。淋巴管收集全身的淋巴液,最后经右淋巴导管和胸导管流入静脉。淋巴回流的生理意义在于回收蛋白质,运输脂肪及其他营养物质,同时可调节体液平衡,具有防御和免疫功能。淋巴液可将组织液中的蛋白质分子、不能被毛细血管重吸收的大分子物质以及组织中的红细胞等带回到血液中,从而维持血浆蛋白的正常浓度。另外,淋巴系统也是机体吸收营养物质的主要途径之一,由肠道吸收的脂肪80%~90%经由这一途径被输送入血,因此来自小肠的淋巴液呈乳糜状。在创伤、手术或感染等病理情况下,损伤的淋巴管能再生,有多种因素参与其再生过程。

(一)毛细淋巴管的结构特点及通透性

淋巴液来源于组织液,通过毛细淋巴管吸收。毛细淋巴管以盲端起始于组织间隙。毛细淋巴管由单层内皮细胞组成,没有基膜和周细胞,故通透性极高。毛细淋巴管起始端内皮细胞呈叠瓦状排列,构成向管腔内开启的单向活瓣(图4-29)。此外,当组织间隙中积聚较多的组织液时,组织中的胶原纤维和毛细淋巴管之间的胶原细丝可将

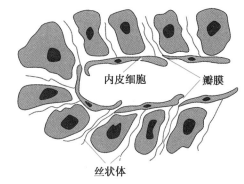

图4-29　毛细淋巴管盲端结构示意图

叠瓦状排列的内皮细胞边缘拉开,使内皮细胞之间出现较大的缝隙,这时,组织液及其中的较大的分子(如渗出的血浆蛋白)乃至红细胞等可通过此间隙内流,同时通过单向活瓣作用限制其倒流,有利于组织液进入淋巴管。值得注意的是,当机体内部存在感染因素时,组织液中渗出的血浆蛋白和细菌也可通过此途径进入淋巴循环。

毛细淋巴管吸收组织液的动力来源于组织液与毛细淋巴管内淋巴液之间的压力差。压力差高则组织液的吸收速度快。组织液一旦进入淋巴管就成为淋巴液,因而其成分与该处的组织液非常相近。毛细淋巴管彼此吻合成网,逐渐汇合成较大的集合淋巴管,后者的管壁中有平滑肌,可以收缩。另外,淋巴管中有瓣膜,使淋巴液不能倒流。集合淋巴管壁平滑肌的收缩活动和淋巴管腔内的瓣膜共同构成"淋巴管泵",促进淋巴液向心回流。

正常成年人在安静状态下每小时约有 120ml 淋巴液进入血液循环。来自右侧头颈部、右臂和右胸部的约 20ml 淋巴液经由右淋巴导管导入静脉,其余 100ml 淋巴液通过胸导管导入静脉。人体每天生成 2～4L 淋巴液,大致相当于全身的血浆总量。

(二)影响淋巴液生成和回流的因素

如前所述,组织液和毛细淋巴管内淋巴液之间的压力差是促进组织液进入淋巴管的动力。以下几种可使组织液压力增加的情况都能使淋巴液的生成增多:①毛细血管血压升高;②血浆胶体渗透压降低;③毛细血管壁通透性和组织液胶体渗透压增高。

由淋巴管壁中少量的平滑肌和单向瓣膜构成的"淋巴管泵"可促进淋巴回流,防止淋巴液倒流。此外,外周骨骼肌的节律性收缩、相邻动脉的搏动以及外部物体对组织的压迫等,都能促进淋巴液的回流。而淋巴管和淋巴结急慢性炎症(如丹毒)、肉芽肿形成、丝虫虫体等均可引起淋巴系统阻塞,导致淋巴液滞留、淋巴窦和淋巴管扩张,造成淋巴水肿。

(朱依纯)

第四节 | 心血管活动的调节

心血管活动的调节包括神经调节、体液调节和自身调节,通过调节心输出量、血管口径和循环血量,保持正常心血管功能活动的相对稳定,并能在机体内、外环境变化时,调整心血管功能以适应代谢需要。

一、神经调节

心血管活动受自主神经系统的调控,通过各种心血管反射实现功能调节。

(一)心血管的神经支配

1. 心脏的神经支配　心脏受心交感神经和心迷走神经双重支配。

(1)心交感神经:心交感神经节前神经元的胞体位于第 1～5 胸段脊髓中间外侧柱,其节前纤维释放 ACh,可激活星状神经节和颈交感神经节的节后神经元 N_1 型胆碱能受体(N_1 受体或 N_N 受体);节后纤维支配心脏的各个部分,包括窦房结、房室交界、房室束、心房肌和心室肌。心交感神经节后纤维释放去甲肾上腺素,作用于心肌细胞膜上的 β_1 肾上腺素能受体(β_1 受体),引起心肌收缩力增强、心率加快和传导速度加快,这些效应分别称为正性变力作用(positive inotropic action)、正性变时作用(positive chronotropic action)和正性变传导作用(positive dromotropic action),可被 β_1 受体拮抗剂美托洛尔(metoprolol)阻断。左侧心交感神经主要支配房室交界和心室肌,兴奋时主要引起心肌收缩力增强;右侧心交感神经主要支配窦房结,兴奋时主要引起心率加快。

去甲肾上腺素与 β_1 受体结合后,通过 G 蛋白-AC-cAMP-PKA 通路(见第二章),使胞内 cAMP 水平升高,PKA 活性增强。PKA 可以磷酸化多种离子通道、离子泵和收缩蛋白。心肌细胞 L 型钙通道磷酸化而被激活,开放概率增加,进而使平台期 Ca^{2+} 内流增加,通过钙致钙释放机制使胞质内 Ca^{2+} 浓度进一步升高,引起正性变力作用。肌钙蛋白磷酸化使其在舒张期释放 Ca^{2+} 的速率增加,同时受磷蛋白(细胞中调节钙离子平衡的重要蛋白,通过磷酸化修饰改变自身与肌质网钙泵的结合,调控钙泵功能)磷酸化而与纵行肌质网膜中的钙泵解离,导致钙泵与 Ca^{2+} 亲和力增强,钙泵活性增强,加快舒张期 Ca^{2+} 回收的速度从而引起胞质 Ca^{2+} 浓度下降速度加快,使心肌舒张速度加快。在窦房结 P 细胞,T 型钙通道磷酸化开放概率增加,使 4 期 Ca^{2+} 内流增加,4 期自动去极化速度加快,自律性增加,导致正性变时作用。另外,去甲肾上腺素引起的窦房结 P 细胞 4 期 I_f 加强亦与正性变时作用有关。心肌慢反应细胞膜中 L 型钙通道的磷酸化,可使 Ca^{2+} 内流增加,0 期去极化速度和幅度增大,房室传导速度加快,引起正性变传导作用。正性变传导作用又可使各部分心肌纤维的活动更趋于同步化,也有利于心肌收缩力的加强。

β_1 受体拮抗剂因消除了心交感神经的作用,故具有降低心率、心肌收缩力和传导速度的作用,从而引起心输出量减少,动脉血压降低。临床上,β_1 受体拮抗剂是治疗高血压、冠心病、心肌梗死、慢性心力衰竭、心律失常的常用药物之一。

（2）心迷走神经:支配心脏的副交感神经节前纤维行走于迷走神经干中,节前神经元的胞体位于延髓的迷走神经疑核和背核。节前神经元的末梢释放 ACh,作用于心内神经节节后神经元胞体膜中的 N_1 型胆碱能受体（N_N）。迷走神经的节后神经纤维主要支配窦房结、心房肌、房室交界、房室束及其分支,而对心室肌的支配则很少。心迷走神经节后纤维末梢也释放 ACh,作用于心肌细胞膜的 M 型胆碱能受体（M 受体）,引起心房肌收缩力减弱、心率减慢和房室传导速度减慢,即具有负性变力、负性变时和负性变传导作用。由于心迷走神经纤维对心室肌的支配密度远低于其对心房肌的支配,故刺激心迷走神经引起的心房肌收缩力减弱效应比心室肌明显得多。右侧迷走神经对窦房结的影响占优势,兴奋时主要引起心率减慢;左侧迷走神经对房室交界的作用占优势,兴奋时主要引起房室传导速度减慢。

ACh 激活心肌细胞膜中的 M 受体后,通过 G 蛋白-AC-cAMP-PKA 通路,使细胞内 cAMP 水平降低,PKA 活性降低,进而表现出与 β_1 受体激活相反的效应。负性变力作用主要由心肌细胞 L 型钙通道被抑制、Ca^{2+} 内流减少所致。同时,I_{K-ACh} 被激活,复极化时 K^+ 外流加速,平台期缩短,也导致 Ca^{2+} 内流减少,收缩力减弱。在窦房结 P 细胞,4 期 Ca^{2+} 内流减少和 I_f 通道介导的 Na^+ 内流减少,引起 4 期去极化速度减慢,自律性降低,产生负性变时作用。此外,I_{K-ACh} 的激活使 K^+ 外流增加,最大复极电位增大,也导致自律性降低。负性变传导作用主要与慢反应细胞的 0 期 Ca^{2+} 内流减少,0 期去极化速度和幅度降低有关。

（3）支配心脏的肽能神经纤维:心脏中存在多种肽能神经纤维,如神经肽 Y、血管活性肠肽、降钙素基因相关肽和阿片肽等,它们可与单胺类和 ACh 等递质共存于同一神经元内,参与对心肌和冠状血管活动的调节。

（4）心交感紧张与心迷走紧张:紧张（tonus）是指神经或肌肉等组织保持一定程度的持续活动状态。心交感神经和心迷走神经平时都具有紧张性,其紧张性均主要起源于延髓心血管中枢。两者作用相互拮抗,共同持续调节心脏活动。心脏正常起搏点窦房结的自律性约 100 次/分,但健康成人安静时的心率约 70 次/分,这是因为安静时心交感紧张（cardiac sympathetic tone）和心迷走紧张（cardiac vagal tone）以后者占优势。应用 M 受体拮抗剂阿托品阻断心迷走神经的作用,可使正常人的心率加快到 150 次/分。心交感紧张和心迷走紧张还随呼吸周期发生变化,吸气时心迷走紧张较低而心交感紧张较高,心率加快,呼气时则相反。心率随呼吸周期而发生明显变化的现象称为呼吸性窦性心律不齐。

2. **血管的神经支配**　支配血管平滑肌的神经称为血管运动神经（vasomotor nerve）,可分为缩血管神经（vasoconstrictor nerve）和舒血管神经（vasodilator nerve）两大类。除毛细血管外,血管壁都有平滑肌,大部分血管平滑肌仅受交感缩血管神经纤维的支配,只有部分血管同时还接受某些舒血管神经纤维的支配。毛细血管前括约肌的神经纤维分布极少,其活动主要受局部组织代谢产物调节。

（1）缩血管神经纤维：缩血管神经纤维都是交感神经，故称为交感缩血管神经，其节后纤维释放的递质为去甲肾上腺素。血管平滑肌细胞有 α 和 β₂ 两类肾上腺素能受体，去甲肾上腺素与 α 受体结合的能力较强，可引起血管平滑肌收缩；与 β₂ 受体结合能力较弱，可引起血管平滑肌舒张。因此，交感缩血管神经纤维兴奋时的主要效应是血管收缩。

体内几乎所有的血管都受交感缩血管神经纤维的支配。安静状态下，交感缩血管神经纤维持续发放 1～3Hz 的低频冲动，称为交感缩血管紧张（sympathetic vasoconstrictor tone），其紧张性主要来源于延髓心血管中枢，使血管平滑肌保持一定程度的收缩状态。交感缩血管紧张增强时血管收缩加强，反之则血管舒张。生理情况下，交感缩血管神经纤维的放电频率在数秒 1 次至每秒 8～10 次的范围内变动，可使血管口径发生很大程度的变化，从而有效调节器官的血流阻力和血流量。

交感缩血管神经纤维在不同组织器官及同一器官内部血管中的分布密度不同，密度最大的是皮肤血管，其次为骨骼肌和内脏血管，最小的是冠状血管和脑血管，故交感缩血管紧张的变化对心脑血管活动影响较小。交感缩血管神经纤维在同一器官内对动脉的支配密度高于静脉，微动脉中的密度最高，毛细血管前括约肌中密度最低，而毛细血管不受神经纤维支配。

交感缩血管神经纤维兴奋时，总外周阻力增加，动脉血压升高；微动脉的交感缩血管神经纤维密度高于微静脉，毛细血管前后阻力的比值增大，使毛细血管血压降低，组织液生成减少而重吸收增加；容量血管收缩，静脉回心血量增加。当支配某一器官的交感缩血管神经纤维兴奋时，该器官的血流阻力增高，血流量减少。

交感神经的过度激活在高血压和慢性心力衰竭的发生发展过程中起重要作用。

（2）舒血管神经纤维

1）交感舒血管神经纤维：在狗、猫等动物，骨骼肌血管不仅受交感缩血管神经纤维支配，还受交感舒血管神经纤维支配。其节后纤维释放 ACh，作用于血管平滑肌膜中的 M 受体，可引起骨骼肌血管舒张，骨骼肌血流量增加，以适应骨骼肌运动的需要。其效应可被 M 受体拮抗剂阿托品阻断。交感舒血管神经纤维在平时没有紧张性活动，在情绪激动和发生防御反应时发放冲动。人体内也有交感舒血管神经纤维存在。

2）副交感舒血管神经纤维：少数器官如脑膜、唾液腺、胃肠外分泌腺和外生殖器的血管平滑肌除接受交感缩血管神经纤维支配外，还接受副交感舒血管神经纤维的支配，其节后纤维释放 ACh，与血管平滑肌的 M 受体结合可引起血管舒张和局部血流量增加，而对循环系统总外周阻力的影响很小。这类舒血管神经平时也没有紧张性活动。

3）脊髓后根舒血管神经纤维：皮肤伤害性感觉传入纤维在外周末梢处可发出分支。当皮肤受到伤害性刺激时，感觉冲动一方面沿传入纤维传向中枢，另一方面可沿其分支到达受刺激部位邻近的微动脉使之舒张充血，局部皮肤出现红晕。这种仅通过轴突外周部分完成的局部反射称为轴突反射（axon reflex），其递质可能是降钙素基因相关肽。

此外，血管中也存在肽类舒血管神经纤维，通过释放血管活性肠肽、降钙素基因相关肽等引起血管扩张。

（二）心血管中枢

中枢神经系统中与控制心血管活动有关的神经元集中的部位称为心血管中枢（cardiovascular center），广泛分布于从脊髓到大脑皮层的各个水平。各级中枢间存在密切的纤维联系和相互作用。

1. 脊髓　脊髓胸腰段灰质中间外侧柱有支配心脏和血管的交感节前神经元，骶段还有支配血管的副交感节前神经元，其活动受高位中枢控制，是中枢调控心血管活动的最后传出通路。脊髓交感节前神经元能完成某些原始的心血管反射，维持一定的血管张力，但调节能力较低，且不够完善。

2. 延髓　延髓是调节心血管活动最基本的中枢。实验表明，只要保持延髓及以下中枢部分完整，血压就能接近正常水平，并能完成一定的心血管反射。

延髓头端腹外侧区（rostral ventrolateral medulla，RVLM）是产生和维持心交感神经和交感缩血管神经紧张性活动的重要部位,其下行纤维直达脊髓交感节前神经元,紧张性地调控其活动。RVLM 神经元兴奋时可引起交感神经活动加强和血压升高。延髓尾端腹外侧区(caudal ventrolateral medulla, CVLM)中的抑制性神经元可抑制 RVLM 神经元的活动。

迷走神经节前神经元的胞体主要位于延髓的迷走神经背核(dorsal nucleus of vagus nerve)和疑核(nucleus ambiguus),可调节心迷走神经的活动。

孤束核(nucleus tractus solitarii,NTS)是压力感受器、化学感受器和心肺感受器等传入纤维的接替站,将整合信息向上述延髓心血管中枢核团投射。

3. 其他心血管中枢　延髓以上脑干部分、大脑及小脑中,均有调节心血管活动的神经元,参与对心血管活动和机体其他功能之间的复杂整合(integration)。如下丘脑室旁核等核团可参与交感神经活动、水盐平衡等功能的调节,以及防御、搏斗或逃跑等行为的适应性心血管功能变化。

(三) 心血管反射

神经系统对心血管活动的调节是通过各种心血管反射(cardiovascular reflex)进行的,使心血管活动发生相应改变,以适应机体当时所处的状态或环境的变化。

1. 颈动脉窦和主动脉弓压力感受性反射　当动脉血压突然升高时,可反射性引起心率减慢、心输出量减少、血管舒张、外周阻力减小,血压下降,这一反射称为压力感受性反射(baroreceptor reflex)或降压反射(depressor reflex)。

(1)动脉压力感受器:动脉压力感受器(baroreceptor)主要是指位于颈动脉窦和主动脉弓血管外膜下的感觉神经末梢。压力感受器并不直接感受血压变化,而是感受血管壁所受到的机械牵张刺激。当动脉血压升高时,动脉管壁被牵张的程度加大,压力感受器的传入冲动便增多。在一定范围内,压力感受器的传入冲动频率与动脉管壁扩张程度成正比,因而传入神经的冲动发放频率可随心动周期中动脉血压的波动而发生相应变化(图 4-30)。在同一血压水平,颈动脉窦压力感受器通常比主动脉弓压力感受器更敏感。

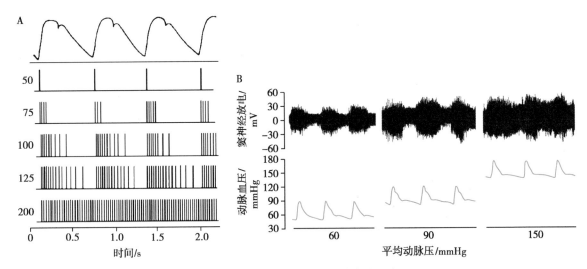

图 4-30　**动脉血压对窦神经放电的影响**

A. 心动周期中单根窦神经压力感受器传入纤维放电示意图,图中最上方为主动脉血压波,左侧的数字为主动脉平均压(mmHg);B. 不同动脉血压时窦神经放电实验记录图。

(2)传入神经及其中枢联系:颈动脉窦压力感受器的传入神经纤维组成窦神经(carotid sinus nerve),加入舌咽神经后进入延髓。主动脉弓压力感受器的传入神经纤维行走于迷走神经干内并随之进入延髓。家兔的主动脉弓压力感受器传入纤维在颈部单独成为一束,与迷走神经伴行,称为主动脉神经(aortic nerve)或减压神经(depressor nerve)。压力感受器的传入冲动到达延髓 NTS 后,与 CVLM 发生联系,引起 RVLM 心血管神经元抑制,使交感紧张降低,还与背核和疑核发生联系,使迷走紧张增强。须指出的是,压力感受器的传入冲动还与心血管中枢多级水平的神经元发生联系,经多级水平的整合后再下传给传出神经和效应器官。

（3）反射效应:动脉血压升高时,压力感受器传入冲动增多,压力感受性反射增强,导致心迷走紧张加强,心交感紧张和交感缩血管紧张减弱,引起心率减慢,心输出量减少,血管舒张,外周阻力减小,动脉血压下降。而当动脉血压降低时,压力感受器传入冲动减少,使血压回升。

（4）压力感受性反射功能曲线:在动物实验中,人为改变隔离的颈动脉窦内压,可见体循环动脉血压在一定范围内随窦内压的升高而降低。窦内压与动脉血压变化的关系曲线称为压力感受性反射功能曲线(图 4-31)。曲线中平均动脉压与窦内压相等的交点为该反射的闭环工作点,正常人安静时约 100mmHg,表示窦内压与平均动脉压在这个水平上通过该反射达到平衡,这个平衡点就是压力感受性反射的调定点。曲线的两端较平坦,中间部分则较陡,我国生理学家林可胜和徐丰彦早在 1931 年就首次报道了这一特点。这说明窦内压在正常血压水平附近变动时压力感受性反射最敏感,纠正异常血压的能力最强;动脉血

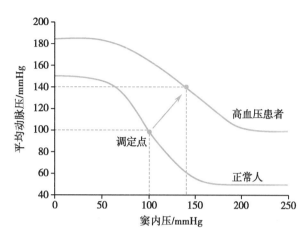

图 4-31 正常人和高血压患者的压力感受性反射功能曲线

压偏离正常水平越远,纠正能力越弱。在高血压患者或实验性高血压动物中,曲线可向右上移位,使调定点升高,称为压力感受性反射的重调定(resetting),提示在高血压的情况下压力感受性反射的工作范围发生改变,在较高血压水平上保持血压相对稳定。

压力感受性反射功能曲线及其敏感性的测定是常用的研究压力感受性反射的实验方法。

（5）生理意义:压力感受性反射属于典型的负反馈调节,对动脉血压的短期调控有重要意义。压力感受性反射能够调控并稳定由循环血量、心输出量或外周阻力突然改变(如运动或体位改变时)引起的动脉血压变化,防止其发生过分的波动,因此动脉压力感受器的传入神经又称为缓冲神经。须注意的是,压力感受器对快速血压变化较为敏感,对缓慢的血压变化不敏感。切除动物的缓冲神经,其动脉血压变得不稳定,常出现大幅波动,但全天的血压平均值并不升高。可见,压力感受性反射在动脉血压的长期调节中不起重要作用。

2. 颈动脉体和主动脉体化学感受性反射 在颈总动脉分叉处和主动脉弓区域的颈动脉体和主动脉体化学感受器可感受动脉血中的 O_2 分压降低、CO_2 分压升高和 H^+ 浓度升高等刺激,其传入冲动经窦神经和迷走神经上行至 NTS,然后使延髓内呼吸运动神经元和心血管运动神经元的活动改变,称为化学感受性反射(chemoreceptor reflex)。

化学感受性反射的效应主要是调节呼吸,反射性地引起呼吸加深加快;通过呼吸运动的改变,可反射性影响心血管活动。在动物实验中,化学感受器的传入冲动在自然呼吸状态下引起呼吸兴奋的同时,出现心率加快,心输出量增多,外周阻力增大,血压升高;而人为保持动物呼吸频率和深度不变时,则引起心率减慢,心输出量减少。

化学感受性反射在平时对心血管活动的调节作用并不明显,在动脉血压降至 80mmHg 以下时,可因化学感受器局部血流减少而出现局部缺氧、CO_2 分压升高及 H^+ 浓度升高等,刺激化学感受器,引发化学感受性反射,可兴奋交感缩血管中枢,使骨骼肌和大部分内脏血管收缩,总外周阻力增大,血压升高,这对于防止血压进一步降低有较为重要的作用。同时,心脏和脑的血管无明显收缩或发生轻微舒张,使循环血量重新分配,保证了心、脑等重要器官在危急情况下优先获得血液供应。

3. 心肺感受器引起的心血管反射 心肺感受器(cardiopulmonary receptor)位于心房、心室和肺

循环大血管壁内,能感受两类刺激,一类是机械牵张刺激,另一类是某些化学物质的刺激。

与颈动脉窦、主动脉弓压力感受器相比,心肺牵张感受器位于循环系统压力较低的部分,感受主要由静脉回心血量改变引起的局部牵张刺激,能探测循环系统的充盈度,又称为容量感受器。容量感受性反射(volume receptor reflex)是典型的心肺感受器反射,主要调节循环血量和细胞外液量。心房壁的容量感受器又称低压力感受器,当心房压升高尤其是血容量增多引起心房壁受牵张增强时,容量感受器兴奋,冲动经迷走神经传入,不仅会引起交感神经抑制和迷走神经兴奋,使心率减慢,心输出量减少,外周阻力降低和血压下降,还会降低血浆血管升压素和醛固酮水平,增加肾的排水和排钠量,降低循环血量和细胞外液量。

心室壁的交感神经传入末梢能感受多种内源性和外源性化学物质如缓激肽、前列腺素、过氧化氢和腺苷等的刺激,还可感受心室扩张引起的机械刺激,经心交感神经传入,反射性引起交感神经活动增强和动脉血压升高,这种反射称为心交感传入反射(cardiac sympathetic afferent reflex),属于正反馈调节。在心肌缺血时,心交感传入反射增强有利于维持血压。心交感传入反射病理性增强参与慢性心力衰竭和高血压病的交感神经过度激活机制。

4. 脑缺血反应 急性大出血、动脉血压过低或颅内压过高等原因导致脑血流量明显减少时,可发生脑缺血反应(cerebral ischemic response),表现为交感缩血管紧张显著升高,外周血管强烈收缩,动脉血压升高,有助于改善紧急情况下脑的血液供应。库欣(Cushing)反应(反射)是颅内压升高,脑血管受压迫,血流量减少引起的脑缺血反应,使动脉压升高,有利于克服颅内压对脑血管的压迫,维持脑血流量。

此外,刺激躯体感受器和内脏感受器也可引起心血管反射。

(四) 心血管反射的中枢整合模式

在不同的环境刺激或功能状态下,中枢神经系统会对心血管活动进行不同的复杂整合,使机体作为一个整体作出反应,以适应当时的实际需要。例如,当动物发动防御反应时,心率加快,心输出量增多,骨骼肌血管舒张,内脏和皮肤血管收缩,血压轻度升高。肌肉活动时与防御反应时相似,但仅是参与运动的骨骼肌血管舒张,不参与运动的骨骼肌血管收缩。睡眠时与防御反应时相反,心率减慢,心输出量减少,骨骼肌血管收缩而内脏血管舒张,血压轻微降低。

二、体液调节

心血管活动的体液调节是指血液和组织液中的某些化学物质对心肌和血管平滑肌活动的调节作用。

(一) 肾素-血管紧张素系统

肾素-血管紧张素系统(renin-angiotensin system,RAS)是人体重要的体液调节系统,广泛存在于多种器官组织中。

1. RAS 的构成 肾素(renin)是由肾脏近球细胞分泌的一种酸性蛋白酶,经肾静脉进入血液循环,启动 RAS 的链式反应。其反应过程如下(图 4-32):①肾素可将其在血浆或组织中的底物,即肝脏或组织中合成和释放的血管紧张素原(angiotensinogen)水解产生一个十肽,为血管紧张素 Ⅰ(angiotensin Ⅰ,Ang Ⅰ);②在血浆或组织中,特别是肺循环血管内皮表面,存在血管紧张素转换酶(angiotensin-converting enzyme,ACE),可水解 Ang Ⅰ,切去 C 末端的两个氨基酸产生一个八肽,为血管紧张素 Ⅱ(angiotensin Ⅱ,Ang Ⅱ);③Ang Ⅱ 在血浆和组织中可进一步酶解成血管紧张素 Ⅲ(angiotensin Ⅲ,Ang Ⅲ);④在不同酶的水解作用下,Ang Ⅰ、Ang Ⅱ 或 Ang Ⅲ 可形成不同肽链片段的血管紧张素;⑤上述家族成员可被进一步降解为无活性的小肽段。

近年来,在心肌、血管平滑肌、骨骼肌、脑、肾、胰腺以及脂肪等多种组织中发现有肾素和血管紧张素原的基因表达。这些相对独立的局部 RAS 通过旁分泌和/或自分泌方式起作用。

2. 血管紧张素家族主要成员的生理作用 血管紧张素通过与细胞膜表面血管紧张素受体(angiotensin receptor,AT receptor)结合而发挥作用。AT 受体有 AT_1、AT_2、AT_3 和 AT_4 四种亚型。AT_1

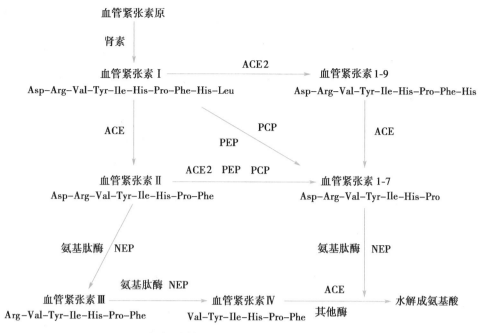

图 4-32　肾素-血管紧张素系统成员及其转换过程示意图

ACE,血管紧张素转换酶;ACE2,血管紧张素转换酶 2;NEP,中性内切酶;PCP,脯氨酰羧肽酶;
PEP,脯氨酰肽链内切酶。

受体包括 AT_{1a} 和 AT_{1b}。AT 受体广泛分布于哺乳动物的心血管、脑、肾和肺等处。在大多数情况下,AT_2 受体活化后具有拮抗 AT_1 受体的作用。

（1）Ang Ⅱ 的生理作用:血管紧张素中最重要的成员是 Ang Ⅱ,其生理作用几乎都是通过激动 AT_1 受体产生的。主要包括:①缩血管作用。Ang Ⅱ 可直接使全身微动脉收缩,血压升高;也能使静脉收缩,回心血量增加。②促进交感神经末梢释放递质。Ang Ⅱ 可作用于交感缩血管神经纤维末梢的突触前 AT 受体,通过突触前调制作用促进其释放去甲肾上腺素。③对中枢神经系统的作用。Ang Ⅱ 可作用于中枢神经系统的一些神经元,使中枢对压力感受性反射的敏感性降低,交感缩血管中枢紧张加强;可促进神经垂体释放血管升压素和缩宫素;可增强促肾上腺皮质激素释放激素的作用。可见,Ang Ⅱ 可通过中枢和外周机制使血管阻力增大,血压升高。在中枢,Ang Ⅱ 还能产生或增强渴觉,引起饮水行为。④促进醛固酮的合成和释放。Ang Ⅱ 可刺激肾上腺皮质球状带合成和分泌醛固酮,后者可促进肾小管对 Na^+ 和水的重吸收,参与机体的水盐调节,增加循环血量。

（2）RAS 其他成员的生理作用:对体内多数组织而言,Ang Ⅰ 不具有生物活性。Ang Ⅲ 可作用于 AT_1 受体,产生与 Ang Ⅱ 相似的生理作用,但其缩血管效应仅为 Ang Ⅱ 的 10%～20%,而刺激肾上腺皮质合成和释放醛固酮的作用却较强。Ang Ⅳ 结合 AT_4 受体,可调节脑和肾皮质的血流量,还可产生如抑制左心室的收缩、加速其舒张等与经典的 Ang Ⅱ 不同或相反的作用。Ang 的其他活性片段可限制或修饰 Ang Ⅱ 的作用,使 RAS 对心血管功能的调节更加精确和完善。如 Ang1-9 可被视为 Ang Ⅱ 的内源性生物抑制剂,Ang1-7 与 Ang Ⅱ 作用相反,有扩张血管的作用。

此外,肾素还可作为一种配体,特异性地与肾素/肾素原受体（renin/prorenin receptor）结合。该受体可介导广泛的生物学效应,包括血压调节、心脏重塑、水平衡、细胞周期、能量代谢、胚胎发育等,并且参与高血压、糖尿病、急慢性肾损伤等多种疾病的发病机制。

临床上已将 ACE 抑制剂和 AT_1 受体拮抗剂用作治疗高血压和心力衰竭的一线药物。此两类药物能显著改善心力衰竭和冠心病患者的预后,是心力衰竭和冠心病预防与治疗的重要药物。

（二）肾上腺素和去甲肾上腺素

肾上腺素（epinephrine,E;adrenaline,A）和去甲肾上腺素（norepinephrine,NE;noradrenaline,NA）

都属于儿茶酚胺类物质。循环血液中的肾上腺素和去甲肾上腺素主要来自肾上腺髓质,其中肾上腺素约占80%,去甲肾上腺素约占20%。肾上腺素能神经末梢释放的去甲肾上腺素也有一小部分进入血液循环。

血液中的肾上腺素和去甲肾上腺素对心脏和血管的作用有许多共同点,但由于和不同的肾上腺素能受体结合的能力不同,它们对心脏和血管的作用也不尽相同。肾上腺素与 α 和 β(包括 $β_1$ 和 $β_2$)受体结合的能力都很强。在心脏,肾上腺素与 $β_1$ 受体结合后可产生正性变时、变力和变传导作用,提高心肌兴奋性,使心输出量增多。在血管,肾上腺素的作用取决于血管平滑肌上 α 和 $β_2$ 受体的分布情况。肾上腺素可引起 α 受体占优势的皮肤、肾和胃肠道血管平滑肌收缩;在 $β_2$ 受体占优势的骨骼肌和肝血管,小剂量的肾上腺素常以兴奋 $β_2$ 受体为主,引起这些部位的血管舒张,大剂量时由于 α 受体也兴奋,故引起血管收缩。肾上腺素可在不增加或降低外周阻力的情况下增加心输出量。NE 主要与血管平滑肌 α 受体结合,也能与心肌 $β_1$ 受体结合,而与血管平滑肌 $β_2$ 受体结合的能力却较弱。静脉注射 NE 可使全身血管广泛收缩,外周阻力增加,动脉血压升高;而血压升高又使压力感受性反射活动增强,由于压力感受性反射对心脏的效应超过 NE 对心脏的直接效应,故导致心率减慢。

(三)血管升压素

血管升压素(vasopressin,VP)是由下丘脑视上核和室旁核神经元合成的一种九肽激素,经下丘脑-垂体束运输到神经垂体储存,当机体活动需要时释放入血液循环,此过程也称为神经内分泌。

VP 与集合管上皮的 V_2 受体结合后可促进水的重吸收,起到抗利尿的作用,故又称抗利尿激素(antidiuretic hormone,ADH)。VP 作用于血管平滑肌的 V_1 受体则引起血管收缩,血压升高。生理情况下,血浆中 VP 浓度升高时首先出现抗利尿效应,仅当其浓度明显增加时才引起血压升高。VP 在维持细胞外液量的恒定和动脉血压的稳定中起着重要作用。当血浆晶体渗透压升高或细胞外液量减少时,VP 释放增加,可通过调节机体细胞外液量,实现对动脉血压的长期调节作用。

(四)血管内皮生成的血管活性物质

血管内皮细胞能合成与释放多种血管活性物质,调节局部血管的舒缩活动。

1. 血管内皮生成的舒血管物质　血管内皮细胞生成和释放的舒血管物质主要包括一氧化氮(nitric oxide,NO)、前列环素(prostacyclin,PGI_2)和内皮超极化因子(endothelium-derived hyperpolarizing factor,EDHF)等。

在离体实验中发现 ACh 能促使血管内皮细胞释放一种舒血管物质,命名为内皮舒张因子(endothelium-derived relaxing factor,EDRF)。后来明确 EDRF 就是 NO。NO 的前体是 L-精氨酸,在一氧化氮合酶(nitric oxide synthase,NOS)催化下生成。NOS 有三种类型:神经元型 NOS(nNOS 或 NOS I),主要存在于神经元;诱生型 NOS(iNOS 或 NOS II),主要存在于单核巨噬细胞系统;内皮型 NOS(eNOS 或 NOS III),主要存在于内皮细胞。NO 具有高度的脂溶性,可扩散至血管平滑肌细胞,激活可溶性鸟苷酸环化酶(sGC),使胞内 cGMP 水平增高,Ca^{2+} 浓度降低,引起血管舒张。NO 具有维持血管张力、抑制平滑肌细胞增殖、抑制血小板黏附等作用,对维持血管的正常结构与功能具有重要意义。缓激肽、ACh 和 NE 等体液因素,以及血流对内皮产生的切应力增加等物理刺激,均可引起 NO 释放。雌激素、某些植物雌激素或中药成分的心血管保护作用与其刺激 NO 释放有关。临床上,NO 供体或前体物质也被应用于高血压的治疗。罗伯特·佛契哥特(Robert F. Furchgott)、路伊格纳洛(Louis J. Ignarro)和费瑞·慕拉德(Ferid Murad)三位科学家因为发现首个气体信号分子 NO 而获得 1998 年诺贝尔生理学或医学奖。

PGI_2 是细胞膜花生四烯酸代谢的产物,在前列环素合成酶的作用下生成,可以舒张血管和抑制血小板聚集。EDHF 可通过促进 Ca^{2+} 依赖的钾通道开放,引起血管平滑肌超极化,使血管舒张。

2. 血管内皮生成的缩血管物质　目前了解较多的是内皮素(endothelin,ET)。ET 是内皮细胞合成和释放的 21 肽,已确定的家族成员有 ET-1、ET-2、ET-3。内皮素受体(endothelin receptor,ETR)有 ET_AR、ET_BR 和 ET_CR 三类。ET 具有强烈而持久的缩血管效应,对体内各脏器血管几乎都有收缩作用,可能参与血压的长期调节;还参与心血管细胞的凋亡、分化和表型转化等多种病理过程,是心血管活动的重要调节因子之一。生理情况下,血流对内皮产生的切应力可促使 ET 释放。临床上,ETR 拮抗剂可应用于肺动脉高压的治疗。

(五) 激肽释放酶-激肽系统

激肽释放酶(kallikrein)分解血浆和组织中的蛋白质底物激肽原(kininogen)产生激肽(kinin)。激肽可引起血管平滑肌舒张,参与对血压和局部血流量的调节。

人体内至少有三种激肽:①缓激肽(bradykinin),是由血浆激肽释放酶水解高分子激肽原产生的一种九肽。②赖氨酸缓激肽,是组织激肽释放酶作用于血浆中的低分子激肽原产生的一种十肽,也称胰激肽,可被氨基肽酶水解成为缓激肽。③甲二磺酰赖氨酰缓激肽,存在于尿液中。激肽可被激肽酶水解失活。

缓激肽受体(bradykinin receptor)分为 B_1 和 B_2 两种亚型。B_1 受体介导致痛作用;B_2 受体存在于多种组织中,与组胺 H_2 受体有高度同源性。激肽作用于血管内皮细胞上的 B_2 受体,使血管强烈舒张。

激肽系统和 RAS 之间关系密切。激肽酶 Ⅱ 就是 ACE,它既可降解激肽,又能使 Ang Ⅰ 水解为 Ang Ⅱ。这样,舒血管物质被破坏,缩血管物质生成,因而缩血管作用得到加强。

(六) 心血管活性多肽

心血管系统中已发现 30 多种心血管活性多肽,它们对心血管活动具有重要的调节作用。

1. 心房利尿钠肽　利尿钠肽(natriuretic peptide,NP)是一组参与维持机体水盐平衡、血压稳定、心血管及肾脏等器官功能稳态的多肽。其成员有心房利尿钠肽(atrial natriuretic peptide,ANP)、脑利尿钠肽(brain natriuretic peptide,BNP)和 C 型利尿钠肽(C-type natriuretic peptide,CNP)等。ANP 主要由心房肌细胞合成,其受体是细胞膜中的一种鸟苷酸环化酶。BNP 是反映心脏功能的一个重要标志物。心力衰竭时,循环中 BNP 水平升高程度与心力衰竭的严重程度成正相关,可以作为评定心力衰竭进程和预后的指标。BNP 本身还作为药物,用于急性失代偿心力衰竭的临床治疗。NP 可由脑啡肽酶降解失活。脑啡肽酶抑制剂可增强 NP 系统的活性,利于水钠排出及稳定心血管功能。目前,血管紧张素受体脑啡肽酶抑制剂已作为一种新型药物应用于心力衰竭的临床治疗。

ANP 的主要生物效应有:①利钠和利尿作用:ANP 可增加肾小球滤过率,抑制近端小管和集合管对钠的重吸收;还可抑制肾素、醛固酮和血管升压素的生成和释放,并对抗其作用,使肾排钠和排水增多。②心血管作用:ANP 可舒张血管,减少搏出量,减慢心率,从而降低血压。ANP 还具有缓解心律失常,对抗 RAS、ET 和 NE 等缩血管物质的作用。③调节细胞增殖:ANP 属于负调控因子,可抑制血管内皮细胞、平滑肌细胞和心肌成纤维细胞的增殖。

2. 尾升压素 Ⅱ　尾升压素 Ⅱ(urotensin Ⅱ,U Ⅱ)是首先从鱼尾部下垂体中分离出来的神经环肽,存在于人类心脏和血管组织中。U Ⅱ 是已知最有效的哺乳动物缩血管物质之一。实验中,小剂量 U Ⅱ 可引起血流阻力轻度降低,心输出量轻度增加;大剂量时可引起心输出量明显减少。U Ⅱ 及其受体表达水平在高血压和心力衰竭时升高,可能成为相关疾病的标志物。

3. 阿片肽　人体内有多种阿片肽(opioid peptide)。脑内的 β-内啡肽(β-endorphin)可作用于心血管中枢,抑制交感神经活动,加强心迷走神经活动,降低动脉血压。应激、内毒素、失血等强烈刺激可引起 β-内啡肽释放,这可能是引起循环休克的原因之一。阿片肽也可作用于外周的阿片受体,引起血管平滑肌舒张、交感缩血管神经纤维末梢递质释放减少等。针刺穴位可引起脑内阿片肽释放,这可能是中医针刺降压的机制之一。

4. 降钙素基因相关肽　降钙素基因相关肽(calcitonin gene-related peptide,CGRP)由 37 个氨基酸残基组成,由感觉神经末梢释放,受体广泛分布于心肌和血管壁。CGRP 是目前发现的最强烈的舒血管物质,对心肌有正性变力和变时作用,还可促进内皮细胞生长和向受损血管壁迁移,促进新生血管生成。

另外,肾上腺髓质素等多种活性多肽也参与心血管功能活动的调节,详见数字拓展内容。

（七）气体信号分子

气体信号分子具有在酶催化下内源性产生、不依赖于膜受体自由通过细胞膜,以及在生理浓度下有明确的特定功能等特性。前文所述 NO 即为此类分子。

1. 一氧化碳 在人和哺乳动物,几乎所有器官、组织的细胞都能合成和释放内源性一氧化碳（carbon monoxide,CO）,由血红素加氧酶降解血红素生成。CO 能快速自由透过各种生物膜,产生舒血管作用,其机制与降低血管平滑肌内 Ca^{2+} 浓度及刺激钾通道开放,引起膜超极化有关。

2. 硫化氢 硫化氢（hydrogen sulfide,H_2S）在哺乳动物体内以 L-半胱氨酸为底物经酶催化产生,脑生成最多,其次为血管、心、肝和肾。H_2S 具有舒张血管、维持正常血压稳态、负性变力、降低中心静脉压等作用。其作用机制与 ATP 依赖的钾通道激活导致膜超极化有关。

（八）前列腺素

前列腺素（prostaglandin,PG）是一族二十碳不饱和脂肪酸,主要是环加氧酶（cyclooxygenase）代谢花生四烯酸的产物。全身组织细胞几乎都有生成前列腺素的前体和酶。PG 按分子结构差别分为多种类型,参与多种生理功能活动,包括血压调节、水盐代谢等。其中 PGE_2 和 PGI_2 都有舒血管作用,$PGF_{2\alpha}$ 则能使静脉收缩。

（九）细胞因子

细胞因子如肿瘤坏死因子、白介素、干扰素、趋化因子等是由细胞所产生的一类信息物质,大多以自分泌或旁分泌的方式作用于靶细胞引起生物效应,如白介素家族中的某些成员参与调节心血管功能,能扩张血管和增加毛细血管的通透性,并参与动脉粥样硬化和高血压的病理过程。脂肪组织也可产生瘦素（leptin）、脂联素（adiponectin）等细胞因子,参与调控机体的能量代谢及多种心血管活动,其中脂联素被认为是一种心血管系统的重要保护因子。

（十）其他因素

生长因子如胰岛素样生长因子-1（insulin-like growth factor-1,IGF-1）也可作用于心肌、血管内皮或平滑肌细胞,影响心血管活动。有些全身性的激素也可影响心血管活动,如甲状腺激素能加快心率、增加心输出量等。某些单胺类物质能影响血管舒缩活动,如组织受损或发生炎症和过敏反应时,肥大细胞可释放大量组胺。组胺具有强烈的舒血管作用,并可增加毛细血管和微静脉的通透性,导致局部组织水肿。

三、自身调节

心血管活动的自身调节包括心脏泵血功能的自身调节,以及组织器官血流量自身调节,一般可用局部代谢产物学说和肌源学说解释。

（一）代谢性自身调节机制——局部代谢产物学说

器官组织的血流量取决于该器官的代谢水平,代谢水平越高,血流量也越多。当组织代谢活动增强时,CO_2、乳酸、H^+ 等代谢产物增多而 O_2 降低,引起局部后微动脉和毛细血管前括约肌舒张,使局部组织血流量增多,从而移去代谢产物和改善缺氧,这一效应称代谢性自身调节。迂回通路毛细血管前括约肌的交替开放就是一种典型的代谢性自身调节,这类调节有时也归入体液调节中。

（二）肌源性自身调节机制——肌源学说

血管平滑肌本身经常保持一定的紧张性收缩,称为肌源性活动（myogenic activity）。受牵张刺激时,紧张性活动加强。当某一器官血管的灌注压突然升高时,血管平滑肌受到牵张刺激,血管（尤其是毛细血管前阻力血管）的肌源性活动增强,血管收缩,血流阻力增大,以免器官的血流量因灌注压升高而增多,反之亦然。肌源性自身调节的意义是在血压发生一定程度的变化时使某些器官的血流量能保持相对稳定。

四、动脉血压的长期调节

动脉血压调节分为短期调节（short-term regulation）和长期调节（long-term regulation）。短期调节

是指对短时间内发生的血压变化进行调节,主要是通过各种心血管反射完成。长期调节是对血压在较长时间内(数小时,数天,数月或更长)发生的变化进行调节,主要通过肾-体液控制系统(renal-body fluid control system)调节细胞外液量实现。

(一)体液平衡与血压稳态的相互制约

体液平衡与血压稳态的维持存在十分密切的关系。一方面,平均动脉压的高低与循环血量和血管系统容量之间的比例有关。当循环血量相对增多或减少时,动脉血压就会升高或降低。另一方面,血压的改变又可通过肾的压力性利尿(pressure diuresis)影响循环血量。动脉血压升高时,肾血流量增多,肾小球滤过率升高,排出水钠增多,使循环血量下降。长期来看,血压维持稳态的基础是液体摄入量与排出量之间的平衡。体液稳态的维持依赖于肾脏对体液的调节。

(二)影响肾-体液控制系统活动的主要因素

肾-体液控制系统的活动受体内多种因素的影响,主要包括 VP、ANP、RAS 及交感神经等(详见第八章)。

第五节 │ 器官循环

体内各器官的血流量都与该器官的动、静脉压力差成正比,与该器官的血流阻力成反比。各器官的结构和功能不同,内部的血管分布也各有特点,其血流量的调节除服从一般规律外,还有其各自的特点。本节主要叙述心、肺、脑的血液循环。

一、冠脉循环

(一)冠脉循环的解剖特点

心脏自身的血液供应主要来自冠脉循环(coronary circulation),仅心内膜最内侧厚约 0.1mm 范围内的心肌才能直接利用心腔内的血液供应。

左、右冠状动脉自升主动脉根部发出,其主干和大分支走行于心脏表面,小分支常以垂直于心脏表面的方向穿入心肌,在心内膜下层分支成网。冠脉小分支的分布特点使之容易在心肌收缩时受到压迫。

心肌内毛细血管的密度很高,毛细血管数和心肌纤维数之比可达 1∶1,保障心肌和血液间的物质交换可迅速进行。病理性肥厚的心肌,肌纤维直径增大,但毛细血管数量并不相应增加,容易发生供血不足。

冠状动脉同一分支的近、远端之间或不同分支之间有侧支互相吻合。正常人冠脉侧支吻合在心内膜下较多,但均较细小,血流量很少。当冠状动脉突然阻塞时,常不易很快建立起侧支循环而导致心肌梗死。但若冠脉阻塞较缓慢时,侧支可逐渐扩张,建立新的有效侧支循环,起到一定的代偿作用。

(二)冠脉循环的生理特点

1. **灌注压高,血流量大** 冠状动脉直接开口于主动脉根部,开口处的血压等于主动脉压,冠脉血流途径短、阻力小,压力降低幅度小,冠脉小血管的血压和血液灌注压仍维持在较高水平。健康成人安静状态下,冠脉血流量(coronary blood flow,CBF)为每 100g 心肌 60～80ml/min,中等体重的人,CBF 总量为 200～250ml/min,占心输出量的 4%～5%;而心脏的重量只占体重的 0.5% 左右。CBF 的大小取决于心肌的活动水平,左心室单位克重的心肌组织的 CBF 大于右心室。当心肌活动加强,冠脉达到最大舒张状态时,CBF 可增加到每 100g 心肌 300～400ml/min,是安静时的 5 倍左右。

2. **摄氧率高,耗氧量大** 心肌富含肌红蛋白,其摄氧能力很强。健康成人安静状态下,冠状动脉血中氧含量约 20ml/100ml 血液,冠状窦静脉血中氧含量约 6ml/100ml 血液,摄氧率可达 70% 左右,远高于其他器官组织(25%～30%)。心肌耗氧量也大,安静时冠脉循环血液中剩余的氧较低,当剧烈运动使心肌耗氧量增加时,心肌提高从单位血液中摄氧的潜力就较小,此时主要依靠扩张冠脉血管来增加 CBF,以满足心肌的氧需求。

3. 血流量受心肌收缩的影响发生周期性变化 心肌收缩可压迫冠脉分支,使 CBF 在心动周期中产生周期性变化。心室开始收缩时,心室壁张力急剧升高,压迫肌纤维之间的小血管,使 CBF 明显减少,心肌深层的 CBF 在等容收缩期可出现断流甚至逆流。在快速射血期,冠状动脉压随主动脉压的升高而升高,CBF 有所增加;但进入减慢射血期后,CBF 又复减少。舒张期开始后,心肌对冠脉的压迫减弱或解除,血流阻力减小,CBF 迅速增加,在舒张早期达到高峰,然后逐渐减少(图 4-33)。

因为左心室的肌肉比右心室的厚,所以左心室活动对 CBF 的影响更为显著。一般情况下,左心室收缩期的 CBF 仅有舒张期的 20%～30%;当心肌收缩增强时,心

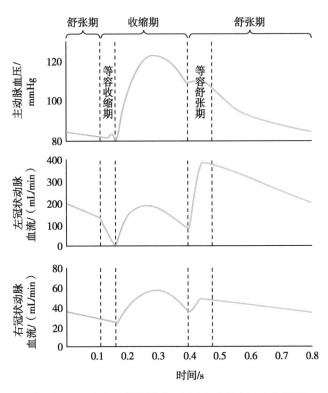

图 4-33 一个心动周期中左、右冠状动脉血流变化情况

室收缩期 CBF 所占比例更小。当体循环外周阻力增大时,动脉舒张压升高,CBF 将增加;当心率加快时,心室舒张期明显缩短,CBF 则减少。可见,CBF 的多少主要取决于动脉舒张压的高低和心室舒张期的长短。在某些病理状态(如主动脉瓣关闭不全)时,常因动脉舒张压过低而发生心肌供血不足。安静状态下,右心室收缩期的 CBF 和舒张期 CBF 相差不大,或略多于后者。

冠脉有效灌注压是推动冠脉血流的动力。冠脉狭窄时,血压在狭窄部位降落较大,狭窄远端压力明显降低,局部有效灌注压下降,血流量减少。临床上视冠脉灌注压降低为 CBF 减少的危险信号。冠脉灌注压是指冠脉流入端与流出端之间的压力差,常以主动脉舒张压和左心室舒张期末的压力差判断左冠状动脉灌注情况,以主动脉收缩压的高低判断右冠状动脉灌注情况。

(三)冠脉血流量的调节

CBF 主要受心肌代谢水平的影响,也受神经和体液因素的调节,但其作用相对次要。

1. 心肌代谢水平的影响 心肌收缩的能源几乎仅依靠有氧代谢。心肌代谢增强时,耗氧量增加,局部组织中 O_2 分压降低,此时 ATP 生成减少而分解增加,ATP 分解为 ADP 和 AMP。冠脉血管周围间质细胞中的 5′-核苷酸酶可将 AMP 分解产生腺苷。腺苷具有强烈的舒张小动脉作用。但腺苷在生成后几秒内即被破坏,不会影响其他器官。心肌的其他代谢产物,如 H^+、CO_2、乳酸、缓激肽等也有舒张冠脉的作用。

2. 神经调节 冠状动脉受交感和迷走神经的双重支配。交感神经兴奋时,可激活冠脉平滑肌 α 受体使之收缩;同时也激活心肌 $β_1$ 受体使心脏活动增强,代谢加强使代谢产物增多,继发性引起冠脉舒张。迷走神经兴奋时,激活冠脉平滑肌 M 受体使之舒张;也激活心肌 M 受体抑制心脏活动而使心肌代谢水平降低,继发性引起冠脉收缩。在整体水平,CBF 主要是受心肌本身代谢水平的调节,神经因素的影响可在很短的时间内就被心肌代谢改变引起的血流变化所掩盖,交感神经和迷走神经兴奋最终分别引起冠脉血流增高和降低。詹姆斯·布莱克(James W. Black)提出可以通过减少心肌耗氧量来改善心肌氧的供求平衡,他研制出 β 受体拮抗剂普萘洛尔并应用于临床,可有效治疗冠心病和高血压,获 1988 年诺贝尔生理学或医学奖。

3. **体液调节** 肾上腺素和去甲肾上腺素主要通过增强心肌代谢水平使 CBF 增加;其对 α 或 β 受体的直接作用不如对代谢作用明显。甲状腺激素也能提高心肌代谢水平,使 CBF 增加。NO 和 CGRP 具有较强的舒张冠脉的作用,使 CBF 增加;而 AngⅡ 和大剂量 VP 能使冠状动脉收缩,CBF 减少。

临床上可通过冠状动脉造影、超声多普勒法、心肌超声造影、正电子发射断层扫描法、冠状动脉血流储备等方法检测冠脉血流情况。可通过药物、冠状动脉内支架植入术、冠脉搭桥等方法治疗不同程度的冠脉血管狭窄所致的缺血。

二、肺循环

进入肺的血管包括肺循环血管和体循环中的支气管血管两部分。肺循环(pulmonary circulation)是指血液由右心室射出,经肺动脉及其分支到达肺毛细血管,再经肺静脉回到左心房的血液循环,其任务是进行气体交换,将含氧量较低的静脉血转变为含氧量较高的动脉血(见第五章)。体循环中的支气管血管则主要对支气管和肺起营养性作用。部分支气管静脉血可通过吻合支流入肺静脉进入左心房,使主动脉血液中掺入 1%～2% 的静脉血。

(一) 肺循环的生理特点

1. **血流阻力小、血压低** 与体循环血管相比,肺动脉血管短而粗,管壁薄;且肺循环血管全都位于胸腔负压环境中(见第五章),因此其血流阻力明显小于体循环。正常人的右心室收缩压平均约 22mmHg,舒张压 0～1mmHg,肺动脉收缩压与右心室收缩压相同,舒张压平均约 8mmHg,平均压约 13mmHg。肺循环毛细血管平均压约 7mmHg,肺静脉和左心房内压 1～4mmHg。当发生左心衰竭时可引起肺淤血和肺水肿,导致呼吸功能障碍。

2. **血容量大,变化也大** 通常情况下,肺血管床血容量为 450～600ml,占循环总血容量的 9%～12%。由于肺组织和肺血管的可扩张性大,故肺血容量的变化范围较大,如用力呼气时可减少到约 200ml,深吸气时可增加到约 1 000ml。肺循环可起储血库作用。机体失血时,肺循环可代偿性将一部分血液转移到体循环中。肺循环血流量随呼吸发生周期性变化,同时影响搏出量和动脉血压。吸气时,胸腔内负压加大,腔静脉回心血量增多,右心室搏出量随之增多,此时肺扩张使肺血管扩张,致使肺静脉回心血量减少,左心室搏出量随之减少。几次心搏后,肺血管逐渐被充盈,左心的回心血量逐渐回升。呼气时则发生相反的变化。左心室搏出量的周期性改变使动脉血压在吸气相之初逐渐下降,中期降到最低点,后半期逐渐回升;在呼气相前半期继续上升,中期达最高点,后半期又开始下降,周而复始。这种呼吸周期中出现的血压波动称为动脉血压的呼吸波。

3. **毛细血管的有效滤过压较低** 肺循环毛细血管血压平均为 7mmHg,血浆胶体渗透压平均为 25mmHg,肺组织间液的胶体渗透压约为 14mmHg,测得肺组织间液静水压约为 –5mmHg。因此,肺毛细血管的有效滤过压较低,仅约 +1mmHg,即肺毛细血管只有少量液体持续进入组织间隙。这些液体少量渗入肺泡内对肺泡内表面起湿润作用,然后被蒸发;大部分进入肺淋巴管。在某些病理情况下,如左心衰竭使肺静脉压升高时,肺毛细血管血压也随之升高,可使较多的血浆滤出毛细血管,形成肺水肿。

(二) 肺循环血流量的调节

由于肺循环血管的口径大、管壁薄,可扩张性大,因而其口径变化在多数情况下是被动的,但正常人肺循环血管仍保持较低水平的收缩状态,故肺循环血流量仍在一定程度上受神经、体液和局部组织化学因素的调节和影响。

1. **局部组织化学因素的影响** 肺泡气 O_2 分压对局部肺循环血管的舒缩活动有较大影响。急性或慢性低氧都能使肺循环血管收缩,血流阻力增大。这与体循环中低氧通常引起血管舒张的情况正相反。缺氧促进肺血管收缩的机制尚不完全清楚,可能与刺激 ET 等缩血管物质释放,减少 NO 等舒血管物质释放,以及抑制血管平滑肌细胞膜上氧敏感钾通道等作用有关。肺泡气低氧引起局部缩血管反应具有重要的生理意义。O_2 分压降低使局部血管收缩,血流量减少,可使较多的血液转移到 O_2 分压较高的肺泡,从而提供一个自动控制系统,将血流按照肺泡 O_2 分压的比例分配到肺部区域,维持适当的肺换气效率(见第五章)。但吸入气 O_2 分压过低时,可引起肺微动脉广泛收缩,血液阻力增大,肺动脉压显著升高。例如:长期居住在低海拔地区的人以较快速度登上高海拔地区,常可发生肺动脉高压,甚至发生肺水肿;高原居民常可因肺动脉高压使右心室负荷长期加重而导致右心室肥厚。

病理情况下,血栓、脂肪、羊水、肿瘤、异物等内源性或外源性因素堵塞或压迫肺血管或其分支会导致肺血管阻塞。少数为慢性肺血管阻塞,使肺循环血液阻力增加,导致低氧血症,长期阻塞可导致肺动脉高压,右心负荷增加,还可能出现心力衰竭。多数情况下为急性肺血管阻塞,根据阻塞程度不同,会出现不同程度的呼吸困难、胸痛和低氧血症等心肺功能紊乱表现,严重者可导致急性心力衰竭和心脏停搏,需要溶栓、抗凝、抗心力衰竭等一系列紧急支持性抢救和治疗。

2. 神经调节　肺循环血管受交感和迷走神经的双重支配。刺激交感神经的直接效应是肺血管收缩和血流阻力增大。但在整体情况下,交感神经兴奋时体循环血管收缩,可将一部分血液挤入肺循环,使肺循环血流量增加。刺激迷走神经的直接效应是肺血管舒张。

3. 体液调节　肾上腺素、去甲肾上腺素、AngⅡ、TXA_2、$PGF_{2\alpha}$ 等可使肺循环微动脉收缩;而组胺、5-羟色胺等则能使肺循环微静脉收缩,但它们在流经肺循环后即分解失活。

三、脑循环

脑的血液供应来自颈内动脉和椎动脉。它们在颅底形成 Willis 环,各自发出分支营养脑组织。

(一) 脑循环的特点

1. 血流量大,耗氧量大　正常成人安静状态下,每 100g 脑组织的血流量为 50～60ml/min,脑循环总血流量约为 750ml/min,约占心输出量的 15%;而脑的重量仅约占体重的 2%。脑组织代谢水平高,能量消耗几乎全部来源于糖的有氧氧化,故耗氧量很大。安静时每 100g 脑组织耗氧 3～3.5ml/min,脑的总耗氧量约为 50ml/min,约占全身总耗氧量的 20%。脑组织对缺血和缺氧的耐受性较低,每 100g 脑组织血流量低于 40ml/min 时,就会出现脑缺血症状;正常体温条件下,脑血流量完全中断 5～10 秒即可导致意识丧失,中断 5～6 分钟以上将产生不可逆的脑损伤。

2. 血流量变化小　脑位于容积固定的骨性颅腔内,而充满颅腔的脑、脑血管及血液、脑脊液都是不可压缩的,因而脑血管的舒缩活动受到很大限制,脑血流量的变动范围也较小。动物发生惊厥时,脑中枢强烈兴奋,脑血流量仅增加约 50%,而心肌和骨骼肌活动加强时,血流量可分别增加 4～5 倍和 15～20 倍。脑组织主要依靠提高脑循环的血流速度增加血液供应。

3. 存在血-脑脊液屏障和血-脑屏障　详见后文。

(二) 脑血流量的调节

1. 自身调节　当平均动脉压在 60～140mmHg 范围内变动时,脑血流量可通过自身调节保持相对稳定。脑循环的灌注压是指脑血流量的输入压,即平均动脉压与颅内压的差值,正常情况下为 70～100mmHg。所以,正常人平时脑血流量主要依靠自身调节来维持;在高血压患者自身调节范围上限可上移到 180～200mmHg。平均动脉压低于下限时,脑血流量明显减少,可引起脑功能障碍;平均动脉压高于上限时,脑血流量则明显增加,可因脑毛细血管血压过高而引起脑水肿。

2. CO_2 分压与低氧的影响　CO_2 分压升高和低氧可直接引起血管舒张,但在整体情况下,可因化学感受性反射兴奋使血管收缩。但化学感受性反射对脑血管的影响很小,故 CO_2 分压升高和低氧对脑血管的直接舒血管效应较为明显。目前认为,CO_2 分压升高会通过 NO 介导引起脑血管舒张;低氧的舒血管效应与 NO、腺苷的释放和钾通道激活有关。过度通气时 CO_2 呼出过多,脑血管收缩,脑血流量减少,可引起头晕等症状。

3. 神经调节　脑血管受交感缩血管神经纤维和副交感舒血管神经纤维的支配,但刺激或切断这些神经后脑血流量均无明显改变。在多种心血管反射中,脑血流量也无明显变化。

(三)血-脑脊液屏障和血-脑屏障

脑脊液是充满脑室和蛛网膜下隙的无色透明液体,含极少量细胞,主要由脑室脉络丛上皮细胞和室管膜细胞分泌生成,少量由软脑膜血管和脑毛细血管滤过产生。正常成人脑脊液总量约150ml,更新率较高,每天生成和吸收的平衡量约800ml。脑脊液生成后,由侧脑室、第三脑室、导水管、第四脑室入蛛网膜下隙,绝大部分通过蛛网膜绒毛被吸收入硬膜静脉窦,少量被室管膜上皮、蛛网膜下隙毛细血管和脑脊膜淋巴管吸收,完成脑脊液循环。

脑脊液的主要功能是缓冲外力冲击,以防脑和脊髓发生震荡。由于脑组织与脑脊液的比重几乎相等,所以,当头部受撞击时,只要撞击不是很强烈,浮于脑脊液中的脑将不会受任何损伤。但若遇严重撞击,则可能发生对冲性损伤(contrecoup injury),如额部受撞击时,脑损伤常发生于枕部视区,导致部分视觉缺失。同时,由于脑脊液对脑有一定的浮力,悬浮于其中的脑净重量仅相当于50g左右的质量,可使大脑在不受自身重量影响下保持其密度,而且能避免脑组织对颅底部神经和血管的压迫。此外,脑脊液也是脑和脊髓神经组织与血液进行物质交换的媒介。由于脑组织中无淋巴管,由毛细血管壁漏出的少量蛋白质可随脑脊液回流入血液,脑脊液循环也是回收蛋白质的途径之一。

脑脊液的成分与血浆的成分不同。脑脊液中蛋白质含量极微,葡萄糖、K^+、HCO_3^- 和 Ca^{2+} 浓度也较低,但 Na^+ 和 Mg^{2+} 浓度则较高。可见脑脊液的生成并非完全是简单的血浆滤过,还包括主动转运。一些大分子物质较难从血浆进入脑脊液,是因为在血液和脑脊液之间存在血-脑脊液屏障(blood-cerebrospinal fluid barrier),它是由脉络丛细胞间的紧密连接和脉络丛细胞中运输各种物质的特殊载体系统组成。

血液和脑组织之间也存在类似的屏障,可限制物质在血液和脑组织中自由交换,称为血-脑屏障(blood-brain barrier),由毛细血管内皮细胞、内皮下基膜和星形胶质细胞的血管周足等构成。水和游离状态的脂溶性物质,如 CO_2、O_2、NH_3、乙醇、氯霉素和一些麻醉剂等,很容易通过血-脑屏障。水溶性物质,如 Na^+、K^+、Cl^- 等电解质,葡萄糖和氨基酸,一般都需要毛细血管内皮上特殊转运体的介导。先天性缺乏葡萄糖转运体1(GLUT1)的婴儿在血糖浓度正常时,脑组织摄取葡萄糖不足,可导致癫痫发作和发育迟缓。此外,构成血-脑屏障的毛细血管内皮上还有转运甲状腺激素、某些有机酸、胆碱、核酸前体物等的转运体。蛋白质和多肽一般不能通过血-脑屏障,凡与血浆蛋白结合的脂溶性或水溶性物质也都不能通过血-脑屏障。例如,正常人红细胞被破坏后产生的胆红素与血浆蛋白结合后不能通过血-脑屏障,但新生儿由于血-脑屏障发育尚未成熟,若发生高胆红素血症,则游离的胆红素可通过血-脑屏障而引起核黄疸。血-脑屏障的存在也使得某些药物,如蛋白质抗体和非脂溶性药物,不能进入脑组织而产生疗效。

血-脑脊液屏障和血-脑屏障对于保持脑组织内环境理化因素的相对稳定,防止血液中有害物质进入脑组织具有重要意义。例如,血液中的ACh、NE、多巴胺、甘氨酸等神经递质不易进入脑组织,从而可避免扰乱中枢神经元的正常功能活动。在脑缺氧、损伤或脑瘤等情况下,血-脑屏障作用减弱,可使一些平时不能通透的物质进入病变部位,引起脑脊液的理化性质、血清学和细胞学特性发生改变。临床上采集并检查脑脊液样本,可为神经系统某些疾病的诊断提供参考依据。

下丘脑第三脑室和第四脑室的一些室周区(称为室周器)是血-脑屏障相对薄弱的脑区。在有些室周器,由神经元释放的多肽可进入循环血液;而另一些室周器则含多种神经肽和其他化学物质的受体,循环血液中的一些化学物质可作用于此处的受体,无须透过血-脑屏障即能引起脑功能的改变。

在脑室系统,脑脊液和脑组织之间为室管膜所分隔;在脑的表面,脑脊液和脑组织之间为软脑膜所分隔。室管膜和软脑膜的通透性都很高,脑脊液中的物质很容易通过它们进入脑组织。在临床上,为使那些不易透过血-脑屏障的药物较快进入脑组织,可将药物直接注入脑脊液内。

(武宇明)

?

思考题：

1. 运动时机体的心脏泵血功能将发生怎样的变化？请简要解释其机制。

2. 高血钾对心脏浦肯野细胞的自律性和传导性有何影响？请简要分析其机制。

3. 请比较高血钾和低血钾对心室肌细胞的兴奋性分别有何影响，并简要分析其机制。

4. 临床上暂停或移除人工心脏起搏器前，应减慢驱动频率，以避免心脏停搏，请简要解释其原因。

5. 为什么钙通道阻滞剂维拉帕米可用于治疗室上性心动过速？

6. 为什么站立过久可造成下肢水肿？

7. 根据所学生理学知识，请总结高血压降压治疗的可能靶点有哪些？

8. 请列举冠脉循环的解剖生理特点和相应的临床意义。

9. 患者，女，77岁，患有高血压20余年，自述间断口服降压药，具体不详。近3周出现活动后心慌、气急，近2天加重，夜间不能平卧。因突然出现呼吸困难、咳嗽、咳粉红色泡沫痰1小时入院。查体：T 36.7℃，R 30次/分，BP 176/102mmHg，P 110次/分，神志清楚，表情紧张，端坐位，口唇发绀，双肺可闻及湿啰音，心尖部第一心音减弱。CT示：心影增大，肺淤血，肺水肿。心脏彩超示：每搏输出量45ml，左心室舒张末内径5.12cm（正常值3.70～5.00cm），左心室射血分数为35%。临床初步诊断：急性左心衰竭；高血压病。请简要解释以下问题。

（1）请解释患者出现肺水肿的发生机制。

（2）请解释患者出现呼吸困难、夜间不能平卧的发生机制。

（3）请运用影响心输出量因素的相关知识提出改善该患者左心泵血功能的治疗措施。

思考题解题思路

本章目标测试

本章思维导图

第五章 | 呼 吸

呼吸系统（respiratory system）的主要功能是通过与血液循环配合，从外界环境摄取机体新陈代谢所需要的 O_2，运送至全身组织细胞，并将其代谢所产生的 CO_2 排出体外。呼吸系统还与肾脏共同调节机体的酸碱平衡，维持内环境的稳定。另外，呼吸系统也具有合成、释放生物活性物质，参与代谢调节等非呼吸功能。本章主要介绍呼吸这一维持机体正常代谢和生命活动所必需的基本功能。

呼吸（respiration）是机体与外界环境之间的气体交换过程。在人和高等动物，呼吸的全过程包括3个环节：①外呼吸（external respiration），是指肺毛细血管血液与外界环境之间的气体交换，包括肺通气和肺换气两个过程，前者指肺泡与外界环境之间的气体交换，后者为肺泡与肺毛细血管血液之间的气体交换；②气体运输，是指 O_2 和 CO_2 在血液中的运输，这是衔接外呼吸和内呼吸的中间环节；③内呼吸（internal respiration），是指组织细胞与组织毛细血管之间的气体交换以及组织细胞内的氧化代谢，其中组织细胞与组织毛细血管之间的气体交换也称组织换气。这三个环节是相互衔接且同时进行的（图 5-1）。

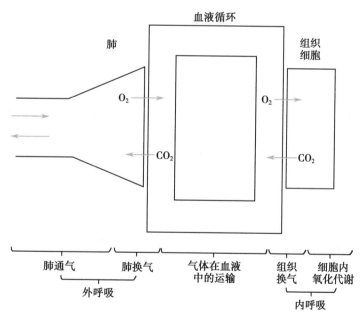

图 5-1　呼吸全过程示意图

第一节 | 肺通气

肺通气（pulmonary ventilation）是气体在外界大气和肺泡之间的交换过程。实现肺通气的器官包括呼吸道、肺泡、胸膜腔、膈肌和胸廓等，其主要功能包括：①呼吸道是气体流通之道，具有对吸入气体进行加温、加湿、过滤和清洁的作用，以及引起防御性呼吸反射（咳嗽反射和喷嚏反射）等保护功能；②肺泡是肺换气的主要场所；③胸膜腔是连接肺和胸廓的重要结构，胸膜腔内负压使肺在呼吸过程中能随胸廓的张缩而张缩；④膈肌和胸廓上的胸壁肌则是产生呼吸运动的动力组织。

一、肺通气的原理

气体进出肺取决于推动气体流动的动力和阻止气体流动的阻力间的相互作用,动力必须克服阻力,肺通气才能实现。

(一)肺通气的动力

根据物理学原理,气体的流动需要压力梯度的存在,故肺泡气与外界大气之间的压力差是实现肺通气的直接动力(direct force)。在一定的海拔高度,外界大气的压力相对恒定,因而在呼吸过程中,发生变化的只能是肺泡内气体的压力,即肺内压(alveolar pressure;intrapulmonary pressure)。肺内压在呼吸过程中的变化取决于肺的扩大和缩小,但肺自身并不具有主动张缩能力,它的张缩必须依赖于胸廓的节律性扩张和缩小,而胸廓的张缩则由呼吸肌的收缩和舒张所引起。因此,呼吸肌的收缩和舒张所引起的胸廓节律性的扩大和缩小形成的呼吸运动(respiratory movement)是实现肺通气的原动力(primary force)。

1. 呼吸运动　呼吸运动的结构基础是胸廓和呼吸肌。在中枢神经系统的控制下,呼吸肌发生节律性收缩,产生吸气运动(inspiratory movement)和呼气运动(expiratory movement),分别使胸廓容积发生周期性扩大和缩小,从而带动肺的张缩,进而引起肺内压改变,驱动气体出入肺,实现肺通气的过程。主要吸气肌是膈肌和肋间外肌,主要呼气肌为肋间内肌和腹肌。

(1)呼吸运动的过程:平静呼吸时,吸气运动是一个主动过程,膈肌和肋间外肌均参与了吸气过程。膈肌收缩时,膈肌顶下降使胸腔的上下径增大,胸腔容积增大。膈顶下降1cm,胸腔容积增大约250ml。肋间外肌收缩时,肋骨和胸骨上举,同时肋骨下缘向外侧偏转,使胸腔前后径和左右径均增大,胸腔容积增大(图5-2A)。由于胸廓的形状类似于中空的圆锥体,上小下大,故胸廓底部膈肌收缩、膈顶下降增加的胸腔容积约占一次通气量的4/5。吸气时,胸腔扩大带动肺的容积随之增大,肺内压降低。当肺内压低于大气压时,外界气体流入肺内,这一过程称为吸气(inspiration)。平静呼气时,呼气肌不参与呼吸运动,而是由膈肌和肋间外肌舒张所致,是一个被动过程。膈肌和肋间外肌舒张时,肺依其自身的回缩力而回位,并牵引胸廓,使之上下径、前后径和左右径缩小,从而引起胸腔和肺的容积减小(图5-2B),肺内压升高。当肺内压高于大气压时,气体由肺内流出,这一过程称为呼气(expiration)。

(2)呼吸运动的型式:根据参与呼吸运动的呼吸肌的主次、多少和用力程度不同,呼吸运动可呈现不同的呼吸型式(breathing pattern)。

1)腹式呼吸和胸式呼吸:以膈肌舒缩活动为主的呼吸运动称为腹式呼吸(abdominal breathing),因为膈肌的舒缩可引起腹腔内器官位移,造成腹部的明显起伏。以肋间外肌舒缩活动为主的呼吸运动称为胸式呼吸(thoracic breathing),因为肋间外肌舒缩活动可引起胸部的明显起伏。一般情况下,成人的呼吸运动都呈腹胸混合式呼吸,青壮年男性、运动员以腹式呼吸为主,婴幼儿胸廓发育较迟缓,肋骨倾斜度小,位置趋于水平,肋骨运动扩大胸腔前后、左右径的程度有限,主要依靠膈肌舒缩而呈腹式呼吸。成人在胸部或腹部活动受限时可表现为某种单一型式的呼吸运动。如腹腔巨大肿块、严重腹腔积液等患者以及妊娠后期的女性因膈肌运动受限,多以胸式呼吸为主;而胸腔积液、胸膜炎等患者,因胸廓运动受限,故主要表现为腹式呼吸。

2)平静呼吸和用力呼吸:正常人安静状态下的呼吸平稳而均匀,为吸气主动而呼气被动的呼吸型式,称为平静呼吸(eupnea),呼吸频率为12~18次/分。当机体劳动或运动、呼吸道不通畅或肺通气阻力增大时,或者当吸入气中CO_2含量增加或O_2含量减少时,加深加快的呼吸型式称为用力呼吸(forced breathing)。用力吸气时,除膈肌和肋间外肌收缩外,胸锁乳突肌及斜角肌等辅助吸气肌也发生收缩,加强胸骨柄及第一肋的向上向外提起作用,扩展胸廓上部,胸廓和肺的容积进一步扩大,更多的气体被吸入肺内。用力呼气时,除吸气肌舒张外,还有呼气肌参与收缩,此时的呼气运动变为主动过程。腹肌是主要的呼气肌,收缩时腹内压增高,压迫腹腔脏器推动膈肌上移,同时牵拉下部肋向下

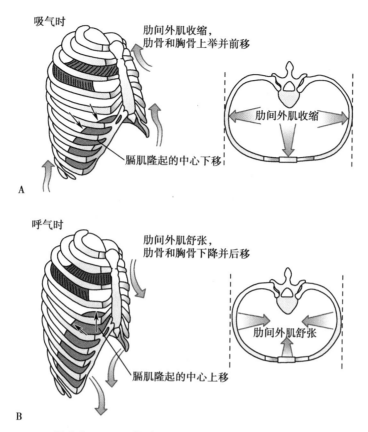

吸气时

肋间外肌收缩，
肋骨和胸骨上举并前移

肋间外肌收缩

膈肌隆起的中心下移

A

呼气时

肋间外肌舒张，
肋骨和胸骨下降并后移

肋间外肌舒张

膈肌隆起的中心上移

B

图 5-2　呼吸肌收缩、舒张引起胸廓容积改变示意图

图 A、图 B 分别为吸气和呼气时肋间肌、膈肌收缩和舒张引起胸廓前后、左右及上下径变化的示意图。

胸廓的形状类似于中空的圆锥体，上小下大。肋骨从上到下逐渐加长，并且由后向前下斜。肋间外肌起自上一肋骨的下缘，斜向前下方走行，止于下一肋骨的上缘。由于脊椎的位置是固定的，而胸骨可上下移动，所以当肋间外肌收缩时，肋骨和胸骨上举，同时肋骨下缘向外侧偏转，从而增大胸腔的前后径和左右径。膈肌位于胸腔和腹腔之间，构成胸腔的底，静止时向上隆起，形似穹隆。收缩时，隆起的中心下移，从而增大胸腔的上下径。

向内移位，使胸腔的上下径减小，容积缩小；肋间内肌走行方向与肋间外肌相反，收缩时使肋骨和胸骨向下向内移位，肋骨同时向内侧旋转，使胸腔的前后径和左右径进一步缩小，胸腔和肺容积进一步缩小，肺内压升高，呼出更多的气体。机体在缺 O_2、CO_2 增多或肺通气阻力增大较严重的情况下，可出现呼吸困难（dyspnea），表现为呼吸明显加深，鼻翼扇动，同时主观上有胸部困压感。

2. 肺内压　肺内压（intrapulmonary pressure）是指肺泡内气体的压力，在呼吸过程中呈周期性变化。吸气时，肺容积增大，肺内压随之降低，当低于大气压时，外界气体进入肺。随着肺内气体量的增加，肺内压也逐渐升高，至吸气末，肺内压升高到与大气压相等，气流便暂停。呼气时，肺容积减小，肺内压随之升高，当高于大气压时，气体流出肺。随着肺内气体量的减少，肺内压也逐渐降低，至呼气末，肺内压又降到与大气压相等，气流再次暂停（图 5-3）。

在呼吸过程中，肺内压变化的程度与呼吸运动的缓急、深浅和呼吸道是否通畅等因素有关。平静呼吸时，肺内压变化较小，如以大气压为 0，则吸气时肺内压为 $-2\sim-1$mmHg，呼气时为 $1\sim2$mmHg。用力呼吸时，肺内压将大幅波动，如紧闭声门并尽力吸气时肺内压可低至 $-100\sim-30$mmHg，用力呼气时可高达 $60\sim140$mmHg。

根据肺内压与大气压之间通过压力梯度直接实现肺通气的原理，临床上对自然呼吸暂停的患者，可在保持呼吸道通畅的前提下，用人工方法建立肺内压和大气压之间的压力差来维持肺通气，这就是

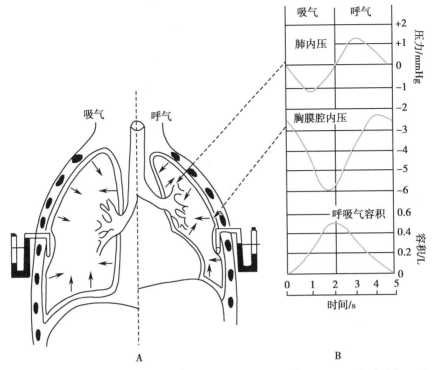

图 5-3　吸气和呼气时,胸膜腔内压直接测量示意图(A)和肺内压、胸膜腔内压及呼吸气容积的变化过程(B)

人工呼吸(artificial respiration)。人工呼吸分为正压法和负压法两类。正压法是人为地升高气道开口处压力,使其高于肺内压,将气体压入肺内,形成吸气,再依靠胸廓和肺的弹性回位形成呼气。常见的正压法有口对口人工呼吸、正压通气呼吸机。负压法是通过人为方法使患者肺内压低于大气压引起吸气的方式,如采用负压装置牵拉胸廓,使胸腔容积扩大,肺随之扩张,肺内压降低,形成吸气。

3. **胸膜腔内压**　胸膜腔(pleural cavity)是脏胸膜和壁胸膜之间的密闭的、潜在的腔隙。胸膜腔内无气体,仅有一层厚约 10μm 的浆液,这一薄层浆液可减轻呼吸运动时两层胸膜之间的摩擦,起润滑作用;同时,浆液分子之间的内聚力使两层胸膜相互紧贴,不易分开,使肺可随胸廓的运动而张缩,并参与胸膜腔负压的形成。

胸膜腔内的压力称为胸膜腔内压(intrapleural pressure),简称胸内压,可采用直接法或间接法进行测量。直接法是将与检压计相连接的注射针头斜刺入胸膜腔内,直接测定胸膜腔内压(见图 5-3A),其缺点是有刺破胸膜脏层和肺的危险。间接法是让受试者吞下带有薄壁气囊的导管至下胸段食管内,测量食管内压。因为食管位于胸腔内,且其壁薄而软,在呼吸过程中食管内压与胸膜腔内压的变化值基本一致,故可用食管内压的变化间接反映胸膜腔内压的变化。

胸膜腔内压随呼吸运动而发生周期性波动。如图 5-3B 所示,平静呼气末胸膜腔内压约为 –2.5mmHg,吸气末约为 –6mmHg。可见,胸膜腔内压在平静呼吸时始终低于大气压,称为胸膜腔负压或胸内负压,呼气时胸内负压降低,吸气时胸内负压增大。在用力呼吸时,胸膜腔内压波动将大幅增加。例如,在关闭声门用力吸气时,胸膜腔内压可降至 –90mmHg,而当关闭声门用力呼气时,胸膜腔内压可升高至 110mmHg。

胸膜腔负压的形成与肺和胸廓的自然容积存在差异有关。在人的生长发育过程中,胸廓的发育较肺的发育快,因此胸廓的自然容积大于肺的自然容积。由于脏胸膜和壁胸膜紧贴在一起,所以从胎儿出生后第一次呼吸开始,肺即被牵引而始终处于一定程度的扩张状态。被扩张的肺所产生的弹性回缩力将使肺趋于缩小,以恢复其自然容积。在吸气肌完全舒张松弛的平静呼气末,肺弹性回缩力的内向牵引,使得胸廓的容积小于其自然容积时,胸廓也将产生向外扩展的弹性回位力,以对抗肺弹性回缩力的内向牵引。在肺向内的弹性回缩力和胸廓向外的弹性扩展力的作用下,壁胸膜和脏胸膜趋向分离,从而使胸膜腔内压力降低而低于大气压,即形成负压。当肺向内的弹性回缩力和胸廓向外的弹性扩展力相互平衡时,平静呼气结束。此时胸膜腔内压的数值等于肺内压与肺弹性回缩压的代数和(见图 5-3A,箭头所示),即

$$胸膜腔内压 = 肺内压 + (-肺弹性回缩压) \tag{5-1}$$

在平静吸气末或呼气末,呼吸道内气流停止,并且呼吸道与外界环境相通,因此肺内压等于大气压,此时

$$胸膜腔内压 = 大气压 + (-肺弹性回缩压) \tag{5-2}$$

若以大气压为 0 计,则

$$胸膜腔内压 = -肺弹性回缩压 \tag{5-3}$$

可见,胸膜腔内压的大小主要是由肺弹性回缩压决定的。生理情况下,即使在呼气时胸廓缩小,肺也始终处于扩张状态,肺弹性回缩力一直存在,故在平静呼吸过程中胸膜腔内压总保持为负值。吸气时由于肺的进一步扩大,肺弹性回缩力增大,胸内负压数值增大;反之,呼气时肺缩小,肺弹性回缩力减小,胸内负压数值降低。婴儿期由于胸廓和肺的容积差小,故胸膜腔负压较低;随着个体的生长发育,胸廓和肺的容积差变大,胸膜腔负压也逐渐增大。

胸膜腔内负压有重要的生理意义。它不仅通过密闭的胸膜腔把肺与胸廓两个弹性结构耦联在一起,使肺能随胸廓的张缩而张缩,还作用于胸腔内的腔静脉和胸导管,使之扩张,有利于静脉血和淋巴液的回流。胸膜腔的密闭状态是形成胸膜腔内负压的重要前提。临床上,一旦密闭的胸膜腔与大气相通,如外伤或疾病导致胸壁或肺破裂时,空气便从外界或肺泡进入胸膜腔,形成气胸(pneumothorax)。此时胸膜腔负压减小或消失,肺依其自身的弹性回缩力而塌陷,造成肺不张,同时也阻碍了静脉血和淋巴液回流。因此,气胸不仅会引起肺通气障碍,血液和淋巴回流也将受阻,严重时将危及生命,必须紧急处理。

(二)肺通气的阻力

肺通气过程中所遇到的阻力称为肺通气阻力,可分为弹性阻力和非弹性阻力两类。弹性阻力在气流停止的静息状态下仍存在,属于静态阻力;非弹性阻力仅在气体流动时发生,属于动态阻力。前者是平静呼吸时的主要阻力,约占肺通气总阻力的 70%,后者仅约占 30%。肺通气阻力增大是临床上肺通气障碍最常见的原因。

1. 弹性阻力和顺应性 弹性体对抗外力作用所引起的变形的力称为弹性阻力(elastic resistance)。肺和胸廓都具有弹性,故均可认为是弹性组织。弹性阻力的大小可用顺应性的高低来度量。

(1)顺应性:顺应性(compliance)是指弹性组织在外力作用下发生变形的难易程度。若组织容易变形,则顺应性大,表明弹性阻力小;反之,组织难以变形,则顺应性小,其弹性阻力大。因此,顺应性与弹性阻力成反比关系。在空腔器官,顺应性大表示其易被扩张,即较小的跨壁压就能引起较大的容积改变,故顺应性(C)的大小可用单位跨壁压的变化(ΔP)所引起的腔内容积的变化(ΔV)来表示,即:

$$C = \frac{\Delta V}{\Delta P}(L/cmH_2O) \tag{5-4}$$

如图 5-4A 所示,两个大小相同的橡皮囊,左侧为薄壁囊,右侧为厚壁囊,在相同的跨壁压(ΔP)作用下,薄壁囊的容积变化(ΔV_1)大于厚壁囊的容积变化(ΔV_2),因而薄壁囊的顺应性($\Delta V_1/\Delta P$)大于厚壁囊的顺应性($\Delta V_2/\Delta P$)。

（2）肺的弹性阻力和肺顺应性:肺在被扩张时产生弹性回缩力以抵抗外力引起的肺扩张,因而肺弹性回缩力是吸气的阻力,呼气的动力。肺弹性阻力可用肺顺应性(lung compliance, C_L)表示,即

$$肺顺应性(C_L) = \frac{肺容积的变化(\Delta V)}{跨肺压的变化(\Delta P)}(L/cmH_2O) \tag{5-5}$$

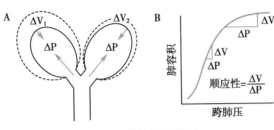

图 5-4 顺应性示意图

A. 橡皮囊的顺应性,实线为扩张前,虚线为扩张后;
B. 猫离体肺静态顺应性曲线。

式中跨肺压是指肺内压与胸膜腔内压之差。

1）肺顺应性:测定肺顺应性时,一般采用分步吸气或分步呼气的方法,每步吸气或呼气后,在受试者屏气并保持气道通畅的情况下测定肺容积和胸膜腔内压。因为此时呼吸道内无气体流动,肺内压等于大气压,所以只须测定胸膜腔内压就可算出跨肺压。根据每次测得的数据绘制成的压力-容积曲线(pressure-volume curve)就是肺的顺应性曲线。在呼吸道无气流情况下所测得的顺应性也称肺的静态顺应性(static compliance)。离体测定肺顺应性时,则采用分步向肺内加压充气,再分步减压放气的方法,记录每步相应的气压和充气量(或放气量),绘制肺充气和放气过程中的压力-容积曲线,可得到离体肺的静态顺应性曲线,图 5-4B 所示为猫离体肺的静态顺应性曲线,曲线呈 "S" 形,表现为在较大或较小肺容积处曲线平坦,而在中等肺容积处曲线陡直。曲线的斜率反映不同肺容量下的肺顺应性或肺弹性阻力的大小。斜率大,表示肺顺应性大,肺弹性阻力小;反之亦然。正常成人平静呼吸时,肺顺应性约为 $0.2L/cmH_2O$,位于顺应性曲线斜率最大的中段部分,故平静呼吸时肺弹性阻力较小,呼吸较为省力。

2）肺的比顺应性:肺顺应性受肺总量的影响。肺总量是指肺所能容纳的最大气体量。不同个体可因身材(主要是胸腔容积)的不同而肺总量不同。在不同肺总量的个体,当吸入相同容积气体(ΔV 不变)时,肺总量较大者肺的扩张程度较小,弹性回缩力也较小,仅需较小的跨肺压变化(ΔP 变小)即可,此时,按式(5-5)计算,则肺顺应性较大;反之,肺总量较小者,吸入相同容积气体(ΔV 不变)时,其扩张程度较大,弹性回缩力也较大,需较大的跨肺压变化(ΔP 变大),此时计算出的肺顺应性较小。这说明肺顺应性的测定数值受肺总量的影响。在临床上也曾按式 5-5 算得男性的肺顺应性大于同龄女性,成人的肺顺应性大于儿童的错误结果。因此,为排除肺总量的影响,通常采用比顺应性(specific compliance)来评估肺组织的弹性。比顺应性为单位肺容量下的顺应性,可用以比较不同肺总量个体的肺弹性阻力。由于平静吸气始于功能余气量,故肺的比顺应性可用下式计算获得:

$$比顺应性 = \frac{平静呼吸时的肺顺应性(L/cmH_2O)}{功能余气量(L)} \tag{5-6}$$

此时,不同性别的成人和儿童肺的比顺应性基本相同。

3）肺弹性阻力的来源:肺弹性阻力来自肺的弹性成分和肺泡表面张力(surface tension)。

肺的弹性成分包括肺自身的弹力纤维和胶原纤维等结构。当肺被扩张时,这些纤维被牵拉而倾向于回缩。肺扩张越大,其牵拉作用越强,肺的回缩力和弹性阻力便越大;反之则越小。

肺泡上皮的表面覆盖有一薄层液体,与肺泡内气体之间形成的液-气界面上存在着能使液体表面积缩小的表面张力。肺泡表面张力的方向指向液-气界面的切线方向,其合力指向肺泡中心,故肺泡表面张力使肺趋于回缩。如图 5-5 所示,向动物离体肺注入气体比注入生理盐水所需的跨肺压要大得多。这是因为充气时肺泡内表面存在液-气界面及由此产生的肺泡表面张力;而注入生理盐水

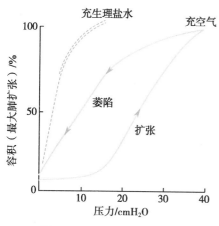

图 5-5　肺的压力-容积曲线

向肺内首次注入空气时有明显的滞后现象,滞后程度可以用充气(向上箭头)与抽气(向下箭头)两条曲线之间的最大横距表示。注入生理盐水时液-气界面消失,滞后现象也消失。

时液-气界面不复存在,此时没有肺泡表面张力,只有肺组织本身的弹性成分所产生的弹性阻力起作用。据测定,肺泡表面张力是肺弹性阻力的主要来源,约占肺总弹性阻力的 2/3,而由肺组织本身的弹性成分所形成的弹性阻力约占 1/3。此外,由图 5-5 中还可看出,向动物离体肺注入与抽出气体时的肺顺应性曲线并不重叠,这一现象称为滞后现象(hysteresis);而注入生理盐水时,则滞后现象不明显,因此,滞后现象的产生主要与肺泡表面张力有关。

根据 Laplace 定律,即

$$P = \frac{2T}{r} \tag{5-7}$$

式中 P 为肺泡内液-气界面的压强(N/m^2),它可引起肺泡回缩;T 为肺泡内液-气界面的表面张力系数,即单位长度的表面张力(N/m);r 为肺泡半径(m)。若表面张力系数不变,则肺泡的回缩力与肺泡半径成反比,即小肺泡的回缩力大,而大肺泡的回缩力小。正常成人每侧肺有 3 亿多个大小不等的肺泡,其半径可相差 3~4 倍。若不同大小的肺泡之间彼此连通,则小肺泡内的气体将流入大肺泡内,引起小肺泡萎陷而大肺泡过度膨胀,肺泡将失去稳定性(图 5-6A)。此外,如果表面张力过大,还会降低肺顺应性,增加吸气阻力;肺泡表面张力还可对肺泡间质起“抽吸”作用,使肺间质内静水压降低,促进组织液生成增加,导致肺间质和肺泡腔内水分潴留(肺水肿),这将妨碍肺换气的正常进行。但由于肺泡内液-气界面存在肺表面活性物质,在正常生理情况下,上述情况实际不会发生(图 5-6B)。

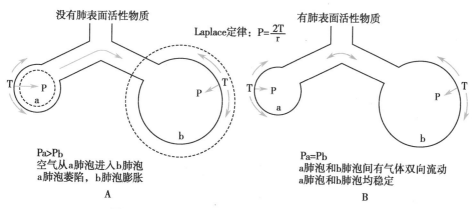
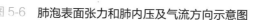

图 5-6　肺泡表面张力和肺内压及气流方向示意图

A. 没有肺表面活性物质时,在张力相等的情况下,根据 Laplace 公式得到 a 肺泡的压力是 b 肺泡的 2 倍,因此气体从 a 肺泡流向 b 肺泡,a 肺泡将变得更小,而 b 肺泡将变得更大;B. 有肺表面活性物质时,a 肺泡的压力和 b 肺泡的压力相等,因此气体有双向流动,使肺泡内压力和容积保持相对稳定。

P,压强;T,张力;r,肺泡的半径;箭头的方向表示气体流动的方向;b 肺泡的半径是 a 肺泡的 2 倍。

肺表面活性物质(pulmonary surfactant)是由肺泡Ⅱ型上皮细胞合成和分泌的含脂质与蛋白质的混合物,其中脂质成分约占 90%,表面活性物质蛋白(surfactant-associated protein,SP)约占 10%。脂质中 60% 以上是二棕榈酰磷脂酰胆碱(dipalmitoyl phosphatidyl choline,DPPC)。DPPC 是双嗜性分子,一端是非极性疏水的脂肪酸,不溶于水,另一端是极性的,易溶于水。因此,DPPC 分子垂直排列于肺泡内液-气界面,极性端插入液体层,非极性端朝向肺泡腔,形成一层能降低肺泡表面张力的 DPPC 单分子层,均匀分布在肺泡液-气界面上,且其密度可随肺泡的张缩而改变,因而肺泡表面张力亦随之而变化。表面活性物质蛋白至少有 SP-A、SP-B、SP-C 和 SP-D 四种,它们对维持 DPPC 的功能以及在 DPPC 的分泌、清除和再利用等过程中有重要作用。肺表面活性物质不断更新,以保持其正常的功能。

　　肺表面活性物质通过减弱液体分子之间的相互作用而降低肺泡表面张力,减小肺泡的回缩力,具有重要的生理意义:①增大肺顺应性,降低吸气阻力:肺表面活性物质可使吸气阻力减少 80%～90%,使吸气大为省力。②调整肺泡表面张力,稳定肺内压:因为肺表面活性物质的密度可随肺泡半径的变小而增大,也可随肺泡半径的增大而减小。所以,在肺泡缩小(或呼气)时,肺泡内表面的表面活性物质的密度增大,降低表面张力的作用加强,肺泡表面张力减小,可防止肺泡萎陷;而在肺泡扩大(或吸气)时,表面活性物质的密度减小,肺泡表面张力增加,可防止肺泡过度膨胀。③防止肺水肿:肺表面活性物质可降低肺泡表面张力,减小肺泡回缩力,减弱表面张力对肺毛细血管血浆和肺组织间液的抽吸作用,阻止液体渗入肺泡,从而防止肺水肿的发生。

动画

　　胎儿在六七个月或之后,肺泡Ⅱ型上皮细胞才开始合成和分泌肺表面活性物质。因此,早产儿可因肺泡Ⅱ型上皮细胞尚未成熟,缺乏肺表面活性物质,肺泡表面张力过高,而引起呼吸困难、肺泡塌陷(肺不张)和肺水肿,且随着病情加重所引起的肺毛细血管通透性的增高,血浆蛋白将渗出至肺泡,在肺泡内壁形成一层透明膜,阻碍气体交换,导致新生儿呼吸窘迫综合征(neonatal respiratory distress syndrome,NRDS),严重时可致死亡。由于肺泡液可进入羊水,因此于出生前可抽取羊水检查其中表面活性物质的含量和成分,以了解肺发育的成熟状态。如果检测出肺表面活性物质含量过低,可适当延长妊娠时间或用药物(糖皮质激素)促进其合成,以防 NRDS 发生。出生后也可给予外源性肺表面活性物质替代。成人患肺炎、肺血栓等疾病时,也可因肺表面活性物质减少而发生呼吸困难。此外,基因突变或自身免疫改变可导致肺泡内的肺表面活性物质清除障碍,使之沉积于肺泡内,影响肺换气,导致呼吸困难,称为肺泡蛋白沉积症(pulmonary alveolar proteinosis)。

　　总之,在肺充血、肺组织纤维化或肺表面活性物质减少时,肺的顺应性降低,弹性阻力增加,患者表现为吸气困难;而在肺气肿时,肺弹性成分大量破坏,肺回缩力减小,顺应性增大,弹性阻力减小,患者表现为呼气困难。这些情况都会导致肺通气功能降低。

　　(3)胸廓的弹性阻力:胸廓弹性阻力源于胸廓的弹性成分。胸廓处于自然位置时,肺容量约为肺总量的 67%(相当于平静吸气末的肺容量),此时胸廓无变形,不表现出弹性阻力。当肺容量小于肺总量的 67%(如平静呼气或深呼气)时,胸廓被牵引向内而缩小,其弹性阻力向外,是吸气的动力,呼气的阻力;当肺容量大于肺总量的 67%(如深吸气)时,胸廓被牵引向外而扩大,其弹性阻力向内,成为吸气的阻力,呼气的动力。因此,胸廓的弹性阻力与肺的情况不同,肺弹性阻力始终是吸气的阻力,而胸廓的弹性阻力视胸廓的位置而定,既可能是吸气或呼气的阻力,也可能是吸气或呼气的动力。胸廓的弹性阻力可用胸廓顺应性(compliance of chest wall,C_{chw})表示,即

$$胸廓的顺应性(C_{chw}) = \frac{胸腔容积的变化(\Delta V)}{跨胸壁压的变化(\Delta P)}(L/cmH_2O) \tag{5-8}$$

式中跨胸壁压为胸膜腔内压与胸壁外大气压之差。正常人的胸廓顺应性也是 0.2L/cmH₂O。胸廓顺应性可因肥胖、胸廓畸形、胸膜增厚和腹腔内占位性病变等而降低,引起限制性肺通气障碍。

　　(4)肺和胸廓的总弹性阻力:肺和胸廓呈串联关系,因此肺和胸廓的总弹性阻力是两者弹性阻力之和。而弹性阻力在数值上是顺应性的倒数,故平静呼吸时肺和胸廓的总弹性阻力为

$$\frac{1}{C_{L+chw}} = \frac{1}{C_L} + \frac{1}{C_{chw}} = \frac{1}{0.2} + \frac{1}{0.2} \tag{5-9}$$

已知肺和胸廓的顺应性均为 0.2L/cmH₂O,以式 5-9 计算,则总顺应性为 0.1L/cmH₂O。

　　2. 非弹性阻力　非弹性阻力(inelastic resistance)包括惯性阻力、黏滞阻力和气道阻力。惯性阻

力（inertial resistance）是气流在发动、变速、换向时因气流和组织的惯性所产生的阻止肺通气的力；黏滞阻力（viscous resistance）来自呼吸时组织相对位移所发生的摩擦。平静呼吸时，呼吸频率较低、气流速度较慢，惯性阻力和黏滞阻力都很小。气道阻力（airway resistance）是气体流经呼吸道时气体分子之间和气体分子与气道壁之间摩擦产生的阻力，占非弹性阻力的 80%～90%。下面仅讨论气道阻力。

气道阻力的大小可用维持单位时间内气体流量所需要的压力差来表示，即

$$气道阻力 = \frac{大气压与肺内压之差（cmH_2O）}{单位时间内气体流量（L/s）} \tag{5-10}$$

健康人平静呼吸时，总气道阻力为 1～3cmH$_2$O·s/L，主要发生在鼻（约占总气道阻力的 50%）、声门（约占 25%）及气管和支气管（约占 15%）等部位，仅约 10% 的阻力发生在口径小于 2mm 的细支气管。气道阻力越小，呼吸越省力；当气道阻力增大时，则呼吸较费力。

气道阻力受气流速度、气流形式和气道口径等因素的影响。气流速度快、气流呈湍流（如气道内有黏液、渗出物或肿瘤、异物等造成狭窄时）、气道口径减小等都能使气道阻力增大而影响肺通气，其中以气道口径最为重要。气道口径主要受下列因素的影响。

（1）跨壁压：是指呼吸道内外的压力差。呼吸道内压力高，则跨壁压大，气道口径被动扩大，气道阻力变小；反之，则气道阻力增大。

（2）肺实质对气道壁的牵引：小气道的弹力纤维和胶原纤维与肺泡壁的纤维彼此穿插，这些纤维像帐篷的拉线一样对气道壁发挥牵引作用，以保持那些没有软骨支持的细支气管的通畅。

（3）自主神经系统的调节：呼吸道平滑肌受交感和副交感神经的双重支配，两者均有紧张性作用。迷走神经末梢通过释放 ACh 作用于气道平滑肌的 M 受体，使气道平滑肌收缩，气道阻力增加；而交感神经末梢通过释放 NE 作用于 β$_2$ 受体引起气道平滑肌舒张，降低气道阻力。临床上常用拟肾上腺素类药物解除支气管痉挛，缓解呼吸困难。此外，支配气道的自主神经纤维还释放一些非乙酰胆碱能非肾上腺素能活性物质，如血管活性肠肽、神经肽 Y、速激肽等，可引起气道平滑肌的舒张或收缩。

由于以上三种因素均随呼吸过程而发生周期性变化，故气道阻力也表现出周期性变化。吸气时，胸膜腔负压增大使气道跨壁压增大，肺的扩展使弹性成分对小气道的牵引作用增强，以及吸气时交感神经紧张性增高使气道平滑肌舒张等，都使气道口径增大，气道阻力减小；呼气时，则因气道跨壁压降低、肺实质牵引作用减小以及呼气时迷走神经紧张性增高使得气道口径变小，气道阻力增大。因此，支气管哮喘发作患者的呼气比吸气更为困难。

（4）化学因素的影响：儿茶酚胺、前列腺素 E$_2$（PGE$_2$）等可使气道平滑肌舒张；组胺、白三烯、PGF$_{2\alpha}$、内皮素可使气道平滑肌收缩；过敏反应时，由肥大细胞释放的组胺和白三烯等物质可使支气管收缩。

二、肺通气功能的评价

肺通气过程受呼吸肌收缩活动、肺和胸廓的弹性特征以及气道阻力等多种因素的影响。呼吸肌麻痹、肺和胸廓的弹性变化，以及气胸等可引起肺的扩张受限，发生限制性通气不足（restrictive hypoventilation）；而支气管平滑肌痉挛、气道内异物、气管和支气管等黏膜腺体分泌过多，以及气道外肿瘤压迫引起气道口径减小或呼吸道阻塞时，则可出现阻塞性通气不足（obstructive hypoventilation）。对患者肺通气功能的测定不仅可明确是否存在肺通气功能障碍及障碍程度，还能鉴别肺通气功能障碍的类型。

（一）肺容积和肺容量

在呼吸运动中，吸入和呼出的气体容积可以用肺量计（肺功能仪）加以测量和记录。肺容积和肺容量是评价肺通气功能的基础。

1. **肺容积**(pulmonary volume) 是指不同状态下肺所能容纳的气体量，随呼吸运动而变化。肺容积可分为潮气量、补吸气量、补呼气量和余气量(图5-7)，它们互不重叠，全部相加后等于肺总量。

（1）潮气量(tidal volume, TV)：是指每次呼吸时吸入或呼出的气体量，因呼吸交替似潮水涨落而得名。正常成人平静呼吸时的潮气量为400～600ml。运动时，潮气量增大。潮气量的大小取决于呼吸肌收缩的强度、胸和肺的机械特性以及机体的代谢水平。

（2）补吸气量(inspiratory reserve volume, IRV)：是指平静吸气末，再尽力吸气所能吸入的气体量。正常成人的补吸气量为1 500～2 000ml。它反映吸气的储备量。

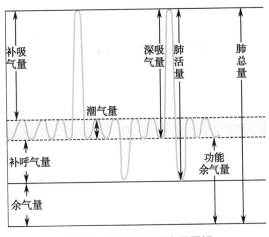

图 5-7 肺容积和肺容量图解

（3）补呼气量(expiratory reserve volume, ERV)：是指平静呼气末，再尽力呼气所能呼出的气体量。正常成人的补呼气量为900～1 200ml。它反映呼气的储备量。

（4）余气量(residual volume, RV)：是指最大呼气末尚存留于肺内不能再呼出的气体量。正常成人的余气量为1 000～1 500ml。余气量的存在可避免肺泡在低肺容积条件下发生塌陷。若肺泡塌陷，则需要极大的跨肺压才能实现肺泡的再扩张。支气管哮喘和肺气肿患者因呼气困难而余气量增加。

2. **肺容量**(pulmonary capacity) 是指肺容积中两项或两项以上的联合气体量(图5-7)。肺容量包括以下内容。

（1）深吸气量(inspiratory capacity, IC)：是指从平静呼气末做最大吸气时所能吸入的气体量。它是潮气量与补吸气量之和，是衡量最大通气潜力的指标之一。胸廓、胸膜、肺组织和呼吸肌等发生病变时，均可使深吸气量减少而最大通气潜力降低。

（2）功能余气量(functional residual capacity, FRC)：是指平静呼气末尚存留于肺内的气体量。它是余气量与补呼气量之和，正常成人约2 500ml。肺气肿患者的功能余气量增多，而肺实质病变时则减小。功能余气量的生理意义是缓冲呼吸过程中肺泡气 O_2 分压(PO_2)和 CO_2 分压(PCO_2)的变化幅度。由于功能余气量的稀释作用，使得吸气时肺内 PO_2 不致突然升得太高，PCO_2 不致降得太低；反之，使得呼气时 PO_2 不会降得太低，PCO_2 不会升得太高。这样，肺泡气和动脉血的 PO_2 和 PCO_2 就不会随呼吸而发生大幅度波动，从而有利于肺换气。

（3）肺活量、用力肺活量和用力呼气量：尽力吸气后，从肺内所能呼出的最大气体量称为肺活量(vital capacity, VC)。它是潮气量、补吸气量与补呼气量之和。肺活量与身材大小、性别、年龄、体位、呼吸肌强弱等因素有关，正常成年男性平均约3 500ml，女性约2 500ml。肺活量测定方法简单，重复性好，反映肺一次通气的最大能力，是肺功能测定的常用指标。

由于测定肺活量时不限制呼气的时间，在某些肺组织弹性降低或呼吸道狭窄的患者所测得的肺活量仍可正常。因此，为了充分反映肺组织的弹性状态和气道通畅程度等变化，可测量用力肺活量和用力呼气量。用力肺活量(forced vital capacity, FVC)是指一次最大吸气后，尽力尽快呼气所能呼出的最大气体量。正常时，用力肺活量略小于在没有时间限制条件下测得的肺活量。用力呼气量(forced expiratory volume, FEV)是指一次最大吸气后尽力尽快呼气，在一定时间内所能呼出的气体量。为排除背景肺容量的影响，通常以第1、2、3秒末的FEV所占FVC的百分数来表示。正常人的 FEV_1/FVC、FEV_2/FVC 和 FEV_3/FVC 分别约为83%、96%和99%，其中以 FEV_1/FVC 的应用价值最大，是临床上鉴别阻塞性肺疾病和限制性肺疾病最常用的指标(图5-8)。在哮喘等阻塞性肺疾病患者，FEV_1 的降低比FVC更明显，因而 FEV_1/FVC 变小，要呼出相当于FVC的气体量往往需要较长的时间，此外还显示

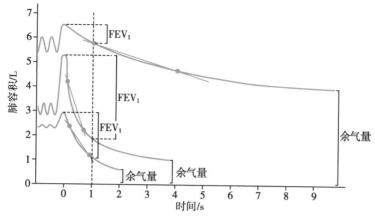

图 5-8　用力肺活量（FVC）和用力呼气量（FEV）示意图

上、中、下线分别为阻塞性肺疾病患者、正常人和限制性肺疾病患者的 FVC 和 FEV，曲线顶点位置降低（或补吸气幅度减小）表示 FVC 减小，FEV_1 为第 1 秒内的 FEV，曲线斜率降低表示 FEV_1/FVC 减小。

余气量增大；而在肺纤维化等限制性肺疾病患者，FEV_1 和 FVC 均下降，但 FEV_1/FVC 仍可基本正常，此外还显示余气量减少。

（4）肺总量（total lung capacity，TLC）：是指肺所能容纳的最大气体量，它是肺活量与余气量之和，其大小因性别、年龄、身材、运动量和体位改变而异，成年男性平均约为 5 000ml，女性约为 3 500ml。在限制性通气不足时肺总量降低。

3. 功能余气量的测定　在临床肺功能测定中，常规的肺量计无法直接测得功能余气量，因此须采用其他方法间接测得，如氦稀释法。氦气扩散迅速，不被机体吸收，易于测定。被试者经一密闭系统重复呼吸容器内的气体（含已知浓度的氦），根据氦气被肺内气体稀释的程度可以算得 FRC。一旦 FRC 被确定，便能很容易地获得 RV 和 TLC。

（二）肺通气量和肺泡通气量

1. 肺通气量（pulmonary ventilation volume）　是指每分钟吸入或呼出的气体总量，等于潮气量乘以呼吸频率。正常成人平静呼吸时，潮气量约为 500ml，呼吸频率为 12～18 次/分，则肺通气量为 6～9L/min。肺通气量随性别、年龄、身材和活动量的不同而异。为便于在不同个体之间进行比较，肺通气量应在基础条件下（见第七章）测定，并以每平方米体表面积的通气量为单位来计算。

劳动或运动时，肺通气量增大。在尽力作深、快呼吸时，每分钟所能吸入或呼出的最大气体量，称为最大随意通气量（maximal voluntary ventilation）。它反映单位时间内充分发挥全部通气能力所能达到的通气量，是估计机体能进行最大运动量的生理指标之一。测定时，一般只测量 10 秒或 15 秒的最深最快的呼出或吸入气量，再换算成每分钟的最大通气量。正常成人最大通气量一般可达 150L/min，为平静呼吸时肺通气量（6L/min）的 25 倍。对平静呼吸时的每分通气量与最大通气量进行比较，可了解通气功能的储备能力，通常用通气储量百分比表示，即

$$通气储量百分比 = \frac{最大通气量 - 每分平静通气量}{最大通气量} \times 100\% \qquad (5-11)$$

其正常值应等于或大于 93%。肺或胸廓顺应性降低、呼吸肌收缩力量减弱或气道阻力增大等因素均可减小最大随意通气量。

2. 肺泡通气量　每次吸入的气体，有一部分留在鼻或口至终末细支气管之间的呼吸道内，不参与肺泡与血液之间的气体交换，这部分传导性呼吸道的容积称为解剖无效腔（anatomical dead space）。解剖无效腔与体重相关，约 2.2ml/kg。体重为 70kg 的成人，其解剖无效腔约为 150ml。进入肺泡的气

体也可因血流在肺内分布不均而不能全都与血液进行气体交换,未能进行气体交换的这部分肺泡容积称为肺泡无效腔(alveolar dead space),正常人肺泡无效腔接近于零。所以,健康人平卧时,生理无效腔等于或接近于解剖无效腔;但在病理情况下,有些肺泡虽有通气但无血流,因未能进行气体交换而成为肺泡无效腔(图5-9)。肺泡无效腔与解剖无效腔一起合称为生理无效腔(physiological dead space)。

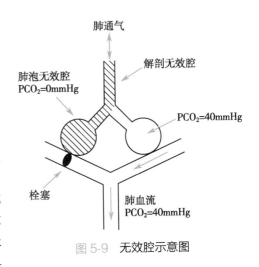

图5-9　无效腔示意图

由于无效腔的存在,每次吸入的新鲜空气不能全部到达肺泡与血液进行有效的气体交换,因而肺通气量不能全面反映气体交换的状况。为了计算真正有效的气体交换量,应以肺泡通气量(alveolar ventilation)为准,它是指每分钟吸入肺泡的新鲜空气量,等于潮气量和无效腔气量之差与呼吸频率的乘积。如果潮气量为500ml,无效腔为150ml,则每次吸入肺泡的新鲜空气量为350ml。若功能余气量为2 500ml,则每次呼吸仅使肺泡内的气体更新1/7左右。若潮气量减少或功能余气量增加,均可使肺泡气体的更新率降低,不利于肺换气。此外,潮气量和呼吸频率的变化对肺通气量和肺泡通气量有不同的影响。在潮气量减半和呼吸频率加倍或潮气量加倍而呼吸频率减半时,肺通气量保持不变,但是肺泡通气量却发生明显变化(表5-1)。因此从肺泡气更新效率的角度看,适度的深慢呼吸比浅快呼吸更有利于气体交换,但须注意同时也会增加呼吸做功。

表5-1　不同呼吸频率和潮气量时的肺通气量和肺泡通气量

呼吸频率/(次/分)	潮气量/ml	肺通气量/(ml/min)	肺泡通气量/(ml/min)
16	500	8 000	5 600
8	1 000	8 000	6 800
32	250	8 000	3 200

临床上在某些情况下(如配合支气管镜检查,治疗急性呼吸衰竭等),使用一种特殊形式的人工通气——高频通气(high frequency ventilation,HFV)。高频通气的通气频率高于正常4倍以上,而潮气量接近或低于解剖无效腔,但却可以保持有效的肺通气和肺换气,这似乎与上述浅快呼吸不利于气体交换的观点相矛盾,但高频通气的原理与通常情况下的通气原理不尽相同。目前临床上已较成功地将高频通气应用于新生儿的急性呼吸窘迫综合征,且发生严重并发症的机会较小。另外,临床上将高频振荡通气用于阻塞性睡眠呼吸暂停低通气综合征,也取得了较好的疗效。

(三) 最大呼气流速-容积曲线

受试者取立位尽力吸气后,尽力尽快呼气至余气量,同步记录呼出的气量和流速,以此绘制出最大呼气流速随肺容积变化的关系曲线,即最大呼气流速-容积(maximum expiratory flow-volume,MEFV)曲线。MEFV曲线的升支较陡,表明在呼气早期,肺容积较大时,呼气流速随呼气肌用力的增加而增大,曲线迅速达到峰值。MEFV曲线的降支较平坦,表示在呼气的中后期,即使用力呼气,其流速也随肺容积的缩小而逐渐下降(图5-10)。MEFV曲线特征与呼气时气道等压点位置及气道的动态挤压有关。直径2mm以下的小气道,因其总横截面积大,气道阻力小,仅约占总气道阻力的10%,因而常规肺功能检查不易发现小气道病变。当小气道阻力增高时,在某一给定的肺容积下,其MEFV曲线峰值(最大呼气流速)降低,且降支下移(图5-10),因此,该曲线可用于小气道阻力增高的诊断。

(四) 气道反应性测定

气道反应性测定又称支气管激发试验(bronchial provocation test,BPT),是测试支气管对吸入刺激

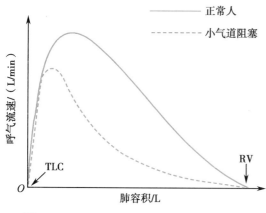

图 5-10　最大呼气流速-容积（MEFV）曲线
TLC,肺总量;RV,余气量。

性物质产生收缩反应程度的一种试验。临床采用雾化器吸入一定量的激发剂（如组胺和乙酰胆碱），比较吸入前后的肺通气功能指标（如 FEV_1 等）的变化来衡量气道对刺激的反应程度。最常用的测定结果表达是 PC20-FEV_1，即引起 FEV_1 下降 20% 的激发剂浓度。其中 P 表示激发的（provoking）;C 是激发剂的浓度（concentration）;20 指通气功能指标下降 20%。

正常情况下,微量的物理、化学、过敏原或运动的刺激并不引发气道平滑肌收缩或仅发生微弱的收缩反应,但哮喘等气道高反应患者则可表现出过强的支气管平滑肌收缩反应,引起气道缩窄和气道阻力增加。气道高反应性测定不仅用于哮喘的诊断,还可通过动态检测作为哮喘疗效和预后判断的指标。

（五）呼吸功

呼吸功（work of breathing）是指呼吸肌在呼吸运动中克服通气阻力而实现肺通气所做的功。通常以跨壁压（单位是 cmH_2O）变化乘以肺容积（潮气量或每分肺通气量,单位是 L）变化来计算,单位是焦耳（J）。正常人平静呼吸时,呼吸功主要用于吸气运动,一次呼吸所做的功仅约 0.25J,其耗能仅占全身总耗能的 3%~5%。当呼吸加深,潮气量增大时,呼吸做功量将增加。如剧烈运动时,呼吸耗能可升高 25~50 倍,但由于全身总耗能也增大数十倍,所以呼吸耗能仍只占总耗能的很小一部分。在病理情况下,弹性阻力或非弹性阻力增大时,呼吸功也增大。

第二节 ｜ 肺换气和组织换气

肺通气使肺泡气不断更新,保持肺泡气 PO_2 和 PCO_2 的相对稳定,从而实现肺泡气体与肺毛细血管血液之间的气体交换,称为肺换气（gas exchange in lungs）,即 O_2 从肺泡扩散入血液,CO_2 从血液扩散入肺泡。而当血液流经组织时,O_2 从血液扩散入组织细胞,CO_2 则从组织细胞扩散入血液,这种组织细胞与组织毛细血管血液之间的气体交换称为组织换气（gas exchange in tissue）。

一、气体交换的基本原理

（一）气体的扩散

气体分子不停地进行无定向的运动,当不同区域存在气压差时,气体分子将从气压高处向气压低处发生净转移,这一过程称为气体的扩散（diffusion）。肺换气和组织换气就是 O_2 和 CO_2 以单纯扩散方式跨越呼吸膜和组织毛细血管壁进行交换的过程。单位时间内气体扩散的容积称为气体扩散速率（diffusion rate,D）。根据菲克（Fick）弥散定律,气体在通过薄层组织时,扩散速率与组织两侧的气体分压差（ΔP）、温度（T）、扩散面积（A）和气体分子溶解度（S）成正比,而与扩散距离（d）和气体分子量（MW）的平方根成反比。气体扩散速率与各影响因素的关系如下式所示,即:

$$D \propto \frac{\Delta P \cdot T \cdot A \cdot S}{d \cdot \sqrt{MW}} \tag{5-12}$$

1. 气体的分压差　气体的分压（partial pressure）是指混合气体中各气体组分所产生的压力。在温度恒定时,某种气体的分压等于混合气体的总压力乘以该气体在混合气体中所占容积百分比。例如空气是混合气体,总压力为 760mmHg,其中 O_2 的容积百分比约为 21%,则 PO_2 为 159mmHg

（760mmHg×21%）；同理可算出空气中 PCO_2 为 0.3mmHg（760mmHg×0.04%）。气体的分压差（ΔP）是指两个区域之间某气体分压的差值，它是气体扩散的动力和决定气体扩散方向的关键因素。

2. 气体的分子量和溶解度　根据格雷厄姆（Graham）定律，在相同条件下，气体分子的相对扩散速率与气体分子量（molecular weight，MW）的平方根成反比，因此分子量小的气体扩散速率较快。如果扩散发生于气相和液相之间，扩散速率还与气体在溶液中的溶解度成正比。溶解度（solubility，S）是单位分压下溶解于单位容积溶液中的气体量。一般以 1 个大气压下、38℃时、100ml 液体中溶解的气体毫升数来表示。气体分子的溶解度与分子量的平方根之比（S/ $\sqrt{MW}$ ）称为扩散系数（diffusion coefficient），它取决于气体分子本身的特性。虽然 CO_2 的分子量（44）略大于 O_2（32），但 CO_2 在血浆中的溶解度（51.5ml/100ml 血浆）约为 O_2（2.14ml/100ml 血浆）的 24 倍，故 CO_2 的扩散系数约为 O_2 的 20 倍。

3. 温度　在正常人体，体温相对恒定，温度因素可忽略不计。

4. 扩散面积和距离　扩散面积越大，所扩散的分子总数也越大；分子扩散的距离越大，扩散需要的时间越长。

（二）呼吸气体和人体不同部位气体的分压

1. 呼吸气和肺泡气的成分和分压　人体吸入的气体是空气。空气成分中具有生理意义的是 O_2 和 CO_2。空气中各气体的容积百分比一般无明显地域差异，但其分压可因总大气压的变动而改变。高原大气压较低，各气体的分压也较低。吸入的空气在呼吸道内被水蒸气饱和，所以呼吸道内吸入气的成分已不同于大气，各种气体成分的分压也发生相应的改变。呼出气是无效腔内的吸入气和部分肺泡气的混合气体。

2. 血液气体和组织气体的分压　液体中的气体分压也称气体的张力（tension）。人体血液和组织中的 PO_2 和 PCO_2 见表 5-2。不同组织中的 PO_2 和 PCO_2 不同，在同一组织，它们还受组织活动水平的影响，表中值仅是安静状态下的大致数值。

表 5-2　人体血液和组织中气体的分压　　　　　　　　　　　　　　　　　　　　单位：mmHg

气体分压	动脉血	混合静脉血	组织
PO_2	97～100	40	30
PCO_2	40	46	50

二、肺换气

（一）肺换气过程

如图 5-11 所示，混合静脉血流经肺毛细血管时，血液 PO_2 为 40mmHg，比肺泡气 PO_2 的 102mmHg 低，O_2 就在分压差的作用下由肺泡向血液净扩散，使血液 PO_2 逐渐上升，最后接近肺泡气的 PO_2；混合静脉血 PCO_2 为 46mmHg，肺泡气 PCO_2 为 40mmHg，所以，CO_2 便向相反的方向净扩散，即从血液向肺泡扩散。O_2 和 CO_2 在血液和肺泡之间的扩散都极为迅速，不到 0.3 秒即可达到平衡。通常，血液流经肺毛细血管的时间约 0.7 秒，所以当血液流经肺毛细血管全长约 1/3 时，肺换气过程已基本完成。可见，肺换气有很大的储备能力。

（二）影响肺换气的因素

前文已述及气体分压差、温度和扩散系数可影响气体的扩散速率。这里进一步讨论扩散距离、扩散面积以及通气/血流比值对肺换气的影响。

1. 呼吸膜的厚度　气体扩散速率与呼吸膜厚度（扩散距离）成反比。呼吸膜（respiratory membrane）又称气-血屏障，是肺换气的结构基础，由六层结构组成（图 5-12）：含肺表面活性物质的液体层、肺泡上皮细胞层、上皮基底膜层、上皮基底膜和毛细血管基膜之间的间隙（间质层）、毛细血管基膜层及毛细血管内皮细胞层。呼吸膜的平均厚度不到 1μm，最薄处仅有 0.2μm，气体易于扩散通过。

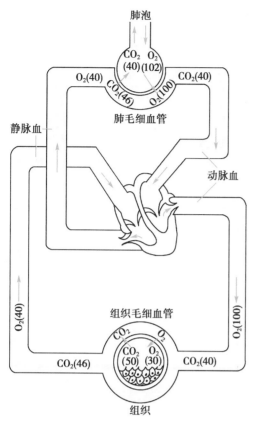

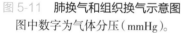

图 5-11　肺换气和组织换气示意图
图中数字为气体分压（mmHg）。

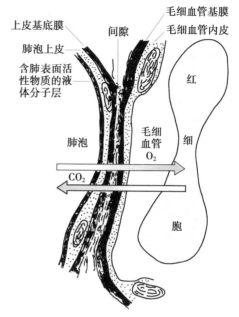

图 5-12　呼吸膜结构示意图

人体呼吸膜不仅薄而且整个肺的呼吸膜面积很大，而肺毛细血管总血量只有 60～140ml，因而血液层很薄，非常有利于气体交换。肺毛细血管直径平均约 5μm，红细胞需要挤过肺毛细血管。因此，红细胞膜通常能接触到毛细血管壁，所以 O_2 和 CO_2 不必经过大量的血浆层就可到达红细胞或进入肺泡，扩散距离短，交换速度快。任何使呼吸膜增厚或扩散距离增加的疾病（如肺纤维化、肺水肿等）都会降低气体扩散速率，减少扩散量；在运动时，由于血流加速，缩短了气体在肺部的交换时间，这时呼吸膜的厚度或扩散距离的改变对肺换气的影响就更能凸显出来。

2. 呼吸膜的面积　气体扩散速率与扩散面积成正比。正常成人两肺的总扩散面积约 70m²。在安静状态下，用于气体扩散的呼吸膜面积约 40m²，因此有相当大的储备面积。运动时，肺毛细血管开放数量和开放程度增加，有效扩散面积也大大增加。肺不张、肺实变、肺气肿、肺叶切除或肺毛细血管关闭和阻塞等，均可使呼吸膜扩散面积减小而影响肺换气。

3. 通气/血流比值（ventilation/perfusion ratio）　是指每分钟肺泡通气量（$\dot{V}_A$）和每分钟肺血流量（$\dot{Q}$）的比值（$\dot{V}_A/\dot{Q}$）。正常成人安静时，$\dot{V}_A/\dot{Q}$ 约为 4.2/5=0.84，此时肺换气效率最高。如果 $\dot{V}_A/\dot{Q}$ 增大，表明通气过度和/或血流不足，意味着部分肺泡气体未能与血液气体充分交换，致使肺泡无效腔增大。反之，$\dot{V}_A/\dot{Q}$ 减小，表明通气不足和/或血流过多，这意味着部分血液流经通气不良的肺泡，混合静脉血中的气体未得到充分更新，犹如发生了功能性动静脉短路。因此，无论 $\dot{V}_A/\dot{Q}$ 增大或减小都将因两者匹配不佳妨碍气体的有效交换，导致机体缺 O_2 或 CO_2 潴留，尤其以缺 O_2 更为显著。$\dot{V}_A/\dot{Q}$ 异常主要表现为缺 O_2 的原因是：①动、静脉血液之间 PO_2 差远大于 PCO_2 差，所以当发生动静脉短路时，动脉血 PO_2 下降的程度大于 PCO_2 升高的程度。②CO_2 的扩散系数约为 O_2 的 20 倍，所以 CO_2 扩散比 O_2 快，不易潴留。③动脉血 PO_2 下降和 PCO_2 升高可刺激呼吸中枢，呼吸加深加快，肺泡通气量增加，有助于 CO_2 的排出；但由于 Hb 与 O_2 的结合达到饱和后就不能结合更多的 O_2，故虽然肺泡气 PO_2 也升高，却不能够促进 O_2 的进一步摄取（见本章第三节）。在阻塞性肺气肿患者，由于许多细支气管阻塞（通气不足发生功能性动静脉短路)和肺泡壁被破坏(肺毛细血管大量减少导致生理无效腔增大),$\dot{V}_A/\dot{Q}$出现减小或增大,致使肺换气效率大大降低。因此,$\dot{V}_A/\dot{Q}$可作为衡量肺换气功能的一个指标。

　　健康成人安静时的$\dot{V}_A/\dot{Q}$为0.84,是指全肺的平均水平,但肺泡通气量和肺毛细血管血流量在肺内的分布是不均匀的,因此肺各个局部的$\dot{V}_A/\dot{Q}$并不相同。如人取直立位时由于重力作用,从肺底部到肺尖部肺泡通气量和肺毛细血管血流量都逐渐减少,但血流量的减少更为显著,所以肺尖部的$\dot{V}_A/\dot{Q}$较大,可高达3.3,呈现相对血流不足;而肺底部的$\dot{V}_A/\dot{Q}$较小,可低至0.63,呈现相对通气不足(图5-13)。虽然正常情况下存在肺泡通气和血流的不均匀分布,但由于呼吸膜面积远超过肺换气的实际需要,所以总体上并不会明显影响正常的肺换气功能。对于急性呼吸窘迫综合征(acute

respiratory distress syndrome,ARDS)患者,在临床常采用俯卧位(prone position)改善肺换气功能。仰卧位时,受重力和心脏等器官压迫的影响,占体积比例较大的背侧肺组织易发生肺泡萎陷,而形成功能性动静脉短路。俯卧位时,尽管腹侧肺组织置于下方受到重力的不利影响,但体积比例较大的背侧肺组织置于上方而免受重力影响和心脏等器官的压迫,萎陷的肺泡得以复张,功能性动静脉短路减少。有研究显示,与仰卧位比,俯卧位时腹侧肺组织通气减少6.9%,背侧肺组织通气增加12.5%,总体的肺通气增加6%。因此,俯卧位有助于改善$\dot{V}_A/\dot{Q}$,增加血氧饱和度。

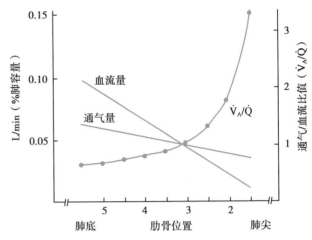

图5-13　正常人直立时肺通气和血流量的分布
$\dot{V}_A/\dot{Q}$:通气/血流比值。

　　正常情况下,肺还能对局部$\dot{V}_A/\dot{Q}$产生自身调节。当肺的某一区域$\dot{V}_A$减少或$\dot{Q}$增加时,$\dot{V}_A/\dot{Q}$减小,此时肺毛细血管血液可相对增加对O_2的摄取,而局部肺泡气中的PO_2降低,引起局部的肺动脉收缩,从而减少通气不良部位的局部血流量,同时也使通气增多的区域能得到更多的血流供应,以维持正常的$\dot{V}_A/\dot{Q}$;相反,当某区域$\dot{V}_A$增加或$\dot{Q}$减少时,$\dot{V}_A/\dot{Q}$增大,此时局部肺泡气PCO_2降低,可引起支气管收缩,使血流相对不足区域的局部通气量降低,同时可使吸入气体更多地分配到血流相对多的区域,也有利于$\dot{V}_A/\dot{Q}$维持正常。

(三)肺扩散容量

　　气体在单位分压差(1mmHg)的作用下,每分钟通过呼吸膜扩散的气体毫升数称为肺扩散容量(diffusing capacity of lung,D_L),即

$$D_L = \frac{V}{|\overline{P}_A - \overline{P}_C|} \tag{5-13}$$

式中V代表每分钟通过呼吸膜扩散的气体量(ml/min),$\overline{P}_A$代表肺泡气中某种气体的平均分压,$\overline{P}_C$代表肺毛细血管血液内该气体的平均分压。肺扩散容量是衡量呼吸气体通过呼吸膜能力的一种指标。正常成人安静时,O_2的D_L平均约为20ml/(min·mmHg),CO_2的D_L约为O_2的20倍。运动时D_L增大,这是因为参与肺换气的呼吸膜面积和肺毛细血管血流量增加,以及通气与血流的不均匀分布得到改善。肺部疾病时,D_L可因有效扩散面积减小或扩散距离增加而减小。

三、组织换气

　　组织换气(gas exchange in tissue)是体循环毛细血管中的血液与组织细胞之间的气体交换。其发生的机制和影响因素与肺换气相似,不同的是气体的交换发生于液相介质(血液、组织液、细胞内液)

之间,且扩散膜两侧 O_2 和 CO_2 的分压差随细胞内氧化代谢的强度和组织血流量的多寡而改变。如果血流量不变,代谢增强,则组织液中的 PO_2 降低, PCO_2 升高;如果代谢率不变,血流量增多,则组织液中的 PO_2 升高, PCO_2 降低。

在组织中,由于细胞的有氧代谢, O_2 被利用,并产生 CO_2 ,所以 PO_2 可低至 30mmHg 以下,而 PCO_2 可高达 50mmHg 以上。动脉血液流经组织毛细血管时, O_2 便顺分压差从血液向组织液和细胞内液扩散, CO_2 则由细胞内液和组织液向血液扩散(见图 5-11),动脉血因失去 O_2 和得到 CO_2 而变成静脉血。

(冯丹丹)

第三节 │ 气体在血液中的运输

肺换气过程摄取的 O_2 经体循环动脉血运送到机体组织细胞,组织细胞代谢生成的 CO_2 通过组织换气经体循环静脉血运输到肺并排出体外。可见,血液是运输 O_2 和 CO_2 的媒介。 O_2 和 CO_2 的运输形式有物理溶解和化学结合两种形式,其中以化学结合形式运输为主。根据亨利(Henry)定律,气体在溶液中溶解的量与其分压和溶解度成正比,与温度成反比, O_2 或 CO_2 进入血液时,先经物理溶解提高血浆中相应气体的分压,再发生化学结合; O_2 或 CO_2 从血液释放时,也是物理溶解于血浆中的气体先逸出使血浆中相应气体的气体分压降低,化学结合形式的气体再解离出来溶解到血浆中。因此,物理溶解很少,主要起"桥梁"作用(表 5-3)。下面主要讨论 O_2 和 CO_2 的化学结合运输形式。

表 5-3　血液中 O_2 和 CO_2 的含量　　　　　　单位:ml/100ml 血液

气体	动脉血 （PO_2 95mmHg,PCO_2 40mmHg, Hb 氧饱和度 97%）			静脉血 （PO_2 40mmHg,PCO_2 46mmHg, Hb 氧饱和度 75%）		
	物理溶解	化学结合	合计	物理溶解	化学结合	合计
O_2	0.29	19.5	19.79	0.12	15.1	15.22
CO_2	2.62	46.4	49.02	2.98	49.7	52.68

一、氧的运输

血液中 98.5% 的 O_2 与红细胞内的血红蛋白(hemoglobin,Hb)结合形成氧合血红蛋白(oxyhemoglobin,HbO_2)进行运输。

(一)Hb 的分子结构

没有结合 O_2 的 Hb 称为去氧血红蛋白(deoxyhemoglobin,通常简写为 Hb,因此 Hb 既可以是血红蛋白的一般称谓,也可以指去氧血红蛋白)。Hb 分子由 1 个珠蛋白和 4 个血红素组成。每个珠蛋白有 4 条多肽链,每条多肽链与 1 个血红素相连接构成 Hb 的一个单体(亚基),每个血红素由 4 个吡咯基组成一个环,其中心为一个 Fe^{2+}。每一个 Fe^{2+} 都会可逆地与 O_2 结合。Hb 的 4 个单体之间和亚单位内部由盐键连接,呈现为紧密型(tensed state,T 型)。当 Hb 与 O_2 结合形成 HbO_2 时, Fe^{2+} 位置移动,盐键断裂,使 Hb 发生变构效应,成为疏松型(relaxed state,R 型),这是 Hb 氧解离曲线呈 S 形和波尔效应的基础。马克斯·费迪南·佩鲁茨(Max Ferdinand Perutz)因发现血红蛋白分子结构与约翰·考德雷·肯德鲁(John Cowdery Kendrew)共获 1962 年诺贝尔化学奖。

动画

(二)Hb 与 O_2 结合的特征

1. 迅速且可逆　Hb 与 O_2 的结合反应快,不到 0.01 秒,可逆,解离也很快。结合和解离不需酶的催化,但受 PO_2 的影响。当血液流经 PO_2 高的肺部时,Hb 与 O_2 结合,形成 HbO_2;当血液流经 PO_2 低的组织时, HbO_2 迅速解离,释出 O_2,成为 Hb,可用式 5-14 表示:

$$Hb+O_2 \xrightarrow[PO_2 \text{ 低(组织)}]{PO_2 \text{ 高(肺部)}} HbO_2 \tag{5-14}$$

2. **氧合而非氧化** Fe^{2+} 与 O_2 结合后仍保持为二价铁离子,因此,此结合反应是氧合(oxygenation),而不是氧化(oxidation)。结合 O_2 的 Hb 称为氧合 Hb,而不是氧化 Hb;未结合 O_2 的 Hb 称为去氧 Hb,而不是还原 Hb。

3. **1 分子 Hb 结合 4 分子 O_2** 成人 Hb 的分子量为 64 458,因此在 100% O_2 饱和状态下,1g Hb 可结合的最大 O_2 量为 1.39ml。由于正常时红细胞含有少量不能结合 O_2 的高铁 Hb,所以 1g Hb 实际结合的 O_2 量通常按 1.34ml 计算。评价 Hb 结合 O_2 的量包括 Hb 氧容量、Hb 氧含量和 Hb 氧饱和度。

(1)Hb 氧容量(oxygen capacity of Hb):是指 100ml 血液中 Hb 所能结合的最大 O_2 量。若以健康成人的血液中 Hb 浓度为 15g/100ml 为计,则 Hb 的氧容量为 20.1ml/100ml 血液。

(2)Hb 氧含量(oxygen content of Hb):是指 100ml 血液中 Hb 实际结合的 O_2 量。当动脉血 PO_2 为 100mmHg 时,动脉血 Hb 氧含量为 19.4ml/100ml,而当静脉血 PO_2 为 40mmHg 时,静脉血 Hb 氧含量约为 14.4ml/100ml。

(3)Hb 氧饱和度(oxygen saturation of Hb):是指 Hb 氧含量与 Hb 氧容量的百分比。当动脉血 PO_2 为 100mmHg 时,动脉血的 Hb 氧饱和度约为 97.5%,在静脉血 PO_2 为 40mmHg 时,静脉血的 Hb 氧饱和度约为 75%。

通常情况下,血浆中溶解的 O_2 极少,可忽略不计,因此,Hb 氧容量、Hb 氧含量和 Hb 氧饱和度可分别视为血氧容量(oxygen capacity of blood)、血氧含量(oxygen content of blood)和血氧饱和度(oxygen saturation of blood)。HbO_2 呈鲜红色,Hb 呈紫蓝色。当血液中 Hb 含量达 5g/100ml 血液以上时,皮肤、黏膜呈暗紫色,这种现象称为发绀(cyanosis)。出现发绀常表示机体缺氧,但也有例外。例如,红细胞增多(如高原性红细胞增多症)或 Hb 浓度异常增高的人,Hb 含量超过 5g/100ml 血液,机体可出现发绀但并不一定缺氧;相反,严重贫血或 CO 中毒时,机体有缺氧但并不出现发绀。

4. **Hb 与 O_2 结合或解离可影响 Hb 对 O_2 的亲和力** 当 Hb 与 O_2 结合时,盐键逐步断裂,其分子构象逐渐由 T 型变为 R 型,对 O_2 的亲和力逐渐增加;反之,当 HbO_2 释放 O_2 时,Hb 分子逐渐由 R 型变为 T 型,对 O_2 的亲和力逐渐降低。R 型 Hb 对 O_2 的亲和力为 T 型的 500 倍。无论在结合 O_2 还是释放 O_2 的过程中,Hb 的 4 个亚单位彼此之间有协同效应,即 1 个亚单位与 O_2 结合后,由于变构效应,其他亚单位更易与 O_2 结合;反之,当 HbO_2 的 1 个亚单位释出 O_2 后,其他亚单位更易释放 O_2。

(三)氧解离曲线

氧解离曲线(oxygen dissociation curve)是表示血液 PO_2 与 Hb 氧饱和度关系的曲线(图 5-14),也称为氧合血红蛋白解离曲线(oxyhemoglobin dissociation curve),呈 S 形。该曲线反映在不同 PO_2 下,O_2 与 Hb 的解离与结合情况。根据氧解离曲线的变化趋势和功能意义,人为将该曲线分为三段。

1. **氧解离曲线的上段** 相当于血液 PO_2 在 60~100mmHg 之间时的 Hb 氧饱和度(图 5-14 右段),曲线较平坦,表明在此范围内 PO_2 对 Hb 氧饱和度或血氧含量影响不大。如 PO_2 为 100mmHg(相当于动脉血 PO_2)时,Hb 氧饱和度为 97.4%,血氧含量约为 19.4ml/100ml 血液。如果将吸入气的 PO_2 提高到 150mmHg,即提高了 50%,而 Hb 氧饱和度最多为 100%,只增加了 2.6%,物理溶解的 O_2 量也只增加大约 0.5ml/100ml 血液,此时血氧含量约为 20.0ml/100ml 血液,增加不到 1ml。这

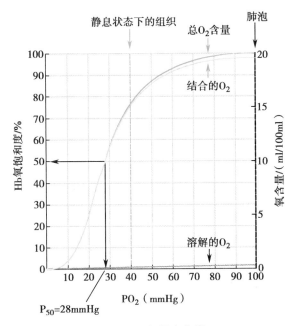

图 5-14 **氧解离曲线**

测定条件:血液 pH 7.4,PCO_2 为 40mmHg,温度为 37℃,Hb 浓度为 15g/100ml。

可解释 $\dot{V}_A/\dot{Q}$ 不匹配时肺泡通气量的增加几乎无助于 O_2 的摄取。反之,当 PO_2 从 100mmHg 下降到 60mmHg 时,Hb 氧饱和度为 90%,血氧含量下降并不多。因此,在高原、高空或某些肺通气或肺换气功能障碍性疾病的患者,即使吸入气 PO_2 有所下降,只要动脉血 PO_2 不低于 60mmHg,Hb 氧饱和度仍能维持在 90% 以上,血液仍可携带足够量的 O_2,不致引起明显的低氧血症。

2. 氧解离曲线的中段　相当于血液 PO_2 在 40～60mmHg 之间时的 Hb 氧饱和度(图 5-14 中段),此段曲线较陡,表示 PO_2 出现轻度下降即可引起 Hb 氧饱和度及血氧含量的较大下降和 O_2 的释放。动脉血流经毛细血管转为静脉血,PO_2 由 100mmHg 降到 40mmHg 时,Hb 氧饱和度由 97.4% 降低到 75%,血氧含量由 19.4ml/100ml 血液降低到 14.4ml/100ml 血液,即每 100ml 血液流经组织时释放 $5mlO_2$。因此,这段曲线反映安静状态下血液对组织的供 O_2 情况。

3. 氧解离曲线的下段　相当于血液 PO_2 在 15～40mmHg 之间时的 Hb 氧饱和度(图 5-14 左段),是曲线最为陡直的一段,表明血液 PO_2 发生较小变化即可导致 Hb 氧饱和度的明显改变。在组织活动增强(如运动)时,组织中的 PO_2 可降至 15mmHg,HbO_2 进一步解离,释放出更多的 O_2,Hb 氧饱和度也降至更低水平,血氧含量约 4.4ml/100ml 血液。这样,每 100ml 血液能供给组织 $15mlO_2$(包括曲线中段部分的释 O_2 在内),是安静时的 3 倍。因此,这段曲线反映了血液供 O_2 的储备能力。

(四)影响氧解离曲线的因素

许多因素均可影响 Hb 与 O_2 的结合或解离,使 Hb 对 O_2 的亲和力发生变化,引起氧解离曲线的位置发生偏移。通常用 P_{50} 来表示 Hb 对 O_2 的亲和力。P_{50} 是使 Hb 氧饱和度达 50% 时的 PO_2,正常约为 26.5mmHg(图 5-15)。P_{50} 增大时氧解离曲线右移,表示 Hb 对 O_2 的亲和力降低,需要更高的 PO_2 才能使 Hb 氧饱和度达到 50%;P_{50} 降低时则相反。pH、PCO_2、温度、有机磷化合物、CO、Hb 的质和量等因素均可影响血液对 O_2 的运输。

1. 血液 pH 和 PCO_2 的影响　血液 pH 降低或 PCO_2 升高时,Hb 对 O_2 的亲和力降低,P_{50} 增大,曲线右移;而 pH 升高或 PCO_2 降低时则相反(图 5-15)。血液 pH 和 PCO_2 对 Hb 与 O_2 亲和力的影响称为波尔效应(Bohr effect)。波尔效

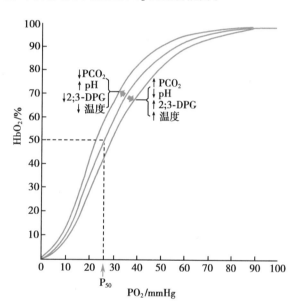

图 5-15　影响氧解离曲线的主要因素

应主要与 pH 改变时 Hb 的构象发生变化有关。酸度增加时,H^+ 与 Hb 多肽链某些氨基酸残基结合,促进盐键形成,使 Hb 分子向 T 型转变,对 O_2 的亲和力降低;酸度降低时,则促使盐键断裂并释放出 H^+,使 Hb 向 R 型转变,对 O_2 的亲和力增加。当 PCO_2 发生改变时,可通过改变 pH 产生间接效应;同时,CO_2 也可与 Hb 结合从而直接降低 Hb 与 O_2 的亲和力,但后者作用较弱。

波尔效应具有重要的生理意义,它既能促进肺毛细血管血液摄取 O_2,又有利于组织毛细血管血液释放 O_2。当血液流经肺部时,CO_2 从血液向肺泡净扩散,血液 PCO_2 随之下降,H^+ 浓度也降低,两者均使 Hb 对 O_2 的亲和力增大,曲线左移,促进 Hb 与 O_2 的结合,使血氧含量增加。当血液流经组织时,CO_2 从组织向血液净扩散,血液 PCO_2 和 H^+ 浓度随之升高,Hb 对 O_2 的亲和力降低,曲线右移,促进 HbO_2 解离,为组织提供 O_2。运动中的肌肉细胞不仅 CO_2 产生增多,还可通过无氧糖酵解使乳酸产生增多。因此,肌肉附近的血液被酸化,帮助释放 O_2。

2. 温度的影响　温度升高时,Hb 对 O_2 的亲和力降低,P_{50} 增大,氧解离曲线右移,促进 O_2 的释放;而温度降低时,曲线左移,不利于 O_2 的释放而有利于结合(图 5-15)。温度对氧解离曲线的影响可能与 H^+ 的活度变化有关。温度升高时,H^+ 的活度增加,可降低 Hb 对 O_2 的亲和力;反之,则可增加其亲

和力。运动中的肌肉或其他代谢旺盛的细胞会产热,局部温度上升,使 HbO_2 释放更多的 O_2。临床上进行低温麻醉手术是因为低温有利于降低组织的耗氧量。温度下降可增加 Hb 对 O_2 的亲和力,此时可因 HbO_2 对 O_2 的释放减少而导致组织缺氧,而血液却因 O_2 含量较高而呈红色,因此容易疏忽组织缺氧的情况,临床应予以注意。

3. **红细胞内 2,3-二磷酸甘油酸**(2,3-diphosphoglycerate,2,3-DPG)**的影响** 2,3-DPG 由红细胞无氧糖酵解时产生,可以与 Hb 可逆性结合,且可减少 Hb 对 O_2 的亲和力,P_{50} 增大,氧解离曲线右移;反之,曲线左移(图 5-15)。这种作用可能与 2,3-DPG 与 Hb 的 β 链形成盐键,促使 Hb 向 T 型转变,以及提高了细胞内 H^+ 浓度,通过波尔效应降低 Hb 对 O_2 的亲和力有关。慢性缺氧、贫血、高海拔低氧等情况下,糖酵解加强,红细胞内 2,3-DPG 增加,氧解离曲线右移,有利于 HbO_2 释放较多的 O_2,改善组织的缺氧状态;但此时红细胞内过多的 2,3-DPG 也会降低 Hb 在肺部对 O_2 的结合。

在血库中用抗凝剂枸橼酸-葡萄糖液保存三周后的血液,糖酵解停止,红细胞内 2,3-DPG 含量下降,导致 Hb 与 O_2 的亲和力增加,O_2 不易解离出来。所以临床上给患者输入大量经过长期储存的血液时,应考虑到这种血液在组织中释放 O_2 的能力。

4. **一氧化碳**(carbon monoxide,CO)**的影响** O_2 并不是唯一与 Hb 中的 Fe^{2+} 结合的气体,CO、一氧化氮以及硫化氢等都可以与 Hb 结合并使其变构为 R 型。CO 与 Hb 的亲和力是 O_2 的 250 倍,这意味着在极低的 PCO 下,CO 就可占据 O_2 的结合位点,取代 O_2 与 Hb 结合形成 HbCO,严重影响血液对 O_2 的运输能力(图 5-16)。此外,当 CO 与 Hb 分子中某个血红素结合后,将增加其余 3 个血红素对 O_2 的亲和力,使氧解离曲线左移,妨碍 O_2 的解离。所以 CO 中毒既妨碍 Hb 与 O_2 的结合,又妨碍 O_2 的解离,危害极大。

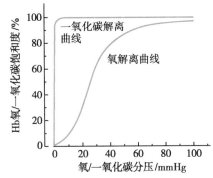

图 5-16 氧解离曲线和一氧化碳解离曲线示意图

Hb 与 CO 结合后呈樱桃色。此外,CO 中毒时,血液 PO_2 可能是正常的,因而机体虽然缺氧,但不会刺激呼吸运动而增加肺通气,相反却可能抑制呼吸中枢(见本章第四节),减少肺通气,进一步加重缺氧。因此,在给 CO 中毒患者吸 O_2 时,常同时加入 5%CO_2,以刺激呼吸运动。目前通过高压氧疗来及时治疗 CO 中毒,高压氧疗是指在密闭的高压氧舱内,在超过一个绝对大气压的条件下的给氧方法,它主要通过大幅度提高 PO_2,增加氧在血液中的溶解度和氧含量,并促进 CO 的解离,而解除 PO_2 正常患者的缺氧。

5. **其他因素的影响** Hb 与 O_2 的结合力还受 Hb 自身性质和含量的影响。亚硝酸盐中毒或氰化物中毒时,Hb 的 Fe^{2+} 被氧化成 Fe^{3+},失去了运输 O_2 的能力。胎儿 Hb(多肽链为 $\alpha_2\gamma_2$)比成年人 Hb(多肽链为 $\alpha_2\beta_2$)与 O_2 的亲和力高,有助于胎儿血液流经胎盘时从母体摄取 O_2。异常血红蛋白病(如镰状细胞贫血)由于 β 珠蛋白链第 6 位谷氨酸被缬氨酸替代,对 O_2 的亲和力显著降低,从而影响 Hb 的运 O_2 能力。

二、二氧化碳的运输

(一) CO_2 的运输形式

血液中约 5% 的 CO_2 以物理溶解的形式运输,其余 95% 则以化学结合形式运输。化学结合的形式主要是碳酸氢盐(bicarbonate,HCO_3^-)和氨基甲酰血红蛋白[carbaminohemoglobin,HHbNHCOOH($HbCO_2$)]。表 5-4 显示了动、静脉血液中各种形式的 CO_2 含量(ml/100ml 血液)和释出量(静、动脉血 CO_2 含量差值)及其各自所占的百分比(%)。

1. **碳酸氢盐** 组织或细胞产生的 CO_2 先溶解于血浆,绝大部分 CO_2 扩散进入红细胞,在红细胞内碳酸酐酶(carbonic anhydrase,CA)的催化下,CO_2 与 H_2O 结合生成 H_2CO_3,H_2CO_3 解离成 H^+ 和 HCO_3^-(式 5-15)。此反应极为迅速,且可逆,反应速度比在血浆内快 5 000 倍,不到 1 秒即达平衡。

$$CO_2 + H_2O \Longleftrightarrow H_2CO_3 \Longleftrightarrow H^+ + HCO_3^-$$

$$(5-15)$$

表 5-4 血液中各种形式的 CO_2 含量和释出量及其各自所占的百分比

CO_2 形式	动脉血		静脉血		静、动脉血含量差值/（ml/100ml血液）	释出量百分比/%
	含量/（ml/100ml血液）	百分比/%	含量/（ml/100ml血液）	百分比/%		
CO_2 总量	48.5	100.00	52.5	100.00	4.0	100.00
溶解的 CO_2	2.5	5.15	2.8	5.33	0.3	7.50
HCO_3^- 形式的 CO_2	43.0	88.66	46.0	87.62	3.0	75.00
HHbNHCOOH 形式的 CO_2	3.0	6.19	3.7	7.05	0.7	17.50

红细胞内反应产生的 HCO_3^-，小部分与 K^+ 结合，以 $KHCO_3$ 的形式运输 CO_2；大部分顺浓度梯度通过红细胞膜 HCO_3^--Cl^- 交换体扩散进入血浆，以 $NaHCO_3$ 的形式运输 CO_2，同时 Cl^- 由血浆进入红细胞，以维持电中性，这一现象称为氯转移（chloride shift）（图 5-17）。这样，HCO_3^- 便不会在红细胞内堆积，也有利于更多的 CO_2 转变成 HCO_3^- 的形式在血液中运输。随着 CO_2 的进入，红细胞内的渗透压由于 HCO_3^- 或 Cl^- 的增多而升高，H_2O 便进入红细胞以保持其渗透压平衡，使静脉血中的红细胞轻度"肿胀"。同时，因为动脉血中的一部分液体经淋巴而不是经静脉回流，所以静脉血的血细胞比容要比动脉血的血细胞比容高约 3%。

血浆中小部分 CO_2 经上述反应生成 HCO_3^- 和 H^+，以 $NaHCO_3$ 的形式运输 CO_2，因血浆中缺乏 CA，反应过程较缓慢，需数分钟达到平衡。

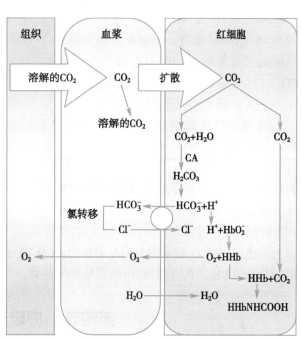

图 5-17 CO_2 在血液中的运输示意图

在组织，上述反应向右进行，反应产生的 H^+ 主要与 Hb 结合和被血浆缓冲系统所缓冲，H^+ 与 Hb 结合不仅能促进更多的 CO_2 转变为 HCO_3^-，有利于 CO_2 的运输，同时还能促使更多 O_2 释放，有利于组织的供 O_2。在肺部，上述反应向左进行，以 $NaHCO_3$ 和 $KHCO_3$ 形式运输的 CO_2 便在肺部被释放出来。

因此，CA 在 CO_2 的运输中具有重要意义。在使用 CA 抑制剂（如乙酰唑胺）治疗青光眼时，应注意可能会影响 CO_2 的运输。有动物实验资料表明，乙酰唑胺可使组织 PCO_2 由正常的 46mmHg 升高到 80mmHg。

2. 氨基甲酰血红蛋白 进入红细胞的部分 CO_2 可与 Hb 的氨基结合，生成 HHbNHCOOH（图 5-17），这一反应无须酶的催化，而且迅速、可逆，如式 5-16 所示：

$$HbNH_2O_2 + H^+ + CO_2 \underset{\text{肺部}}{\overset{\text{组织}}{\rightleftharpoons}} HHbNHCOOH + O_2 \qquad (5\text{-}16)$$

调节这一反应的主要因素是氧合作用。去氧 Hb 与 CO_2 结合形成 HHbNHCOOH 的能力比与 O_2 结合形成 HbO_2 的能力强。在组织，部分 HbO_2 解离释出 O_2，变成去氧 Hb，与 CO_2 结合成 HHbNHCOOH。此外，去氧 Hb 的酸性比 HbO_2 弱，易与 H^+ 结合，也促进反应向右进行，并缓冲血液 pH 的变化。在肺部，HbO_2 生成增多，促使 HHbNHCOOH 解离，释放 CO_2 和 H^+，反应向左进行。

（二）CO_2 解离曲线

CO_2 解离曲线（carbon dioxide dissociation curve）是表示血液中 CO_2 含量与 PCO_2 关系的曲线（图 5-18）。与氧解离曲线不同，血液中 CO_2 含量可随 PCO_2 的升高而增加，CO_2 解离曲线接近线性，无饱和点。因此，CO_2 解离曲线的纵坐标不用饱和度而用浓度表示。

图 5-18 中的 A 点是静脉血，即 PO_2 为 40mmHg、PCO_2 为 45mmHg 时的 CO_2 含量，约为 52ml/100ml 血液；B 点是动脉血，即 PO_2 为 100mmHg、PCO_2 为 40mmHg 时的 CO_2 含量，约为 48ml/100ml 血液。比较 A、B 两点得知，血液流经肺部时，每 100ml 血液可释出 4ml CO_2。CO_2 运输障碍可导致机体 CO_2 潴留。

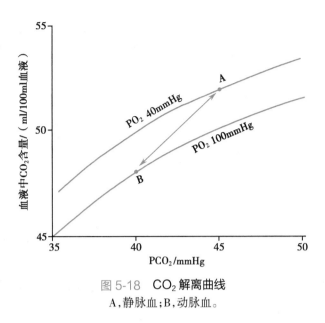

图 5-18　CO_2 解离曲线
A，静脉血；B，动脉血。

（三）影响 CO_2 运输的因素

Hb 是否与 O_2 结合是影响 CO_2 运输的主要因素。Hb 与 O_2 结合可促进 CO_2 释放，而释放 O_2 之后的 Hb 则容易与 CO_2 结合，这一现象称为霍尔丹效应（Haldane effect）。由图 5-18 可见，在相同的 PCO_2 下，动脉血（HbO_2 多）携带的 CO_2 比静脉血少。因为 HbO_2 酸性较强，而去氧 Hb 酸性较弱，所以去氧 Hb 容易与 CO_2 结合，生成 HHbNHCOOH，也容易与 H^+ 结合，使 H_2CO_3 解离过程中产生的 H^+ 能被及时移除，有利于提高血液运输 CO_2 的量。因此，在组织中，HbO_2 释出 O_2 而成为去氧 Hb，通过霍尔丹效应促进血液摄取并结合 CO_2；反之，在肺部，因 Hb 与 O_2 结合，通过霍尔丹效应则促进 CO_2 释放。综上所述，O_2 和 CO_2 的运输是相互影响的。CO_2 通过波尔效应影响 O_2 的运输，O_2 又通过霍尔丹效应影响 CO_2 的运输。两者都与 Hb 的理化特性有关。

第四节 | 呼吸运动的调节

呼吸运动是整个呼吸过程的基础，其节律起源于呼吸中枢。呼吸运动的深度和频率随机体活动水平而改变以适应机体代谢的需要。呼吸肌的节律性舒缩活动受中枢神经系统的自主性（automatically）和随意性（voluntarily）双重控制。如在一定限度内的随意屏气或加深加快呼吸就是靠大脑皮层随意控制实现的，虽然人们可以随意屏气，但是随着屏气持续时间延长，低位脑干自主调节的呼吸驱动就会增加，最终在自主呼吸控制系统的调节下产生吸气。机体在完成其他某些功能活动（如说话、唱歌、吞咽以及喷嚏反射、咳嗽反射等）时，呼吸运动也将受到相应调控，使这些功能活动得以实现。

一、呼吸中枢与呼吸节律的形成

（一）呼吸中枢

呼吸中枢（respiratory center）是指在中枢神经系统内产生呼吸节律和调节呼吸运动的神经元细胞群。呼吸中枢广泛分布于中枢神经系统各级水平，包括脊髓、延髓、脑桥、间脑和大脑皮层等。它们在呼吸节律（respiratory rhythm）的产生和呼吸运动的调节中的作用有所不同，但通过各级中枢之间的相互协调和制约，共同完成机体的正常呼吸运动。在对呼吸中枢定位的研究中，以英国生理学家拉姆斯登（Lumsden）和美国神经生理学家史密斯（Smith）的研究最具代表性。

1. **脊髓**　脊髓中有支配呼吸肌的运动神经元，其胞体位于第 3~5 颈段（支配膈肌）和胸段（支配肋间肌和腹肌等）脊髓前角。1923 年 Lumsden 对猫的脑干进行横切实验，当在脊髓和延髓之间横切时（图 5-19，D 平面），呼吸运动立即停止，提示脊髓本身以及呼吸肌不能产生节律性呼

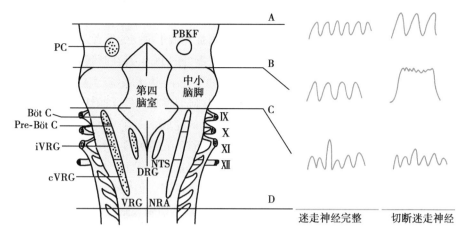

图 5-19　脑干呼吸相关核团(左)和在不同平面横切脑干后呼吸的变化(右)示意图

PC,呼吸调整中枢;PBKF,臂旁内侧核和 KF 核;Böt C,包钦格复合体;Pre-Böt C,前包钦格复合体;
iVRG,中段腹侧呼吸组;cVRG,尾段腹侧呼吸组;NTS,孤束核;DRG,背侧呼吸组;VRG,腹侧呼吸
组;NRA,后疑核;IX、X、XI、XII,分别为第 9、10、11、12 对脑神经;A、B、C、D,在脑干不同平面横切。

吸,脊髓的呼吸神经元是联系高位呼吸中枢和呼吸肌的中继站,以及整合某些呼吸反射的初级中枢。

2. 低位脑干　低位脑干是指脑桥和延髓。Lumsden 对猫的脑干横切实验发现,在不同平面横切脑干,可使呼吸运动发生不同的变化。在中脑和脑桥之间横切(图 5-19,A 平面),呼吸节律无明显变化;如果在脑桥的上、中部之间横切(图 5-19,B 平面),呼吸将变慢变深;如果再切断双侧迷走神经,吸气便大大延长,仅偶尔出现短暂的呼气,这种形式的呼吸称为长吸式呼吸(apneusis)。这一结果提示:脑桥上部为呼吸调整中枢(pneumotaxic center,PC),它对长吸中枢产生抑制作用;脑桥下部为长吸中枢(apneustic center),它对吸气活动产生紧张性易化作用,使吸气延长;来自肺部的迷走神经传入冲动也有抑制吸气和促进呼气转为呼气的作用;当脑桥下部失去来自脑桥上部和迷走神经这两方面的传入作用后,吸气便不能及时被中断而转为呼气,于是出现长吸式呼吸。如果再在延髓与脑桥之间横切(图 5-19,C 平面),则不论迷走神经是否完整,都会出现喘息(gasping)样呼吸,表现为不规则的呼吸运动,提示延髓为喘息中枢(gasping center),即可产生最基本的呼吸节律。基于上述研究和随后的进一步探讨,Smith 等进一步提出呼吸节律主要产生于延髓的前包钦格复合体(图 5-19 左)。

在中枢神经系统内,有的神经元呈节律性自发放电,且其节律性与呼吸周期相关,这些神经元称为呼吸相关神经元(respiratory-related neuron)或呼吸神经元(respiratory neuron)。在低位脑干,呼吸神经元主要集中分布于左右对称的三个区域(图 5-19 左):①背侧呼吸组(dorsal respiratory group,DRG)。该区相当于孤束核腹外侧部,主要含吸气神经元,其作用是兴奋膈运动神经元,引起膈肌收缩而吸气。②腹侧呼吸组(ventral respiratory group,VRG)。该区从尾端到头端相当于后疑核、疑核和面神经后核以及它们的邻近区域,含有吸气和呼气相关神经元,机体代谢增强(如运动)时,它们的活动使脊髓呼吸运动神经元兴奋,进而加强吸气并引起主动呼气,增加肺通气量;此外,它们还可调节咽喉部辅助呼吸肌的活动,调节气道阻力。③脑桥呼吸组(pontine respiratory group,PRG)。该区相当于臂旁内侧核及与其相邻的 Kölliker-Fuse(KF)核,两者合称为 PBKF 核,为呼吸调整中枢所在部位,主要含呼气神经元,其作用是限制吸气,使吸气向呼气转换。

某些疾病情况会干扰呼吸中枢的功能,而导致不正常的呼吸节律。周期性呼吸是异常呼吸型之一,表现为呼吸加强加快与减弱减慢交替出现。最常见的有比奥呼吸(Biot breathing)和陈-施呼吸(Cheyne-Stokes respiration)。比奥呼吸特点是一次或多次强呼吸后,出现长时间呼吸停止,之后再次出现数次强呼吸,其周期变动较大,短则仅 10 秒,长则可达 1 分钟。比奥呼吸见于脑损伤、脑脊液的压力升高、脑膜炎等病理情况,是死亡前常出现的危急症状。其原因可能是病变已侵及延髓呼吸中枢。陈-施呼吸的特征为一段呼吸中止后,跟随着一系列由浅慢逐渐加快加深的呼吸,达到高潮后,呼吸又逐渐变浅变慢,最后呼吸中止。陈-施呼吸常见于心力衰竭、尿毒症和脑干损伤的患者,也可见于高海拔处熟睡的健康人。陈-施呼吸产生机制可能是肺泡气与化学感受器处的 PCO_2 存在时间差和反馈增益过强。

3. 高位脑 呼吸运动还受脑桥以上中枢的影响,如下丘脑、边缘系统、大脑皮层等。大脑皮层可分别通过皮层脊髓束和皮层脑干束随意控制脊髓和低位脑干呼吸神经元的活动,以保证其他与呼吸相关的活动,如说话、唱歌、哭笑、咳嗽、吞咽和排便等活动的完成。

呼吸运动受大脑皮层随意性和低位脑干自主性的双重调节,这两个系统的下行通路是分开的,临床上可见到自主呼吸和随意呼吸分离的现象。例如,在脊髓前外侧索下行的自主呼吸通路受损时,自主节律性呼吸运动出现异常甚至停止,而患者仍可进行随意呼吸。但患者一旦入睡,呼吸运动就会停止,所以这种患者常须依靠人工呼吸机来维持肺通气。另外,如果大脑皮层运动区或皮层脊髓束受损,患者可以进行自主呼吸,但不能完成对呼吸运动的随意调控。

(二) 呼吸节律的产生机制

关于正常呼吸节律的形成机制目前尚未完全阐明,主要有两种解释,一是起搏细胞学说(theory of pacemaker),二是神经元网络学说(theory of neuronal network)。起搏细胞学说认为,呼吸节律是延髓内某些神经元的固有特性,具有自发性的节律活动可驱动其他呼吸神经元的活动(如同窦房结起搏细胞的作用一样),前包钦格复合体可能就是呼吸驱动的起搏神经元所在部位。神经元网络学说认为,呼吸节律的产生与中枢不同的呼吸神经元之间存在广泛而复杂的联系有关,这些联系包括兴奋性和抑制性突触联系,因此该学说提出多种呼吸节律产生的模型,其中最有影响力的是 20 世纪 70 年代提出的中枢吸气活动发生器(central inspiratory activity generator)和吸气切断机制(inspiratory off-switch mechanism)模型。

上述两种学说中,起搏细胞学说的实验依据多来自新生动物实验,而神经元网络学说的依据主要来自成年动物实验。目前尚无一种模型得到公认,但二者的共同点是均需要来自化学感受器的紧张性传入。

二、呼吸的反射性调节

虽然呼吸节律起源于脑,但呼吸运动的频率、深度、吸气时间和呼吸类型等都受到来自呼吸器官自身以及血液循环等其他器官感受器传入冲动的反射性调节,如化学感受性呼吸反射、肺牵张反射、呼吸肌本体感受性反射和防御性呼吸反射。下面讨论几种重要的呼吸反射。

(一) 化学感受性呼吸反射

化学因素对呼吸运动的调节是一种反射性调节,称为化学感受性反射(chemoreceptor reflex)。化学因素是指动脉血液、组织液或脑脊液中的 O_2、CO_2 和 H^+。

1. 化学感受器(chemoreceptor) 是指其适宜刺激为 O_2、CO_2 和 H^+ 等化学物质的感受器。根据所在部位的不同,化学感受器分为外周化学感受器(peripheral chemoreceptor)和中枢化学感受器(central chemoreceptor)。

(1) 外周化学感受器:位于颈动脉体和主动脉体(图 5-20A)。颈动脉体和主动脉体虽都参与呼吸和循环的调节,但颈动脉体主要参与呼吸调节,而主动脉体在循环调节方面较为重要。颈动脉体含有 I 型细胞(球细胞)和 II 型细胞(鞘细胞),I 型细胞起感受器的作用。窦神经的传入纤维末梢分支与 I 型细胞形成特化的接触(图 5-20B)。在动脉血 PO_2 降低、PCO_2 或 H^+ 浓度升高时,I 型细胞受到刺激,通过不同机制使钾离子通道失活,细胞去极化导致钙通道开放,细胞内 Ca^{2+} 浓度升高,触发递质释放,引起传入神经纤维兴奋(图 5-20C)。冲动分别沿窦神经(舌咽神经的分支,分布于颈动脉体)和迷走神经(分布于主动脉体)传入延髓孤束核,反射性引起呼吸加深加快和血液循环功能的变化(后者见第四章)。此外,颈动脉体还受交感传出神经支配(图 5-20B),通过调节血流量和感受细胞的敏感性来改变化学感受器的活动。海门斯(Heymans)因首次证明颈动脉体和主动脉体在化学感受性呼吸调节中的作用获 1938 年诺贝尔生理学或医学奖。

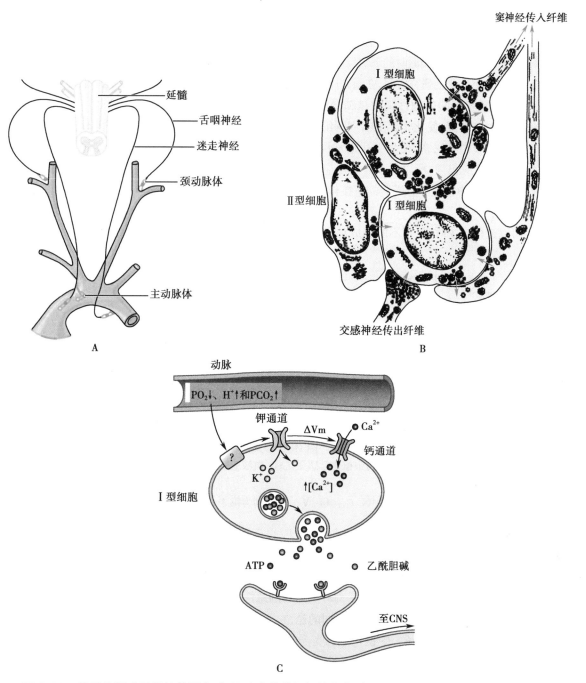

图 5-20　外周化学感受器的位置（A）、颈动脉体的组织结构（B）和 I 型细胞对化学因素刺激作出的反应（C）示意图

对颈动脉体的研究表明，外周化学感受器的敏感因素是动脉血 PO_2 下降、PCO_2 升高或 H^+ 浓度增加，而对动脉血中 O_2 含量降低不敏感。因此，临床上贫血或 CO 中毒时，血 O_2 含量虽然下降，但其 PO_2 仍正常，在血流量充足的情况下，感受器传入冲动并不增加，组织缺 O_2 也不引起呼吸反射。CO_2 较容易扩散进入外周化学感受器细胞，使细胞内 H^+ 浓度增加，而血液中 H^+ 则不易进入细胞。因此，相对而言，CO_2 对外周化学感受器的刺激作用较 H^+ 强。

上述三种因素对化学感受器的刺激作用有相互增强的现象，两种因素同时作用比单一因素的作用强。这种协同作用的意义在于，当机体发生循环或呼吸衰竭时，PCO_2 升高和 PO_2 降低往往同时存在，它们协同刺激外周化学感受器，共同促进代偿性呼吸增强反应。

（2）中枢化学感受器：在脑内还存在一些不同于呼吸中枢但可影响呼吸活动的化学感受区，这些区域被称为中枢化学感受器。中枢化学感受器位于延髓腹外侧浅表部位,左右对称,可分为头、中、尾三个区(图 5-21A)。头区和尾区都有化学感受性,中区不具有化学感受性,但局部阻滞或损伤中区可使动物通气量降低,并使头、尾受刺激时的通气反应消失,提示中区可能是头区和尾区传入冲动向脑干呼吸中枢投射的中继站。近年来的研究表明,在斜方体后核、孤束核、蓝斑、下丘脑等部位,也有化学敏感神经元。

中枢化学感受器的生理性刺激是脑脊液和局部细胞外液中的 H^+,而不是 CO_2;但血液中的 CO_2 能迅速通过血-脑屏障,使化学感受器周围细胞外液中的 H^+ 浓度升高,从而刺激中枢化学感受器(图 5-21B),引起呼吸中枢兴奋,使呼吸运动加深、加快,肺通气量增加。由于脑脊液中碳酸酐酶含量很少,CO_2 与水的反应很慢,所以对 CO_2 的反应有一定的时间延迟。血液中的 H^+ 不易透过血-脑屏障,故血液 pH 变化对中枢化学感受器的直接作用不大,也较缓慢。

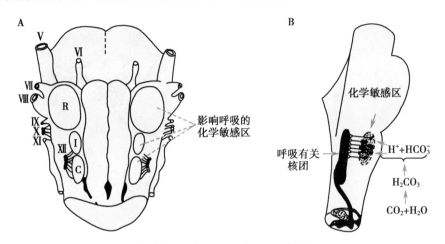

图 5-21 中枢化学感受器示意图
A. 延髓腹外侧浅表部位的中枢化学感受区;B. 血液或脑脊液 PCO_2 升高刺激呼吸运动的中枢机制。

R,头区;I,中区;C,尾区;Ⅴ～Ⅻ分别为第 5～12 对脑神经。

当体内 CO_2 持续增多时,在最初数小时内,呼吸兴奋反应很明显,但在随后的 1～2 天内,呼吸兴奋反应逐渐减弱到原先的 1/5 左右,即存在适应现象。原因有两个:①肾对血液 pH 具有调节作用;②血液中的 HCO_3^- 也可缓慢透过血-脑屏障和血-脑脊液屏障,使脑脊液和局部细胞外液的 pH 回升,减弱 H^+ 对呼吸运动的刺激。所以,血液中的 CO_2 对呼吸运动的急性驱动作用较强,而慢性刺激作用则较弱。

中枢化学感受器与外周化学感受器不同的是,它不感受低 O_2 的刺激,但对 H^+ 的敏感性比外周化学感受器高,反应潜伏期较长。中枢化学感受器的生理功能可能是通过影响肺通气来调节脑脊液的 H^+ 浓度,使中枢神经系统有稳定的 pH 环境;而外周化学感受器的作用则主要是在机体低 O_2 时维持对呼吸的驱动。

2. CO_2、H^+ 和 O_2 对呼吸运动的调节

(1)CO_2 水平:动脉血液中必须保持一定的 PCO_2,呼吸中枢才能保持正常的兴奋性。因此,CO_2 是调节呼吸最重要的生理性化学因素。如果机体过度通气,可发生呼吸暂停,这是由于过度通气能排出过多的 CO_2,动脉血中 PCO_2 下降,低于 40mmHg,对呼吸中枢的刺激减弱。正常人动脉血中 PCO_2 兴奋呼吸中枢的阈值大约为 40mmHg。吸入气中 CO_2 浓度适量增加,可使动脉血中 PCO_2 增大,使呼吸加深加快,肺通气量增加(图 5-22)。当吸入气中 CO_2 含量增加到 4% 时,肺通气量加倍;但当吸入气中 CO_2 浓度进一步增加并超过一定水平时,肺通气量不再增加,CO_2 在体内堆积,可抑制中枢神经系统包括呼吸中枢的活动,产生呼吸困难、头痛、头昏,甚至昏迷,出现 CO_2 麻醉。

CO_2 刺激呼吸有两条途径:一是刺激中枢化学感受器再兴奋呼吸中枢;二是刺激外周化学感受器,冲动经窦神经和迷走神经传入延髓,反射性地使呼吸加深加快,肺通气量增加。实验发现,去除外周化学感受器的作用之后,CO_2 引起的通气反应仅下降 20% 左右;动脉血 PCO_2 只须升高 2mmHg 即

可刺激中枢化学感受器,出现肺通气加强的反应,而刺激外周化学感受器,则须升高10mmHg。可见中枢化学感受器在CO_2引起的通气反应中起主要作用。但中枢化学感受器对CO_2的反应较慢,因此,当动脉血中PCO_2突然升高时,外周化学感受器在引起快速呼吸反应中起重要作用。当中枢化学感受器对CO_2的敏感性降低或产生适应后,则外周化学感受器起主要作用。

（2）H^+浓度:当动脉血的H^+浓度升高（如呼吸性或代谢性酸中毒）时,可导致呼吸加深加快,肺通气量增加;相反,当H^+浓度降低（如呼吸性或代谢性碱中毒）时,呼吸受到抑制,肺通气量减少（图5-22）。H^+对呼吸的调节也是通过外周化学感受器和中枢化学感受器实现的。中枢化学感受器对H^+的敏感性约为外周化学感受器的25倍,但

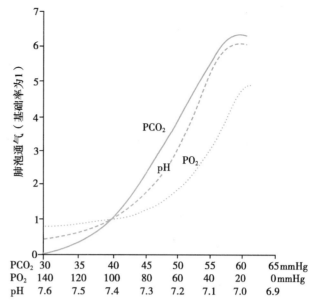

图5-22　改变动脉血液PCO_2、PO_2、pH三因素之一而维持另外两个因素正常时的肺泡通气反应

由于H^+不易通过血-脑屏障,因此,血液中H^+对呼吸运动的调节主要是通过刺激外周化学感受器起作用,而脑脊液中H^+是中枢化学感受器最有效的刺激物。

（3）O_2水平:当吸入气PO_2降低（如初上高原）以及肺通气或肺换气功能障碍时,动脉血液中PO_2将下降,反射性使呼吸运动加深加快,肺通气量增加;反之,则肺通气量减少（图5-22）。通常在动脉血PO_2下降到80mmHg以下时,肺通气量才出现可觉察的增加。可见,动脉血PO_2的改变对正常呼吸运动的调节作用不大,仅在机体严重缺O_2时才有重要意义。此外,在严重肺气肿、肺心病患者,由于肺通气功能障碍,导致机体慢性缺O_2和CO_2潴留,长时间CO_2潴留能使中枢化学感受器对CO_2的刺激作用发生适应,而外周化学感受器对低O_2刺激的适应很慢,在这种情况下,低O_2对外周化学感受器的刺激就成为驱动呼吸运动的主要刺激因素。因此,如果在慢性肺通气功能障碍引起机体缺O_2的情况下给患者吸入纯O_2,则可能由于解除了低O_2的刺激作用而引起呼吸抑制,所以在临床应用氧疗时应充分考虑这一点。

低O_2对呼吸运动的刺激作用完全是通过外周化学感受器实现的。切断动物外周化学感受器的传入神经后,急性低O_2对呼吸运动的刺激效应便完全消失。低O_2对中枢的直接作用是抑制。低O_2通过外周化学感受器对呼吸中枢的兴奋作用可对抗其对中枢的直接抑制效应。但在严重缺O_2时,如果外周化学感受器的反射效应不足以克服低O_2对中枢的直接抑制作用,将导致呼吸运动的减弱。

3. CO_2、H^+和O_2在呼吸运动调节中的相互作用　图5-23显示的是CO_2、H^+和O_2三个因素中只改变一个因素而保持其他两个因素不变时的肺通气效应,由图可见,三者引起的肺通气反应的程度大致接近。然而,在自然呼吸情况下,一种因素的改变往往会引起另一种、两种因素相继改变或几种因素同时改变。三者之间具有相互作用,对肺通气的影响既可因相互协同而增强,也可因相互抵消而减弱。图5-23所示为一种因素改变而对另外两种因素不加控制时的情况,可见CO_2对呼吸的刺激作用最强,且比其单因素作用更明显;H^+的作用次之;低O_2的作用最弱。PCO_2升高时,H^+浓度也随之升高,两者的协同作用使肺通气反应比单纯PCO_2升高时更强。H^+浓度增加时,因肺通气增加而使CO_2排出增加,导致PCO_2下降,H^+浓度也有所降低,因此可部分抵消H^+的刺激作用,使肺通气量的增加比单因素H^+浓度升高时小。PO_2降低时,也因肺通气量增加,呼出较多的CO_2,使PCO_2和H^+浓度降低,从而减弱低O_2的刺激作用。

（二）肺牵张反射

由肺扩张或缩小所引起的反射性呼吸变化,称为肺牵张反射（pulmonary stretch reflex）又称黑-伯反

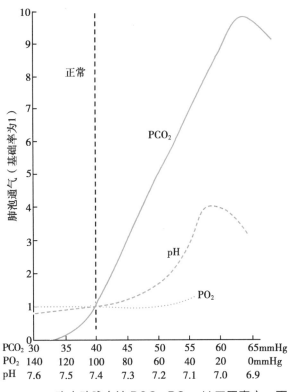

图 5-23 改变动脉血液 PCO_2、PO_2、pH 三因素之一而不控制另外两个因素时的肺泡通气反应

射（Hering-Breuer reflex）。主要分为以下两种。

1. **肺扩张反射**（pulmonary inflation reflex）是指肺扩张时抑制吸气活动的反射。其感受器位于从气管到细支气管的平滑肌中，属于牵张感受器，其阈值低，适应慢。当肺扩张时，牵拉呼吸道使牵张感受器兴奋，冲动增加，经迷走神经传入延髓，通过延髓和脑桥呼吸中枢的作用，促使吸气转换为呼气。肺扩张反射的生理意义在于加速吸气向呼气的转换，使呼吸频率增加。在动物实验中，切断两侧颈迷走神经后，动物的吸气过程将延长，吸气加深，呼吸变得深而慢。

在比较 8 种动物的肺扩张反射后，发现该反射的敏感性存在种属差异，兔的肺扩张反射最明显，而人的最弱。人出生 4～5 天后，该反射的敏感性显著减弱。在成年人，潮气量要超过 1 500ml 时才能引起肺扩张反射，因此在平静呼吸时，肺扩张反射一般不参与呼吸运动的调节。在病理情况下，如肺顺应性降低时，肺扩张对气道的牵张刺激较强，可引起肺扩张反射，使呼吸变浅变快。

2. **肺萎陷反射**（pulmonary deflation reflex）是指在肺萎陷时增强吸气活动或促进呼气转换为吸气的反射。感受器同样位于气道平滑肌内，但其性质尚不清楚，要在较大程度的肺萎陷时才出现该反射，所以它在平静呼吸时并不重要，但对防止呼气过深以及在肺不张等情况下可能起一定作用。

（三）防御性呼吸反射

呼吸道黏膜受到刺激时所引起的一系列保护性呼吸反射，称为防御性呼吸反射，主要有咳嗽反射和喷嚏反射。

1. **咳嗽反射**（cough reflex）是很常见也很重要的防御性反射。当喉、气管和支气管的黏膜受到机械性或化学性刺激时，位于这些部位的呼吸道黏膜下的感受器兴奋，冲动经迷走神经传入延髓，触发咳嗽反射，将呼吸道内的异物或分泌物排出。

2. **喷嚏反射**（sneezing reflex）类似于咳嗽反射，不同的是刺激作用于鼻黏膜的感受器，传入神经是三叉神经，反射效应是腭垂下降，舌压向软腭，而不是声门关闭，呼出气主要从鼻腔喷出，以清除鼻腔中的刺激物。

（四）呼吸肌本体感受性反射

肌梭和腱器官是骨骼肌的本体感受器。当呼吸肌内的肌梭受到牵张刺激时，可反射性引起呼吸运动加强，这种反射属于本体感受性反射（proprioceptive reflex）（见第九章）。在人类，呼吸肌本体感受性反射对正常呼吸运动也有一定调节作用，在呼吸肌负荷增加时其作用较为明显。

三、特殊条件下的呼吸运动及其调节

当人体处于运动、高海拔、潜水、失重和高温等特殊条件下，呼吸运动除上述调节机制外，不同条件下的调节还有其自身特点。下面主要介绍运动、高海拔、潜水时的呼吸调节。

（一）运动时的呼吸调节

运动时呼吸加深加快，肺通气量增加，O_2 的吸入量和 CO_2 的排出量都相应增加，其增加的程度根据运动量大小和时间长短而异。运动开始时肺通气量骤增,可能与运动时肌肉和关节内的本体感受器受刺激,反射性刺激呼吸有关,也可能与化学感受性反射相关,随后增加趋于平缓达一定水平。运动停止后,肺通气量先骤降,随后缓慢下降,最后恢复到运动前的水平(图 5-24)。这是因为运动时欠下了氧债(oxygen debt),运动停止后必然有一个偿还过程。然而,此时引起肺通气量增加的刺激因素不是 CO_2 的增加或低 O_2,而是由乳酸血症引起的 H^+ 浓度升高。

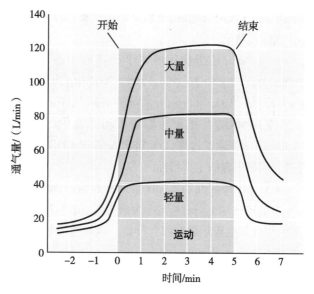

图 5-24　运动时肺通气量的变化

(二) 低气压(高海拔)条件下的呼吸调节

在高原低气压地区,海拔增高引起的大气中 PO_2 降低,称为低氧(hypoxia),也称为低压性低氧,此时对人体的生理影响主要是低氧的作用,并与低氧持续程度和持续时间有关,而其低压作用则不明显。吸入气 PO_2 降低,最初刺激外周化学感受器,进而兴奋呼吸中枢,使呼吸加深加快,肺通气量增加,称为急性低氧反应(2~3 分钟)。随后数十分钟,因低氧的持续而通气反应下降,称为持续性低氧下的通气衰竭,严重时可引起急性高原疾病、高原性脑水肿、高原性肺水肿等。但长期生活在高原环境下的人,对缺氧的耐受性会逐渐增强以适应低氧环境,这一过程称为习服。因此,高海拔低氧时的通气反应包含兴奋性和抑制性,很大程度上取决于低氧程度和低氧持续时间。

(三) 高气压(潜水)条件下的呼吸调节

潜水时,身体在水里的压力等于水的压力加上水面上的大气压。海水深度每增加 10m,压力约上升 1 个大气压。人体体重的 60% 为不可压缩的液体,但是肺内的气体可被压缩。根据玻意耳(Boyle)定律,在恒温条件下,密闭容器中气体的压力(pressure,P)和体积(volume,V)成反比关系,即 $P_1V_1=P_2V_2$。在 20m 的海水中,肺内的气体容积将被压缩至海平面的 1/3,即由平均肺总量 4 500ml 压缩至 1 500ml,相当于余气量,没有气体再能被呼出了。也由于压缩后肺泡内气体的分压升高,气体可随分压梯度而进入血液,所以肺容积甚至小于余气量容积(1 500ml),造成肺泡塌陷。同时,随着压力升高呼吸将变得深而慢,其机制可能与气体压力升高后密度增加,进而导致阻力增加有关。因此,潜水进入高压环境须注意高气压的直接影响和吸入高压气体产生的毒性,而在上升减压过程中因肺泡气随着环境压力的减小而膨胀,所以要防止出现肺撕裂伤以及气胸等。

四、临床监控呼吸状态的生理参数及意义

重症监护病房(intensive care unit,ICU)是专门收治危重病症患者并给予精心监测和精确治疗的单位。在 ICU,除了生命体征(如体温、呼吸、血压、心电)和血液生化指标的监测外,还有呼吸系统指标的监测和治疗。

1. **动脉血氧饱和度(SaO_2)**　是反映呼吸循环功能的一个重要生理参数,正常 SaO_2 为 95%~98%,可作为缺氧和低氧血症的客观指标。临床上常采用指套式光电传感器方法进行连续监测,以便及早及时发现低氧血症,但在某些情况下 SaO_2 并不能完全反映机体缺氧的情况。如果在不吸氧的情况下,患者的 SaO_2(指套式)低于 92%,则需要及时对患者进行动脉血气分析。

2. **动脉血气分析**　是指对动脉血中不同类型的气体和酸碱物质进行分析的过程,临床上常用于判断机体是否存在缺氧和 CO_2 潴留、酸碱失衡,也是重要的重症监控参数。采血部位常取肱动脉、股动脉、前臂桡动脉等动脉血,能真实反映体内的氧化代谢和酸碱平衡状态。测定动脉血气的仪器主要

由专门的气敏电极组成,分别测定出三类指标:动脉血氧分压(PaO$_2$)、动脉血二氧化碳分压(PaCO$_2$)、pH 和碱性物质。

（1）PaO$_2$:是指物理溶解于动脉血中的 O$_2$ 所产生的张力。正常成年人 PaO$_2$ 正常值为 80～100mmHg。年龄>70 岁时,PaO$_2$>70mmHg 为正常。肺通气或换气功能障碍、氧供应不足等都可导致 PaO$_2$ 降低。PaO$_2$<60mmHg 提示存在缺氧,PaO$_2$<20mmHg 患者往往昏迷,提示有生命危险。

（2）PaCO$_2$:是指物理溶解于动脉血中的 CO$_2$ 所产生的张力,正常值为 35～45mmHg。PaCO$_2$<35mmHg 为通气过度,CO$_2$ 排出过多;PaCO$_2$>45mmHg 为通气不足,CO$_2$ 潴留。因此,PaCO$_2$ 是判断各型酸、碱中毒的主要指标。

（3）pH 和碱性物质:pH 是判断血液酸碱的指标,受呼吸和机体代谢的双重影响。正常动脉血 pH 为 7.35～7.45。pH<7.35 为酸中毒,pH>7.45 为碱中毒。但 pH 正常不能完全排除酸碱失衡,还需要结合其他指标进行综合分析。碱性物质包括实际 HCO$_3^-$ 含量、标准 HCO$_3^-$ 含量、实际碱储备、标准碱储备等。

（李建华）

思考题:

1. 肺顺应性增高和降低分别对呼吸活动有何不利影响？请分别解释其机制。
2. 慢性阻塞性肺疾病患者常出现呼吸困难和缺氧,请分别解释其机制。
3. 给正常人和 ARDS 患者吸入纯氧,对正常人和 ARDS 患者的血氧含量的影响有何不同？请分别解释其机制。
4. 严重肺气肿患者发生呼吸衰竭而严重缺氧时,给患者吸氧的原则是什么？请简要解释其生理学基础。
5. 低海拔居民坐飞机到拉萨旅游,到达后呼吸可能会有什么变化？请分别解释其机制。
6. 患儿,男,出生 2 小时 30 分。胎龄 30 周,剖宫娩出,体重 1 200g,出生时未见异常。出生后 30 分钟出现气促、呻吟、呼吸困难,并呈进行性加重 2 小时入院。查体:体温正常,呼吸、心率增快,血压正常。呻吟,反应差,唇周发绀,可见鼻扇、三凹征(吸气时胸骨上窝、锁骨上窝、肋间隙发生凹陷),双肺呼吸音低、可闻及少许湿啰音。入院时血气分析:pH 7.207,PaO$_2$ 50mmHg,PaCO$_2$ 58mmHg,SpO$_2$ 80%。入院后给予经鼻无创呼吸支持,60% 高浓度给氧,但病情仍呈进行性加重。生后 3 小时 X 线胸片显示,两肺透光度明显降低,可见细小颗粒和支气管征,横膈位置正常。请简要解释以下问题。

（1）该患儿出生后不久出现呼吸困难,并呈进行性加重,为什么？

（2）该患儿为什么会出现三凹征、双肺湿啰音及两肺透光度明显下降？

（3）该患儿为什么会出现 PaO$_2$ 降低、PaCO$_2$ 增高和唇周发绀？

思考题解题思路

本章目标测试

本章思维导图

第六章 | 消化和吸收

消化系统的基本功能是消化食物和吸收营养物质,还能排泄某些代谢产物。人体从外界摄入的蛋白质、脂肪、糖类等大分子营养物质,需要经过消化后才能被吸收。

食物中的大分子营养物质在消化道内被分解为可吸收的小分子物质的过程,称为消化(digestion)。消化有两种方式,一是机械性消化(mechanical digestion),即通过消化道肌肉的收缩和舒张,将食物磨碎,并使之与消化液充分混合,同时把食物不断向消化道的远端推送;二是化学性消化(chemical digestion),即通过消化腺分泌的酶把食物中的大分子营养物质分解为可被吸收的小分子物质。

经消化后的营养成分透过消化道黏膜进入血液或淋巴液的过程,称为吸收(absorption)。未被吸收的食物残渣则以粪便的形式被排出体外。

第一节 | 消化生理概述

消化系统由消化道和消化腺组成,受神经和体液调节。消化道除接受交感和副交感神经支配外,自身有一套肠神经系统,精细地调节消化道的功能。

一、消化道平滑肌的特性

(一)消化道平滑肌的一般生理特性

1. **兴奋性较低,收缩缓慢** 消化道平滑肌的兴奋性较骨骼肌低,收缩的潜伏期、收缩期和舒张期均比骨骼肌长很多,而且变异较大。

2. **具有自律性** 离体消化道平滑肌置于适宜的人工环境内仍能自动进行节律性收缩和舒张,但其节律较慢,远不如心肌规则。

3. **具有紧张性** 消化道平滑肌经常保持在一种微弱的持续收缩状态,即具有一定的紧张性。这种紧张性有利于消化道各部分(如胃、肠等)保持一定的形状和位置,使消化道内经常保持一定的基础压力,有助于消化液向食物中渗透,也是平滑肌的各种收缩活动的基础。

4. **富有伸展性** 消化道平滑肌能适应接纳的食物需要进行很大的伸展,以增加其容积,使消化道有可能容纳几倍于原容积的食物,而消化道内压力却不明显升高。

5. **对不同刺激的敏感性不同** 消化道平滑肌对电刺激较不敏感,而对机械牵拉、温度和化学性刺激却特别敏感。消化道内食物对平滑肌的机械扩张、温度和化学性刺激可促进消化腺分泌及消化道运动,有助于食物的消化。

(二)消化道平滑肌的电生理特性

消化道平滑肌的细胞电活动较骨骼肌复杂,其电位变化主要有静息电位、慢波电位和动作电位等三种形式。

1. **静息电位** 消化道平滑肌的静息电位较小,且不稳定,存在一定波动,实测值为 $-60\sim-50\mathrm{mV}$,主要因 K^+ 平衡电位而产生;但 Cl^-、Ca^{2+} 和生电性钠泵等也都参与静息电位的形成,这可能是其绝对值略小于骨骼肌和神经细胞静息电位的原因。

2. **慢波电位** 消化道平滑肌细胞在静息电位的基础上,自发地产生周期性的轻度去极化和复极化,由于其频率较慢,故称为慢波(slow wave);因慢波频率对平滑肌的收缩节律起决定性作用,故又称基本电节律(basic electrical rhythm,BER)。消化道不同部位平滑肌的慢波频率不同,人的慢波频率在胃约为每分钟 3 次,在十二指肠约为每分钟 12 次,回肠末端为每分钟 8~9 次。慢波的幅度为 10~15mV,持续时间由数秒至十几秒(图 6-1)。

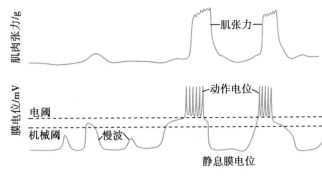

图 6-1　消化道平滑肌的电活动

慢波起源于消化道纵行肌和环形肌之间的卡哈尔间质细胞(interstitial cell of Cajal,ICC),因此 ICC 被认为是胃肠运动的起搏细胞。产生慢波的离子机制尚不清楚,目前认为与细胞内的钙波有关,当细胞内 Ca^{2+} 浓度增高时,激活细胞膜上钙激活的氯通道,Cl^- 外流,膜电位去极化。慢波电位通过 ICC 与平滑肌细胞之间的缝隙连接扩布到平滑肌细胞,引起平滑肌细胞电压门控钙通道开放,Ca^{2+} 内流。

平滑肌细胞存在机械阈(mechanical threshold)和电阈(electrical threshold)两个临界膜电位值。当慢波去极化达到或超过机械阈时,细胞内 Ca^{2+} 浓度增加到足以激活肌细胞收缩的水平,平滑肌细胞出现小幅度收缩,收缩幅度与慢波幅度呈正相关(图 6-1);当慢波去极化达到或超过电阈时,可引发动作电位,慢波上出现的动作电位数目越多,平滑肌细胞收缩越强(图 6-1)。

3. 动作电位　消化道平滑肌细胞动作电位的去极化主要依赖 Ca^{2+} 内流,因此锋电位上升较慢,持续时间较长;复极化由 K^+ 外流所致,且 K^+ 的外向电流与 Ca^{2+} 的内向电流在时间过程上几乎相同,因此,锋电位的幅度较低,且大小不等。

消化道平滑肌细胞发生动作电位时,由于 Ca^{2+} 内流量远大于慢波去极化达机械阈时的 Ca^{2+} 内流量,所以在只有慢波而无动作电位时,平滑肌仅发生轻度收缩,而当发生动作电位时,收缩幅度明显增大,并随动作电位频率的增高而加大(图 6-1)。

平滑肌慢波、动作电位和收缩之间的关系可归纳为:收缩主要继动作电位之后产生,而动作电位则在慢波去极化的基础上发生。因此,慢波被认为是平滑肌收缩的起步电位,是平滑肌收缩节律的控制波,它决定消化道运动的方向、节律和速度。

二、消化腺的分泌功能

人每日由各种消化腺分泌的消化液总量可达 6~8L。消化液主要由有机物(主要含多种消化酶、黏液、抗体等)、离子和水组成。主要功能为:①稀释食物,使胃肠内容物与血浆渗透压接近,以利于各种物质的吸收;②提供适宜的 pH 环境,以适应消化酶活性的需要;③由多种消化酶水解食物中的大分子营养物质,使之便于被吸收;④黏液、抗体和大量液体能保护消化道黏膜,以防物理性和化学性损伤。

三、消化道的神经支配及其作用

(一)外来神经

1. 副交感神经　支配消化道的副交感神经主要来自迷走神经和盆神经,其节前纤维直接终止于消化道内在神经丛内的肠神经元(enteric neuron),与肠神经元形成突触,然后发出节后纤维支配消化道的腺细胞、上皮细胞和平滑肌细胞(图 6-2)。副交感神经的大部分节后纤维释放乙酰胆碱(ACh),通过激活 M 受体,促进消化道的运动和消化腺的分泌,但对消化道的括约肌则起抑制作用;少数释放肽类物质,如血管活性肠肽(vasoactive intestinal peptide,VIP)、P 物质、脑啡肽和生长抑素等,因而称为肽能神经,在胃的容受性舒张、机械刺激引起的小肠充血等过程中起调节作用。

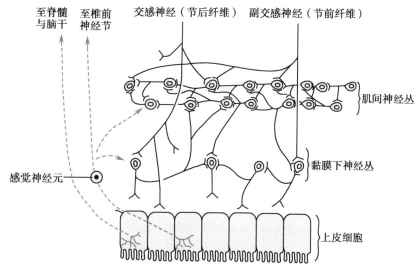

图 6-2 消化道内在神经丛与外来自主神经的关系示意图

2. 交感神经 支配消化道的交感神经节前纤维来自第 5 胸段至第 2 腰段脊髓侧角,在腹腔神经节和肠系膜神经节内换元后,节后纤维分布到胃、小肠和大肠各部。节后纤维末梢释放的递质为去甲肾上腺素(NE)。一般情况下,交感神经兴奋可抑制胃肠运动和分泌。

(二)内在神经丛

消化道除受外来自主神经支配外,还受内在神经系统的调控。从食管中段到肛门的绝大部分消化道管壁内,含有两层内在的神经结构,称为肠神经系统(enteric nervous system,ENS)。它们是由大量神经元和神经纤维组成的复杂的神经网络,根据其所在位置又分为黏膜下神经丛(submucosal plexus)和肌间神经丛(myenteric plexus)。前者位于黏膜下层,主要调节腺细胞和上皮细胞的功能;后者则分布于环形肌与纵行肌之间,主要支配平滑肌的活动。两种神经丛之间还存在着复杂的纤维联系(图 6-2)。肠神经系统中的神经元包括感觉神经元、运动神经元和大量中间神经元,构成一个完整的、相对独立的整合系统,可完成局部反射。在整体情况下,外来神经对内在神经丛具有调节作用,但去除外来神经后,内在神经丛仍可独立地调节胃肠运动、分泌、血流量以及水、电解质的转运。

先天性巨结肠(congenital megacolon)又称希尔施普龙(Hirschsprung)病,多见于乙状结肠。因先天性 ENS 发育不良,致使受损段结肠处于不能蠕动的麻痹状态,近端结肠内粪便淤积、扩张而成为巨结肠。

四、消化系统的内分泌功能

(一)APUD 细胞和胃肠激素

消化道黏膜层内存在 40 多种内分泌细胞,总数远超过体内其他内分泌细胞的总和,因此消化道被认为是体内最大也是最复杂的内分泌器官。这些细胞都具有摄取胺的前体、进行脱羧而产生肽类或活性胺的能力,通常将这类细胞统称为胺前体摄取和脱羧细胞(amine precursor uptake and decarboxylation cell),即 APUD 细胞。由于这些内分泌细胞合成和释放的激素主要在消化道内发挥作用,因此把这些激素合称为胃肠激素(gastrointestinal hormone)(表 6-1)。

消化道的内分泌细胞有开放型和闭合型两类(图 6-3)。大多数为开放型细胞,其细胞呈锥形,顶端有微绒毛突起伸入胃肠腔内,直接感受胃肠腔内容物刺激,触发细胞的分泌活动。闭合型细胞较少,主要分布在胃底和胃体的泌酸区和胰腺,这种细胞无微绒毛,不直接接触胃肠腔内环境,它们的分泌受神经和周围体液环境变化的调节。

胃肠激素的生理作用极为广泛,但主要在于调节消化器官的功能,总体上有以下三个方面(表 6-2)。

表 6-1　消化道主要内分泌细胞的种类、分布及分泌物

细胞名称	分泌物质	细胞所在部位
α 细胞	胰高血糖素	胰岛
β 细胞	胰岛素	胰岛
δ 细胞	生长抑素	胰岛、胃、小肠、大肠
G 细胞	促胃液素	胃窦、十二指肠
I 细胞	缩胆囊素	小肠上部
K 细胞	抑胃肽	小肠上部
Mo 细胞	胃动素	小肠
N 细胞	神经降压素	回肠
PP 细胞	胰多肽	胰岛、胰腺外分泌部、胃、小肠、大肠
S 细胞	促胰液素	小肠上部

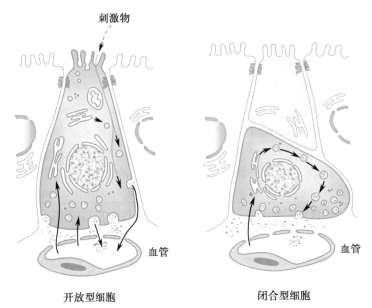

图 6-3　消化道内分泌细胞形态模式图

箭头所示为激素的合成和释放过程。

表 6-2　五种主要胃肠激素的主要生理作用及引起释放的刺激物和刺激因素

激素名称	主要生理作用	引起释放的刺激物和刺激因素
促胃液素	促进胃酸和胃蛋白酶原分泌,使胃窦和幽门括约肌收缩,延缓胃排空,促进胃肠运动和胃肠上皮生长	蛋白质消化产物、迷走神经递质、扩张胃
缩胆囊素	刺激胰液分泌和胆囊收缩,增强小肠和大肠运动,抑制胃排空,增强幽门括约肌收缩,松弛壶腹括约肌,促进胰腺外分泌部的生长	蛋白质消化产物、脂肪酸
促胰液素	刺激胰液及胆汁中的 HCO_3^- 分泌,抑制胃酸分泌和胃肠运动,收缩幽门括约肌,抑制胃排空,促进胰腺外分泌部生长	盐酸、脂肪酸
抑胃肽	刺激胰岛素分泌,抑制胃酸和胃蛋白酶原分泌,抑制胃排空	葡萄糖、脂肪酸和氨基酸
胃动素	在消化间期刺激胃和小肠的运动	迷走神经、盐酸和脂肪

1. **调节消化腺分泌和消化道运动** 这是胃肠激素的主要作用,例如,促胃液素促进胃液分泌和胃运动,而促胰液素和抑胃肽则抑制胃液分泌及胃运动。

2. **调节其他激素的释放** 例如,在血糖浓度升高时,抑胃肽可刺激胰岛素的释放,这对防止餐后血糖升高具有重要的意义;生长抑素、胰多肽、促胃液素释放肽、血管活性肠肽等对生长激素、胰岛素、促胃液素的释放也有调节作用。

3. **营养作用** 有些胃肠激素可促进消化系统组织的生长,例如,促胃液素和缩胆囊素分别能促进胃黏膜上皮和胰腺外分泌部组织的生长。

(二)脑-肠肽

一些被认为是胃肠激素的肽类物质也存在于中枢神经系统,而原来认为只存在于中枢神经系统的神经肽也在消化道中被发现。这些在消化道和中枢神经系统内双重分布的肽类物质统称为脑-肠肽(brain-gut peptide)。目前已知的脑-肠肽有20多种,如促胃液素、缩胆囊素、胃动素、生长抑素、神经降压素等。

第二节 | 口腔内消化和吞咽

食物的消化是从口腔开始的,在口腔内,通过咀嚼和唾液中酶的作用,食物得到初步消化,被唾液浸润和混合的食团经吞咽动作通过食管进入胃内。

一、唾液的分泌

人的口腔内有三对大唾液腺,即腮腺、下颌下腺和舌下腺,此外还有无数散在分布的小唾液腺。唾液(saliva)就是由这些大、小唾液腺分泌的混合液。

(一)唾液的性质和成分

唾液为无色无味近于中性(pH 6.6~7.1)的低渗液体,其中水分约占99%;有机物主要为黏蛋白,还有免疫球蛋白、氨基酸、尿素、尿酸、唾液淀粉酶(salivary amylase)和溶菌酶等;无机物有Na^+、K^+、Ca^{2+}、Cl^-和SCN^-(硫氰酸盐)等。此外,还有一定量的气体,如O_2、N_2、NH_3和CO_2。

(二)唾液的作用

唾液的生理作用包括:①湿润和溶解食物,使之便于吞咽,并有助于引起味觉;②唾液淀粉酶可水解淀粉为麦芽糖;③清除口腔内的食物残渣,稀释与中和有毒物质,其中的溶菌酶和免疫球蛋白具有杀菌和杀病毒作用,可以保护和清洁口腔;④某些进入体内的重金属(如铅、汞)、氰化物和狂犬病毒可通过唾液分泌而被排泄。

(三)唾液分泌的调节

在安静情况下,唾液约以0.5ml/min的速度分泌,量少稀薄,称为基础分泌(basic secretion),其主要功能是湿润口腔。进食时唾液分泌明显增多,主要依靠神经调节,包括条件反射和非条件反射。食物对舌、口腔和咽部黏膜的机械性、化学性和温热性刺激引起的唾液分泌为非条件反射;食物的性状、颜色、气味、进食环境、进食信号甚至与食物和进食有关的第二信号(言语)等,均可引起明显的唾液分泌。"望梅止渴"是条件反射性唾液分泌的典型例子。

进食引起的唾液分泌可分为两期:口腔期及食管胃小肠期。食物进入口腔,刺激舌、口腔和咽部黏膜的机械性、化学性和温热性感受器,冲动沿第Ⅴ、Ⅶ、Ⅸ、Ⅹ对脑神经传入至延髓的上涎核和下涎核(唾液分泌的基本中枢),然后通过第Ⅶ、Ⅸ对脑神经的副交感和交感神经纤维到达唾液腺(以副交感神经为主)。副交感神经兴奋时释放ACh,作用于腺细胞M受体,引起细胞内IP_3生成,触发细胞内钙库释放Ca^{2+},使腺细胞分泌功能加强;同时释放VIP引起腺体血管舒张,腺体血流量增加,细胞代谢增强,最终使唾液分泌增多(图6-4)。副交感神经兴奋引起的唾液分泌,主要为量多而固体成分少的稀薄的唾液分泌。M受体拮抗剂阿托品(atropine)可阻断上述作用而抑制唾液分泌。唾液腺还受交

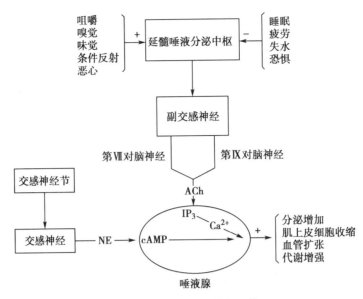

图 6-4 唾液分泌的神经调节

感神经的支配。交感神经末梢释放去甲肾上腺素,作用于腺细胞 β 受体,引起细胞内 cAMP 增高,使唾液腺分泌量少而固体成分多的黏稠的唾液。此外,唾液分泌还受来自下丘脑和大脑皮层的嗅觉、味觉感受区等高级中枢神经系统信号的调节。例如,当人们闻到或吃到自己喜欢的食物时,唾液的分泌量往往比闻到或吃到不喜欢的食物时多。食管、胃和十二指肠上部受到刺激也能引起唾液分泌,通常在吞咽刺激性的食物或发生恶心时唾液分泌增多,其主要生理意义在于稀释或中和刺激性物质。

二、咀嚼

咀嚼(mastication)是咀嚼肌按一定顺序收缩而组成的复杂的节律性动作。咀嚼肌(包括咬肌、颞肌、翼内肌、翼外肌等)属于骨骼肌,可做随意运动。当食物触及齿龈、硬腭前部和舌表面时,口腔内感受器和咀嚼肌的本体感受器受到刺激,产生传入冲动,引起节律性的咀嚼活动。

咀嚼的主要作用是对食物进行机械性加工,通过上、下牙以相当大的压力相互接触,将食物切割或磨碎。切碎的食物与唾液混合形成食团(bolus)以便吞咽。咀嚼可使唾液淀粉酶与食物充分接触而产生化学性消化,还能加强食物对口腔内各种感受器的刺激,反射性地引起胃、胰、肝和胆囊的活动加强,为下一步消化和吸收做好准备。

三、吞咽

吞咽(deglutition;swallowing)是指食团由舌背推动经咽和食管进入胃的过程。吞咽动作由一系列高度协调的反射活动组成。根据食团在吞咽时经过的解剖部位,可将吞咽动作分为三个时期。

1. **口腔期** 口腔期(oral phase)是指食团从口腔进入咽的时期。主要通过舌的运动把食团由舌背推入咽部。这是一种随意运动,受大脑皮层控制。

2. **咽期** 咽期(pharyngeal phase)是指食团从咽部进入食管上端的时期,其基本过程是:食团刺激咽部的触觉感受器,冲动传到位于延髓和脑桥下端网状结构的吞咽中枢,立刻发动一系列快速反射动作,即软腭上举,咽后壁向前突出,以封闭鼻、口、喉通路,防止食物进入气管或逆流到鼻腔,而食管上括约肌舒张,以利于食团从咽部进入食管。

3. **食管期** 食管期(esophageal phase)是指食团由食管上端经贲门进入胃的时期。此期主要通过食管的蠕动实现。蠕动(peristalsis)是空腔器官平滑肌普遍存在的一种运动形式,由平滑肌的顺序舒缩引起,形成一种向前推进的波形运动。食管蠕动时,食团前的食管出现舒张波,食团后的食管跟随有收缩波,从而挤压食团,使食团向食管下端移动。

食管下端近胃贲门处虽然在解剖上并不存在括约肌,但此处有一段长 3~5cm 的高压区,压力比胃内压高 5~10mmHg。在正常情况下,这一高压区能阻止胃内容物逆流入食管,起类似括约肌的作用,故将其称为食管下括约肌(lower esophageal sphincter,LES)。当食物进入食管后,刺激食管壁上的机械感受器,可反射性地引起食管下括约肌舒张,允许食物进入胃内。食团进入胃后,食管下括约肌收缩,恢复其静息时的张力,可防止胃内容物反流入食管。当食管下 2/3 部的肌间神经丛受损时,食管下括约肌不能松弛,导致食团入胃受阻,出现吞咽困难、胸骨下疼痛、食物反流等症状,称为食管失弛缓症(esophageal achalasia)。

食管下括约肌受迷走神经抑制性和兴奋性纤维的双重支配。食物刺激食管壁可反射性地引起迷走神经的抑制性纤维末梢释放 VIP 和 NO,引起食管下括约肌舒张。当食团通过食管进入胃后,迷走神经的兴奋性纤维兴奋,末梢释放 ACh,使食管下括约肌收缩。体液因素也能影响食管下括约肌的活动,如食物入胃后,可引起促胃液素和胃动素等的释放,使食管下括约肌收缩;而促胰液素、缩胆囊素和前列腺素 A_2 等则能使其舒张。此外,妊娠、过量饮酒和吸烟等可使食管下括约肌的张力降低。

第三节 | 胃内消化

胃是消化道中最膨大的部分,成年人胃的容量为 1~2L,具有储存和初步消化食物的功能。食物入胃后,经过胃的机械性和化学性消化,食团逐渐被胃液水解和胃运动研磨,形成食糜(chyme)。胃的运动还使食糜逐次、少量地通过幽门,进入十二指肠。

一、胃液的分泌

胃对食物的化学性消化是通过胃黏膜中多种外分泌腺细胞分泌的胃液来实现的。胃黏膜中有三种外分泌腺:①贲门腺,为黏液腺,位于胃与食管连接处宽 1~4cm 的环状区;②泌酸腺,为混合腺,存在于胃底的大部及胃体的全部,包括壁细胞(parietal cell)、主细胞(chief cell)和颈黏液细胞(neck mucous cell);③幽门腺,分泌碱性黏液,分布于幽门部。另外,胃黏膜内还有多种内分泌细胞,通过分泌胃肠激素来调节消化道和消化腺的活动。常见的内分泌细胞有:①G 细胞,分泌促胃液素和促肾上腺皮质激素(adrenocorticotropic hormone,ACTH)样物质,分布于胃窦;②δ 细胞,分泌生长抑素,对促胃液素和胃酸的分泌起调节作用,分布于胃底、胃体和胃窦;③肠嗜铬样细胞(enterochromaffin-like cell,ECL cell),合成和释放组胺,分布于胃泌酸区内。

(一)胃液的性质、成分和作用

纯净的胃液(gastric juice)是一种无色的酸性液体,pH 0.9~1.5,正常成年人每日分泌 1.5~2.5L,其主要成分有盐酸、胃蛋白酶原、黏液和内因子,其余为水、HCO_3^-、Na^+、K^+ 等无机物。

1. 盐酸 胃液中的盐酸(hydrochloric acid,HCl)也称胃酸(gastric acid),由壁细胞分泌。胃酸有游离酸和结合酸两种形式,两者在胃液中的总浓度称为胃液总酸度。空腹 6 小时后,在无任何食物刺激的情况下,胃酸也有少量分泌,称为基础胃酸分泌。基础胃酸分泌量在不同人或同一人在不同时间也有所不同,平均为 0~5mmol/h,且有昼夜节律性,即早晨 5~11 时分泌率最低,下午 6 时至次晨 1 时分泌率最高。基础胃酸分泌量受迷走神经的紧张性和少量促胃液素自发释放的影响。在食物或药物的刺激下,胃酸分泌量大大增加。正常人的最大胃酸分泌量可达 20~25mmol/h。HCl 的分泌量与壁细胞的数目和功能状态直接相关。

(1)盐酸分泌的机制:胃液中的 H^+ 浓度为 150~170mmol/L,比血浆 H^+ 浓度高 $3×10^6$ 倍。胃液中的 Cl^- 浓度为 170mmol/L,约 1.7 倍于血浆 Cl^- 浓度。因此,壁细胞分泌 H^+ 是逆巨大的浓度梯度而进行的主动过程。H^+ 的分泌是依靠壁细胞顶端分泌小管膜中的质子泵实现的。质子泵具有转运 H^+、K^+ 和催化 ATP 水解的功能,故也称 H^+,K^+-ATP 酶。

壁细胞分泌盐酸的基本过程如图 6-5 所示:CO_2 从血浆中弥散至壁细胞内并与水分子结合,在碳

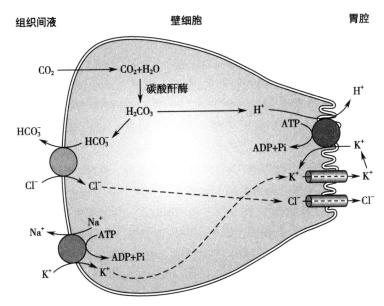

图 6-5 胃黏膜壁细胞分泌盐酸的基本过程模式图

CO_2 与水分子结合形成碳酸,碳酸可解离为 H^+ 和 HCO_3^-,H^+ 通过 H^+,K^+-ATP 酶主动转运至分泌小管腔。

酸酐酶(carbonic anhydrase,CA)的催化作用下形成碳酸。碳酸可解离为 H^+ 和 HCO_3^-。HCO_3^- 通过壁细胞基底侧膜上的 Cl^--HCO_3^- 逆向交换机制,顺浓度差转运至组织间液,而组织间液中的 Cl^- 则被转运至细胞内。H^+ 通过质子泵由壁细胞的顶端膜分泌至分泌小管内。质子泵通过与 K^+ 交换来分泌 H^+,其比例为 $1:1$。在顶端膜主动分泌 H^+ 和换回 K^+ 时,顶端膜上的钾通道和氯通道也同时开放。进入细胞内的 K^+ 又经钾通道进入分泌小管腔,而通过基底侧膜上的 Cl^--HCO_3^- 逆向交换机制进入细胞内的 Cl^- 再经顶端膜上的氯通道进入分泌小管腔内,并与 H^+ 形成 HCl。当需要时,HCl 则可由壁细胞进入胃腔。此外,壁细胞基底侧膜上的 Na^+-K^+ 泵可将 Na^+ 泵出细胞,同时将 K^+ 泵入细胞,以补充由顶端膜丢失的部分 K^+。

临床上采用奥美拉唑(omeprazole)和富马酸伏诺拉生(vonoprazan fumarate)进行抗酸治疗。前者为质子泵选择性抑制剂,后者能以非共价形式与 K^+ 竞争性、可逆性地结合质子泵,阻断 K^+ 与 H^+ 的交换,两种均可抑制酸的分泌。

在消化期,胃酸大量分泌的同时有大量 HCO_3^- 进入血液,使血液暂时碱化,形成所谓的餐后碱潮(postprandial alkaline tide)。

(2)盐酸的作用:①激活胃蛋白酶原,并为胃蛋白酶提供适宜的酸性环境;②使食物中的蛋白质变性,有利于蛋白质的水解;③杀灭随食物进入胃内的细菌,对维持胃及肠内的正常肠道微生态具有重要意义;④盐酸随食糜进入小肠后,可促进促胰液素和缩胆囊素的分泌,进而引起胰液、胆汁和小肠液的分泌;⑤盐酸造成的酸性环境有利于小肠对铁和钙的吸收。由于盐酸属于强酸,对胃和十二指肠黏膜具有侵蚀作用,如果盐酸分泌过多,将损伤胃和十二指肠黏膜,诱发或加重溃疡病。若胃酸分泌过少,则可引起腹胀、腹泻等消化不良症状。

2. 胃蛋白酶原 胃蛋白酶原(pepsinogen)主要由胃泌酸腺的主细胞合成和分泌,以无活性的酶原形式储存在细胞内。进食、迷走神经兴奋及促胃液素等可促进其释放。胃蛋白酶原进入胃腔后,在 HCl 作用下,从酶原分子中脱去一个小分子肽段,转变成有活性的胃蛋白酶(pepsin)。已被激活的胃蛋白酶对胃蛋白酶原也有激活作用(正反馈)。胃蛋白酶可水解食物中的蛋白质,使之分解成胨和胨、少量多肽及游离氨基酸。胃蛋白酶只有在酸性环境中才能发挥作用,其最适 pH 为 $1.8\sim3.5$。当 pH 超过 5.0 时,胃蛋白酶便完全失活。

3. 内因子 壁细胞在分泌盐酸的同时,也分泌一种被称为内因子(intrinsic factor)的糖蛋白。内因子有两个活性部位,一个活性部位与进入胃内的维生素 B_{12} 结合,形成内因子-维生素 B_{12} 复合物,可保护维生素 B_{12} 免遭肠内水解酶的破坏。当内因子-维生素 B_{12} 复合物运行至远端回肠后,内因子的另一活性部位与回肠黏膜细胞膜的相应受体结合,促进维生素 B_{12} 的吸收。若缺乏内因子,可因维生素 B_{12} 吸收障碍而影响红细胞生成,引起巨幼红细胞贫血。能促使胃酸分泌的各种刺激,如迷走神经兴奋、促胃液素、组胺等,均可使内因子分泌增多;而萎缩性胃炎、胃酸缺乏的人则内因子分泌减少。

4. 黏液和碳酸氢盐 胃液中含有大量的黏液,它们是由胃黏膜表面的上皮细胞、泌酸腺、贲门腺和幽门腺的黏液细胞共同分泌的,其主要成分为糖蛋白。由于黏液具有较高的黏滞性和形成凝胶的特性,分泌后即覆盖于胃黏膜表面,形成一层厚约 500μm 的保护层,在黏膜表面起润滑作用,可减少粗糙食物对胃黏膜的机械损伤。胃黏膜内的非泌酸细胞能分泌 HCO_3^-。进入胃内的 HCO_3^- 并非直接进入胃液中,而是与胃黏膜表面的黏液联合形成一个抗胃黏膜损伤的屏障,称为黏液-碳酸氢盐屏障(mucus-bicarbonate barrier)(图 6-6),它能有效地保护胃黏膜免受胃内盐酸和胃蛋白酶的损伤。黏液的黏稠度为水的 30～260 倍,可显著减慢离子在黏液层中的扩散速度。当胃腔内的 H^+ 通过黏液层向黏膜细胞方向扩散时,其移动速度明显减慢,并不断地与从黏液层近黏膜细胞侧向胃腔扩散的 HCO_3^- 发生中和。在这个过程中,黏液层中形成一个 pH 梯度,黏液层近胃腔侧呈酸性,pH 约 2.0,而近黏膜细胞侧呈中性,pH 约 7.0。因此,胃黏膜表面的黏液层可有效防止胃内 H^+ 对胃黏膜的直接侵蚀和胃蛋白酶对胃黏膜的消化。

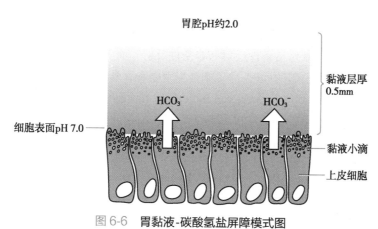

图 6-6 胃黏液-碳酸氢盐屏障模式图

除上述黏液-碳酸氢盐屏障外,胃黏膜上皮细胞的顶端膜和相邻细胞侧膜之间存在紧密连接,这种结构可防止胃腔内的 H^+ 向黏膜上皮细胞内扩散,称为胃黏膜屏障(gastric mucosal barrier)。此外,胃和十二指肠黏膜具有很强的细胞保护作用。

(二)胃和十二指肠黏膜的细胞保护作用

人的上消化道(从口到十二指肠近段)经常会受到许多理化因素的刺激,包括高渗和低渗液体、温度从 0℃到 90℃的不同食物、pH 从 1.5(如醋酸色拉调味汁)到 11.5(如治疗消化不良的碳酸氢钠)的各种食物和药物。另外,黏膜还会暴露于有毒物质,如高浓度的酒精、阿司匹林和其他非类固醇类抗炎药等。但是,黏膜层并未经常受损伤以至糜烂、溃疡和出血。这是因为胃和十二指肠黏膜具有很强的细胞保护作用(cytoprotection),即胃和十二指肠黏膜能合成和释放某些物质来防止或减轻各种有害刺激对细胞造成的损伤和坏死。近年来发现,胃和十二指肠的黏膜和肌层中含有高浓度的前列腺素(如 PGE_2 和 PGI_2)和表皮生长因子(EGF),它们能抑制胃酸和胃蛋白酶原的分泌,刺激黏液和碳酸氢盐的分泌,使胃黏膜的微血管扩张,增加黏膜的血流量,有助于胃黏膜的修复和维持其完整性,因而能有效地抵抗强酸、强碱、酒精和胃蛋白酶等对消化道黏膜的损伤。某些胃肠激素,如促胃液素释放肽[gastrin-releasing peptide,GRP(又称铃蟾素)]、神经降压素、生长抑素和降钙素基因相关肽等,也对胃黏膜具有明显的保护作用。通常把这种作用称为直接细胞保护作用。胃内食物、胃酸、胃蛋白酶以及倒流的胆汁等,可经常性地对胃黏膜构成弱刺激,使胃黏膜持续少量地释放前列腺素和生长抑素等,也能有效地减轻或防止强刺激对胃黏膜的损伤,这种情况称为适应性细胞保护作用(adaptive cytoprotection)。

大量饮酒或大量服用吲哚美辛、阿司匹林等药物,不但可抑制黏液及 HCO_3^- 的分泌,破坏黏液-碳酸氢盐屏障,还能抑制胃黏膜合成前列腺素,降低细胞保护作用,从而损伤胃黏膜。硫糖铝等药物能与胃黏膜黏蛋白络合,并具有抗酸作用,对胃黏液-碳酸氢盐屏障和胃黏膜屏障都有保护和加强作用,因而被用于临床治疗消化性溃疡。

目前已公认,消化性溃疡的发病是由幽门螺杆菌感染所致。幽门螺杆菌能产生大量活性很高的尿素酶,将尿素分解为氨和 CO_2。氨能中和胃酸,从而使这种细菌能在酸度很高的胃内生存。尿素酶和氨的积聚还能损伤胃黏液层和黏膜细胞,破坏黏液-碳酸氢盐屏障和胃黏膜屏障,致使 H^+ 向黏膜逆向扩散,从而导致消化性溃疡的发生。

(三) 消化期的胃液分泌

空腹时,胃液的分泌量很少。进食可刺激胃液大量分泌,称为消化期的胃液分泌。根据消化道感受食物刺激的部位,将消化期的胃液分泌分为头期、胃期和肠期三个时相。

1. **头期胃液分泌** 进食时,食物的颜色、形状、气味、声音以及咀嚼、吞咽动作,可刺激眼、耳、鼻、口腔、咽等处的感受器,通过传入冲动反射性地引起胃液分泌,称为头期胃液分泌。用假饲(sham feeding)的方法可证明头期胃液分泌的存在,即事先给狗手术造食管瘘和胃瘘,当狗进食时,摄取的食物从食管瘘流出体外,并未进入胃内,但这时却有胃液从胃瘘流出。

引起头期胃液分泌的机制包括条件反射和非条件反射。前者是指食物的颜色、形状、气味、声音等对视、听、嗅觉器官的刺激引起的反射;后者则是当咀嚼和吞咽时,食物刺激口腔、舌和咽等处的机械和化学感受器,传入冲动传到位于延髓、下丘脑、边缘叶和大脑皮层的反射中枢后,再由迷走神经传出引起胃液分泌。迷走神经是条件反射和非条件反射的共同传出神经,其末梢主要支配胃腺和胃窦部的 G 细胞,既可直接促进胃液分泌,也可通过促胃液素间接促进胃液分泌(图 6-7),其中以直接促进胃液分泌更为重要。

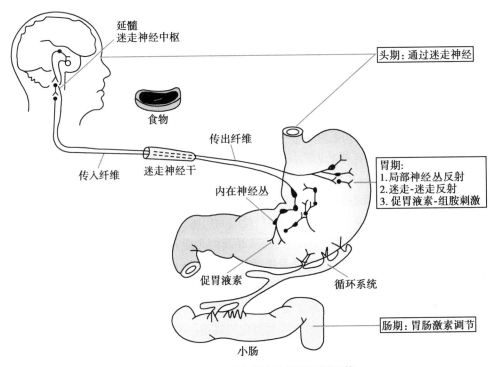

图 6-7 消化期胃液分泌的时相及其调节

头期胃液分泌的特点是持续时间长(可持续 2～4 小时),分泌量多(约占消化期分泌总量的 30%),酸度及胃蛋白酶原的含量均很高;但受食欲的影响十分明显,可口的食物引起的胃液分泌远高于不可口的食物,人在情绪抑郁或惊恐时,头期胃液分泌可受到显著抑制。

2. **胃期胃液分泌** 将食糜、肉的提取液、蛋白胨液等通过瘘管直接注入胃内,可直接刺激胃壁上的机械感受器和化学感受器,促进胃液大量分泌,其主要作用途径是:①食物直接扩张胃,刺激胃底、胃体的感受器,冲动沿迷走神经中的传入纤维传至中枢,再通过迷走神经中的传出纤维引起胃液分泌,这一反射称为迷走-迷走反射(vago-vagal reflex);食物扩张胃也能引起胃壁的内在神经丛短反射,直接或通过促胃液素间接引起胃腺分泌(图 6-7)。②扩张刺激幽门部的感受器,通过胃壁的内在神经丛作用于 G 细胞,引起促胃液素释放。③食物的化学成分,主要是蛋白质的消化产物肽和氨基酸,可直接作用于 G 细胞,引起促胃液素分泌。不同氨基酸对胃酸分泌的刺激作用不同。在人类,苯丙氨酸和色氨酸的作用最强,而糖和脂肪本身并不直接刺激促胃液素分泌。其他化学物质,如咖啡、茶、牛奶、乙醇、Ca^{2+} 等也能引起胃液大量分泌。

胃期分泌的胃液量约占进食后总分泌量的 60%,酸度和胃蛋白酶的含量也很高。

3. **肠期胃液分泌** 将食糜、肉的提取液、蛋白胨液等通过瘘管直接注入十二指肠内也可引起胃液分泌轻度增加,说明当食物离开胃后,还有继续刺激胃液分泌的作用。机械扩张游离的空肠袢也能增加胃液的分泌,切断支配胃的神经后,这种分泌仍然存在,说明肠期的胃液分泌主要是通过体液调节机制实现的。当食物进入小肠后,通过对小肠黏膜的机械性和化学性刺激,可使其分泌一种或几种胃肠激素,主要是促胃液素和肠泌酸素(entero-oxyntin),通过血液循环再作用于胃。

肠期分泌的胃液量少(约占总分泌量的 10%),酸度不高,消化力(指酶的含量)也不很强。这可能与酸、脂肪、高张溶液进入小肠后对胃液分泌的抑制作用有关。

(四)调节胃液分泌的神经和体液因素

1. 促进胃液分泌的主要因素

(1)迷走神经:巴甫洛夫小胃的制作成功使迷走神经调节胃液分泌作用研究得到了快速发展。迷走神经中有传出纤维直接到达胃黏膜泌酸腺中的壁细胞,通过末梢释放 ACh 而引起胃酸分泌;也有纤维支配胃泌酸区黏膜内的肠嗜铬样(ECL)细胞和幽门部 G 细胞,使它们分别释放组胺和促胃液素,间接引起壁细胞分泌胃酸。其中支配 ECL 细胞的纤维末梢释放 ACh,而支配 G 细胞的纤维释放 GRP。另外,迷走神经中还有传出纤维支配胃和小肠黏膜中的 δ 细胞,释放的递质也是 ACh,其作用是抑制 δ 细胞释放生长抑素(somatostatin,SST),消除或减弱它对 G 细胞释放促胃液素的抑制作用,实质上起增强促胃液素释放的作用(图 6-8)。上述 ACh 对靶细胞的作用均可被阿托品所阻断,说明这些作用是通过激活靶细胞的 M(M_3)受体而产生的;而 GRP 对 G 细胞的作用则由铃蟾素受体所介导。

(2)组胺:组胺(histamine)具有极强的促胃酸分泌作用。它由 ECL 细胞分泌,以旁分泌的方式作用于旁周的壁细胞的 H_2 型受体,引起壁细胞分泌胃酸。组胺与 H_2 受体结合后是通过受体-G_s-AC-PKA 信号转导通路,使包括质子泵在内的有关蛋白磷酸化而生效的。西咪替丁(cimetidine)及其类似物可阻断组胺与 H_2 受体的结合而抑制胃酸分泌,有助于消化性溃疡的愈合,该类物质也是临床上常用的抑酸药物。ECL 细胞膜中还存在促胃液素/缩胆囊素(CCK_B)受体和 M_3 受体,可分别与促胃液素和 ACh 结合而引起组胺释放,间接调节胃液的分泌,因此抑制 H_2 受体也能部分抑制促胃液素和 ACh 的促胃酸分泌作用。ECL 细胞膜中还有生长抑素受体,由 δ 细胞释放的生长抑素可通过激活此受体而抑制组胺的释放,间接抑制胃液的分泌(图 6-8)。

(3)促胃液素:促胃液素(gastrin)是由胃窦及十二指肠和空肠上段黏膜中 G 细胞分泌的一种胃肠激素,其作用较为广泛。促胃液素可强烈刺激壁细胞分泌胃酸,这一效应是通过 CCK_B 受体-G_q-PLC-IP_3-Ca^{2+} 和 DG-PKC 信号转导通路实现的(图 6-9)。促胃液素也能作用于 ECL 细胞上的 CCK_B 受体,促进 ECL 细胞分泌组胺,再通过组胺刺激壁细胞分泌盐酸。促胃液素的这种作用可能比它直接

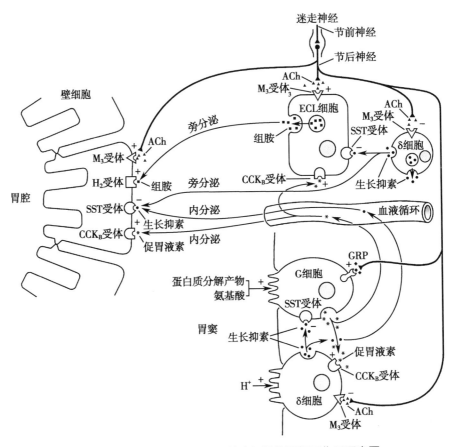

图 6-8　刺激和抑制胃酸分泌的内源性物质相互作用示意图
ACh，乙酰胆碱；GRP，促胃液素释放肽。

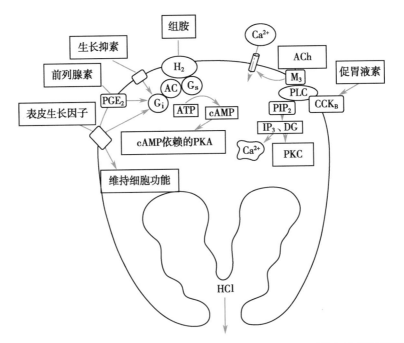

图 6-9　乙酰胆碱（ACh）、组胺、促胃液素等刺激壁细胞分泌胃酸的细胞机制示意图

刺激壁细胞分泌盐酸的作用更为重要。迷走神经兴奋时释放 GRP，可促进促胃液素的分泌。促胃液素的分泌和作用也受其他胃肠激素的影响，如生长抑素可抑制 G 细胞分泌促胃液素（图 6-8），还能抑制促胃液素基因的表达；促胰液素、胰高血糖素、抑胃肽和血管活性肠肽对促胃液素的分泌都有抑制作用。胃酸对促胃液素的分泌具有负反馈调节作用。

引起壁细胞分泌胃酸的大多数刺激物均能促进主细胞分泌胃蛋白酶原及黏液细胞分泌黏液。迷走神经递质 ACh 是主细胞分泌胃蛋白酶原的强刺激物；促胃液素也可直接作用于主细胞促进胃蛋白酶原的分泌；十二指肠黏膜中的内分泌细胞分泌的促胰液素和缩胆囊素也能刺激胃蛋白酶原的分泌。

2. 抑制胃液分泌的主要因素

（1）盐酸：当胃内 HCl 分泌过多时，可负反馈抑制胃酸分泌。一般来说，胃窦内 pH 降到 1.2～1.5 时胃酸分泌即受到抑制。其原因是 HCl 可直接抑制胃窦黏膜 G 细胞释放促胃液素；也能刺激胃黏膜 δ 细胞分泌生长抑素，间接抑制促胃液素和胃酸的分泌。十二指肠内 pH 降到 2.5 以下时，也能抑制胃酸分泌，其机制可能是胃酸可刺激小肠黏膜释放促胰液素和球抑胃素（bulbogastrone）。促胰液素对促胃液素引起的胃酸分泌有明显的抑制作用；而球抑胃素是一种能抑制胃酸分泌的肽类激素，但其化学结构尚未最后确定。

（2）脂肪：当食物中的脂肪及其消化产物进入小肠后，可刺激小肠黏膜分泌多种胃肠激素，如促胰液素、缩胆囊素、抑胃肽、神经降压素和胰高血糖素等，这些具有抑制胃液分泌和胃运动作用的激素，统称为肠抑胃素（enterogastrone）。

20 世纪 30 年代，我国生理学家林可胜等为证明脂肪在小肠内抑制胃液分泌和胃运动的机制，从小肠黏膜中提取到一种物质，将此物注入血液中后可使胃液分泌的量、酸度和消化能力降低，并抑制胃的运动。他将此物命名为肠抑胃素。然而，肠抑胃素至今未能提纯。现认为它可能不是一个独立的激素，而是若干具有此类作用的激素的总称。

（3）高张溶液：消化期当食糜进入十二指肠后，可使肠腔内出现高张溶液，高张溶液可刺激小肠内的渗透压感受器，通过肠-胃反射（entero-gastric reflex）抑制胃液分泌；也能通过刺激小肠黏膜释放若干种胃肠激素抑制胃液分泌。

3. 影响胃液分泌的其他因素　缩胆囊素（cholecystokinin，CCK）、血管活性肠肽、生长抑素、表皮生长因子（epidermal growth factor，EGF）、抑胃肽等可抑制胃液分泌，促胃液素释放肽、缬酪肽（valosin）等可促进胃液分泌。

二、胃的运动

根据胃壁肌层结构和功能的特点，可将胃分为头区和尾区两部分。头区包括胃底和胃体的上 1/3，它的运动较弱，主要功能是储存食物；尾区为胃体的下 2/3 和胃窦，它的运动较强，主要功能是磨碎食物，使之与胃液充分混合，形成食糜，并将食糜逐步排入十二指肠。

（一）胃的运动形式

1. 紧张性收缩　胃壁平滑肌经常处于一定程度的缓慢持续收缩状态，称为紧张性收缩（tonic contraction）。紧张性收缩在空腹时即已存在，充盈后逐渐加强。这种运动能使胃保持一定的形状和位置，防止胃下垂；也能使胃内保持一定压力，以利于胃液渗入食团中；它还是其他运动形式的基础。进食后，头区的紧张性收缩加强，可协助胃内容物向幽门方向移动。

2. 容受性舒张　进食时食物刺激口腔、咽、食管等处的感受器，可反射性引起胃底和胃体（以头区为主）舒张，称为容受性舒张（receptive relaxation）。正常人空腹时，胃的容量仅约 50ml，进餐后可达 1.5L，容受性舒张能使胃容量大大增加，以接纳大量食物入胃，而胃内压却无显著升高。容受性舒张是通过迷走-迷走反射实现的，但参与该反射的迷走神经传出纤维属于抑制性纤维，其节后纤维释放的递质可能是 VIP 和 NO。另外，食物对胃壁的机械刺激以及食糜对十二指肠的机械、化学刺激均能通过迷走-迷走反射和内在神经丛反射引起胃底和胃体平滑肌的舒张。

3. 蠕动 胃的蠕动以尾区为主,食物入胃后约5分钟,蠕动便开始。胃的蠕动始于胃中部,并向幽门方向推进(图6-10)。蠕动波约需1分钟到达幽门,频率约为每分钟3次,表现为一波未平,一波又起。蠕动波开始时较弱,在传播途中逐渐加强,速度也明显加快,一直传到幽门。当幽门括约肌舒张时,在蠕动波产生的压力下,胃窦内少量食糜(1~2ml)被排入十二指肠;当幽门括约肌收缩时,食糜将被反向推回。食糜的这种后退有利于食物和消化液的混合,也可对块状食物起碾磨粉碎作用。

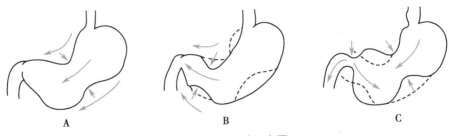

图 6-10 **胃蠕动示意图**
A.胃蠕动始于胃的中部,向幽门方向推进;B.胃蠕动可将食糜推入十二指肠;C.强有力的蠕动波可将部分食糜反向推回到近侧胃窦或胃体,使食糜在胃内进一步被磨碎。

动画

胃蠕动的频率受胃平滑肌慢波节律的控制,胃的慢波起源于胃大弯上部,沿纵行肌向幽门方向传播。

胃蠕动的生理意义在于磨碎进入胃内的食团,使其与胃液充分混合,形成糊状食糜,并将食糜逐步推入十二指肠。

(二)胃排空及其控制

1. 胃排空 食物由胃排入十二指肠的过程称为胃排空(gastric emptying)。食物入胃后5分钟左右就开始胃排空,排空速度与食物的物理性状及化学组成有关。液体食物较固体食物排空快,小颗粒食物比大块食物快,等渗液体较非等渗液体快,三大营养物质中糖类食物排空最快,蛋白质次之,脂肪最慢。混合食物需要4~6小时完全排空。

2. 胃排空的控制

(1)胃内因素促进胃排空:食物对胃的扩张刺激可通过迷走-迷走反射和胃壁的内在神经丛局部反射引起胃运动的加强,促进胃排空。此外,食物对胃的扩张刺激和食物中某些化学成分可引起胃幽门部G细胞释放促胃液素。促胃液素能促进胃的运动,也能增强幽门括约肌的收缩,其总效应是延缓胃排空。

(2)十二指肠内因素抑制胃排空:在十二指肠壁上存在着多种感受器,当食糜进入十二指肠后,食糜中的酸、脂肪和高渗性以及对肠壁的机械扩张均可刺激这些感受器,通过肠-胃反射抑制胃的运动,使胃排空减慢。另外,食糜中的酸和脂肪还可刺激小肠黏膜释放促胰液素、抑胃肽等,抑制胃运动,延缓胃排空。

胃排空的直接动力是胃和十二指肠内的压力差,而其原动力则为胃平滑肌的收缩。当胃运动加强使胃内压大于十二指肠内压时,便发生一次胃排空;在食糜进入十二指肠后,受十二指肠内因素的抑制,胃运动减弱而使胃排空暂停;随着胃酸被中和,食物的消化产物逐渐被吸收,十二指肠对胃运动的抑制消除,胃的运动又逐渐增强,胃排空再次发生。如此反复,直至食糜全部由胃排入十二指肠为止。可见,胃排空是间断进行的。胃内因素促进胃排空,而十二指肠内因素抑制胃排空,两个因素互相消长,互相更替,共同控制着胃排空,使胃内容物的排空能适应十二指肠内消化和吸收的速度。

(三)消化间期胃的运动

胃在空腹状态下除存在紧张性收缩外,也会出现以间歇性强力收缩伴有较长时间的静息期为特点的周期性运动,称为消化间期移行性复合运动(migrating motor complex,MMC)。这种运动开始于胃体上部,并向肠道方向传播。MMC的每一周期为90~120分钟,分为四个时相(图6-11)。I相内只

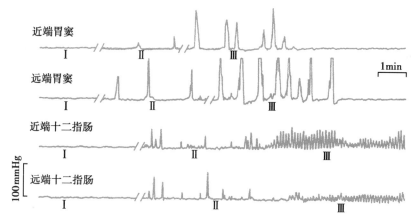

图 6-11　从胃窦和十二指肠记录到的消化间期移行性复合运动（MMC）的时相变化

I、II、III 为 MMC 时相,图中未显示IV相。

能记录到慢波电位,不出现胃肠收缩,称为静息期,可持续45～60分钟。II相内出现不规律的锋电位,并开始出现不规则的胃肠蠕动,持续 30～45 分钟。III相内每个慢波电位上均出现成簇的锋电位,并有规则的高幅胃肠收缩,持续 5～10 分钟,然后收缩停止,转入IV相。IV相实际上是向下一周期I相的短暂过渡期,持续约 5 分钟。I相的产生可能与 NO 释放有关,III相的形成则与胃动素的分泌有关。

消化间期 MMC 使胃肠保持断续的运动,特别是III相的强力收缩可起"清道夫"的作用,能将胃肠内容物,包括上次进食后的食物残渣、脱落的细胞碎片和细菌、空腹时吞下的唾液以及胃黏液等清扫干净。若消化间期的这种移行性复合运动减弱,可引起功能性消化不良及肠道内细菌过度繁殖。

（四）呕吐

呕吐(vomiting)是将胃内容物从口腔强力驱出的过程。当舌根、咽部、胃、肠、胆总管、泌尿生殖器官、视觉和前庭器官(如晕船时)等处的感受器受到刺激时均可引发呕吐。呕吐前常有恶心、流涎、呼吸急促和心搏加快而不规则等表现。呕吐时先深吸气,接着声门和鼻咽通道关闭,胃窦部、膈肌和腹壁肌强烈收缩,胃上部和食管下端舒张,使胃内容物经食管从口腔驱出。剧烈呕吐时,十二指肠和空肠上段也强烈收缩,使十二指肠内容物倒流入胃,故呕吐物中有时混有胆汁和小肠液。

呕吐是一系列复杂的反射活动。传入冲动由迷走神经、交感神经、舌咽神经中的感觉纤维传入中枢,传出冲动沿迷走神经、交感神经、膈神经和脊神经到达胃、小肠、膈肌和腹壁肌等。呕吐中枢位于延髓网状结构的背外侧缘,颅内压升高时,可直接刺激呕吐中枢,引起喷射性呕吐(projectile vomiting)。呕吐可将胃肠内有害物质排出,因而具有保护意义;但持续、剧烈的呕吐则可导致水、电解质和酸碱平衡紊乱。

第四节 ｜ 小肠内消化

食糜由胃进入十二指肠后便开始小肠内的消化。小肠内消化是整个消化过程中最重要的阶段。在这里,食糜受到胰液、胆汁和小肠液的化学性消化以及小肠运动的机械性消化,许多营养物质也都在此处被吸收,因而食物在经过小肠后消化过程基本完成,未被消化的食物残渣从小肠进入大肠。食物在小肠内停留的时间根据食物的性质而不同,混合性食物一般在小肠内停留 3～8 小时。

一、胰液的分泌

胰腺是兼有外分泌和内分泌功能的腺体。胰腺的内分泌功能主要与糖代谢调节有关,将在内分泌章中讨论。胰腺的外分泌物为胰液,是由胰腺的腺泡细胞和小导管管壁细胞所分泌的,具有很强的消化能力。

(一) 胰液的性质、成分和作用

胰液(pancreatic juice)是无色无臭的碱性液体,pH 为 7.8~8.4,渗透压与血浆大致相等。人每日分泌的胰液量为 1~2L。

胰液中含有无机物和有机物。在无机成分中,HCO_3^- 的含量很高,它是由胰腺内的小导管细胞分泌的。导管细胞内含有较高浓度的碳酸酐酶,在它的催化下,CO_2 可溶于水生成 H_2CO_3,而后解离成 HCO_3^-。人胰液中的 HCO_3^- 浓度随分泌速度的增加而增加,最高可达 140mmol/L。HCO_3^- 的主要作用是中和进入十二指肠的胃酸,使肠黏膜免受强酸的侵蚀;同时也提供小肠内多种消化酶活动的最适 pH 环境(pH 7~8)。

胰液中的有机物主要是蛋白质,含量 0.1%~10%,随分泌速度的不同而有所不同。胰液中的蛋白质主要是多种消化酶,由腺泡细胞分泌。

1. 胰淀粉酶 胰淀粉酶(pancreatic amylase)是一种 α-淀粉酶,可水解淀粉为糊精、麦芽糖,其发挥作用的最适 pH 为 6.7~7.0。

2. 胰脂肪酶 胰脂肪酶(pancreatic lipase)可分解甘油三酯为脂肪酸、单酰甘油和甘油,最适 pH 为 7.5~8.5。

目前认为,胰脂肪酶只有在胰腺分泌的另一种小分子蛋白质,即辅脂酶(colipase)存在的条件下才能发挥作用。由于胆盐具有去垢剂特性,可将附着于胆盐微胶粒(即乳化的脂滴)表面的蛋白质清除,而辅脂酶对胆盐微胶粒却有较高的亲和力,因此当胰脂肪酶、辅脂酶和胆盐形成三元络合物时,便可防止胆盐将胰脂肪酶从脂滴表面清除。辅脂酶的作用可比喻为附着在脂滴表面的"锚"。

胰液中还含有一定量的胆固醇酯酶和磷脂酶 A_2,可分别水解胆固醇酯和卵磷脂。

3. 胰蛋白酶和糜蛋白酶 这两种酶均以无活性的酶原形式存在于胰液中。肠液中的肠激酶(enterokinase)是激活胰蛋白酶原(trypsinogen)的特异性酶,可使胰蛋白酶原变为有活性的胰蛋白酶(trypsin),已被激活的胰蛋白酶也能激活胰蛋白酶原而形成正反馈,加速其活化。此外,酸、组织液等也能使胰蛋白酶原活化。糜蛋白酶原(chymotrypsinogen)主要在胰蛋白酶作用下转化为有活性的糜蛋白酶(chymotrypsin)。胰蛋白酶和糜蛋白酶的作用极为相似,都能分解蛋白质为䏡和胨,当两者一同作用于蛋白质时,则可将蛋白质消化为小分子多肽和游离氨基酸;糜蛋白酶还有较强的凝乳作用。

此外,正常胰液中还含有羧基肽酶、核糖核酸酶、脱氧核糖核酸酶等水解酶。它们也以酶原的形式分泌,在已活化的胰蛋白酶作用下激活。激活后,羧基肽酶可作用于多肽末端的肽键,释出具有自由羧基的氨基酸,核酸酶则可使相应的核酸部分水解为单核苷酸。

胰液由于含有水解糖、脂肪和蛋白质三类营养物质的消化酶,因而是最重要的消化液。临床和实验均证明,当胰液分泌障碍时,即使其他消化液分泌都正常,食物中的脂肪和蛋白质仍不能完全消化和吸收,常可引起脂肪泻,但糖的消化和吸收一般不受影响。

各种原因造成胰蛋白酶渗入胰腺组织中而被激活,则胰腺组织自身被消化,会导致胰腺细胞和间质水肿引起急性胰腺炎。临床用生长抑素及其类似物奥曲肽(octreotide)抑制胰酶分泌,用加贝酯(gabexate)和抑肽酶(aprotinin)抑制胰蛋白酶。

(二) 胰液分泌的调节

食物是刺激胰液分泌的自然因素。进食时胰液分泌受神经和体液双重控制,但以体液调节为主。

1. 神经调节 食物的性状、气味以及对口腔、食管、胃和小肠的刺激都可通过神经反射(包括条件反射和非条件反射)引起胰液分泌。反射的传出神经主要是迷走神经。切断迷走神经或注射阿托品阻断迷走神经的作用,均可显著减少胰液分泌。迷走神经可通过其末梢释放 ACh 直接作用于胰腺,也可通过引起促胃液素的释放,间接引起胰腺分泌(图 6-12)。迷走神经主要作用于胰腺的腺泡细胞,对小导管细胞的作用较弱,因此,迷走神经兴奋引起胰液分泌的特点是水和碳酸氢盐含量很少,而酶的含量却很丰富。内脏大神经(属交感神经)对胰液分泌的影响不是很明显。

2. 体液调节 调节胰液分泌的体液因素主要有促胰液素和缩胆囊素。

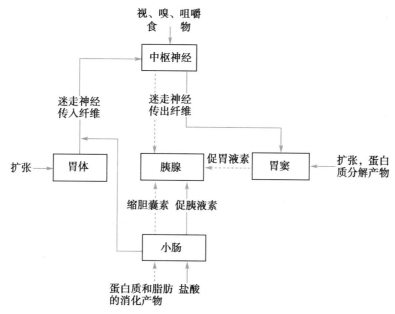

图 6-12 胰液分泌的神经和体液调节示意图
实线表示引起水样分泌;虚线表示引起酶的分泌。

（1）促胰液素:促胰液素是历史上第一个被发现的激素,当酸性食糜进入小肠后,可刺激小肠黏膜释放促胰液素。小肠上段黏膜含促胰液素较多,距幽门越远,含量越小。产生促胰液素的细胞为 S 细胞。我国生理学家王志均教授等曾在移植胰的狗身上观察引起促胰液素释放的因素,结果表明,盐酸是最强的刺激因素,其次为蛋白质分解产物和脂酸钠,糖类几乎没有刺激作用。迷走神经兴奋不引起促胰液素释放;切除小肠的外来神经后,盐酸在小肠内仍能引起胰液分泌,说明促胰液素的释放不依赖于肠外来神经。

促胰液素主要作用于胰腺小导管上皮细胞,使其分泌大量的水和 HCO_3^-,从而使胰液的分泌量大为增加,而酶的含量却很低。

（2）缩胆囊素:缩胆囊素的一个重要作用是促进胰液中各种酶的分泌,故也称促胰酶素（pancreozymin,PZ）;它的另一重要作用是促进胆囊强烈收缩,排出胆汁。缩胆囊素对胰腺组织还有营养作用,可促进胰组织蛋白质和核糖核酸的合成。引起缩胆囊素释放的因素按由强至弱的顺序为蛋白质分解产物、脂酸钠、盐酸、脂肪;糖类没有刺激作用。

影响胰液分泌的体液因素还有胃窦分泌的促胃液素、小肠分泌的血管活性肠肽等,它们在作用上分别与缩胆囊素和促胰液素相似。

近年来的资料表明,促胰液素和缩胆囊素对胰液分泌的作用是通过不同机制实现的,前者以 cAMP 为第二信使,后者则是通过磷脂酰肌醇系统,在 Ca^{2+} 介导下起作用的。

促胰液素和缩胆囊素之间存在协同作用,即一个激素可加强另一个激素的作用。此外,迷走神经对促胰液素也有加强作用,在阻断迷走神经后,促胰液素引起的胰液分泌量将大大减少。激素之间以及激素与神经之间的相互加强作用,对进餐时胰液的大量分泌具有重要意义。

二、胆汁的分泌和排出

肝细胞能持续分泌胆汁（bile）。在非消化期,肝脏分泌的胆汁主要储存于胆囊内。进食后,食物及消化液可刺激胆囊收缩,将储存于胆囊内的胆汁排入十二指肠。直接从肝细胞分泌的胆汁称为肝胆汁,储存在胆囊内并由胆囊排出的胆汁称为胆囊胆汁。

（一）胆汁的性质、成分和作用

1. 胆汁的性质和成分 胆汁是一种有色、味苦、较稠的液体。肝胆汁呈金黄色,透明清亮,呈弱碱性（pH 7.4）。胆囊胆汁因被浓缩而颜色加深,为深棕色,因 HCO_3^- 在胆囊中被吸收而呈弱酸性（pH 6.8）。成年人每日分泌胆汁 0.8~1.0L。胆汁中除水分外,还含有胆盐、卵磷脂、胆固醇和胆色素等有机物和 Na^+、K^+、Ca^{2+}、HCO_3^- 等无机物。胆汁是唯一不含消化酶的消化液。胆汁中最重要的成分是胆盐,其主要作用是促进脂肪的消化和吸收;胆色素是血红素的分解产物,是决定胆汁颜色的主要成分;胆固醇是肝脏脂肪代谢的产物。

胆盐与卵磷脂都是双嗜性分子,因而可聚合成微胶粒（micelle）,胆固醇可溶入微胶粒中。卵磷脂是胆固醇的有效溶剂,胆固醇的溶解量取决于胆汁中它与卵磷脂的适当比例。当胆固醇含量过多或卵磷脂含量过少时,胆固醇便从胆汁中析出而形成胆固醇结石。另外,胆汁中绝大部分胆红素在正常情况下以溶于水的结合形式（双葡糖醛酸胆红素）存在,仅约 1% 以不溶于水的游离形式存在,后者能与 Ca^{2+} 结合形成胆红素钙而发生沉淀,在某些情况下使游离型胆红素增多,便有可能形成胆红素结石。

2. **胆汁的作用**　胆汁的主要作用是促进脂肪的消化和吸收。

（1）促进脂肪的消化:胆汁中的胆盐、卵磷脂和胆固醇等均可作为乳化剂,降低脂肪的表面张力,使脂肪乳化成微滴分散在水性的肠液中,因而可增加胰脂肪酶的作用面积,促进脂肪的分解消化。

（2）促进脂肪和脂溶性维生素的吸收:在小肠绒毛表面覆盖有一层不流动水层,即静水层,脂肪分解产物不易穿过静水层到达肠黏膜表面而被上皮细胞吸收。肠腔中的脂肪分解产物,如脂肪酸、单酰甘油等均可掺入由胆盐聚合成的微胶粒中,形成水溶性的混合微胶粒（mixed micelle）。混合微胶粒则很容易穿过静水层而到达肠黏膜表面,从而促进脂肪分解产物的吸收。胆汁的这一作用,也有助于脂溶性维生素 A、D、E、K 的吸收。

（3）中和胃酸及促进胆汁自身分泌:胆汁排入十二指肠后,可中和一部分胃酸;进入小肠的胆盐绝大部分由回肠黏膜吸收入血,通过门静脉回到肝脏再形成胆汁,这一过程称为胆盐的肠肝循环（enterohepatic circulation）。返回到肝脏的胆盐有刺激肝胆汁分泌的作用,称为胆盐的利胆作用（图 6-13）。

（二）胆汁分泌和排出的调节

食物是引起胆汁分泌和排出的自然刺激物,其中以高蛋白食物刺激作用最强,高脂肪和混合食物次之,而糖类食物作用最弱。胆汁的分泌和排出受神经和体液因素的调节,以体液调节为主。

1. **神经调节**　进食动作或食物对胃、小肠黏膜的刺激均可通过神经反射引起肝胆汁分泌少量增加,胆囊收缩轻度加强。反射的传出途径是迷走神经。迷走神经通过其末梢释放 ACh,可直接作用于肝细胞和胆囊,增加胆汁分泌和引起胆囊收缩,也可通过促胃液素的释放,间接引起胆汁分泌增加。

2. **体液调节**　有多种体液因素参与调节胆汁的分泌和排出。

（1）促胃液素:促胃液素可通过血液循环作用于肝细胞引起肝胆汁分泌;也可先引起盐酸分泌,然后由盐酸作用于十二指肠黏膜,使其释放促胰液素,进而促进胆汁分泌。

（2）促胰液素:促胰液素的主要作用是促进胰液分泌,对肝胆汁分泌也有一定刺激作用,主要促进胆管上皮分泌大量的水和 HCO_3^-,而刺激肝细胞分泌胆盐的作用不显著。

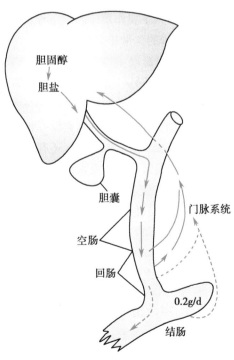

图 6-13 **胆盐的肠肝循环示意图**
实线表示来自肝脏的胆盐,虚线表示由细菌作用产生的胆盐,合成胆盐的正常速率是 0.2g/d 左右。

（3）缩胆囊素：缩胆囊素可通过血液循环作用于胆囊平滑肌和壶腹括约肌，引起胆囊收缩，壶腹括约肌舒张，促使胆汁排出；此外，也有较弱的促胆汁分泌的作用。

（4）胆盐：通过胆盐的肠-肝循环返回肝脏的胆盐有刺激肝胆汁分泌的作用，但对胆囊的运动并无明显影响。

（三）胆囊的功能

胆囊的主要功能是：①储存和浓缩胆汁。在非消化期，壶腹括约肌收缩而胆囊舒张，因而肝胆汁经胆囊管流入胆囊内储存；在储存期，胆囊黏膜能吸收其中的水和无机盐类，使胆汁浓缩4～10倍。②调节胆管内压和排出胆汁。胆囊的收缩和舒张可调节胆管内压力。空腹时壶腹括约肌收缩，胆囊舒张，肝胆汁流入胆囊，胆管内压无明显升高；进食时胆囊收缩，胆管内压力升高，壶腹括约肌舒张，胆囊内胆汁排入十二指肠。胆囊被摘除对小肠内消化和吸收并无明显影响，这是肝胆汁可直接流入小肠的缘故。

三、小肠液的分泌

小肠内有两种腺体，即位于十二指肠黏膜下层的十二指肠腺和分布于整个小肠黏膜层的小肠腺。前者又称布伦纳腺（Brunner's gland），分泌含黏蛋白的碱性液体，黏稠度很高，其主要作用是保护十二指肠黏膜上皮，使其免受胃酸侵蚀；后者又称李氏腺（Lieberkuhn gland），分布于全部小肠的黏膜层内，其分泌液为小肠液的主要部分。

（一）小肠液的性质、成分和作用

小肠液是一种弱碱性液体，pH约为7.6，渗透压与血浆相等。小肠液的分泌量变化范围很大，成年人每日分泌量为1～3L。大量的小肠液可稀释消化产物，使其渗透压下降，有利于吸收。小肠液分泌后又很快被绒毛上皮重新吸收，这种液体的交流为小肠内营养物质的吸收提供一个大容量媒介。

小肠腺分泌肠激酶能将胰液中的胰蛋白酶原活化为胰蛋白酶，以利于蛋白质的消化。

（二）小肠液分泌的调节

食糜对局部黏膜的机械性刺激和化学性刺激均可引起小肠液分泌。小肠黏膜对扩张性刺激最为敏感，小肠内食糜的量越多，小肠液分泌也越多。一般认为，这些刺激是通过肠壁的内在神经丛的局部反射而起作用的。刺激迷走神经可引起十二指肠腺分泌，但对其他部位的肠腺作用并不明显，研究表明，只有切断内脏大神经（取消了抑制性影响）后，刺激迷走神经才能引起小肠液的分泌。

此外，促胃液素、促胰液素、缩胆囊素和血管活性肠肽等都能刺激小肠液的分泌。

四、小肠的运动

（一）小肠的运动形式

1. **紧张性收缩** 紧张性收缩是小肠进行其他运动的基础，并能使小肠保持一定的形状和位置。当小肠紧张性增高时，肠内容物的混合与运送速度增快；而当小肠紧张性降低时，肠内容物的混合与运送速度减慢。

2. **分节运动** 分节运动（segmentation）是一种以环形肌为主的节律性收缩和舒张交替进行的运动，表现为食糜所在肠道的环形肌以一定的间隔交替收缩，把食糜分割成许多节段；随后，原收缩处舒张，原舒张处收缩，使原来节段的食糜被分成两半，邻近的两半合在一起，形成新的节段。如此反复，食糜得以不断分开，又不断混合（图6-14）。空

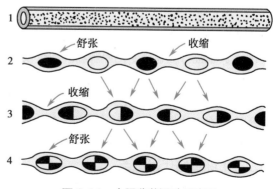

图6-14 **小肠分节运动示意图**
1,肠管表面观；2、3、4,肠管纵切面观，表示不同阶段的食糜节段分割与合拢的情况。

腹时分节运动几乎不存在,食糜进入小肠后逐步加强。由上至下,小肠的分节运动存在频率梯度,小肠上部频率较高,在十二指肠约为 11 次/分,向小肠远端逐步降低,至回肠末端减为 8 次/分。分节运动的意义在于:①使食糜与消化液充分混合,有利于化学性消化;②增加食糜与小肠黏膜的接触,并不断挤压肠壁以促进血液和淋巴回流,有助于吸收;③分节运动本身对食糜的推进作用很小,但分节运动存在由上而下的频率梯度,这种梯度对食糜有一定推进作用。

3. 蠕动　小肠的蠕动可发生在小肠的任何部位,推进速度为 0.5～2.0cm/s,行数厘米后消失。其作用是将食糜向小肠远端推进一段后,在新的肠段进行分节运动。此外,有一种传播很快(2～25cm/s)很远的运动,称为蠕动冲(peristaltic rush),可一次把食糜从小肠始段推送到末端,有时可推送到大肠。蠕动冲由进食时的吞咽动作或食糜进入十二指肠而引起。有时在回肠末段可出现一种与一般蠕动方向相反的逆蠕动,其作用是防止食糜过早通过回盲瓣进入大肠,增加食糜在小肠内的停留时间,以便于对食糜进行更充分的消化和吸收。

小肠在非消化期也存在与胃相同的周期性移行性复合运动(MMC),它是胃 MMC 向下游传播而形成的,其意义与胃 MMC 相似。

(二) 小肠运动的调节

小肠的运动主要受肌间神经丛的调节,食糜对肠黏膜的机械、化学性刺激,可通过局部反射使运动加强。在整体情况下,外来神经也可调节小肠的运动,一般副交感神经兴奋时肠壁的紧张性升高,蠕动加强,而交感神经的作用则相反。促胃液素、P 物质、脑啡肽、5-羟色胺等体液因素也可促进小肠的运动,促胰液素、生长抑素和肾上腺素则起抑制作用。

(三) 回盲括约肌的功能

回肠末端与盲肠交界处的环形肌明显加厚,称为回盲括约肌。该括约肌平时保持轻度的收缩状态,使回肠末端内压力升高,高于大肠内压力,一方面可防止小肠内容物过快排入大肠,有利于小肠的完全消化和吸收;另一方面能阻止大肠内食物残渣的倒流。食物入胃后,可通过胃-回肠反射使回肠蠕动加强,当蠕动波到达近回盲括约肌数厘米处时括约肌舒张,约有 4ml 内容物被推入大肠。肠内容物对盲肠的机械性扩张刺激可通过肠壁的内在神经丛的局部反射使回盲括约肌收缩。

第五节 │ 肝脏的消化功能和其他生理作用

肝脏是人体内最大的消化腺,也是体内新陈代谢的中心站。据估计,在肝脏中发生的化学反应有 500 种以上。实验证明,动物在完全摘除肝脏后即使给予相应的治疗,最多也只能生存 50 多个小时,这说明肝脏是维持生命活动必不可少的一个器官。

一、肝脏的功能特点

(一) 肝脏的血液供应

肝脏的血液供应极为丰富,其含血量相当于人体血液总量的 14%。成年人肝每分钟血流量有 1 500～2 000ml。其血液有门静脉和肝动脉双重来源,两种血液在窦状隙内混合。门静脉收集来自腹腔内脏的血液,内含从消化道吸收入血的丰富的营养物质,它们在肝内被加工、储存或转运;同时,门静脉血中的有害物质及微生物抗原性物质也将在肝内被解毒或清除。正常时肝内静脉窦可储存一定量的血液,在机体失血时,可从窦内排出较多的血液,补充循环血量的不足。肝血供的 1/4 来自肝动脉,含有丰富的 O_2,为肝细胞供氧的主要来源。流经肝脏的血液最后由肝静脉进入下腔静脉而回到心脏。

(二) 肝脏的代谢特点

肝脏的主要功能是进行三大营养物质的代谢,包括糖的分解和糖原合成、蛋白质及脂肪的分解与合成,以及维生素及激素的代谢等。肝脏内的各种代谢活动十分活跃,这与它所含有的酶类十分丰富有关。肝细胞内存在体内几乎所有的酶类,大体可分为两类:①肝内和肝外组织均有的酶,如磷酸化酶、碱性磷酸酶、组织蛋白酶、转氨酶、核酸酶和胆碱酯酶等;②仅存在于肝内的酶,如组氨酸酶、山梨醇脱氢酶、精氨酸酶、鸟氨酸氨基甲酰转移酶等。

二、肝脏主要的生理功能

肝脏具有分泌胆汁、吞噬、防御、制造凝血因子、调节血容量及水电解质平衡、产生热量等多种功能。在胚胎时期肝脏还有造血功能。

(一)分泌胆汁

肝细胞能不断地生成胆汁酸和分泌胆汁,胆汁在消化过程中可促进脂肪在小肠内的消化和吸收。每天有 800~1 000ml 的胆汁经胆管输送到胆囊。若无胆汁,食入的脂肪将有 40% 从粪便中丢失,且伴有脂溶性维生素的吸收不良。胆汁还有排泄有害物质的作用。

肝脏的胆汁酸合成是一个具有反馈控制的连续过程,合成的量取决于胆汁酸在肠-肝循环中返回肝脏的量。如果绝大部分的胆汁酸又返回肝脏,则肝细胞只须合成少量(0.5g)的胆汁酸以补充它在粪便中的损失;反之,若返回量减少,则合成量将增加。

(二)物质代谢

1. **糖代谢** 单糖经小肠黏膜吸收后,由门静脉到达肝脏,在肝内转变为肝糖原而储存。一般成年人肝内约含 100g 肝糖原,仅够禁食 24 小时之用。肝糖原在调节血糖浓度以维持其稳定中具有重要作用。当劳动、饥饿、发热时,血糖大量消耗,肝细胞又能把肝糖原分解为葡萄糖进入循环血液,所以患肝病时血糖常有变化。

2. **蛋白质代谢** 由消化道吸收的氨基酸在肝脏内进行蛋白质合成、脱氨、转氨等作用,合成的蛋白质进入循环血液供全身器官组织之需要。肝脏是合成血浆蛋白的主要场所,由于血浆蛋白可用于体内各种组织蛋白的更新,所以肝脏合成血浆蛋白的作用对维持机体蛋白质代谢有重要意义。肝脏将氨基酸代谢产生的氨合成尿素,经肾脏排出体外。所以肝病时血浆蛋白减少,血氨升高。

3. **脂肪代谢** 肝脏是脂肪运输的枢纽。消化吸收后的一部分脂肪进入肝脏,之后再转变为体脂储存。饥饿时,储存的体脂可先被运送到肝脏,然后进行分解。在肝内,中性脂肪可水解为甘油和脂肪酸,此反应可被肝脂肪酶加速,甘油可通过糖代谢途径被利用,而脂肪酸则可完全被氧化为 CO_2 和水。肝脏还是体内脂肪酸、胆固醇、磷脂合成的主要器官之一,多余的胆固醇随胆汁排出。人体内血脂的各种成分是相对恒定的,其比例靠肝细胞调节。当脂肪代谢紊乱时,可使脂肪堆积于肝脏内形成脂肪肝。

4. **维生素代谢** 肝脏可储存脂溶性维生素,人体 95% 的维生素 A 都储存在肝内,肝脏是维生素 C、维生素 D、维生素 E、维生素 K、维生素 B_1、维生素 B_6、维生素 B_{12}、烟酸、叶酸等多种维生素储存和代谢的场所。

5. **激素代谢** 正常情况下血液中各种激素都保持一定含量,多余的则经肝脏处理而被灭活。当患肝病时,可出现雌激素灭活障碍,引起男性乳房发育、女性月经不调及性征改变等。如果出现醛固酮和血管升压素灭活障碍,则可引起钠、水潴留而发生水肿。

(三)解毒功能

门静脉收集自腹腔的血液入肝,血液中的有害物质及微生物抗原性物质将在肝内被解毒和清除。肝脏是人体的主要解毒器官,它能保护机体免受损害,使毒物成为比较无毒的或溶解度大的物质,随胆汁或尿液排出体外。肝脏解毒主要有以下四种方式。

1. **化学作用** 如氧化、还原、分解、结合和脱氧作用。例如,氨是一种有毒的代谢产物,它可在肝内被合成为尿素,随尿排出体外。有毒物质与葡糖醛酸、硫酸、氨基酸等结合可变成无毒物质。

2. **分泌作用** 一些重金属如汞,以及来自肠道的细菌,可随胆汁分泌排出。

3. **蓄积作用** 某些生物碱如士的宁、吗啡等可蓄积于肝脏,然后肝脏逐渐小量释放这些物质,以减少中毒过程。

4. 吞噬作用 肝细胞中含有大量的库普弗细胞（Kupffer cell），其具有很强的吞噬能力，能起到吞噬病菌而保护肝脏的作用，如果肝脏受损，人体就易中毒或感染。

（四）防御和免疫功能

肝脏是最大的网状内皮细胞吞噬系统。肝静脉窦内皮层含有大量的库普弗细胞，能吞噬血液中的异物、细菌、染料及其他颗粒物质。实验证明，来自肠道的大分子抗原可经淋巴结至肠系膜淋巴结入肝，而小分子抗原则主要经过门静脉微血管至肝脏。肝脏中的单核巨噬细胞可吞噬这些抗原物质，经过处理的抗原物质可刺激机体的免疫反应。因此，健康的肝脏可发挥其免疫调节作用。

（五）其他功能

除上述功能外，肝脏还能调节循环血量。肝脏也是多种凝血因子合成的主要场所，人体内的 12 种凝血因子中，因子Ⅱ、Ⅶ、Ⅸ、Ⅹ都是由肝细胞合成的。肝病时可引起凝血因子缺乏而造成凝血时间延长及发生出血倾向。此外，机体热量的产生、水电解质的平衡等，都需要肝脏的参与。

三、肝脏功能的储备及肝脏的再生

肝脏具有巨大的功能储备。动物实验证明，当肝脏被切除 70%～80% 后，并不出现明显的生理功能紊乱。而且，残余的肝脏可在 3 周（大鼠）至 8 周（狗）内生长至原有大小，这称为肝脏的再生。由此可见，肝脏的功能储备和再生能力是相当惊人的。

有资料表明，某些激素对肝再生也有重要作用。摘除动物的垂体或肾上腺，均可降低肝细胞的再生能力；而给予生长激素或肾上腺皮质激素，则可恢复其再生能力；若在食料中加入甲状腺浸膏，也可促进肝细胞再生。近年来还发现，胰岛素对肝再生也有重要作用。

四、肝功能障碍

肝功能障碍主要是由肝实质细胞受损所致。当肝细胞不能完全再生和补偿损伤的肝细胞的功能时，会引起肝的代谢、分泌、合成、降解、解毒、免疫等功能严重障碍，称为肝功能不全（hepatic insufficiency），严重者可引起肝衰竭（hepatic failure）。主要表现为：黄疸和转氨酶升高；因合成和分泌白蛋白障碍而出现低白蛋白血症；因凝血酶及凝血因子合成不足而出现出血倾向；因雌激素灭活不足而出现肝掌、蜘蛛痣、男性乳腺发育。肝功能失代偿时引发肝衰竭，可引起肝性脑病、肝肾综合征等，死亡率高。

（刘传勇）

第六节 │ 大肠的功能

食糜的消化和吸收在小肠内已大部分完成，大肠没有重要的消化活动。大肠的主要功能在于吸收水分和无机盐，同时为消化、吸收后的食物残渣提供暂时储存场所，并将食物残渣转变为粪便。此外，大肠还有较强的免疫功能，如大肠的免疫组织接受抗原刺激后可产生局部的免疫应答，其抗体主要有分泌性 IgA（sIgA）、IgM 和 IgG 等。

一、大肠液的分泌

大肠液是由在肠黏膜表面的柱状上皮细胞及杯状细胞分泌的。大肠的分泌物富含黏液和 HCO_3^-，其 pH 为 8.3～8.4。大肠液中可能含有少量二肽酶和淀粉酶，但它们对物质的分解作用不大。大肠液中起主要作用的是黏液蛋白，它能保护肠黏膜和润滑粪便。

大肠液的分泌会受到很多因素的影响。食物残渣对肠壁的机械性刺激可通过壁内神经丛的局部反射促进大肠液分泌；刺激副交感神经可使分泌增加；而刺激交感神经则可使正在进行的分泌减少；中枢神经也可能影响大肠液分泌，在情绪紧张时，由于大肠液分泌增加，使人产生便意、排便次数增加。

二、大肠的运动和排便

大肠的运动少而慢,对刺激的反应也较迟缓,这些特点与大肠作为粪便的暂时储存场所相适应。

(一)大肠运动的形式

1. 袋状往返运动 这是在空腹和安静时最常见的一种运动形式,由环行肌无规律地收缩而引起,它使结肠出现一串结肠袋,结肠内压力升高,结肠袋内容物向前、后两个方向作短距离的往返位移,但并不向前进行远距离推进。这种运动有助于促进水的吸收。

2. 分节推进和多袋推进运动 分节推进运动是指环行肌有规律的收缩,将一个结肠袋内容物推移到邻近肠段,收缩结束后,肠内容物不返回原处;如果一段结肠上同时发生多个结肠袋的收缩,并且其内容物被推移到下一段,则称为多袋推进运动。进食后或副交感神经兴奋时可见这种运动。

3. 蠕动 大肠的蠕动由一些稳定向前的收缩波组成。收缩波前方的肌肉舒张,往往充有气体;收缩波后面的肌肉则保持在收缩状态,使这段肠管闭合并排空。在大肠还有一种进行很快且前进很远的蠕动,称为集团蠕动(mass peristalsis)。它通常始于横结肠,可将一部分肠内容物推送至降结肠或乙状结肠。集团蠕动常见于进食后,最常发生在早餐后60分钟内,可能是胃内食糜进入十二指肠后,由十二指肠-结肠反射引起。这一反射主要通过内在神经丛的传递实现。

(二)排便

食物残渣在结肠内停留的时间较长,一般在十余小时。在这一过程中,食物残渣中的一部分水分被结肠黏膜吸收,剩余部分经结肠内细菌的发酵和腐败作用后形成粪便。粪便中除食物残渣外,还包括脱落的肠上皮细胞和大量的细菌。此外,机体的某些代谢产物,包括由肝排出的胆色素衍生物,以及由血液通过肠壁排至肠腔中的某些金属,如钙、镁、汞等的盐类,也随粪便排出体外。

大肠内的粪便通常存留在乙状结肠。由于乙状结肠与直肠之间的环行肌收缩、肛提肌经常性紧缩形成的角度,以及黏膜的螺旋形皱褶均阻止粪便进入直肠,因而正常人的直肠内通常没有粪便。当结肠发生强烈的推进性运动时将粪便推入直肠,其可扩张刺激直肠壁内的感受器,冲动沿盆神经和腹下神经传至腰、骶段脊髓的初级排便中枢,同时上传到大脑皮层引起便意。如果条件允许,大脑皮层即下传冲动使脊髓初级排便中枢发出冲动,即可发生排便反射(defecation reflex)。这时冲动由盆神经传出,使降结肠、乙状结肠和直肠收缩,肛门内括约肌舒张。同时阴部神经的传出冲动减少,使肛门外括约肌舒张,于是粪便被排出体外。在排便过程中,支配腹肌和膈肌的神经也兴奋,因而腹肌和膈肌收缩,腹内压增加,有助于粪便的排出。正常人的直肠对粪便的机械性扩张刺激有一定的感觉阈,当达到此感觉阈时即可产生便意。但若在粪便刺激直肠时,环境和条件不适宜排便,便意可受大脑皮层的抑制。人们若对便意经常予以制止,将使直肠逐渐失去对粪便刺激正常的敏感性,即感觉阈升高,加之粪便在结肠内停留过久,水分吸收过多而变得干硬,引起排便困难,这是产生功能性便秘最常见的原因。

(三)大肠内细菌的消化作用

大肠内有大量细菌,大多是大肠埃希菌、葡萄球菌等,主要来自食物和空气,外界的细菌由口腔进入胃时,大部分被胃酸杀灭。而在大肠,由于肠腔内容物呈弱碱性,且移动缓慢,有利于细菌的大量繁殖。

据估计,粪便中死的和活的细菌占粪便固体重量的20%~30%,有很多生理作用(详见本章第八节)。大肠内的酸碱度和温度较适合一般细菌的繁殖和活动,这些细菌通常不致病。细菌体内含有能分解食物残渣的酶,它们对糖及脂肪的分解称为发酵,其产物有乳酸、乙酸、CO_2、甲烷、脂肪酸、甘油、胆碱等;它们对蛋白质的分解称为腐败,其产物有胨、氨基酸、NH_3、H_2S、组胺、吲哚等,其中有的成分由肠壁吸收后到肝脏进行解毒。此外,大肠内的细菌还能利用肠内较为简单的物质来合成维生素B复合物和维生素K,这些维生素可被人体吸收利用。

(四)食物中的纤维素对肠功能的影响

食物中的纤维素对肠功能和胃肠疾病具有重要影响,近年来已受到医学界的重视。一般认为,适当增加食物中纤维素的含量有益于增进健康,可预防便秘、痔疮、结肠癌等疾病的发生。食物中的纤维素对肠功能的影响主要有:①多糖纤维能与水结合而形成凝胶,可限制水的吸收,增加粪便的体积,有利于粪便的排出;②纤维素能刺激肠运动,缩短粪便在大肠内停留的时间,以减少有害物质对胃肠和整个机体的毒害作用;③纤维素可以吸收胆汁酸,增加其从粪便中的排出,使消化道回收的胆盐减少,肝合成新的胆汁酸时就需要利用更多的胆固醇,因此膳食纤维可间接起到降低血浆胆固醇水平的作用;④纤维素可降低食物中热量的比例,减少含高能量物质的摄取,有助于纠正不正常的肥胖。

第七节 │ 吸　收

食物中的糖、脂肪和蛋白质是人体能量的主要来源,但是这些大分子营养物质必须先被分解为小分子物质才能被吸收,所以大分子营养物质吸收是在消化的基础上进行的。

一、吸收的部位和途径

消化道不同部位所吸收的物质和吸收速度是不同的,这主要取决于消化道各部分的组织结构,以及食物在各部位被消化的程度和停留时间。食物在口腔和食管内一般不被吸收。食物在胃内的吸收也很少,胃能吸收乙醇和少量水。小肠是吸收的主要部位,糖类、蛋白质和脂肪的消化产物大部分在十二指肠和空肠被吸收;回肠具有其独特的功能,即能吸收胆盐和维生素 B_{12}(图 6-15)。食物中大部分营养在到达回肠时,通常已被吸收完毕,因此回肠是吸收功能的储备部分。小肠内容物在进入大肠后可被吸收的物质已非常少。大肠可吸收的主要是水和盐类,大肠一般可吸收大肠内容物中 80% 的水和90% 的 Na^+、Cl^-。

正常成年人的小肠长 4~5m。小肠内面黏膜具有许多环状皱襞,皱襞上有大量绒毛,绒毛长 0.5~1.5mm。每一条绒毛的外表面是一层柱状上皮细胞,而每一柱状上皮细胞的顶端膜上约有 1 700 条微绒毛。由于环状皱襞、绒毛和微绒毛的存在,最终使小肠的吸收面积比同样长短的简单圆筒的面积增加约 600 倍,可达 200~250m²。除具有巨大的吸收面积外,食在小肠内停留的时间较长(3~8 小时),以及食物在小肠已被消化为适于吸收的小分子物质,这些都是小肠在吸收中发挥主要作用的有利条件。

小肠绒毛内部含有丰富的毛细血管、毛细淋巴管、平滑肌和神经纤维网等结构。动物在空腹时,绒毛不活动。进食则可引起绒毛产生节律性的伸缩和摆动。这些运动可加速绒毛内血液和淋巴流动,有助于吸收。绒毛运动由神经控制,刺激内脏神经可加强绒毛运动。绒毛运动还受小肠黏膜释放的一种胃肠激素即缩肠绒毛素(villikinin)的调节。

营养物质可通过两条途径进入血液或淋巴:一是跨细胞途径(transcellular pathway),即通过绒毛柱状上皮细胞的顶端膜进入细胞,再通过细胞基底侧膜进入血液或淋巴;二是细胞旁途径(paracellular pathway),即通过相邻上皮细胞之间的紧密连接进入细胞间隙,然后转入血液或淋巴(图 6-16)。营养物质通过质膜的机制包括被动转运、主动转运及胞饮等,其转运机制参见第二章。

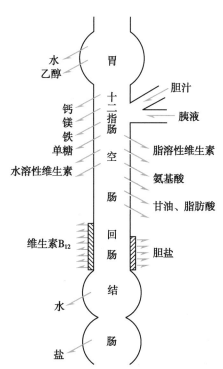

图 6-15　各种物质在小肠的吸收部位示意图

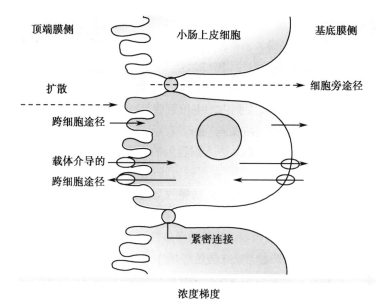

图 6-16　小肠黏膜吸收水和小的溶质的途径示意图

二、小肠内主要物质的吸收

在小肠中被吸收的物质不仅包括经口摄入的食物和水,还包括各种消化腺分泌入消化道内的水、无机盐和某些有机成分。以水为例,人每日分泌入消化道内的各种消化液总量可达 6～8L,每日还饮水 1～2L,而每日由粪便中排出的水仅约150ml。因此,由小肠每日吸收入体内的液体量可达8L以上。如此大量的水若不能重新回到体内势必造成严重脱水,致使内环境稳态遭受破坏。急性呕吐和腹泻时,在短时间内损失大量液体的严重性就在于此。正常情况下,小肠每日还吸收数百克糖、100g 以上脂肪、50～100g 氨基酸以及 50～100g 离子等。实际上,小肠吸收的极限远高于此,例如脂肪的吸收上限为 500g、蛋白质为 500～700g,可见小肠的潜力很大,需要时,上述各种物质的吸收量可增加数倍。

小肠的吸收功能对人体非常重要,各种原因引起广泛小肠切除或旷置后,肠道有效吸收面积将显著减少,残存的功能性肠管不能维持患者的营养,并出现腹泻,酸碱、水、电解质紊乱,以及各种营养物质吸收及代谢障碍,这就是临床上的短肠综合征(short bowel syndrome),须进行肠外营养或小肠移植治疗。回肠对水分、电解质及各类营养物质的吸收能力均优于空肠,又具有吸收胆盐和维生素 B_{12} 的作用,并且肠道蠕动相对缓慢,可减缓肠内容物通过。因此,空肠切除后,剩余的回肠可以部分代偿空肠的功能,但回肠切除后,空肠难以弥补回肠的功能。

(一)水的吸收

人每天经口摄入的水 1～2L,各种消化液 6～8L,而在食物离开小肠进入结肠后水分只有约 0.5L,说明大部分水在小肠被吸收。

肠腔内水的吸收与肠腔中内容物的渗透压以及成分有关。水的吸收都是跟随溶质分子的吸收而被动吸收的,各种溶质,特别是 NaCl 的主动吸收所产生的渗透压梯度是水吸收的主要动力。细胞膜和细胞间的紧密连接对水的通透性都很大,而驱使水吸收的渗透压一般只有 3～5mOsm/(kg·H_2O)。当肠腔内的溶液为低渗时,水以渗透方式通过小肠黏膜进入绒毛内的毛细血管;当肠腔内的溶液为高渗时,水能从血浆转运入肠腔,使肠腔容积增大。通过渗透作用,可在数分钟内使十二指肠高渗的食糜与血浆等渗,而随着食物的吸收,水也被等渗的吸收。因此在十二指肠和空肠上部,双向转运的水量都很大,所以肠腔内的液体不明显减少,但在回肠,从肠腔出去的液体量比进入的多,所以肠内容物明显减少。

(二)无机盐的吸收

一般说来,单价碱性盐类如 Na^+、K^+、NH_4^+ 的吸收很快,多价碱性盐类则吸收很慢。凡能与 Ca^{2+} 结合而形成沉淀的盐,如硫酸盐、磷酸盐、草酸盐等,则不能被吸收。

1. 钠的吸收　成年人每日经口摄入 Na^+ 5～8g,每日分泌入消化液中的 Na^+ 为 20～30g,而每日肠道吸收的 Na^+ 总量为 25～35g,说明肠内容物中 95%～99% 的 Na^+ 已被吸收。

小肠黏膜上皮从肠腔内吸收 Na^+ 是个主动过程,动力来自上皮细胞基底侧膜中钠泵的活动。钠泵的活动造成细胞内低 Na^+,且黏膜上皮细胞内的电位较膜外肠腔内约低 40mV,故 Na^+ 顺电-化学梯度,并与其他物质(如葡萄糖、氨基酸等逆浓度差)通过刷状缘上的转运体(如 Na^+-葡萄糖同向转运体、Na^+-氨基酸的转运系统)同向地转运入细胞。进入细胞内的 Na^+ 再在基底侧膜经钠泵被转运出细胞,进入组织间液,随后进入血液。另外,醛固酮可以促进胃肠道增加钠吸收和钾排泄。

2. 铁的吸收　成年人每日吸收铁约 1mg。铁的吸收与机体对铁的需要量有关,当服用相同剂量的铁后,缺铁患者可比正常人的铁吸收量高 2～5 倍。食物中的铁绝大部分是高铁(Fe^{3+}),不易被吸收,当它还原为亚铁(Fe^{2+})时则较易被吸收。Fe^{2+} 的吸收速度要比相同量 Fe^{3+} 快 2～15 倍。维生素 C 能将 Fe^{3+} 还原为 Fe^{2+} 而促进铁的吸收。铁在酸性环境中易溶解而便于被吸收,故胃液中的盐酸有促进铁吸收的作用,胃大部切除的患者可伴发缺铁性贫血。

铁主要在小肠上部被吸收,吸收过程包括黏膜细胞从肠腔摄取铁和向血浆转运铁两个过程,都是需要消耗能量的主动转运过程,需要多种转运蛋白的参与。黏膜细胞顶端膜中存在的二价金属转运体 1(divalent metal transporter 1,DMT1)能使 Fe^{2+} 通过 H^+ 依赖的主动转运方式进入肠上皮细胞内,而黏膜细胞基底侧膜中存在的铁转运蛋白 1(ferroportin 1,FPN1)则可将 Fe^{2+} 通过类似的 H^+ 依赖的主动转运方式转运出细胞,FPN1 是目前哺乳动物中唯一已知的铁外排膜蛋白。另外,黏膜细胞中没有被转出到血液中的无机铁,可被氧化为 Fe^{3+},并与细胞内的脱铁铁蛋白(apoferritin)结合成铁蛋白(ferritin),暂时储存在细胞内,以后缓慢向血液中释放,最终未被利用的黏膜细胞内的铁,会随着黏膜细胞的更新而脱落,排出体外。这种巧妙的平衡吸收机制,既保证了肠黏膜对铁的强大吸收能力,又能防止过量的铁进入机体形成铁过载(iron overload)。

3. 钙的吸收　食物中的钙 20%～30% 被吸收,大部分随粪便排出。食物中的钙必须变成 Ca^{2+} 才能被吸收,影响 Ca^{2+} 吸收的主要因素是维生素 D 和机体对钙的需要量。高活性的维生素 D(1,25-二羟维生素 D_3)能促进小肠对 Ca^{2+} 的吸收(见第十一章)。儿童和哺乳期妇女因对钙的需要量增大而吸收增多。此外,钙盐只有在水溶液状态(如 $CaCl_2$、葡萄糖酸钙溶液),而且在不被肠腔中其他任何物质沉淀的情况下,才能被吸收。肠内容物的酸度对钙的吸收有重要影响,在 pH 约为 3 时,钙呈离子化状态,吸收最好。肠内容物中磷酸过多,将使之形成不溶解的磷酸钙,使 Ca^{2+} 不能被吸收。此外,脂肪食物对钙的吸收有促进作用,脂肪分解释放的脂肪酸,可与 Ca^{2+} 结合成钙皂,后者可和胆汁酸结合,形成水溶性复合物而被吸收。

小肠黏膜对 Ca^{2+} 的吸收通过跨上皮细胞和细胞旁途径两种形式进行。十二指肠是跨上皮细胞主动吸收 Ca^{2+} 的主要部位,小肠各段都可通过细胞旁途径被动吸收 Ca^{2+}。从 Ca^{2+} 的吸收量来看,可能以细胞旁途径吸收的 Ca^{2+} 更多,部位以空肠和回肠更为主要。Ca^{2+} 吸收的跨上皮细胞途径包括以下三个步骤:①肠腔内 Ca^{2+} 经上皮细胞顶端膜中特异的钙通道顺电-化学梯度进入细胞;②进入胞质内的 Ca^{2+} 迅速与钙结合蛋白(calcium-binding protein,CaBP;calbindin)结合,以维持胞质中低水平的游离 Ca^{2+} 浓度,避免扰乱细胞内的信号转导和其他功能;③与钙结合蛋白结合的 Ca^{2+} 在被运送到基底侧膜处时,与钙结合蛋白分离,通过基底侧膜中的钙泵和 Na^+-Ca^{2+} 交换体被转运出细胞,然后进入血液。

以上参与 Ca^{2+} 吸收的特异钙通道、钙结合蛋白、钙泵和 Na^+-Ca^{2+} 交换体都受到 1,25-二羟维生素 D_3 的精细调控,其调控是通过影响基因表达来促进上述功能蛋白的合成而实现的。

4. 负离子的吸收　在小肠内吸收的负离子主要是 Cl^- 和 HCO_3^-。由钠泵产生的电位差可促进肠腔负离子向细胞内移动。但有证据认为,负离子也可独立进行跨膜移动。

(三)糖的吸收

食物中的糖类一般须分解为单糖后才能被小肠上皮细胞吸收。各种单糖的吸收速率有很大差别,己糖的吸收很快,戊糖则很慢。在己糖中,又以半乳糖和葡萄糖的吸收为最快,果糖次之,甘露糖最慢。

大部分单糖的吸收是个主动过程,它是逆浓度差进行的。在肠黏膜上皮细胞刷状缘膜中存在一种依赖 Na^+ 的葡萄糖载体,即钠-葡萄糖耦联转运体-1(sodium-glucose linked transporter-1,SGLT-1),SGLT-1 通常与 2 个 Na^+ 和 1 分子葡萄糖或半乳糖结合形成复合体,使 Na^+ 和葡萄糖或半乳糖选择性地通过黏膜细胞刷状缘从肠腔转运入细胞内,这种转运方式属于继发性主动转运(见第二章);进入细胞的单糖则通过细胞基底侧膜上的非 Na^+ 依赖性葡萄糖转运体-2(glucose transporter-2,GLUT-2)以易化扩散的方式吸收入血。各种单糖与转运体的亲和力不同,因此吸收速率也不同。

(四) 蛋白质的吸收

食物中的蛋白质经消化分解为氨基酸后,几乎全部被小肠吸收。蛋白质经加热处理后因变性而易于被消化,在十二指肠和近端空肠即被迅速吸收,未经加热处理的蛋白质则较难被消化,须到达回肠后才基本被吸收。

氨基酸的吸收与单糖相似,氨基酸自肠腔进入黏膜上皮细胞的过程也属于继发性主动转运。在小肠黏膜细胞刷状缘,目前已确定有三种主要的氨基酸运载系统,分别转运中性、酸性或碱性氨基酸。一般来说,中性氨基酸的转运比酸性或碱性氨基酸速度快。进入上皮细胞的氨基酸也以经载体易化扩散的方式进入组织间液,然后进入血液为机体利用,当氨基酸被小肠吸收后,门静脉血液中的氨基酸含量即刻增高。

蛋白质经水解生成的寡肽也能被吸收,小肠黏膜上皮细胞刷状缘膜中还存在二肽和三肽转运系统,许多二肽和三肽可被小肠上皮细胞吸收,进入细胞内的二肽和三肽可被细胞内的二肽酶和三肽酶进一步分解为氨基酸,再进入循环血液。此外,少量小分子食物蛋白可完整地进入血液,由于吸收量很少,从营养角度看并无多大意义,但可作为抗原引起过敏反应或中毒反应,这对人体是不利的。

(五) 脂肪的吸收

在小肠内,脂类的消化产物脂肪酸、一酰甘油、胆固醇等很快与胆汁中的胆盐形成混合微胶粒。由于胆盐的双嗜特性,它能携带脂肪消化产物通过覆盖于小肠黏膜上皮细胞表面的静水层到达上皮细胞表面。在这里,一酰甘油、脂肪酸和胆固醇等从混合胶粒释出,透过上皮细胞脂质膜而进入细胞。

长链脂肪酸及一酰甘油被吸收后,在肠上皮细胞的内质网中大部分重新合成为甘油三酯,并与细胞中生成的载脂蛋白合成乳糜微粒(chylomicron)。乳糜微粒形成后即进入高尔基体中,被质膜结构包裹而形成囊泡。当囊泡移行到细胞底侧膜时便与细胞膜融合,以出胞的方式释出其中的乳糜微粒,进入细胞间液的乳糜微粒再扩散进入淋巴循环(图 6-17)。

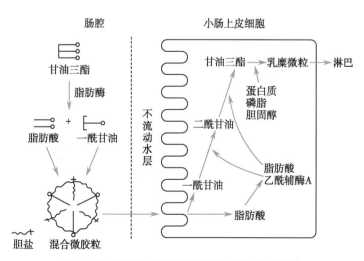

图 6-17　脂类在小肠内被消化和吸收的示意图

中、短链甘油三酯水解产生的脂肪酸和一酰甘油,在小肠上皮细胞中不再变化,它们是水溶性的,可直接扩散出细胞的基底膜侧而进入血液而不进入淋巴循环。由于膳食中的动、植物油中含有 15 个以上碳原子的长链脂肪酸较多,所以脂肪的吸收途径以淋巴为主。

(六) 胆固醇的吸收

进入肠道的胆固醇主要来自食物和由肝脏分泌的胆汁。胆汁中的胆固醇是游离的,而食物中的胆固醇部分是酯化的。酯化的胆固醇须经消化液中胆固醇酯酶的水解,使之变为游离胆固醇后才能被吸收。游离胆固醇通过形成混合微胶粒,在小肠上部被吸收。被吸收的胆固醇大部分在小肠黏膜上皮细胞内又重新酯化,生成胆固醇酯,最后与载脂蛋白一起组成乳糜微粒,经由淋巴系统进入循环血液。

胆固醇的吸收受很多因素影响。食物中胆固醇含量越高,其吸收也越多,但两者不呈线性关系。食物中的脂肪和脂肪酸可促进胆固醇的吸收,而各种植物固醇(如豆固醇、β-谷固醇)则通过竞争性抑制妨碍其吸收。胆盐可与胆固醇形成混合微胶粒,有助于胆固醇的吸收,食物中不能被利用的纤维素、果胶、琼脂等易与胆盐结合而形成复合物,可阻碍微胶粒的形成,从而能降低胆固醇的吸收。抑制肠黏膜细胞载脂蛋白合成的物质可因妨碍乳糜微粒的形成而减少胆固醇的吸收。

(七) 维生素的吸收

大部分维生素在小肠上段被吸收,只有维生素 B_{12} 是在回肠被吸收的。大多数水溶性维生素(如维生素 B_1、B_2、B_6、PP)是通过依赖于 Na^+ 的同向转运体被吸收的。存在于食物中的大多数维生素 B_{12} 是与蛋白质结合的。胃蛋白酶消化蛋白质的作用和胃内的低 pH 环境,使维生素 B_{12} 能从结合的形式释放出来,游离的维生素 B_{12} 迅速与一种称为 R 蛋白(R protein)的糖蛋白结合。R 蛋白存在于唾液和胃液中,它能在很宽的 pH 范围内与维生素 B_{12} 紧密结合。胃壁细胞分泌内因子是维生素 B_{12} 结合蛋白,但内因子与维生素 B_{12} 结合的亲和力比 R 蛋白小,因此,胃中大多数维生素 B_{12} 与 R 蛋白结合。胰蛋白酶可在 R 蛋白与维生素 B_{12} 的连接处降解这一复合物,将维生素 B_{12} 释放出来。游离的维生素 B_{12} 随后与内因子结合。其复合物可高度抵抗胰蛋白酶的消化。回肠上皮细胞的顶端膜含有能识别和结合内因子-维生素 B_{12} 复合体的受体蛋白,转运 B_{12} 到肠上皮细胞中(图 6-18)。当机体发生萎缩

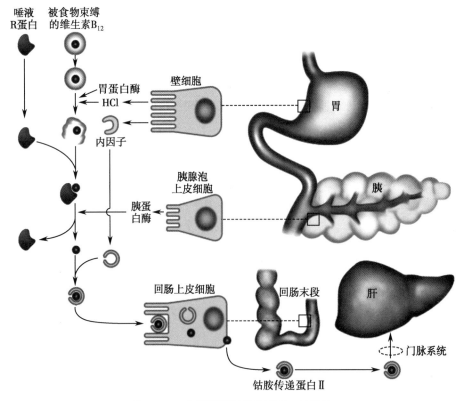

图 6-18　小肠黏膜对维生素 B_{12} 的吸收

性胃炎或胃大部切除后,由于内因子分泌不足,可因维生素 B_{12} 吸收障碍而发生巨幼细胞贫血。脂溶性维生素 A、D、E、K 的吸收与脂类消化产物相同。

三、大肠的吸收功能

每日从小肠进入大肠的内容物有 1 000～1 500ml,大肠黏膜对水和电解质有很强的吸收能力,每天最多可吸收 5～8L 水和电解质,因而大肠中的水和电解质大部分被吸收,仅约 150ml 的水和少量 Na^+、Cl^- 随粪便排出。大肠的主要吸收部位在结肠的近半部分,又称吸收结肠,而远端结肠主要用于粪便储存,因此被称为储存结肠。另外,大肠上皮细胞之间的紧密连接比小肠的紧密连接紧密得多,这一特性防止了大量离子通过这些连接处的反向扩散,从而使大肠黏膜能够更完全地吸收钠离子。若粪便在大肠内停留时间过长,大肠内的水被进一步吸收,可使粪便变得干硬而引起便秘。当进入大肠的液体过多或大肠的吸收能力下降时,则可因水不能被正常吸收而引起腹泻。

大肠能吸收肠内细菌合成维生素 B 复合物和维生素 K,以补充食物中维生素摄入的不足;此外大肠也能吸收由细菌分解食物残渣而产生的短链脂肪酸,如乙酸、丙酸和丁酸等。临床上可采用直肠灌药的方式作为给药途径,直肠给药时药物混合于直肠分泌液中,通过肠黏膜被吸收入黏膜下静脉丛,继续经直肠中静脉、下静脉和肛门静脉直接吸收进入体循环,不经过肝脏,从而避免了肝脏的首过效应;也可通过直肠上静脉经门静脉进入肝脏,代谢后再进入体循环。两种方式均不经过胃和小肠,避免了强酸、碱和消化酶对药物的影响和破坏作用。因而直肠给药可显著地提高药物的生物利用度,同时也可避免药物对胃肠道的直接刺激。

第八节 ｜ 肠道微生态和肠屏障功能

一、肠道微生态的概念及生理意义

(一) 人体微生态的概念

人体是微生物共生的平台,容纳了比人类细胞数量多数倍的微生物。这些微生物广泛分布于皮肤、消化道、呼吸道和生殖道等区域,其基因数目甚至是人类自身基因的 150 倍以上。从出生开始,正常微生物群就定居在连接人体与外界的腔道中,并伴随个体的生长发育一直存在。这些微生物构建的微生态系统在维持机体功能、调节机体内环境和功能方面扮演着重要角色。

(二) 肠道微生态的概念

人体肠道内栖息着数千种微生物,它们定植于或经过肠道。这些存在于消化道的微生物总称为肠道微生物群。正常的肠道微生物群与宿主人类的微小环境相互影响,形成了肠道微生态(intestinal microecology)。这包括口腔、胃、小肠和大肠中的微生态系统。

(三) 肠道微生态的生理意义

人类与肠道微生物一同进化,形成了相互依赖的共生关系,这种关系直接或间接地影响着人体多种生理功能。除了分解食物、合成维生素和氨基酸的功能外,微生物群还有参与代谢、刺激免疫、保护黏膜屏障、拮抗病原微生物的定植以及信息传递等基本功能。人体与肠道微生物的相互作用是免疫系统发育和成熟的重要源泉之一。肠道微生态可以影响脂肪储存、调节线粒体活性以参与能量代谢、促进血管生成和调节骨密度。此外,稳定的肠道微生态对于维持肠道上皮完整性,抵御肠道病原菌引起的感染性疾病,具有至关重要的作用。

肠道微生物群通过肠肝轴、肠肺轴、肠脑轴等功能轴影响着肝脏、肺和大脑等器官的功能。微生物群失调时,代谢产物可能经受损的肠屏障进入循环系统和淋巴系统,或通过肠神经系统等途径影响远处的器官,从而有可能加剧脂肪肝、哮喘、神经退行性疾病的发病和发展过程。

二、肠屏障的概念及生理意义

（一）肠屏障的概念

肠屏障（intestinal barrier）由多个要素组成：①由肠道共生菌与宿主微环境相互依赖、相互作用而形成的生物屏障；②肠黏膜上皮细胞产生的黏液、胃肠道分泌的消化液，以及肠道共生菌所分泌的抑菌物质等形成的化学屏障；③肠黏膜上皮细胞之间的紧密连接形成的机械屏障；④肠道相关淋巴组织和其中的免疫活性物质组成的免疫屏障。近年来的研究还发现了肠道血管屏障的存在。

（二）肠屏障的组成

1. **生物屏障**　肠道是人体内微生物的最大仓库，这些微生物可大致分为有益菌、中性菌和有害菌三类。维持有益菌优势的平衡状态是保持正常食物消化和吸收的关键。肠道内的常驻菌群在数量和分布上相对稳定，形成了一个相互依赖、相互作用的微生态系统，这种平衡构成了肠道的生物屏障。有益菌可以通过：①与有害菌对肠黏膜表面定植部位进行竞争性附着，抑制有害菌的生长和定植；②产生醋酸、乳酸和短链脂肪酸等抗菌物质，改变肠道环境、破坏有害菌的细胞壁和膜；③促进肠道固有免疫和体液免疫功能；等等，多方面抑制肠道内的病原菌。

2. **化学屏障**　由肠上皮细胞分泌的黏液、消化液以及正常菌分泌的抑菌物质组成。肠黏膜上的杯状细胞分泌黏液，形成半透明的黏液层，连续覆盖在肠黏膜表面，与肠道上皮细胞竞争结合点，阻碍细菌与肠黏膜结合。肠道内的抑菌物质主要包括胆汁、黏多糖、溶菌酶和糖蛋白等，对病原微生物具有一定程度的抑制作用。

3. **机械屏障**　肠上皮细胞间连接紧密，细胞间的连接方式包括紧密连接、黏附连接和桥粒连接等，有效地阻挡了细菌、病毒和内毒素的侵入。

4. **免疫屏障**　主要由肠道相关淋巴组织和散布的免疫细胞组成。大量淋巴组织和免疫细胞分布在肠黏膜中，当外界的细菌、病毒、毒素等刺激肠黏膜时，会产生免疫反应。肠道黏膜免疫系统能够识别体内的抗原，产生抗体来消灭微生物、清除抗原，具有抵御病原微生物入侵、抗过敏反应和抑制免疫应答等功能。

（三）肠屏障的生理意义

肠屏障生理功能的重要性源自其机械、化学、免疫和生物屏障的完备。这四个部分相互协作，维持着肠屏障的健康功能。其中任何一个受到破坏，都可能对机体产生不良影响，威胁整体的健康和生命。

当机体处于休克、创伤、手术、感染、免疫抑制、化疗、禁食或其他应激状态时，肠道将成为应激反应的中心，首先出现变化。这是因为肠道的血管解剖结构和氧交换机制的特殊性质，使得肠绒毛顶部对于局部缺氧异常敏感，容易受到影响。这些变化可能由机体缺血缺氧状态引发，也可能是体内细菌、毒素等浓度升高直接损害了肠屏障。严重的应激反应有可能导致肠黏膜受损，其中最主要的表现是肠绒毛顶部上皮细胞的坏死和脱落，由此可引发肠屏障的缺陷。这种缺陷将导致肠黏膜通透性的增加，使原本寄居于肠道内的细菌和内毒素穿越受损的肠黏膜，通过血液运输大量进入通常无菌的肠道之外的组织、器官和系统。这种细菌（内毒素）的位移将再次影响肠道，进一步加剧肠屏障的破损，形成一种恶性循环，甚至可能导致全身炎症反应综合征和多器官功能障碍。

在维护肠道健康和整体生命活力方面，肠屏障的作用至关重要。它不仅是一道保护防线，同时也是健康的基石。对肠屏障的深入理解将有助于我们更好地应对应激情况，预防并处理可能的健康问题。

（朱　亮）

思考题:

1. 胃液中含大量胃酸和胃蛋白酶,为何不会引起自身消化?

2. 行胃大部切除术或回肠切除术后的患者分别可出现什么类型的贫血? 请简要阐述其机制。

3. 胰液分泌过多或过少,分别会对机体产生什么影响? 请简要阐述其机制。

4. 脂类物质为何大部分从淋巴途径被吸收?

5. 患者,男,62 岁,上腹部剧烈疼痛 11 小时,伴呕吐。患者昨天晚餐与几位朋友聚会饮酒,于凌晨 3:00 感觉上腹部剧烈疼痛,呕吐出一些食物和胆汁。休息不缓解,于 16:00 急诊就医。实验室检查:血清淀粉酶 1 202U/L(参考值 35~135U/L),初步诊断急性胰腺炎。请简要解释以下问题。

(1)为什么血清淀粉酶能够协助诊断胰腺炎?

(2)请应用所学生理学知识提出急性胰腺炎的治疗措施。

思考题解题思路

本章目标测试

本章思维导图

第七章 | 能量代谢与体温

机体各种功能活动所需要的能量来源于营养物质分子中的化学能。在体内,糖、脂肪和蛋白质进行化学反应的同时伴有能量的转换,其产生的大部分能量最终均转化为热能。热能部分用于维持体温,部分通过散热途径释放到体外。人体在正常情况下具备保持体温恒定的调节能力,为生理功能活动提供相对稳定的内环境。

第一节 | 能量代谢

机体的物质代谢包括合成代谢和分解代谢两个方面。合成代谢是指机体利用从外界摄取的营养物质及分解代谢的部分产物构筑和更新自身组织,并将能量储存在生物分子的结构中。分解代谢是指机体分解摄入的营养物质及自身的组成成分,并释放能量用于各种功能活动和维持体温。可见,机体的新陈代谢既有物质的转变,又有能量的转化。通常将生物体内物质代谢过程中伴随发生的能量的释放、转移、储存和利用称为能量代谢(energy metabolism)。

一、机体能量的来源与利用

(一)能量的来源

1. **可利用的能量形式** 机体利用的能量来源于食物中糖、脂肪和蛋白质分子结构中蕴藏的化学能,当这些营养物质被氧化分解时,碳氢键断裂,释放出化学能。组织细胞在进行各种功能活动时能利用的能量是由高能化合物腺苷三磷酸(adenosine triphosphate,ATP)直接提供的。ATP是机体在物质代谢过程中通过底物水平磷酸化和氧化磷酸化生成的,当需要能量时,ATP水解为腺苷二磷酸(adenosine diphosphate,ADP)及磷酸,同时释放出能量。ATP既是直接的供能物质,又是能量储存的重要形式。

磷酸肌酸(creatine phosphate,CP)是体内另一种高能化合物,主要存在于肌肉和脑组织中。当物质氧化分解释放的能量过剩时,ATP将高能磷酸键转给肌酸,在肌酸激酶催化下合成CP;反之,当组织消耗ATP增多,超过氧化生成ATP的速度时,CP的高能磷酸键又可快速转给ADP,生成ATP,以补充ATP的消耗。例如,短跑运动员起跑后几秒钟内,其肌肉储备的ATP很快耗尽,几乎同时,肌肉内储量为ATP的4~6倍的CP迅速转化为ATP为肌肉供能。但骨骼肌内已有的ATP和CP支持的高强度的肌肉收缩通常不超过10秒。CP是体内ATP的储存库,而ATP的合成与分解则是体内能量转化和利用的关键环节。

2. **三大营养物质代谢过程中的能量转换**

(1)糖:糖类(carbohydrate)的主要生理功能是供给机体生命活动所需要的能量。一般情况下,人体所需能量的50%~70%由糖的氧化分解提供。食物中的糖在消化道被分解为单糖,主要为葡萄糖。在氧供充足的情况下,葡萄糖进行有氧氧化,生成CO_2和水。1mol葡萄糖完全氧化所释放的能量可合成30~32mol ATP。在缺氧的情况下,葡萄糖进行无氧氧化,生成乳酸,1mol葡萄糖经无氧氧化只能合成2mol ATP。无氧氧化在人体处于缺氧状态时极为重要,因为这是人体内能源物质唯一不需氧的供能途径。如当人进行剧烈运动时,骨骼肌的耗氧量剧增,而渐进加强的循环、呼吸功能活动使机体摄O_2的速度暂时不及骨骼肌代谢所需的实际耗氧量,出现O_2亏欠,称为氧债(oxygen debt)。

在这种情况下,机体通过葡萄糖无氧氧化及动用储备在 CP 分子中的高能键来提供能量。在骨骼肌活动停止后的一段时间内,循环、呼吸活动仍维持在较高水平,摄取较多的 O_2 以偿还氧债,补充能量的储备。人体内某些细胞(如成熟红细胞)由于缺乏有氧氧化的酶系,也主要依靠糖的无氧氧化来供能。通常情况下,脑组织则主要依赖葡萄糖的有氧氧化供能,当发生低血糖或缺氧时,可引起脑功能活动的障碍,出现头晕等症状,重者可发生抽搐甚至昏迷。

糖原(glycogen)是糖在体内的储存形式,主要储存在肝和肌肉组织中。当空腹血糖浓度降低时,肝糖原可转变为葡萄糖,使血糖浓度升高到正常水平;反之,当血糖浓度升高时,糖在肝脏中合成肝糖原储存起来,使血糖浓度下降到正常水平。肝糖原在维持机体血糖浓度的相对稳定中起重要作用。此外,机体还可以通过糖异生将非糖物质如乳酸、甘油、生糖氨基酸等转变成葡萄糖或糖原,这有利于在营养物质补充不足的情况下维持血糖水平。因此,一般情况下机体饥饿 24～48 小时仍可以糖氧化供能为主。

(2)脂肪:脂肪(fat)在体内的主要功能是储存和供给能量。体内储存的脂肪量较多,约占体重的 20%,一般情况下机体所消耗的能量有 30%～50% 来自脂肪。储存的脂肪在机体需要时分解为甘油和脂肪酸。甘油主要在肝脏被利用,经过磷酸化和脱氢而进入糖的氧化途径供能,或转变为糖;脂肪酸与辅酶 A 结合后,经过 β 氧化,逐步分解为乙酰辅酶 A 而进入糖的氧化途径。此外,脂肪酸代谢的中间产物酮体可在糖供应不足时成为脑组织的主要能源物质,用以维持脑组织的功能活动。脂肪氧化时产能较多,在体内每克脂肪氧化所释放的能量约为糖的 2 倍,通常成年人储存的脂肪所提供的能量可供机体使用 10 余天至 2 个月之久。

(3)蛋白质:蛋白质(protein)的基本组成单位是氨基酸。氨基酸主要用于重新合成细胞的构成成分或用于合成酶、激素等生物活性物质。只有在某些特殊情况下,如长期不能进食或体力极度消耗时,机体才依靠蛋白质分解供能以维持基本的生理功能活动。氨基酸主要在肝脏代谢,脱氨基后生成的 α-酮酸可以转变成乙酰辅酶 A 及其他柠檬酸循环的中间产物而进入柠檬酸循环,也可转变成糖、脂类或再合成某些非必需氨基酸。

(二)能量的利用

各种营养物质在体内氧化分解的过程中释放能量,其中 50% 以上直接转化为热能,其余部分则以化学能的形式储存于 ATP 等高能化合物的高能键中,供机体进行各种生理功能活动,包括基础代谢、运动或各种活动、食物的特殊动力作用及生长发育等过程的能量消耗。在进行物质的跨膜主动转运、产生生物电活动、腺体的分泌、递质的释放以及肌肉的收缩和舒张等过程中,除骨骼肌收缩做一定量的机械功(简称外功)外,其他所利用的能量最终都将转变为热能,产生的热能除用于维持体温,主要由体表散发到外界环境中去,较少部分通过呼出气、排泄物等被带出体外。

二、能量代谢的测定

(一)能量代谢的测定原理

机体的能量代谢水平通常用能量代谢率(energy metabolic rate)作为评价指标,即测定机体在单位时间内的能量消耗量。根据能量守恒定律,在整个能量转化过程中,机体消耗的蕴藏于能源物质中的化学能、最终转化的热能及所做的外功按能量来折算是完全相等的。因此,机体的能量代谢率可通过测定在一定时间内产生的热量与所做的外功量来定量;也可测定在一定时间内所消耗的营养物质量,然后,按照营养物质的热价计算出它们所包含的能量。

(二)能量代谢的测定方法

根据机体能量代谢的测定原理,测定能量代谢率通常采用直接测热法和间接测热法两种方法。

1. **直接测热法** 机体保持在安静状态下,避免做外功,其产热量即为总的消耗能量。直接测热法(direct calorimetry)是直接测定受试者安静状态下在一定时间内的散热量的方法。测定时让受试者居于一个特殊的隔热小室内并保持安静状态,通过测定一定时间内流经隔热室的水温变化及水的流量,计算出受试者单位时间内发散的总热量。

2. 间接测热法 由于机体实际消耗营养物质的量很难测定,故通常采用间接的方法推算。间接测热法(indirect calorimetry)是根据受试者安静状态下一定时间内的耗氧量和 CO_2 产生量,推算消耗的能源物质的量,进而计算出产热量的方法。这种方法是依据化学反应的定比定律,即反应物与产物的量之间成一定的比例关系。例如,氧化 1mol 葡萄糖时,需要消耗 6mol O_2,产生 6mol CO_2 和 6mol H_2O,同时释放一定的热量(ΔH)。其反应式如下:

$$C_6H_{12}O_6+6O_2 \longrightarrow 6CO_2+6H_2O+\Delta H \tag{7-1}$$

各种营养物质的分子组成不同,其反应物和产物之间呈现不同的定比关系。利用糖、脂肪和蛋白质在体内氧化分解时的耗 O_2 量、CO_2 产生量以及释放的热量之间的比例关系,可推算出机体在一定时间内所消耗的各种营养物质的量,计算出其产生的热量。

利用间接测热法测算单位时间内机体的产热量需要应用以下几个基本概念和数据。

食物的热价:1g 某种食物氧化时所释放的能量,称为这种食物的热价(thermal equivalent of food)。食物的热价通常用焦耳(J)作为计量单位(1J=0.239cal)。食物的热价分为生物热价和物理热价,分别指食物在体内氧化和体外燃烧时释放的能量。糖、脂肪和蛋白质三种主要营养物质的热价列于表7-1 中。从表中可见,糖和脂肪的生物热价和物理热价相同,蛋白质则不同,这是由于蛋白质在体内不能完全被氧化,部分代谢产物以尿素、尿酸和肌酐等形式从尿中排出,还有少量含氮产物在粪便中排出,因而其生物热价小于物理热价。

表 7-1 糖、脂肪和蛋白质氧化时的热价、氧热价和呼吸商

营养物质	产热量/(kJ/g)		耗氧量/（L/g）	CO_2 产量/（L/g）	呼吸商（RQ）	氧热价/（kJ/L）
	物理热价	生物热价				
糖	17.2	17.2	0.83	0.83	1.00	21.1
脂肪	39.8	39.8	2.03	1.43	0.70	19.6
蛋白质	23.4	18.0	0.95	0.76	0.80	18.9

食物的氧热价:某种食物氧化时消耗 1L O_2 所产生的热量,称为这种食物的氧热价(thermal equivalent of oxygen)。氧热价表示某种物质氧化时的耗氧量和产热量之间的关系。由于各种营养物质分子组成不同,因此,同样消耗 1L O_2,氧化时所释放的热量也不相同(表 7-1)。

呼吸商:营养物质在细胞内进行氧化供能的过程中,需要消耗 O_2,并产生 CO_2。机体在一定时间内呼出的 CO_2 量与吸入的 O_2 量的比值,称为呼吸商(respiratory quotient, RQ)。严格地说,应以 CO_2 和 O_2 的摩尔数来计算呼吸商,但由于在同一温度和气压条件下,摩尔数相同的不同气体,其容积相等,因此,也可以采用 CO_2 与 O_2 的容积数(ml 或 L)来计算呼吸商,即:

$$RQ = \frac{CO_2\ 产生量（mol）}{O_2\ 消耗量（mol）} = \frac{CO_2\ 产生量（ml）}{O_2\ 消耗量（ml）} \tag{7-2}$$

物质氧化时的需 O_2 量和产生的 CO_2 量与其分子中所含 C、H 和 O 元素的比例有关,糖、脂肪和蛋白质氧化时各自的呼吸商见表 7-1。由于葡萄糖氧化时,产生的 CO_2 量与消耗的 O_2 量是相等的,所以糖氧化时的呼吸商为 1.00。蛋白质和脂肪氧化时的呼吸商分别为 0.80 和 0.70。如果某人的呼吸商接近于 1.00,说明此人在这段时间内所利用的能量主要来自糖的氧化。在糖尿病患者,因葡萄糖的利用发生障碍,机体主要依靠脂肪代谢供能,因此呼吸商偏低,接近于 0.70。在长期饥饿的情况下,人体的能量主要来自自身蛋白质的分解,故呼吸商接近于 0.80。正常人进食混合食物时,呼吸商在 0.85 左右。

一般认为整体条件下的呼吸商可反映体内三种营养物质氧化分解的比例,但实际情况并不是完全吻合,因为营养物质在体内可以互相转变。例如,当营养摄入过多,一部分糖转化为脂肪时,由于脂肪的分子组成中氧的含量较少,原来糖分子中的氧就有剩余,这些剩余的氧可参加机体代谢过程中的氧化反应,相应减少了从外界摄取的 O_2 量,从而使呼吸商变大,甚至可超过 1.0。当某些因素影响肺通气功能时,也会改变呼吸商。例如,在肌肉剧烈活动时,由于出现氧债,糖无氧氧化加强,因而产生大量乳酸,乳酸与体内缓冲系统作用,结果导致肺通气量增大,排出的 CO_2 量明显增加,使呼吸商变大;反之,在肺通气不足时,呼吸商则变小。

在通常情况下,体内能量主要来自糖和脂肪的氧化,若将蛋白质的代谢量忽略不计,由糖和脂肪氧化时产生的 CO_2 量和消耗的 O_2 量的比值称为非蛋白呼吸商(non-protein respiratory quotient,NPRQ)。表 7-2 显示不同比例的糖和脂肪氧化时的非蛋白呼吸商及相应的氧热价,利用这些数据,可使能量代谢的测算更为简便。

表 7-2 非蛋白呼吸商和氧热价

非蛋白呼吸商	糖/%	脂肪/%	氧热价/(kJ/L)	非蛋白呼吸商	糖/%	脂肪/%	氧热价/(kJ/L)
0.70	0.00	100.00	19.62	0.86	54.10	45.90	20.41
0.71	1.10	98.90	19.64	0.87	57.50	42.50	20.46
0.72	4.75	95.20	19.69	0.88	60.80	39.20	20.51
0.73	8.40	91.60	19.74	0.89	64.20	35.80	20.56
0.74	12.0	88.00	19.79	0.90	67.50	32.50	20.61
0.75	15.60	84.40	19.84	0.91	70.80	29.20	20.67
0.76	19.20	80.80	19.89	0.92	74.10	25.90	20.71
0.77	22.80	77.20	19.95	0.93	77.40	22.60	20.77
0.78	26.30	73.70	19.99	0.94	80.70	19.30	20.82
0.79	29.00	70.10	20.05	0.95	84.00	16.00	20.87
0.80	33.40	66.60	20.10	0.96	87.20	12.80	20.93
0.81	36.90	63.10	20.15	0.97	90.40	9.58	20.98
0.82	40.30	59.70	20.20	0.98	93.60	6.37	21.03
0.83	43.80	56.20	20.26	0.99	96.80	3.18	21.08
0.84	47.20	52.80	20.31	1.00	100.00	0.00	21.13
0.85	50.70	49.30	20.36				

间接测热法的具体做法如下。

(1)间接测热法的步骤:通过测算机体在一定时间内蛋白质和非蛋白物质的产热量,进而得出能量代谢率。

1)蛋白质氧化的产热量:首先测定机体在一定时间内的尿氮排出量。蛋白质的含氮量一般为 16% 左右,即在体内氧化 1g 蛋白质可产生约 0.16g 的尿氮(粪便中的氮排出量忽略不计)。将测出的尿氮量除以 0.16,即为体内蛋白质的氧化量。根据蛋白质的生物热价(见表 7-1),就可计算出蛋白质氧化的产热量。

2)非蛋白物质氧化的产热量:先测定机体在一定时间内总的耗氧量和总的 CO_2 产生量。根据每克蛋白质氧化时的耗氧量和 CO_2 产生量(见表 7-1),可算出受试者在这段时间内用于蛋白质氧化的耗氧量和 CO_2 产生量。然后,分别从总量中减去该值,便获得非蛋白(糖和脂肪)物质氧化时的耗氧量和 CO_2 产生量,由此求得非蛋白呼吸商。然后查表 7-2 可得出对应的氧热价,从而计算出非蛋白物质氧化的产热量。

3）总产热量:将蛋白质氧化的产热量与非蛋白物质氧化的产热量相加,即可算出机体在一定时间内的总产热量,即能量代谢率。

在临床、运动生理及劳动卫生工作实践中,能量代谢率的测定常采用以下两种简化方法:一种方法是将蛋白质的氧化量忽略不计,将测得的一定时间内的耗氧量和CO_2产生量所求得的呼吸商视为非蛋白呼吸商,经查得到相对应的氧热价,耗氧量与氧热价相乘,便可计算出一定时间内的产热量。另一种更为简便的方法是仅测定一定时间内的耗氧量,根据国人的统计资料,将受试者食用混合膳食时的非蛋白呼吸商视为0.82(这实际上是基础状态下的呼吸商),与此相对应的氧热价则为20.20kJ/L,用测定的一定时间内的耗氧量直接乘以20.20kJ/L,即可得出这段时间内的产热量。实际上用简化方法所获得数值与用上述经典测算方法所得数值非常接近,仅相差1%～2%。

（2）测定机体耗氧量和CO_2产生量的方法

1）开放式测定法:即气体分析法,该方法一般是让受试者自然呼吸空气,收集其一定时间内的呼出气,通过气体检测仪测出呼出气量,并分析呼出气中O_2和CO_2的容积百分比。由于吸入空气中各种气体的容积百分比是已知的,因此可根据吸入气和呼出气中O_2和CO_2的容积百分比的差值及呼出气量,计算出这段时间内的耗氧量和CO_2产生量。

2）闭合式测定法:传统测定方法是用肺量计来测定耗O_2量及CO_2产生量(图7-1),在肺量计上部的气缸内充有一定量的O_2,让受试者通过呼吸口瓣吸入装置中的O_2,呼出气中的CO_2和水则被气体回路中的吸收剂吸收。记录装置与气缸上盖相连,呼吸过程中肺量计内气体容积改变可引起上盖移动,吸气时上盖下降,呼气时则上盖上升,由此记录出呼吸曲线。由于每次呼吸会摄取一定量的O_2,呼出气中的CO_2又被吸收,因此,描笔不能回到原来的高度。随着呼吸的持续进行,气缸中的O_2逐渐减少,呼吸曲线的基线逐渐下降。在一定时间内(通常测试6分钟),将基线下降的高度与容器的换算系数相乘,即为该时间内的耗氧量。根据实验前后CO_2吸收剂的重量改变,即能算出单位时间内的CO_2产生量。

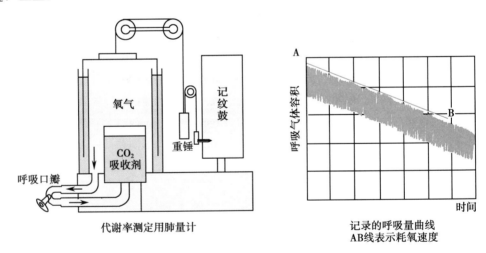

图7-1　肺量计模式图

上述直接测热法和间接测热法通常是在受试者保持安静状态,不做外功的条件下进行的。双标记水法(doubly labeled water method,DLW method)则可以测定受试者在自由活动状态下的能量代谢率。

3. 双标记水法　此法以稳定同位素标记的水($^2H_2^{18}O$)作为示踪物,即通过稳定性核素氘(^2H)标记水中的H,重氧(^{18}O)标记水和CO_2中的O,依据间接测热法的原理,通过分析尿液中标记物的峰度值变化,推算出机体在一定时间内消耗的营养物质量。测定的方法是:给予受试者一定量同位素标记的水($^2H_2^{18}O$),然后在一定期间内(通常约10天)间接采集其尿液,测定尿液中^2H代谢率和^{18}O代谢率。由于 ^2H 参与体内的 H_2O 代谢,而 ^{18}O 既参与 H_2O 的代谢,又参与 CO_2 的代谢,因此机体 CO_2 产生量则可从 ^{18}O 代谢率和 ^2H 代谢率之差而求得。呼吸商则根据受试者实际摄入的食物组成推算。这样根据呼吸商和 CO_2 产生量即可求得耗氧量,进而求出每日能量消耗量。双标记水法测定受试者在自由活动状态下的能量消耗量,检测结果准确,检测使用无放射性的示踪物,对健康无不良影响,因而可应用于儿童生长发育、运动生理、营养学等方面的研究。

三、影响能量代谢的主要因素

机体在进行新陈代谢的过程中,物质代谢与能量代谢相伴行,因此,影响营养物质的摄取、消化、吸收、代谢、生物氧化等诸多因素均能影响机体的能量代谢。

1. **肌肉活动** 肌肉活动对能量代谢的影响十分显著,机体任何轻微的活动即可提高代谢率。机体耗氧量的增加与肌肉活动的强度成正比,在持续进行体育运动或劳动时耗氧量可达安静时的 10～20 倍,机体的产热量也会随之增加。因此,通常可用能量代谢率作为评估肌肉活动强度的指标。从表 7-3 可以看到不同劳动强度或运动时的能量代谢率。

表 7-3　机体不同状态下的能量代谢率

机体的状态	产热量/[kJ/(m²·min)]	机体的状态	产热量/[kJ/(m²·min)]
静卧	2.73	扫地	11.37
开会	3.40	打排球	17.50
擦玻璃窗	8.30	打篮球	24.22
洗衣	9.89	踢足球	24.98

2. **环境温度** 当人处于安静状态下,环境温度在 20～30℃时,其能量代谢较为稳定,这主要是由于此时骨骼肌保持在比较松弛的状态。当环境温度低于 20℃时,能量代谢率便开始增加;在 10℃以下时,则显著增加。这是寒冷刺激反射性地引起机体肌紧张增强甚至出现战栗所致。当环境温度超过 30℃时,代谢率也逐渐增加,这与体内化学反应加快、出汗增多,以及呼吸、循环功能增强等因素有关。

3. **精神活动** 当人在平静地思考问题时,产热量增加一般不超过 4%,但当人处于精神紧张状态时,如烦恼、恐惧或情绪激动时,能量代谢率可增高 10% 以上。这是由机体出现的无意识的肌紧张,以及交感神经兴奋,甲状腺激素、肾上腺素等刺激代谢的激素释放增多,使机体代谢活动增强所致。

4. **食物的特殊动力作用** 人在进食后的一段时间内,即使在安静状态下,也会出现能量代谢率增高的现象,一般从进食后 1 小时左右开始,延续 7～8 小时。进食能刺激机体额外消耗能量的作用,称为食物的特殊动力作用(specific dynamic action of food)。该效应与进食后食物在体内消化、吸收和储存过程中能量消耗有关,也与褐色脂肪组织(brown adipose tissue)激活产热有关。成人机体存在褐色脂肪组织。褐色脂肪组织含量高的测试者餐后能量消耗明显高于褐色脂肪组织含量低的测试者;编码褐色脂肪组织解耦联蛋白的基因发生突变的个体,其高脂餐后的产热效应降低。动物研究显示,由交感神经系统-褐色脂肪组织构成的调节轴在餐后产热效应中起着关键作用,即来自口咽味觉感受器的刺激引起交感神经系统兴奋,后者激活所支配的褐色脂肪组织引起产热效应;此外,餐后分泌的促胰液素、胆汁酸也可分别通过褐色脂肪细胞上的促胰液素受体和 G-蛋白耦联胆汁酸受体 1(G protein-coupled bile acid receptor-1,GPBAR1)引起褐色脂肪组织的产热效应。食物的成分不同,所产生的特殊动力效应也不同。在三种主要营养物质中,进食蛋白质产生的特殊动力效应最为显著,当机体摄入可提供 100kJ 能量的蛋白质时,所产生的额外耗能可达 30kJ,即蛋白质的特殊动力效应约为30%;糖和脂肪分别为 6% 和 4% 左右;混合性食物约为 10%。因此,在计算机体所需摄入的能量时,应注意到额外消耗的这部分能量并给予相应的补充。

四、能量平衡的调节

(一) 能量平衡和体重

机体的能量平衡(energy balance)是指摄入的能量与消耗的能量基本相等的状态。若在一段时间内,机体摄入的能量与消耗的能量基本相等,即能量达到了"收支"平衡,则体重基本保持不变。若机体摄入食物的能量少于消耗的能量,机体则动用储存的能源物质供能,因而出现体重减少,称为能量的负平衡;反之,若摄入的能量多于消耗的能量,多余的能量则转变为脂肪组织等,因而体重增加,称为能量的正平衡。因此,在日常生活中,人们应根据自身的实际生理状况、活动强度等调整营养物质的摄入量,使机体保持在有利于健康的能量代谢水平。临床上常用身体质量指数和腰围作为判断肥胖的简易诊断指标。身体质量指数(body mass index,BMI)是指体重(kg)除以身高(m)的平方所得的商,BMI过大主要反映全身性超重和肥胖。在我国,成人 BMI 24 可视为超重界限,28 为肥胖界限。腰围(waist circumference)主要反映腹部脂肪的分布,成人的腰围在男性不宜超过 85cm,女性不宜超过 80cm。

(二) 能量平衡的调节

正常成年个体的体重一般能在较长时间内保持相对稳定。若以强制性喂养的方法使动物发胖后允许动物自由摄食,动物将自动减少食物的摄入量,直至体重回降到原先水平;反之,若限制动物的食物摄入量并使之体重有所降低,然后允许动物自由摄食,动物将会增加食物的摄入量,直到体重又回升到原先水平。可见机体有调节能量平衡的生理机制,其中摄食行为的调控发挥着极其重要的作用。摄食行为主要由下丘脑调控。

1. **下丘脑调节摄食行为的中枢**　下丘脑外侧区为摄食中枢(feeding center),下丘脑腹内侧区为饱中枢(satiety center)(见第十章)。刺激摄食中枢引起动物食欲大增,摄食增多;损毁摄食中枢引起动物食欲缺乏,出现进行性营养不良。刺激饱中枢引起食欲下降,摄入食物减少,甚至拒食;损毁饱中枢引起动物贪食和极度肥胖。下丘脑的弓状核、室旁核和穹隆周区也参与对摄食行为的调控。下丘脑的神经肽 Y、促黑素细胞激素和促食欲素(orexin)等多种神经肽参与摄食活动的调节,其中神经肽 Y 和促食欲素有强的促进食欲的效应,而促黑素细胞激素则抑制食欲。

2. **摄食行为的调节**　下丘脑接受胃肠道充盈信号、胃肠道激素、血液中营养物质(葡萄糖、氨基酸和脂肪酸)、脂肪细胞分泌的激素以及大脑皮层的视觉、嗅觉、味觉等信号,实现对摄食行为的调控。

进食后,食物对胃和十二指肠的充盈扩张可通过迷走神经传入,反射性抑制摄食中枢的活动;食物中的脂肪、蛋白质刺激十二指肠分泌的缩胆囊素抑制摄食中枢,终止进食。由胃分泌的促生长激素释放素(ghrelin)则刺激摄食中枢。摄食中枢与饱中枢的神经元对葡萄糖敏感,进食后升高的血糖可抑制摄食中枢,兴奋饱中枢。当机体脂肪组织增多时,其白色脂肪细胞合成和分泌的肽类激素瘦素(leptin)增加。瘦素合成的多少与体内脂肪储量成正比。瘦素通过血-脑屏障与下丘脑神经元上的瘦素受体结合,抑制下丘脑摄食中枢,兴奋饱中枢,抑制食欲,减少食物摄入量。瘦素抑制食欲的作用主要是通过抑制下丘脑神经肽 Y 释放,促进促黑素细胞激素释放而实现的。此外,瘦素也可与胰岛细胞瘦素受体结合,抑制胰岛素的分泌,降低机体能量的储存;通过中枢交感神经-肾上腺素系统激活脂肪细胞,使贮存的能量转化为热能,体脂降低,使机体的代谢和产热水平增加。可见,肥胖时瘦素水平增高是机体对能量摄入和体重增加的负反馈调节,其效应是减少能量的摄入,增加能量消耗,使体重维持在相对平衡的范围内。血液中瘦素的水平在进餐后并不增高,这表明瘦素不参与餐后即时饱感的形成及终止进食活动,而是通过摄食的长期调节,在机体能量储存的调控中发挥作用。瘦素分泌减少或瘦素受体的异常均可导致肥胖的发生。

五、基础代谢

基础代谢(basal metabolism)是指机体在基础状态下的能量代谢。基础代谢率(basal metabolism rate,BMR)则是指机体在基础状态下单位时间内的能量消耗量。所谓基础状态,是指人体处在清醒、安静,不受肌肉活动、环境温度、精神紧张及食物等因素影响时的状态。在测定 BMR 时受试者保持清醒,静卧,肌肉放松,至少 2 小时以上无剧烈运动,无精神紧张,食后 12~14 小时,室温保持在 20~25℃。机体在基础状态下代谢水平比较稳定,其能量消耗主要用于维持血液循环、呼吸等基本生命活动。BMR 比一般安静时的代谢率低,是人体在清醒时的最低能量代谢水平。在熟睡时机体的各种生理功能活动减弱至更低水平,此时的能量代谢率也进一步降低,但在做梦时可增高。

不同身材的个体,其能量代谢量可有较大差异。若以每千克体重的产热量进行比较,则身材矮小的人每千克体重的产热量要高于身材高大的人。若以每平方米体表面积的产热量进行比较,则不论身材大小,单位时间的产热量非常接近。即能量代谢率的高低与体重不成比例关系,而是与体表面积成正比。因此,能量代谢率常以单位时间(每天或每小时)单位体表面积的产热量作为计量单位,用 kJ/(m²·d)或 kJ/(m²·h)来表示。

人体的体表面积可应用史蒂文森(Stevenson)公式进行测算,即

$$体表面积(m^2)=0.006\ 1\times 身高(cm)+0.012\ 8\times 体重(kg)-0.152\ 9 \quad (7-3)$$

近年来对国人体表面积的测算结果显示,利用 Stevenson 公式的计算值略小于实际测量所得的数值,但目前尚无公认的更准确的计算公式。

另外,体表面积还可以在体表面积测算图(图 7-2)上直接读取,具体做法是在图中分别找出受试者的身高值和体重值在各自标尺上的对应点,这两点的连线与体表面积标尺交点的读数就是该受试者的体表面积。

BMR 除与体表面积有关外,还因受试者性别、年龄的不同而有差异(表 7-4),一般男性的平均值比同年龄组的女性高;儿童比成人高,婴儿在 1 岁以内能量消耗迅速增加,9~15 个月大婴儿的总能量消耗和基础能量消耗比成人高出近 50%;而年龄越大,代谢率越低(图 7-3)。

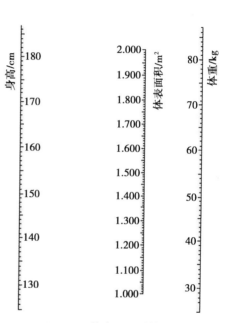

图 7-2 体表面积测算图

表 7-4 国人正常的基础代谢率平均值　　　　单位:kJ/(m²·h)

性别	年龄/岁						
	11~15	16~17	18~19	20~30	31~40	41~50	51 以上
男性	195.5	193.4	166.2	157.8	158.6	154.0	149.0
女性	172.5	181.7	154.0	146.5	146.9	142.4	138.6

测定 BMR 时,一般将基础状态下的非蛋白呼吸商视为 0.82,采用简化的能量代谢测定法,只须测定受试者在基础状态下一定时间内的耗氧量和体表面积,即可计算出 BMR。例如:某受试者,男性,20 岁,在基础状态下 1 小时的耗氧量为 14L,测算的体表面积为 1.6m²,其 BMR 为

$$20.20kJ/L\times 14L/h\div 1.6m^2=176.75kJ/(m^2\cdot h)$$

临床上在评价基础代谢水平时,通常将实测值和表 7-4 中对应的正常平均值进行比较,采用相对值来表示,即:

$$基础代谢率(相对值)=\frac{实测值-正常平均值}{正常平均值}\times 100\% \quad (7-4)$$

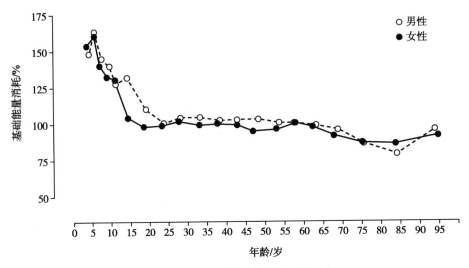

图 7-3　伴随年龄增长的基础能量消耗变化

图中基础能量消耗是按去脂体重和有脂体重调整后的能量消耗。出生后 0～1 岁阶段，能量消耗量很快开始接近成人水平并快速增加，1 岁时能量消耗量高出成人约 50%（图中未显示）；1～20 岁阶段，能量消耗量逐渐下降，20 岁左右达成人水平；20～60 岁阶段，能量消耗稳定；60 岁以后，能量消耗量再次下降。

　　一般认为正常范围是相对值在 ±15% 之内，相对值超过 20% 时，说明可能有病理性变化。在临床上发现很多疾病都伴有 BMR 的改变，如当甲状腺功能减退时，BMR 可比正常值低 20%～40%；而甲状腺功能亢进时，可比正常值高 25%～80%；长期饥饿所致营养不良可使 BMR 比正常值低 20%～30%；肾上腺素、瘦素、雄激素、生长激素也可提高机体代谢率。当人体发热时，BMR 也会升高，一般情况下，体温每升高 1℃，BMR 将升高 13% 左右。临床上 BMR 的测定可作为某些疾病的辅助诊断方法，如 BMR 是检测甲状腺功能的一个重要指标，在甲状腺功能亢进的治疗过程中，BMR 可用于疗效观察。此外，测定 BMR 还可以用于指导肥胖者控制摄入的食物热量及运动强度，以达到适当降低体重的目的。

　　临床上对有些不能自由进食的患者，特别是对重症患者，在制订营养支持方案时需要掌握实时能量的消耗情况，以避免出现营养过度或不足，通常会测定静息能量消耗（resting energy expenditure，REE），即在安静状态下维持机体组织细胞正常功能活动所消耗的能量。

（周　华）

第二节 | 体温及其调节

　　因地域差异、季节变迁和昼夜转换，机体生存的自然环境总是存在大幅度的温度变化。但对于包括人类在内的恒温动物而言，由于体内存在完善的体温调节机制，因此机体的温度通常保持相对稳定，这既是维持机体正常生命活动的重要保障，也是高等动物稳定表达复杂生物学特性的重要条件。临床上，人体的温度作为基本的生命体征，是判断健康状况的重要指标。

一、体温

　　在各种环境温度下，人体各部位的温度并不完全一致。因此，在研究体温时通常将人体分为核心与表层两个部分，但这种划分可随环境温度的变化而改变，并非固定不变。如图 7-4 所示，在寒冷环境中，核心部分的区域缩小，主要集中在头部与胸腹腔内脏，表层部分的区域相应扩大，表层与核心部分之间的温度梯度明显。相反，在炎热环境中，核心部分的区域扩大，可扩展到四肢，表层部分的区域明显缩小，表层与核心部分之间的温度梯度变小。

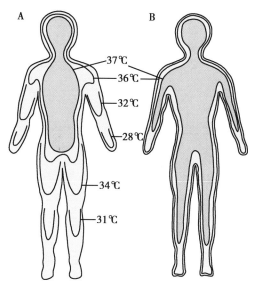

图 7-4　不同环境温度下人体体温的分布状态
A. 环境温度 20℃；B. 环境温度 35℃。

核心部分的温度称为体核温度（core temperature）；表层部分的温度称为体表温度（shell temperature）。生理学或临床医学中所说的体温（body temperature）通常是指机体核心部分的平均温度。

（一）体表温度和体核温度

1. 体表温度　体表温度一般低于体核温度，在体表层各部位之间也有较大温差，且易受环境温度的影响。体表层最外侧的皮肤的温度称为皮肤温度（skin temperature）。当环境温度为 23℃时，足部皮肤温度约 27℃，手部约 30℃，躯干部约 32℃，额部 33～34℃。当气温达 32℃以上时，皮肤温度的部位差异变小。而在寒冷环境中，皮肤温度的部位差异变大。随着气温下降，手、足部皮肤温度降低最为显著，而额头部皮肤温度的变动相对较小。

2. 体核温度　体核温度是相对稳定的，各部位之间的温度差异较小。其中，肝和脑的代谢旺盛，温度最高，约 38℃；肾、胰腺及十二指肠等器官温度略低，直肠的温度则更低。由于机体核心部分各个器官通过血液循环交换热量而使温度趋于一致，因此，核心部分的血液温度可代表体核温度的平均值。

体核温度不易测量，临床上通常用直肠、口腔和腋下等部位的温度来代表体核温度。直肠温度（rectal temperature）的正常值为 36.5～37.7℃，测量时须将涂有润滑剂的温度计从肛门插入 6cm 以上，5 分钟后读数，多用于婴幼儿和神志不清者。口腔温度（oral temperature）的正常值为 36.3～37.2℃，测量时将温度计含于舌下，5 分钟后读数。但口腔温度易受经口呼吸及进食食物的温度等因素的影响，测量时要注意避免这些干扰因素。此外，对于不能配合测量的患者，如婴幼儿和神志不清者，则不宜测量口腔温度。腋下温度（axillary temperature）的正常值为 36.0～37.0℃，测量时须注意保持腋下干燥，将温度计头端置于腋窝深处，将上臂紧贴胸廓形成人工体腔，持续 10 分钟使腋下的温度升高至接近于体核温度。

此外，由于食管中央部分的温度与右心房内的温度大致相等，所以实验研究中有时也用食管温度作为反映体核温度的指标，一般食管温度比直肠温度低 0.3℃左右。鼓膜的温度与下丘脑温度十分接近，可以反映脑组织的温度。随着电子鼓膜温度计的开发和利用，现在临床上和生活中也常通过测定鼓膜温度来监测机体体温。体温筛查时也可应用红外线测温计测定手部或额部的皮肤温度。

（二）体温的生理性波动

在正常情况下，机体的体温可因一些内在因素而发生波动，但这种波动幅度一般不超过 1℃。

1. 体温的日节律　人体体温的昼夜周期性波动，称为体温的昼夜节律或日节律（circadian rhythm），表现为在 2～6 时最低，13～18 时最高。体温的日节律取决于生物体的内在生物节律，目前认为主要受下丘脑视交叉上核的控制。

2. 性别的影响　通常情况下，男性和女性体温虽略有差别，但并无临床意义。育龄期女性的基础体温随月经周期变动（图 7-5）。所谓基础体温是指在基础状态下的体温，一般在早晨起床前测定。在月经周期中，体温在卵泡期较低，排卵日最低，排卵后升高 0.3～0.6℃。因此，育龄期女性通过每天测定基础体温有助于了解有无排卵和排卵的时间。目前认为排卵后黄体期体温升高是黄体分泌的孕激素作用于下丘脑所致。

3. 年龄的影响　儿童和青少年的体温较高，老年人因 BMR 低而体温偏低。新生儿，特别是早产

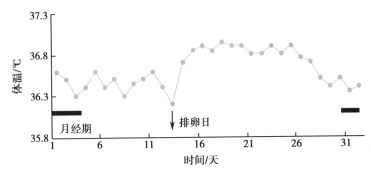

图 7-5　女性月经周期中的基础体温变化

儿,由于体温调节机制尚未发育完善,调节体温的能力较差,故体温易受环境因素的影响而发生变动。如果给婴儿洗澡时不注意保温,其体温可降低 2~4℃。因此对婴幼儿应加强保温护理。

4. 运动的影响　运动时肌肉活动能使代谢增强,产热量增加,体温升高。所以,临床上测量体温时应让受试者先安静一段时间后再进行,测量小儿体温时应防止哭闹。

此外,情绪激动、精神紧张、进食等也可对体温产生影响。

(三) 人体体温的变化范围

温度对生命系统具有重要的影响。细胞蛋白质分子中的肽键、核酸碱基之间的共价键以及细胞膜磷脂等均易受温度的影响。此外,机体在细胞和分子水平发生的各种化学反应常需酶的催化,温度则通过影响酶的活性影响这些反应的速率。正常情况下,人的体温是相对稳定的,当某种原因使体温升高或降低时,对机体可有一定的保护作用,但若超过一定界限,将危及生命。

一定程度的体温升高能刺激机体对感染的免疫防御反应,而热应激能破坏癌细胞内蛋白质稳态并诱导其凋亡。体温过高会对细胞及其成分造成直接的物理损伤,我国科学家还发现,高体温可通过细胞内的“温度感受器”启动细胞程序性死亡,这是高体温导致多脏器功能损伤甚至死亡的重要机制。脑组织对温度的变化非常敏感,当脑温超过 42℃时,脑功能将严重受损。因此,发热、中暑等体温异常升高时,须及时应用物理降温等方法以防止脑功能损伤。

体温低于 35℃称为体温过低(hypothermia)。动物实验和临床研究均表明,在适当的低体温状态下,机体基础代谢和组织耗氧量均降低,即使血液循环中断 1~2 小时,也不会引起组织器官的缺血缺氧损伤。20 世纪 50 年代起,临床上将低温麻醉技术运用于复杂心脏手术、颅脑手术,而治疗性低温也广泛应用于器官移植的供体保存、心脏停搏后复苏的护理,以及新生儿脑病患者的神经保护等方面。但是,当体温过低时也可降低神经系统功能、引发心室纤颤;低于 34℃时可出现意识障碍;低于 30℃时可致神经反射消失、下丘脑体温调节功能丧失;低于 28℃时,心脏活动将停止。

二、机体的产热反应与散热反应

恒温动物之所以能维持体温相对稳定,是因为产热(heat production)和散热(heat loss)两个生理反应过程在体温调节中枢控制下取得动态平衡。

(一) 产热反应

1. 主要产热器官　如前述,体内的热量是伴随机体进行各种功能活动时产生的,因此,代谢水平高的组织器官,其产热量也大。从表 7-5 中可见,机体在安静时主要由内脏产热,约占总产热量的 56%。在内脏各器官中,肝脏的代谢最为旺盛,产热量最高,肝脏的血液温度比主动脉血液温度高 0.4~0.8℃。当机体运动时,骨骼肌则成为主要的产热器官。骨骼肌的总重量约占体重的 40%,因而具有巨大的产热潜力。骨骼肌的紧张度稍有增强,其产热量即可发生明显改变。在运动时,骨骼肌的产热量可增加到总产热量的 73%,剧烈运动时,可达总产热量的 90%。此外,褐色脂肪组织在寒冷环境下发挥重要的产热作用,对新生儿尤为重要。

表 7-5　几种组织器官在不同状态下的产热量

组织器官	重量（占体重的百分比）/%	产热量（占机体总产热量的百分比）/%	
		安静状态	运动或劳动
脑	2.5	16	3
内脏	34	56	22
肌肉	40	18	73
其他	23.5	10	2

2. 产热的形式　机体的热量主要产自全身各组织器官的基础代谢、食物特殊动力效应及骨骼肌舒缩活动等过程。在寒冷环境下主要依靠战栗产热（shivering thermogenesis）和加强非战栗产热（non-shivering thermogenesis）两种形式增加产热量，维持体热平衡，使体温保持稳定。

（1）战栗产热：战栗是指骨骼肌屈肌和伸肌同时发生不随意的节律性收缩，其节律为 9～11 次/分，在肌电图上表现为成簇的高幅波群集放电，此时肌肉收缩活动不做外功，能量全部转化为热量。在寒冷环境下，机体首先出现肌紧张增强，或称战栗前肌紧张（pre-shivering tone），此时代谢率有所增加，在此基础上出现战栗，可使代谢率增加 4～5 倍，产热量明显增多，有利于维持体热平衡。新生儿体温调节功能尚不完善，不能发生战栗。

（2）非战栗产热：非战栗产热又称代谢性产热，是一种通过提高组织代谢率来增加产热的形式。非战栗产热作用最强的组织是褐色脂肪组织。与成人相比，新生儿体内褐色脂肪组织的含量较多，主要分布在肩胛下区、颈部大血管周围、腹股沟等处，其内有丰富的交感神经分布，对新生儿在寒冷条件下的体温维持极为重要。褐色脂肪组织的代谢产热量大与其线粒体内膜上的解耦联蛋白（uncoupling protein，UCP）有关。UCP 是一种质子通道蛋白，当交感神经兴奋或受到甲状腺激素、肾上腺素作用时，UCP 激活或表达上调，H^+ 顺浓度梯度经 UCP 返回到线粒体基质中，使经线粒体呼吸链电子传递建立的质子跨膜电-化学势能以热能的形式释放出来，而不用于合成 ATP，发生氧化磷酸化解耦联。

3. 产热活动的调节

（1）神经调节：寒冷刺激可使位于下丘脑后部的战栗中枢兴奋，经传出通路到达脊髓前角运动神经元，引起战栗；也可兴奋交感神经系统，促进肾上腺髓质释放肾上腺素和去甲肾上腺素，通过神经-体液调节使代谢性产热增加。

（2）体液调节：甲状腺激素是调节非战栗产热活动最重要的体液因素。寒冷刺激能引起下丘脑释放促甲状腺激素释放激素，后者刺激腺垂体释放促甲状腺激素，数周后甲状腺的活动明显增强，甲状腺激素大量分泌，通过上调线粒体数量和体积、UCP 表达及 Na^+-K^+-ATP 酶转录等可使代谢率增加 20%～30%。此外，肾上腺素、去甲肾上腺素和生长激素等也能促进代谢性产热。

（二）散热反应

1. 散热的部位　机体产生的热量先传送到体表再散发到体外。人体的主要散热部位是皮肤。在安静状态下，当环境温度低于皮肤温度时，大部分体热通过辐射、传导和对流等方式向外界发散，小部分体热随呼出气、尿、粪等排出时散发。在劳动或运动时，还会有汗腺分泌汗液，通过水分的蒸发增加散热。

2. 散热的方式

（1）辐射散热：辐射（radiation）散热是指机体通过热射线的形式将体热传给外界温度较低物质的一种散热方式。当人裸体处于 21℃ 的环境中时，约有 60% 的热量以辐射方式发散。辐射散热量主要取决于皮肤与环境间的温差，当皮肤温度高于环境温度时，温差越大，辐射散热量就越多。若环境温度高于皮肤温度，则机体通过辐射吸收环境中的热量。此外，辐射散热量还取决于机体的有效散热面积，面积越大，散热量就越多。

（2）传导散热：传导（conduction）散热是指机体的热量直接传给温度较低的接触物的一种散热方

式。传导散热量取决于皮肤与接触物之间的温差、接触面积以及接触物的导热性能等。由于脂肪组织的导热性能较差,因而肥胖者身体深部的热量不易传向表层,在炎热的天气里容易出汗。棉、毛织物是热的不良导体,保暖效果较好。由于水的比热较大,导热性能较好,在日常生活或临床治疗中常利用水的热传导作用进行局部加温或利用冰帽、冰袋等对高热患者实施降温。

（3）对流散热:对流(convection)散热是指通过气体流动而实现热量交换的一种散热方式。在人的体表有一薄层空气,当它吸收人体热量后,温度升高,密度减小而上升,形成空气对流,不断散热。对流散热实际上是传导散热的一种特殊形式。对流散热量不仅取决于皮肤与环境之间的温差、机体的有效散热面积,也受风速的影响。风速越大,散热量就越多。

（4）蒸发散热:蒸发(evaporation)散热是指水分从体表汽化时吸收热量而散发体热的一种方式。在正常体温条件下,蒸发1g水可散发2.43kJ的热量,可见体表水分的蒸发是一种十分有效的散热形式,特别是当环境温度等于或高于皮肤温度时,蒸发是机体唯一有效的散热方式。蒸发散热可分为不感蒸发和出汗两种形式。

1）不感蒸发:不感蒸发(insensible evaporation)是指体内的水分从皮肤和黏膜(主要是呼吸道黏膜)表面不断渗出并被汽化的过程,不易察觉,且与汗腺活动无关。其中,水从皮肤表面的蒸发又称不显汗。在环境温度低于30℃时,人体通过不感蒸发所丢失的水分恒定在$12\sim15g/(h\cdot m^2)$。一般情况下人体通过皮肤和呼吸道黏膜的不感蒸发量约为600~700ml/d。在肌肉活动或发热状态下,不显汗可增加。婴幼儿不感蒸发的速率比成人大,因此,在缺水的情况下,婴幼儿更容易发生严重脱水。在临床上给患者补液时,应注意补充不感蒸发丢失的这部分体液量。在有些不能分泌汗液的动物,不感蒸发则是一种有效的散热途径,如狗在炎热环境下常采取热喘呼吸(panting)的方式来增加散热。

2）出汗:出汗(sweating)是指汗腺主动分泌汗液的活动,通过汗液蒸发可有效带走大量体热。出汗可被感知,故又称可感蒸发(sensible evaporation)。人体皮肤上分布有大、小两种汗腺。大汗腺局限于腋窝和阴部等处,开口于毛根附近,从青春期开始活动,可能和性功能有关,而与体温调节反应无关。小汗腺以不同密度分布于全身皮肤,掌跖最多,额部和手背次之,四肢和躯干最少,其中躯干汗腺的分泌能力最强。小汗腺是体温调节反应重要的效应器,对炎热环境下以及运动和劳动时体热平衡的维持起到关键的作用。患有无汗症的人,在冷环境中与正常人无异,但在热环境中不能通过出汗散热,较容易中暑。

汗液中水分约占99%,固体成分约占1%,主要是NaCl,也有乳酸及少量KCl和尿素等。初始汗液是由汗腺细胞主动分泌产生的等渗液,随后流经汗腺管腔时,汗液中的NaCl在醛固酮作用下被重吸收,最终排出的汗液是低渗的。因此,当机体大量出汗时可导致血浆晶体渗透压升高,造成高渗性脱水。当出汗速度加快时,由于汗腺管来不及充分重吸收NaCl,排出汗液中的NaCl浓度升高,此时机体在丢失大量水分的同时,也丢失了一部分的NaCl。因此,在短时间内大量出汗时应注意在补充水分的同时补充NaCl,避免引起水和电解质平衡紊乱。

根据引起汗腺分泌的因素,可将出汗分为不同类型。由温热性刺激引起的机体出汗称为温热性出汗(thermal sweating),对体温调节有重要的生理意义。控制温热性出汗的中枢位于下丘脑的体温调节中枢。当机体接受温热性刺激时,中枢通过支配汗腺的交感胆碱能纤维使全身小汗腺分泌汗液。精神紧张或情绪激动时也会引起出汗,称为精神性出汗(mental sweating),与体温调节的关系不大,而是机体应激反应的表现之一,其中枢位于大脑皮层的运动区,通过支配汗腺的交感肾上腺素能纤维引起掌心、足底及前额等处的汗腺分泌。温热性出汗和精神性出汗常同时出现,不能截然分开。此外,在进食辛辣食物时,口腔内的痛觉神经末梢受到刺激,可反射性地引起头面部和颈部出汗,称为味觉性出汗(gustatory sweating)。

3. 散热反应的调节

（1）皮肤血流量改变对散热的影响:如前所述,机体通过辐射、传导和对流的散热量主要取决于皮肤和环境之间的温差,而皮肤温度的高低与皮肤的血流量有关,因此凡能影响皮肤血管舒缩的因素都能改变皮肤血流量从而影响皮肤温度。皮肤血液循环的特点决定了皮肤血流量可在很大范围内发生变动。机体通过交感神经控制皮肤血管的口径,调节皮肤的血流量和皮肤温度,使散热量符合当时条件下体热平衡的需要。如在炎热环境中,交感神经紧张性降低,皮肤小动脉舒张,动-静脉吻合支开放,皮肤血流量显著增多,皮肤温度升高,促进散热。另外,皮肤血流量增多也保证汗腺分泌增强时有充足的水源。在寒冷环境中或情绪激动时,交感神经紧张性增强,皮肤温度因血管收缩、血流量减少而降低,特别是手的皮肤温度,可从30℃骤降至24℃,身体表层宛如一个隔热器,可起到防止体热散失的作用。此外,由于四肢深部的静脉和动脉相伴行,形成一个热量的逆流交换系统,可减少热量的散失。由于皮肤温度的变化在一定程度上可以反映血管的功能状态,因此,临床上利用红外线热影像仪检测手的温度可辅助诊断外周血管疾病。

(2)影响蒸发散热的因素:汗腺受交感胆碱能纤维支配,当交感神经兴奋时,其末梢释放ACh作用于M受体促进汗腺分泌。肾上腺素和去甲肾上腺素也能调控汗腺分泌,主要参与运动时机体散热。此外,出汗量和出汗速度还受环境温度、湿度及机体活动程度等因素的影响。

三、体温调节

(一)体温调节的基本方式

机体的体温调节有自主性和行为性两种基本方式。自主性体温调节(autonomic thermoregulation)是指在体温调节中枢的控制下,通过增减皮肤的血流量、出汗、战栗和调控代谢水平等生理性调节反应,维持产热和散热的动态平衡,使体温保持在相对稳定的水平。行为性体温调节(behavioral thermoregulation)是指有意识地进行有利于建立体热平衡的行为活动,如改变姿势、增减衣物、人工改善气候条件等。

(二)自主性体温调节

人或其他恒温动物区别于变温动物的主要特征是具备完善的自主性体温调节功能。自主性体温调节主要是通过负反馈控制系统实现的,当内、外环境变化干扰体温时,通过皮肤及机体内部(包括神经中枢)的温度感受器将信息反馈至下丘脑体温调节中枢,即该系统中的控制部分,由此发出传出信息控制受控系统的活动,如驱动骨骼肌战栗产热、改变皮肤血管口径、促进汗腺分泌等,从而建立起当时条件下的体热平衡(图7-6)。此外,通过前馈系统,及时启动体温调节机制,可进一步减小体温波动幅度。

1. 温度感受器 根据存在的部位,可将温度感受器分为外周温度感受器和中枢温度感受器;根据感受温度的性质,温度感受器又可分为冷感受器和热感受器。

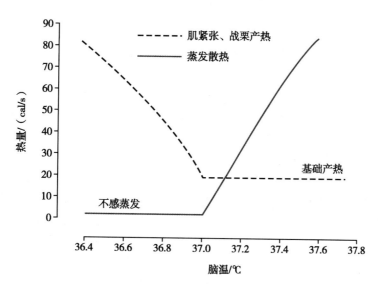

图7-6 下丘脑温度对肌紧张、战栗产热和蒸发散热的影响

1cal=4.184J。

（1）外周温度感受器：外周温度感受器（peripheral thermoreceptor）是存在于皮肤、黏膜和内脏中的对温度变化敏感的游离神经末梢，包括热感受器和冷感受器。热感受器和冷感受器各自有特定的最敏感温度范围，热感受器的敏感温度在较高温度侧，冷感受器的敏感温度则在较低温度侧。温度感受器在各自的敏感温度时放电频率最高，当温度偏离各自的敏感温度时放电频率降低（图 7-7）。皮肤的温度感受器呈点状分布，且冷感受器的数量是热感受器的 5～11 倍，因此，对冷刺激较为敏感。另外，皮肤的温度感受器表现为对温度的变化速率更为敏感。

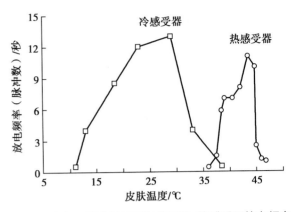

图 7-7　大鼠阴囊皮肤不同温度下冷、热感受器放电频率

（2）中枢温度感受器：中枢温度感受器（central thermoreceptor）是存在于中枢神经系统内对温度变化敏感的神经元，包括热敏神经元（warm-sensitive neuron）和冷敏神经元（cold-sensitive neuron）。在一定范围内，热敏神经元发放冲动的频率随着局部组织温度升高而增加；冷敏神经元发放冲动的频率则随着局部组织温度降低而增加。动物实验表明，下丘脑、脑干网状结构和脊髓等中枢神经系统中都含有温度敏感神经元，其中，在视前区 - 下丘脑前部（preoptic-anterior hypothalamus area, PO/AH）热敏神经元居多；而在脑干网状结构和下丘脑的弓状核，则冷敏神经元较多。温度敏感神经元对温度的变化十分敏感，当局部组织温度变动 0.1℃时放电频率就会发生变化，且不会出现适应现象。

研究发现，双孔钾通道和瞬时受体电位（transient receptor potential, TRP）家族中部分成员具有感受温度刺激的功能（详见第九章第二节），其作为温度感受分子在体温调节过程中起重要的作用，但其详细生物学机制还需要深入研究。

2. **体温调节中枢**　从脊髓到大脑皮层的整个中枢神经系统中都存在参与调节体温的神经元，但对恒温动物进行脑分段横断实验发现，只要保持下丘脑及以下的神经结构完整，动物虽然在行为等方面可能出现异常，但仍能维持体温的相对稳定，说明调节体温的中枢主要位于下丘脑。现已证明，PO/AH 是机体最重要的体温调节中枢，PO/AH 的温度敏感神经元不仅能感受局部脑温的变化，对中脑、延髓、脊髓以及皮肤、内脏等处的温度变化也能发生反应。此外，PO/AH 的温度敏感神经元还接受致热原（pyrogen）、5-羟色胺、去甲肾上腺素和一些肽类物质等的刺激，诱发体温调节反应。若破坏 PO/AH，与体温调节有关的产热和散热反应都将明显减弱或消失。

3. **体温调节过程——体温调定点学说**　从 20 世纪 70 年代开始，人们用体温调节的调定点学说（set point theory）从整体水平解释机体在各种环境温度下保持体温相对稳定的机制。该学说认为体温调节过程类似于恒温器的工作原理，人的正常体温调定点（内设参考温度值）为 37℃，体温调节中枢按照这个设定温度与反馈信息比较，当体温与调定点的水平一致时，说明机体的产热活动与散热活动取得平衡；当体温高于调定点水平时，体温调节中枢促使机体产热活动减弱，散热活动加强；反之，当体温低于调定点水平时，体温调节中枢促使机体产热活动加强，散热活动减弱，直到体温回到调定点水平。关于调定点设置，目前认为主要取决于热敏神经元和冷敏神经元的温度敏感特性，即两种温度敏感神经元随温度变化改变放电频率的特性。如图 7-8 所示，当热敏神经元反应曲线的斜率减小，或冷敏神经元反应曲线的斜率增大时，调定点上移；反之，当热敏神经元反应曲线的斜率增大，或冷敏神经元反应曲线的斜率减小时，调定点下移。这种现象称为重调定（resetting），此时的产热和散热活动要在新的调定点水平达到平衡。机体在致热原作用下引起的发热就是由于调定点上移而出现的调节性体温升高。而当环境温度过高引起中暑时，虽然也出现体温升高，但这种情况并非因为体温调节中枢调定点上移，而是由于机体的散热能力不足或体温调节中枢功能障碍所致，为非调节性体温升高。

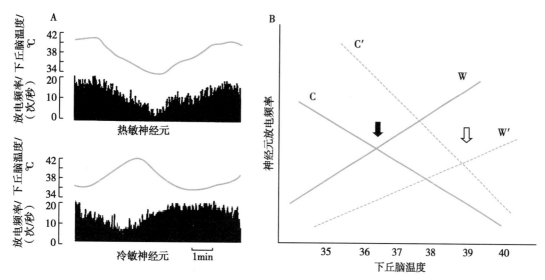

图7-8　下丘脑温度变化与温度敏感神经元的放电活动

A.下丘脑温度变化及温度敏感神经元放电活动实时记录曲线;B.下丘脑温度敏感神经元放电频率决定调定点水平模式图。
W、W′分别表示正常及发热时热敏神经元放电特性;C、C′分别表示正常及发热时冷敏神经元放电特性;箭头表示体温调定点水平。

(三)行为性体温调节

行为性体温调节是恒温动物体温调节的重要一环,和自主性体温调节互相补充。一般当环境温度变化时,首先采取行为性体温调节。例如,人能根据气候变化增减衣着,使用冷、暖空调改变局部气候环境等。动物表现为在寒冷环境中具有日光趋向性行为,而在炎热环境下躲在树阴下或钻进洞穴中。

机体产生的体温调节行为与温热的舒适感有关,总体是向着有利于产生热舒适(thermal comfort)的方向进行。热舒适是指来自温度感受器的温度信息经高级神经中枢整合后产生的主观舒适的感觉。

四、特殊环境温度下的体温调节

机体处在低温或高温环境一段时间后,逐渐产生适应性调节能力增强的现象称为温度习服(acclimatization),包括热习服和冷习服。热习服(heat acclimatization)是指机体反复或持续暴露于高温环境后产生的适应性变化。热习服的主要表现为引起出汗的体温阈值降低,出汗反应的潜伏期缩短,出汗量增加,汗液中钠盐含量减少,以及引起皮肤血管扩张的体温阈值降低,皮肤血流量增加等。冷习服(cold acclimatization)是指机体反复或持续暴露于冷环境后逐渐出现的适应性改变,例如基础代谢率增加、非战栗性产热增加、细胞膜流动性改变、细胞骨架重新构建、、Na$^+$-K$^+$-ATP 酶活性增高、热绝缘层(皮下脂肪层或动物的羽毛密度)增大等。

(席姣娅)

?

思考题:
1. 试从能量代谢的角度分析肥胖产生的原因及预防措施。
2. 影响机体摄取食物的主要因素有哪些?
3. 某人正在炎热天气中进行户外步行,试分析此时机体体温的变化及其调节机制。

4. 患者,女,22岁。一天前淋雨后出现咽部疼痛、畏寒、寒战,自测体温为39℃,使用环氧合酶抑制剂双氯芬酸钠栓后大量出汗,体温降至38℃。但6小时后体温再次升高到39.1℃,咽部仍疼痛。门诊查体:体温39.5℃,呼吸25次/分,心率95次/分,血压125/75mmHg。咽部红肿,双侧扁桃体肿大、充血伴脓点。肺部未闻及啰音。实验室检查:白细胞计数 14.9×10^9/L,中细粒细胞计数 13.3×10^9/L,其他检查未见异常。诊断为急性化脓性扁桃体炎。

(1)试运用体温调定点学说解释案例中患者畏寒、寒战和发热的原因。

(2)请简要解释患者使用双氯芬酸钠栓后机体出汗、体温下降及体温下降后又回到高热状态的机制。

(3)请简要解释患者的呼吸、心率都增快的机制。

思考题解题思路

本章目标测试

本章思维导图

第八章 | 尿的生成和排出

肾脏是机体最重要的排泄器官,通过尿的生成和排出,肾脏能够排出机体代谢终产物、进入机体过剩的物质和异物,调节水、电解质和酸碱平衡,调节动脉血压等,从而维持机体内环境的稳态。肾脏也是一个内分泌器官,它能合成和释放多种生物活性物质,如合成和释放肾素,参与动脉血压的调节;合成和释放促红细胞生成素,促进红细胞的生成;肾脏中的 1α-羟化酶可使 25-羟维生素 D_3 转化为 1,25-二羟维生素 D_3,调节钙磷的吸收和血钙水平;肾脏还能生成激肽和前列腺素,参与局部或全身血管活动的调节。

尿生成包括三个基本过程:①血液经肾小球毛细血管滤过形成超滤液;②超滤液被肾小管和集合管选择性重吸收到血液;③肾小管和集合管的分泌,最后形成终尿。肾脏生成尿液受神经、体液及肾脏自身的调节。本章主要介绍尿液的生成及其调节机制,以及输尿管和膀胱的排尿活动。

第一节 | 肾的功能解剖和肾血流量

一、肾的功能解剖

肾脏是实质性器官,位于腹腔后上部,脊椎两旁。肾实质分为皮质和髓质两部分。皮质位于表层,富含血管,主要由肾小体和肾小管构成。髓质位于深部,血管较少,由多个圆锥形的实体肾锥体构成。锥体的基底部在皮质和髓质之间的边缘处,而顶部伸向肾窦,终止于肾乳头。在肾单位生成的尿液经集合管在肾乳头处的开口进入肾小盏、肾大盏和肾盂,最后经输尿管进入膀胱。肾盏、肾盂和输尿管壁内含有平滑肌,其收缩运动推动尿液流向膀胱。

胚胎发育过程中,人胚肾的输尿管芽分化成输尿管、肾盂、肾盏和集合管;生后肾组织则分化为肾小管和肾小囊,大量肾单位构成肾皮质,外周部分形成肾被膜。

(一)肾脏的功能单位-肾单位

1. **肾单位** 人体每个肾含有 80 万~100 万个肾单位(nephron),肾单位是肾脏的基本功能单位,由肾小体和与之相连接的肾小管组成,它与集合管共同完成尿的生成过程。肾脏不能再生新的肾单位。肾脏损伤、疾病或正常衰老的情况下,肾单位的数量将逐渐减少。40 岁后,功能性肾单位的数量每 10 年大约减少 10%。但在正常情况下剩余的肾单位足以完成正常的泌尿功能。

肾小体由肾小球(glomerulus)和肾小囊组成(图 8-1A)。肾小球是位于入球小动脉和出球小动脉之间的一团毛细血管簇,由入球小动脉分支成 40~50 条平行且相互吻合成网的毛细血管网,最后汇合形成出球小动脉。肾小球外侧被肾小囊所包裹,肾小囊的脏层和壁层之间的间隙称为肾小囊腔。从肾小球滤过的液体流入肾小囊中。肾小囊延续即为肾小管。肾小管包括近曲小管(proximal convoluted tubule)、髓袢(loop of henle)和远曲小管(distal convoluted tubule)。肾小管的初始段高度屈曲,称为近曲小管。肾小管走行在髓质的一段呈"U"形,称为髓袢。髓袢由降支和升支组成。与近曲小管连接的降支其管径比较粗,称为降支粗段,也称近直小管;随后管壁变薄,管腔缩窄,称为降支细段。随后折返形成升支细段,继续上行管径增粗成为髓袢升支粗段。髓袢接着连接远曲小管。近曲小管和髓袢降支粗段,称为近端小管;髓袢升支粗段和远曲小管,称为远端小管。远曲小管与集合管相连接。髓质又分为外髓部和内髓部。

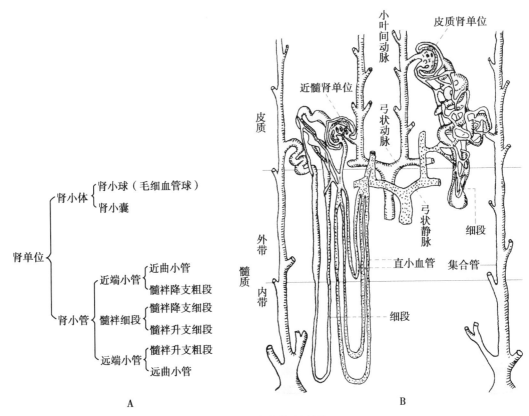

图 8-1　肾单位示意图

A. 肾单位的组成;B. 肾单位和肾血管的结构示意图,图中所示处于肾皮质不同部位的肾单位和肾血管的结构显著不同。

2. 皮质肾单位和近髓肾单位　根据肾小体在肾皮质所处的位置,肾单位可分为皮质肾单位(cortical nephron)和近髓肾单位(juxtamedullary nephron)(图 8-1B)。

(1)皮质肾单位:皮质肾单位的肾小体位于皮质的外 2/3 处,占肾单位总数的 85%~90%。这类肾单位的特点为:①肾小球体积较小,髓袢较短,不到髓质,或有的只到达外髓部;②其入球小动脉的口径比出球小动脉的大,两者的比例约为 2∶1;③出球小动脉分支形成小管周围毛细血管网,包绕在肾小管的周围,有利于肾小管的重吸收。

(2)近髓肾单位:近髓肾单位的肾小体位于皮质层靠近髓质的位置,占肾单位总数的 10%~15%。其特点是:①肾小球体积较大,髓袢较长,可深入到内髓部,有的可到达肾乳头部;②入球小动脉和出球小动脉口径无明显差异;③出球小动脉进一步分支形成两种小血管,一种为肾小管周围毛细血管网,缠绕在近曲小管和远曲小管周围,有利于肾小管重吸收;另一种是细长袢状的 U 形直小血管(vasa recta),深入髓质,与髓袢伴行,在维持肾脏髓质高渗和尿液浓缩稀释方面起重要作用。

(二)集合管

每条集合管都与多条远曲小管相连,收集其转运过来的尿液,最后经过肾乳头顶部进入肾盏、肾盂和输尿管后进入膀胱。每个肾脏大约有 250 个大的集合管,每个大的集合管收集大约 4 000 个肾单位的尿液。集合管在尿液浓缩过程中起重要作用。

(三)球旁器

球旁器(juxtaglomerular apparatus)由球旁细胞(juxtaglomerular cell)、致密斑(macula densa)和球外系膜细胞三部分组成(图 8-2)。球旁器主要分布在皮质肾单位,因而皮质肾单位含肾素较多,而近髓肾单位几乎不含肾素。

球旁细胞也称颗粒细胞(granular cell),是入球小动脉管壁中一些特殊分化的平滑肌细胞,细胞内

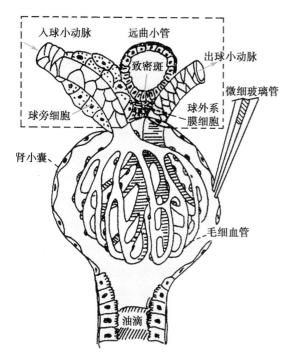

图 8-2　**肾小球、肾小囊微穿刺和球旁器示意图**
方框内为球旁器;右侧肾小囊腔中插入的微细玻璃
管用作微穿刺工具,吸取囊腔内超滤液。

含分泌颗粒,能合成、储存和释放肾素(renin)。

致密斑位于穿过入球小动脉和出球小动脉之间的远曲小管起始部,该处小管的上皮细胞成高柱状,使管腔内局部呈现斑状隆起,称为致密斑。致密斑能够感受小管液中 NaCl 含量的变化,将信息传递至邻近的球旁细胞和球外系膜细胞,调节球旁细胞对肾素的分泌,从而调节血管收缩及肾小球滤过。这一调节过程称为管-球反馈。

球外系膜细胞是位于入球小动脉、出球小动脉和致密斑之间的一群细胞,细胞聚集成一锥形体,其底面朝向致密斑。这些细胞具有吞噬和收缩等功能。

(四) 滤过膜的构成

肾小球毛细血管内的血浆经滤过进入肾小囊,毛细血管与肾小囊之间的结构称为滤过膜(filtration membrane)。滤过膜由三层结构组成(图8-3):①内层是毛细血管内皮细胞,细胞上有许多直径为 70～90nm 的小孔,称为窗孔(fenestra)。水和小分子溶质(如各种离子、尿素、葡萄糖及小分子蛋白质等)可自由地通过,但毛细血管的内皮细胞表面有带负电荷的糖蛋白,能阻止带负电荷的蛋白质通过。②中间层为毛细血管基膜,含有Ⅳ型胶原、层粘连蛋白和蛋白多糖等成分,带负电荷,厚度约为 300nm。膜上有直径为 2～8nm 的多角形网孔,可以通过机械屏障和电荷屏障影响滤过。③外层是具有足突的肾小囊上皮细胞,又称足细胞。足细胞的足突相互交错,形成裂隙(slit),裂隙上有一层滤过裂隙膜,膜上有直径 4～11nm 的小孔,它是滤过的最后一道屏障。肾小球滤过屏障上有一种蛋白质,称为裂孔素(nephrin),是足细胞裂隙膜的主要蛋白质成分,其作用是阻止蛋白质的漏出。缺乏裂孔素时,蛋白质会漏出到超滤液中。

血管系膜又称球内系膜,连接于肾小球毛细血管之间,主要由球内系膜细胞和系膜基质组成。一些缩血管物质,如血管升压素(又称抗利尿激素)、去甲肾上腺素、血管紧张素Ⅱ、内皮素、血栓烷 A_2 和腺苷(可引起入球小动脉收缩)等,可引起系膜细胞收缩。心房利尿钠肽、前列腺素 E_2、前列环素、多巴胺和一氧化氮可使系膜细胞舒张。通过收缩或舒张系膜细胞来调节滤过膜的面积和肾小球滤过系数从而影响尿液的形成。

正常人两个肾脏肾小球的滤过面积达 $1.5m^2$ 左右,且保持相对稳定。不同物质通过滤过膜的能力取决于滤过物质分子的大小及其所带的电荷。一般来说,分子有效半径小于 2.0nm 的中性物质(如葡萄糖)可自由滤过;有效半径大于 4.2nm 的物质不能滤过;而有效半径在 2.0～4.2nm 之间的各种物质,则随有效半径的增加,滤过量逐渐降低。用不同有效半径的中性右旋糖酐分子进行实验,可清楚地证明滤过物质分子大小与滤过的关系。

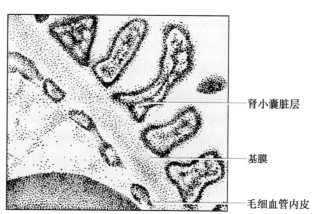

肾小囊脏层

基膜

毛细血管内皮

图 8-3　滤过膜结构示意图

然而有效半径约为 3.6nm 的血浆白蛋白(分子量为 69kD)却很难滤过,因为白蛋白带负电荷。用带不同电荷的右旋糖酐进行实验可观察到,有效半径相同时,带正电荷的右旋糖酐较易通过,而带负电荷的右旋糖酐则较难通过(图 8-4)。以上结果表明滤过膜的通透性不仅取决于滤过膜孔的大小,还取决于滤过膜所带的电荷。

在某些病理情况下,肾脏基底膜上负电荷减少或消失,此时带负电荷的血浆白蛋白可以被滤过,出现蛋白尿(proteinuria)或白蛋白尿(albuminuria)。

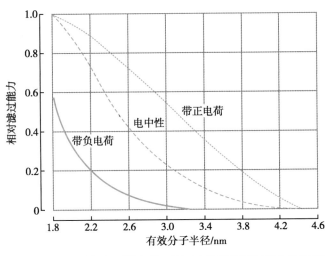

图 8-4 分子半径和所带电荷不同对右旋糖酐滤过能力的影响
纵坐标中,1.0 表示自由滤过,0 表示滤过为 0。

(五) 肾间质

肾间质包括肾内的间质细胞、基质、组织间液、淋巴管、神经等。间质细胞则主要分为成纤维细胞和免疫细胞,其中成纤维细胞可合成和分泌间质内的纤维和基质,产生前列腺素和促红细胞生成素(皮质肾间质)。

(六) 肾脏的神经支配

肾交感神经主要由脊髓的胸 12 至腰 2 脊髓节段发出,其节前纤维进入腹腔神经节和主动脉、肾动脉部的神经节。节后纤维与肾动脉伴行,支配肾动脉(尤其是入球小动脉和出球小动脉的血管平滑肌)、肾小管和球旁细胞。肾交感神经节后纤维末梢释放的递质是去甲肾上腺素,可调节肾血流量、肾小球滤过率、肾小管的重吸收和肾素的释放。肾神经中也有少量纤维释放多巴胺,可引起肾血管舒张。肾脏各种感受器的感觉信息可经肾传入神经纤维传入中枢(包括脊髓以及更高位的中枢),从而调节肾脏的功能。

一般认为肾脏无副交感神经末梢分布。

(七) 肾脏的血液供应

肾动脉由腹主动脉垂直分出,入肾后依次分支形成叶间动脉、弓状动脉、小叶间动脉和入球小动脉。入球小动脉分支并相互吻合形成肾小球毛细血管网,然后汇集而形成出球小动脉。离开肾小体后,出球小动脉再次分支形成肾小管周围毛细血管网或直小血管,再汇合成小静脉,流经小叶间静脉、弓状静脉、叶间静脉、肾静脉,入下腔静脉返回心脏。

肾血液循环有两套毛细血管床:肾小球毛细血管和管周毛细血管,它们通过出球小动脉以串联方式相连。①肾小球毛细血管网中的血压较高,有利于肾小球毛细血管中的血浆快速滤过;②管周毛细血管包绕在肾小管的周围,毛细血管内血压低,同时血管内胶体渗透压高,有利于肾小管的重吸收。

二、肾血流量的特点及其调节

正常成人安静状态下,流经两肾的血流量,即肾血流量(renal blood flow,RBF),约为 1 200ml/min,相当于心输出量的 20%～25%,而肾脏仅占体重的 0.5% 左右,因此肾脏是机体供血量最丰富的器官。其中,约 94% 的血流供应肾皮质,约 5% 供应外髓部,剩余不到 1% 供应内髓部。

(一) 肾血流量的自身调节

肾血流量在不同状态下有很大变化,安静时可保持相对稳定,紧急状态时则急剧减少。

在没有外来神经、体液影响的情况下,当动脉血压在一定范围内变动时肾血流量能保持恒定的现象,称为肾血流量的自身调节。人体在安静的情况下,当肾动脉灌注压在某一范围内(70～

180mmHg）变动时,肾血流量基本保持不变,即使在狗离体去神经肾灌注实验中也是如此(图8-5)。肾血流量经自身调节而保持相对稳定,使肾小球滤过率在此血压范围内也保持相对稳定,因此机体对钠、水和其他物质的排泄不会因血压的波动而发生较大的变化,这对肾脏的尿生成功能具有重要意义。当肾动脉的灌注压在这个自身调节范围外,即低于70mmHg或高于180mmHg时,肾血流量会随肾灌注压的升高而增加或会随肾灌注压的降低而减少。关于肾血流量自身调节的机制,目前可用肌源学说和管-球反馈学说来解释。

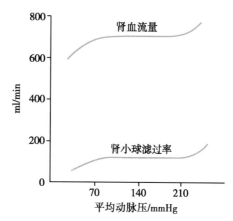

图8-5　肾血流量和肾小球滤过率与动脉血压的关系

（1）肌源学说:该学说认为肾血流量的自身调节是由肾脏小动脉血管平滑肌的特性决定的,故称为肌源性机制(myogenic mechanism)。在一定范围内,当肾灌注压升高时,入球小动脉血管平滑肌受到牵张,紧张性升高,更多的 Ca^{2+} 从胞外进入胞内,使平滑肌收缩,血管口径相应地缩小,血流阻力增大;反之亦然。当动脉血压低于70mmHg时,血管平滑肌达到舒张极限;而当动脉血压高于180mmHg,血管平滑肌达到收缩极限,故肾血流量会随血压改变而变化。

（2）管-球反馈学说:管-球反馈(tubulo-glomerular feedback,TGF)学说认为小管液流量的变化影响肾血流量和肾小球滤过率。实验证明,当肾血流量和肾小球滤过率下降时,小管液在髓袢的流速变慢,使 NaCl 在髓袢升支的重吸收增加,结果导致流经远曲小管致密斑处的 NaCl 浓度降低。致密斑将信息反馈至肾小球,一是降低入球小动脉阻力,升高肾小球毛细血管静水压;二是增加球旁细胞释放肾素,肾素促进血管紧张素Ⅱ的生成,后者能选择性地使出球小动脉收缩,升高肾小球毛细血管静水压。入球小动脉舒张和出球小动脉收缩的两方面的效应共同使肾血流量和肾小球滤过率增高并恢复正常。此外,肾脏局部产生的腺苷、NO 和前列腺素等也可能参与管-球反馈的调节过程。因此,对于肾动脉狭窄所引起的肾性高血压患者不宜使用血管紧张素转换酶抑制剂或血管紧张素Ⅱ受体拮抗剂治疗,以免因阻断了血管紧张素Ⅱ的调节作用降低肾小球滤过率而诱发急性肾衰竭。

(二) 肾血流量的神经和体液调节

入球小动脉和出球小动脉的血管平滑肌受肾交感神经支配。安静时,肾交感神经的紧张性活动使血管平滑肌保持一定程度的收缩。肾交感神经兴奋时,可引起肾血管强烈收缩,肾血流量减少。体液因素中,去甲肾上腺素、肾上腺素、血管升压素、血管紧张素Ⅱ和内皮素等,均可引起血管收缩,使肾血流量减少。肾组织中生成的 PGI_2、PGE_2、NO 和缓激肽等可引起肾血管舒张,使肾血流量增加;而腺苷则引起入球小动脉收缩,肾血流量减少。在一些易感人群非甾体抗炎药会抑制 PGI_2 和 PGE_2 的合成,减少肾血流量,引起急性肾脏损伤。

在正常血压情况下,肾主要通过自身调节来保持肾血流量和肾小球滤过率的相对稳定,以维持正常的尿生成。但在紧急情况下,则通过交感神经和肾上腺髓质激素等使全身血量重新分配,减少肾血流量,以确保心、脑等重要器官的血液供应。所以,肾血流量的神经和体液调节主要是为了使肾血流量与全身循环血量相配合。例如,在循环血量减少、强烈的伤害性刺激、情绪激动或剧烈运动时,全身多数交感神经活动加强,肾血流量减少;反之,当循环血量增多时,交感活动减弱,肾血流量增加。

(三) 其他因素对肾血流量的调节

高蛋白摄入后 1～2 小时内可使肾血流量和肾小球滤过率增加 20%～30%。糖尿病患者严重高血糖时也能使肾血流量和肾小球滤过率增加。上述变化的调控机制尚不十分清楚,一种解释是,高蛋白摄入使血中氨基酸浓度增加,严重高血糖时滤过的葡萄糖增加,近端小管对过高的氨基酸或葡萄糖进行重吸收的时候,同时伴随 Na^+ 的主动重吸收,增加 Na^+ 的重吸收,导致流经致密斑的 Na^+ 减少,通过管-球反馈使肾血流量和肾小球滤过率增加。

第二节 | 肾小球的滤过功能

一、肾小球的滤过作用

(一)肾小球滤液的成分

肾小球滤过是指血液流经肾小球毛细血管时,除蛋白质外,血浆中其余成分均能被滤过进入肾小囊腔内生成超滤液(ultrafiltrate)。用微穿刺方法获取肾小囊腔超滤液(见图 8-2)并进行分析,结果表明肾小囊内液体的成分,除蛋白质外,其余成分如葡萄糖、氯化物、无机磷酸盐、尿素、尿酸和肌酐等的浓度与血浆非常接近,渗透压及酸碱度也与血浆非常接近。因此,可以认为肾小球滤液是血浆的超滤液。

(二)肾小球滤过率和滤过分数

单位时间内(每分钟)两肾生成的超滤液量称为肾小球滤过率(glomerular filtration rate,GFR)。据测定,体表面积为 1.73m² 的个体,其肾小球滤过率约为 125ml/min。照此计算,24 小时两侧肾脏肾小球滤过的血浆总量将高达 180L。肾小球滤过率与体表面积成一定的比例,用单位体表面积(m²)的肾小球滤过率来比较时,男性的肾小球滤过率稍高于女性,个体间差异不大。运动、情绪激动、饮食、年龄、妊娠和昼夜节律等对肾小球滤过率也有影响。

肾小球滤过率与肾血浆流量的比值称为滤过分数(filtration fraction,FF)。据测定肾血浆流量约为 660ml/min,则滤过分数为(125/660)×100%=19%。这就意味着血液流经肾脏时,大约有 1/5 的血浆经肾小球毛细血管滤出,进入肾小囊形成超滤液。肾小球滤过率和滤过分数均可作为衡量肾功能的重要指标。临床上发生急性肾小球肾炎时,肾血浆流量变化不大,而肾小球滤过率却明显降低,因此滤过分数减小;而发生心力衰竭时,肾血浆流量明显减少,而肾小球滤过率却变化不大,因此滤过分数增大。

(三)有效滤过压

肾小球毛细血管上任何一点的滤过动力可用有效滤过压(effective filtration pressure,EFP)来表示(图 8-6)。与体循环毛细血管床生成组织液的情况类似,肾小球有效滤过压是指促进超滤的动力与对抗超滤的阻力之间的差值。有效滤过压由下列因素决定,即:①肾小球毛细血管静水压:促使超滤液生成的力量。②肾小囊内压:对抗超滤液生成的力量。③肾小球毛细血管的血浆胶体渗透压:对抗超滤液生成的力量。④肾小囊内液胶体渗透压:促使超滤液生成的力量。在正常条件下,超滤液蛋白质浓度极低,可以忽略不计。

因此,可得到下式:

$$肾小球有效滤过压 =(肾小球毛细血管静水压 + 肾小囊内液胶体渗透压)-$$
$$(血浆胶体渗透压 + 肾小囊内压) \tag{8-1}$$

皮质肾单位的入球小动脉口径较出球小动脉粗一倍,因此,肾小球毛细血管血压较其他器官的毛细血管血压高。用微穿刺法测得肾毛细血管血压平均值为 45mmHg,约为主动脉平均压的 40%,从肾小球毛细血管的入球端到出球端,血压下降不多。正常情况下,肾小球毛细血管静水压就等于肾小球毛细血管血压,约为 45mmHg,肾小囊内液胶体渗透压接近于 0mmHg,肾小球毛细血管始端胶体渗透压约为 25mmHg,肾小囊内压(有时简称囊内压)约为 10mmHg,将上述数据代入公式 8-1,则

$$肾小球入球小动脉端的有效滤过压 =(45+0)-(25+10)=10mmHg$$

肾小球毛细血管不同部位的有效滤过压并不相同,这主要是因为肾小球毛细血管内的血浆胶体渗透压在不断改变。大鼠实验显示,当毛细血管血液从入球小动脉端流向出球小动脉端时,由于不断

生成超滤液,血浆中蛋白质浓度便逐渐升高,使滤过的阻力逐渐增大,因而有效滤过压逐渐减小。当滤过阻力等于滤过动力时,有效滤过压降为零,称为滤过平衡(filtration equilibrium),此时滤过便停止(图 8-7)。出现滤过平衡处距入球小动脉端越近,能滤过形成超滤液的毛细血管越短,总有效滤过面积越小,肾小球滤过率越低。相反,滤过平衡点越靠近出球小动脉端,能够滤过的毛细血管越长,肾小球滤过率就越高。

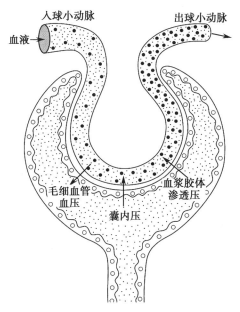

图 8-6　肾小球有效滤过压示意图

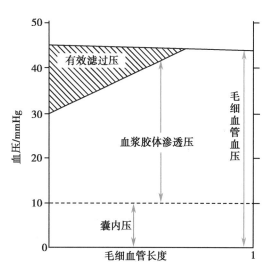

图 8-7　肾小球毛细血管血压、血浆胶体渗透压和囊内压对肾小球有效滤过压的影响

二、影响肾小球滤过的因素

(一)肾小球毛细血管滤过系数

滤过系数(filtration coefficient,K_f)是指在单位有效滤过压的驱动下,单位时间内通过滤过膜的滤液量。K_f 是滤过膜的有效通透系数(k)和滤过面积(s)的乘积。在发生某些疾病时,如急性肾小球肾炎时,肾小球毛细血管管腔变窄或阻塞,有滤过功能的肾小球数量减少,肾小球滤过率降低,可导致少尿甚至无尿。肾小球毛细血管间的系膜细胞具有收缩能力,可调节滤过膜的面积和有效通透系数,而系膜细胞的收缩与舒张则受到体内一些缩血管或舒血管物质的调节。

(二)有效滤过压

1. **肾小球毛细血管血压**　在正常条件下肾小球毛细血管血压约为 45mmHg。肾小球毛细血管血压的变化是生理状态下调节 GFR 的主要方式。肾小球毛细血管血压升高时 GFR 增加,反之,GFR 则减小。

全身动脉血压在 70～180mmHg 范围内波动时,由于肾血流量存在自身调节机制,肾血流量保持相对稳定,GFR 不会受大的影响。但超出这一范围时,动脉血压升高或降低,肾小球毛细血管血压可发生相应变化,肾小球滤过率也会随之变化。当动脉血压降至 40～50mmHg 以下,GFR 可降至零,将导致无尿。高血压病晚期,入球动脉发生器质性病变而狭窄时,亦可使肾小球毛细血管血压明显降低,引起肾小球滤过率减少而导致少尿,甚至无尿。

当入球小动脉收缩时,入球小动脉阻力增加,则肾小球毛细血管血压降低,GFR 减少。当出球小动脉中度收缩时,出球小动脉阻力增加,从而使肾小球毛细血管血压升高,GFR 轻度增加。

2. **囊内压**　正常情况下囊内压一般比较稳定,约 10mmHg。当肾盂或输尿管结石、肿瘤压迫、蛋白管型导致肾小管堵塞或任何原因引起输尿管阻塞时,小管液或终尿不能排出,可引起逆行性压力升高,最终导致囊内压升高,从而使有效滤过压和肾小球滤过率降低。

3. 血浆胶体渗透压 正常情况下,血浆胶体渗透压不会发生大幅度波动。静脉快速输入大量生理盐水使血浆蛋白被稀释,或在病理情况下肝功能严重受损,血浆蛋白合成减少,或因肾小球毛细血管通透性增大,大量血浆蛋白从尿中丢失,均可导致血浆蛋白减少,使血浆胶体渗透压降低,因而有效滤过压和肾小球滤过率增加。

(三) 肾血浆流量

肾血浆流量对肾小球滤过率的影响是通过改变滤过平衡点而非有效滤过压实现的。如肾血浆流量增大时,肾小球毛细血管中血浆胶体渗透压上升的速度减缓,滤过平衡点向出球小动脉端移动,甚至不出现滤过平衡的情况,即有效滤过面积增大,故肾小球滤过率增加;反之,当肾血浆流量减少时,滤过平衡点则靠近入球小动脉端,即有效滤过面积减小,故肾小球滤过率降低。当肾交感神经强烈兴奋引起入球小动脉阻力明显增加时(如剧烈运动、大失血、缺氧和中毒性休克等),肾血流量和肾血浆流量明显减少,肾小球滤过率也显著降低。

第三节 | 肾小管和集合管的物质转运功能

一、肾小管和集合管中物质转运的方式

1. 肾小管和集合管重吸收量大并具有高度选择性 超滤液进入肾小管称为小管液(tubular fluid)。小管液经肾小管和集合管的重吸收和分泌形成终尿。肾小管和集合管的重吸收(reabsorption)是指小管液中的成分被肾小管上皮细胞转运返回血液的过程。肾小管和集合管的分泌(secretion)是指小管上皮细胞将一些物质经顶端膜分泌到小管液的过程。排泄(excretion)是指机体将代谢产物、进入机体的异物以及过剩的物质排出体外的过程。正常人两肾生成的超滤液可达 180L/d,而终尿量仅约 1.5L/d,表明其中约 99% 的水被肾小管和集合管重吸收。小管液中的葡萄糖和氨基酸全部被重吸收,Na^+、Ca^{2+} 和尿素等不同程度地被重吸收,而肌酐、H^+ 等则可被分泌到小管液中而排出体外。可见,肾小管和集合管上皮细胞对小管液中的各种物质进行了高度选择性重吸收和主动分泌或排泄。

2. 物质转运的方式 肾脏物质转运的方式有被动转运和主动转运两种。

(1)被动转运:浓度差和电位差(电化学差)是溶质被动重吸收的动力。水的重吸收主要是通过水通道蛋白(aquaporin,AQP)来完成的,渗透压差是其被重吸收的动力之一。

(2)主动转运:原发性主动转运包括质子泵、钠泵和钙泵转运等。继发性主动转运所需能量不是直接来源于 ATP 或其他高能键的水解,而是来自其他溶质顺电化学梯度移动所释放的能量。如肾小管上皮细胞通过同向转运的方式将葡萄糖、氨基酸等物质与 Na^+ 一同从小管液中重吸收,或利用 Na^+-K^+-$2Cl^-$ 共转运体。如两种物质转运的方向相反,则称为逆向转运,如 Na^+-H^+ 的逆向转运。各种转运体和通道蛋白在肾小管和集合管上皮细胞顶端膜上和基底侧膜上的分布不同,因而对各种物质的转运情况也不同,物质转运通过跨细胞途径和细胞旁途径实现重吸收。此外,肾小管上皮细胞通过入胞的方式重吸收少量小管液中的小分子蛋白质,此过程消耗能量。

二、肾小管和集合管中各种物质的重吸收与分泌

(一) Na^+、Cl^- 和水的重吸收

肾小球每天滤过的 Na^+ 约有 500g,而每天从尿中排出的 Na^+ 仅 3~5g,表明滤过的 Na^+ 中约 99% 被肾小管和集合管重吸收。小管液中 65%~70% 的 Na^+、Cl^- 和水在近端小管被重吸收,约 20% 的 Na^+、Cl^- 和约 15% 的水在髓袢被重吸收,约 12% 的 Na^+、Cl^- 和不等量的水在远曲小管和集合管被重吸收。

1. 近端小管 近端小管是 Na^+、Cl^- 和水重吸收的主要部位,其中约 2/3 经跨细胞途径被重吸收,

主要发生在近端小管的前半段(图 8-8);约 1/3 经细胞旁途径被重吸收,主要发生在近端小管的后半段。

(1)近端小管的前半段,Na^+ 进入上皮细胞的过程与 H^+ 的分泌以及与葡萄糖、氨基酸的转运相耦联。由于上皮细胞基底侧膜中钠泵的作用,造成细胞内低 Na^+,小管液中的 Na^+ 和细胞内的 H^+ 由顶端膜的 Na^+-H^+ 交换体进行逆向转运,H^+ 被分泌到小管液中,而小管液中的 Na^+ 则顺浓度梯度进入上皮细胞内。小管液中的 Na^+ 还可由顶端膜中的 Na^+-葡萄糖同向转运体和 Na^+-氨基酸同向转运体与葡萄糖、氨基酸共同转运,在 Na^+ 顺电-化学梯度通过顶端膜进入细胞的同时,也将葡萄糖和氨基酸转入细胞内。进入细胞内的 Na^+,再经基底侧膜中的钠泵被泵出细胞,进入组织间液。进入细胞内的葡萄糖和氨基酸则经载体易化扩散的方式通过基底侧膜离开上

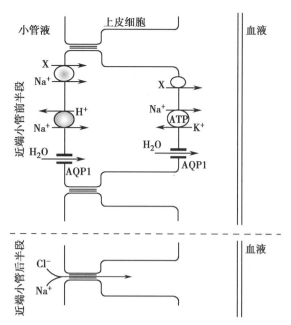

图 8-8　近端小管的物质转运示意图
X 代表葡萄糖、氨基酸和磷酸盐等。

皮细胞,进入组织间液和血液循环。由于上皮细胞间存在紧密连接,故细胞间液的静水压升高,可促使 Na^+ 进入毛细血管而被重吸收。在近端小管前半段,由于 Na^+-H^+ 交换使细胞内的 H^+ 进入小管液,HCO_3^- 便被重吸收,小管液的水随其他溶质被重吸收,其结果使小管液中的 Cl^- 浓度高于管周组织间液中的 Cl^- 浓度。

(2)在近端小管后半段,上皮细胞顶端膜中存在 Na^+-H^+ 交换体和 Cl^--HCO_3^- 交换体,其转运结果使 Na^+ 和 Cl^- 进入细胞内,H^+ 和 HCO_3^- 进入小管液,HCO_3^- 可以 CO_2 的形式重新进入细胞。进入细胞内的 Cl^- 由基底侧膜中的 K^+-Cl^- 同向转运体转运至细胞间液,再吸收入血。由于进入近端小管后半段小管液的 Cl^- 浓度较细胞间液中的 Cl^- 浓度高 20%~40%,Cl^- 顺浓度梯度经紧密连接进入细胞间液(即细胞旁途径)而被重吸收。由于 Cl^- 被动扩散进入间隙后,小管液中正离子相对增多,造成管内外电位差,管腔内带正电荷,驱使小管液内的部分 Na^+ 顺电位梯度也通过细胞旁途径被动重吸收。

近端小管对水的重吸收主要是通过水通道蛋白 1(AQP1)在渗透压作用下完成的。AQP1 主要分布在近端小管上皮细胞顶端膜和基底侧膜,参与超滤液中 60%~70% 水的重吸收。上皮细胞主动和被动重吸收 Na^+、HCO_3^-、Cl^-、葡萄糖和氨基酸后,小管液渗透压降低,细胞间液渗透压升高。水在这一渗透压差的作用下经跨细胞(通过 AQP1)和细胞旁两条途径进入细胞间液,然后进入管周毛细血管而被重吸收。因此,近端小管中物质的重吸收为等渗性重吸收,小管液为等渗液。

2. 髓袢　髓袢降支细段、升支细段和升支粗段三个节段功能不同。髓袢降支和升支细段有很薄的上皮细胞层,无刷状缘,细胞内几乎没有线粒体,代谢水平低。

(1)髓袢降支细段对溶质的通透性很低。这段小管上皮细胞的顶端膜和基底外侧膜存在大量 AQP1,促进水的重吸收,使水能迅速地进入组织液,小管液中的溶质浓度和渗透压不断增加(图 8-9A)。

(2)髓袢升支细段对水不通透。此段没有水通道蛋白表达而对水不通透,但对 Na^+ 和 Cl^- 易通透,NaCl 不断通过被动的易化扩散进入组织间液,小管液渗透浓度逐渐降低。

(3)髓袢升支粗段上皮细胞厚,有很高的代谢活性,对 Na^+、K^+ 和 Cl^- 具有主动重吸收作用(图 8-9B)。升支粗段重吸收钠的机制是:①升支粗段上皮细胞基底侧膜上的钠泵是维持细胞内低 Na^+ 浓度的动力,有助于 Na^+ 的重吸收。②升支粗段中 Na^+ 跨管腔膜的迁移是通过 II 型 Na^+-K^+-$2Cl^-$ 共转运

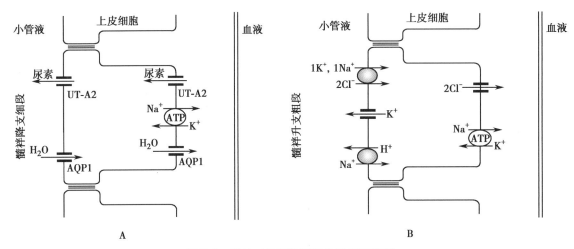

图 8-9　髓袢对物质的重吸收机制示意图

A.髓袢降支细段对水和尿素的重吸收机制示意图;B.髓袢升支粗段对 Na⁺ 和 Cl⁻ 的重吸收机制示意图。

UT-A2,尿素通道蛋白-A2。

体(Na^+-K^+-$2Cl^-$ cotransporter type 2,NKCC2)介导的。NKCC2 在上皮细胞的顶端膜表达,同向转运 1 个 Na^+、1 个 K^+ 和 2 个 Cl^-。顶端膜上这种共转运体利用 Na^+ 顺浓度梯度扩散进入细胞释放的势能驱动 K^+ 和 Cl^- 逆浓度梯度进入细胞。③进入细胞内的 Na^+ 通过基底侧膜中的钠泵转运至组织间液,Cl^- 顺浓度梯度经基底侧膜中的氯通道进入组织间液,而 K^+ 则顺浓度梯度经顶端膜返回小管液中,并使小管液呈正电位。④K^+ 返回小管内造成小管液正电位,这一电位差又使小管液中的 Na^+、K^+ 和 Ca^{2+} 等正离子经细胞旁途径被动重吸收。用哇巴因抑制钠泵后,Na^+ 和 Cl^- 的重吸收明显减少;呋塞米(furosemide)和依他尼酸(ethacrinic acid)抑制 NKCC2 后,能抑制髓袢对 Na^+ 和 Cl^- 的重吸收,是较强的利尿剂。

髓袢升支粗段也缺乏水通道蛋白,对水不通透;故小管液在沿升支粗段流动时,渗透压逐渐降低,而管外渗透压却逐渐升高。这种水盐重吸收分离的现象是尿液稀释和浓缩的重要基础。

3. **远曲小管和集合管**　此处对 Na^+、Cl^- 和水的重吸收可根据机体水和盐平衡的状况进行调节。Na^+ 的重吸收主要受醛固酮的调节,水的重吸收则主要受抗利尿激素的调节。

(1)远曲小管:在远曲小管上皮细胞顶端膜存在 Na^+-Cl^- 共转运体(Na^+-Cl^- cotransporter,NCC),主动重吸收 NaCl,小管液中的 Na^+ 和 Cl^- 进入细胞内,细胞内的 Na^+ 由钠泵泵出(图 8-10A)。噻嗪类(thiazide)利尿剂可抑制 NCC,产生利尿作用。远曲小管对水仍不通透,因而随着 NaCl 的重吸收,小管液渗透压继续降低。

(2)集合管:集合管上皮细胞有主细胞和闰细胞两种细胞类型。主细胞重吸收 NaCl 和水,分泌 K^+。闰细胞主要分泌 H^+,但也涉及 K^+ 的重吸收(图 8-10B)。主细胞基底侧膜中的钠泵活动可造成和维持细胞内低 Na^+,并成为小管液中 Na^+ 经顶端膜上皮钠通道(epithelial sodium channel,ENaC)进入细胞的动力来源(图 8-10C、D)。而 Na^+ 的重吸收又造成小管液呈负电位,可驱使小管液中的 Cl^- 经细胞旁途径而被动重吸收,也成为 K^+ 从细胞内分泌入小管腔的动力。利尿剂阿米洛利(amiloride)可抑制 ENaC,既可减少 Na^+ 的重吸收,又能减少 Cl^- 经细胞旁途径的被动转运。远曲小管和集合管上皮细胞的紧密连接对 Na^+、K^+、Cl^- 等的通透性较低,因此这些离子不易透过该部位返回小管液。

集合管对水的重吸收量取决于主细胞对水的通透性。主细胞顶端膜和胞质中的囊泡内含 AQP2,而在基底侧膜中则有 AQP3 和 AQP4 分布。上皮细胞对水的通透性取决于顶端膜 AQP2 的数量,抗利尿激素参与这一调节过程。

(二) HCO_3^- 的重吸收与 H^+ 的分泌

在一般膳食情况下,由代谢产生的酸性产物多于碱性产物。机体产生的挥发性酸(CO_2)主要经

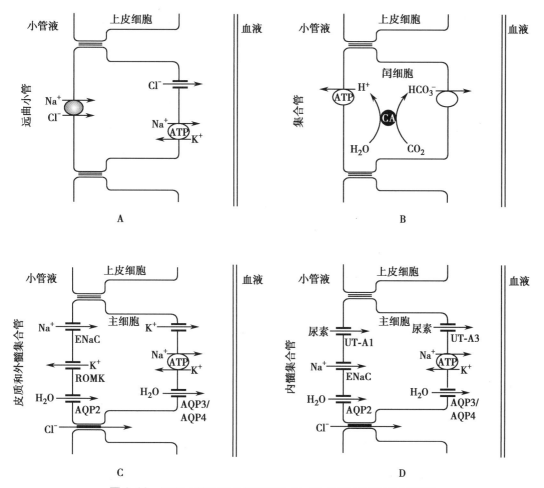

图 8-10　远曲小管和集合管重吸收 NaCl、分泌 K^+ 和 H^+ 示意图

A. 远曲小管 NaCl 的重吸收机制；B. 集合管 A 型闰细胞的物质转运；C. 皮质部和外髓部集合管主细胞的物质转运；D. 内髓部集合管主细胞的物质转运。CA，碳酸酐酶；ROMK，肾脏外髓钾通道。

肺排出。肾脏通过重吸收 HCO_3^-、分泌 H^+ 以及分泌氨，在排出固定酸和维持机体的酸碱平衡中起重要作用。

1. 近端小管　在正常情况下，从肾小球滤过的 HCO_3^- 约 80% 由近端小管重吸收。血液中的 HCO_3^- 以 $NaHCO_3$ 的形式存在，当滤入肾小囊后，解离为 Na^+ 和 HCO_3^-。前已述，近端小管上皮细胞通过 Na^+-H^+ 交换分泌 H^+。进入小管液的 H^+ 与 HCO_3^- 结合为 H_2CO_3，又很快解离成 CO_2 和水，这一反应由上皮细胞顶端膜上的碳酸酐酶（CA）催化。近端小管重吸收 HCO_3^- 的机制如图 8-11 所示。CO_2 以单纯扩散的方式很快地进入上皮细胞，在细胞内，CO_2 和水又在碳酸酐酶的催化下形成 H_2CO_3，后者又很快解离成 H^+ 和 HCO_3^-。H^+ 通过顶端膜中的 Na^+-H^+ 逆向转运进入小管液。细胞内大部分 HCO_3^- 与其他离子以同向转运的方式进入组织间隙；小部分则通过 Cl^--HCO_3^- 交换的方式进入组织间隙。两种转运方式均须由基底侧膜中的钠泵提供能量。可见，近端小管重吸收 HCO_3^- 是以 CO_2 的形式进行的，扩散快，故 HCO_3^- 的重吸收优先于 Cl^- 的重吸收。此外，有小部分 H^+ 可

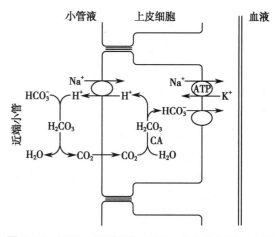

图 8-11　近端小管重吸收 HCO_3^- 的细胞机制示意图

由近端小管顶端膜中的 H^+-ATP 酶主动分泌入管腔。近端小管是分泌 H^+ 的主要部位,并以 Na^+-H^+ 交换的方式为主。

2. **髓袢和远曲小管**　髓袢对 HCO_3^- 的重吸收主要发生在升支粗段,其机制与近端小管相同。远曲小管上皮细胞通过 Na^+-H^+ 交换,参与 HCO_3^- 的重吸收。

3. **集合管**　集合管的闰细胞分为 A 型、B 型和非 A 非 B 型三种。其中 A 型闰细胞可主动分泌 H^+,细胞的顶端膜中存在两种质子泵,一种是氢泵(H^+-ATP 酶),另一种是氢钾泵(H^+,K^+-ATP 酶),两者均可将细胞内的 H^+ 泵入小管液中。泵入小管液中的 H^+ 可与 HCO_3^- 结合,形成 H_2O 和 CO_2;也可与 HPO_4^{2-} 反应生成 $H_2PO_4^-$;还可与 NH_3 反应生成 NH_4^+,从而降低小管液中的 H^+ 浓度。肾小管和集合管分泌的 H^+ 量与小管液的酸碱度有关。小管液 pH 降低时,H^+ 的分泌减少。闰细胞的质子泵可逆 1 000 倍左右的 H^+ 浓度差而主动转运,故当小管液 pH 降至 4.5 时,H^+ 的分泌便停止。

肾小管和集合管上皮细胞的碳酸酐酶活性受 pH 的影响,当 pH 降低时,其活性增加,可生成更多的 H^+,有利于肾的排 H^+ 保碱。碳酸酐酶抑制剂乙酰唑胺(acetazolamide)可抑制 H^+ 的分泌,使 Na^+ 的重吸收减少,结果 HCO_3^-、Na^+、K^+ 排出增加,尿量增多,是比较弱的利尿剂。

(三) NH_3 和 NH_4^+ 的分泌与 H^+ 和 HCO_3^- 的转运的关系

近端小管、髓袢升支粗段和远曲小管上皮细胞内的谷氨酰胺在谷氨酰胺酶的作用下脱氨,生成谷氨酸根和 NH_4^+;谷氨酸根在谷氨酸脱氢酶作用下生成 α- 酮戊二酸和 NH_4^+;α- 酮戊二酸又可生成 2 分子 HCO_3^-。在这一反应过程中,谷氨酰胺酶是生成 NH_3 的限速酶。在细胞内,NH_4^+ 与 NH_3+H^+ 两种形式处于一定的平衡状态。NH_4^+ 通过上皮细胞顶端膜 Na^+-H^+ 交换体进入小管液(由 NH_4^+ 代替 H^+);NH_3 是脂溶性分子,可以单纯扩散的方式进入小管腔,也可通过基底侧膜进入细胞间液;而 HCO_3^- 与 Na^+ 则一同跨基底侧膜进入组织间液。因此,1 分子谷氨酰胺被代谢时,可生成 2 个 NH_4^+ 进入小管液,同时回收 2 个 HCO_3^-。这一反应过程主要发生在近端小管(图 8-12)。

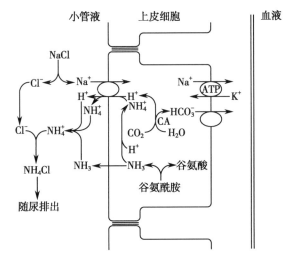

图 8-12　肾小管分泌 H^+ 和 NH_3/NH_4^+ 的机制和作用示意图

在集合管,氨的分泌机制有所不同。集合管上皮细胞膜对 NH_3 高度通透,而对 NH_4^+ 的通透性则较低,故细胞内生成的 NH_3 以扩散方式进入小管液,与小管液中的 H^+ 结合形成 NH_4^+,并随尿排出体外。这一反应过程中,尿中每排出 1 个 NH_4^+ 可有 1 个 HCO_3^- 被重吸收。

NH_3 的分泌与 H^+ 的分泌密切相关。如果集合管分泌 H^+ 被抑制,则尿中排出的 NH_4^+ 也减少。在生理情况下,肾脏分泌的 H^+ 约有 50% 由 NH_3 缓冲。慢性酸中毒时可刺激肾小管和集合管上皮细胞谷氨酰胺的代谢,增加 NH_4^+ 和 NH_3 的排泄和生成 HCO_3^-。故氨的分泌也是肾脏调节酸碱平衡的重要机制之一。

(四) K^+ 的重吸收和分泌

小管液中的 K^+ 有 65%~70% 在近端小管被重吸收,25%~30% 在髓袢被重吸收,K^+ 在这些部位的重吸收比例是比较固定的,但目前对 K^+ 重吸收的机制未完全了解。远端小管和皮质集合管可重吸收 K^+,也能分泌 K^+,并受多种因素的调节而改变其重吸收和分泌的量。基底侧膜中的钠泵在泵出 Na^+ 的同时,将 K^+ 泵入细胞,形成细胞内高 K^+,远端小管和集合管上皮细胞顶端膜对 K^+ 有通透性,K^+ 可顺化学梯度通过肾脏钾通道(renal potassium channel)进入小管液(即 K^+ 的分泌)。另外,由于远端小管和集合管重吸收 Na$^+$,造成小管液呈负电位,也为 K$^+$ 向小管液中扩散提供电位梯度。

肾脏对 K$^+$ 的排出量主要取决于远端小管和集合管上皮细胞 K$^+$ 的分泌量。在血量增加或应用利尿剂等情况下,远端小管液流量增大,分泌入小管液中的 K$^+$ 可被快速带走,由于小管液中 K$^+$ 浓度大大降低,细胞内的 K$^+$ 向小管液扩散的驱动力增大,故有利于 K$^+$ 的分泌,这类利尿剂也称排钾利尿剂,使用时要注意机体血钾的水平。上皮细胞与小管液间的电位差也会影响 K$^+$ 分泌,小管液中的正电位是 K$^+$ 扩散的阻力,而小管液负电位值增大可增加 K$^+$ 扩散的驱动力,使 K$^+$ 的分泌增加。另外,阿米洛利可抑制上皮细胞顶端膜的钠通道,减少 Na$^+$ 的重吸收,使小管液的负电位减小,因此也减少 K$^+$ 的分泌,故称为保钾利尿剂(potassium sparing diuretic)。

此外,K$^+$ 的分泌还与肾小管和集合管泌 H$^+$ 有关,两者之间存在竞争性抑制。当发生酸中毒时,小管上皮细胞中的 H$^+$ 浓度增高,肾脏泌 H$^+$ 增加,Na$^+$-H$^+$ 交换加强;Na$^+$-K$^+$ 交换受抑制,泌 K$^+$ 减少,可造成血 K$^+$ 浓度升高。相反,在发生碱中毒或用乙酰唑胺抑制碳酸酐酶时,上皮细胞内 H$^+$ 生成减少,肾脏泌 H$^+$ 减少,泌 K$^+$ 增加,可使血 K$^+$ 浓度降低。

(五) 葡萄糖和氨基酸的重吸收

肾小囊超滤液中的葡萄糖浓度与血浆相等,但正常情况下,尿中几乎不含葡萄糖,表明葡萄糖全部被重吸收。微穿刺实验证明,滤过的葡萄糖均在近端小管,特别是近端小管的前半段被重吸收。已如前述,小管液中的葡萄糖是通过近端小管上皮细胞顶端膜中的 Na$^+$-葡萄糖耦联转运体[sodium-glucose linked cotransporter,SGLT,又称钠依赖的葡萄糖共转运体(sodium-dependent glucose cotransporter)]以继发性主动转运的方式被转入细胞的。进入细胞内的葡萄糖则由基底侧膜中的葡萄糖转运体 2(glucose transporter 2,GLUT2)以易化扩散的方式转运入细胞间液。SGLT2 表达在近端小管 S1 和 S2 节段,负责滤过液中 90% 的葡萄糖重吸收;SGLT1 则表达在近端小管 S3 节段,负责滤过液中剩余葡萄糖的重吸收。

近端小管对葡萄糖的重吸收是有一定限度的。当血糖浓度达 180mg/100ml 血液时,有一部分肾小管对葡萄糖的吸收已达极限,尿中开始出现葡萄糖,此时的血浆葡萄糖浓度称为肾糖阈(renal glucose threshold)。每一肾单位的肾糖阈并不完全相同。当血糖浓度继续升高时,尿中葡萄糖浓度随之增高;当血糖浓度升至 300mg/100ml 时,全部肾小管对葡萄糖的重吸收均已达到或超过近曲小管对葡萄糖的最大转运率(maximal rate of glucose transport),此时每分钟葡萄糖的滤过量达两肾葡萄糖重吸收极限,尿糖排出率则随血糖浓度升高而增加。正常人两肾的葡萄糖重吸收的极限量,男性平均为 375mg/min,女性平均为 300mg/min。SGLT2 抑制剂达格列净等或 SGLT2 和 SGLT1 双靶点抑制剂索格列净,可通过抑制近端小管对葡萄糖的重吸收来降低血糖,治疗糖尿病。

和葡萄糖一样,由肾小球滤过的氨基酸也主要在近端小管被重吸收,其吸收方式也是继发性主动重吸收,也需 Na$^+$ 的存在,但有多种类型的氨基酸转运体。

(六) 钙的重吸收与排泄

约 50% 的血浆 Ca^{2+} 呈游离状态,其余部分与血浆蛋白结合。经肾小球滤过的 Ca^{2+},约 70% 在近端小管被重吸收,与 Na$^+$ 的重吸收平行;20% 在髓袢;9% 在远端小管和集合管被重吸收;小于 1% 的 Ca^{2+} 随尿排出。

近端小管对 Ca^{2+} 的重吸收约 80% 以溶剂拖曳的方式经细胞旁途径进入细胞间液,约 20% 经跨细胞途径被重吸收。溶剂拖曳(solvent drag)是指当水分子通过渗透被重吸收时有些溶质可随水分子一起被转运。髓袢降支细段和升支细段对 Ca^{2+} 不通透,仅升支粗段能重吸收 Ca^{2+}。升支粗段小管液为正电位,该段对 Ca^{2+} 也有通透性,故可能存在被动重吸收,也存在主动重吸收。在远曲小管和集合管,小管液为负电位,故 Ca^{2+} 的重吸收是跨细胞途径的主动转运。

(七) 尿素的重吸收与排泄

尿素作为蛋白质代谢产物由肝脏产生,经肾小球滤过进入小管液中。近端小管可以吸收 40%~50% 肾小球滤过的尿素。肾单位的其他节段对尿素通透性很低,部分节段通过尿素通道蛋白增加该部位对尿素的通透性。

从髓袢升支细段至皮质和外髓部集合管对尿素不通透,集合管开始对水进行重吸收,导致尿素在集合管内浓度不断增高。内髓部集合管末端依赖抗利尿激素调控的尿素通道蛋白 UT-A1 和 UT-A3 对尿素高度通透,使浓缩的尿素扩散到内髓部组织。在髓袢降支细段,UT-A2 介导的尿素通透性增加,尿素重新进入髓袢。这一循环过程称为肾内尿素再循环(intrarenal urea recycling)。根据机体的调节,经肾小球滤过的尿素有 20%～50% 随尿液排出体外。

(八) 其他一些代谢产物和进入体内的异物的排泄

肌酐可通过肾小球滤过,也可被肾小管和集合管分泌和重吸收(少量);青霉素、酚红和一些利尿剂可与血浆蛋白结合,不能被肾小球滤过,但可在近端小管主动分泌进入小管液中而被排出。进入体内的酚红,94% 由近端小管主动分泌进入小管液中并随尿液排出。因此,检测尿中酚红的排泄量可作为判断近端小管排泄功能的粗略指标。

三、影响肾小管和集合管物质重吸收与分泌的因素

(一) 小管液中溶质的浓度

肾小管和集合管小管液和上皮细胞之间的渗透浓度梯度可以影响水的重吸收。当小管液中某些溶质因未被重吸收而留在小管液中时,可使小管液溶质浓度升高,由于渗透作用,也使一部分水保留在小管内,使水的重吸收减少,尿量和NaCl 排出量增多。这种现象称为渗透性利尿(osmotic diuresis)。糖尿病患者由于血糖浓度升高而使超滤液中的葡萄糖量超过近端小管对糖的最大转运率,造成小管液溶质浓度升高,结果使水的重吸收减少,尿量增加。

临床上利用渗透性利尿的原理,给患者静脉滴注可经肾小球自由滤过但不被肾小管重吸收的物质,如甘露醇(mannitol)和山梨醇(sorbitol)等,可治疗脑水肿和青光眼等,以降低颅内压和眼内压,也可用于心肾功能正常的水肿和少尿以及预防肾衰竭。

(二) 球-管平衡

近端小管对溶质(特别是 Na^+)和水的重吸收随肾小球滤过率的变化而改变,即当肾小球滤过率增大时,近端小管对 Na^+ 和水的重吸收率也增大;而肾小球滤过率减少时,近端小管对 Na^+ 和水的重吸收率也减少。实验证明,近端小管中 Na^+ 和水的重吸收率总是占肾小球滤过率的65%～70%,这称为近端小管的定比重吸收(constant fraction reabsorption),这种定比重吸收的现象称为球-管平衡(glomerulo-tubular balance)。

定比重吸收产生的机制主要与肾小管周围毛细血管内血浆胶体渗透压的变化有关。如果肾血流量不变而肾小球滤过率增加,如出球小动脉阻力增加而入球小动脉阻力不变,则从出球小动脉进入近端小管周围毛细血管的血量就会减少,毛细血管血压下降,而血浆胶体渗透压升高,这些改变都有利于近端小管对 Na^+ 和水的重吸收;当肾小球滤过率减少时则发生相反的变化,近端小管对 Na^+ 和水的重吸收量便减少。所以,无论肾小球滤过率增加还是减少,近端小管对 Na^+ 和水重吸收的百分率基本保持不变。

球-管平衡的生理意义在于保持尿量和尿 Na^+ 的相对稳定。球-管平衡在某些情况下可被破坏,如发生渗透性利尿时,虽然肾小球滤过率不变,但近端小管重吸收减少,尿量和尿 Na^+ 排出明显增多。

(李春凌)

第四节 | 尿液的浓缩和稀释

尿液的浓缩和稀释(urine concentration and dilution)是以血浆渗透压为参照的。当体内缺水时,尿渗透压明显高于血浆渗透压,即高渗尿(hyperosmotic urine),此时尿液被浓缩;当体内液体量过多

时,尿液渗透压低于血浆渗透压,为低渗尿(hypoosmotic urine),则尿液被稀释。肾脏浓缩和稀释尿液的能力在维持体内液体平衡和渗透压稳定方面起到极为重要的作用。正常人肾脏有较强的浓缩和稀释能力,尿液的渗透压可随体内液体量的变化而大幅变动,在 50~1 200mOsm/(kg·H₂O)之间波动。根据机体缺水与否,正常成年人 24 小时尿量变动于 1~2L 之间。24 小时尿量超过 2.5L 称为多尿,少于 400ml 称为少尿,不足 100ml 称为无尿。少尿和无尿是急性肾衰竭的重要表现。

一、尿液的浓缩机制

尿液的浓缩是小管液中的水被重吸收,而溶质仍留在小管液中造成的。机体产生浓缩尿液有两个必要因素。

第一个是肾脏髓质组织间液存在的高渗透浓度梯度,它是促进水重吸收的环境基础和动力。用冰点降低法测定鼠肾组织的渗透浓度,发现肾皮质部的渗透浓度与血浆相等,由髓质外层向乳头部逐渐升高,内髓部的渗透浓度为血浆渗透浓度的 4 倍(图 8-13),约 1 200mmol/L。在不同动物中,肾髓质越厚,内髓部的渗透浓度就越高,尿的浓缩能力也越强。如沙鼠肾脏可产生 20 倍于血浆渗透浓度的高渗尿。人类肾脏最多能生成 4~5 倍于血浆渗透浓度的高渗尿。

第二个是集合管对水的通透性,取决于集合管上皮细胞顶端膜上水通道蛋白 2(AQP2)对水的转运。而抗利尿激素可以增加 AQP2 的表达,增加集合管对水的通透性。

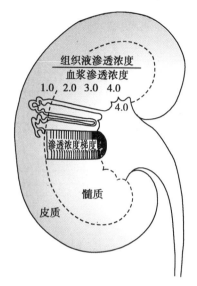

图 8-13 **肾髓质渗透浓度梯度示意图**
线条越密,表示渗透浓度越高。

(一)肾髓质间液渗透浓度梯度的形成

髓袢的形态和功能特性是形成肾髓质间液渗透浓度梯度的重要条件。逆流倍增(countercurrent multiplication)和逆流交换(countercurrent exchange)现象常用来解释肾髓质间液高渗透浓度梯度的形成。

动画

1. 逆流倍增机制 根据髓袢的 U 形结构、髓袢和集合管各段对水和溶质的通透性和重吸收的不同,以及髓袢和集合管小管液的流动方向,肾脏可通过逆流倍增机制建立从外髓部至内髓部间液由低到高的渗透浓度梯度。

(1)髓袢和集合管的结构排列:"逆流"是指两个并行管道中液体流动方向相反。小管液从近端小管经髓袢降支向下流动,折返后经髓袢升支向相反方向流动,再经集合管向下流动,最后进入肾小盏(图 8-14)。髓袢和集合管的结构排列构成逆流系统。

(2)髓袢和集合管各段对水和溶质的通透性和重吸收不同(表 8-1):在近端小管,水和各种溶质都可以进行选择性重吸收,故小管液中的渗透压接近血浆渗透压,为 300mOsm/(kg·H₂O)。

1)髓袢降支细段:当等渗的小管液流入髓袢降支细段时,小管液中的水通过上皮细胞中的 AQP1 不断地被重吸收进入组织间液。而这段肾小管对 NaCl 却相对不通透,同时髓质的组织间液中高浓度的尿素则通过尿素通道蛋白 UT-A2 从组织间液进入小管腔,这样就使小管液从上至下形成一个逐渐升高的浓度梯度,至髓袢折返处,管内液体的渗透压达到峰值。

2)髓袢升支细段:高渗的小管液从降支细段折返进入髓袢升支细段,这段肾小管对水不通透,对 NaCl 可通透。由于小管液中 NaCl 浓度较高,NaCl 被动重吸收至髓质的组织间液,可增加内髓部的渗透浓度。

3)髓袢升支粗段:小管液流经髓袢升支粗段时,上皮细胞通过顶端膜上的 Na⁺-K⁺-2Cl⁻ 共转运体(NKCC2)主动重吸收 NaCl,使外髓部组织间液 NaCl 堆积,髓袢升支粗段对水并不通透,外髓部组织间液渗透浓度升高。髓袢升支粗段通过 NKCC2 对 NaCl 的主动重吸收是逆流倍增机制中最重要的环节。NaCl 是维持肾脏外髓部高渗透浓度的重要物质。

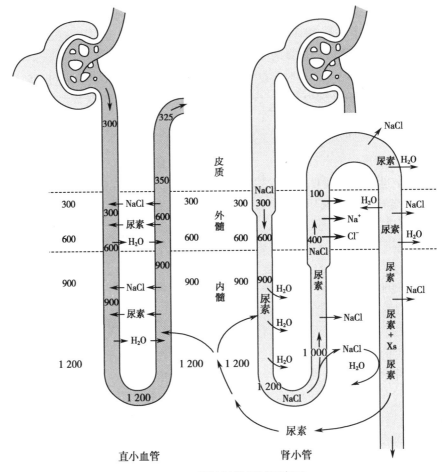

图 8-14　尿液浓缩机制示意图

左侧为直小血管在肾髓质渗透梯度维持中的作用机制；右侧为髓袢在肾髓质间液渗透梯度建立中的作用机制；粗箭头表示髓袢升支粗段主动重吸收 Na^+ 和 Cl^-；Xs 表示未被重吸收的溶质；图中各个数字表示该处的渗透压［单位:$mOsm/(kg·H_2O)$］。

表 8-1　各段肾小管和集合管对不同物质的通透性和作用

节段	水	Na^+	尿素	作用
髓袢降支细段	易通透（通过 AQP1）	不易通透	中等通透（通过 UT-A2）	水进入内髓部组织间液使小管液中 NaCl 浓度和渗透压逐渐升高；部分尿素由内髓部组织间液进入小管液，加入尿素再循环
髓袢升支细段	不易通透	易通透（被动扩散）	不易通透	NaCl 由小管液进入内髓部组织间液，使之渗透压升高
髓袢升支粗段	不易通透	Na^+ 主动重吸收，Cl^- 继发性主动重吸收（通过 NKCC2）	不易通透	NaCl 进入外髓部组织液，使之渗透压升高
远曲小管	不易通透	Na^+ 主动重吸收，Cl^- 继发性主动重吸收（通过 NCC）	不易通透	NaCl 进入皮质组织间液，使小管液渗透压进一步降低
集合管	在有抗利尿激素时，对水易通透（通过 AQP2/3/4）	主动重吸收（通过 ENaC）	在皮质和外髓部不易通透，内髓部易通透（通过 UT-A1/3）	水重吸收使小管液中尿素浓度升高；NaCl 和尿素进入内髓部组织间液，使其渗透压升高

4）远曲小管：远曲小管上皮细胞可通过 Na^+-Cl^- 共转运体对 NaCl 进行重吸收，而对水不通透，小管液的渗透浓度降至最低。

5）集合管：集合管通过上皮钠通道对 Na^+ 进行重吸收，通过 AQP2、AQP3 和 AQP4 对水进行重吸收。皮质部和外髓部集合管对尿素没有通透性，随着水的重吸收，小管液中的尿素浓度不断升高；达到内髓部后，上皮细胞对尿素通透性高，通过尿素通道蛋白 UT-A1 和 UT-A3 尿素重吸收进入内髓部组织间液，增加内髓部间液的渗透浓度。所以内髓部组织间液高渗是由 NaCl 和尿素共同形成的（各占 50%）。

总之，肾髓质间液渗透浓度梯度的形成由下列重要因素构成：①髓袢升支粗段主动重吸收 NaCl，对水不通透，增加外髓部间液的渗透压，是建立髓质间液高渗梯度的最重要的起始动力；②髓袢降支细段对水通透，对 NaCl 不通透，增加了小管液的渗透浓度；③髓袢升支细段对水不通透，对 NaCl 通透，小管液中高浓度的 NaCl 被动扩散到内髓部；④尿素再循环增加内髓部组织间液的尿素浓度，和 NaCl 一起形成了内髓部组织间液的高渗；⑤持续滤过推动小管液从髓袢到集合管，进而向肾乳头方向流动，促进肾脏建立渗透浓度梯度。

2. 直小血管的逆流交换机制 肾髓质间液高渗的建立主要是由于 NaCl 和尿素在小管外组织间液中积聚。这些物质能持续滞留在该部位而不被循环血液带走，从而维持肾髓质间液的高渗环境，这与直小血管的逆流交换作用密切相关。直小血管的降支和升支是并行的血管，在髓质中形成逆流系统。直小血管壁对水和溶质高度通透，其中部分物质通过通道介导转运，如直小血管降支有 AQP1 和尿素通道蛋白 UT-B 表达。

在直小血管降支进入髓质处，血浆渗透浓度接近 300mmol/L，当血液沿直小血管降支向髓质深部流动时，在任一平面的组织间液渗透浓度均比直小血管内血浆渗透浓度高，故组织间液中的溶质顺浓度差向直小血管内扩散，而直小血管内的水则顺渗透压差进入组织间液，使直小血管降支内各段血浆的渗透压与同一水平面髓质间隙之间趋于平衡。越向内髓部深入，直小血管中血浆的渗透浓度越高，在折返处，其渗透浓度达最高值，约 1 200mmol/L，产生的渗透压达 1 200mOsm/（kg·H_2O）。当血液在直小血管升支内流动时，由于血浆渗透压比同一水平髓质间隙的渗透压要高，使得血液中的溶质扩散进入髓质间液，而髓质间液的水则渗入升支的血液。其中，内髓部高浓度尿素通过直小血管升支的窗孔（fenestrae）进入血液，由直小血管升支从内髓部带走的尿素，在向外髓部走行的过程中，再扩散到尿素浓度比较低的组织间液，然后通过直小血管降支表达的尿素通道蛋白 UT-B 进入血液回到内髓部。因此，逆流交换过程仅将髓质间液中多余的溶质和水带回循环血液，这样溶质（主要是 NaCl 和尿素）就可连续地在直小血管降支和升支之间循环，有利于髓质间液高渗透压的维持。

应当强调直小血管维持髓质间液高渗梯度的能力是流量依赖的。正常条件下髓质血流量减少、流速较慢有利于 Na^+ 和尿素在直小血管升支和降支中循环。如果直小血管的血流量增加、流速加快会导致髓质渗透梯度的减小，从而影响尿液的浓缩。

（二）集合管对水的通透性

髓质高渗是小管液中水重吸收的动力，但重吸收的量则取决于集合管对水的通透性。抗利尿激素是决定集合管上皮细胞对水通透性的关键激素。抗利尿激素分泌增加，集合管上皮细胞对水的通透性增加，水重吸收的量增加，小管液的渗透浓度就升高，即尿液被浓缩。当抗利尿激素分泌减少，集合管上皮细胞对水的通透性降低，水重吸收的量减少，远曲小管的低渗小管液得不到浓缩，同时，集合管还主动重吸收 NaCl，使尿液的渗透浓度进一步降低，即尿液被稀释。

二、尿液的稀释机制

尿液的稀释与浓缩相反。如果体内水过多（如饮大量清水）造成血浆晶体渗透压降低，使抗利尿激素的释放被抑制，集合管对水的通透性降低，而 NaCl 将继续被主动重吸收，溶质重吸收大大超过水重吸收则导致小管液的渗透浓度进一步下降,尿液被稀释。

三、影响尿液浓缩和稀释的因素

(一) 影响肾髓质高渗形成的因素

肾髓质间液高渗与髓袢逆流倍增机制密切相关,而逆流倍增的效率又与髓袢长度、对水和溶质的通透性和髓质的组织结构等有关。髓袢长则逆流倍增效率高,从皮质到髓质的渗透梯度大,浓缩效率也高;反之,髓袢短则逆流倍增效率低,渗透梯度小,浓缩效率也低。小儿髓袢较成年人短,逆流倍增效率较低,故尿量较多,渗透浓度较低。髓袢结构的完整性也是逆流倍增的重要基础。肾髓质受损,尤其是内髓部的髓袢受损(如髓质钙化、萎缩或纤维化等疾病)时,逆流倍增效率将减退或丧失而影响尿浓缩。

Na^+ 和 Cl^- 是形成肾髓质间液高渗的重要因素。凡能影响髓袢升支粗段主动重吸收 Na^+ 和 Cl^- 的因素都能影响髓质间液高渗的形成,如袢利尿剂呋塞米和依他尼酸可抑制髓袢升支粗段的 $Na^+-K^+-2Cl^-$ 同向转运,减少 Na^+ 和 Cl^- 的主动重吸收,降低外髓部间液高渗,进而减少集合管对水的重吸收,阻碍尿的浓缩。

形成肾髓质高渗的另一重要因素是尿素。尿素通过尿素再循环进入肾髓质,尿素进入髓质的数量取决于尿素的浓度和集合管对尿素的通透性。一些营养不良、长期蛋白质摄入不足的患者,蛋白质代谢减少,尿素生成量减少,可影响内髓部高渗的形成,从而降低尿浓缩的功能。一些老年人尿浓缩能力降低,若增加蛋白质摄入量或给予尿素,可迅速提高其尿浓缩能力。另外,抗利尿激素能增加内髓部集合管对尿素的通透性,有助于提高髓质间液高渗,增加对水的重吸收,增强肾的浓缩能力。

(二) 影响集合管对水通透性的因素

集合管对水的通透性依赖于血液中抗利尿激素的浓度(见本章第五节)。

(三) 直小血管血流量和血流速度对髓质高渗维持的影响

直小血管的逆流交换作用对维持髓质间液高渗极为重要。直小血管血流量和速度影响髓质间液高渗的维持。当直小血管的血流量增加或血流速度过快时,可从肾髓质组织间液中带走较多的溶质,使肾髓质间液渗透浓度梯度下降;如果肾血流量明显减少,血流速度变慢,则可导致供氧不足,使肾小管转运功能发生障碍,特别是髓袢升支粗段主动重吸收 Na^+ 和 Cl^- 的功能受损,从而影响髓质间液高渗的维持,上述两种情况均可降低肾的浓缩功能。

第五节 ｜ 尿生成的调节

正常情况下,肾脏通过自身调节机制保持肾血流量相对稳定,从而使肾小球滤过率和终尿的生成量保持相对恒定。此外,尿生成的全过程,包括肾小球的滤过、肾小管和集合管的重吸收和分泌,都受神经和体液因素的调节。

一、神经调节

肾交感神经在肾脏内不仅支配肾血管,还支配肾小管上皮细胞和球旁细胞,对肾小管的支配以近端小管、髓袢升支粗段和远曲小管为主。

肾交感神经兴奋时,释放去甲肾上腺素,通过下列方式调节尿液的生成:①与肾脏血管平滑肌 α 受体相结合,引起肾血管收缩而减少肾血流量。由于入球小动脉比出球小动脉收缩更明显,使肾小球毛细血管血浆流量减少,毛细血管血压下降,肾小球滤过率下降。②通过激活 β 受体,球旁器的球旁细胞释放肾素,导致循环血液中血管紧张素Ⅱ和醛固酮浓度增加,增加肾小管对水和 NaCl 的重吸收,使尿量减少。③与 $α_1$ 肾上腺素能受体结合,刺激近端小管和髓袢(主要是近端小管)对 Na^+、Cl^- 和水的重吸收。这一效应可被 α₁ 肾上腺素能受体拮抗剂哌唑嗪（prazosin）所阻断。

肾交感神经活动受许多因素的影响。例如循环血量增加可以通过心肺感受器反射抑制交感神经的活动；动脉血压增高可以通过压力感受器反射减弱交感神经活动；当机体出现功能紊乱，如严重失血的应激状态时，肾交感神经兴奋，传出冲动使肾小球滤过率减少，以保证重要器官的血供。

二、体液调节

（一）抗利尿激素

血管升压素（vasopressin，VP）也称抗利尿激素（antidiuretic hormone，ADH），是一种九肽激素。在人和某些哺乳动物，其第八位氨基酸残基为精氨酸，故又称精氨酸升压素（arginine vasopressin，AVP）。它由位于下丘脑视上核（supraoptic nucleus）和室旁核（paraventricular nucleus）的神经内分泌细胞所合成。合成的激素被包裹在囊泡中，沿下丘脑垂体束的轴突被转运并储存在神经垂体中。

抗利尿激素的受体有 V₁ 和 V₂ 两种。V₁ 受体分布于血管平滑肌，激活后引起血管收缩，血流阻力增大，血压升高。V₂ 受体主要分布在肾集合管主细胞基底侧膜，属于 G 蛋白耦联受体，激活后增加水的重吸收，浓缩尿液。V₂ 受体介导的调节机制如下：①抗利尿激素与肾脏主细胞基底侧膜 V₂ 受体结合，促使细胞内含有 AQP2 的囊泡转移并镶嵌到细胞的顶端膜，从而使顶端膜对水的通透性增加。小管液中的水重吸收进入细胞内，随即通过表达在基底侧膜的水通道蛋白 AQP3 和 AQP4 进入组织间隙，最后被重吸收入血（图 8-15）。这个过程可以在几分钟内发生，持续几个小时。一旦刺激消失，AQP2 通过形成囊泡载体，重新返回到胞质中，降低膜对水的通透性。②抗利尿激素水平升高后，也可以通过长期调节（几个小时到几天的时间）机制，促进 AQP2 基因的转录及蛋白的合成。因此，抗利尿激素通过调节集合管主细胞 AQP2 的蛋白表达量和转位，调节集合管对水的重吸收，从而影响尿量和尿渗透压。

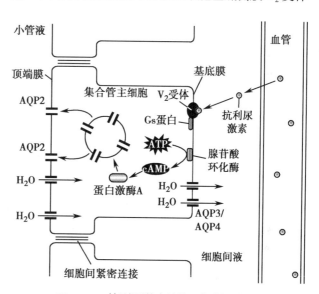

图 8-15　抗利尿激素的作用机制示意图

当抗利尿激素合成和释放减少（如创伤或者手术引起的下丘脑损伤），或集合管缺乏抗利尿激素受体时，可出现尿崩症（diabetes insipidus），每天可排出高达 20L 的低渗尿。

抗利尿激素的释放受多重因素的调节和影响，其中最重要的是血浆晶体渗透压和循环血量。

1. **血浆晶体渗透压**　生理状态下，血浆晶体渗透压是调节抗利尿激素分泌最重要的因素。血浆晶体渗透压改变，刺激位于下丘脑前部室周器的渗透压感受器（osmoreceptor），引起抗利尿激素分泌量的改变。渗透压感受器对 Na⁺ 和 Cl⁻ 形成的渗透压变化最为敏感，而对葡萄糖或尿素的敏感性较弱。静脉注射甘露醇和蔗糖也能刺激渗透压感受器，使抗利尿激素分泌。渗透压感受器对血浆晶体渗透压的变化敏感，当血浆晶体渗透压升高 1%～2% 时，即可以引起反应，使抗利尿激素分泌增加。

太量出汗、严重腹泻、呕吐、高热等导致机体失水多于溶质的丢失，血浆晶体渗透压升高，刺激渗透压感受器，使神经垂体释放抗利尿激素，集合管对水的重吸收增多，尿液浓缩，尿量减少。

大量饮清水后，血液被稀释，血浆晶体渗透压降低，引起抗利尿激素分泌减少，集合管对水的重吸收减少，尿液稀释，尿量增加。例如一次饮 1 000ml 清水后，约过 30 分钟尿量就开始增加，1 小时末尿量可达最高峰,2~3 小时后尿量恢复到原水平。若饮 1 000ml 生理盐水,则排尿量不会出现饮清水后那样的变化(图 8-16)。这种大量饮用清水后引起尿量增多的现象,称为水利尿(water diuresis),临床上可利用此现象来检测肾的稀释能力。

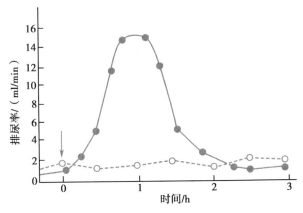

图 8-16　水利尿示意图

一次饮 1L 清水(实线)和 1L 等渗盐水(0.85% NaCl 溶液)(虚线)后的排尿率,箭头表示饮水时间。

2. **循环血量**　当循环血量减少时,静脉回心血量减少,对心肺感受器的刺激减弱,经迷走神经传入至下丘脑的冲动减少,对抗利尿激素释放的抑制作用减弱或消失,故抗利尿激素释放增加;反之,当循环血量增多时,静脉回心血量增加,可刺激心肺感受器,抑制抗利尿激素释放。动脉血压的改变也可通过压力感受器反射对抗利尿激素的释放进行调节。当动脉血压在正常范围时(平均压约为 100mmHg),压力感受器传入冲动对抗利尿激素的释放起抑制作用,当动脉血压低于正常水平时,这种抑制作用减弱,抗利尿激素释放增加。

在对抗利尿激素释放的调节中,心肺感受器和压力感受器对相应刺激的敏感性比渗透压感受器低,一般在循环血量或动脉血压降低 5%~10% 以上时,才能刺激抗利尿激素释放。但循环血量或动脉血压降低时,可降低引起抗利尿激素释放的血浆晶体渗透压浓度阈,即提高渗透压感受器对相应刺激的敏感度;反之,当循环血量或动脉血压升高时,可升高引起抗利尿激素释放的血浆晶体渗透压浓度阈,即降低渗透压感受器的敏感度。

3. **其他因素**　恶心是引起抗利尿激素分泌的有效刺激;疼痛、窒息、应激、低血糖和血管紧张素 II 等均可刺激抗利尿激素分泌;某些药物,如烟碱和吗啡等,也能刺激抗利尿激素分泌;乙醇则可抑制抗利尿激素分泌,故饮酒后尿量可增加。

(二) 肾素-血管紧张素-醛固酮系统

肾素是一种蛋白水解酶,由球旁器的球旁细胞合成、储存和释放,可以催化血浆中的血管紧张素原转变为血管紧张素 I。血管紧张素 I(十肽)在血管紧张素转换酶作用下可生成血管紧张素 II(八肽)。血管紧张素 II 可刺激肾上腺皮质球状带合成和分泌醛固酮。这一系统称为肾素-血管紧张素-醛固酮系统(RAAS)。

1. **肾素分泌的调节**　RAAS 对尿生成的调节作用是通过机体对肾素分泌的调节来实现的,肾素的分泌受多方面因素的调节,包括肾内机制、神经和体液机制。

(1) 肾内机制:指肾自身调节机制,其感受器是牵张感受器和致密斑。位于入球小动脉的牵张感受器能感受肾动脉的灌注压(对动脉壁的牵张程度),位于远曲小管起始部的致密斑能感受流经该处小管液的 NaCl 量。当肾动脉灌注压降低时,入球小动脉壁受牵拉的程度减小,则刺激肾素释放;反之,当灌注压升高时则肾素释放减少。当肾小球滤过率减少或其他原因导致流经致密斑的小管液中 NaCl 量减少时,肾素释放增加;反之,则肾素释放减少。

(2) 神经机制:肾交感神经兴奋时其末梢释放去甲肾上腺素,后者作用于球旁细胞膜中的 β 受体,可直接刺激肾素释放。如急性大失血时,血量减少,血压下降,可反射性兴奋肾交感神经,从而使肾素释放增加。

(3) 体液机制:循环血液中的儿茶酚胺(肾上腺素和去甲肾上腺素)、肾内生成的 PGE_2 和 PGI_2 均可刺激球旁细胞释放肾素,低盐饮食也可显著增加肾素表达水平。血管紧张素 II、抗利尿激素、心房利尿钠肽、内皮素和 NO 则可抑制肾素的释放。

2. **血管紧张素 II 调节尿生成的功能**　血管紧张素 II 对尿生成的调节包括下面几个方面。

（1）血管紧张素Ⅱ在生理浓度时可通过作用于近端小管上皮细胞的血管紧张素受体而直接促进 Na^+ 的重吸收,也可影响肾血流动力学,即通过收缩出球小动脉而引起肾小球毛细血管血压升高,使滤过增加,引起近端小管周围毛细血管内血压较低而血浆胶体渗透压较高,从而间接促进近端小管的重吸收。

（2）血管紧张素Ⅱ(AngⅡ)对肾小球滤过率的影响较为复杂。AngⅡ可以引起肾小动脉的收缩,降低肾血流量。在 AngⅡ浓度较低时,由于出球小动脉对 AngⅡ的敏感性高于入球小动脉,AngⅡ主要引起出球小动脉收缩,肾血流量减少,而肾小球毛细血管血压却升高,故肾小球滤过率变化不大。在 AngⅡ浓度较高时,入球小动脉强烈收缩,则肾小球滤过率减小。AngⅡ还能引起系膜细胞收缩,K_f 值减小,也可使肾小球滤过率降低。当肾动脉血压降低时,肾内局部 AngⅡ生成增加,由于出球小动脉收缩明显,故滤过分数增加,肾小球滤过率能维持正常,这是肾小球滤过率自身调节的机制之一。

（3）血管紧张素Ⅱ可使入球小动脉血管平滑肌生成 PGI_2 和 NO,而这些物质能减弱血管紧张素Ⅱ的缩血管作用。

3. 醛固酮的功能　醛固酮主要作用于肾远曲小管和集合管的上皮细胞,增加 K^+ 的排泄和增加 Na^+、水的重吸收。醛固酮进入远曲小管和集合管上皮细胞胞质后,与胞质内受体结合,形成激素-受体复合物。激素-受体复合物穿过核膜进入核内,通过基因调节机制,生成多种醛固酮诱导蛋白。这些诱导蛋白包括:①顶端膜上皮钠通道 ENaC,有利于小管液中的 Na^+ 向细胞内扩散;②线粒体中合成 ATP 的酶,有利于 ATP 的生成,为基底侧膜钠泵提供生物能;③基底侧膜上的钠泵,加速将 Na^+ 泵出细胞和 K^+ 泵入细胞,增大细胞内与小管液之间的 K^+ 浓度差,有利于促进 K^+ 的分泌。由于 Na^+ 的重吸收,小管腔呈负电位,也有利于 K^+ 的分泌,同时有利于 Cl^- 和水的重吸收(图 8-17)。

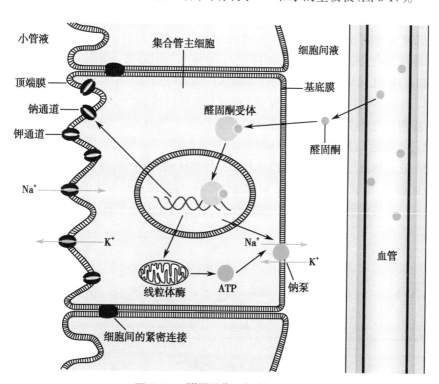

图 8-17　醛固酮作用机制示意图

总之,当体内细胞外液量和/或循环血量不足时,或动脉血压明显下降时,交感神经兴奋,肾上腺髓质激素(儿茶酚胺)释放增多、肾血流量减少均可通过以上各种机制(包括肾内机制、神经和体液机制)刺激肾素释放,通过 RAAS 的激活,使细胞外液量和/或循环血量以及动脉血压得以恢复正常,所以,这一调节属于负反馈调节。

（三）心房利尿钠肽

心房利尿钠肽(atrial natriuretic peptide,ANP)是由心房肌细胞合成并释放的肽类激素,人类循环

动画

血液中的心房利尿钠肽由 28 个氨基酸残基组成。当心房壁受牵拉(如血量过多、头低足高位、中心静脉压升高和身体浸入水中等)时可刺激心房肌细胞释放心房利尿钠肽。此外,乙酰胆碱、去甲肾上腺素、降钙素基因相关肽、抗利尿激素和高血钾也能刺激心房利尿钠肽的释放。心房利尿钠肽的主要作用是使血管平滑肌舒张和促进肾脏排钠、排水。心房利尿钠肽对肾脏的作用主要有以下几个方面。

1. 影响肾小球滤过率 心房利尿钠肽能使血管平滑肌细胞中的 Ca^{2+} 浓度下降,使入球小动脉舒张,并可使滤过分数增加,因此肾小球滤过率增大。此外,心房利尿钠肽还能使系膜细胞舒张,导致 K_f 值增大。

2. 影响集合管的重吸收 心房利尿钠肽可通过第二信使 cGMP 使集合管上皮细胞顶端膜中的钠通道关闭,抑制 NaCl 的重吸收,因而水的重吸收也减少。

3. 影响其他激素 心房利尿钠肽还能抑制肾素、醛固酮和抗利尿激素的合成和分泌。

(四) 其他因素

肾脏可生成多种局部激素,影响肾自身的血流动力学和肾小管的功能,如缓激肽可使肾小动脉舒张,抑制集合管对 Na^+ 和水的重吸收;NO 可对抗 AngⅡ 和去甲肾上腺素的缩血管作用;PGE_2 和 PGI_2 能舒张小动脉,增加肾血流量,抑制近端小管和髓袢升支粗段对 Na^+ 的重吸收,导致尿钠排出量增加,且可对抗抗利尿激素,使尿量增加并刺激球旁细胞释放肾素。

三、尿生成调节的生理意义

(一) 维持机体水平衡

人体内的细胞须在理化性质相对稳定的体液环境中才能正常活动,因此维持细胞外液的稳态对于人体正常功能活动至关重要。细胞外液主要包括血浆和组织间液。细胞外液的增量(输入和产生)与减量(输出和利用)之间须达到动态平衡,才能维持细胞外液量的相对稳定。如图 8-18 所示,细胞外液与消化道、肾脏、细胞和细胞外结缔组织之间进行液体转移,此外,可通过出汗、呼吸、出血等使细胞外液丢失。经消化道吸收的水是细胞外液的重要来源,而经消化道仅排出少量水分;细胞和细胞外结缔组织的代谢活动是人体利用和产生水的主要过程;出汗、呼吸等途径排出的液体量随人体活动的差异而有变动。这些体液的转移受人体所处环境和代谢活动的影响而处于大幅度变动之中。为了维持细胞外液量的稳定,肾脏与细胞外液之间的液体转移,即尿生成过程中的肾小球滤过、肾小管和集合管的重吸收和分泌等活动,处于精密的调控之中。调控机制包括肾脏自身调节、神经调节和体液调

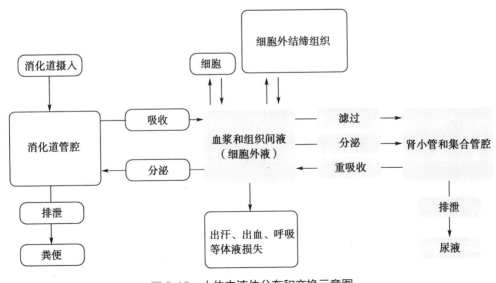

图 8-18 **人体内液体分布和交换示意图**
蓝色部分表示机体通过肾脏调节体液容量的主要途径。

节,以保障人体内液体容量处于动态平衡,因此人体内液体的容量调节主要是通过对尿生成的调节来实现的。

抗利尿激素在调节肾脏水重吸收中所起的作用最为重要,而抗利尿激素的分泌又受到血浆晶体渗透压、循环血量与动脉血压以及许多体液因素的调节,这些调节实际上都属于负反馈控制,因而能达到精确控制肾脏对水的重吸收能力。肾交感神经和 RAAS 则通过多方面的影响来调节尿的生成。此外,心房利尿钠肽的作用与抗利尿激素、肾素和血管紧张素 II 相互拮抗。因此,多种因素共同调节肾脏尿生成,以维持机体水平衡。

(二) 维持机体电解质平衡

1. Na^+ 和 K^+ 的平衡　盐类以电解质的形式存在于体液中,其中最重要的是 Na^+ 和 K^+。在尿生成的过程中,醛固酮是调节肾 Na^+ 和 K^+ 排出量最重要的体液因素,它通过促进肾保 Na^+ 排 K^+ 的功能活动对血 Na^+ 和血 K^+ 浓度起到精确的调控。醛固酮的合成和分泌除受 AngII 和 AngIII(作用更强)影响外,还受血 K^+ 和 Na^+ 浓度的负反馈控制,当血 K^+ 浓度升高和/或血 Na^+ 浓度降低时,可直接刺激肾上腺皮质球状带分泌醛固酮;而当血 K^+ 浓度降低和/或血 Na^+ 浓度升高时,则醛固酮分泌减少。醛固酮的分泌对血 K^+ 浓度的变化更为敏感。因此,饮食中 Na^+ 和 K^+ 摄入量增加,尿中 Na^+ 和 K^+ 的排出也相应地增加,反之亦然,这主要依靠醛固酮对肾的调节作用。

除醛固酮外,心房利尿钠肽可抑制肾重吸收 NaCl,使尿中 NaCl 排出增多,拮抗醛固酮的作用。此外,肾小球滤过率的改变可通过球-管平衡使尿钠和尿量保持稳定,也起着相当重要的作用。如前所述,当肾小球滤过率从 125ml/min 增加到 126ml/min 时(变化不足 1%),如果没有球-管平衡,则尿量和尿钠都将增加 1 倍,从而使机体的 Na^+ 平衡遭受破坏。

2. Ca^{2+} 的平衡　超滤液中的 Ca^{2+} 绝大部分被重吸收,随尿排出的 Ca^{2+} 不足 1%。肾脏对 Ca^{2+} 的排泄受多种因素影响,最主要的因素是甲状旁腺激素,而甲状旁腺激素的分泌又受血 Ca^{2+} 浓度的调控。这一负反馈调节能通过下列机制精确调控血钙水平:①细胞外液中 Ca^{2+} 浓度升高一方面增加肾小球滤过,增加 Ca^{2+} 排泄,另一方面抑制甲状旁腺激素的分泌,使 Ca^{2+} 重吸收减少;②血浆磷浓度升高可刺激甲状旁腺激素的分泌,增加肾小管对 Ca^{2+} 的重吸收,减少 Ca^{2+} 的排泄;③细胞外液量增加或动脉血压升高可减少近端小管对 Na^+ 和水的重吸收,也能减少 Ca^{2+} 的重吸收,这是因为 80% 的 Ca^{2+} 是由溶剂拖曳而被重吸收的;④血浆 pH 的改变能影响远端小管对 Ca^{2+} 的重吸收,代谢性酸中毒时 Ca^{2+} 的重吸收增加,而代谢性碱中毒时 Ca^{2+} 的重吸收减少。除甲状旁腺激素外,肾对 Ca^{2+} 的重吸收和排泄还受降钙素和维生素 D_3 的调控(详见第十一章)。

(三) 维持机体酸碱平衡

细胞外液的正常 pH 为 7.35~7.45。维持机体内环境的酸碱平衡是正常生命活动必备的重要条件。正常人在普通饮食情况下,机体在代谢活动中不断产生酸性或碱性物质,且酸性物质的产量远多于碱性物质。通常,细胞外液中的缓冲系统会首先发挥作用,缓冲过多的酸性物质,但它只能起即时效应。肺通过排出挥发性酸(CO_2)来缓冲体内的酸性产物(见第五章),也只能起即时和部分作用。体内缓冲酸碱最重要、作用最持久的器官是肾脏,它可将体内除 CO_2 外的所有酸性物质(固定酸)排出体外,从而保持细胞外液的 pH 于正常范围内。

肾小管和集合管通过 Na^+-H^+ 交换和质子泵将 H^+ 主动分泌到小管液中,且泌 H^+ 与 HCO_3^- 的重吸收相耦联,此外,肾还能泌 NH_3 和 NH_4^+,这一过程不仅能使小管液中的 H^+ 浓度降低,使泌 H^+ 持续不断地进行,而且也能促进 HCO_3^- 的重吸收。小管上皮细胞顶端膜和胞质中的碳酸酐酶在上述过程中发挥重要作用。肾小管和集合管对 H^+ 的分泌随体内酸碱平衡状态而改变。酸中毒时,肾小管和集合管上皮细胞中的碳酸酐酶活性增高,催化生成更多的 H^+,加速 Na^+-H^+ 交换和质子泵分泌 H^+,酸中毒也能刺激谷氨酰胺酶的活性,使上皮细胞生成更多的 NH_3 和 NH_4^+,从而起到保持酸碱平衡的作用。此外,长期循环血量减少可刺激 Na^+-H^+ 交换而增加对 H^+ 的分泌,但其机制尚不清楚。

第六节 ｜ 清除率

一、清除率的概念及计算方法

两肾在单位时间(一般为每分钟)内能将一定容积(通常是 ml)血浆中所含的某种物质完全清除，这个能完全清除某物质的血浆毫升数就称为该物质的清除率(clearance rate, C)。由清除率的定义可知，具体计算某种物质(X)的清除率(C_X)需要测定三个数据：①尿中该物质的浓度(U_X, mg/100ml)；②每分钟尿量(V, ml/min)；③血浆中该物质的浓度(P_X, mg/100ml)。由于尿中的物质均来自血浆(滤过或分泌)，所以

$$U_X \times V = P_X \times C_X \tag{8-2}$$

亦即

$$C_X = \frac{U_X \times V}{P_X} \tag{8-3}$$

清除率能反映肾对不同物质的排泄能力，是一个较好的肾功能测定方法。但实际上，肾不可能将某一部分血浆中的某种物质完全清除出去，所以清除率只是一个推算的数值，它更能反映的是每分钟内所清除的某种物质的量来自多少毫升血浆，或相当于多少毫升血浆中所含的某物质的量。

二、测定清除率的意义

(一) 测定肾小球滤过率

肾小球滤过功能通常用肾小球滤过率(GFR)来衡量，GFR 下降则提示肾功能受损。然而 GFR 不能直接测定，需要用某物质的血浆清除率来推测。测定 GFR 的常用物质分为两类，外源性和内源性。外源性物质通过静脉或皮下注射，菊粉是理想的标志物。内源性物质是体内存在的物质，如肌酐、尿素氮、胱抑素 C。临床评价肾小球滤过功能常用方法包括菊粉清除率、内生肌酐清除率、血清尿素氮和血清胱抑素 C 测定等。

已知肾每分钟排出某物质(X)的量为 $U_X \times V$，如果该物质可经肾小球自由滤过而进入肾小管，并被肾小管和集合管重吸收和分泌，则 $U_X \times V$ 应等于每分钟肾小球滤过量、重吸收量(R_X)和分泌量(S_X)的代数和。每分钟内肾小球滤过的该物质的量应等于肾小球滤过率(GFR)与该物质血浆浓度(P_X)的乘积，因而肾每分钟排出该物质的量为

$$U_X \times V = GFR \times P_X - R_X + S_X \tag{8-4}$$

1. 菊粉清除率　如果血浆中某种物质经肾小球自由滤过，则该物质在肾小囊超滤液中的浓度应与血浆浓度相同；同时，如果该物质在肾小管和集合管中既不被重吸收又不被分泌，则式 8-4 可改写为

$$U_X \times V = GFR \times P_X \tag{8-5}$$

菊粉(inulin)可被肾小球自由滤过，并且不被肾小管和集合管重吸收和分泌，完全符合上述条件，式 8-5 可改写为

$$U_{In} \times V = GFR \times P_{In} \tag{8-6}$$

亦即

$$GFR = \frac{U_{In} \times V}{P_{In}} \qquad (8-7)$$

式中 U_{In} 和 P_{In} 分别表示尿和血浆中菊粉的浓度,所以菊粉的清除率(C_{In})可用来代表肾小球滤过率,例如,给受试者静脉滴注一定量菊粉以保持血浆菊粉浓度恒定,然后测定单位时间内的尿量和尿中菊粉浓度。如果血浆菊粉浓度维持在 1mg/100ml,尿量为 1ml/min,尿菊粉浓度为 125mg/100ml,则菊粉的清除率为

$$C_{In} = \frac{125mg/100ml \times 1ml/min}{1mg/100ml} = 125ml/min$$

根据对菊粉清除率的测定,可推知肾小球滤过率为 125ml/min。

2. **内生肌酐清除率** 应用菊粉测定肾小球滤过率虽准确可靠,但操作不便,而内生肌酐 (endogenous creatinine)清除率在数值上较接近肾小球滤过率,故临床上常用它来推测肾小球滤过率。内生肌酐是指体内组织代谢所产生的肌酐。由于肉类食物中含肌酐且肌肉剧烈活动可产生肌酐,故在检测内生肌酐前应禁食肉类食物,避免剧烈运动。内生肌酐清除率可按下式计算:

$$内生肌酐消除率 = \frac{尿肌酐浓度(mg/L) \times 尿量(L/24h)}{血浆肌酐浓度(mg/L)} \qquad (8-8)$$

由于肾小管和集合管能分泌少量肌酐,也可重吸收少量肌酐,故内生肌酐清除率的值可以大致评估肾小球滤过率。我国成年人内生肌酐清除率平均为 128L/24h。

(二)测定肾血浆流量、滤过分数和肾血流量

如果血浆中某一物质在流经肾脏后,肾静脉中其浓度接近于零,则表示血浆中该物质经肾小球滤过、肾小管和集合管转运后,从血浆中全部被清除,因此该物质在尿中的排出量($U_X \times V$)应等于每分钟肾血浆流量(RPF)与血浆中该物质浓度的乘积,即

$$U_X \times V = RPF \times P_X \qquad (8-9)$$

如果静脉滴注碘锐特(diodrast)或对氨基马尿酸(para-aminohippuric acid,PAH)的钠盐,维持其血浆浓度在 1~3mg/100ml,当血液流经肾脏一个周期后,碘锐特或 PAH 经过肾脏大约有 90% 可从血浆中清除,因此碘锐特或 PAH 的清除率可用来代表有效肾血浆流量(effective renal plasma flow),即每分钟流经两肾全部肾单位的血浆量。因肾动脉的血液有一部分用于供应肾单位以外的组织,这部分血液不被肾小球滤过,也不被肾小管分泌,故实际肾静脉血中碘锐特或 PAH 的浓度并不等于零。通过测定 PAH 清除率(C_{PAH})可计算肾血浆流量(RPF)。如测得 C_{PAH} 为 594ml/min,假定肾动脉血中的 PAH 有 90% 被肾脏清除,则

$$RPF = 594ml/min \div 90\% = 660ml/min$$

若已知 GFR 为 125ml/min,可进一步计算出滤过分数(FF),即

$$FF = 125ml/min \div 660ml/min \times 100\% = 19\%$$

根据肾血浆流量和血细胞比容,还可以计算出肾血流量(RBF)。若测得受试者的血细胞比容为 45%,肾血浆流量为 660ml/min,则

$$RBF = 660ml/min \div (1-45\%) = 1\,200ml/min$$

(三)推测肾小管的功能

通过对各种物质清除率的测定,可推测哪些物质能被肾小管净重吸收(net tubular reabsorption),

哪些物质能被肾小管净分泌(net tubular secretion),从而推论肾小管对不同物质的转运功能。例如,葡萄糖可通过肾小球自由滤过,但其清除率几近于零,表明葡萄糖可全部被肾小管重吸收。尿素清除率小于肾小球滤过率,表明它被滤过之后,又被肾小管和集合管净重吸收。假如某一物质的清除率小于肾小球滤过率,可以肯定该物质必定在肾小管被重吸收,但不能排除它也能被肾小管分泌的可能性,因为当重吸收量大于分泌量时,其清除率仍小于肾小球滤过率;如果某种物质的清除率大于肾小球滤过率,则表明肾小管必定能分泌该物质,但不能排除该物质也可被肾小管重吸收的可能性,因为当其分泌量大于重吸收量时,清除率仍高于肾小球滤过率。

(四) 无溶质水清除率

无溶质水清除率(free water clearance,C_{H_2O}),曾称自由水清除率,是用清除率的方法定量测定肾排水情况的一项指标,即对肾产生无溶质水(又称自由水)的能力进行定量分析的一项指标。在肾脏生理学中,无溶质水(free water)是指尿液在被浓缩的过程中肾小管和集合管每分钟重吸收的纯水量,亦即从尿中除去的那部分纯水量;或指尿液在被稀释的过程中,体内有一定量的纯水被肾排出到尿液中去,亦即在尿中加入的那部分纯水量,否则尿液的渗透压将不可能成为高渗或低渗,而将与血浆相等。

在计算无溶质水清除率时,须先算出肾对血浆全部溶质的清除率。由于血浆中的全部溶质形成血浆的晶体渗透压,故可用渗透单位清除率(osmolar clearance,C_{osm})来反映血浆全部溶质的清除率。C_{osm}可用一般的清除率测定方法测得,即分别测定血浆渗透压(P_{osm})、尿液渗透压(U_{osm})和单位时间内的尿量(V),然后用清除率的公式计算,即

$$C_{osm} = \frac{U_{osm} \times V}{P_{osm}} \tag{8-10}$$

单位时间内生成的尿量等于渗透单位清除率和无溶质水清除率之和,即

$$V = C_{osm} + C_{H_2O} \tag{8-11}$$

所以,

$$C_{H_2O} = V - C_{osm} = V - \frac{U_{osm} \times V}{P_{osm}} = \left(1 - \frac{U_{osm}}{P_{osm}}\right) \times V \tag{8-12}$$

由式 8-12 可见,当 $U_{osm}/P_{osm} < 1$,即尿液低渗时,C_{H_2O} 为正值;而当 $U_{osm}/P_{osm} > 1$,即尿液高渗时,C_{H_2O} 则为负值。在肾脏生理学中,C_{H_2O} 为负值时可称为无溶质水重吸收量(free water reabsorption),用 TC_{H_2O} 来表示,可作为肾小管保留水分的能力的一个指标。例如,在高渗性脱水时,血浆渗透压增加,抗利尿激素分泌增加,肾小管将重吸收更多的无溶质水,结果使 C_{H_2O} 值降低而出现高渗尿。当抗利尿激素发挥最大抗利尿作用时,C_{H_2O} 值可降至 –1.3ml/min;而在水过多或缺乏抗利尿激素时,C_{H_2O} 值可高达 14.3ml/min。

除血浆清除率试验外,临床上还可用尿液浓缩和稀释试验、酚红排泄试验等方法来检测肾功能。

第七节 | 尿的排放

尿液是连续不断生成的,经由集合管、肾盏、肾盂和输尿管进入膀胱。尿液在膀胱内储存达一定量时,即可引起反射性排尿(micturition),将尿液经尿道排出体外。膀胱的排尿是间歇进行的。

一、输尿管的运动

输尿管与肾盂连接处的平滑肌细胞有自律性,可产生规则的蠕动波(1~5 次/分)将尿液送入膀胱,其推进速度为 2~3cm/s。肾盂中尿量越多,内压越大,自动节律性频率越高,蠕动增强。反之亦然。

二、膀胱和尿道的神经支配

膀胱逼尿肌和内括约肌受副交感和交感神经的双重支配(图8-19)。副交感神经节前神经元的胞体位于第2~4骶段脊髓,节前纤维行走于盆神经(pelvic nerve)中,在膀胱壁内换元后,节后纤维分布于膀胱逼尿肌和尿道内括约肌,其末梢释放乙酰胆碱,能激活膀胱逼尿肌的M受体,使膀胱逼尿肌收缩和尿道内括约肌舒张,故能促进排尿。盆神经中也含感觉纤维,能感受膀胱壁被牵拉产生膀胱充胀感觉的程度。支配膀胱的交感神经起自腰段脊髓,经腹下神经(hypogastric nerve)到达膀胱。交感神经末梢释放去甲肾上腺素,后者作用于β受体使膀胱逼尿肌松弛,作用于α受体引起内括约肌收缩和血管收缩。交感神经亦含感觉传入纤维,可将引起膀胱痛觉的信号传入中枢。此外,阴部神经(pudendal nerve)支配膀胱外括约肌。阴部神经为躯体运动神经,膀胱外括约肌为骨骼肌,其活动可受意识控制。阴部神经兴奋时,外括约肌收缩;反之,外括约肌舒张。排尿反射时可反射性抑制阴部神经的活动。传导尿道感觉的传入纤维在阴部神经中。

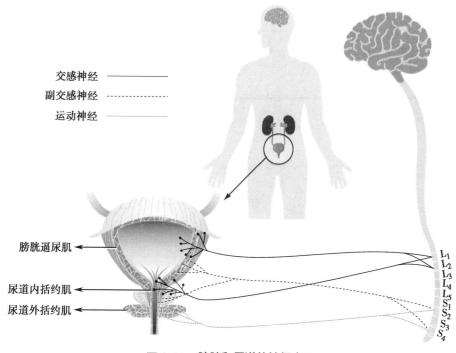

图 8-19 膀胱和尿道的神经支配

三、排尿反射

排尿反射(micturition reflex)是一种脊髓反射,即该反射在脊髓水平就能完成。但在正常情况下,排尿反射受脑的高级中枢控制,可有意识地抑制或加强其反射过程。

一般情况下,膀胱逼尿肌在副交感神经紧张性冲动的影响下,处于轻度收缩状态,使膀胱内压保持在10cmH$_2$O以下。膀胱具有较大的伸展性,因此膀胱内压稍升高后可很快回降。当尿量增加到400~500ml时膀胱内压才超过10cmH$_2$O。当膀胱内尿量增加到700ml,膀胱内压随之增加到35cmH$_2$O时,膀胱逼尿肌便出现节律性收缩,排尿欲将明显增强,但此时还可有意识地控制排尿。当膀胱内压达到70cmH$_2$O以上时,便出现明显的痛感以至于不得不排尿。可见引起排尿反射的主要因素是膀胱内压的升高。

当膀胱内尿量充盈达一定程度时(400~500ml或以上),膀胱壁的牵张感受器将受到刺激而兴奋。冲动沿盆神经传入,到达骶髓的排尿反射初级中枢;同时,冲动也上传到脑干和大脑皮层的排尿反射高位中枢,并产生排尿欲。排尿反射进行时,冲动沿盆神经传出,引起膀胱逼尿肌收缩、尿道内括约肌松弛,于是尿液进入后尿道。这时尿液还可以刺激后尿道的感受器,冲动沿传入神经再次传到脊髓排尿中枢,进一步加强其活动,使尿道外括约肌开放,于是尿液被强大的膀胱内压(可高达 150cmH₂O)驱出。尿液对尿道的刺激可进一步反射性地加强排尿中枢活动,这是一个正反馈过程,它使排尿反射一再加强,直至膀胱内的尿液排完为止(图 8-20)。排尿后期,残留在尿道内的尿液,在男性可通过球海绵体肌的收缩排尽;女性则靠重力作用排尽。此外,在排尿时,腹肌和膈肌的强力收缩也可产生较高的腹内压,协助克服排尿的阻力。

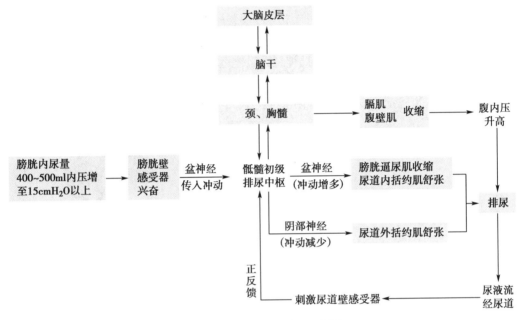

图 8-20　排尿反射过程示意图

四、排尿异常

如前所述,排尿是一个反射过程,但受高位中枢的随意控制。如果排尿反射弧的任何一个部位受损,或骶段脊髓排尿中枢与高位中枢失去联系,都将导致排尿异常(abnormality of micturition)。

若膀胱的传入神经受损,膀胱充盈的传入信号将不能传到骶段脊髓,则膀胱充盈时不能反射性引起张力增加,故膀胱充盈膨胀,膀胱壁张力下降,称为无张力膀胱(atonic bladder)。当膀胱过度充盈时,可发生溢流性滴流,即从尿道溢出数滴尿液,称为充溢性尿失禁(overflow incontinence)。如果支配膀胱的传出神经(盆神经)或骶段脊髓受损,排尿反射也不能发生,膀胱变得松弛扩张,大量尿液滞留在膀胱内,导致尿潴留(urine retention)。若高位脊髓受损,骶部排尿中枢的活动不能得到高位中枢的控制,虽然脊髓排尿反射的反射弧完好,此时可出现尿失禁(urine incontinence),这种情况主要发生在脊髓休克恢复后。在脊髓休克期间,由于骶段脊髓排尿中枢处于休克状态,排尿反射消失,可发生溢流性尿失禁。小儿大脑发育未完善,对初级中枢的控制能力较弱,所以小儿排尿次数多,且易出现夜间遗尿现象,排尿活动受意识控制较弱。

(张晓燕)

?

思考题:
1. 人在急性大失血后动脉血压降至约 60mmHg,此时尿量和尿渗透压有何变化? 请简要解释其机制。

2. 给家兔静脉注射 20% 葡萄糖溶液 5ml 后,动物的尿量和尿糖有何变化? 请简要解释其机制。

3. 人在夏日露天环境中进行强体力劳动时,大量出汗(估计达 1 500ml),且未饮水,此时尿量和尿渗透压有何变化? 请简要解释其机制。

4. 原发性醛固酮增多症患者可出现水肿、低血钾、高血压等表现,请简要解释其机制。

5. 患者男,32 岁,近半年出现烦渴、多饮、多尿。近一个月每日饮水量 6～7L,尿量与饮水量相当,夜尿 2～3 次/晚,尿色澄清,无明显尿急、尿痛。实验室检查:尿比重 1.001,尿渗透压 150mOsm/(kg·H$_2$O)。影像学检查:垂体后部信号改变,拟诊断为中枢性尿崩症。

(1)患者脑部哪个部位病变导致该疾病的发生?

(2)请简要解释患者多尿的机制。

(3)请简要解释患者尿渗透压变化的机制。

思考题解题思路

本章目标测试

本章思维导图

第九章 | 感觉器官的功能

感觉（sensation）是客观物质世界在脑的主观反映，是机体赖以生存的重要功能活动之一。人类通过感觉认识丰富多彩的客观世界，并使机体能够不断适应内、外环境的变化。感觉的产生是感受器或感觉器官、神经传导通路和感觉中枢三部分共同活动的结果。机体内的感受器多种多样，最简单的感受器就是游离的传入神经末梢，而有些在结构和功能上都高度分化的感受细胞连同它们的附属结构共同构成了感觉器官，主要有眼、耳、鼻、舌及皮肤等。本章首先对感受器的一般生理特性以及感觉通路中的信息编码和处理等进行简要概述，然后分别介绍躯体和内脏感觉，以及产生视觉、听觉、平衡觉、嗅觉和味觉等感觉的各感觉器官的功能。

第一节 | 感觉概述

机体内、外环境中的各种刺激首先作用于不同的感受器或感觉器官，然后被转换成神经冲动，通过专用的神经通路传至大脑皮层的特定区域进行整合或分析处理，产生相应的感觉。须指出的是，并非所有的感觉传入冲动都能引起主观感觉，有些感觉传入冲动只是向中枢提供内、外环境中某些因素改变的信息而引起相应的调节反应，如颈动脉窦压力感受器的传入冲动。

一、感受器和感觉器官

感受器（sensory receptor）是指分布在体表或组织内部的一些专门感受机体内、外环境变化的结构或装置。感受器的结构具有多样性，最简单的感受器是游离神经末梢，如痛觉和温度觉感受器；有些感受器是在裸露的神经末梢周围包绕一些由结缔组织构成的被膜样结构，如环层小体、鲁菲尼小体和肌梭等。另有一些感受器是结构和功能上都高度分化的感受细胞，如视网膜中的视杆细胞和视锥细胞以及耳蜗中的毛细胞等。这些感受细胞连同它们的附属结构（如眼的屈光系统、耳的集音与传音装置），就构成了专门感受某一特定感觉类型的器官，即感觉器官（sense organ）。人和高等动物最主要的感觉器官有眼、耳（含耳蜗和前庭）、鼻、舌等，它们均位于头部，称为特殊感觉器官。

感受器有多种分类方法。根据接受刺激来源的不同，可将感受器分为内感受器和外感受器，分别感受机体内、外环境变化。根据接受刺激性质的不同，也可将感受器分为光感受器、机械感受器、温度感受器和化学感受器等。但这种分类法也有不足之处，如机械感受器可包括皮肤触-压觉感受器、听觉感受器、平衡觉感受器和压力感受器等；化学感受器可涵盖嗅觉感受器、味觉感受器和感受血中PO_2、PCO_2、H^+浓度等的化学感受器等。目前使用较普遍的分类法是综合考虑刺激物和所引起的感觉或效应，如视觉感受器、听觉感受器、嗅觉感受器、触-压觉感受器、平衡觉感受器、动脉压力感受器等。

二、感受器的一般生理特性

（一）感受器的适宜刺激

一种感受器通常只对某种特定形式的刺激最敏感，这种形式的刺激称为该感受器的适宜刺激（adequate stimulus）。例如，一定波长的电磁波是视网膜感光细胞的适宜刺激，一定频率的机械振动是耳蜗毛细胞的适宜刺激等。当然，感受器并不只对适宜刺激有反应，对某些非适宜刺激也可产生一定的反应，但所需的刺激强度通常要比适宜刺激大得多。正因为如此，机体内、外环境的各种刺激，总是优先被适宜该刺激形式的感受器所接受。

适宜刺激作用于感受器,必须达到一定的刺激强度和持续一定的作用时间才能引起某种相应的感觉。每种感受器都有其特定的感觉阈值。引起感受器兴奋所需的最小刺激强度称为强度阈值;而所需的最短作用时间称为时间阈值。对于某些感受器来说(如皮肤的触觉感受器),当刺激强度一定时,刺激作用还要达到一定的面积,这称为面积阈值。当刺激较弱时,面积阈值就较大;而刺激较强时,面积阈值则较小。此外,对于同一种性质的两个刺激,其强度的差异必须达到一定程度才能使人在感觉上得以分辨,这种能使两个刺激强度被分辨的最小差异,称为感觉辨别阈。

(二)感受器的换能作用

感受器是一种生物换能器,其功能是将作用于它们的特定形式的刺激能量转换为相应的感受器电位或发生器电位,并最终引起传入神经的动作电位,这种能量转换称为感受器的换能作用(transducer function)。在感受器的换能过程中,首先要在感受器细胞或传入神经末梢产生一种过渡性的局部膜电位变化,这种电位变化称为感受器电位(receptor potential)。感受器电位通常是由跨膜离子电流引起膜去极化而产生,但在感光细胞则为膜超极化所致。感受器电位的产生机制各不相同,但介导这一过程的信号转导分子主要是细胞膜上的通道蛋白或 G 蛋白耦联受体。已知视觉、嗅觉、味觉由不同的 G 蛋白耦联受体介导;热觉、冷觉、某些化学刺激(如 H^+ 浓度、辣椒素、薄荷醇等)可以由不同的瞬时受体电位(transient receptor potential,TRP)通道介导;听觉、触觉等则由机械门控通道介导;而痛觉可能由多种信号分子介导。

感觉换能和动作电位发生的部位通常是分开的。在感觉神经纤维末梢和某些感受细胞(如嗅细胞)产生的感受器电位以电紧张的形式扩布,当到达感觉神经的第一个郎飞结或轴突始段时,只要去极化足以达到阈电位水平,动作电位即可在这些部位爆发并沿感觉神经向远处传导(图 9-1)。在另一些感受细胞(如感光细胞、毛细胞)产生的感受器电位则以电紧张的形式传至突触输出处,通过释放递质引起初级传入神经末梢发生膜电位变化,这种电位改变也是过渡性的,称为发生器电位(generator potential)。在毛细胞,换能部位与动作电位发生部位之间只经过一次突触传递;而在感光细胞,换能部位与动作电位发生部位之间须经过两次突触传递。

感受器电位或发生器电位在本质上是相同的,它们都具有局部电位的性质,即为非"全或无"式,可发生总和,并以

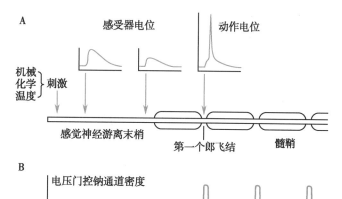

图 9-1 感受器电位转变为传入神经纤维上动作电位的示意图
A. 当感受器(图中示感觉神经游离末梢)接受机械、化学和温度等刺激时,在感受器部位只能产生等级性的感受器电位,该电位随传播距离增大而衰减,而在传入纤维的第一个郎飞结处转变为可传播的动作电位,虽然感受器电位在传到第一个郎飞结处时更小(图中未显示),但它足以达到阈电位而引起动作电位爆发;B. 电压门控钠通道的密度在每个郎飞结处明显高于感受器部位,所以在感受器部位只能产生感受器电位,而在第一个郎飞结处才爆发动作电位。

电紧张的形式沿细胞膜作短距离扩布。因此,感受器电位或发生器电位可通过改变其幅度、持续时间和波形方向,真实地转导外界刺激信号所携带的信息。但是,感受器电位或发生器电位的产生并不意味着感受器换能的完成,只有当这些过渡性电位变化使该感受器的传入神经纤维发生去极化,并产生"全或无"式的动作电位时,才标志着这一感受器或感觉器官换能作用的完成。

(三)感受器的编码功能

感受器在将外界刺激转换为传入神经动作电位时,不仅发生了能量的转换,也将刺激所包含的环

境变化信息转移到了动作电位的序列中,起到了信息的转移作用,这就是感受器的编码(coding)功能。目前认为,感觉系统将刺激信号转变为可识别的感觉信号,主要包括刺激的类型、部位、强度和持续时间四种基本属性。

由于不同的感受器具有不同的适宜刺激,感受特殊形式能量的感受器,对特定范围的能量带宽敏感,这样就决定了感受器对刺激类型的识别,从而允许机体感知许多种类的机械、热、化学和电磁刺激等。

感受器对刺激部位的编码涉及感觉单位和感受野的概念。感觉单位(sensory unit)是指一个感觉轴突及其所有的外周分支。对一个感觉单位来说,它所有的感觉轴突分支末梢所分布的空间范围,就称为它的感受野(receptive field)。落在这个空间范围内的适宜刺激达到阈值,就能引起这个感觉单位兴奋,并产生相应的感觉传入冲动。由于刺激总是作用于不同的部位,因而作用于特定部位的适宜刺激就很容易被感觉系统所识别。另外,一个感觉单位的感受野通常与其他感觉单位的感受野之间有重叠并呈犬齿交错状,这在对刺激强度的编码中具有重要意义。

刺激的强度和持续时间则是由感受器电位的幅度和时程以及被激活的感受器数目来反映的。刺激强度与感受器电位的大小有关,后者又与感觉神经上动作电位频率的高低有关(图9-2)。刺激的时间特征则是由脉冲序列的动态变化来反映的。声音、视觉图像、形状、质地、味道和气味等复杂的刺激类型要求大量的感受器被激活,每一个感受器都传递一个特定的刺激属性。

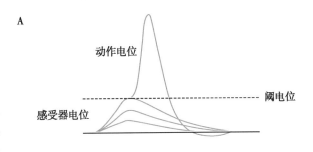
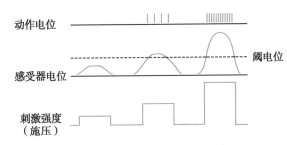

图 9-2 感受器对刺激强度编码的示意图

A. 感受器电位:感受器在接受感觉性刺激时引起等级性的局部电位改变,即感受器电位,当感受器电位去极化达到阈电位水平时,可在感觉神经上产生动作电位;B. 感受器对不同强度刺激的反应:较低强度的刺激可产生较小幅度的感受器电位,但达不到阈电位水平,因而不能产生动作电位;当增加刺激强度,使感受器电位去极化达到阈电位时,即可爆发动作电位;当进一步增加刺激强度,只要感受器电位持续维持在阈电位水平以上,动作电位就可重复发生,结果使动作电位频率增加。

(四) 感受器的适应现象

当某一恒定强度的刺激持续作用于一个感受器时,其传入神经纤维上动作电位的频率会逐渐降低,这一现象称为感受器的适应(adaptation)。适应是所有感受器的一个共同特点,但不同感受器有很大的差别。通常根据感受器出现适应的快慢,可将其区分为快适应感受器和慢适应感受器两类。皮肤触觉感受器如环层小体(Pacinian corpuscle)、迈斯纳小体(Meissner corpuscle)等属于快适应感受器,它们在受到刺激时,仅在刺激作用后的短时间内有传入冲动发放,此后虽然刺激持续存在,但神经冲动的频率迅速降低,甚至消失。这类感受器对于刺激的变化十分敏感,适于传递快速变化的信息,有利于机体接受新的刺激,对于探索新异物体或障碍物具有意义。默克尔盘(Merkel disk)、鲁菲尼小体(Ruffini corpuscle)、肌梭、关节囊感受器、颈动脉窦压力感受器和颈动脉体化学感受器等,都属于慢适应感受器。这类感受器在刺激持续作用时,一般仅在刺激开始后不久传入冲动频率稍有下降,以后可在较长时间内维持于这一水平,直到刺激被撤除为止。感受器的慢适应有利于机体对某些功能状态如姿势、血压等进行持久而恒定的调节,或者向中枢持续发放有害刺激的信息,以达到保护机体的目的。例如,引起疼痛的刺激往往可能是潜在的伤害性刺激,如果其感受器显示明显的适应,在一定程度上就会失去报警和保护意义。适应并非疲劳,因为对某一强度的刺激产生适应之后,如果再增加该刺激的强度,又可引起传入冲动的增加。

感受器发生适应的机制比较复杂,它可发生在感觉信息转换的不同阶段。感受器的换能过程、离子通道的功能状态以及感受器细胞与感觉神经纤维之间的突触传递特性等均可影响感受器的适应。例如,环层小体的快适应与环层结构有关,如果剔除其环层结构,再以同样强度的压力直接施加于裸露的神经末梢时,仍可引起传入冲动发放,但感觉神经末梢变得不易适应,这是因为环层结构对所施压力具有缓冲作用。此外,在压力持续作用期间,神经纤维本身对刺激也能逐渐适应,这可能是神经纤维膜内、外离子重新分布的结果,但这个过程要慢得多。

三、感觉通路中的信息编码和处理

(一)感觉通路对刺激类型的编码

不同类型感觉的引起,除了与不同的刺激类型及其相对应的感受器有关外,还取决于传入冲动所经过的专用通路及其最终到达的大脑皮层的特定部位。所以,当刺激发生在一个特定感觉的神经通路时,不管该通路的活动是如何引起的,或者是由该通路的哪一部分产生的,所引起的感觉总是该通路的感受器在生理情况下兴奋所引起的感觉,遵循穆勒(Müller,1835年)所提出的特异神经能量定律(law of specific nerve energy)。

(二)感觉通路中的感受野

感觉通路中也有感受野,它是指由所有能影响某中枢感觉神经元活动的感受器所组成的空间范围。不同的感觉神经元,其感受野的大小也不相等。例如,视网膜中央凹和手指尖皮肤的分辨率很高,感受器在此处的分布十分密集,因而其相应感觉神经元的感受野就很小;但视网膜周边区和躯干皮肤的分辨率较低,感受器在那里的分布较稀疏,因而其相应感觉神经元的感受野就很大。

(三)感觉通路对刺激强度的编码

在同一感觉系统或感觉类型的范围内,感觉系统对刺激强度的编码除发生在感受器水平外,也发生在传入通路和中枢水平。当刺激较弱时,阈值较低的感受器首先兴奋;当刺激强度增加时,阈值较高的感受器也参与反应,感受野将扩大。例如,当某一频率的声强增大时,不仅听神经单根纤维动作电位频率增加,而且有更多的听神经纤维兴奋,共同向听觉中枢传递这一声频的信息,使感觉得到增强。

(四)感觉通路中的侧向抑制

20世纪40年代,哈特兰(Hartline)和拉特利夫(Ratliff)在研究鲎的复眼时发现,一个小眼的活动可因近旁小眼的活动而受到抑制,这就是普遍存在于感觉系统中的侧向抑制(lateral inhibition)现象。在感觉通路中,由于存在辐散式联系,一个局部刺激通常可激活多个神经元,处于中心区的投射纤维直接兴奋下一个神经元;而处于周边区的投射纤维则通过抑制性中间神经元而抑制其后续神经元。这样,与来自刺激中心区感觉神经元的信息相比,来自刺激周边区的信息则是抑制的(图9-3)。可见,侧向抑制能加大刺激中心区和周边区之间神经元兴奋程度的差别、增强感觉系统的分辨能力。它也是空间(两点)辨别的基础。

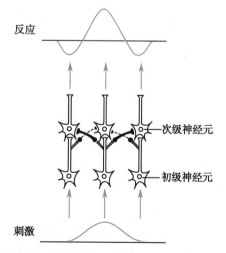

图9-3　感觉传入通路中的侧向抑制示意图

四、感觉系统的神经通路

机体内、外环境中的各种刺激由感受器感受并被转换成传入神经上的动作电位,然后通过特定的神经通路传向特定的大脑皮层感觉区,进行整合处理和加工分析而形成某种感觉。初级感觉神经元的中枢端进入脊髓和脑,并与其中的中间神经元以辐散和/或聚合式形成突触联系(见第十章)。其意义在于令兴奋或抑制在传输过程中发生总和,使中枢神经系统活动集中。

综上所述,感觉的产生包括以下几个部分:①感受器(或感觉器官)对机体内、外环境刺激的感受;②感受器对感觉刺激信号的换能和编码;③感觉信号沿感觉传入神经通路到达大脑皮层的特定部位;④中枢神经系统对感觉信号进行分析处理,最终形成感觉。因此,感觉是感受器(或感觉器官)、神经传导通路和感觉中枢的共同活动产生的。下面各节中将分别叙述不同类型感觉的产生及其特点。

第二节 │ 躯体和内脏感觉

躯体感觉来源于遍布身体的各种感受器提供的信息,主要感知触-压觉(识别物体的质地、形状、纹理等)、位置觉和运动觉(本体感觉),以及温度觉(冷觉、热觉)和伤害性感觉(痛觉和痒觉)。分布在内脏器官上的各种感受器在感受到内脏刺激时所引起的传入冲动会产生内脏感觉。内脏感觉主要是痛觉,包括内脏痛和牵涉痛两种形式。

一、躯体感觉

躯体通过皮肤及其附属的感受器接受不同的刺激,产生各种类型的感觉,称为躯体感觉(somatic sense)。一般认为,躯体感觉包括浅感觉和深感觉两大类,浅感觉有触-压觉、温度觉、痛觉和痒觉;深感觉即本体感觉,主要包括位置觉和运动觉。躯体感觉的初级传入神经元胞体位于背根神经节(dorsal root ganglia,DRG)或脑神经节中,其周围突与感受器相连;中枢突进入脊髓和脑干,加入中枢内的感觉传导通路。人类对热、冷、触、压的感知对生存至关重要。美国生理学家戴维·朱利叶斯(David Julius)和雅顿·帕塔普蒂安(Ardem Patapoutian)通过TRPV1、TRPM8温度敏感离子通道蛋白和机械门控阳离子通道Piezo基因的发现,在分子水平揭示了热、冷和机械力感知的机制,因此获得2021年诺贝尔生理学或医学奖。

(一)触-压觉

1. 触-压觉感受器　给皮肤施以触、压等机械刺激所引起的感觉,分别称为触觉和压觉,由于两者在性质上类似,故统称为触-压觉。触-压觉感受器可以是游离神经末梢、毛囊感受器或带有附属结构的环层小体、麦斯纳小体、鲁菲尼小体和默克尔盘等。不同的附属结构可能决定它们对触、压刺激的敏感性不同或适应出现的快慢不同(图9-4)。无毛皮肤区的触-压觉感受器有四种,包括环层小体、麦斯纳小体、鲁菲尼小体和默克尔盘。有毛皮肤区的感受器类似,除毛囊感受器代替麦斯纳小体发挥功能外,其余三种感受器与无毛皮肤区大致相同。

触-压觉感受器的适宜刺激是机械刺激。机械刺激引起感受器变形,导致机械门控离子通道开放,产生感受器电位。后者触发传入神经纤维产生动作电位,传至大脑皮层感觉区,产生触-压觉。

在进化上高度保守的Piezo通道家族是在哺乳动物中鉴定发现并被证实的首类机械门控阳离子通道,是一种对皮肤和深部器官的机械刺激做出反应的触-压觉感受器。编码Piezo通道蛋白的基因有Piezo1和Piezo2两类。我国科学家对Piezo1和Piezo2的结构进行了解析并探究了Piezo通道的动态机械门控机制及调控机制,为开发以Piezo通道为靶点的新型药物及技术奠定了基础。现已证明,Piezo1蛋白是由三个亚单位构成的类似三叶螺旋桨的三聚体,每个亚单位包括一个中央孔结构域和三个外周扩展翼(图9-5)。多种机械应力(包括拉伸、挤压力和剪应力等)均可激活Piezo1通道。Piezo2作为快适应机械激活离子通道,在背根节感觉神经元和皮肤机械感受器中表达。皮肤默克尔(Merkel)细胞中存在Piezo2机械敏感性离子通道,在Merkel细胞感受外界轻触觉刺激中发挥重要作用。

2. 触-压觉敏感性指标——触觉阈和两点辨别阈　用不同性质的点状刺激检查人的皮肤感觉时发现,不同感觉的感受区在皮肤表面呈相互独立的点状分布。如果用点状触压刺激皮肤,只有当某些特殊的点被触及时,才能引起触觉,这些点称为触点(touch point)。在触点上引起触觉的最小压陷

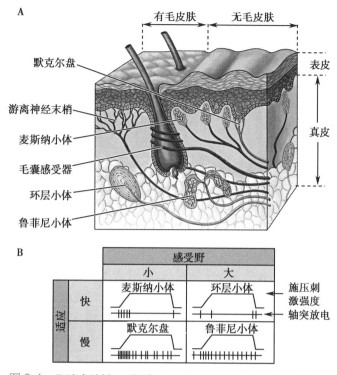

图 9-4 几种皮肤触-压觉感受器及其感受野和适应性的示意图
A. 皮肤内的躯体感受器;B. 皮肤躯体感受器的感受野大小和适应性变化示意图。

有毛和无毛皮肤的真皮和表皮层内有各种感受器,每一感受器都有一个轴突,除了游离的神经末梢外,其他几种感受器都有附属的非神经组织。

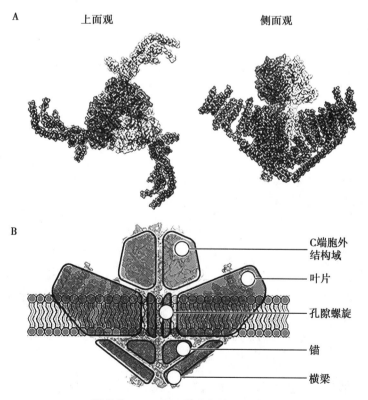

图 9-5 Piezo 通道蛋白结构示意图
A. Piezo1 通道蛋白的冷冻电镜结构;B. 可能的功能结构域。

深度,称为触觉阈(tactile sensation threshold)。触觉阈的高低与感受器的感受野大小和皮肤上感受器的分布密度有关。在人体的鼻、口唇和指尖等处,触觉感受器的感受野很小,而感受器分布密度却很高,因而触觉阈很低;相反,在腕和足等处的感受野较大,而感受器密度却很低,所以触觉阈很高。如果将两个点状刺激同时或相继触及皮肤,人体能分辨出这两个刺激点的最小距离,称为两点辨别阈(threshold of two-point discrimination)。体表不同部位的两点辨别阈差别很大,例如指尖和口唇特别低(2～5mm),而背部、肩部和大腿较高,可达 10～20 倍以上。

(二) 温度觉

温度觉有热觉和冷觉之分,而且是各自独立的。热感受器位于 C 类传入纤维的末梢上,而冷感受器则位于 Aδ 和 C 类传入纤维的末梢上。温度感受器在皮肤呈点状分布。在人的皮肤上冷点明显多于热点,前者为后者的 5～11 倍。热感受器和冷感受器的感受野都很小。实验表明,当皮肤温度升至 30～46℃时,热感受器被激活而放电,放电频率随皮肤温度的升高而增高,所产生的热觉也随之增强。当皮肤温度超过 46℃时,热觉会突然消失,代之出现痛觉,这是因为皮肤温度超过这一临界值便成为伤害性热刺激,这时温度伤害性感受器被激活,从而产生热痛觉。这也说明,热觉是由温度感受器介导的,而热痛觉则由伤害性感受器所介导。引起冷感受器放电的皮肤温度在 10～40℃之间,当皮肤温度降到 30℃以下时,冷感受器放电便增加,冷觉随之增强。有研究表明,皮肤上皮细胞也可能是温度感受细胞,这些细胞可以直接感受温度刺激,然后再将温度信息传递给相应的感觉传入纤维。

目前发现有一类 TRP 离子通道,它们能够被特定的温度变化激活,行使分子温度探测器的功能。在已发现的 28 个 TRP 通道家族成员中,有 7 个可以在激活后产生热觉,它们分别是 TRPV1～TRPV4、TRPM2、TRPM4 和 TRPM5;2 个可以在激活后产生冷觉,它们分别是 TRPA1 和 TRPM8(图 9-6)。TRPV1 和 TRPM8 是由戴维·朱利叶斯首先发现的分别对热和冷刺激产生反应的温度感受器,它们也可以分别被辣椒素和薄荷醇兴奋。现已证明,温度升高可激活四种 TRP 通道亚型,其中 TRPV4 和 TRPV3 分别对 27～34℃和 33～40℃间的升温有反应,TRPV1 和 TRPV2 分别对 >42℃ 和 >52℃的升温有反应。此外,激活温度在 23～38℃间的 TRPM2、>40℃的 TRPM3 以及 >15℃的 TRPM4 和 TRPM5 也是可被升温激活的通道。可被温度下降激活的 TRP 通道有 2 种:在 10～26℃间激活的 TRPM8 和在 <17℃激活的 TRPA1。一些研究指出,TRPV3 能够作为热感受器进行换能,TRPM8 能够作为冷感受器换能。有趣的是,TRPA1 通常与 TRPV1 共定位,这可以解释为什么在极冷的刺激下反而有热感觉的矛盾现象。

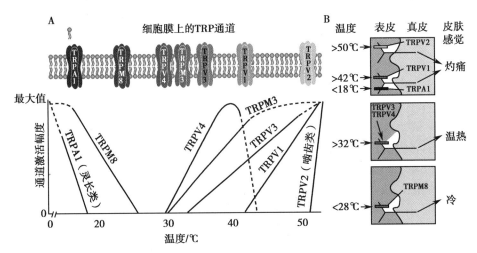

图 9-6　皮肤感受器上分布的 TRP 通道及其在温度感受中的作用

A. 皮肤感受器上分布的 TRP 通道及其对温度刺激的敏感性;B. 感受皮肤温热觉、冷觉和伤害性温度痛觉的 TRP 通道亚型及其感受的温度刺激。

除 TRP 通道外,其他一些通道也参与皮肤温度换能。例如,双孔钾通道 TREK（TWIK-related K$^+$channel）/TRAAK（TWIK-related arachidonic acid-stimulated K$^+$channel）亚家族已被证明参与感觉神经元的热和冷刺激反应。该家族包括 TREK-1、TREK-2 和 TRAAK 三个成员,其中 TREK-1 在温度感知中的作用研究得较为清楚。已知 TREK-1 通道在生理温度时开放,参与维持神经元的静息电位。超过正常体温范围时,该通道关闭,感觉神经元兴奋,从而产生热和冷感受。研究表明,TREK/TRAAK 通道家族可能是通过影响躯体感觉神经元的兴奋性来改变对冷和热的感知。此外,P2X3 受体是一种 ATP 门控的非选择性阳离子通道,可感受非伤害性热（15~42℃）刺激。Na$^+$-K$^+$-ATP 酶抑制的钾通道,在冷刺激换能中有作用,低温可加强其活动。上皮钠通道（ENaC）可能也参与冷刺激的换能作用。钙激活氯通道 Anoctamin1（ANO1）在温度大于 44℃时被显著激活,已被证明参与伤害性热痛反应。

（三）本体感觉

本体感觉（proprioception）是指来自躯体深部的组织结构（如肌肉、肌腱和关节等）对躯体的空间位置、姿势、运动状态和运动方向的感觉。感受器主要有肌梭、腱器官和关节感受器等。肌梭（muscle spindle）能感受骨骼肌的长度变化、运动方向、运动速度及其变化率,这些信息传入中枢后,一方面产生相应的本体感觉,另一方面反射性地引起腱反射和维持肌紧张,并参与对随意运动的精细调节。腱器官（tendon organ）能感受骨骼肌的张力变化,对过度的肌肉牵张有保护作用,信息传入中枢后也产生相应的本体感觉。在关节囊、韧带及骨膜等处,一些由皮肤感受器变形而来的感受器,如鲁菲尼小体能感受关节的屈曲和伸展,环层小体能感受关节的活动程度等。对于单纯的肌肉、肌腱和关节的本体感觉,人们平时并不能意识到。但在肢体运动时,本体感受器和皮肤感受器一起产生作用,可使人们产生有意识的运动感觉。此外,本体感觉的传入也参与躯体平衡感觉和空间位置觉的形成,并参与协调躯体运动（见第十章）。

（四）痛觉

1. 痛觉的定义　痛觉（pain sensation）是一种与实际或潜在的组织损伤相关的不愉快的感觉和情绪情感体验,或与此相似的经历。它是由体内、外伤害性刺激所引起的一种主观感觉,常伴有机体的防卫反应和情绪活动。痛觉感受器不存在适宜刺激,任何形式（机械、温度、化学）的刺激只要达到对机体伤害的程度均可使痛觉感受器兴奋,因此痛觉感受器又称伤害性感受器（nociceptor）。痛觉感受器不易发生适应,属于慢适应感受器,因而痛觉可成为机体遭遇危险的警报信号,对机体具有保护意义。

2. 痛觉信息的感受和传导

（1）致痛物质:能引起疼痛的外源性和内源性化学物质统称为致痛物质。机体在组织损伤或发生炎症时,由受损细胞释放的内源性致痛物质包括:①直接从损伤组织或细胞中释放的物质,如 K$^+$、H$^+$、组胺、5-羟色胺等;②在损伤区酶促合成的物质,如细胞膜降解产物花生四烯酸在环氧合酶作用下合成的前列腺素、血浆激肽原在激肽释放酶作用下生成的缓激肽等;③由伤害性感受器释放的降钙素基因相关肽（CGRP）和 P 物质等;④局部组织细胞释放的神经生长因子（NGF）、脑源性神经生长因子（BDNF）以及免疫细胞释放的细胞因子（如 IL-1β、IL-6、TNF-α 等）。这些致痛物质可直接激活伤害性感受器或降低它们的激活阈值。

（2）痛觉感受器的激活与换能:痛觉感受器是游离神经末梢,主要有机械伤害性感受器、机械温度伤害性感受器和多觉型感受器（polymodal receptor）。与其他躯体感受器类似,在痛觉感受器上也分布有许多受体或离子通道,可以被各种伤害性刺激所激活,产生感受器电位;进而触发可传导的动作电位,将伤害性信息传至脊髓背角;经接替后再传至高级中枢,形成痛感觉和情绪反应。

（3）痛觉信息的传导:痛觉传入纤维有 Aδ 有髓鞘纤维和 C 类无髓鞘纤维两类（见表 10-1）。由于它们的传导速度不同,因而产生两种不同性质的痛觉,即快痛（fast pain）和慢痛（slow pain）。快痛是一种尖锐和定位明确的"刺痛",发生快,消失也快,一般不伴有明显的情绪改变;慢痛则表现为一种定位不明确的"烧灼痛",发生慢,消退也慢,常伴有明显的不愉快情绪。快痛主要经特异性投射系统到达大脑皮层的第Ⅰ和第Ⅱ感觉区;慢痛则主要投射到扣带回、杏仁核等脑区。此外,也有许多痛觉纤维经非特异性投射系统投射到大脑皮层的广泛区域。

3. 中枢对痛觉信息的处理　丘脑是重要的皮层下痛觉整合中枢,参与痛觉的感觉分辨和情绪反应特性的产生。大脑皮层对来自躯体浅表和深部的各种伤害性信息进行整合,形成躯体痛,包括体表痛和深部痛。前者发生在体表,后者发生在躯体深部,如肌肉、关节、肌腱、韧带、骨和骨膜等处。深部痛的特点是定位不明确,常伴有恶心、出汗和血压改变等自主神经反应。研究表明,不同的皮层区域参与不同性质的痛觉信息加工,如生理性疼痛信息主要在丘脑的特异性感觉接替核和皮层躯体感觉区加工整合,病理性疼痛信息主要在与边缘系统有密切联系的皮层区域整合。

4. 痛觉调制

（1）脊髓节段性调制:脊髓背角Ⅱ层,即胶状质（substantia gelatinosa,SG）层是痛觉调制的关键部位。在SG层,由伤害性初级传入纤维末梢、脊髓背角中间神经元、投射神经元和脑干下行纤维形成的局部神经环路,是脊髓痛觉调制的基础。梅尔扎克（Melzack）和瓦尔（Wall,1965）提出了著名的闸门控制理论（gate control theory）（图9-7）。该理论的核心就是脊髓的节段性调制,SG作为脊髓"闸门"控制伤害性信息向中枢的传递。具体来说,脊髓背角投射神经元（projection neuron）,亦称为痛觉传递神经元（transmission neuron,TN）,既接受伤害性C/Aδ纤维传入,也接受非伤害性Aβ纤维传入,但这种传入受到位于SG层抑制性中间神经元（inhibitory interneuron,IIN）的前馈门控。Aβ传入兴奋IIN,C/Aδ传入抑制IIN活动。因此,当损伤激活C/Aδ纤维传入活动时,IIN神经元活动受到抑制,使得IIN对TN的前馈抑制解除,闸门开放,伤害性信息上传引起痛觉;当诸如轻揉皮肤等刺激兴奋Aβ纤维传入时,IIN兴奋,抑制TN活动,闸门关闭,减少或阻遏伤害性信息向中枢传递,缓解疼痛。这也解释了为什么人们在日常生活中常常用轻揉皮肤达到局部减轻疼痛的目的。现已证明,脊髓背角生长抑素（somatostatin,SST）阳性神经元发挥TN的功能,而强啡肽（dynorphin,DYN）能神经元则发挥IIN的功能。由于脊髓背角是伤害性信息传入中枢的第一站,因此,脊髓"闸门"显然是各种镇痛措施（如阿片类药物、针刺等）理想的作用靶点。需要指出的是,脊髓背角这个"闸门"又受到脑干下行传入神经的控制。

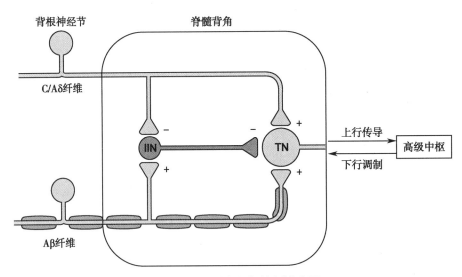

图9-7　脊髓背角闸门控制模式图

（2）痛觉下行调制系统:包括下行抑制系统和下行易化系统,两者所涉及的中枢范围大致重叠,主要包括中脑导水管周围灰质（periaqueductal gray matter,PAG）、延髓头端腹内侧（rostral ventral medulla,RVM）核群（包括中缝大核和邻近的网状结构）和一部分脑桥背外侧网状结构（如蓝斑核群）,但后者还包括前扣带回皮层（anterior cingulate cortex,ACC）。它们广泛接受来自脊髓、皮层、间脑和脑干的神经元传入,其下行投射在脊髓外侧束下行。在PAG和RVM中存在两类痛觉调制神经元,分别称为"启动"神经元(on-cell)和"停止"神经元(off-cell)。前者在痛反应出现前放电突然增加,后者在痛反应停止前(大约几百毫秒)放电骤然停止。一般认为,off-cell阻抑伤害性信息的传递发挥镇痛效应;on-cell则增强伤害性信息传递,对疼痛产生易化作用。多种经典神经递质和神经肽参与痛觉下行调制作用,例如5-羟色胺(5-hydroxytryptamine,5-HT)、内啡肽(endorphin,END)和强啡肽(DYN)等参与下行抑制;而P物质(substance P,SP)和神经肽Y(neuropeptide Y,NPY)等则参与下行易化。

生理条件下,由于下行抑制系统激活所产生的效应可能大于易化系统,因此后者的效应通常被掩盖。但是在病理条件下,下行易化系统活动增强而抑制系统活动减弱,导致痛觉敏化和病理性疼痛。

5. 针刺镇痛　针刺(acupuncture)疗法是祖国医学宝库中的一朵奇葩,其对机体的调制作用极为广泛,尤以镇痛效应最为明确。研究表明,针刺可激活有髓鞘的 $A\alpha/A\beta$ 粗纤维,对 $C/A\delta$ 细纤维诱导的脊髓背角伤害性感觉神经元活动产生抑制,这与痛觉的脊髓闸门控制理论基本相符。在针刺镇痛和闸门控制理论基础上产生和发展起来的电针(electroacupuncture,EA)、经皮穴位电刺激疗法(transcutaneous electric acupoint stimulation,TEAS)或经皮神经电刺激疗法(transcutaneous electrical nerve stimulation,TENS),其临床有效性也得到了充分的证实。我国著名神经生理学家张香桐和韩济生在针刺镇痛领域做了大量基础性的研究。张香桐在综合大量电生理学研究结果的基础上,提出针刺镇痛作用主要是来自针刺穴位和痛源部位的传入信号在中枢神经系统相互作用、整合和加工的结果。在针刺镇痛原理方面,韩济生实验室进行了系统性的研究和阐释,证明针刺可以促进机体内源性阿片肽(包括内啡肽、脑啡肽和强啡肽)释放,并通过作用于不同亚型的阿片受体发挥镇痛效应。而内源性抗阿片肽物质,如缩胆囊素(cholecystokinin,CCK)释放增多时可以减弱针刺镇痛效应。此外,电针镇痛具有频率依赖性,低频(2Hz)电针释放脑啡肽和内啡肽,作用于 μ 和 δ 阿片肽受体;高频(100Hz)电针释放强啡肽,作用于 κ 阿片肽受体而发挥镇痛作用。下丘脑弓状核是介导低频电针镇痛的重要部位,而脑桥的臂旁核是介导高频电针镇痛的关键部位。

(五) 痒觉

1. 痒觉的定义　痒觉(itch sensation)是一种引起搔抓欲望的不愉快感受,包含与其相关的感觉、情绪和动机等多种成分。根据刺激源的不同,痒觉可分为机械性痒与化学性痒。前者由作用于体表的机械刺激所诱发,后者由致痒物质(如组胺等)作用于皮肤神经末梢所引起。根据是否对组胺拮抗类药物敏感,化学性痒又可分为组胺依赖性痒和非组胺依赖性痒。现已证实,痒觉是一种区别于痛觉和触觉的独特的躯体感觉。

2. 痒觉信息的感受和传导

(1)致痒物质及受体:痒觉的感知起始于皮肤感觉神经纤维末梢中的受体或感受器。感觉神经纤维末梢表达多种痒觉受体,能够将致痒刺激转换为电信号。常见的致痒物质及受体包括:①组胺(histamine)及其受体。组胺主要由皮肤中的肥大细胞释放,通过作用于组胺受体诱发痒觉。②Mas相关G蛋白耦联受体(Mas-related G-protein-coupled receptor,Mrgpr)。Mrgpr家族是参与非组胺依赖性痒的重要受体,包括MrgprA至MrgprG和MrgprX。研究表明,氯喹可激活MrgprA3受体,通过 $G\beta\gamma$ 通路激活TRPA1实现痒觉信号转导。③蛋白酶活化受体2(protease activated receptor 2,PAR2)。PAR2也是参与非组胺依赖性痒的重要受体,可以被肥大细胞释放的胰蛋白酶、组织蛋白酶等激活,引起神经性炎症和瘙痒。④Toll样受体(Toll-like receptor,TLR)。TLR可识别咪唑喹啉衍生物而引起瘙痒。表达在初级感觉神经元中的TLR3和TLR7在痒觉中发挥重要作用。⑤细胞因子及细胞因子受体。白介素31(IL-31)及其受体IL-31RA和OSMR在痒觉相关感觉神经元中都有表达,参与特应性皮炎相关的痒觉。

(2)痒觉信息的传导:痒觉由无髓鞘的C纤维和有髓鞘的 $A\delta$ 纤维传导。研究表明,表达MrgprA3的DRG神经元是痒觉特异的,激活MrgprA3神经元可特异性引起痒觉而不引起疼痛。此外,TRP通道也参与痒觉信息传递。现在普遍认为TRPV1参与组胺依赖性痒,TRPA1参与非组胺依赖性痒。

脊髓中有不同类型的神经元参与化学性痒信息的传递和处理,如胃泌素释放肽受体(gastrin releasing peptide receptor,GRPR)阳性神经元、γ-氨基丁酸(gamma aminobutyric acid,GABA)阳性神经元、甘氨酸(glycine,Gly)阳性神经元、甘丙肽阳性神经元等。其中甘丙肽阳性神经元与 GRPR 阳性神经元形成抑制性突触联系,对化学性痒信息的传递起"门控"调节作用。脊髓中表达尾促皮质素 3(urocortin 3,Ucn3)或神经肽 Y Ⅰ型受体(NPY1R)的神经元参与机械性痒信息的传递和处理。

痒觉信息经脊髓投射神经元接替后,通过脊髓-丘脑通路和脊髓-臂旁核(parabrachial nucleus,PBN)通路传递到大脑。研究表明,臂旁核谷氨酸能神经元至中央杏仁核投射通路在痒觉信息处理中具有重要作用。额叶皮层(prefrontal cortex,PFC)和前扣带回皮层可能参与痒觉的情绪和动机处理。

3. 痒觉调制　痒觉信息处理也受到大脑的下行调制,许多脑区参与这一过程。研究发现,PAG 中速激肽 Ⅰ(tachykinin 1,Tac1)阳性神经元至延髓头端腹内侧(RVM)投射通路介导痒觉的下行调制。RVM 中 5-HT 能神经元可以直接投射到三叉神经尾核和脊髓背角,通过作用于 5-HT$_{1A}$ 受体易化痒觉信号处理。RVM 也可以与脊髓 GRPR 阳性神经元形成快速抑制性突触,构成另外一条痒觉下行调制通路。其他脑区如 ACC 至背内侧纹状体(dorsal medial striatum,DMS)投射通路也被发现可以动态调控组胺依赖性的痒觉信息处理。

二、内脏感觉

内脏感觉(visceral sense)是指由内脏感受器受到刺激所引起的传入冲动,经内脏感觉神经传至神经系统各级中枢所产生的主观感受。也就是说,内脏的化学、温度和机械刺激等,由内脏感觉神经末梢感受器换能,转变成内脏感觉传入神经冲动,传至各级中枢神经网络加工处理,形成内脏感觉。例如,适度扩张膀胱、直肠和胃的传入信息,被高级中枢解读成尿意、便意和胃饱满等内脏感觉。

(一) 内脏感受器

按形态结构,内脏感受器有三种类型:游离神经末梢、神经末梢形成的缠络和环层小体。按其功能来分,主要有化学感受器(如颈动脉体、主动脉体)、机械感受器(如颈动脉窦、主动脉弓)、伤害性感受器和温热感受器。内脏黏膜、肌肉、浆膜的游离神经末梢被认为是伤害性感受器,可接受机械、化学和热刺激而出现反应。另外,有些感受器是多觉型感受器,可对一种以上类型的刺激发生反应。

(二) 内脏感受器的适宜刺激

内脏感受器的适宜刺激是体内的自然刺激,如肺的牵张、血压的升降、血液的酸度等。由心血管、肺、消化道等组织器官来的内脏感受器传入冲动,能引起多种反射活动,对内脏功能的调节起重要作用。

(三) 内脏传入的中枢投射

各种性质的感受器广泛分布于内脏器官,它们接受不同刺激后,在相应的传入神经纤维产生冲动,再传入脊髓或脑干产生反射,以控制和调节各种机体功能,特别是内脏器官活动。同时,这些冲动也可上行到达大脑皮层,产生内脏感觉。内脏传入有两种主要功能:一种是对内环境失衡的无意识反射性调节,以确保脏器的正常活动;另一种是将脏器受到的刺激经换能转变成传入信息,传至高级中枢形成内脏感觉。

内脏感觉在大脑皮层的代表区混杂在体表第一感觉区中,第二感觉区和补充运动区也与内脏感觉有关。此外,边缘系统皮层也接受内脏感觉的投射(见第十章)。

(四) 内脏痛和牵涉痛

内脏中有痛觉感受器,但无本体感受器,所含温度觉和触-压觉感受器也很少。因此,内脏感觉主要是痛觉,包括内脏痛和牵涉痛两种形式。

1. 内脏痛　内脏痛(visceral pain)是临床上的常见症状,通常由机械性牵拉、痉挛、缺血或炎症等刺激所引起。内脏痛具有以下特点:①定位不准确,这是内脏痛最主要的特点,如腹痛时患者常不能说清楚发生疼痛的明确位置,这是因为痛觉感受器在内脏的分布要比在躯体的分布稀疏得多;②发生缓慢,持续时间较长,常呈渐进性增强,但有时也可迅速转为剧烈疼痛;③中空内脏器官如胃、肠、胆囊和胆管等,其器官壁上的感受器对扩张性刺激和牵拉性刺激十分敏感,而对针刺、切割、烧灼等通常易引起体表痛的刺激却不敏感;④常伴有情绪和自主神经活动的改变。内脏痛特别能引起不愉快的情绪活动,并伴有恶心、呕吐和心血管及呼吸活动的改变,这可能与内脏痛信号可到达引起情绪和自主神经反应的中枢部位有关。

内脏痛可分为真脏器痛和体腔壁痛,前者是脏器本身的活动状态或病理变化所引起的疼痛,如痛经、分娩痛、肠绞痛、膀胱过胀痛等;后者是指内脏疾患引起的邻近体腔壁浆膜受刺激或骨骼肌痉挛而产生的疼痛,如胸膜或腹膜炎症时可发生体腔壁痛。这种疼痛与躯体痛相似,也由躯体神经(如膈神经、肋间神经和腰上部脊神经)传入。

2. 牵涉痛　牵涉痛(referred pain)是指由某些内脏疾病引起的特殊远隔体表部位发生疼痛或痛觉过敏的现象。例如,心肌缺血时常发生心前区、左肩和左上臂疼痛;胆囊炎、胆石症发作时常有右肩胛区疼痛;胃溃疡和胰腺炎时有左上腹和肩胛间疼痛;阑尾炎早期有上腹部或脐周疼痛;肾或输尿管结石可引起腹股沟区疼痛等。牵涉痛对内脏疾病的诊断具有临床意义。

发生牵涉痛的部位与疼痛原发内脏具有相同胚胎节段和皮节来源,它们都受同一脊髓节段的背根神经支配,即病变内脏的传入神经纤维和引起牵涉痛的皮肤部位的传入神经纤维由同一背根进入脊髓。关于牵涉痛的发生机制,通常用会聚学说和易化学说加以解释(图9-8)。会聚学说认为,来自内脏和体表的痛觉传入神经纤维在感觉传导通路的某处(如脊髓、丘脑或皮层)相会聚,终止于共同的神经元,即两者通过一共同的通路上传。当内脏痛觉传入神经纤维受到强烈刺激,冲动经此通路上传时,中枢会同时感受到来自躯体的痛或痛觉过敏。易化学说则认为,来自内脏和体表的感觉传入神经纤维,若投射到脊髓背角同一区域内相邻近的不同神经元,则由病变内脏传来的冲动可提高邻近躯体感觉神经元的兴奋性,对体表传入冲动产生易化作用,使通常不至于引起疼痛的刺激信号成为致痛信号,从而产生牵涉痛。另有研究提示,内脏病变时内脏感觉神经对躯体感觉神经的易化作用也可以发生在背根神经节水平内。此外,牵涉痛也可能涉及相应躯体部位的血管、淋巴管痛或痛觉过敏。

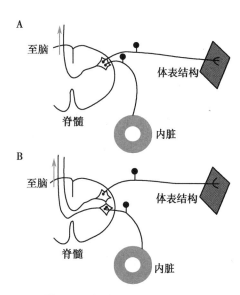

图9-8　牵涉痛产生机制示意图
A. 会聚学说;B. 易化学说。

(邢国刚)

第三节 | 视　觉

视觉是人们从外部世界获得信息最主要的途径。眼是引起视觉的外周感觉器官,图9-9所示为人右眼球的水平切面。人眼的适宜刺激是波长为380～760nm的电磁波,即可见光。外界物体发出的光线经眼的折光系统成像于视网膜上,再由感光换能系统将其中的光学信息转变为生物电信号,在视网膜中对这些信号进行初步处理后,由视神经传入到大脑皮层形成视觉。

一、眼的折光系统及其调节

(一)眼的折光系统

要理解视觉形成机制和近视、远视、散光等屈光不正及其矫正方法,必须首先理解光在进入眼睛

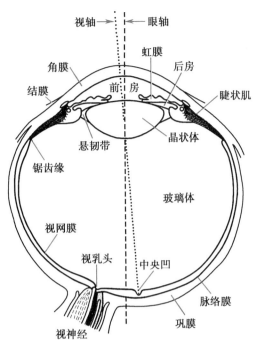

图 9-9　人右眼的水平切面示意图

时的折射和聚焦过程。阿尔瓦·古尔斯特兰德（Allvar Gullstrand）因为在这方面研究中取得了卓越成就而获得了 1911 年诺贝尔生理学或医学奖。当光线从一种媒质进入另一种媒质时将发生折射，其程度取决于光在两种不同媒质界面前后折射率的比值以及界面的曲率大小。光线入眼后须通过角膜、房水、晶状体和玻璃体 4 种折光体（媒质），以及各折光体（主要是角膜和晶状体）的前、后表面所构成的折射界面。由于角膜的折射率明显高于空气的折射率，而眼内 4 种折光体的折射率之间以及各折射界面的曲率之间均相差不大，故入眼光线的折射主要发生在角膜前表面。根据人眼各折光体的折射率、各折光界面的曲率等参数，可计算出光线在眼内的行进路径和成像情况，但计算过程十分复杂。因此，有人设计出一种与正常眼折光系统等效的简单模型，称为简化眼（reduced eye）。该模型由一个前后径为 20mm 的单球面折光体所构成。入射光线仅在由空气进入球形界面时折射一次，折射率为 1.333。折射界面的曲率半

径为 5mm，即节点在折射界面后方 5mm 处，后主焦点恰好位于眼底视网膜的位置。人眼在处于安静状态、不作任何调节的情况下，其折光系统的后主焦点恰好落在视网膜上，因此由远处发光物体发出的平行光线可在视网膜上形成清晰的像。简化眼和正常安静时的人眼一样，也正好能使平行光线聚焦于视网膜上（图 9-10）。

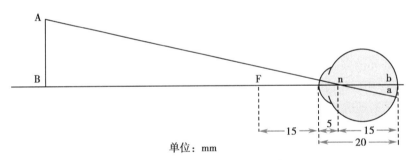

单位：mm

图 9-10　简化眼及其成像示意图

F 为前焦点，n 为节点，△AnB 和△anb 是两个相似直角三角形；如果物距（近似于 Bn）和物体大小（AB）为已知，则可根据相似三角形原理计算出视网膜上物像的大小（ab），也可计算出两三角形对顶角（即视角）的大小。

利用简化眼模型可方便地计算出远近不同的物体在视网膜上成像的大小。如图 9-10 所示，△AnB 和△anb 为两个对顶角相等的相似三角形，由此可得

$$\frac{AB（物体的大小）}{Bn（物体至节点的距离）} = \frac{ab（物像的大小）}{nb（节点至视网膜的距离）} \tag{9-1}$$

在光照良好的情况下，如果物体在人眼视网膜上的成像小于 4.5μm，则不能产生清晰的视觉，这表明人的视力有一个限度。这个限度只能用视网膜像的大小来表示，而不能用物体的大小来表示。因为物体与眼之间的距离也会影响物像的大小。人眼所能分辨的最小视网膜像的大小与视网膜中央凹处一个视锥细胞的直径大致相当，这是因为物像需要分别落在两个视锥细胞上才能被分辨出来。

（二）眼的调节

远处物体（6m 以外）发出或反射的光线达到人眼时，基本上是平行光线，经过眼的折光系统后，不须作任何调节即可在视网膜上形成清晰的像。通常将人眼不作任何调节时所能看清物体的最远距离称为远点（far point）。远点在理论上可在无限远处。但太远的物体发出的光线过弱，它们在传播时不断被散射和吸收，到达视网膜时已不足以兴奋感光细胞；或由于物体太远使它们在视网膜上形成的物像过小，以至低于感光细胞分辨能力的下限。这些都是人眼看不清楚距离太远物体的原因。

当人眼看近物（6m 以内）时，从物体上发出或反射的光线呈现一定程度的辐散，光线通过眼的折光系统到达视网膜时尚未聚焦，在视网膜只能产生一个模糊的像。因此要看清楚近物就必须对折光系统进行调节。

1. 眼的近反射 眼在注视 6m 以内的近物或被视物体由远移近时，将发生晶状体变凸、瞳孔缩小和视轴会聚，这一系列调节称为眼的近反射（near reflex）。其中最主要的是晶状体变凸。

（1）晶状体变凸：当眼视远物时，睫状肌处于松弛状态，此时连接于晶状体囊的悬韧带保持一定的紧张度，晶状体受悬韧带的牵引，因而形状相对扁平；当眼视近物时，睫状肌收缩，导致悬韧带松弛，晶状体因其自身的弹性而变凸，使其表面的曲率增加，折光能力增强，从而使物像前移至视网膜上（图 9-11）。

晶状体变凸的调节是通过神经反射实现的，其反射过程如下：当模糊的视觉图像信息传到大脑皮层后，视觉中枢通过整合分析，形成指令下传至中脑正中核；继而传至动眼神经副核，再经动眼神经传到睫状神经节；最后经睫状神经抵达睫状肌，使睫状肌收缩，悬韧带松弛，晶状体变凸。物体距眼睛越近，入眼光线的辐散程度越大，因而晶状体需要更大程度地变凸才能成像于视网膜上。临床上进行眼科检查时，常用扩瞳药物后马托品点眼，来阻断副交感神经对睫状肌与虹膜环行肌的支配，抑制它们的收缩，使晶状体不能变凸，以评测在排除晶状体调节的影响后眼的折光能力。

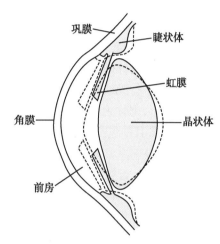

图 9-11 **睫状体位置和晶状体形态在眼的调节中发生改变的示意图**
实线表示眼未作调节时的情况；虚线表示在近反射时的改变。

晶状体的弹性变形能力有一定限度，因此眼视近物的调节能力也有一定范围。眼视近物时，物体能够被清晰成像在视网膜上的最近点称为近点（near point）。近点距眼越近，说明晶状体的弹性越好，即眼的调节能力越强。晶状体的弹性随着年龄的增长逐渐减弱，近点逐渐远移。例如，10 岁儿童的近点平均约为 9cm，20 岁左右的成人约为 11cm，而 60 岁时增大至 83cm。由于晶状体老化弹性减小，导致眼的调节能力降低，这种现象称为老视（presbyopia）。老视眼看近物时需要用适当焦度的凸透镜，以补偿晶状体变凸能力的不足，使近物能在视网膜上成像。但老视眼看远物无须矫正，这是老视眼与远视眼用凸透镜矫正的不同之处。

（2）瞳孔缩小：正常人瞳孔直径可在 1.5～8.0mm 之间变动。视近物时，可反射性地引起双眼瞳孔缩小，称为瞳孔近反射（near reflex of the pupil）或瞳孔调节反射（pupillary accommodation reflex）。在上述晶状体变凸的反射中，由动眼神经副核发出的副交感纤维也到达瞳孔括约肌，使之收缩，引起瞳孔缩小。瞳孔缩小的意义是减少折光系统的球面像差引起的物像边缘模糊和色像差引起的色彩模糊。

（3）视轴会聚：当双眼注视某一近物或被视物由远移近时，两眼视轴向鼻侧会聚的现象，称为视轴会聚或辐辏反射（convergence reflex），其意义在于两眼看同一近物时，物像可落在两眼视网膜的相称点上，以避免形成复视。辐辏反射传入途径与上述晶状体变凸的反射相同，其运动指令由动眼神经核生成后，经动眼神经使两眼内直肌收缩引起视轴会聚。

2. 瞳孔对光反射 瞳孔对光反射（pupillary light reflex）是指瞳孔在强光照射时缩小而在光线变弱时散大的反射。这是眼的一种适应功能，与视近物无关，其意义在于调节进入眼内的光量，避免视网膜受到强光照射的损害，同时也要确保有足够的光线可以诱发视觉。瞳孔对光反射是双侧性的，光照一侧眼时，双眼的瞳孔均缩小，故又称互感性对光反射（consensual light reflex）。该反射的过程是：强（或弱）光照射视网膜时产生的冲动沿视神经传到中脑的顶盖前区更换神经元，然后到达双侧的动眼神经副核，再沿动眼神经中的副交感纤维传至睫状神经节，再次更换神经元后抵达瞳孔括约肌，使瞳孔缩小（或散大）。因为瞳孔对光反射的中枢位于中脑，所以临床常用它判断麻醉深度和病情危重程度。

（三）眼的折光异常

正常人眼无须作任何调节就可使平行光线聚焦于视网膜上，因而可看清远处的物体；经过调节的眼，只要物体离眼的距离不小于近点，也能看清 6m 以内的物体，这种眼称为正视眼（emmetropia）（图9-12A）；若眼的折光能力或眼球的形态出现异常，使平行光线不能聚焦于未调节眼的视网膜上，则称为非正视眼或屈光不正（ametropia），其中包括近视眼、远视眼和散光眼。

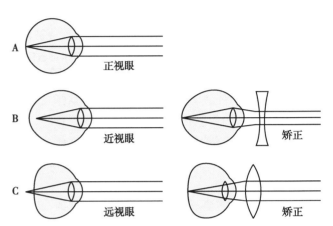

图 9-12　**正视眼和近视眼、远视眼及其矫正的示意图**
A. 正视眼；B. 近视眼及其矫正；C. 远视眼及其矫正。

1. 近视 近视（myopia）是指只能看清距眼较近的物体，看不清远处物体。这是眼球前后径过长或折光系统的折光能力过强所致。前者称为轴性近视，后者是屈光性近视。因为远物发出的平行光线被聚焦在近视眼视网膜的前方，所以在视网膜上形成的像是模糊的（图9-12B）。但近物发出的光线是辐散的，故不须调节或只须作较小程度的调节，就能聚焦在视网膜上。因此，近视眼的近点和远点都移近。近视眼的传统矫正方法是佩戴凹透镜。现在还可通过激光手术削切角膜的基质层或使用角膜塑形镜压迫角膜，让角膜变平坦，以降低眼的折光能力。长期用眼距离过近、用眼时间过长、照明不适当、膳食结构不合理等都是青少年近视的诱发因素。

2. 远视 远视（hyperopia）是眼球的前后径过短（轴性远视）或折光系统的折光能力过弱（屈光性远视）所致。远视眼无调节时，来自远物的平行光线聚焦在视网膜的后方，不能在视网膜上形成清晰的像（图9-12C），需要经过调节增加折光能力后才能看清远物。而要看清近物则须作更大程度的调节。由于远视眼不论看远看近都需要进行调节，故易发生调节疲劳，尤其是进行近距离或长时间阅读时可因调节疲劳而产生头痛。远视眼可用凸透镜矫正。

3. 散光 散光（astigmatism）主要是角膜表面不同经线上的曲率不等所致。正常人眼的角膜表面呈正球面，球面各经线上的曲率都相等，因而平行光线经角膜折射后聚焦于同一视网膜焦面上。散光眼角膜的一部分经线曲率较大，光线折射后会聚焦于视网膜之前；而其他经线曲率或正常或较小，光线折射后分别聚焦于视网膜上或视网膜后。因此，平行光线经过角膜表面的不同经线后不能聚焦于同一焦平面上（图9-13），造成物像变形。散光也可因晶状体表面各经线的曲率不等，或在外力作用下晶状体被挤出其正常位置而产生。眼外伤造成的角膜表面畸形可产生不规则散光。规则散光通常可用柱面镜加以矫正。

（四）房水和眼内压

充盈于眼的前、后房中的透明液体称为房水。房水来源于血浆，由后房的睫状体产生，生成后经瞳孔进入前房，然后流过前房角的小梁网，经许氏管进入静脉。房水不断生成，又不断回流入静脉，保持动态平衡，称为房水循环。

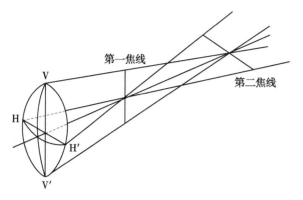

图 9-13　规则散光眼的示意图

图中 HH′ 和 VV′ 分别为散光眼的水平和垂直经线,沿 HH′ 的光线聚焦于第一焦线处,沿 VV′ 的光线聚焦于第二焦线处。

房水具有营养角膜、晶状体及玻璃体的作用,并可维持一定的眼内压(intra ocular pressure),简称眼压。因为房水量及前、后房容积相对恒定,所以眼压也保持相对稳定。眼压的正常范围是 10~21mmHg,随昼夜变化有所波动,24 小时内波动范围不超过 8mmHg。双眼间眼压的差异不大于 5mmHg。稳定的眼压对保持眼球特别是角膜的正常形状与折光能力具有重要意义。若眼球被刺破,会导致房水流失、眼压下降、眼球变形,引起角膜曲度改变。房水循环障碍时(如房水排出受阻)会造成眼压增高,眼压的病理性增高称为青光眼(glaucoma),这时除眼的折光系统出现异常外,还可引起头痛、恶心等全身

症状,严重时可导致角膜混浊、视力丧失。长期高眼压还可引起视神经和视网膜供血血管的损伤,导致视野逐渐缩小。监测 24 小时动态眼压,了解眼压的基线水平和动态变化,对青光眼的确诊和治疗具有重要意义。应用 β 肾上腺素能受体拮抗剂或碳酸酐酶抑制剂减少房水的生成是降低眼压的常用手段。药物治疗无效时可采用激光或手术的方法解除房水流出障碍,以降低眼压。

二、眼的感光换能系统

外界物体通过眼的折光系统成像于视网膜上的原理可归于物理光学范畴。光学信息还要通过视网膜的感光换能系统才能转换成可被大脑处理的神经电信号。

(一)视网膜的结构功能特点

视网膜(retina)是位于眼球壁最内层锯齿缘以后的部分,包括色素上皮层和神经层,其厚度仅 0.1~0.5mm,但结构十分复杂。视网膜在组织学上可分成 10 层结构。神经层内主要含有视杆细胞和视锥细胞两种感光细胞以及四种神经元,即双极细胞、神经节细胞、水平细胞和无长突细胞(图 9-14)。

1. 色素上皮及其功能　色素上皮细胞层位于视网膜最外层,富含黑色素颗粒,它可以阻止光线在眼球内四处反射,使眼内成为一个暗室环境,以利于成像和感光反应。色素上皮还有保护感光细胞免受强光刺激干扰的功能。当强光射入眼球时,色素上皮细胞伸出伪足样突起,包被视杆细胞外段,使其部分与光隔离,以保护感受器免受过度光刺激的损伤;当入射光线较弱时,伪足样突起回缩,视杆细胞外段被充分暴露,可接受更多的光刺激。白化病患者因为色素上皮细胞中色素缺乏,遮光能力不足,常会出现畏光和视力下降。色素上皮还能为视网膜外层输送来自脉络膜的营养,参与视网膜感光细胞的代谢并吞噬感光细胞外段脱落的膜盘。色素上皮细胞间有紧密连接,可以避免从脉络膜血管漏出的大分子物质进入视网膜,具有血-视网膜屏障作用。糖尿病视网膜病变和黄斑变性等视网膜病变的发生都与血-视网膜屏障受损有关。

2. 感光细胞及其特征　视网膜中含有视杆细胞(rod cell)和视锥细胞(cone cell)两种感光细胞,它们都是特殊分化的神经上皮细胞,在形态上可分为外段、内段和突触部(即突触终末)(图 9-15)。视杆细胞的外段呈圆柱状,视锥细胞的外段呈圆锥状。外段是视色素集中的部位,胞质很少,绝大部分空间被膜盘所占据。膜盘呈圆盘状,重叠成层并排列整齐,是由脂质双层构成的膜性扁平囊状物。膜盘膜中镶嵌着能够在光的作用下产生光化学反应的蛋白质,称为视色素(visual pigment),它们是产生视觉的物质基础(图 9-16)。

视杆细胞只有一种视色素,即视紫红质(rhodopsin)。每个视杆细胞外段中共有近千个膜盘,而每个膜盘中约含有 100 万个视紫红质分子。因此,单个视杆细胞接受光线刺激就可以产生光感。此外,视杆细胞对单次光刺激反应的时程较慢,这样多次光刺激诱发的反应可以在时间上进行总和,从而提

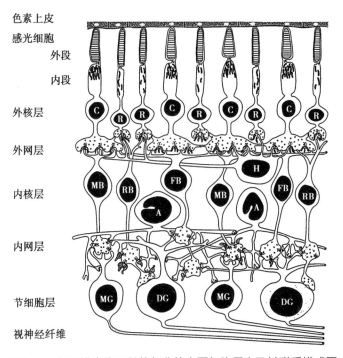

图 9-14 视网膜中央凹以外部分的主要细胞层次及其联系模式图

C,视锥细胞;R,视杆细胞;MB,侏儒双极细胞;RB,视杆双极细胞;FB,扁平双极细胞;DG,弥散神经节细胞;MG,侏儒神经节细胞;H,水平细胞;A,无长突细胞。

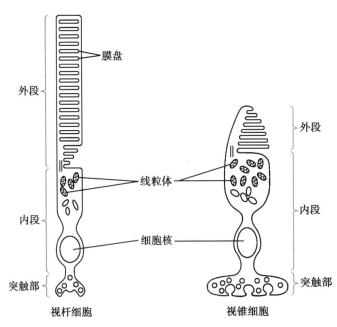

图 9-15 哺乳动物视杆细胞和视锥细胞模式图

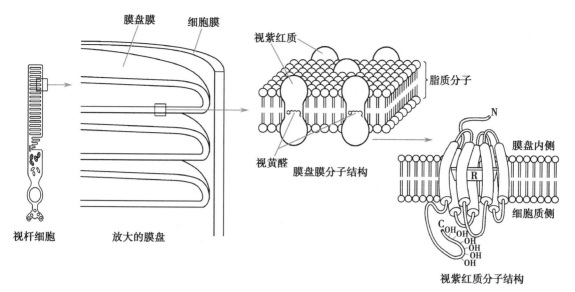

图 9-16　视杆细胞外段的超微结构示意图

视杆细胞外段内的膜盘膜上镶嵌着大量视紫红质,视紫红质是结合有视黄醛分子的跨膜蛋白质,为 7 次跨膜的蛋白质分子。它所结合的视黄醛分子位于膜盘膜的中心附近,其长轴与膜平面平行;C 和 N 分别表示视紫红质蛋白分子的羧基末端和氨基末端;R,表示视黄醛分子。

高对弱光刺激的敏感度,使视网膜能察觉出单个光量子强度的光刺激。与视杆细胞不同,人眼视锥细胞含有三种不同的视色素,统称为视锥色素,分别存在于三种不同的视锥细胞中。它们不仅可产生光感,也是产生色觉的物质基础。

　　视锥和视杆细胞在视网膜中的分布很不均匀。在黄斑中央凹的中心只有视锥细胞,且密度最高;向周边推移,视锥细胞的分布密度逐渐减小,在视网膜的周边部主要是视杆细胞(图 9-17)。视网膜由黄斑向鼻侧约 3mm 处有一直径约 1.5mm 的淡红色圆盘状结构,称为视神经乳头,这是视网膜上视神经纤维汇集穿出眼球的部位,是视神经的始端。因为此处无感光细胞,所以不能感受光刺激,成为视野中的盲点(blind spot)。由于人用双眼视物,一侧眼视野中的盲点可被对侧眼的非盲区填补,因此并不会感觉到视野中有盲点存在。

　　3. 视网膜细胞的联系　　两种感光细胞都通过其突触终末与双极细胞形成化学突触联系,双极细胞再和神经节细胞发生突触联系,神经节细胞发出的轴突构成视神经。视杆细胞与双极细胞和神经节细胞之间的联系存在普遍的会聚现象;而视锥细胞与它们之间联系的会聚程度却少得多。在中央

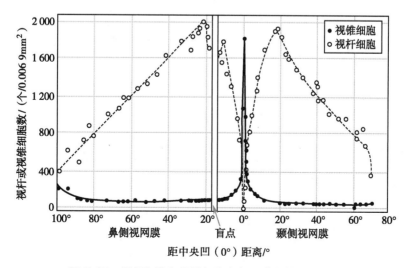

图 9-17　视杆细胞和视锥细胞在视网膜上的分布情况

凹处一个视锥细胞常常仅与一个双极细胞联系,而该双极细胞也只同一个神经节细胞联系,呈现一对一的单线联系方式,这是视网膜中央凹视敏度较高的结构基础。在视网膜中,除了上述细胞间的纵向联系外,还存在横向联系。例如,水平细胞在感光细胞和双极细胞之间,无长突细胞在双极细胞和神经节细胞之间进行水平方向的联络。有些无长突细胞还可直接向神经节细胞传递信号。视网膜中除了通常的化学突触外,还有缝隙连接。通过这些连接,细胞间的电活动可以互相耦合。在感光细胞终足之间、水平细胞之间以及无长突细胞之间,都存在这种缝隙连接。

(二) 视网膜的感光换能系统

人的视网膜中存在两种感光换能系统,即视杆系统和视锥系统。视杆系统又称晚光觉或暗视觉(scotopic vision)系统,由视杆细胞和与它们相联系的双极细胞和神经节细胞等组成。该系统对光的敏感度较高,能感受昏暗环境中的弱光刺激而引起暗视觉,但无色觉,空间分辨力较低。视锥系统又称昼光觉或明视觉(photopic vision)系统,由视锥细胞和与它们相联系的双极细胞以及神经节细胞等组成,对光的敏感性较低,只在强光条件下才被激活,但可辨别颜色,且对被视物体的细节具有较高的分辨能力。

(三) 视杆细胞的感光换能机制

1. 视紫红质的光化学反应 视紫红质是一种蛋白质,由 1 分子视蛋白(opsin)和 1 分子视黄醛(retinene)的生色基团组成。其中,视蛋白属 G 蛋白耦联受体,是由 348 个疏水性氨基酸残基组成的单链,有 7 个螺旋区(类似于 α 螺旋)穿过视杆细胞中膜盘的膜结构;视黄醛由维生素 A 转变而来(维生素 A 是一种不饱和醇,在体内可氧化成视黄醛),在暗处为一种顺式结构的 11-顺视黄醛,连接在视蛋白第 7 个螺旋区的赖氨酸残基上。当视网膜受到光照后,视黄醛发生构型变化,变为全反型视黄醛,并与视蛋白分离。同时,视蛋白激活,通过与其耦联的 G 蛋白激活下游效应酶,诱发视杆细胞产生感受器电位。在这一过程中视紫红质失去颜色,称为漂白。

视紫红质的光化学反应效率非常高,一个光量子被其吸收后即可使 11-顺视黄醛转变为全反型视黄醛,导致视紫红质的分解。而且,这种光化学反应是可逆的,在明处分解的视紫红质,在暗处又重新合成,其反应的平衡点决定于光照的强度。视紫红质的再合成首先是由全反型视黄醛转变为 11-顺视黄醛,这一过程需要视网膜色素上皮中的异构酶参与。全反型视黄醛必须从视杆细胞中释放出来,被色素上皮细胞摄取,再由异构酶将其异构化为 11-顺视黄醛,最后返回到视杆细胞与视蛋白结合,形成视紫红质(图 9-18)。

此外,全反型视黄醛也可先转变为全反型视黄醇(维生素 A 的一种形式),然后在异构酶的作用下转变为 11-顺视黄醇,最后转变为 11-顺视黄醛,再与视蛋白结合,形成视紫红质。另一方面,储存在

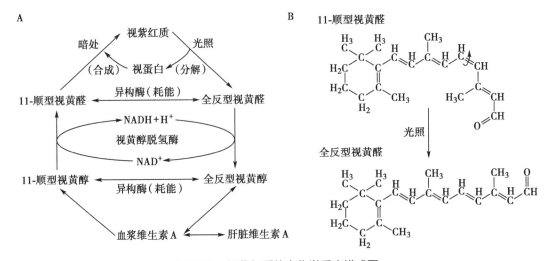

图 9-18 视紫红质的光化学反应模式图

A. 视紫红质的分解与合成反应;B. 11-顺型视黄醛在光照下异构为全反型视黄醛的分子式转变示意图。

色素上皮中的维生素 A（即全反型视黄醇）同样可以转变为 11-顺视黄醛。所以维生素 A 可被用于视紫红质的合成，但这个过程速度较慢，不是促进视紫红质再合成的即时因素。另外，视网膜中过多的视黄醇也可逆转成为维生素 A，这对视网膜适应不同光强度的环境特别重要。视紫红质受光照后所发生的这些光化学反应主要由乔治·沃尔德（George Wald）发现，因其揭示视觉形成机制的重要贡献，1967 年他和拉格纳·格拉尼特（Ragnar Granit）、霍尔登·凯弗·哈特兰（Haldan Keffer Hartline）一同获得了诺贝尔生理学或医学奖。

人在暗处视物时，视紫红质既分解又合成，但合成大于分解，因此视网膜中视紫红质数量较多，使视网膜对弱光较敏感。这也是人在暗处能视物的基础。相反，在明处视物时，视紫红质的分解大于合成，使视杆细胞几乎失去感受光刺激的能力，此时人的视觉主要依靠视锥系统来完成。视锥系统在弱光下不足以被激活，但在强光条件下可以取代视杆系统感受强光刺激。在视紫红质分解和再合成的过程中，有一部分视黄醛被消耗，需要由维生素 A 补充。因此，如果长期维生素 A 摄入不足，会影响人的暗视觉，引起夜盲症（nyctalopia）。

2. 视杆细胞的感受器电位 视杆细胞在暗处的静息电位为 $-40\sim-30\text{mV}$，明显小于大多数神经元的静息电位。视杆细胞在暗环境中主要存在两种电流，一是内向去极化的 Na^+ 电流，由 Na^+ 经过外段膜中的 cGMP 门控阳离子通道（主要允许 Na^+ 通透，也允许少量 Ca^{2+} 通透）内流而产生；二是外向超极化的 K^+ 电流，由 K^+ 通过内段膜中的非门控钾通道外流所引起。视杆细胞依靠其内段膜中钠泵的活动，能保持细胞内 Na^+、K^+ 浓度的相对稳定。上述 cGMP 门控通道受控于胞质内的 cGMP 浓度，在暗处，胞质内的 cGMP 浓度较高，能维持 cGMP 门控通道处于开放状态，因而可产生稳定的内向电流，称为暗电流（dark current）（图 9-19）。这就是视杆细胞静息电位较低的原因。

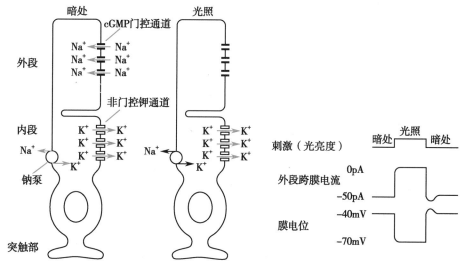

图 9-19 **暗电流形成的示意图**
在暗处，视杆细胞的胞质内 cGMP 浓度较高，能维持 cGMP 门控通道处于开放状态，产生稳定的内向钠电流，即暗电流；光照时，胞质内 cGMP 浓度降低，cGMP 门控通道关闭，暗电流终止，膜电位发生超极化。

当视网膜受到光照时，视杆细胞外段膜盘上的视紫红质发生光化学反应，分解成视蛋白和全反型视黄醛，由此引起膜盘上的一种称为转导蛋白（transducin, Gt）的 G 蛋白活化，激活磷酸二酯酶。后者使外段胞质中的 cGMP 分解为无活性的 5'-GMP，导致 cGMP 浓度降低，外段膜上 cGMP 门控通道关闭，暗电流减小或消失；而内段膜中的非门控钾通道仍继续允许 K^+ 外流，因而出现膜的超极化。这就是视杆细胞产生超极化型感受器电位的机制（图 9-19，图 9-20）。

视杆细胞不能产生动作电位，在外段膜产生的超极化型感受器电位以电紧张的形式扩布到细胞终足，并影响其释放谷氨酸等神经递质，借此将信息传递给双极细胞，最终在神经节细胞产生动作电

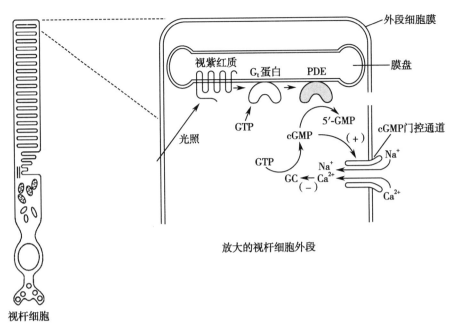

图 9-20　视杆细胞感受器电位的产生机制示意图
PDE,磷酸二酯酶;GC,鸟苷酸环化酶。

位,完成光电换能过程,这一过程具有显著的信号放大作用。一个被激活的视紫红质分子能激活 500 个转导蛋白,而一个活化的磷酸二酯酶每秒可分解 2 000 个 cGMP。正是由于这种级联放大效应,1 个光量子便足以在外段膜上引起大量的 cGMP 门控通道关闭,从而产生超极化型感受器电位。

此外,Ca^{2+} 在保持感光细胞对光的敏感性中发挥重要作用。视杆细胞外段膜中的 cGMP 门控通道除了允许 Na^+ 内流外,也允许少量 Ca^{2+} 内流。进入细胞内的 Ca^{2+} 能抑制鸟苷酸环化酶的活性,减少 cGMP 的合成。光照能使胞质内 cGMP 减少,外段膜上 cGMP 门控通道关闭,Na^+ 内流减少,同时也能使 Ca^{2+} 内流减少,使其对鸟苷酸环化酶活性的抑制减弱,从而增加 cGMP 合成,对维持胞质内一定的 cGMP 浓度,保持一定数量 cGMP 门控通道的开放具有一定的调节作用。

(四) 视锥系统的感光换能和颜色视觉

视锥细胞的视色素也由视蛋白和视黄醛结合而成,只是视蛋白的分子结构略有差异,造成了它们对不同颜色光刺激的敏感度不同。每个视锥细胞含有三种视色素分子中的一种,分别对红、绿、蓝三种色光敏感。当光线作用于视锥细胞时,其外段膜也发生与视杆细胞类似的超极化型感受器电位,但其详细机制尚不清楚。

1. 色觉和色觉学说　视锥细胞的一个重要功能特点是具有颜色辨别能力。颜色视觉简称色觉(color vision),是一种复杂的物理心理现象,它是人眼接受不同波长光刺激后产生的一种主观感觉。人眼可分辨光谱 380~760nm 之间的 150 种左右的不同颜色,每种颜色都与一定波长的光相对应。波长只要有 3~5nm 的增减,就可被人分辨为不同的颜色。但是,在视网膜中并不可能有上百种视锥细胞或视色素,与不同波长的光逐一对应。关于颜色视觉的形成,主要有三原色学说(trichromatic theory)和对比色学说(opponent color theory)两种假说。

(1) 三原色学说:由杨(Young)和赫姆霍尔兹(Helmholtz)在 19 世纪初期提出。该学说认为,视网膜中存在分别对红、绿、蓝三种波长色光敏感的视锥细胞。当某一种波长的光照到视网膜时,可按一定的比例使三种不同的视锥细胞发生兴奋,这些信息经中枢整合处理后就产生某一种颜色的感觉。三原色学说已得到许多实验结果支持。最直接的证据是,用小于单个视锥细胞直径的细小单色光束,逐个检测视锥细胞的光谱吸收曲线,结果发现视网膜上确实存在三类吸收光谱,峰值分别在 564nm、534nm 和 420nm 处,相当于红、绿、蓝光的波长(图 9-21)。用微电极记录单色光诱发单个视锥细胞的感受器电位,也观察到不同视锥细胞的感受器电位会在 564nm、534nm 和 420nm 处出现峰值。我国生

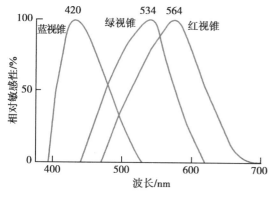

图 9-21　人眼视网膜中三种不同视锥细胞对不同波长光的相对敏感性

三种视锥细胞的光谱吸收峰值与红、绿、蓝三色光的波长相近。

理学家张香桐也曾通过分析各单色光诱发的视觉皮层电位,提出视觉通路中的三色传导学说。

（2）对比色学说:三原色学说不能解释颜色对比现象。如果将蓝色块放置在黄色背景上,这个蓝色块看起来特别蓝,而黄色背景也特别黄。在这种颜色对比现象中黄色和蓝色互为对比色或互补色。据此海林（Hering）于 1892 年提出了对比色学说,也称为四色学说。该学说认为红色与绿色、蓝色与黄色分别形成对比色。任何颜色都是由红、绿、蓝、黄四种颜色按不同比例混合而成的。该学说也得到一些实验结果的支持。例如,用微电极记录金鱼视网膜水平细胞的跨膜电位,发现有些细胞用黄光刺激时出现最大的去极化反应,而用蓝光刺激时出现最大的超极化反应;另有一些细胞分别对红光和绿光刺激产生相互的拮抗反应。由此可见,色觉的形成可能有多种机制共同参与,在感光细胞层可能按照三原色学说的机制编码色觉,而对比色学说更适于解释感光细胞以上神经通路中色觉的编码机制。

2. 色觉障碍　主要有色盲和色弱两种形式。色盲（color blindness）是一种对全部颜色或某些颜色缺乏分辨能力的色觉障碍,可分为全色盲和部分色盲。全色盲极为少见,表现为只能分辨光线的明暗,呈单色视觉。部分色盲又可分为红色盲、绿色盲及蓝色盲,其中以红色盲和绿色盲最为多见。

色盲属遗传缺陷疾病,男性多见。这是因为编码红敏感和绿敏感视色素的基因均位于 X 染色体（性染色体）上,而编码蓝色敏感视色素的基因位于第 7 对常染色体上。因为男性只有一条来自母亲的 X 染色体,当这条 X 染色体上的红绿视色素基因有缺陷时,就会出现红绿色盲;而女性在来自父母的两条 X 染色体同时有缺陷时才会表现出红绿色盲。

色弱（color weekness）与色盲不同,通常由后天因素引起。患者并不缺乏某种视锥细胞,而是由于视锥细胞的反应能力较弱,患者对相应颜色的识别能力较正常人稍差,即辨色能力弱。

三、视觉信息的处理及机制

（一）视网膜的信息处理

在视网膜中,感光细胞是视觉通路的第一级感觉神经元,双极细胞和神经节细胞分别为第二级和第三级感觉神经元。在这些细胞之间还有水平细胞和无长突细胞,它们共同构成一个复杂的网络以传递和处理视觉信息。其中,感光细胞、双极细胞、神经节细胞构成视觉信息传递的直接通路;而水平细胞和无长突细胞分别对感光细胞-双极细胞和双极细胞-神经节细胞之间的突触传递发挥调制作用。我国生理学家杨雄里院士对水平细胞调控光感受器信号的机制做过系统而细致的研究,获得了突出成果。神经节细胞是视网膜唯一的输出细胞,它们的轴突组成视神经。视网膜中,只有神经节细胞和少数无长突细胞可以产生动作电位,而感光细胞、双极细胞和水平细胞只能产生超极化或去极化反应,不产生动作电位。因此,视觉信息在到达神经节细胞之前,都以等级电位（即慢电位）的形式表达或编码。当感光细胞受到光照刺激时,通过光化学反应产生超极化型感受器电位,这种局部性慢电位以电紧张性扩布的方式达到终足并影响其释放递质的量,从而依次影响下一级细胞产生超极化或去极化型慢电位。当这两种形式的慢电位传递到神经节细胞,经过总和,使神经节细胞膜电位去极化达到阈电位水平时,可产生"全或无"式的动作电位。神经节细胞具有同心圆式的中心-周边感受野结构。光照刺激感受野的中心和周边区会产生相互拮抗的作用。一部分神经节细胞电活动在其感受野中心区受光照时会增加,而在周边区受光照时会降低。还有一部分神经元在光照周边区时放电增加,而在光照中心区时放电减少。在视觉感知中,图像边缘两侧的神经节细胞由于中心区和周边区的相互拮抗作用,其放电率差异更为显著,从而增强了图像边缘的对比度,有助于识别物体的形状和轮廓。

(二) 中枢对视觉信息的分析

1. **视觉传入通路与皮层代表区** 视网膜中神经节细胞的轴突在视神经乳头处汇集并穿过眼球后壁形成视神经,视神经中来自两眼鼻侧视网膜的纤维交叉投射而形成视交叉,来自颞侧视网膜的纤维则不交叉。因此,左眼颞侧视网膜和右眼鼻侧视网膜的纤维汇集成左侧视束,投射到左侧丘脑的外侧膝状体;而右眼颞侧视网膜和左眼鼻侧视网膜的纤维则汇集成右侧视束,投射到右侧丘脑的外侧膝状体。左、右外侧膝状体各自经同侧膝状体距状束投射到同侧初级视皮层。初级视皮层位于枕叶皮层内侧面距状沟的上、下缘(17区)。距状沟上缘接受视网膜上半部的投射,距状沟下缘接受视网膜下半部的投射;距状沟后部接受视网膜黄斑区的投射,而距状沟前部则接受视网膜周边区的投射(图9-22)。视觉通路的损伤可引起视野的缺损。图9-22A、B中显示视觉通路各个水平受损时的视野缺损情况,故临床上视野检查有助于眼和视觉通路受损的诊断。

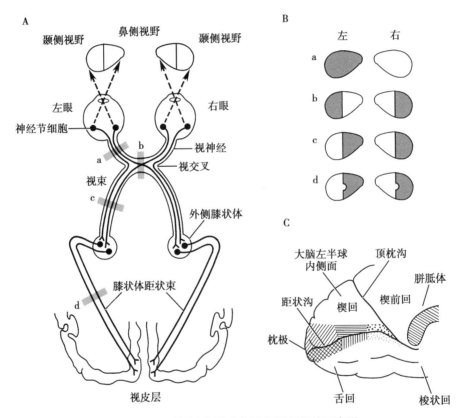

图 9-22 **视觉传入通路和视皮层投射规律示意图**

A. 视觉传入通路;B.a、b、c、d分别表示视觉传入通路不同水平横断(见于 A 图中标有 a、b、c、d 的灰色长方形小条块处)后出现的各种不同视野缺损情况,视野缺损在图中用灰色表示;C. 枕叶皮层内侧面距状沟上、下缘的初级视皮层,距状沟上、下缘分别接受来自视网膜上、下半部的投射,距状沟后部(上、下缘分别用斜线和网格线表示)接受视网膜中央凹黄斑区的投射,距状沟中部(上、下缘分别用横线和竖线表示)接受视网膜中央凹黄斑区周围的投射;而距状沟前部(上、下缘分别用粗点和细点表示)则接受视网膜周边区的投射。

2. **中枢的视觉形成** 初级视觉皮层神经元对物体的方位(朝向)、运动方向、空间频率和时间频率都有一定的选择性。与躯体感觉皮层一样,视皮层中功能相似的神经元也倾向于聚集在一起形成功能柱。例如,方位选择性相似的神经元纵向排列成方位柱。编码不同方位的方位柱沿皮层表面按特定的拓扑规律分布。经这些初级皮层功能柱处理后的视觉信息输入到高级皮层,与其他类型的感觉信息相整合,最终形成心理范畴的感觉。利用皮层功能柱的拓扑分布特征,可以将微电极阵列植入于皮层,根据光学相机拍摄的图像信息,选择性刺激相应的皮层功能柱,从而可以绕开眼和视觉传导通路直接建立人工视觉。这一设想目前尚在不断试验中。

四、与视觉有关的几种生理现象

(一)视力

视力又称视敏度(visual acuity),是指眼分辨物体两点间最小距离的能力,即眼的空间分辨能力。视力通常用视角的倒数来表示。视角(visual angle)是指物体上两点的光线投射入眼内,通过节点相交时所形成的夹角。视角的大小与视网膜物像的大小成正比。在眼前方 5m 处,两个相距 1.5mm 的光点所发出的光线入眼后,形成的视角为 1 分角,此时的视网膜像约 4.5μm,相当于一个视锥细胞的平均直径。国际标准视力表中的 1.0(1/1 分角)正是代表这种情况。受试者能分辨的视角越小,其视力越好;相反,视角越大视力越差。但国际标准视力表各行的增率并不相等,故不能很好地反映行间视力的增减程度。我国眼科医师缪天荣(1958 年)设计了一种对数视力表,这种视力表将国际标准视力表任何相邻两行视标大小之比恒定为 $10^{0.1}$($10^{0.1}$=1.258 9),即视标每增大 1.258 9 倍,视力值就减少 0.1(lg$10^{0.1}$)。如此,视力表上各行间的增减程度都相等。视敏度与视锥细胞在视网膜中的分布密度及视觉神经网络的会聚程度有关。在视网膜中央凹部位视锥细胞密度最高,导致视网膜中央凹的视敏度也最高。人们平时测量的视力,是指中央凹处的视敏度。

(二)暗适应和明适应

当人从明亮环境中突然进入暗处时,最初看不清任何东西,经过一定时间的适应后,视觉敏感度才逐渐增高而看清物体,这种现象称为暗适应(dark adaptation)。相反,明适应(light adaptation)是指当人从暗处突然进入明亮处时,最初感到一片耀眼的光亮,也不能看清物体,经过适应后才能恢复视觉。

暗适应是人眼在暗处对光的敏感度逐渐提高的过程。由于人眼在亮处时感光细胞中的视紫红质大量分解,剩余量很少,所以刚进入暗处时感光细胞对光的敏感度较低,不能视物。此后,随着视紫红质合成的逐渐增多,感光细胞对光的敏感度也逐渐恢复。人眼感知光线的视觉阈,在进入暗处后的最初 5 分钟内有一个明显下降期,这主要与视锥细胞视色素的合成增加有关;之后又出现更为明显的第二次下降,在进入暗处 20~25 分钟时,下降到最低点,并稳定于这一水平(图 9-23)。第二次下降亦即暗适应的主要阶段,则与视杆细胞中视紫红质的合成增强有关。

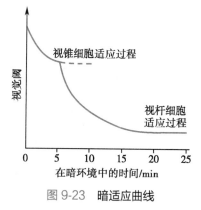

图 9-23 暗适应曲线

明适应的进程很快,在几秒钟内即可完成。其机制是视杆细胞在暗处蓄积的视紫红质在进入亮处后迅速分解,因而产生耀眼的光感。视杆细胞中的视色素被大量分解后,对光相对不敏感的视锥细胞中的视色素可以继续感受光刺激,恢复视觉。

(三)视野

用单眼注视正前方一点不动时,该眼所能看到的最大空间范围,称为视野(visual field)。视野用该眼所能看到的最大范围与视轴所成夹角的大小来表示。所谓视轴是指单眼固定注视外界某一点时,连接该点与视网膜黄斑中央凹处的假想线。在同一光照条件下,用不同颜色的目标物测得的视野大小不一,白色视野最大,其次是黄色、蓝色、红色,绿色视野最小。这是因为人眼对不同颜色光波的敏感度不同。白色光由所有颜色组成,能最大程度刺激光感受细胞,所以产生最大视野。另外,由于视线会受到鼻和额的阻挡,所以颞侧视野大于鼻侧视野,下方视野大于上方视野。因为一些视网膜和视觉传导通路病变常伴有特殊形式的视野缺损,所以视野检查有助于这些疾病的临床诊断(见图 9-22)。

（四）视后像和融合现象

注视一个光源或较亮的物体,片刻后闭上眼睛,则可感觉到一个与其形状和大小相似的光斑,这种主观效应称为视后像(afterimage)。如果给以单次闪光刺激,则主观上光感的持续时间比实际闪光时间长,这是光的后效应所致。如果用重复的闪光刺激人眼,当闪光频率较低时,主观上能分辨出每次单独的闪光;当闪光频率增加到一定程度时,则引起主观上的连续光感,这一现象称为融合现象(fusion phenomenon)。融合现象是由于闪光的间歇时间比视后像的时间更短而产生的。能引起闪光融合的最低频率,称为临界融合频率(critical fusion frequency,CFF),它反映视觉的时间分辨力。临界融合频率与闪光刺激的亮度、闪光光斑的大小以及被刺激的视网膜部位有关。在较弱的闪光照射时,闪光频率至3～4周/秒即可产生融合现象;在中等强度的闪光照射下,临界融合频率约为25周/秒;而闪光光线较强时,临界融合频率可高达100周/秒。这是因为两次强光刺激的间隔较长时,第2次刺激诱发的反应会明显高于第1次刺激产生的后效应,二者不会被主观融合。只有当它们间隔很近时,两次刺激诱发的反应波形近似于叠加,才能实现融合。光刺激越靠近中央凹,其临界融合频率越高。另外,闪光的颜色、视角的大小、受试者的年龄及药物等均可影响临界融合频率。疲劳可使临界融合频率下降,因此,在劳动生理中常将临界融合频率作为监测中枢疲劳的指标。

（五）双眼视觉和立体视觉

牛、马、羊等哺乳动物的双眼分别长在头的两侧,左眼和右眼各自感受不同侧面的光刺激,视野不相重叠,因此仅有单眼视觉(monocular vision)。人和灵长类动物的双眼都在头部的前方,两眼的鼻侧视野相互重叠,因此在此范围内的物体会被两眼同时所见,两眼同时看某一物体时产生的视觉称为双眼视觉(binocular vision)。双眼视物时,来自物体同一部分的光线分别成像于两眼视网膜的一对相称点上,经视觉中枢处理后在主观上产生单一物体的视觉,称为单视。在眼外肌瘫痪或眼球内肿瘤压迫等情况下,双眼视网膜的相称性受到破坏,双眼物像不能完全融合,因而在主观上产生了部分互相重叠的视觉,称为复视(diplopia)。双眼视觉的优点是可以扩大视野,弥补单眼视野中的盲区,并产生立体视觉。

双眼视物时,主观上可产生厚度,空间深度或距离等感觉,称为立体视觉(stereoscopic vision)。这主要是由两眼的视差形成的。当两眼注视同一物体时,物体的左侧面投射到左眼视网膜较多,而右侧面投射到右眼较多,视觉中枢通过比较分析两眼物像信息之间的差异就形成了立体视觉。有时用单眼视物也能产生一定程度的立体感,这主要是通过眼球运动和远近调节来改变物像的大小和相互遮挡关系,从中获得立体信息。另外,生活经验和物体表面的阴影等也与立体视觉的产生有关。

（秦　岭）

第四节 │ 听　觉

听觉器官由外耳、中耳和内耳的耳蜗组成。人听觉器官的适宜刺激是由声源振动引起空气产生的疏密波,即声波。声波通过外耳和中耳传到耳蜗,经耳蜗的感音换能作用,最终将声波的机械能转变为听神经纤维上的神经冲动,后者上传到大脑皮层的听觉中枢,产生听觉。听觉是人耳的主要功能之一,对人类认识自然、交流思想具有重要意义。

人耳能感受的声压范围是 $0.000\,2$～$1\,000\text{dyn/cm}^2$($1\text{dyn/cm}^2=0.1\text{Pa}$),声波频率范围是 20～$20\,000\text{Hz}$。对于每一种频率的声波,人耳都有一个刚能引起听觉的最小强度,称为听阈(hearing threshold)。在听阈以上继续增加强度,听觉的感受也相应增强,当强度增加到某一限度时将引起鼓膜的疼痛感觉,这一限度称为最大可听阈(maximal hearing threshold)。如图 9-24 所示,图中下方曲线表示不同频率声波的听阈,上方曲线表示其最大可听阈,两者所包绕的面积称为听域(hearing span)。从图 9-24 中可见,人耳最敏感的声波频率在 $1\,000$～$3\,000\text{Hz}$,人的语言频率主要在 300～$3\,000\text{Hz}$ 范围内。

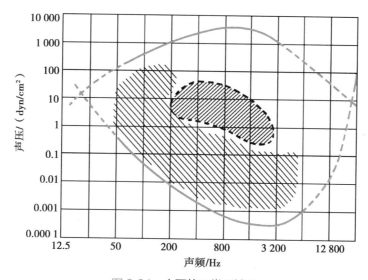

图 9-24 人耳的正常听域图

中央斜线区域是通常的语言听域区,其左下方较大的斜线区域为次要语言听域区。

一、外耳和中耳的功能

(一) 外耳的功能

外耳由耳郭和外耳道组成(图 9-25)。耳郭具有集音作用。有些动物(如猫)能转动耳郭以探测声源方向。人耳郭的运动能力已经退化,但可通过转动颈部来判断声源方向。

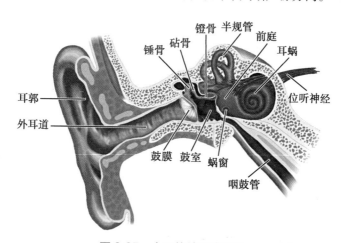

图 9-25 人耳的结构示意图

三维模型

外耳道是声波传导的通道,其一端开口于耳郭,另一端被鼓膜封闭。根据物理学原理,一端封闭的充气管道可对波长为其管长 4 倍的声波产生最大共振,使声压增强。人的外耳道长约 2.5cm,其最佳共振频率约为 3 800Hz。当不同频率(3 000~5 000Hz)的声波从外耳道传到鼓膜时,其声压可增强约 12 分贝(decibel,dB)。

(二) 中耳的功能

中耳由鼓膜、听骨链、鼓室和咽鼓管等结构组成(图 9-25)。中耳的主要功能是将声波振动能量高效地传给内耳,其中鼓膜和听骨链在声音传递过程中还起增压作用。

鼓膜为椭圆形半透明薄膜,形似顶点朝向中耳的浅漏斗,面积为 50~90mm²,厚约 0.1mm。鼓膜很像电话机受话器中的振膜,是一个压力承受装置,其本身没有固有振动,但具有较好的频率响应和较小的失真度。当频率低于 2 400Hz 的声波作用于鼓膜时,鼓膜的振动可与声波振动同始同终,几乎没有残余振动。

听骨链由锤骨、砧骨和镫骨依次连接而成。锤骨柄附着于鼓膜内面的中心处,砧骨居中,镫骨足板与前庭窗(卵圆窗)膜相贴。三块听小骨形成一个固定角度的杠杆,锤骨柄为长臂,砧骨长突为短臂,杠杆的支点刚好在听骨链的重心上,因而在能量传递过程中惰性最小,效率最高。鼓膜振动时,如果锤骨柄内移,则砧骨长突和镫骨足板也作相同方向的内移。

声波由鼓膜经听骨链到达前庭窗膜时,其声压增强。这是因为:①鼓膜的有效振动面积为 $55mm^2$,而前庭窗膜的面积只有 $3.2mm^2$,两者之比为 17.2：1。如果听骨链传递声波时的总压力不变,则作用于前庭窗膜上的压强将增大 17.2 倍。②听骨链杠杆的长臂与短臂之比为 1.3：1,故通过杠杆的作用,在短臂一侧的压力将增大 1.3 倍。综合以上两方面的作用,声波在整个中耳传递过程中将增压 22.4 倍(17.2×1.3)。

中耳的增压效应具有重要意义。如果没有中耳的增压效应,那么当声波从空气传入耳蜗内淋巴液的液面时,约有 99.9% 的声能将被反射回空气中,仅约 0.1% 的声能可透射到淋巴液,由此造成声能的巨大损失。这是因为水的声阻抗(acoustic impedance)大大高于空气的声阻抗。声阻抗是指声波在传播过程中振动能量引起介质分子位移时所遇到的抵抗,它与声压成正比,而与介质位移的容积速度成反比。这种阻抗的不匹配意味着声波直接由空气传入水中时不足以使分子密度较高的水发生位移和振动。中耳的增压效应可使透射入内耳淋巴液的声能从 0.1% 增加到 46%,从而使声波足以引起耳蜗内淋巴液发生位移和振动。所以,中耳的作用就好比是一个阻抗匹配器,但其作用尚不十分完善。

中耳还具有强声保护作用。当声压过大时(70dB 以上),可反射性引起中耳鼓室内的鼓膜张肌和镫骨肌收缩,使鼓膜紧张度增加,各听小骨之间的连接更为紧密,导致听骨链传递振动的幅度减小,从而对耳蜗起到保护作用。由于完成上述反射需要 40～160 毫秒,故对突发性爆炸声的保护作用不大。

咽鼓管为连接鼓室和鼻咽部的管道,其鼻咽部开口常处于闭合状态,当吞咽、打哈欠时开放,空气经咽鼓管进入鼓室,使鼓室内气压与外界大气压相同,以维持鼓膜的正常位置与功能。咽鼓管因炎症而被阻塞后,外界空气不能进入鼓室,鼓室内原有空气被吸收,使鼓室内压力下降,引起鼓膜内陷,致使患者出现鼓膜疼痛、听力下降、耳闷等症状。当人们乘坐飞机或潜水时,如果咽鼓管不及时开放,同样可因鼓室两侧出现巨大的压力差而产生鼓膜剧烈疼痛,严重者可造成鼓膜破裂。

(三) 声波传入内耳的途径

声波可通过气传导和骨传导两条途径传入内耳,正常情况下以气传导为主。

1. 气传导 声波经外耳道引起鼓膜振动,再经听骨链和前庭窗膜传入耳蜗,此途径称为气传导(air conduction),是声波传导的主要途径。此外,鼓膜的振动也可引起鼓室内空气振动,再经蜗窗膜传入耳蜗,该途径也属气传导,但仅在听骨链运动障碍时才发挥一定作用,此时的听力较正常时大为降低。

2. 骨传导 声波直接作用于颅骨,经颅骨和耳蜗骨壁传入耳蜗,此途径称为骨传导(bone conduction)。骨传导的效能远低于气传导,因此在引起正常听觉中的作用极小。当鼓膜或中耳病变引起传音性耳聋时,气传导明显受损,而骨传导却不受影响,甚至相对增强。当耳蜗病变引起感音性耳聋时,音叉试验的结果表现为气传导和骨传导均减弱。因此,临床上可通过检查患者的气传导和骨传导是否正常来判断听觉异常的产生部位和原因。此外,临床上还可通过声导抗测试、听性脑干反应测试以及耳声发射等对耳聋及病变部位作出精确诊断。

二、内耳耳蜗的功能

内耳又称迷路,在功能上可分为耳蜗(cochlea)和前庭器官(vestibular apparatus)两部分。耳蜗的功能是将传到耳蜗的机械振动转变为听神经纤维上的神经冲动。

(一) 耳蜗的功能结构要点

耳蜗形似蜗牛壳,由一条骨蜗管围绕一锥形蜗轴盘旋 2½～2¾ 周构成。耳蜗管被前庭膜和基底膜分成三个管腔,上方为前庭阶,中间为蜗管(也称中阶),下方为鼓阶(图 9-26)。前庭阶在耳蜗底部与前庭窗膜相接,蜗管是螺旋形的膜性盲管,鼓阶在耳蜗底部与蜗窗膜相接。前庭阶和鼓阶内都充满外淋巴,它们在蜗顶部通过蜗孔相通;蜗管内充满内淋巴,与外淋巴不相通。在基底膜上有听觉感受器,后者称为螺旋器(spiral organ)或科蒂器(organ of Corti)。螺旋器由内、外毛细胞及支持细胞等组成,其上覆以盖膜,盖膜在内侧与蜗轴相连,外侧则游离于内淋巴中。在蜗管的近蜗轴侧有一行纵向排列的内毛细胞,约 3 500 个,靠外侧有 3~5 行纵向排列的外毛细胞,约 16 000 个。每个毛细胞顶部都有 50~150 条呈阶梯状排列的纤毛,最长的纤毛排在最外侧。毛细胞的顶部与蜗管内淋巴接触,其底部则与鼓阶外淋巴接触。毛细胞的底部与来自螺旋神经节的双极神经元周围突形成突触,而双极神经元中枢突则穿出蜗轴形成听神经。

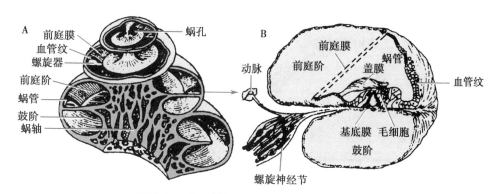

图 9-26 耳蜗纵切面和耳蜗管横切面示意图
A. 耳蜗纵切面;B. 耳蜗管横切面。

(二)耳蜗的感音换能作用

1. **基底膜的振动和行波学说** 当声波振动通过听骨链到达前庭窗膜时,压力变化立即传给耳蜗内的淋巴液和膜性结构。当前庭窗膜内移时,由于液体的不可压缩性质,导致前庭膜和基底膜下移,最后鼓阶的外淋巴压迫蜗窗膜,使蜗窗膜外移(图 9-27);而当前庭窗膜外移时,整个耳蜗内的淋巴液和膜性结构又作反方向移动,如此反复,形成振动。物理学家盖欧尔格·冯·贝凯希(G·von Békésy)在对基底膜的振动进行系列实验后提出了行波学说,即振动从基底膜的底部(靠近前庭窗膜处)开始,按照物理学中的行波(travelling wave)原理沿基底膜向蜗顶方向传播,就像人在抖动一条绸带时,有行波沿绸带向其远端传播一样。不同频率的声波引起的行波都是从基底膜的底部开始,但声波频率不同,行波传播的距离和最大振幅出现的部位也不同。声波频率越高,行波传播越近,最大振幅出现的部位越靠近蜗底;相反,声波频率越低,行波传播越远,最大振幅出现的部位越靠近蜗顶(图 9-28)。1961 年,G·von Békésy 因其对内耳耳蜗感知声音机制研究的卓越贡献而被授予诺贝尔生理学或医学奖。因此,每一声波频率在基底膜上都有一个特定的行波传播范围和最大振幅区,位于该区的毛细胞受到的刺激最强,与这部分毛细胞相联系的听神经纤维上的传入冲动也最多。这样,来自基底膜不同部位的听神经纤维冲动传到听觉中枢的不同部位,就可产生不同音调的感觉。动物实验和临床上都已证实,耳蜗底部受损时主要影响高频听力,而耳蜗顶部受损时主要影响低频听力。

2. **耳蜗的感音换能机制** 如图 9-29 所示,外毛细胞顶部一些较长的纤毛埋在盖膜的胶状物中,由于盖膜与基底膜的附着点不在同一个轴上,故当声波刺激引起基底膜振动时,盖膜与基底膜便沿着各自的轴上、下移动,于是在两膜之间产生剪切运动(shearing motion),使外毛细胞纤毛受到剪切力的作用而发生弯曲或偏转。由于内毛细胞顶部的纤毛较短,不与盖膜接触,因此内毛细胞的纤毛随着盖膜与基底膜之间的内淋巴流动而发生弯曲或偏转。毛细胞纤毛的弯曲或偏转是引起毛细胞兴奋并将机械能转变为生物电的开始。

毛细胞纤毛之间存在铰链结构,包括顶连(tip link)和侧连(side link)。侧连将全部纤毛连接在

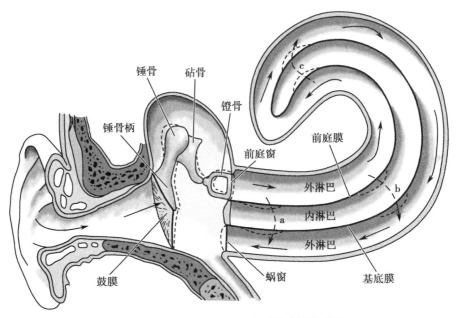

图 9-27　声波振动引起基底膜位移的模式图

点线表示声波振动依次使鼓膜、听骨链和前庭窗膜内移,使前庭膜和基底膜下移,最后导致蜗窗膜外移。实线箭头代表声波振动在外耳、中耳和内耳的传导;虚线箭头代表不同频率声波振动直接通过耳蜗管传入鼓阶。图中 a 表示高频声波振动,b 表示中频声波振动,c 表示低频声波振动。

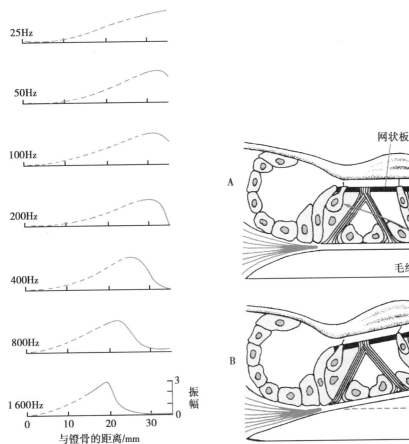

图 9-28　不同频率的纯音引起基底膜位移的示意图

随着声波频率的增大,行波传播的距离减小。

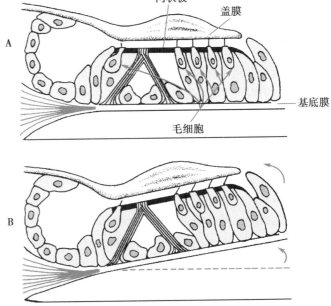

图 9-29　盖膜和基底膜之间的剪切运动引起外毛细胞纤毛弯曲示意图

A.静止时的纤毛位置;B.基底膜在振动中上移时,剪切运动引起纤毛弯向蜗管外侧。

动画

一起形成纤毛束,可使纤毛同时发生弯曲;顶连位于较短的纤毛顶部,此处有机械门控通道,属非选择性阳离子通道,生理状态下 K^+ 内流是其最主要的离子流。当基底膜上移时,短纤毛向长纤毛侧弯曲,引起通道开放,大量 K^+ 内流,由此产生去极化感受器电位;而当基底膜下移时,长纤毛向短纤毛侧弯曲,引起通道关闭,K^+ 内流终止而产生超极化感受器电位(图 9-30)。

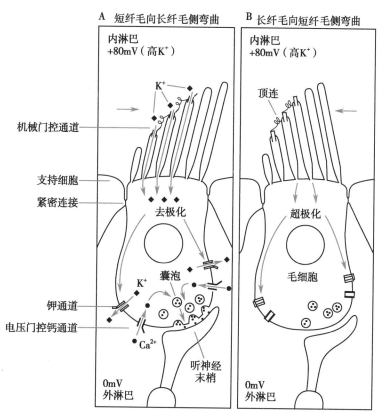

图 9-30 机械门控通道在毛细胞信号转导中的作用示意图

A. 细胞顶部的机械门控通道开放,引起 K^+ 内流,使膜发生去极化,进而激活电压门控钙通道,引起 Ca^{2+} 内流,触发递质释放;B. 细胞顶部的机械门控通道关闭,使膜发生超极化,无递质释放。

关于毛细胞产生感受器电位后如何将信息传递给听神经的机制,在内、外毛细胞存在明显差异。当内毛细胞产生去极化感受器电位后,细胞基底侧膜上的电压门控钙通道被激活开放,引起 Ca^{2+} 内流,使细胞内 Ca^{2+} 浓度升高,触发递质释放,进而引起听神经纤维产生动作电位(图 9-30),并向听觉中枢传递。而在外毛细胞,并不产生上述效应。当外毛细胞发生去极化时出现胞体缩短,发生超极化时则出现胞体伸长,外毛细胞的这种电机械换能特性称为电能动性,是由膜上的快蛋白(prestin)所驱动。快蛋白能感受细胞膜电位的变化,继而发生构象改变,导致外毛细胞缩短或伸长,从而增强基底膜的上移或下移。由此可见,内毛细胞的作用是将不同频率的声波振动转变为听神经纤维动作电位,而外毛细胞则起耳蜗放大器作用,可感知并迅速加强基底膜的振动,从而有助于盖膜下内淋巴的流动,提高了内毛细胞对相应振动频率的敏感性。用实验方法使快蛋白失活,则外毛细胞失去耳蜗放大器作用,可引起动物耳聋。此外发现,90%～95% 的听神经传入纤维分布到内毛细胞,仅有 5%～10% 分布到外毛细胞,这也支持这两种毛细胞在功能上的差异。

(三) 耳蜗的生物电现象

1. 耳蜗内电位 前庭阶和鼓阶中充满外淋巴,而蜗管中则充满内淋巴。外淋巴中含有较高浓度的 Na^+ 和较低浓度的 K^+,而内淋巴则正好相反。由于细胞间存在紧密连接,故蜗管中的内淋巴不能到达毛细胞的基底部。当耳蜗未受刺激时,如果以鼓阶外淋巴的电位为参考零电位,则可测得蜗

管内淋巴的电位为 +80mV 左右,这一电位称为耳蜗内电位(endocochlear potential,EP)或内淋巴电位(endolymphatic potential);此时毛细胞的静息电位为 –80～–70mV。由于毛细胞顶部浸浴在内淋巴中,而周围和底部则浸浴在外淋巴中,故毛细胞顶端膜内、外的电位差可达 150～160mV,而毛细胞周围和底部膜内、外的电位差仅约 80mV,这是毛细胞电位与一般细胞电位的不同之处。

内淋巴中正电位的产生和维持与蜗管外侧壁血管纹细胞的活动密切相关。血管纹边缘细胞膜上有钠泵和 Na^+-K^+-$2Cl^-$ 共转运体,可将血管纹间液中的 K^+ 转运到边缘细胞内,再经边缘细胞膜上的钾通道,将 K^+ 转入内淋巴中,从而保持内淋巴较高的正电位。血管纹对缺氧或钠泵抑制剂哇巴因非常敏感,缺氧可使 ATP 生成及钠泵活动受阻;临床上常用的呋塞米、布美他尼、托拉塞米及依他尼酸等利尿药均能抑制 Na^+-K^+-$2Cl^-$ 共转运体,使内淋巴正电位不能维持,导致听力障碍。

此外,耳蜗内电位对基底膜的机械位移很敏感,当基底膜向鼓阶方向位移时,耳蜗内电位增高 10～15mV,而向前庭阶方向位移时,耳蜗内电位降低 10mV 左右。当基底膜持续位移时,耳蜗内电位也保持相应变化。

2. 耳蜗微音器电位　当耳蜗受到声音刺激时,在耳蜗及其附近结构可记录到一种与声波的频率和幅度完全一致的电位变化,称为耳蜗微音器电位(cochlear microphonic potential,CMP)。其特点是没有真正的阈值,没有潜伏期和不应期,不易疲劳,不发生适应现象,可以总和,并在听域范围内能重复声波的频率。

耳蜗微音器电位是多个毛细胞在接受声音刺激时所产生的感受器电位的复合表现。与听神经干动作电位不同,耳蜗微音器电位具有一定的位相性,即当声音的位相倒转时,耳蜗微音器电位的位相也倒转,而听神经干动作电位则不能(图 9-31)。

临床上通过人工耳蜗植入手术来帮助重度及极重度耳聋患者恢复听力。人工耳蜗是一种特殊的声-电转换电子装置,可将声信号转换为电信号,并通过电极传入患者耳蜗,直接刺激听神经纤维,进而产生听力。

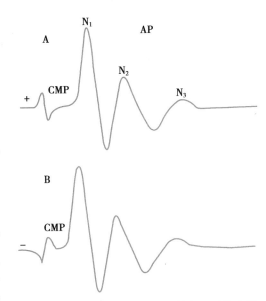

图 9-31　**耳蜗微音器电位及听神经干动作电位**
CMP,耳蜗微音器电位;AP,听神经干动作电位,包括 N_1、N_2、N_3 三个负电位;A 与 B 对比表明,当声音的位相倒转时,耳蜗微音器电位的位相也倒转,但听神经干动作电位的位相不变。

三、听神经动作电位

听神经动作电位是耳蜗对声波刺激所产生的一系列反应中最后出现的电变化,是耳蜗对声波刺激进行换能和编码的总结果。根据引导方法不同,可分为听神经复合动作电位和单一听神经纤维动作电位。

(一) 听神经复合动作电位

图 9-31 中的 N_1、N_2 和 N_3 是从听神经干上记录到的复合动作电位,是所有听神经纤维产生的动作电位的总和,其振幅取决于声波的强度、兴奋的听纤维数目以及放电的同步化程度,但不能反映声波的频率特性。

(二) 单一听神经纤维动作电位

如果将微电极刺入听神经纤维中,可记录到单一听神经纤维动作电位,为一种"全或无"式的反应,安静时有自发放电,声波刺激时放电频率增加。在记录单一听神经纤维动作电位时发现,某一特定频率的纯音只需很小的刺激强度就可使该听神经纤维产生动作电位,这个频率即为该听神经纤维的特征频率或最佳频率,取决于该纤维末梢在基底膜上的分布位置,而这一位置正好是该频率的声音所引起的最大振幅行波所在位置。不同频率的声波可兴奋基底膜上不同部位的毛细胞,并引起相应听神经纤维产生动作电位。随着声波强度的增加,能引起单一听神经纤维放电的频率增加,而且有更多的神经纤维被募集参与相同频率的声波信息传导。这样,传向听觉中枢的动作电位就包含了不同声波频率及其强度的信息。当然,对不同声波频率和强度的分析,还需要中枢神经系统活动的参与。

四、听觉传入通路和听皮层的听觉分析功能

听神经传入纤维首先在同侧脑干的蜗腹侧核和蜗背侧核换元,换元后的纤维大部分交叉到对侧,至上橄榄核的外侧折向上行,形成外侧丘系,少部分不交叉,进入同侧的外侧丘系,外侧丘系的纤维直接或经下丘换元后抵达内侧膝状体,后者再发出纤维组成听放射,止于初级听皮层。由于外侧丘系内含有双侧传入纤维,故一侧通路在外侧丘系以上受损,不会产生明显的听觉障碍,但若损伤了中耳、内耳或听神经,则将导致听觉障碍。

哺乳动物的初级听皮层位于颞叶上部(41 区),不同神经元对音频定位的组织形式如同被展开的耳蜗。人脑的初级听皮层位于颞横回和颞上回(41 和 42 区),对低音组分发生反应的神经元分布于听皮层的前外侧,而对高音组分发生反应的神经元分布于后内侧。听皮层的各个神经元能对听觉刺激的激发、持续时间、重复频率等诸参数,尤其是对传来的方向作出反应,这与视皮层神经元的某些特性具有相似之处。

第五节 ｜ 平衡感觉

内耳的前庭器官由半规管、椭圆囊和球囊组成,其主要功能是感受机体姿势和运动状态(运动觉)以及头部在空间的位置(位置觉),这些感觉合称为平衡感觉(equilibrium sensation)。

一、前庭器官的感受装置和适宜刺激

(一)前庭器官的感受细胞

前庭器官的感受细胞都称为毛细胞,具有类似的结构和功能。每个毛细胞顶部有两种纤毛,一种是动纤毛,为最长的一条,位于一侧边缘处;另一种是静纤毛,相对较短,呈阶梯状排列。如图 9-32 所示,当纤毛都处于自然状态时,测得细胞的静息电位为 –80mV,同时毛细胞底部的传入神经纤维有一定频率的持续放电;此时如果用外力使静纤毛向动纤毛一侧弯曲或偏转,则细胞膜发生去极化,达阈电位(–60mV)水平时神经纤维放电频率增高,表现为兴奋;相反,当外力使动纤毛向静纤毛一侧弯曲

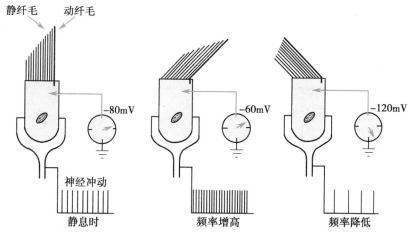

图 9-32　前庭器官中毛细胞顶部纤毛受力情况与电位变化关系示意图
当静纤毛向动纤毛一侧偏转时,毛细胞膜去极化,传入冲动增多;当动纤毛向静纤毛一侧偏转时,毛细胞膜超极化,传入冲动减少。

或偏转时,则细胞膜发生超极化(-120mV),神经纤维放电频率降低,表现为抑制。这是前庭器官中所有毛细胞感受外界刺激时的一般规律。因此,当机体的运动状态和头部在空间的位置发生改变时,都能以特定方式改变前庭器官中毛细胞纤毛的倒向,通过与耳蜗内毛细胞相同的换能机制,使相应的神经纤维冲动发放频率发生改变,将这些信息传到中枢后,引起特殊的运动觉和位置觉,并出现相应的躯体和内脏功能的反射性变化。

人两侧内耳中各有上、外、后三个半规管(semicircular canal),分别代表空间的三个平面。当头前倾30°时,外半规管与地面平行,故又称水平半规管。每个半规管的壶腹内有一隆起结构,称为壶腹嵴(crista ampullaris),其上有一排毛细胞面对管腔,毛细胞顶部的纤毛埋在圆顶形的胶质壶腹嵴帽中。在水平半规管内,当内淋巴由管腔流向壶腹时,能使静纤毛向动纤毛一侧弯曲,引起毛细胞兴奋;而当内淋巴离开壶腹时,则使静纤毛向相反方向弯曲,引起毛细胞抑制。在上半规管和后半规管,由于毛细胞排列方向不同,内淋巴离开壶腹的流动引起毛细胞兴奋,而朝向壶腹的流动则引起毛细胞抑制。

(二)前庭器官的适宜刺激和生理功能

1. 半规管 半规管壶腹嵴的适宜刺激是正、负角加速度运动,其感受阈为$1°/s^2 \sim 3°/s^2$。人体三对半规管所在的平面互相垂直,因此能感受空间任何方向的角加速度运动。当人体直立并绕身体纵轴旋转时,水平半规管受到的刺激最大。当头部以冠状轴为轴心进行旋转时,上半规管和后半规管受到的刺激最大。旋转开始时,半规管中的内淋巴因惯性作用,其启动将晚于人体和半规管本身的运动。当人体直立并绕身体纵轴向左旋转时,左侧水平半规管中的内淋巴将向壶腹方向流动,使左侧毛细胞兴奋而产生较多的神经冲动;而此时右侧水平半规管中的内淋巴流动方向则是离开壶腹,故右侧毛细胞产生的传入冲动减少。当旋转进行到匀速状态时,两侧壶腹中的毛细胞都处于不受力状态,中枢获得的信息与不进行旋转时无异。当旋转突然停止时,由于内淋巴的惯性作用,两侧壶腹中毛细胞纤毛的弯曲方向和冲动发放情况正好与旋转开始时相反。其他两对半规管也接受与它们所处平面方向相一致的旋转变速运动的刺激。

2. 椭圆囊和球囊 椭圆囊(utricle)和球囊(saccule)内各有一个特殊的结构,分别称为椭圆囊囊斑和球囊囊斑。毛细胞位于囊斑中,其纤毛埋植在胶质状的位砂膜中,膜表面有许多细小的碳酸钙结晶,称为位砂,其比重大于内淋巴,因而具有较大惯性。椭圆囊和球囊囊斑的适宜刺激是直线加速度运动。当人体直立而静止不动时,椭圆囊囊斑的平面与地面平行,位砂膜位于毛细胞纤毛的上方,而球囊囊斑的平面则与地面垂直,位砂膜悬于纤毛的外侧。在椭圆囊和球囊的囊斑上,几乎每个毛细胞的排列方向都不相同(图9-33)。

毛细胞纤毛的这种排列有利于分辨人体在囊斑平面上所进行的变速运动的方向。例如,当人体在水平方向作直线变速运动时,总有一些毛细胞的纤毛排列方向与运动方向一致,使静纤毛朝向动纤毛一侧作最大弯曲,由此产生的传入信息为辨别运动方向提供依据。另外,由于不同毛细胞纤毛排列的方向不同,当头的位置发生改变或囊斑受到不同方向的重力及变速运动刺激时,其中有的毛细胞兴奋,有的则抑制。不同毛细胞综合活动的结果,可反射性地引起躯干和四肢肌肉

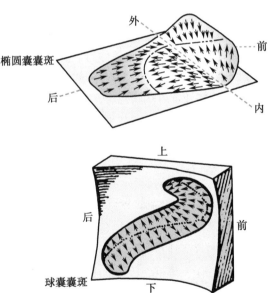

图9-33 **椭圆囊和球囊中囊斑的位置以及毛细胞顶部纤毛的排列方向**
箭头所指方向是该处毛细胞顶部动纤毛所在位置,箭尾是同一细胞顶部静纤毛所在位置,当机体作直线加速度运动使听毛弯曲的方向与某一箭头的方向一致时,该箭头所代表的毛细胞顶部静纤毛向动纤毛一侧弯曲最显著,与此同时与该毛细胞有关神经纤维有最大频率的冲动发放。

紧张度的改变,从而使机体在各种姿势和运动情况下保持身体平衡。

二、前庭反应

(一)前庭姿势调节反射

来自前庭器官的传入冲动,除能引起运动觉和位置觉外,还可引起各种姿势调节反射。例如,人坐在车上,当车突然向前开动或加速时,由于惯性作用,身体将后仰,但在出现后仰之前,椭圆囊中的位砂会由于惯性使毛细胞的纤毛向后弯曲,反射性引起躯干部屈肌和下肢伸肌紧张增强,使身体前倾以保持平衡;又如,人乘坐电梯上升时,球囊中的位砂使毛细胞的纤毛向下方弯曲,可反射性抑制伸肌而发生下肢屈曲,而乘电梯下降时,则反射性地兴奋伸肌而发生下肢伸直。同样,当人绕身体纵轴向左旋转时,可反射性引起右侧颈部肌紧张增强,左侧减弱,头向右偏移;右侧上、下肢屈肌紧张增强,肢体屈曲,同时左侧伸肌紧张增强,肢体伸直,使躯干向右偏移,以防摔倒。由此可见,这些姿势反射都与引起反射的刺激相对抗,其意义在于使机体尽可能保持在原有空间位置上,以维持一定的姿势和身体平衡。

(二)前庭自主神经反应

当前庭器官受过强或过久刺激时,可通过前庭神经核与网状结构的联系而引起自主神经功能失调,导致皮肤苍白、恶心、呕吐、出汗、心率加快、血压下降、呼吸加快以及唾液分泌增多等现象,称为前庭自主神经反应(vestibular autonomic reaction)。前庭感受器过分敏感的人,即使一般的前庭刺激也会引起自主神经反应。晕船反应就是由于船身上下颠簸及左右摇摆使前、后半规管的感受器受到过度刺激而造成的。

(三)眼震颤

眼震颤(nystagmus)是指身体做正、负角加速度运动时出现的眼球不自主的节律性运动,是前庭反应中最特殊的一种。生理情况下,两侧水平半规管受刺激(如绕身体纵轴旋转)时可引起水平方向的眼震颤,上半规管受刺激(如侧身翻转)时可引起垂直方向的眼震颤,后半规管受刺激(如前、后翻滚)时可引起旋转性眼震颤。由于人类在地平面上的活动(如转身、头部向后回顾等)较多,故下面以水平方向的眼震颤为例加以说明。当头前倾30°、身体绕纵轴开始向左旋转时,由于内淋巴的惯性作用,使左侧半规管壶腹嵴上的毛细胞受刺激增强,而右侧半规管正好相反,这样的刺激反射性引起某些眼外肌的兴奋和另一些眼外肌的抑制,于是出现两侧眼球缓慢向右移动,这称为眼震颤的慢动相(slow component);当眼球移动到两眼裂右侧端而不能再移动时,又突然快速返回到眼裂正中,这称为眼震颤的快动相(quick component);以后再出现新的慢动相和快动相,如此反复不已。当旋转变为匀速转动时,旋转虽仍在继续,但眼震颤停止。当旋转突然停止时,内淋巴因惯性而不能立刻停止运动,于是出现与旋转开始时方向相反的慢动相和快动相组成的眼震颤(图9-34)。眼震颤慢动相的方向与旋转方向相反,是由于前庭器官受刺激而引起的,而快动相的方向则与旋转方向一致,是中枢进行矫正的运动。因快动相便于观察,故临床通常将快动相所指方向作为眼震颤的方向。进行眼震颤试验时,通常是在20秒内旋转10次后突然停止旋转,检查旋转后的眼震颤。眼震颤的正常持续时间为20~40秒,频率为5~10次。眼震颤持续时间过长或过短,说明前庭功能过敏或减弱。某些前庭器官有病变的患者,眼震颤消失。此外,临床上脑干损伤患者在未进行正、负角加速度运动的静息状态下可出现眼震颤,这是病理性的眼震颤。

三、平衡感觉的中枢分析

人体的平衡感觉主要与头部的空间方位有关。头部的空间方位主要取决于前庭感受器的传入信息以及视觉的提示作用。传入信息也来自关节囊本体感受器的躯体传入冲动,它提供了躯体不同部分相对位置的信息。传入信息还包括皮肤的外感受器,尤其是触-压觉感受器的传入冲动。以上四种传入信息在皮层水平进行综合,构成整个躯体的连续的空间方位图像。

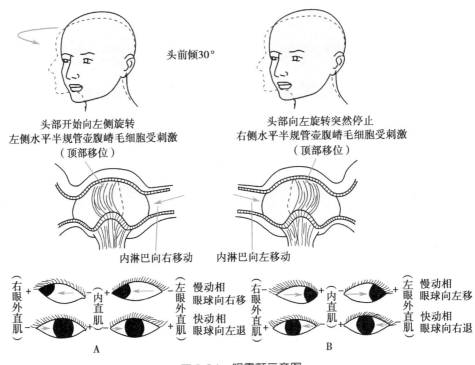

头前倾30°

头部开始向左侧旋转
左侧水平半规管壶腹嵴毛细胞受刺激
（顶部移位）

头部向左旋转突然停止
右侧水平半规管壶腹嵴毛细胞受刺激
（顶部移位）

内淋巴向右移动

内淋巴向左移动

图 9-34　眼震颤示意图

A. 头前倾 30°、旋转开始时的眼震颤方向；B. 旋转突然停止时的眼震颤方向。

第六节 | 嗅觉和味觉

一、嗅觉感受器和嗅觉的一般性质

（一）嗅觉感受器及其适宜刺激

嗅觉（olfaction）是人和高等动物对有气味物质的一种感觉。嗅觉感受器位于上鼻道及鼻中隔后上部的嗅上皮中，两侧总面积约 5cm²。嗅上皮由嗅细胞、支持细胞、基底细胞和嗅腺［鲍曼（Bowman）腺］组成。嗅细胞是双极神经元，其树突伸向鼻腔，末端有 4～25 条纤毛，称为嗅毛，埋于 Bowman 腺所分泌的黏液中；其中枢突是由无髓纤维组成的嗅丝，穿过筛骨直接进入嗅球。

嗅觉感受器的适宜刺激是空气中有气味的化学物质，即气味物质（odorant）。吸气时，气味物质被嗅上皮中的黏液吸收，并扩散到嗅毛，与嗅毛表面膜上的特异性气味物质受体（odorant receptor）结合，通过 G 蛋白引起第二信使类物质（如 cAMP）产生，导致膜上化学门控钙通道开放，Na^+ 和 Ca^{2+} 内流，使嗅细胞去极化，并以电紧张方式扩布至嗅细胞中枢突的轴突始段产生动作电位，动作电位沿轴突传向嗅球，继而传向更高级的嗅觉中枢，引起嗅觉。

（二）嗅觉的一般性质

自然界中的气味物质约 2 万种，其中约 1 万种可被人类分辨和记忆。美国科学家阿克塞尔（Axel）和巴克（Buck）发现人类约有 1 000 个基因（约占人类基因总数的 3%）用来编码嗅细胞膜上的不同气味物质受体。由于每个气味物质受体基因在结构上都有所不同，并且每个嗅细胞几乎只表达这 1 000 种气味物质受体基因中的一种，因此，人的嗅上皮中大约有 1 000 种嗅细胞。嗅觉具有群体编码的特性，即一种嗅细胞可对多种气味物质发生反应，而一种气味物质又可激活多种嗅细胞（图 9-35）。因此，虽然嗅细胞只有 1 000 种，但可产生若干种组合，形成若干种气味物质模式，这就是人类能分辨和记忆 1 万种气味物质的基础。需要指出，虽然一种嗅细胞可对多种气味物质发生反应，但反应程度有所不同。如某种嗅细胞对气味物质 A 有强烈反应，而对气味物质 B 则有微弱反应。此外，嗅觉系统也同其他感觉系统相类似，不同性质的基本气味刺激有其专用的感受位点和

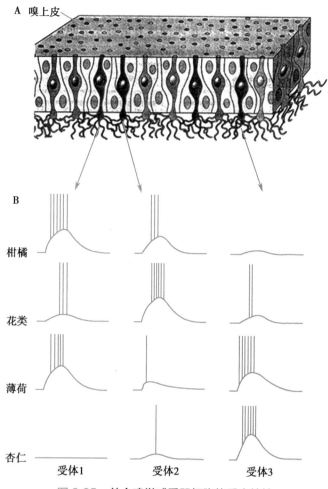

图 9-35　单个嗅觉感受器细胞的反应特性

A. 每个感受器细胞表达一种气味物质受体蛋白,不同的细胞随机分布在表皮的一定区域;B. 微电极记录显示每个细胞能对多种气味物质产生反应,但选择性有所不同,通过对这三种细胞的反应特性进行分析,四种气味物质中的任何一种都能被清晰地分辨出来。

传输线路,非基本气味则由于它们在不同线路上引起不同数量的神经冲动的组合,在中枢引起特有的主观嗅觉。

人与动物对气味物质的敏感程度,称为嗅敏度(olfactory acuity)。人类对不同气味物质具有不同的嗅觉阈值,如粪臭素为 4×10^{-10}mg/L,人工麝香为 $(5\times10^{-9})\sim(5\times10^{-6})$ mg/L,乙醚为 6mg/L。有些动物的嗅觉十分灵敏,如狗对醋酸的敏感度比人高 1 000 万倍。嗅觉的另一个明显特点是适应较快,当某种气味物质突然出现时,可引起明显的嗅觉,但如果这种气味物质继续存在,感觉便很快减弱,甚至消失,所谓"入芝兰之室,久而不闻其香""入鲍鱼之肆,久而不闻其臭"就是嗅觉适应的典型例子。

嗅觉障碍是指嗅觉通路中因气味传导、感觉以及对气味分析整合的各级神经中枢发生器质性或功能性病变而导致嗅觉过敏、减退、丧失、倒错或幻觉等功能异常的现象。嗅觉倒错是指将一种气味错认为另一种气味的现象。嗅觉感觉神经元受损后不能正确感知特定气味的信号,并将错误信号转导至嗅球、嗅觉中枢,或大脑中的嗅觉中枢受损导致嗅觉信号编码、处理异常,从而产生不同的气味认知,这些都可能是嗅觉倒错的机制。

二、味觉感受器和味觉的一般性质

(一) 味觉感受器及其适宜刺激

味觉(gustation)是人和动物对有味道物质的一种感觉。味觉感受器是味蕾(taste bud),主要分布在舌背部的表面和舌缘,少数散在于口腔和咽部黏膜表面。味蕾由味细胞、支持细胞和基底细胞组成。味细胞顶端有纤毛,称为味毛,从味蕾表面的味孔伸出,暴露于口腔,是味觉感受的关键部位。味细胞周围被感觉神经末梢所包绕。

味觉感受器的适宜刺激是食物中有味道的物质,即味觉物质(tastant)。静息时,味细胞的膜电位是 $-60\sim-40mV$,当给予味觉物质刺激时,可使不同离子的膜电导发生变化,从而产生去极化感受器电位。

(二)味觉的一般性质

人类能区分 4 000~10 000 种味觉物质,虽然这些味觉物质的味道千差万别,但都是由咸、酸、甜、苦和鲜五种基本的味觉组合形成的。咸味通常由 NaCl 所引起,酸味由 H^+ 所引起,引起甜味的主要味觉物质是糖,苦味通常由毒物或有害物质所引起,鲜味(umami)一词来自日语,是由谷氨酸钠所产生的味觉。

引起咸味的 Na^+ 通过味毛膜上的钠通道进入味细胞,引起膜去极化而产生感受器电位。这种钠通道可被利尿剂阿米洛利(amiloride)阻断而致咸味感觉消失。引起酸味的 H^+ 通过味毛膜上的 TRPP3(TRP 家族成员之一)进入细胞内,引起膜去极化而产生感受器电位。引起甜味的糖分子结合于由 T1R2 和 T1R3 蛋白组成的二聚体味受体,再依次激活 G 蛋白和磷脂酶 C,使细胞内 IP_3 水平增高,然后由 IP_3 触发细胞内钙库释放 Ca^{2+},使胞质内 Ca^{2+} 浓度升高,最后激活味细胞膜上特异的 TRPM5(TRP 家族成员之一),引起膜发生去极化而产生感受器电位。引起苦味的毒物等结合于由 T2R 蛋白家族组成的 G 蛋白耦联受体,其信号转导过程与上述甜味觉的信号转导过程完全相同。引起鲜味的 G 蛋白耦联受体是由 T1R1 和 T1R3 蛋白组成的二聚体。鲜味觉的信号转导过程与甜味觉和苦味觉的信号转导过程相同。

人舌不同部位的味蕾对不同味觉物质的敏感程度存在差异,一般来说,舌尖对甜味比较敏感,舌两侧对酸味比较敏感,舌两侧的前部对咸味比较敏感,而软腭和舌根部则对苦味比较敏感。味觉的敏感度往往受食物或刺激物本身温度的影响,在 20~30℃之间,味觉的敏感度最高。此外,味觉的分辨力和对某些食物的偏爱,也受血液中化学成分的影响,例如肾上腺皮质功能低下的患者,因其血液中 Na^+ 减少,故喜食咸味食物。摘除肾上腺的大鼠辨别 NaCl 溶液的敏感性显著提高。

味觉强度与味觉物质的浓度有关,浓度越高,所产生的味觉越强。此外,味觉强度也与唾液的分泌有关,唾液可稀释味蕾处的味觉物质浓度,从而改变味觉强度。

味觉的敏感度随年龄增长而下降。60 岁以上的人对食盐、蔗糖和硫酸奎宁的检知阈比 20~40 岁的人高 1.5~2.2 倍。味觉感受器也是一种快适应感受器,当某种味觉物质长时间刺激时,味觉的敏感度便迅速下降。如果通过舌的运动不断移动味觉物质,则可使适应变慢。

味觉异常是以味觉改变为特征的异常状态,主要表现为味觉丧失、味觉减退以及味幻觉等,与局部和全身因素密切相关。炎症、营养缺乏、药物、手术及外伤等引起舌体本身及传入神经的疾患或功能障碍等均可引起味觉异常。

三、嗅觉和味觉的中枢分析

在生物进化过程中,嗅皮层逐渐趋于缩小,在高等动物仅存在于边缘叶前底部,包括梨状区皮层的前部和杏仁的一部分。嗅觉信号可通过前连合从一侧脑传向另一侧脑。由于前底部皮层的活动右侧较左侧强,所以两侧嗅皮层代表区并不对称。此外,与杏仁、海马的纤维联系可引起嗅觉记忆和情绪活动。

味觉信息的处理可能在孤束核、丘脑和味皮层等不同区域进行。味皮层位于中央后回底部(43区),其中有些神经元仅对单一味觉物质发生反应,有些神经元还对别的味觉物质或其他刺激发生反应,表现为一定程度的信息整合。

(王爱梅)

思考题:

1. 感受器的一般生理特性有哪些? 请分别简述其生理意义。

2. 牵涉痛是如何产生的? 有何临床意义?

3. 当看近物时人眼会发生哪些变化? 请分别简述其生理意义。

4. 试分析青光眼患者出现视野缩小的原因是什么?

5. 呋塞米为什么能导致听力障碍? 请简要解释其机制。

6. 患儿,女,4岁,3周前家长发现患儿看电视时要调大声量,对家长的呼唤声不予理睬,耳流脓液,耳不痛,无发热,未予治疗。因患儿症状不能缓解,遂赴医院就诊。查体:外耳道干燥无分泌物。耳镜检查和声导抗测试提示双耳分泌性中耳炎,鼓室积液。

(1) 该患儿为何会出现听力下降?

(2) 该患儿双耳听力损失属传音性耳聋还是感觉神经性耳聋? 为什么?

思考题解题思路

本章目标测试

本章思维导图

第十章 | 神经系统的功能

神经系统（nervous system）是人体最重要的调节系统，由中枢神经系统（central nervous system）和周围神经系统（peripheral nervous system）构成。神经系统通过感觉神经接收机体内、外环境的变化信息，经过中枢处理（分析），通过躯体和内脏运动神经的活动变化，反射性地调控效应器官、组织或细胞的功能，使机体恢复并维持其功能稳态。人类神经系统还可对语言、艺术、科学以及个体和族群历史等复杂抽象信息进行学习、记忆、思维、推理和判断，并产生心理、情绪、创造等复杂反应，相应的高级中枢结构和功能都更为发达，这使其能为种属的生存、繁衍和其他生命活动创造更为丰富和舒适的物质和精神环境。

第一节 | 神经系统功能活动的基本原理

一、神经元和神经胶质细胞

神经系统的组织特异性细胞主要是神经细胞（nerve cell）和神经胶质细胞（neuroglial cell；glial cell）。前者也称神经元（neuron），在人类中枢神经系统中的数目约为 10^{11} 个；后者简称胶质细胞，在人类中枢神经系统中的数目约为神经元的 $10\sim50$ 倍，即 $(1\sim5)\times10^{12}$ 个。神经元是神经系统的基本结构和功能单位，承担神经系统的主要功能活动。

（一）神经元

1. 神经元的一般结构　神经元是一类结构特殊的细胞，具有特征性的树突（dendrite）和轴突（axon）。一个神经元通常只有一条轴突，但树突的数目则不止一条，且在不同神经元差异很大。两类突起为神经元赋予了结构和功能上的区域性和极性，也为神经元形态分类（图 10-1）提供了依据。

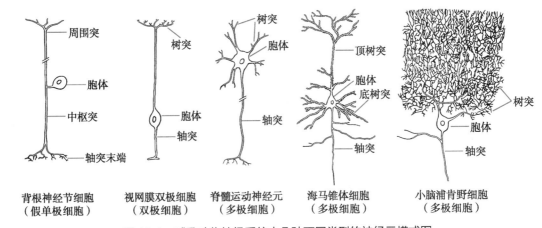

图 10-1　哺乳动物神经系统中几种不同类型的神经元模式图

树突膜上有众多微小的突起，称为树突棘（dendritic spine），是神经元之间突触（synapse）的最常见突触后成分。在大脑皮层，约 98% 的突触由树突参与形成，仅约 2% 由胞体参与形成。树突的分支及树突棘都使细胞膜面积大幅扩展，从而提高了神经元信息接收的范围和敏感性。树突棘数量和形态的多变性被认为是脑功能可塑性的基础。在脑发育期，树突棘数量不断增加，与智力的发育有关。智力障碍儿童脑内树突棘数量相对稀少，形态相对细长（图 10-2）。

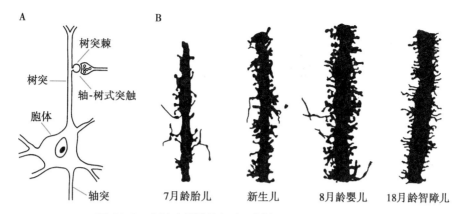

图 10-2　大脑皮层锥体细胞顶树突上的树突棘示意图

A. 突触发生于树突棘的模式图;B. 树突棘的数量和形态随年龄增长而改变,图示树突棘
数量从胎儿到新生儿再到出生后 8 个月明显增多,但在出生后 18 个月的先天智力障碍
(唐氏综合征)患儿则相对稀少,且形态细长。

胞体发出轴突的部位膨大并向外突起,称为轴丘(axon hillock)。轴突起始的部分一般略为粗大,且无髓鞘包裹,称为始段(initial segment)。轴突长度在不同神经元差异极大,通常在投射神经元较长,在中间神经元较短。轴突的直径往往与其长度和胞体直径成正比,但在同一轴突则全长较均匀一致。在轴突主干常有侧支成直角发出。轴突末段分成许多分支,无髓鞘包裹,称为神经末梢或轴突末梢。神经末梢有膨大而成的曲张体(varicosity),其内有密集的贮存神经递质的突触囊泡(synaptic vesicle)。在定向性化学突触的突触前神经末梢,曲张体一般聚集在最末端,数量较少,呈球状、纽扣状或柄状,称为突触扣结(synaptic bouton)、终扣(terminal bouton)或突触小体(synaptic knob);在非定向性化学突触的突触前神经末梢,曲张体一般数量较多并排列成串珠状。

2. 神经元的主要功能　神经元的主要功能是接受、整合、传导和传递信息。胞体和树突主要负责接受和整合信息;轴突始段主要负责产生动作电位,也参与信息整合;轴突负责传导信息;突触末梢则负责向效应细胞或其他神经元传递信息。我国生理学家张香桐是脑神经元树突功能研究的先驱者。他通过电刺激大脑皮层,最早在神经元树突记录到树突电位,被公认为是历史上第一个阐述了树突上突触连接重要性的人。

3. 神经纤维及其功能　神经纤维(nerve fiber)是神经元的细长突起部分,一般指轴突,也包括在其周围包绕的神经胶质细胞。在外周和中枢,有些神经元轴突分别被成髓鞘施万细胞(Schwann cell)和少突胶质细胞(oligodendrocyte)的细胞膜分节段多层紧密包裹,形成有髓鞘神经纤维(myelinated nerve fiber),位于其中心的神经轴突因而又称为轴索(axial cord)。在有些较细的神经纤维(如交感神经节后纤维,表 10-1),其神经轴突周围包裹的是非成髓鞘施万细胞。多条(一般 5~15 条)这类神经元轴突在一个施万细胞的胞膜挤压出多条沟槽并陷入其中,形成所谓 Remak 束(Remak bundle),因而非成髓鞘施万细胞又称 Remak 施万细胞,其一条沟槽内常陷入不止一条神经元轴突。Remak 施万细胞包裹神经元轴突的沟槽并不完全封闭,其外侧与组织液相通,膜内侧充盈细胞质,并不形成具有绝缘作用的髓鞘,因而这类神经纤维与某些裸露的神经元轴突一样属于无髓鞘神经纤维(unmyelinated nerve fiber)。神经纤维的主要功能是兴奋传导和物质运输。

(1)神经纤维传导兴奋的特征:兴奋在神经纤维上的传导具有以下特征:①完整性,即对完整的神经纤维结构和功能的依赖性。神经纤维若被完全离断、局部受损或被局麻药阻滞,兴奋传导则会受阻。②绝缘性,即互不干扰性。一根神经干内含多条神经纤维,但它们同时传导兴奋时互不干扰,如同相互"绝缘"。这是因为传导动作电位的局部电流本身微弱,神经纤维又被相对大容量的细胞外液"浸泡"。在一根神经纤维上发生的局部电流会在细胞外液内向各个方向均匀分散并迅速衰减,效应如同接地。③双向性,这是指在神经纤维的一个局部发生的动作电位,会同时向相反的两个方向传

表 10-1 哺乳动物周围神经纤维的分类

Erlanger-Gasser 分类	对应的 Lloyd-Hunt 分类	功能	纤维直径/ μm	传导速度/ （m/s）
A（有髓鞘）				
α	I_a、I_b	本体感觉、躯体运动	13～22	70～120
β	II	触-压觉	8～13	30～70
γ		支配梭内肌（引起收缩）	4～8	15～30
δ	III	痛觉、温度觉、触-压觉	1～4	12～30
B（有髓鞘）		自主神经节前纤维	1～3	3～15
C（无髓鞘）				
后根	IV	痛觉、温度觉、触-压觉	0.4～1.2	0.6～2.0
交感		交感节后纤维	0.3～1.3	0.7～2.3

注：I_a类纤维直径稍粗，为12～22μm，I_b类纤维直径略细，约12μm。

导。在体情况下，多数神经元的动作电位发生在轴突始段，它既沿轴突向末梢传播，也逆向传向胞体。神经纤维动作电位传播的双向性在离体实验中也易于验证：在神经纤维上任何一点给予阈上刺激，其引起的兴奋可同时向两端传播。但在体情况下，感觉神经周围突总是单向将神经冲动传向胞体。④相对不疲劳性，这是指神经纤维能长时间保持其传导兴奋的能力，是相对于兴奋在神经元之间或神经元与效应细胞之间化学突触传递的易疲劳性而言的。实验研究发现，神经纤维接受长时间（数小时至十几小时）连续电刺激仍能传导兴奋。

（2）影响神经纤维传导速度的因素：生理学上一般用直径来衡量神经纤维的粗细。在有髓鞘神经纤维，神经纤维的直径是指包括轴突和髓鞘在内的总直径。无髓鞘神经纤维一般较细（表 10-1），传导速度较慢。有髓鞘神经纤维一般较粗，传导速度较快（详见第二章）。轴索直径与神经纤维总直径之比为 0.6 : 1 时，出现速度峰值。如在 A 类神经纤维（表 10-1），髓鞘内轴突直径（μm）与传导速度（m/s）之比约为 1 : 8.7。若包括髓鞘在内，总直径每增加 1μm，传导速度（m/s）则增加约 6m/s，即：传导速度（m/s）≈6× 直径（μm）。此外，人类神经纤维的传导速度还受性别、年龄、身高、体温等因素的影响。临床上通过测定神经传导速度，可辅助诊断神经纤维的疾病如吉兰-巴雷综合征（Guillain-Barré syndrome，GBS），并估计神经损伤的程度和预后。

（3）神经纤维的分类：根据神经纤维兴奋传导速度的差异，厄尔兰格（Erlanger）和加塞（Gasser）将哺乳动物的周围神经分为 A、B、C 三类，其中 A 类又分为 α、β、γ、δ 四个亚类。目前这种分类方法多用于传出纤维。根据纤维的直径和来源，劳埃德（Lloyd）和亨特（Hunt）进一步将感觉神经纤维分为 I、II、III、IV 四类，分别相当于 Aα、Aβ、Aδ、C 类后根纤维，但又不完全等同。其中 I 类再分为 I_a 和 I_b 两个亚类。关于感觉神经分类，我国生理学家张香桐和其合作者 Lloyd 利用猫后肢肌肉感觉神经所做的大量实验测量为其提供了重要数据。表 10-1 列举了两种分类方式和它们之间的关联。

（4）神经纤维的轴浆运输功能：轴浆（axoplasm）即充盈于轴突中的细胞质，具有运输物质的作用，称为轴浆运输（axoplasmic transport）。它可分为自胞体向轴突末端的顺向运输（anterograde transport）和自末梢到胞体的逆向运输（retrograde transport）。轴浆运输通过转运神经元所需要的重要细胞成分，对维持神经元的形态和功能的完整性具有重要意义。实验研究发现，如果切断轴突，不仅轴突远端部分发生完全变性，而且近端部分甚至胞体也会发生不同程度的变性。在多种神经退行性疾病中已发现有轴浆运输障碍，提示其可能与这些疾病的发生有关。

1）顺向运输：根据轴浆运输的速度，可再分为快速和慢速两种形式。快速顺向运输速度较快，在猴、猫等动物的坐骨神经，其速度约为 410mm/d，是由一种类似于肌球蛋白的驱动蛋白（kinesin）执行的，主要见于具有膜结构的细胞器，如线粒体、突触囊泡和分泌颗粒等的运输。驱动蛋白的重链亚单位构成杆部和两个球状的头部(图 10-3A);其轻链则构成其尾端并结合于重链杆部。驱动蛋白头部的运动域构成横桥,具有 ATP 酶活性且能与微管上的微管结合蛋白结合;而驱动蛋白轻链所构成的尾部连接被运输的细胞器。当驱动蛋白的一个头部结合于微管时,其 ATP 酶活性被激活,横桥分解 ATP 而获能,驱动蛋白的颈部发生扭动,另一个头部即与微管上的下一个位点结合。这一过程交替进行,细胞器便沿着微管被输送到轴突末梢(图 10-3B)。与此同时,微管在其朝着轴突末梢、称为正端或形成端的一端不断形成;而在其朝着胞体、称为负端或分解端的一端不断分解,使微管不断由胞体向轴突末梢方向"移动"(图 10-3B)。

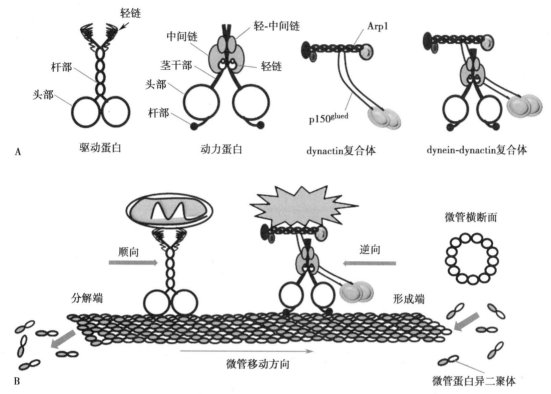

图 10-3　驱动蛋白和动力蛋白的构造(A)及顺向和逆向运输(B)模式图

Arp1,肌动蛋白相关蛋白 1;dynactin,动力蛋白激活蛋白;dynein,动力蛋白;p150^{glued},150kD 动力蛋白相关多肽。

随着微管和微丝等结构不断向末梢方向"移动",其他可溶性胞质成分,主要指新在胞体合成以及刚从微管和微丝的分解端解离下来的微管蛋白、神经微丝蛋白等细胞骨架成分,也一同以较慢的速度(1～12mm/d)被顺向运输。这种较慢的轴浆运输方式称为慢速轴浆运输,但其具体机制仍不清楚。

2)逆向运输:主要见于某些被轴突末梢摄取的物质,如神经营养因子、狂犬病毒、破伤风毒素等的运输。这些物质在轴突末梢以吞噬方式被摄取入轴浆后,被逆向运输到神经元胞体,影响神经元的活动和存活。神经科学研究中常用辣根过氧化物酶(horseradish peroxidase,HRP)等进行神经通路的逆向示踪,即是利用逆向运输的原理。逆向运输是由动力蛋白(dynein)及其众多辅助因子(图 10-3)来执行的,速度约 205mm/d。

4. 神经对效应组织的营养性作用　神经通过末梢释放神经递质引起所支配的组织迅速发生功能变化,如肌肉收缩、腺体分泌等,称为神经的功能性作用(functional action)。此外,神经末梢还释放某些营养因子,调整所支配组织的代谢活动,缓慢但持续地影响其结构和功能状态,这类作用称为神经的营养性作用(trophic action)。神经的营养性作用在正常情况下不易被察觉,短暂缺失时后果也不明显,但长期缺失则后果严重,其作用也较易进行逆向判断。如神经被切断后,它所支配的肌肉内糖原合成减慢,蛋白分解加速,肌肉逐渐萎缩。脊髓灰质炎患者的肌肉萎缩,即主要因支配相应肌肉的脊髓中央灰质前角运动神经元变性死亡,对肌肉失去营养作用。

5. 神经营养因子对神经元的调控作用　神经营养因子(neurotrophic factor;neurotrophin,NT)的经典含义是指一类由神经所支配的组织(如肌肉)和神经胶质细胞(主要是星形胶质细胞)产生,且为神经元生长与存活所必需的蛋白质或多肽分子,在神经元的发生、迁移、分化和凋亡等过程中起着极为关键的作用。近年来,由于新的神经营养因子不断被发现,它们的来源和所调控的组织、细胞的类型不断增多,神经对效应组织的营养性作用与神经营养因子对神经元的调控作用已难以严格区分。

(二)神经胶质细胞

1. 胶质细胞的结构和功能特征　胶质细胞是神经系统中另一大类组织特异性细胞,它们与神经元相比在形态和功能上有很大差异。胶质细胞也有突起,但无树突和轴突之分;细胞之间不形成化学突触,但普遍存在缝隙连接;它们也有随细胞外 K^+ 浓度变化而改变的膜电位,但不能产生动作电位。在某些胶质细胞膜上还存在多种神经递质的受体。此外,胶质细胞终身具有分裂增殖的能力。

2. 胶质细胞的类型和功能　胶质细胞有多种类型。在中枢神经系统主要有星形胶质细胞(astrocyte)、少突胶质细胞和小胶质细胞(microglia)等;在周围神经系统则有施万细胞和卫星细胞等。各类胶质细胞具有不同的功能。

(1)星形胶质细胞:星形胶质细胞是脑内数量最多也是功能最复杂的胶质细胞,其功能主要有以下几个方面。

1)机械支持、隔离和屏障作用:在脑和脊髓组织中,神经元和血管外的空间主要由星形胶质细胞填充。它们与神经元紧密相邻且胶合在一起,并以其长突起交织成网,或互相连接而构成支架,对神经元的胞体和纤维构成机械支持,同时可包裹隔离单根或向同一神经元树突干投射的多根神经末梢。星型胶质细胞还具有屏障作用。星形胶质细胞的一部分突起在末端膨大成终足,覆盖脑内毛细血管内皮细胞及其基膜。由于终足之间、脑内毛细血管内皮细胞之间均有紧密连接,且脑内毛细血管内皮细胞无窗孔,因而星型胶质细胞终足和脑内毛细血管内皮细胞及其基膜一起构成了血-脑屏障的结构基础。星形胶质细胞终足还能促进毛细血管内皮细胞间紧密连接的形成和功能运作,并吞噬和清除从毛细血管漏出的有害物质,从而构成了血-脑屏障的功能基础。还有一部分星形胶质细胞的终足覆盖通过紧密连接彼此相连的室管膜上皮细胞,并连同其基膜一起构成脑-脑脊液屏障。

2)营养作用:血-脑屏障允许某些物质,如 O_2、H_2O、脂溶性激素等扩散,并可通过其所表达的离子通道和转运体等选择性地转运某些离子和极性分子(如脂肪酸和氨基酸),还可通过吞噬和胞吐作用双向转运某些大分子物质,并通过星型胶质细胞的突起在毛细血管和神经元之间运输。这使星型胶质细胞成为血液和神经元之间营养物质摄取和代谢产物清除的途径。此外,星形胶质细胞还分泌多种神经营养因子。

3)迁移引导作用:发育中的神经细胞沿着星形胶质细胞(主要是辐射状星形胶质细胞和小脑贝格曼胶质细胞)突起的方向迁移到它们最终的定居部位。辐射状星形胶质细胞本身具有神经干细胞的特性,其增殖的细胞可分化为神经元。

4)修复和增生作用:脑和脊髓损伤后,星形胶质细胞可增殖并活化为反应性星形胶质细胞(reactive astrocyte)。它们一方面吞噬和清除组织碎片,充填组织缺损,分泌神经营养因子或细胞外基质分子促进神经再生和损伤修复;另一方面也可因过度增殖而和其他胶质细胞、成纤维细胞一起形成胶质瘢痕,并分泌一些物质抑制神经再生。

5)免疫应答作用:星形胶质细胞作为中枢神经系统的抗原提呈细胞,其细胞膜上表达的特异性主要组织相容性复合体Ⅱ(major histocompatibility complex Ⅱ,MHCⅡ)能与经处理的外来抗原结合,与血管内皮细胞、血管周细胞和小胶质细胞等其他也具有抗原呈递功能的细胞一起,将抗原呈递给 T 淋巴细胞。

6)对细胞外液中 K^+ 浓度的稳定作用:星形胶质细胞膜上的钠泵和 Na^+-K^+-$2Cl^-$共转运体可将细胞外液中过多的 K^+ 转运进入胞内,并通过缝隙连接将其分散到其他胶质细胞,形成 K^+ 的储存和缓冲池;还可通过富含 K$^+$ 通道的终足加快 K$^+$ 向毛细血管周围间隙释放,并在血管内皮细胞利用钠泵摄取后,通过 K$^+$ 通道释放入血浆,从而有助于维持细胞外合适的 K$^+$ 浓度,维持神经元电活动的正常进行。胶质瘢痕中的星形胶质细胞因泵 K$^+$ 的能力减弱,可导致局部细胞外液高 K$^+$,形成癫痫病灶。

7)对某些递质和活性物质的代谢作用:星形胶质细胞能通过谷氨酸(glutamic acid,Glu;glutamate)和 γ-氨基丁酸(gamma aminobutyric acid,GABA)各自的同名转运体分别摄取这两种递质。谷氨酸在谷氨酰胺合成酶催化下合成谷氨酰胺,经谷氨酰胺转运体转运出星形胶质细胞,再由神经元经谷氨酰胺转运体摄取;GABA 则在星形胶质细胞中经 GABA 脱羧酶脱羧为琥珀酸半醛,经琥珀酸半醛还原酶催化为琥珀酸,然后进入三羧酸循环。这一过程既可避免氨基酸类递质对神经元的持续作用,也能为神经元重新合成氨基酸类递质提供前体物质。此外,星形胶质细胞还参与多种活性物质的合成、分泌或转化。除前述多种神经营养因子外,还有血管紧张素原、前列腺素以及白细胞介素等。

8)对神经递质的反应和对神经元的反向调节作用:星型胶质细胞膜上存在多种神经递质的受体,可被神经元释放的递质(如谷氨酸)激活,并反过来通过释放某些生物活性物质(如 ATP)调节神经元的活动。

(2)少突胶质细胞和施万细胞:少突胶质细胞和施万细胞分别是中枢和周围神经系统的成髓鞘细胞。髓鞘在发育中还能引导轴突生长和促进神经元与其他细胞建立突触联系。在周围神经损伤变性后,施万细胞可增生并分泌促进轴突生长的营养因子,同时吞噬组织碎片并沿着基膜构成索道,从而引导并促进轴突再生。中枢内髓鞘缺少基膜,损伤后不仅不能形成索道,还分泌 Nogo 等蛋白质抑制神经突起生长和损伤修复。

(3)小胶质细胞:小胶质细胞是中枢神经系统中特化的免疫细胞,它们可能源于在胚胎脑血管形成时期穿越血管壁的单核细胞及其前体,在神经发育成熟后成为静止的小胶质细胞,呈细小的分支状。成年脑组织因感染、缺血、外伤和退行性疾病而发生变性时,小胶质细胞被激活并增殖为反应性小胶质细胞,包括经典激活的、可分泌多种促炎细胞因子的 M1 型和替代激活的、可分泌多种抗炎细胞因子的 M2 型,胞体和突起都变得粗大。它们最终变为具有吞噬细胞形态和吞噬功能的吞噬性小胶质细胞,与来自血液中的单核细胞和血管壁上的巨噬细胞一起参与吞噬清理、组织修复和基质重塑。

近年来,研究发现在多种神经退行性变性疾病(如帕金森病、阿尔茨海默病等)和某些神经、精神性疾病(如抑郁症、精神分裂症等)患者的脑内都有小胶质细胞过度增生和激活,而且一般伴有星形胶质细胞的类似变化;而抑制小胶质细胞的过度增生和激活可不同程度地缓解这些疾病的症状或延缓其进展。不过,这些疾病发生时的胶质细胞变化究竟是原发性病因还是继发性病理反应尚不清楚。

(4)其他胶质细胞:在有窗孔的脉络丛血管和脑脊液间,脉络丛上皮细胞通过紧密连接形成血-脑脊液屏障。在周围神经系统的脊神经节内存在卫星细胞,其作用可能是为神经元提供营养及形态支持,以及调节神经元外部的化学环境。

二、突触传递

突触是神经元与神经元之间或神经元与其效应细胞之间的跨细胞连接(junction)结构,其中神经元与效应细胞之间的连接习惯称接头,所引起的突触后电位称接头电位(junction potential)。突触可分为电突触(electrical synapse)和化学突触(chemical synapse)两大类。人类中枢神经系统中每个神经元可与其他神经元形成数百到数十万个突触,因而总量巨大。

(一)电突触传递

电突触是以电流为传递媒质的突触,其结构基础是缝隙连接。缝隙连接开放时,可允许无机离子和许多有机小分子在细胞间顺浓度梯度扩散。在两个通过缝隙连接相连的神经元,当其中之一发生局部电位或动作电位时,已发生电位变化的部位不仅与该神经元其他部位之间,而且与另一个神经元之间都瞬间产生了电势梯度。在该电势梯度或电场的驱动下,带电离子在两个神经元的胞质之间移动,产生电紧张电流。如果该电紧张电流使另一个神经元去极化到阈电位,则可使其爆发动作电位（图 10-4）。由于电势梯度是瞬间产生的，电突触的电导又较大，因此电突触传递一般具有双向性和快速性等特点。两个细胞之间以电突触相连接的关系称为电紧张耦联（electrotonic coupling）。电突触传递普遍存在于无脊椎动物的神经系统，在逃避反射中参与介导感觉神经元与运动神经元之间的信号传递。在成年哺乳动物的中枢神经系统和视网膜中，电突触主要分布于那些需要高度同步化活动的神经元群内的细胞之间。

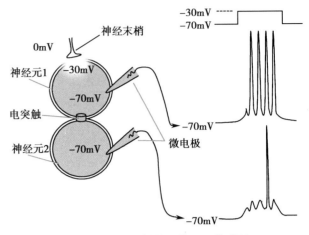

图 10-4　电突触的工作原理模式图

（二）化学突触传递

化学突触是以神经元所释放的化学物质为信息传递媒质（即神经递质）的突触，是最多见的类型。它们多由一个神经元的轴突末梢与另一个神经元或效应细胞相接触而形成，其中轴突末梢通常被认作突触前的部分，靶神经元或效应细胞则被视为突触后的部分。根据突触前、后两部分之间有无紧密的解剖学关系，可将化学突触分为定向突触（directed synapse；targeted synapse）和非定向突触（non-directed synapse；non-targeted synapse）。亨利·哈利特·戴尔（Henry H. Dale，1875—1968）和奥托·勒维（Otto Loewi，1873—1961）因发现神经末梢通过释放化学递质传递信息而获 1936 年诺贝尔生理学或医学奖。

1. 定向突触传递　定向突触末梢释放的递质仅作用于突触后范围极为局限的部分膜结构，其典型例子是骨骼肌神经肌肉接头和神经元之间经典的突触。

（1）经典突触的微细结构：神经系统内突触最常发生于突触前轴突末梢与突触后神经元的树突或胞体之间，形成经典的轴突-树突式或轴突-胞体式突触。两个神经元的轴突末梢也可形成轴突-轴突式突触（图 10-5）。

经典的突触由突触前膜、突触间隙和突触后膜三部分组成。在电子显微镜下，突触前膜和突触后膜厚约 7.5nm，较一般神经元膜稍厚，两者之间是宽 20～40nm 的突触间隙。在突触前末梢的轴浆内有密集的线粒体和突触囊泡。突触囊泡在突触前末梢轴浆内紧邻突触前膜的一个特定膜结构区域特别密集，称为活性区（active zone）。紧邻突触后膜的膜下胞质区域亦呈较高致密度，称为突触后致密区或突触后致密带（postsynaptic density，PSD），其中聚集着大量细胞骨架和信号蛋白分子。与突触前

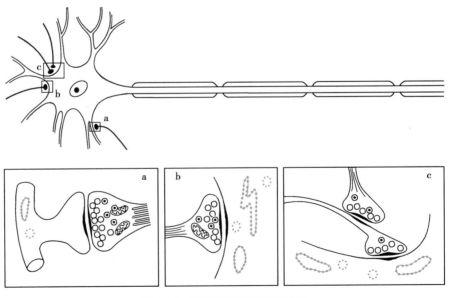

图 10-5　**突触的基本类型模式图**

a、b、c 分别表示轴突-树突式、轴突-胞体式和轴突-轴突式突触。

膜相对应的突触后膜密集分布着特异性受体或递质门控通道。当它们被突触前膜释放的递质激活后,致密区内的细胞骨架和信号蛋白分子参与介导这些受体或通道的转运、浓集和内化等过程以及细胞内信号转导。突触囊泡直径为 20～80nm。不同的突触内所含突触囊泡的大小和形态不完全相同,一般分为三种:①小而清亮透明的囊泡,内含乙酰胆碱或氨基酸类递质;②小而具有致密中心的囊泡,内含儿茶酚胺类递质;③大而具有致密中心的囊泡,内含神经肽类递质。前两种突触囊泡分布在活化区内,后一种则均匀分布于突触前末梢内(图 10-6A),并可从末梢膜的所有部位释放。

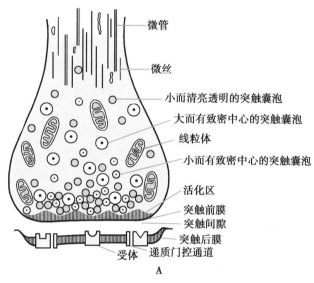

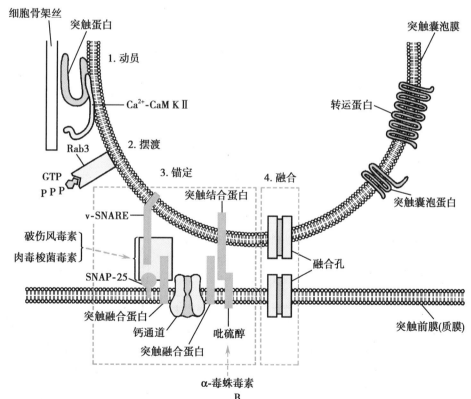

图 10-6　突触的微细结构模式图及突触传递过程中突触囊泡释放递质的示意图

A. 突触的微细结构;B. 突触囊泡在 Ca^{2+} 的触发下所经历的动员、摆渡、锚定和融合等一系列步骤。突触囊泡借助于突触蛋白附着于细胞骨架丝上,在激活的 Ca^{2+}-CaM 依赖的蛋白激酶Ⅱ(Ca^{2+}-CaM KⅡ)的作用下被动员,然后在小 G 蛋白 Rab3/Rab27 的帮助下完成摆渡。锚定和融合分别用两个虚线框分开;虚线箭头表示多种神经毒素(如破伤风毒素、肉毒梭菌毒素、α-毒蜘毒素等)的作用靶点。

（2）经典突触的传递过程：当突触前神经元的兴奋传到末梢时，突触前膜去极化。当去极化达一定程度时，膜上的电压门控钙通道瞬时开放，Ca^{2+}内流，轴浆内Ca^{2+}浓度迅速升高，触发突触囊泡的出胞。递质的释放量与进入轴浆内的Ca^{2+}量成正相关。这一过程结束后，轴浆内积聚的Ca^{2+}主要经由Na^+-Ca^{2+}反向转运体（交换体）迅速被转运到细胞外。神经递质这种以囊泡为单位释放的方式称为量子式释放（quantal release）。

神经递质释放机制十分复杂，须经历突触囊泡的动员（mobilization）、摆渡（trafficking）、锚定（docking）、融合（fusion）和出胞作用（exocytosis）等多个步骤（图10-6B）。静息时，突触囊泡被其膜上的突触蛋白（synapsin）锚定于细胞骨架丝。当末梢轴浆内Ca^{2+}浓度因动作电位到达而升高时，突触蛋白被Ca^{2+}-CaM-CaM K II 机制磷酸化，囊泡便从细胞骨架丝上解离（即动员）。游离的突触囊泡在一类小分子 G 蛋白 Rab3/Rab27 的帮助下向活化区摆渡，随后锚定于突触前膜上。着位过程中囊泡膜上的囊泡相关蛋白［VAMP，亦称 v-SNARE 或小突触小泡蛋白（synaptobrevin）］作为蛋白相互作用中的供体，突触前膜靶蛋白（t-SNARE）复合物中的突触融合蛋白（syntaxin）和突触体相关蛋白-25（SNAP-25）作为受体，它们相互绞合成由四股 α-螺旋构成的蛋白束。刚着位的囊泡与突触前膜距离仍比较远。囊泡膜上的突触结合蛋白（synaptotagmin；p65）是Ca^{2+}传感器，可与Ca^{2+}结合并发生变构，进一步将突触囊泡向突触前膜拉近并融合，形成融合孔，神经递质便从突触囊泡出胞。出胞时，融合孔的孔径迅速由 1nm 左右扩大到 50nm 左右。在中枢神经系统，自Ca^{2+}进入突触前末梢至递质释放仅需 0.2~0.5ms。囊泡释出递质后，囊泡膜既可以完全坍塌（full collapse）方式融入突触前膜，也可以触-弹（kiss-and-run）方式迅速脱离突触前膜回到轴浆，并装载递质成为新的突触囊泡。实际上以上各步骤同时进行，且都由末梢轴浆内Ca^{2+}浓度升高触发，因而已处于活化区的突触囊泡总是优先出胞，且回收后优先装载新合成的神经递质。罗斯曼（Rothman）因为发现了突触囊泡的融合机制，和谢克曼（Schekman）和苏德霍夫（Südhof）一起获得 2013 年度诺贝尔生理学或医学奖。

神经递质释入突触间隙后，经扩散抵达突触后膜并作用于后膜上的特异性受体或递质门控通道，其所引起的电位变化称为突触后电位（postsynaptic potential）。

2. 非定向突触传递　这种传递模式不具有经典突触的结构，其突触前末梢释放的递质可扩散至距离较远和范围较广的突触后成分，所以也称为非突触性化学传递（non-synaptic chemical transmission）。非定向突触在中枢神经系统中主要发生于单胺能神经元的纤维末梢部位，其在周围神经系统的典型例子是自主神经（主要是交感神经）节后纤维与效应细胞之间的接头。在交感神经节后纤维的众多轴突末梢，每隔约 5μm 有一个曲张体，其在一个神经元总数可达 20 000 个，分布在效应细胞的近旁（图10-7）。当神经冲动传到曲张体时，递质从曲张体中的囊泡释放出来并向周围扩散。邻近的组织细胞只要表达肾上腺素能受体，即成为交感神经的效应细胞。非定向突触传递的效应细胞与突触前末梢的距离一般大于 20nm，有的甚至超过 400nm。

因此，与定向突触传递相比，非定向突触传递无特定的突触后成分；突触间隙大而不固定，影响范围大而分散；传递效应取决于突触后成分上有无相应的受体。

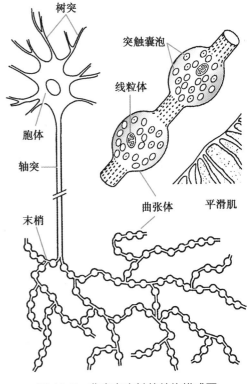

图 10-7　**非定向突触的结构模式图**
右上部分示放大的曲张体和平滑肌。

3. **影响定向突触传递的因素** 突触传递要经历递质释放、扩散、突触后受体激活以及递质消除等环节。因此,凡能进入突触前、后神经元或突触间隙并影响这些环节的因素,如某些药物、毒素和邻近的其他突触所释放的递质,均能影响突触传递。

（1）影响递质释放的因素:如前所述,递质的释放量主要决定于进入末梢的 Ca^{2+} 量。因此,凡能促进末梢处 Ca^{2+} 内流的因素,如细胞外 Ca^{2+} 浓度升高、到达突触前末梢动作电位的频率加快、幅度增加或时程延长等,都能增加递质的释放量。反之,凡能抑制或阻断末梢处 Ca^{2+} 内流的因素,如突触前膜抑制性自身受体激活、细胞外 Mg^{2+} 浓度升高、神经末梢钙通道密度降低或各种钙通道阻滞剂等,都可使递质释放减少。同时,能使单个突触末梢内 Ca^{2+} 流入量增加或减少的因素,一般也能增加或减少参与递质释放的突触末梢数目。

（2）影响递质清除的因素:已释放的递质通常被突触前末梢重摄取（reuptake）或被酶解代谢而清除,因此,凡能影响递质重摄取和酶解代谢的因素也能影响突触传递。如三环类抗抑郁药可抑制脑内去甲肾上腺素在突触前膜的重摄取而使传递效率加强;在去甲肾上腺素能神经元突触末梢内,利血平能抑制囊泡膜对去甲肾上腺素的重摄取,使递质滞留在末梢轴浆内而被单胺氧化酶酶解,囊泡内递质减少以至耗竭;新斯的明及有机磷农药等可抑制突触后膜上的乙酰胆碱酯酶,阻碍乙酰胆碱水解使其持续发挥作用。

（3）影响突触后膜反应性的因素:在递质释放量发生改变时,突触后受体的密度及与递质结合的亲和力均可发生改变,从而改变突触后膜的反应性而影响突触效能（synaptic efficiency）,即引起突触后反应的能力。突触后膜受体的阻断剂则能阻断神经递质的作用。例如,筒箭毒碱（tubocurarine）和 α-银环蛇毒可阻断突触后膜的 N_2 型乙酰胆碱（acetylcholine, ACh）受体通道;前者在临床上可用作肌肉松弛药,后者是银环蛇咬伤后引发骨骼肌弛缓性瘫痪和呼吸衰竭的主要毒素。

4. **兴奋性和抑制性突触后电位** 突触后电位分为兴奋性和抑制性两类。

（1）兴奋性突触后电位:突触传递在突触后膜引起的去极化突触后电位称为兴奋性突触后电位（excitatory postsynaptic potential, EPSP）。根据电位时程的长短还可分为快、慢兴奋性突触后电位两种。快 EPSP 的典型例子是来自伸肌肌梭的传入冲动在脊髓前角伸肌运动神经元引起的去极化,其产生机制是兴奋性递质作用于突触后膜的相应受体,使 Na^+ 和 K^+ 通道开放,Na^+ 大量内流,K^+ 少量外流。电刺激相应伸肌肌梭的传入纤维后约 0.5ms,伸肌运动神经元胞体的突触后膜即发生去极化（图 10-8）。慢 EPSP 则多与 K^+ 电导降低有关。

（2）抑制性突触后电位:突触传递在突触后膜引起的超极化突触后电位称为抑制性突触后电位（inhibitory postsynaptic potential, IPSP）,也可分快、慢两种。快 IPSP 的典型例子是来自伸肌肌梭的传入冲动通过抑制性中间神经元在与该伸肌相拮抗的屈肌的运动神经元所引起的超极化（图 10-8）,其产生机制是抑制性中间神经元释放的抑制性递质作用于突触后膜,使后膜上的氯通道开放,Cl^- 内流。此外,IPSP 的产生还可能与突触后膜钾通道的开放或钠通道和钙通道的关闭有关。钾通道的开放在慢 IPSP 产生中作用更为明确。

澳大利亚生理学家约翰·埃克尔斯（John C. Eccles）最早在神经元记录到突触后电位,进而发现其有 EPSP 和 IPSP 两种形式,因此获得 1963 年诺贝尔生理学或医学奖。

5. **突触后神经元动作电位的产生** 一个突触后神经元一般与多个突触前神经末梢构成突触,既产生 EPSP 也产生 IPSP。同一突触先后发生的突触后电位可因时间接近而发生时间总合;不同突触的突触后电位可因距离邻近而发生空间总合。它们既可因性质相同相互叠加,也可因性质不同相互抵消。在 EPSP 和 IPSP 沿神经元膜扩布的过程中,神经元某一局部的电位变化取决于 EPSP 和 IPSP 总合后的效应,既可以是去极化,也可以是超极化。去极化达到阈电位即可爆发动作电位。多数神经元（如运动神经元和中间神经元）在作为突触后神经元时,其动作电位首先发生在轴突始段。这是因为电压门控钠通道在该段膜上密度较大,而在胞体和树突膜上则很少分布（图 10-9）。动作电位一旦爆发,既可沿轴突传向末梢,也可逆向传到胞体。由于神经元在经历一次兴奋后即进入绝对不应期,

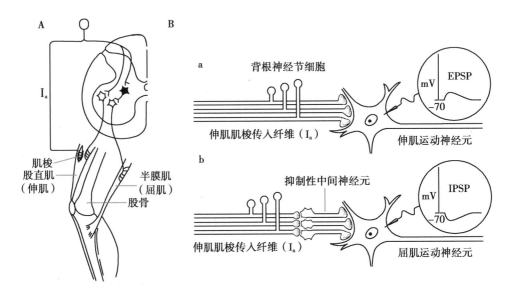

图 10-8　兴奋性突触后电位（EPSP）和抑制性突触后电位（IPSP）的产生示意图

A. 图中示股直肌（伸肌）内肌梭的传入冲动沿 I_a 类纤维传入中枢（经后根进入脊髓），在脊髓前角一方面直接与支配该肌的运动神经元形成突触联系，产生兴奋作用；另一方面通过一个抑制性中间神经元（图中的黑色神经元）间接作用于支配半膜肌（屈肌）的运动神经元，产生抑制性作用；B. 伸肌肌梭传入冲动直接兴奋和间接抑制运动神经元的放大示意图，前者引起运动神经元产生 EPSP，后者引起运动神经元产生 IPSP；具体的产生机制见正文。

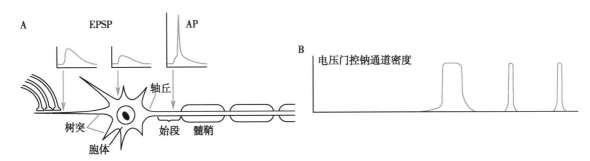

图 10-9　动作电位在突触后神经元的产生示意图

A. 当突触后神经元的树突接受突触前末梢的兴奋性传递时，在靠近该突触的树突膜和胞体膜上可记录到不同幅度的 EPSP，表明 EPSP 随传播距离增大而衰减。虽然 EPSP 在传到轴突始段时已较小（图中坡度较缓的部分），但 EPSP 只要去极化达到阈电位水平即可爆发动作电位；B. 在轴突始段和每个郎飞结处，电压门控钠通道的密度极高，因此传播过来的电位变化极易到达阈电位，使这些通道大量激活，从而爆发动作电位；而在胞体和树突膜，电压门控钠通道的密度极低，故其产生和传播的 EPSP 一般不能在局部引起动作电位。

故只有当绝对不应期结束后，神经元才能接受新的刺激而再次兴奋，因此逆向传导的意义可能在于消除神经元此次兴奋前不同程度的去极化或超极化的影响，使其状态得到一次"重启"。

6. 突触的可塑性　突触可塑性（synaptic plasticity）是指突触的形态和功能可发生较持久改变的特性。从生理学的角度看，突触可塑性主要是指突触效能的改变。此外，突触可塑性还包括突触形态和数量的变化，并由此使突触后反应的改变呈现持续性。突触可塑性在中枢神经系统普遍存在，与神经系统的发育以及学习、记忆等脑的高级功能活动密切相关。

重复刺激突触前神经元可引起突触效能出现一定时长的改变。突触效能增大的可塑性称为突触易化（synaptic facilitation）或突触增强（synaptic potentiation）；突触效能减小的可塑性则称为突触压抑（synaptic depression）。常见的可塑性包括以下几种。

（1）强直后增强：给予突触前神经元一短串高频刺激（也称强直刺激）后，突触效能增强的现象称为强直后增强（post-tetanic potentiation，PTP），持续时间为数分钟到数小时量级。短时程易化和增强的产生通常是强直刺激使突触前末梢轴浆内 Ca²⁺ 因蓄积而浓度增加,导致递质释放量增加所致。

（2）习惯化和敏感化:反复的温和刺激后产生的短时间内后续行为反应减弱或时程缩短的现象,称为习惯化(habituation)。典型的例子是无脊椎动物海兔的缩鳃反射,即用水流或毛笔轻触其喷水管可引起喷水管和呼吸鳃回缩。反复温和刺激喷水管后,缩鳃反射的幅度将逐渐减小。但若在其尾部给予电击后再轻触其喷水管,则可使缩鳃反射幅度增大,时间延长。这种在伤害性刺激后,后续行为反应增强或延长的现象称为敏感化(sensitization)。习惯化和敏感化都是学习的简单形式(见本章第六节)。习惯化在突触水平的产生机制是突触前末梢经历了反复温和刺激后,其钙通道逐渐失活,应对后续刺激时 Ca²⁺ 内流减少,递质释放减少所致,即发生了突触压抑;而敏感化则是因为伤害性刺激诱导神经调质释放,作用于轴突末梢,使其钙通道在应对后续刺激时开放时间延长,Ca²⁺ 内流增加,即发生了突触易化。习惯化和敏感化通常表现为短时程突触可塑性,但有时也可持续数小时或数周,可能与某些蛋白的合成和突触结构的改变有关。

（3）长时程突触可塑性:包括以下两种。

1）长时程增强:1973 年,布勒斯(Bliss)和勒莫(Lømo)发现强直刺激兔脑的海马前穿质通路,即从内嗅皮层到海马齿状回的神经通路(图 10-10A),在齿状回颗粒细胞记录到的群反应显著增强且持续较长时间,这一现象称为长时程增强(long-term potentiation,LTP)。

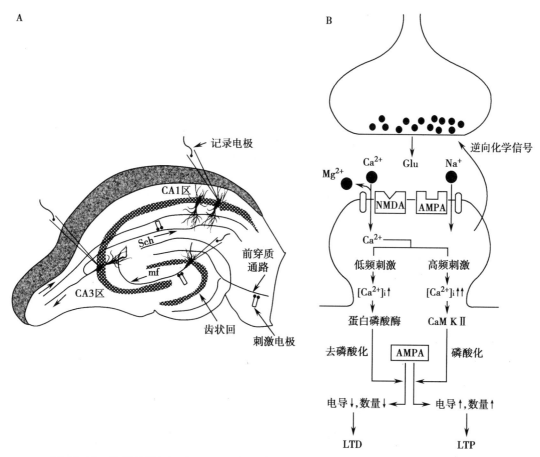

图 10-10　海马的神经通路及 Schaffer 侧支长时程增强和长时程抑制产生机制示意图

A. 海马的神经通路及长时程增强研究方法:在海马的前穿质通路、苔藓纤维和 Schaffer 侧支放置刺激电极进行电刺激,可分别在齿状回、CA3 区以及 CA1 区通过记录电极引导出刺激反应。B. Schaffer 侧支长时程增强和长时程抑制产生机制,解释见正文。

CaM K Ⅱ,Ca²⁺-CaM 依赖的蛋白激酶Ⅱ;Glu,谷氨酸;NMDA 和 AMPA 分别为两种促离子型谷氨酸受体;LTD,长时程压抑;LTP,长时程增强;mf,苔藓纤维;Sch,Schaffer 侧支。

在海马发现的 LTP 有苔藓纤维 LTP 和谢弗（Schaffer）侧支 LTP 两种类型。前者发生于突触前，其机制尚不清楚，可能与 cAMP 和一种超极化激活的阳离子通道（hyperpolarization-activated channel，I_h）有关。后者发生于突触后，其产生机制是：当给予 Schaffer 侧支低频刺激时，突触前末梢释放少量谷氨酸递质，激活海马 CA1 区神经元树突膜（突触后膜）上的 α-氨基-3-羟基-5-甲基-4-异噁唑（α-amino-3-hydroxy-5-methyl-4-isox-azolepropionic acid，AMPA）受体通道，Na^+ 内流，引起较小幅度的 EPSP，N-甲基-D-天冬氨酸（N-methyl-D-aspartate，NMDA）受体通道不开放。当给予强直刺激时，突触前末梢释放大量谷氨酸，使突触后膜产生的 EPSP 加大，NMDA 受体通道中的 Mg^{2+} 被移出，Ca^{2+} 和 Na^+ 同时内流。突触后神经元的 Ca^{2+} 浓度大幅升高可激活 Ca^{2+}-CaM KⅡ，使 AMPA 受体通道磷酸化而电导增加，也能使储存于胞质中的 AMPA 受体转移到突触后膜上（AMPA 受体插膜）而密度增加，对谷氨酸的反应增强。此外，可能还有化学性信号（可能是花生四烯酸和一氧化氮）自突触后神经元产生，逆向作用于突触前神经元，引起谷氨酸的长时程释放（图 10-10B）。

2）长时程抑制：长时程抑制（long-term depression，LTD），又称长时程压抑，是指突触效能的长时程减弱。其产生的机制是：低频刺激突触前神经元（如海马 Schaffer 侧支）使相应的突触后神经元（如海马 CA1 区神经元）胞质内 Ca^{2+} 浓度轻度升高，优先激活蛋白磷酸酶，使 AMPA 受体去磷酸化而电导降低，突触后膜上 AMPA 受体因内吞而数量也减少，对谷氨酸的反应减弱（图 10-10B）。

LTP 和 LTD 普遍存在于中枢神经系统，前者已被公认是脊椎动物学习和记忆机制在细胞水平的基础。在海马，同一突触既可被高频（50Hz）刺激诱导出 LTD，也可被同强度低频（1Hz）刺激诱导出 LTD。持续时间更长的 LTP 和 LTD 也涉及蛋白合成以及突触和树突棘的结构改变。

三、神经递质和受体

（一）神经递质和神经调质

神经递质（neurotransmitter）是指由突触前神经元合成并释放，能特异性地作用于突触后神经元或效应细胞上的受体并产生一定效应的信息传递物质。已知的哺乳动物的神经递质达 100 多种。根据其化学结构，可将其分成若干大类（表 10-2）。

表 10-2　哺乳动物神经递质的分类

分类	主要成员
胆碱类	乙酰胆碱
胺类	去甲肾上腺素、肾上腺素、多巴胺、5-羟色胺、组胺
氨基酸类	谷氨酸、天冬氨酸、γ-氨基丁酸、甘氨酸
肽类	P 物质和其他速激肽[*]、阿片肽[*]、下丘脑调节肽[*]、血管升压素、缩宫素、脑-肠肽[*]、钠尿肽[*]、降钙素基因相关肽、神经肽 Y 等
嘌呤类	腺苷、ATP
气体类	一氧化氮、一氧化碳、硫化氢
脂类	花生四烯酸及其衍生物（前列腺素等）[*]、神经活性类固醇[*]

[*] 为一类物质的总称。

对于一个特定的突触而言，往往存在一种作为主要信息传递媒质的神经递质。但神经元还可合成其他化学物质，它们在该突触中虽不直接起信息传递作用，但可增强或削弱该突触中神经递质的信息传递效率。这类对突触信息传递起调节作用的物质称为神经调质（neuromodulator）。但对一些来源于神经元的化学媒质而言，它们是递质还是调质并无十分明确的界限，在作用机制上也无明显不同。在一种突触作为递质的媒质，也可在其他突触作为调质。如图 10-11 所示，谷氨酸能神经元 A 与胆碱能神经元 B 形成突触，谷氨酸是该突触的神经递质。同时，该突触的突触前和突触后神经元均可作为突触后神经元再与其他神经元（如图中去甲肾上腺素能神经元 C）构成突触。在这种情况下，去甲肾上腺素同时是神经元 C 和 A 之间以及 C 和 B 之间的神经递质。但相对神经元 A、B 之间的突触，去甲肾上腺素就作为神经调质起调制作用，因为它在该突触虽不起主要信息传递作用，但可影响神经元 A 的谷氨酸释放和/或神经元 B 对谷氨酸的反应。

神经调质的来源并不限于神经元。有些内（旁）分泌激素、免疫系统的信使物质对突触传递也有调制作用，也被归于神经调质范畴。相对于神经递质，多数神经调质通过 G 蛋白耦联受体起作用，起效较慢但持续更久，可达数分钟、数日甚至更久，其机制涉及 DNA 转录、蛋白质合成、酶活性及代谢改变等较慢的过程，与发育、学习、动机状态、感觉和运动等生理过程有关。

两种或两种以上的递质（包括调质）共存于同一神经元内的现象称为递质共存（neurotransmitter co-existence）。例如，猫唾液腺接受副交感神经和交感神经的双重支配。副交感神经内含乙酰胆碱和血管活性肠肽，前者能引起唾液分泌；后者则可舒张血管，增加唾液腺的血供，并增强唾液腺上胆碱能受体的亲和力。两者共同作用使唾液腺分泌大量稀薄的唾液。交感神经内含去甲肾上腺素和神经肽 Y，前者有促进唾液分泌和减少血供的作用；后者则主要收缩血管，减少血供。两者共同作用使唾液腺分泌少量黏稠的唾液（图 10-12）。递质共存的意义在于协调某些生理功能活动。

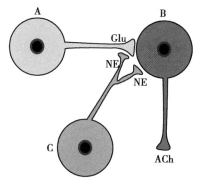

图 10-11 **神经递质和神经调质的作用模式图**
Glu，谷氨酸（glutamate）；NE，去甲肾上腺素（norepinephrine）；ACh，乙酰胆碱（acetylcholine）。

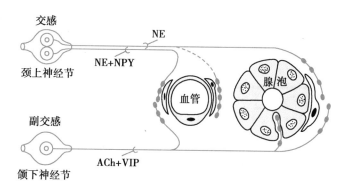

图 10-12 **支配唾液腺的自主神经中递质共存的模式图**
NE，去甲肾上腺素；NPY，神经肽 Y；ACh，乙酰胆碱；VIP，血管活性肠肽。

递质的代谢包括合成、储存、释放、降解、重摄取和再合成等步骤。ACh 和胺类递质都在有关合成酶的催化下合成，且合成过程多在胞质中进行，然后储存于突触囊泡内。肽类递质则在基因调控下，通过核糖体的翻译和翻译后加工等过程合成。递质释放后一边与受体结合并产生效应，一边被同步进行的酶促降解和突触前末梢重摄取等步骤很快消除。如附着于突触后膜的乙酰胆碱酯酶能迅速水解 ACh 为胆碱和乙酸。生成的胆碱则被胆碱转运体重摄取回末梢内，用于重新合成新递质。去甲肾上腺素的消除主要通过末梢的重摄取，少量通过酶解失活。肽类递质的消除主要依靠酶促降解。

（二）受体的类型和分布

受体（receptor）是指位于细胞膜上或细胞内能与某些化学物质（如递质、调质、激素等）特异结合并诱发特定生物效应的特殊生物分子。神经递质的受体多数为膜受体，是带有糖链的跨膜蛋白质分子。与受体特异结合后能增强受体的生物活性的化学物质，称为受体的激动剂（agonist）。与受体特异结合后不改变受体的生物活性，反因占据受体而产生对抗激动剂效应的化学物质，则称为受体的拮抗剂（antagonist）或阻断剂（blocker）。激动剂和拮抗剂二者统称为配体（ligand），但在多数情况下配体主要是指激动剂。

1. 受体的种类和亚型 目前已知的每一种神经递质的受体根据其分子结构、细胞内传递信息的方式以及引起效应的差异，都有若干种类（type）。许多种类的受体又可进一步分为多个甚至多级亚型（subtype），构成所谓受体家族或超家族。随着研究的深入，一些受体家族的成员仍在不断增加。在表 10-3 列举的部分神经递质受体的种类和亚型中，受体的这种多样性就得到了部分体现。

表 10-3　部分小分子递质及其受体的作用机制

递质	受体	第二信使	离子效应
乙酰胆碱	N_1、N_2	—	↑Na^+、K^+
	M_1、M_3、M_5	↑IP_3、DG	↑Ca^{2+}
	M_2、M_4	↓cAMP	↑K^+
多巴胺	D_1、D_5	↑cAMP	
	D_2	↓cAMP	↑K^+、↓Ca^{2+}
	D_3、D_4	↓cAMP	
去甲肾上腺素	α_1（α_{1A}、α_{1B}、α_{1D}）	↑IP_3、DG	↓K^+
	α_2（α_{2A}、α_{2B}、α_{2C}）	↓cAMP	↑K^+、↓Ca^{2+}
	β_1、β_2、β_3	↑cAMP	
5-羟色胺	5-$HT_{1(1A、1B、1D、1E、1F)}$	↓cAMP	↑K^+
	5-$HT_{2(2A、2B、2C)}$	↑IP_3、DG	↓K^+
	5-HT_3	—	↑Na^+
	5-HT_4	↑cAMP	↓K^+
	5-$HT_{5(5A、5B)}$	↓cAMP	↑K^+
	5-HT_6	↑cAMP	↓K^+
	5-HT_7	↑cAMP	↓K^+
腺苷	A_1	↓cAMP	↑K^+、↓Ca^{2+}
	A_{2A}、A_{2B}	↑cAMP	
	A_3	↓cAMP	
ATP	P2X	—	↑Na^+、K^+、Ca^{2+}
	P2Y	↑或↓IP_3、DG、cAMP	↑或↓Ca^{2+}
谷氨酸	$mGluR_1$、$mGluR_5$	↑IP_3、DG	↑Ca^{2+}
	$mGluR_2$、$mGluR_3$	↓cAMP	
	$mGluR_4$、$mGluR_6$、$mGluR_7$、$mGluR_8$	↓cAMP	
	AMPA、KA	—	↑Na^+、K^+
	NMDA	—	↑Na^+、K^+、Ca^{2+}
γ-氨基丁酸	$GABA_A$、$GABA_C$	—	↑Cl^-
	$GABA_B$（突触前）	↑IP_3、DG	↑K^+、↓Ca^{2+}
	$GABA_B$（突触后）	↓cAMP	↑K^+
甘氨酸	甘氨酸受体	—	↑Cl^-

注：本表内容较简要，表中所列递质和受体亚型并不齐全，作用机制也不全面；↑表示增加，↓表示减少；最后一列的"离子效应"对促离子型受体（在第二信使列中出现"—"者）是指离子通透性改变，而对促代谢型受体（在第二信使列中出现"cAMP"或"IP_3"和"DG"者）是指胞质内离子浓度改变。

2. **突触前受体**　受体既存在于突触后膜，也分布于突触前膜。分布于突触前膜的受体称为突触前受体（presynaptic receptor）。一般来说，一个突触的传递效应主要由突触后受体的作用体现，但突触前受体被激活后，可通过调制（抑制或易化）突触前末梢的递质释放来影响突触的传递效应。例如，突触前膜释放的去甲肾上腺素作用于突触前 α_2 受体，可抑制突触前膜对该递质的进一步释放（图 10-13A），这种类型的突触前受体因其配体可由该突触末梢自身释放，也称自身受体（autoreceptor）。去甲肾上腺素在中枢还可作用于其他类型受体，如谷氨酸能轴突末梢上的 α_1 或 α_2 受体，分别促进和抑制谷氨酸释放。对于谷氨酸能末梢上的 α_1 或 α_2 突触前受体来说，因其配体源自其他突触末梢的释放，也称异源性受体（heteroreceptor），意即该内源性配体并非来自同一种突触的前膜（图 10-13B）。

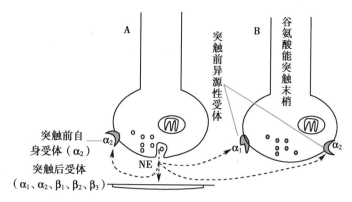

图 10-13　突触前受体调节递质释放的示意图

图中示去甲肾上腺素能神经元末梢释放的去甲肾上腺素（NE）一方面作用于突触后受体（α_1、α_2、β_1、β_2、β_3）引起生理效应，另一方面反过来作用于突触前自身受体（α_2）抑制前膜的去甲肾上腺素释放；去甲肾上腺素还作用于谷氨酸能轴突末梢上的异源性突触前受体（α_1 和 α_2），分别促进和抑制谷氨酸释放。

3. **受体的作用机制**　受体在与递质发生特异性结合后被激活，然后通过一定的跨膜信号转导通路，使突触后神经元或效应细胞产生效应。介导跨膜信号转导的受体绝大多数为 G 蛋白耦联受体（促代谢型受体）；少部分为离子通道型受体（促离子型受体）。部分受体及其主要的第二信使和离子效应列于表 10-3 中。

4. **受体的浓集**　在与突触前膜活化区相对应的突触后膜上有成簇的受体聚集，因为此处的突触后致密区存在受体的特异结合蛋白，对受体蛋白起募集和锚（稳）定作用。骨骼肌神经肌肉接头处烟碱受体的特异结合蛋白是 rapsyn，其在实验动物中的突变引起终板膜烟碱受体密度降低、肌无力和肌萎缩；突触后致密物（蛋白）-95（postsynaptic density protein-95，PSD-95）参与 AMPA 受体和 NMDA 受体与细胞骨架的结合，其过度激活可能参与脑损伤时谷氨酸的神经毒作用，因而是神经保护药开发的潜在靶点；中枢 $GABA_A$ 受体和甘氨酸受体的特异结合蛋白是 gephyrin，其结构和功能异常可能与癫痫、精神分裂症甚至阿尔茨海默病相关；视网膜中 $GABA_C$ 受体的特异结合蛋白是微管相关蛋白-1B（microtubule-associated protein-1B，MAP1B）。以 $GABA_A$ 受体为例，当神经元活动时，镶嵌于高尔基体分泌的小泡膜上的受体可迅速移向 gephyrin 并与之结合，一起沿着微管被运输到细胞膜内侧。受体被融合到细胞膜上，gephyrin 分子则在细胞膜内侧相互连接成网状并使受体在后膜上浓集成簇；当神经元不活动时，受体可解聚并被移去。

5. **受体的调节**　膜受体蛋白的数量和与递质结合的亲和力在不同的生理或病理情况下均可发生改变。当递质分泌不足时，受体的数量将逐渐增加，亲和力也逐渐升高，称为受体的上调（up-regulation）；反之则称为受体的下调（down-regulation）。由于膜的流动性，储存于胞内膜结构上的受体蛋白可通过胞吐融合于细胞膜上，使发挥作用的受体数量增多；而细胞膜上的受体也可通过受体蛋白的内吞入胞，即内化（internalization），减少膜上发挥作用的受体数量。至于受体亲和力的改变，通常是通过受体蛋白的磷酸化或去磷酸化实现。

（三）主要神经递质及其受体

1. **乙酰胆碱及其受体**　以 ACh 为递质的神经元称为胆碱能神经元（cholinergic neuron），其神经纤维称为胆碱能纤维（cholinergic fiber）。能与 ACh 特异性结合的受体称为胆碱能受体（cholinergic receptor）。表达胆碱能受体的神经元称为乙酰胆碱敏感神经元（acetylcholine-sensitive neuron）。由胆碱能神经元、胆碱能受体以及表达胆碱能受体的神经元或效应细胞一起构成的胆碱能系统（cholinergic system），是体内分布和涉及作用最广的神经信号传递系统。

ACh 由胆碱和乙酰辅酶 A 在胆碱乙酰转移酶（choline acetyltransferase）的催化下于胞质中合成，然后被输送到轴突末梢储存于小而清亮透明的突触囊泡内。胆碱能神经元在中枢分布极为广泛，如丘脑后部腹侧的特异性感觉投射神经元和脑干网状结构上行激动系统、纹状体、前脑基底核、边缘系统内的胆碱能神经元，它们参与中枢神经系统的几乎所有功能。在外周，骨骼肌运动神经纤维、自主神经节前纤维、大多数副交感节后纤维、支配多数小汗腺和骨骼肌血管的交感节后纤维都属于胆碱能纤维。

根据药理学特性，胆碱能受体可分为毒蕈碱受体（muscarinic receptor，M receptor）和烟碱受体（nicotinic receptor，N receptor）两类，它们分别能与天然毒蕈碱和烟碱结合。M 受体为 G 蛋白耦联受体，根据基因编码和氨基酸序列的差异分为 5 种（$M_1 \sim M_5$）亚型。在外周，M 受体分布于大多数副交感节后纤维支配的效应细胞、汗腺细胞和骨骼肌内的血管平滑肌细胞，激活后引起如下所谓毒蕈碱样作用（muscarine-like action）或 M 样作用；M_2 受体主要分布于心脏，激活后引起负性变时、变力和变传导作用；M_3 和 M_4 受体存在于多种平滑肌和腺体，激活后内脏平滑肌收缩、骨骼肌血管舒张、消化腺和汗腺分泌增加；M_4 受体还见于胰腺腺泡和胰岛组织，介导胰酶和胰岛素的分泌。在脑内，M_1 受体含量丰富；M_5 受体的情况不详。M 样作用可被 M 受体拮抗剂阿托品（atropine）阻断。N 受体是促离子型受体，具有递质门控特性，也称 N 型 ACh 门控通道。根据分布差异，N 受体可分为 N_1 和 N_2 受体两种亚型，它们均是由 5 个亚单位构成的五聚体，前者分布于中枢神经系统和自主神经节后神经元，因而又称神经元型烟碱受体（neuron-type nicotinic receptor）或 N_N 型受体；后者位于骨骼肌神经肌肉接头处的终板膜上，所以也称肌肉型烟碱受体（muscle-type nicotinic receptor）或 N_M 型受体。N_2 受体因受自身免疫抗体攻击而功能异常是重症肌无力的重要发病机制。小剂量 ACh 在自主神经节能激活 N_1 受体而兴奋节后神经元，也能在骨骼肌激活 N_2 受体而使其收缩。大剂量 ACh 则可能因 N_1 受体脱敏、神经元过度去极化导致的钠通道失活等原因而产生自主神经节阻滞作用。所有这些因 N 受体激活所引起的作用统称为烟碱样作用（nicotine-like action），简称 N 样作用，可被筒箭毒碱阻断。毛果芸香碱（pilocarpine）作为激动剂对 M_3 受体有选择性，能缩小瞳孔，临床上可用于治疗青光眼；而溴化泰乌托品（tiotropium bromide）等作为拮抗剂对 M_3 受体有选择性，能放松气道平滑肌，其雾化吸入剂被用作强效、持久型平喘药。六烃季铵（hexamethonium）和美加明（mecamylamine）对 N_1 受体有一定选择性，可作为神经节阻断剂类降压药用于控制严重高血压；而十烃季铵（decamethonium）和戈拉碘铵（gallamine triethiodide）对 N_2 受体有较高选择性，常被用作肌松药。

乙酰胆碱酯酶可被某些有机磷酸酯类如杀虫剂马拉硫磷、化学战剂如塔崩和梭曼不可逆抑制，造成中毒甚至致死。某些可逆的乙酰胆碱酯酶抑制剂如毒扁豆碱（physostigmine）可用于治疗青光眼，新斯的明（neostigmine）可用于治疗重症肌无力。中枢 ACh 减少被认为参与阿尔茨海默病（Alzheimer's disease，AD）患者认知功能障碍的发生，因而一些长效温和的乙酰胆碱酯酶抑制剂如多奈哌齐、卡巴拉汀、加兰他敏等被用于轻、中度 AD 的治疗。

2. 单胺类递质及其受体 单胺类递质包括 NE、肾上腺素、多巴胺、5-羟色胺和组胺等。它们的共同特点是神经元胞体在中枢分布相对集中，但纤维投射及受体分布的范围非常广泛。如 NE 能神经元胞体绝大多数位于脑干，尤其是中脑网状结构、脑桥的蓝斑以及延髓网状结构的腹外侧部分；多巴胺能神经元胞体主要集中在中脑黑质；5-羟色胺能神经元胞体主要集中于脑干的中缝核内；组胺能神经元的胞体集中于下丘脑后部的结节乳头核内。

（1）NE 和肾上腺素及其受体：NE 和肾上腺素（epinephrine，E；adrenaline，A）均属儿茶酚胺（catecholamine）类物质，即含邻苯二酚结构的胺类。它们都以酪氨酸为合成原料，先在胞质内酪氨酸羟化酶（tyrosine hydroxylase，TH）和多巴脱羧酶（dopadecarboxylase，DDC）的作用下生成多巴胺，后者进入突触囊泡，经多巴胺-β-羟化酶（dopamine β-hydroxylase，DBH）催化而生成 NE。在肾上腺髓质嗜铬细胞和脑干某些神经元内含有苯基乙醇胺-N-甲基转移酶（phenylethanolamine-N-methyltransferase，PNMT），可将 NE 甲基化为肾上腺素。NE 和肾上腺素先经单胺氧化酶（monoamine oxidase，MAO）氧化，后经儿茶酚-O-甲基转移酶（catechol-O-methyltransferase，COMT）甲基化而失活。单胺氧化酶主要位于儿茶酚胺能神经末梢内胞质，儿茶酚-O-甲基转移酶则分布广泛，主要见于肝、肾和平滑肌中。

一般情况下，以 NE 和 E 为递质的神经元均称为肾上腺素能神经元（adrenergic neuron），相应的神经纤维称为肾上腺素能纤维（adrenergic fiber）。在中枢,由于存在分别以 NE 和肾上腺素为递质的神经元,有时需要特别区分出 NE 能和肾上腺素能神经元或纤维。在外周,多数交感节后纤维(除支配汗腺和骨骼肌血管的交感胆碱能纤维外)释放的递质尽管是 NE,但一般称其为肾上腺素能纤维;而由肾上腺髓质合成和分泌的肾上腺素仅作为一种内分泌激素。能与 NE 和肾上腺素结合的受体称为肾上腺素能受体（adrenergic receptor）。它们均属 G 蛋白耦联受体,可分为 α 型和 β 型两类以及多种亚型(见表 10-3)。

肾上腺素能受体广泛分布于中枢和周围神经系统。在外周,多数交感节后纤维末梢效应细胞都表达肾上腺素能受体,但不同效应器官所表达的类型(亚型)和密度则有差异。如心肌主要表达 β 受体;血管平滑肌表达 α 和 β 两种受体,但在皮肤、肾、胃肠的血管平滑肌上以 α 受体为主,而在骨骼肌和肝脏的血管则以 β 受体为主。酚妥拉明（phentolamine）能非选择地阻断 α 受体,但以对 α_1 受体的阻断作用为主。哌唑嗪（prazosin）和育亨宾（yohimbine）作为受体拮抗剂,分别对 α_1 和 α_2 受体有一定选择性。普萘洛尔（propranolol,心得安）能阻断 β 受体,但对 β_1 和 β_2 受体无选择性。阿替洛尔（atenolol）和美托洛尔（metoprolol）主要阻断 β_1 受体,而丁氧胺（butoxamine,心得乐）则主要阻断 β_2 受体。

NE 和肾上腺素作为神经递质具有广泛且相似的生理调节作用。但由于 NE 和肾上腺素对各受体类(亚)型的亲和力不同,且各脑区和各效应器官的受体表达类(亚)型和密度存在差异,因而 NE 和肾上腺素的作用往往存在差异。在中枢,肾上腺素能神经元主要参与心血管活动的调节,如延髓腹侧 C1 区和背侧 C2 区的神经元;而 NE 能神经元则参与更广泛的功能调控,如睡眠与觉醒、奖赏与惩罚、学习与记忆等。在外周,NE 对 α 受体的作用较强,对 β 受体的作用较弱。一般而言,NE 和肾上腺素与 α 受体结合后产生的平滑肌效应主要是兴奋性的(由 α_1 受体介导),包括血管、子宫、虹膜开大肌等收缩,但也有抑制性的(由 α_2 受体介导),如小肠舒张;NE 和肾上腺素与 β 受体结合后对平滑肌的收缩是抑制性的(由 β_2 受体介导),包括血管、子宫、小肠、支气管等的舒张,但与心肌 β_1 受体结合所产生的效应却是兴奋性的。β_3 受体主要分布于脂肪组织,与脂肪分解有关。

（2）多巴胺及其受体:多巴胺（dopamine,DA）也属儿茶酚胺类,其受体已发现并克隆出 5 种(见表 10-3)。中枢 DA 系统主要存在于中脑黑质-纹状体、中脑-边缘前脑、结节-漏斗三条通路。分别与运动调控、奖赏行为和成瘾、垂体内分泌活动调节等有关。正常人基底神经节内多巴胺受体数量随年龄的增长而逐渐减少,在男性更为显著。黑质-纹状体通路多巴胺能神经元的大量减少目前被公认是帕金森病在中枢神经元和递质水平的主要机制。保罗·格林加德（Paul Greengard）发现脑内神经元的多巴胺受体被激活后,第二信使通过调控细胞内蛋白质的磷酸化和去磷酸化,与膜电位变化一起介导靶细胞对突触传递的反应。这一发现不仅揭示了脑内多巴胺系统的信息传递机制,也为与多巴胺系统功能障碍有关的神经-精神疾病的治疗和药物开发研究提供了方向和靶点,为此获得 2000 年度诺贝尔生理学或医学奖。

（3）5-羟色胺及其受体:5-羟色胺（5-hydroxytryptamine,5-HT）又名血清素（serotonin）,其受体有众多的亚型(见表 10-3)。5-HT 在血小板及胃肠道的肠嗜铬细胞和肌间神经丛浓度最高,主要涉及消化系统和血小板聚集等功能活动。在中枢,5-HT 能纤维上行至下丘脑、边缘系统、新皮层和小脑,下行到脊髓,还有一部分纤维分布在脑干内部,参与调节痛觉、精神情绪、睡眠、体温、性行为、垂体内分泌等活动。

（4）组胺及其受体:组胺（histamine）能纤维到达中枢几乎所有部位。组胺的 H_1、H_2 和 H_3 受体广泛存在于中枢和周围神经系统中。在中枢神经元,H_1 受体与 $G_{q/11}$ 型 G 蛋白耦联起兴奋效应;而多数 H_3 受体为突触前受体,与 $G_{i/o}$ 型 G 蛋白耦联起抑制效应。中枢组胺系统可能与觉醒、性行为、腺垂体激素的分泌、血压、饮水和痛觉、痒觉等调节有关。

3. 氨基酸类递质及其受体

（1）兴奋性氨基酸类递质及其受体:谷氨酸是脑和脊髓内主要的兴奋性递质,在大脑皮层和脊髓背侧部分含量相对较高;天冬氨酸（aspartic acid;aspartate,Asp）则多见于视皮层的锥体细胞和多棘星状细胞。

谷氨酸受体广泛分布于中枢神经系统中,可分为促离子型和促代谢型两类。促离子型受体进一步分为 NMDA 受体和非 NMDA 型受体,海人藻酸(kainic acid;kainate,KA)受体与 AMPA 受体过去合称为非 NMDA 型受体,每种类型又有多种亚型。KA 受体和 AMPA 受体对谷氨酸的反应较快,其通道的电导却较低,尤其是 KA 受体。KA 受体主要对 Na^+ 和 K^+ 通透。AMPA 受体有两种常见类型,一种是单一的钠通道,另一种也允许 Ca^{2+} 通透。NMDA 受体对谷氨酸的反应较慢,其通道的电导却相对较高,对 Na^+、K^+、Ca^{2+} 都通透。一些神经损伤性疾病中 NMDA 受体过度激活可与电压依赖性钙通道一起造成所谓神经元钙超载,引起神经元凋亡。临床上单独使用非竞争性 NMDA 受体抑制剂美金刚,或将其与多奈哌齐等胆碱酯酶抑制剂、尼莫地平等电压依赖性钙通道阻滞剂联合使用,可用于治疗 AD。此外,NMDA 受体还具有以下特点:①需要甘氨酸作为协同激动剂(co-agonist),即只有当受体上的 NMDA 受点和甘氨酸受点都与激动剂结合时,通道才可能开放。②在静息电位水平通道被 Mg^{2+} 阻塞。只有当膜电位因其他因素(如 AMPA 或 KA 受体通道开放)去极化达一定水平时,Mg^{2+} 从通道内移出,阻塞才可解除。多数谷氨酸敏感神经元上同时存在 NMDA 和 AMPA 受体。③通道分子上有与多种物质结合的调制位点,可受内源性物质或药物的影响。如通道内某些受点可与苯环己哌啶(phencyclidine,PCP)和氯胺酮(ketamine)等致精神障碍的药物结合而使通道变构,从而降低对 Na^+、K^+、Ca^{2+} 等的通透性。如前所述,在海马表达的 NMDA 受体与 LTP 的产生密切相关。促代谢型受体已有多种亚型被鉴定。它们一般通过降低胞内 cAMP 或升高胞内 IP_3 和 DG 水平发挥作用(见表 10-3)。目前对天冬氨酸的研究资料还较少。

(2)抑制性氨基酸类递质及其受体:抑制性氨基酸类包括 γ-氨基丁酸、甘氨酸(glycine,Gly)、β-丙氨酸(alanine,Ala)、牛磺酸(taurine,Tau)和 γ-氨基己酸(γ-aminocaproic acid)。

GABA 是脑内主要的抑制性递质,在大脑皮层浅层和小脑皮层浦肯野细胞层含量较高。GABA 受体可分为 $GABA_A$、$GABA_B$ 和 $GABA_C$ 受体三种类型。$GABA_A$ 和 $GABA_B$ 受体广泛分布于中枢神经系统,而 $GABA_C$ 受体则主要存在于视网膜和视觉通路中。$GABA_A$ 和 $GABA_C$ 受体属于促离子型受体,激活后开放氯通道,一般引起快 IPSP。$GABA_B$ 受体属于促代谢型受体,在突触前、后均有分布。突触前 $GABA_B$ 受体被激动后,可增加 K^+ 外流,减少 Ca^{2+} 内流而使递质释放减少,是突触前抑制发生的可能机制之一;突触后 $GABA_B$ 受体激活后,则可抑制腺苷酸环化酶,激活钾通道,增加 K^+ 外流,引起慢 IPSP。

甘氨酸主要分布于脑干和脊髓中。甘氨酸受体亦为促离子型受体,其通道也是氯通道,通道开放时通常允许 Cl^- 和其他单价阴离子进入细胞内,引起突触后膜超极化而产生 IPSP。甘氨酸受体可被士的宁(strychnine)阻断,引起惊厥等中枢神经系统过度兴奋反应。

4. 嘌呤类递质及其受体　嘌呤类递质主要有腺苷(adenosine)和 ATP。腺苷受体在中枢和周围神经系统均有分布,可分为 A_1、A_2 和 A_3 三种类型,均为 G 蛋白耦联受体。其中 A_2 受体可再分为 A_{2A} 和 A_{2B} 两种亚型,A_1 和 A_3 受体被激动时降低 cAMP 水平,A_1 受体在突触前使 Ca^{2+} 内流减少,而在突触后使 K^+ 外流增加,从而产生抑制效应。A_{2A} 和 A_{2B} 受体被激动时增高 cAMP 水平,与 A_1 受体激活后的效应正相反。腺苷在中枢既有 A_1 受体介导的抑制性作用,又有 A_2 受体介导的兴奋作用,但以前者为主。咖啡和茶对中枢的兴奋作用就是由于其中的咖啡因和茶碱能阻断腺苷受体以抑制为主的作用。腺苷能舒张脑血管和心脏冠状小动脉,是心、脑血流自身调节中的主要介质。

ATP 受体可分为 P2X 和 P2Y 两类亚型。P2X 受体为配体门控通道,又分为 $P2X_1 \sim P2X_7$ 7 种亚型,遍布于体内几乎所有组织,激活后产生兴奋性效应。而 P2Y 受体全都是 G 蛋白耦联受体,又分为 $P2Y_1$、$P2Y_2$、$P2Y_4$、$P2Y_6$、$P2Y_{11}$、$P2Y_{12}$、$P2Y_{13}$ 和 $P2Y_{14}$ 8 种亚型。P2Y 受体有的和兴奋性的 G_s、G_q 和/或 G_{11} 型 G 蛋白耦联,激活后产生兴奋效应;有的和抑制性 G_i 和/或 G_o 型 G 蛋白耦联,激活后产生抑制效应。ATP 具有广泛的突触传递效应。它在自主神经系统中常与其他递质共存和共释放,参与血管、心肌、膀胱、肠平滑肌等的活动调节;在脑内常共存于含单胺类或氨基酸类递质的神经元中。ATP 被末梢释放后,可迅速被细胞膜上表达的一系列胞外核苷酸酶(ectonucleotidase)转化为腺苷而继续发挥作用,然后被代谢清除。此外,$P2X_1$ 和 $P2X_2$ 受体存在于脊髓后角,提示 ATP 在感觉传递尤其是痛觉传入中起作用。

5. 气体分子类及其他类型的神经递质及其受体　目前比较公认的气体分子类神经递质主要有一氧化氮、一氧化碳和硫化氢。此外,还有其他类型的内源性化学物质如神经肽等也被认为是神经递质。

四、反射活动的基本规律

(一)反射的定义和分类

反射是神经活动的基本方式。反射和反射弧的概念已在绪论中介绍。巴普洛夫(Pavlov)将人和高等动物的反射分为非条件反射和条件反射两类。非条件反射(unconditioned reflex)是指生来就有、数量有限、比较固定和形式低级的反射活动,如屈肌反射、瞬目反射、性反射等。非条件反射是人和动物在长期的种系发展中形成的。它的建立无须大脑皮层的参与,通过皮层下各级中枢就能形成。它使人和动物能够初步适应环境,对于个体生存和种系生存具有重要意义。条件反射(conditioned reflex)是在非条件反射的基础上,通过后天学习和训练而形成的反射,是反射活动的高级形式,其类型和数量并无定数,可以建立,也能消退。条件反射使人和高等动物对各种环境具有更加完善的适应性,与其形成有关的主要中枢部位在大脑皮层。

(二)反射的中枢整合

反射的基本过程是刺激信息经反射弧各个环节序贯传递的过程。中枢是反射弧中最复杂的部位。不同反射的中枢范围可相差很大。传入神经元和传出神经元之间,在中枢只经过一次突触传递的反射,称为单突触反射(monosynaptic reflex);在中枢经过多次突触传递的反射,称为多突触反射(polysynaptic reflex)。人和高等动物体内的大部分反射都属于多突触反射。在整体情况下,无论是简单的还是复杂的反射,传入冲动进入脊髓或脑干后,除在同一水平与传出部分发生联系并发出传出冲动外,还有上行冲动传到更高级的中枢部位进一步整合,再由高级中枢发出下行冲动来调整反射的传出冲动。因此,反射的整合同时涉及低级和高级中枢,使反射活动变得更复杂和更具适应性。以腱反射为例,尽管它通常被认为是体内唯一仅通过单个突触即可完成的反射,但这仅指伸肌的收缩反射。事实上,腱反射中伸肌收缩需要屈肌的同步放松协助完成,后者涉及肌梭感觉传入神经在脊髓水平通过抑制性中间神经元对屈肌运动神经元的抑制。另外,肌梭感觉传入信息也上行进入脑内各级运动调控中枢进行整合,进而通过下行通路影响肌张力和腱反射的强度。从这个意义上说,即使腱反射也并非纯粹的单突触反射。

(三)中枢神经元之间的联系方式

在多突触反射中,众多的中间神经元相互连接成网。神经元之间的联系方式多种多样,归纳起来主要有以下几种。

1. 单线式联系　单线式联系(single-line connection)是指一个突触前神经元仅与一个突触后神经元发生突触联系(图10-14A),例如视网膜视锥系统的联系方式。这种联系方式可使视锥系统具有较高的分辨能力。绝对的单线式联系其实很少见,会聚程度较低的突触联系也通常被视为单线式联系。

2. 辐散和聚合式联系　辐散式联系(divergent connection)是指一个神经元通过其轴突侧支或末梢分支与多个神经元形成突触联系(图10-14B),这在传入通路中较多见。如在脊髓中央灰质后角,传入神经元既有纤维分支与本节段脊髓的中间神经元及传出神经元发生联系,又有上升与下降的分支在邻近或远隔的脊髓节段与中间神经元发生突触联系。聚合式联系(convergent connection)是指一个神经元可接受来自许多神经元轴突末梢的投射而建立突触联系(图10-14C),这在传出通路中较多见,如脊髓中央灰质前角运动神经元接受不同轴突来源的突触传入。

3. 环式或回返式联系　环式联系或回返式联系(recurrent connection)的特征是后一级的神经元会通过其侧支再次与前一级神经元发生突触联系,从而在结构和功能联系上都形成闭合的环路(图10-14D)。通过环式联系,可因负反馈而使活动及时终止,也可因正反馈而使兴奋增强和延续。在环式联系中,即使最初的刺激已经停止,传出通路上的冲动发放仍能继续一段时间,这种现象称为后发放(after discharge)或后放电。

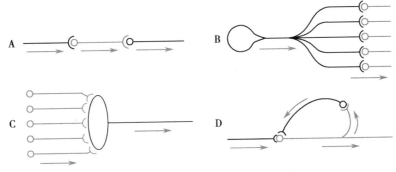

图 10-14　中枢神经元的联系方式模式图
A. 单线联系；B. 辐散式联系；C. 聚合式联系；D. 环式联系。

在中枢神经系统,即便在同一神经通路,上述各种联系方式也往往同时存在。

(四) 局部回路神经元和局部神经元回路

1. 局部回路神经元　在中枢神经系统中,存在大量的短轴突和无轴突的神经元。它们的轴突和树突仅在某一中枢内部起联系作用,而不像长轴突投射神经元那样投射到远隔部位。这些神经元被称为局部回路神经元(local circuit neuron)。

2. 局部神经元回路　由局部回路神经元及其突起构成的神经元间相互作用的联系通路称为局部神经元回路(local neuronal circuit)。这种回路可有三种类型:①由多个局部回路神经元构成的回路,如小脑皮层内的颗粒细胞、篮状细胞、星状细胞等构成的回路(图 10-15Aa);②由一个局部回路神经元构成的回路,如脊髓闰绍细胞构成的抑制性回路(图 10-15Ab);③由局部回路神经元的部分结构构成的回路,如嗅球颗粒细胞树突和僧帽细胞树突之间构成的交互性突触(reciprocal synapses)(图 10-15Ac、B)。交互性突触的结构不同于前述的经典突触,而是两树突接触处的邻近部位形成两个方向相反的树突-树突式突触。树突 a′通过其中一个树突-树突式突触作用于树突 b′,而树突 b′又通过附近的另一个树突-树突式突触反过来作用于树突 a′。这样,a′、b′两个树突通过交互性突触构成相互作用的局部神经元回路。这种回路只需要神经元的一部分,而不是整个神经元参与活动就能起整合作用。

对局部神经元回路的研究表明,局部神经元相互之间可以其任意部分(树突、胞体和轴突)形成突触,且每个部分既可作为突触前成分,也可作为突触后成分。这些突触可组合成交互性、串联性和混合性等复杂形式(图 10-15B)。

(五) 中枢兴奋传播的特征

在多突触反射中,兴奋在反射中枢的传播需经多次突触接替,这使兴奋在中枢的传播与在单根神经纤维的传导相比有以下特征。

1. 单向传播　在反射活动中,兴奋在中枢须经多级化学突触传递。就单个化学突触的作用来说,它使兴奋只能从突触前末梢传向突触后神经元;从整个反射通路来说,化学突触传递使信息只能从感觉传入神经传向运动传出神经,这一现象称为单向传播(one-way conduction)。

2. 中枢延搁　在一个反射活动中,从施加刺激到出现反应的时间,称为反应时间(reaction time)。因为反射的传入与传出距离和速度都是可测的,所以从反应时间中减去兴奋在周围神经的传导以及在效应器突触传递的时间,剩余的时间即为中枢延搁(central delay)。它是指兴奋在中枢传播时,比在相同长度的神经纤维上传导时所额外花费的时间,本质上是指在反射过程中花费在反射中枢的所有化学突触传递上的时间。在人类,完成一次膝反射的反应时间为 19~24 毫秒,测定出的中枢延搁为 0.6~0.9 毫秒。由于兴奋通过一个化学突触至少需要 0.5 毫秒,所以膝反射被认为是单突触反射。兴奋通过电突触传递时则几乎没有时间延搁,因而即使在反射通路中存在电突触,也不会影响中枢延搁。

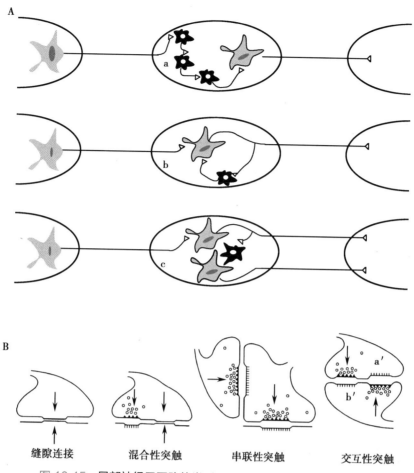

图 10-15　局部神经元回路的类型和集中特殊形式的突触示意图

A. a、b、c 分别表示由多个局部回路神经元、一个局部回路神经元以及一个局部回路神经元的部分结构所构成的局部神经元回路,图中胞质被填以灰色的神经元为投射神经元,被填以黑色的神经元为局部回路神经元,c 中的局部回路神经元以其树突与投射神经元的树突形成树突-树突式突触;B. 几种特殊型式的突触:混合性突触、串联性突触和交互性突触,箭头表示突触传递的方向。

3. **兴奋的总和**　在反射活动中,反射通路上的单个神经元产生的 EPSP 一般都不足以达到突触后神经元的阈电位,而是需要多个神经元的 EPSP 在时间和空间上的总和。

4. **兴奋节律的改变**　如上所述,在反射通路上兴奋传递有总和,但总和后仍可能达不到下一级神经元的阈电位。因此,对反射通路上任意一级中间神经元来说,其放电频率与上一级或下一级神经元往往并不相同,这导致运动传出神经的放电频率与感觉传入神经的放电频率也往往不同。

5. **后发放与反馈**　如前所述,后发放可发生在环式联系的反射通路中。此外,后发放也可见于各种神经反馈的活动。反射从感受器接受刺激至产生效应似乎为一开环通路,但实际上常为一闭合回路,因效应器所引起的变化可再次作为刺激因素被感受器感受并引起反射效应。

6. **对内环境变化敏感和易疲劳**　因为突触间隙与细胞外液相通,因此内环境理化因素的变化,如缺氧、CO_2 分压升高、麻醉剂以及某些药物等均可影响化学突触传递。另外,用高频电脉冲长时间连续刺激突触前神经元,突触后神经元的放电频率将逐渐降低,其原因可能与递质的耗竭有关,说明兴奋在反射中枢的传播相对容易发生疲劳。

(六) 中枢抑制和中枢易化

中枢抑制和中枢易化分别指反射过程中在中枢内发生的突触效能的抑制和易化。

1. **突触后抑制**　突触后抑制(postsynaptic inhibition)是指由中枢内抑制性中间神经元释放抑制性递质,通过产生 IPSP 对突触后神经元产生的抑制效应,有侧支抑制和回返性抑制两种形式。

（1）侧支抑制：侧支抑制多见于进入中枢后的感觉神经纤维,故也称传入侧支抑制（afferent collateral inhibition）或交互抑制（reciprocal inhibition）,其联系方式是感觉传入纤维与反射通路上的下一个神经元形成兴奋性突触,同时通过其侧支与一个抑制性中间神经元也形成兴奋性突触,这个抑制性中间神经元再与另一个中枢神经元形成抑制性突触。前述伸肌肌梭的传入冲动对与该肌相拮抗的屈肌运动神经元的抑制就是典型的传入侧支抑制（图10-8）,其意义在于保证伸肌和屈肌活动的协调控制。

（2）回返性抑制：回返性抑制（recurrent inhibition）是指神经元通过轴突侧支和抑制性中间神经元对自身的抑制,其联系方式是一个兴奋性神经元与一个突触后神经元形成兴奋性突触,同时通过其侧支与一个抑制性中间神经元形成兴奋性突触,该抑制性中间神经元的轴突末梢又与前一个发出该侧支的兴奋性神经元形成抑制性突触。典型的例子是脊髓前角运动神经元通过闰绍细胞对其自身的抑制（图10-16）。回返性抑制的意义在于及时终止神经元的活动,并使同一中枢内许多神经元的活动同步化。破伤风发作或士的宁中毒时都可发生惊厥,前者因为破伤风毒素阻断了闰绍细胞释放其抑制性递质甘氨酸,后者则因为阻断了甘氨酸的受体。

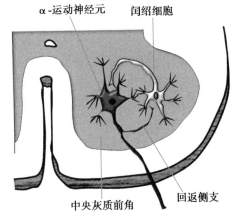

图 10-16　回返抑制的示意图

2. 突触前抑制　经典的突触前抑制发生于一种特殊的轴突-轴突-胞体式神经联系中,多见于感觉传入通路,其典型的例子是脊神经感觉传入纤维在脊髓中央灰质后角的联系方式。如图10-17所示,感觉神经纤维末梢（图中末梢A）与脊髓内第一级感觉上行投射神经元（图中神经元C）形成兴奋

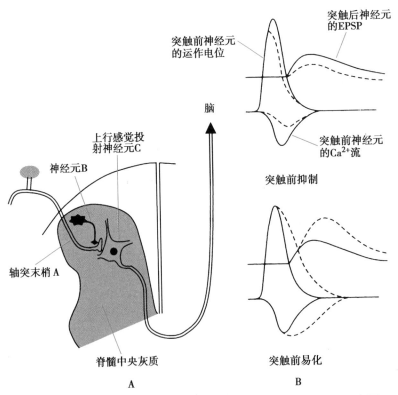

图 10-17　**突触前抑制和突触前易化的神经元联系方式及机制示意图**
A. 神经元联系方式；B. 机制解释。
虚线表示发生突触前抑制和突触前易化时的情况。

性突触;后角内抑制性中间神经元(图中神经元 B)与末梢 A 形成突触,但与神经元 C 不形成突触。若末梢 A 单独兴奋,可在神经元 C 引起一定幅度的 EPSP;若神经元 B 单独兴奋,对神经元 C 无影响。而若神经元 B 先兴奋,紧接着末梢 A 再兴奋,则末梢 A 在神经元 C 引起的 EPSP 幅度变小,即末梢 A 对神经元 C 的兴奋作用被神经元 B 的预先兴奋所抑制。对于末梢 A 和神经元 C 之间的兴奋性突触传递而言,神经元 B 的这种抑制作用发生于该突触前,所以称为突触前抑制(presynaptic inhibition)。目前认为这种经典的突触前抑制有三种可能的机制:①神经元 B 兴奋时,释放 GABA 作用于末梢 A 上的 $GABA_A$ 受体,引起末梢 A 的 Cl^- 电导增加。由于末梢 A 的轴浆内 Cl^- 浓度较高,Cl^- 的理论平衡电位高于末梢 A 的静息电位(即绝对值较小),因而 Cl^- 在电化学驱动力作用下外流,膜发生去极化,使传到末梢 A 的动作电位幅度变小,时程缩短,进入末梢 A 的 Ca^{2+} 减少,递质释放量减少。②在某些轴突末梢(也如图中的末梢 A)上还存在 $GABA_B$ 受体或其他递质受体,它们的激活使膜对 K^+ 通透性增加,动作电位期间膜复极化加快,Ca^{2+} 内流减少。③在兴奋性末梢(也如图中的末梢 A),兴奋性递质通过激活其某些抑制性自身受体,使递质释放中多个步骤对 Ca^{2+} 的敏感性降低。

$GABA_A$ 受体作为 Cl^- 通道,一般认为其激活引起神经元(如大脑皮层神经元)超极化。而在前述突触前抑制中,GABA 作用于上述末梢 A 上的 $GABA_A$ 受体时却引起去极化。这是因为体内众多细胞,如感觉神经元、交感神经节细胞、内皮细胞、白细胞、平滑肌和心肌细胞等,都表达可对 Cl^- 进行继发主动转运的转运体,如 Na^+-K^+-$2Cl^-$ 同向转运体、Cl^--HCO_3^- 交换体,它们可利用胞外高浓度 Na^+ 或 HCO_3^- 的驱动向胞内转运 Cl^-,使细胞内 Cl^- 浓度较一般细胞高,其理论平衡电位(E_{Cl})绝对值小于细胞实际静息电位(E_m)。在这些细胞,静息时比 E_{Cl} 更负的 E_m 使胞内 Cl^- 受到一个向外的电化学驱动力。一旦氯通道开放,将因 Cl^- 外流(内向电流)而发生膜的去极化。

3. 突触前易化 经典的突触前易化(presynaptic facilitation)与经典的突触前抑制具有相同的结构基础。如图 10-17 所示,如果神经元 B 预先兴奋使到达末梢 A 的动作电位时程延长,则钙通道开放的时间延长,进入末梢 A 的 Ca^{2+} 量增多,末梢 A 释放递质就增多,最终使神经元 C 的 EPSP 增大,即产生突触前易化。末梢 A 动作电位时程延长的机制可能是神经元 B 轴突末梢释放某种递质(如5-羟色胺),使末梢 A 内 cAMP 水平升高,钾通道发生磷酸化而关闭,导致动作电位的复极化过程延缓。突触可塑性中敏感化的机制就是经典的突触前易化。

经典的突触前易化或抑制以突触后神经元 EPSP 的幅度为衡量指标,因而其所谓的抑制是相对的。近年来,突触前易化或抑制的定义范畴有所扩大。不论兴奋性还是抑制性突触,凡是由于突触前变化,如参与兴奋的突触前末梢数目、单个突触前末梢的兴奋频率和每次兴奋释放的递质量增加等,其所引起的突触效能增强均归为突触前易化,反之则称为突触前抑制。

4. 突触后易化 突触后易化(postsynaptic facilitation)即 EPSP 的总和,参与总和的 EPSP 相互间使对方更容易达到神经元的阈电位。

(王继江)

第二节 | 神经系统的感觉分析功能

一、中枢对躯体感觉的分析

(一)躯体感觉的传导通路

在躯体感觉的传入通路上一般有三级接替神经元。初级感觉神经元的胞体位于后根神经节或脑神经的神经节中。其周围突的末梢要么本身即是感受器,要么与感觉器官的感受细胞相连;中枢突进入脊髓和脑干后发出两类分支:一类在脊髓或脑干中直接或间接(通过中间神经元)与运动(传出)神经元相连,构成反射弧完成各种反射;另一类经多级神经元接替后,向大脑皮层投射构成感觉传入通路,从而在皮层产生各种不同感觉。

1. **丘脑前的传入系统**　躯体深感觉(即本体感觉)和精细触-压觉的传入纤维进入脊髓后,沿后索的薄束和楔束上行至延髓薄束核和楔束核更换神经元(简称换元),第二级神经元发出纤维交叉至对侧组成内侧丘系,继续上行投射到丘脑的后外侧腹核并在此处更换第三级神经元,形成后索-内侧丘系传入系统(图 10-18A)。浅感觉的传入纤维进入脊髓后在中央灰质后角换元,第二级神经元发出纤维经白质前连合交叉至对侧,在脊髓前外侧部上行,形成前外侧索传入系统。其中,传导痛觉和温度觉的纤维走行于外侧并形成脊髓丘脑侧束;传导粗略触-压觉的纤维走行于腹侧并形成脊髓丘脑前束。小部分传导粗略触-压觉的纤维不交叉并在同侧脊髓丘脑前束上行。前外侧索传入系统中大部分纤维终止于丘脑的特异感觉接替核,少部分纤维投射到丘脑中线区和髓板内的非特异投射核。

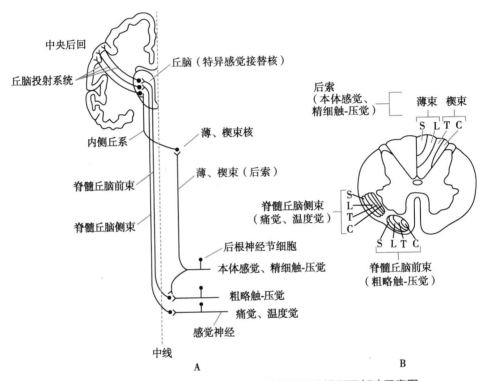

图 10-18　躯体感觉传导通路(A)和感觉通路的横断面(B)示意图
S,骶;L,腰;T,胸;C,颈。

由于传导痛觉、温度觉和粗略触-压觉的纤维先交叉后上行,而传导本体感觉和精细触-压觉的纤维则先上行后交叉,所以在一侧脊髓发生横断损伤的情况下,损伤平面以下同侧发生本体感觉和精细触-压觉障碍,而对侧则发生痛觉、温度觉和粗略触-压觉障碍。脊髓空洞症患者如果仅中央管前交叉的感觉传导纤维受到较局限的损害,可出现病变节段以下双侧皮节的痛觉和温度觉障碍,而粗略触-压觉基本正常的表现,即痛觉、温度觉和粗略触-压觉障碍分离的现象。这是因为痛觉、温度觉传入纤维进入脊髓后,在进入水平的上下 1~2 个节段内即全部换元并经前连合交叉到对侧;而粗略触-压觉传入纤维进入脊髓后可分成上行和下行纤维,其换元可发生在多个节段范围,故中央管前交叉纤维在局限节段内的空洞病变不致影响粗略触-压觉。

此外,上述两个传入系统内的上行纤维都有一定的空间分布。来自骶、腰、胸、颈区域的轴突在前外侧索依次由外到内加入;而在后索则依次由内到外加入(图 10-18B)。因此,如果肿瘤从脊髓外压迫和侵蚀脊髓丘脑束,首先波及的是来自骶、腰部的纤维,病变早期可出现骶部或腰部痛觉和温度觉的缺失;如果在高位脊髓中央发生肿瘤,则首先发生颈部或胸部的浅感觉缺失。

头面部浅感觉的第一级神经元位于三叉神经节内。感觉纤维进入中枢后,触-压觉通路的纤维在脑桥三叉神经主核换元,而痛觉和温度觉通路的纤维在三叉神经脊束核换元。由这些核团发出的纤维大部分交叉到对侧并沿三叉丘系上行至丘脑后内侧腹核换元,最终投射到大脑皮层中央后回的下部。头面部深感觉也由三叉神经传导,其第一级神经元可能位于三叉神经中脑核,但其上行途径仍不太清楚。

2. 丘脑的核团　丘脑是各种感觉(嗅觉除外)传入的重要中继站,并且能对感觉传入信息进行初步的分析和整合。丘脑的核团或细胞群可分为以下三大类。

（1）特异感觉接替核:它们接受第二级感觉神经元的投射纤维,换元后投射到大脑皮层感觉区。在这类核团中,丘脑后腹核是躯体感觉的中继站,其中的第三级感觉神经元纤维投射到皮层躯体感觉区。来自躯体不同部位的纤维在后腹核内换元,其空间分布有一定的规律:后外侧腹核接受来自躯干四肢的传入纤维,来自足部的纤维在后外侧腹核的最外侧部换元,来自上肢的纤维在后外侧腹核的内侧部换元;后内侧腹核接受来自头面部的传入纤维。此外,内侧膝状体和外侧膝状体也归入此类核团,它们分别是听觉和视觉传导通路的换元站,发出的纤维分别投射到听皮层和视皮层。

（2）联络核:它们接受来自特异感觉接替核和其他皮层下中枢的纤维,换元后投射到大脑皮层的特定区域。联络核的功能主要是协调各种感觉在丘脑和大脑皮层之间的联系。如丘脑前核接受来自下丘脑乳头体的传入纤维,其传出纤维投射到大脑皮层扣带回,参与内脏活动的调节;丘脑外侧核主要接受来自小脑、苍白球和后腹核的传入纤维,其传出纤维投射到大脑皮层运动区,参与运动调节;丘脑枕核接受内、外侧膝状体的传入纤维,其传出纤维投射到皮层顶叶、枕叶和颞叶联络区,参与各种感觉的联系功能。丘脑腹后核接受内侧丘系、三叉丘系、脊髓丘脑束和内脏传入的纤维。其中丘脑腹后外侧核接受内侧丘系和脊丘系纤维,并向皮层躯体感觉区投射;腹后内侧核接受三叉丘系纤维,并向皮层头面部感觉区投射。此外,丘脑还有些细胞群发出纤维投射到下丘脑、皮层前额叶和眶区或顶叶后部联络区。

（3）非特异投射核:主要包括髓板内的中央中核、束旁核、中央外侧核等。这些核团内的细胞通过多次换元接替后弥散地投射到整个大脑皮层,具有维持和改变大脑皮层兴奋状态的作用。

3. 感觉投射系统　根据丘脑各部分向大脑皮层投射特征的不同,可将感觉投射系统分为以下两类。

（1）特异性投射系统(specific projection system):是指丘脑特异感觉接替核和联络核及其投射至大脑皮层的神经通路。来自躯体各部位和各种类型的感觉传入以点对点的方式投向大脑皮层的特定区域。投射纤维主要终止于皮层的第Ⅳ层,引起特定感觉。另外,这些投射纤维还通过若干中间神经元接替,与运动区或感觉运动皮层内的大锥体细胞构成突触联系,从而激发大脑皮层发出传出冲动。联络核也与大脑皮层有特定的投射关系,因此也归入该系统。

（2）非特异性投射系统(non-specific projection system):是指丘脑非特异投射核及其投射至大脑皮层的神经通路。该系统弥散性投射到大脑皮层的广泛区域,并且在投射途中多次换元,因而与皮层不具有点对点的投射关系。另外,该系统接受由感觉传导通路第二级神经元经过脑干网状结构多次换元后的纤维传入。由于该系统没有专一的感觉传导功能,因而不能引起特定的感觉,其功能在于维持和改变大脑皮层兴奋状态,也是特异性投射系统产生特定感觉的基础。

（二）躯体感觉的皮层代表区及感觉信息处理

躯体感觉信息投射到大脑皮层的代表区主要包括体表感觉区和本体感觉区。

1. 体表感觉代表区及感觉信息处理　人的体表感觉代表区主要包括以下两个部分。

（1）第一感觉区:位于中央后回,相当于布罗德曼(Brodmann)分区的3-1-2区。其感觉投射有以下特点:①躯干和四肢部分的感觉为交叉性投射,即躯体一侧的传入冲动向对侧皮层投射,但头面部感觉的投射则为双侧性。②体表感觉皮层投射区域的大小主要取决于其感觉分辨的精细程度(而非躯体感受区域的面积),分辨越精细的部位,代表区越大,如拇指、示指和嘴唇的代表区;相反,躯干的代表区却很小。③体表不同区域在中央后回的投射区域具有一定的分野,且总体安排是倒置的。即下肢上段在顶部,膝以下在半球内侧面,上肢在中部,而头面部在底部。但在头面部的代表区内部,其排列却是正立的。

在大脑皮层,负责处理相同或相似功能的神经元一般呈纵向柱状排列,相互间通过密切的突触联系形成一个功能处理单位,构成皮层柱(cortical column)。在感觉皮层,接受同一感受野内同一类感觉刺激的细胞所形成的皮层柱称为感觉柱(sensory column),柱内的神经元处理相应感受野的感觉传入信息并产生感觉,同时产生传出信息并向相关的运动皮层投射,从而构成感觉皮层内一个最基本的传入-传出信息整合处理的功能单位。相邻感觉柱形成兴奋和抑制镶嵌模式,即一个感觉柱兴奋时,其相邻感觉柱则受抑制。感觉柱内细胞的这种结构和功能的组织形式也同样存在于其他感觉区和运动区中。

感觉皮层具有可塑性,表现为感觉区神经元之间的联系可发生较快的改变。若截去猴的一个手指,则它在皮层的感觉区将被其邻近手指的代表区所占据。反过来,若切除皮层上某手指的代表区,则该手指的感觉投射将移向被切除的代表区的周围皮层。如果训练猴的手指,使之具有良好的辨别振动的感觉,则该手指的皮层代表区将扩大。人类的感觉皮层也有类似的可塑性改变。例如,盲人在接受触觉和听觉刺激时,其视皮层的代谢活动也会增加,提示视皮层的功能已发生部分转变,即参与处理触觉和听觉信息。而聋哑人对刺激视皮层周边区域的反应比正常人更为迅速而准确。皮层的可塑性表明大脑具有较好的适应能力。

(2)第二感觉区:位于大脑外侧沟的上壁,由中央后回底部延伸至脑岛的区域,面积远小于第一感觉区。头部在第二感觉区的代表区位于和中央后回底部相连的区域,足部的代表区则位于外侧沟上壁的最深处。第二感觉区还接受痛觉传入的投射。

温度觉和触-压觉是体表感觉的重要类型。温度觉传入信息经丘脑接替后投射到中央后回形成温度觉。同时,温度觉投射纤维还可以投射到岛叶皮层。

触-压觉传入信息经丘脑接替后主要投射到第一感觉区形成触-压觉。如前文所述,精细触-压觉和粗略触-压觉的传入冲动分别在后索-内侧丘系和前外侧索传入系统两条通路中上行。因此,中枢损伤时,除非损伤范围非常广泛,触-压觉通常不会完全消失。经后索-内侧丘系传导的精细触-压觉与刺激的具体定位、空间和时间的形式等有关。该通路损伤时,振动觉和肌肉本体感觉功能减退,触觉阈升高,感受野面积减小,触-压觉定位也受损。经脊髓丘脑束(位于前外侧索传入系统中)传导的粗略触-压觉仅有粗略定位的功能。该通路受损时,也会有触觉阈升高和感受野面积减小的表现,但触-压觉的缺损较轻微,触-压觉定位仍正常。

2. **本体感觉的皮层代表区及感觉信息处理**　皮层的本体感觉代表区就是运动区,在人脑位于中央前回(4区)。在猫、兔等较低等的哺乳动物,体表感觉区与运动区基本重合在一起,称为感觉运动区(sensorimotor area)。

躯体空间位置和运动状态的传入信息经脊髓后索上行,一部分经内侧丘系和丘脑的特异性投射系统投射到皮层运动区形成本体感觉,还有相当一部分进入小脑,故后索病变时会由于向小脑的传导受阻而产生感觉性运动共济失调。运动区与小脑和基底神经节之间还存在相互联系的环路,可能与随意运动指令的形成和协调有关。

3. **躯体痛觉的信息处理**　躯体痛觉的传入信息除了向第一和第二感觉区投射外,许多痛觉纤维经非特异性投射系统投射到大脑皮层的广泛区域。另外,痛觉的感觉分析发生于感觉通路在不同中枢水平的各个环节。在感觉传入通路中,后根进入后索的上行纤维有侧支进入后角,这些侧支可通过其与后角内的抑制性胶状质细胞形成突触联系来调节皮肤的痛觉传入冲动。

二、中枢对内脏感觉的分析

(一) 内脏感觉的传导通路

内脏感觉的传入神经与内脏运动神经(即自主神经,包括交感神经和副交感神经)一同走行。与交感神经一同走行的内脏传入神经的胞体主要位于脊髓第7胸段~第2腰段后根神经节;与骶部副交感神经一同走行的内脏传入神经的胞体主要位于第 2~4 骶段后根神经节。内脏感觉的传入纤维进入脊髓后,主要沿躯体感觉的同一通路,即脊髓丘脑束和感觉投射系统上行到达大脑皮层。脑神经内的内脏感觉神经元胞体主要位于第Ⅶ、Ⅸ、Ⅹ对脑神经(也可能包括第Ⅴ对脑神经)的感觉神经节内,其中枢突均投射到延髓孤束核,换元后的神经元轴突大部分跨越中线加入内侧丘系,伴随躯体感觉纤维上行,终止于丘脑的特异感觉接替核;少部分纤维投射到脑干网状结构,终止于丘脑的非特异投射核。最终,这些纤维都经过感觉投射系统到达大脑皮层内脏感觉代表区(图 10-19)。

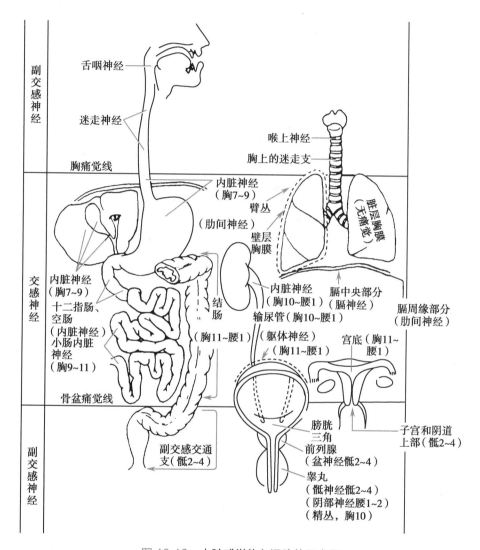

图 10-19　内脏感觉传入通路的示意图

位于胸痛觉线和骨盆痛觉线之间的器官,其痛觉通过与交感神经纤维一同走行的内脏感觉神经传入;在胸痛觉线以上和骨盆痛觉线以下的器官,其痛觉通过与副交感神经纤维一同走行的内脏感觉神经传入。

(二)内脏感觉代表区及内脏痛觉信息处理

内脏的感觉主要是痛觉。与躯体痛一样,内脏痛的感觉分析发生在各个中枢水平。内脏感觉在大脑皮层并没有专一代表区,而是混杂在体表第一感觉区中。在人脑,第二感觉区、补充运动区以及边缘系统皮层也接受内脏感觉的投射并与内脏感觉有关。内脏感觉的皮层代表区部分与躯体代表区重叠。

(邢国刚)

第三节 | 神经系统对躯体运动的调控

运动是人和动物维系生命最基本的功能活动之一,随着人和动物的进化,运动功能不断得到发展和完善,人类能完成许多高难度、复杂和精巧的运动,如钢琴家的弹奏、体操运动员的空翻转体、艺术家的精致雕刻等,这些运动都需要神经系统对肢体和躯干各肌群进行精巧的调控来实现,一旦骨骼肌失去神经系统的调控,就会出现相应的运动障碍。

一、运动的中枢调控概述

(一) 运动的分类

运动可以分为反射运动、随意运动和节律性运动三类。它们的区别在于运动的复杂程度和受意识控制程度的不同。

1. **反射运动** 反射运动(reflex movement)是最简单、最基本的运动形式,一般由特定的感觉刺激引起,并有固定的运动轨迹,故又称定型运动,如叩击股四头肌肌腱引起的膝反射和食物刺激口腔引起的吞咽反射等。反射运动一般不受意识控制,其运动强度与刺激大小有关,参与反射回路的神经元数量较少,因而所需时间较短。

2. **随意运动** 随意运动(voluntary movement)较为复杂,是指在大脑皮层控制下,为达到某一目的而有意识进行的运动,其运动的方向、轨迹、速度和时程都可随意选择和改变。一些复杂的随意运动须经学习并反复练习不断完善后才能熟练掌握,如一些技巧性运动。

3. **节律运动** 节律运动(rhythmic movement)是介于随意运动和反射运动之间并具有这两类运动特点的一种运动形式,如呼吸、咀嚼和行走。这类运动可随意地开始和停止,运动一旦开始便不需要有意识的参与而自动地重复进行,但在进行过程中能被感觉信息调制。

(二) 运动调控中枢的基本结构和功能

人的中枢运动调控系统由三级水平的神经结构组成。大脑皮层联络区、基底神经节和皮层小脑居于最高水平,负责运动的总体策划;运动皮层和脊髓小脑居于中间水平,负责运动的协调、组织和实施;而脑干和脊髓则处于最低水平,负责运动的执行。三个水平对运动的调控作用不同,它们之间首先是从高级到低级的关系,控制反射运动的脊髓接受高位中枢的下行控制,高位中枢发出的运动指令又需要低位中枢的活动实现。此外,三个水平又是平行地组织在一起的,如大脑皮层运动区可直接也可间接通过脑干控制脊髓运动神经元和中间神经元。这种纵行和平行联系,使中枢对运动的控制更为灵活多样,并且对神经系统受损后的恢复和代偿具有重要意义。

一般认为,随意运动的策划起自皮层联络区,并且,信息需要在大脑皮层与皮层下的两个重要运动脑区(基底神经节和皮层小脑)之间不断进行交流,然后策划好的运动指令被传送到皮层运动区,即中央前回和运动前区,并由此发出运动指令,再经运动传出通路到达脊髓和脑干运动神经元,最终到达它们所支配的骨骼肌而产生运动。在此过程中,运动调控中枢各级水平都需要不断接受感觉信息的传入,用以调整运动中枢的活动。在运动发起前,运动调控中枢在策划运动以及在一些精巧动作学习过程中编制程序时都需要感觉信息,基底神经节和皮层小脑在此过程中发挥重要作用;在运动过程中中枢又需要根据感觉反馈信息及时纠正运动的偏差,使执行中的运动不偏离预定的轨迹,脊髓小脑利用它与脊髓和脑干以及与大脑皮层之间的纤维联系,将来自肌肉、关节等处的感觉信息与皮层运动区发出的运动指令反复进行比较,找出之间的差异,以修正皮层运动区的活动;在脊髓和脑干,感觉信息可引起反射,调整运动前和运动中的身体姿势,以配合运动的发起和执行(图10-20)。

此外,运动的正常进行须有姿势作为基础,两者的功能互相联系和影响,因此,神经系统对躯体运动的调控无疑包含对姿势的调节。

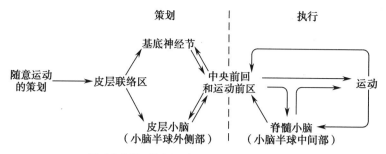

图 10-20　随意运动的产生和调控示意图

二、脊髓对躯体运动的调控作用

(一) 脊休克

脊髓是许多躯体运动反射的初级中枢,其反射活动受高位中枢的控制。为了研究脊髓本身的功能,同时又要保持动物的呼吸功能,常在第 5 颈髓水平以下切断脊髓,这种脊髓与高位中枢离断的动物称为脊髓动物(spinal animal),简称脊动物。动物的脊髓与高位中枢离断后,暂时丧失了反射活动能力而进入无反应状态,这种现象称为脊髓休克(spinal shock),简称脊休克。脊休克发生时,断面以下的所有反射暂时消失,表现为骨骼肌的紧张性降低甚至消失,血管舒张,血压降低,发汗反射以及排尿、排便反射消失。脊休克之后,一些基本中枢在脊髓的反射活动逐渐恢复。恢复过程中,简单、原始的反射先恢复,如屈肌反射、腱反射等;较复杂的反射后恢复,如对侧伸肌反射、搔爬反射等。随后,血压也逐渐恢复到一定水平,排尿和排便反射也有所恢复。脊休克的产生与恢复,说明脊髓具有完成某些简单反射的能力,但这些反射平时受高位中枢的控制而不易表现出来,如脊休克恢复后,通常是伸肌反射减弱而屈肌反射增强,说明高位中枢平时具有易化伸肌反射和抑制屈肌反射的作用。

(二) 脊髓前角运动神经元与运动单位

1. 脊髓运动神经元　脊髓灰质前角中存在支配骨骼肌运动的 α、γ 和 β 三类运动神经元。

α 运动神经元有三种传入来源。第一种传入来源于背根神经节细胞,其外周突通过感受装置肌梭提供关于肌肉长度的反馈信息;第二种传入来源于运动皮层和脑干的上运动神经元,此种传入对发起和控制随意运动是很重要的;第三种传入来源于脊髓的中间神经元,此类传入对 α 运动神经元可以起兴奋作用,也可以起抑制作用。α 运动神经元在接受信息传入后,最终发出一定形式和频率的冲动到达所支配的骨骼肌的梭外肌纤维,因此,α 运动神经元是躯体运动反射的最后公路(final common path)。会聚到 α 运动神经元的各种信息经整合后,具有引发随意运动、调节姿势和协调不同肌群活动等方面的作用,使躯体运动能得以平稳和精确地进行。

γ 运动神经元的胞体较 α 运动神经元小,散在分布于 α 运动神经元之间,γ 运动神经元只接受来自大脑皮层和脑干等高位中枢的下行调控,它发出的纤维支配骨骼肌的梭内肌纤维。γ 运动神经元的兴奋性较 α 运动神经元高,常以较高频率持续放电,其作用是调节肌梭对牵拉刺激的敏感性。β 运动神经元发出的纤维对梭内肌和梭外肌纤维都有支配作用,但其功能尚不十分清楚。

2. 运动单位　由一个 α 运动神经元及其所支配的全部肌纤维所组成的功能单位称为运动单位(motor unit)。运动单位的大小相差很大,取决于 α 运动神经元轴突末梢分支的多少。有的运动单位较大,如一个支配三角肌的运动神经元,可支配多达 2 000 根肌纤维,当它兴奋时,可使许多肌纤维同时发生收缩,从而产生很大的肌张力;有的运动单位则较小,如一个支配眼外肌的运动神经元,仅支配 6～12 根肌纤维,有利于肌肉的精巧运动。由于一个运动单位的肌纤维与其他运动单位的肌纤维交叉分布,因此,即使只有少数运动神经元兴奋,肌肉收缩所产生的张力也是均匀的。

(三) 脊髓对姿势反射的调节

姿势(posture)是指身体各部分之间以及身体与空间的相对位置。中枢神经系统通过反射改变骨骼肌的肌紧张或产生相应的动作,以保持或改变身体的姿势避免发生倾倒,称为姿势反射(postural reflex)。如人站立时,对姿势的正确调控能对抗地球重力场的引力,将身体重心保持在两足支撑面范围内而不至于倾倒;运动时,通过姿势反射能对抗由于运动引起的不平衡以防跌倒。对侧伸肌反射、牵张反射和节间反射是可在脊髓水平完成的姿势反射。

1. 对侧伸肌反射 当脊动物一侧肢体的皮肤受到伤害性刺激时,可反射性引起受刺激侧肢体关节的屈肌收缩而伸肌舒张,使肢体屈曲,这一反射称为屈肌反射(flexor reflex)。屈肌反射具有躲避伤害的保护意义,但不属于姿势反射。在此反射中,肢体屈曲程度与刺激强度有关。当较弱的刺激作用于足底时,只引起踝关节屈曲,随着刺激强度的增强,膝关节和髋关节也可发生屈曲。如果刺激强度进一步加大,除引起同侧肢体屈曲外,还可引起对侧肢体的伸展,称为对侧伸肌反射(crossed-extensor reflex)。对侧伸肌反射是一种姿势反射,在保持身体平衡中具有重要意义。

2. 牵张反射 牵张反射(stretch reflex)是指有完整神经支配的骨骼肌在受外力牵拉伸长时引起的被牵拉的同一肌肉发生收缩的反射。

(1)牵张反射的感受器:牵张反射的感受器是肌梭(muscle spindle)。肌梭位于一般肌纤维之间,呈梭状,长4～10mm,其外层是一结缔组织囊。囊内含有6～12根肌纤维,称为梭内肌纤维(intrafusal fiber)。囊外肌纤维称为梭外肌纤维(extrafusal fiber)。肌梭与梭外肌纤维平行排列,两者呈并联关系,因此,当肌纤维受到牵拉刺激时,肌梭也能感受到牵拉刺激或肌肉长度的变化。梭内肌纤维由位于两端的收缩成分和位于中间的感受装置(非收缩成分)所构成,两者呈串联关系。肌梭的传入神经纤维有I_a和II类纤维,两类纤维都终止于α运动神经元。γ运动神经元的传出纤维支配梭内肌纤维的收缩成分。

当肌肉受外力牵拉而使肌梭感受装置被拉长时,引起I_a类纤维传入冲动增加,肌梭的传入冲动增加可引起支配同一肌肉的α运动神经元兴奋,使梭外肌收缩,从而形成一次牵张反射。与肌肉受牵拉伸长的情况相反,当α运动神经元兴奋,使梭外肌纤维缩短时,由于肌梭与梭外肌纤维呈并联关系,因而肌梭也缩短,肌梭感受装置所受到的牵拉刺激减少,I_a类传入纤维放电减少或消失(图10-21)。可见,肌梭是一种长度感受器,是中枢神经系统了解肢体或体段相关位置的结构。当γ传出纤维受刺激,使肌梭两端的收缩成分收缩时,其收缩强度虽不足以引起整块肌肉缩短,但可牵拉肌梭感受装置,引起I_a类传入纤维放电增加。在整体情况下,即使α运动神经元无放电,肌肉不活动时,有些γ运动神经元仍持续放电。α和γ运动神经元往往在高位中枢的控制下同时被激活,这种现象称为α-γ共同

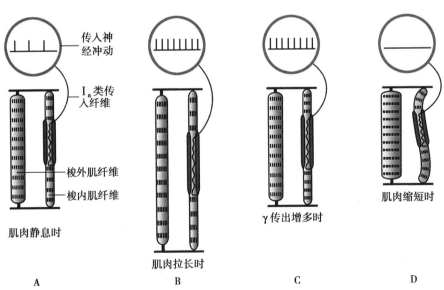

图 10-21　**肌梭在不同长度状态下传入神经纤维放电改变的示意图**
A. 静息时,肌梭长度和I_a类传入纤维放电处于一定水平;B. 当肌肉受牵拉而伸长时,I_a类传入纤维放电频率增加;C. 肌梭长度不变而γ传出增多时,I_a类传入纤维放电频率增加;D. 当梭外肌收缩而肌梭松弛时,I_a类传入纤维放电频率减少或消失。

激活,这样,即使在α运动神经元兴奋引起梭外肌收缩时,由于γ运动神经元的活动引起梭内肌的收缩,仍可使肌梭的传入冲动维持在一定水平,防止了当梭外肌收缩时肌梭因受牵拉刺激减少而停止放电,所以γ神经元的作用是调节肌梭对牵拉刺激的敏感性。肌梭的 I_a 和Ⅱ类纤维的传入冲动进入脊髓后,除产生牵张反射外,还通过侧支和中间神经元接替上传到小脑和大脑皮层感觉区。Ⅱ类纤维的功能可能与本体感觉的传入有关。

（2）牵张反射的类型:牵张反射包括腱反射和肌紧张两种类型。

1）腱反射:腱反射(tendon reflex)是指快速牵拉肌腱时发生的牵张反射,如叩击股四头肌肌腱引起股四头肌收缩的膝反射、叩击跟腱引起小腿腓肠肌收缩的跟腱反射等。腱反射的效应器主要是收缩较快的快肌纤维,它们产生一次近乎同步的收缩,表现出明显的动作。完成一次腱反射的时间很短,据测算兴奋通过中枢的传播时间仅约 0.7ms,只够一次突触传递所需的时间,可见腱反射是单突触反射。

2）肌紧张:肌紧张(muscle tonus)是指缓慢持续牵拉肌腱时发生的牵张反射,表现为受牵拉的肌肉处于持续、轻度的收缩状态,但不表现为明显的动作。例如,人在直立体位时,支持体重的关节由于重力影响而趋向于弯曲,从而使伸肌的肌梭受到持续的牵拉,引起被牵拉的肌肉收缩,使背部的竖脊肌、颈部以及下肢的伸肌群肌紧张加强,以对抗关节的屈曲,保持抬头、挺胸、伸腰、直腿的直立姿势。因此,肌紧张是维持身体姿势最基本的反射活动,也是随意运动的基础。肌紧张的效应器主要是收缩较慢的慢肌纤维。肌紧张常表现为同一肌肉的不同运动单位交替进行收缩,故能持久进行而不易疲劳。肌紧张中枢的突触接替不止一个,所以是一种多突触反射。

伸肌和屈肌都有牵张反射。人类的牵张反射主要发生在伸肌,因为伸肌是人类的抗重力肌。临床上常通过检查腱反射和肌紧张(肌张力)来了解神经系统的功能状态。腱反射和肌紧张减弱或消失提示反射弧损害或中断;而腱反射和肌紧张亢进则提示高位中枢有病变,因为牵张反射受高位中枢的调控。

（3）腱器官及反牵张反射:如前述,肌梭是一种感受肌肉长度的感受器,其传入冲动对同一肌肉的α运动神经元起兴奋作用。除肌梭外,骨骼肌中还有一种能感受肌肉张力的感受器,称为腱器官(tendon organ)。它分布于肌腱胶原纤维之间,与梭外肌纤维呈串联关系,传入神经为 I_b 类纤维, I_b 类传入纤维进入脊髓后与脊髓的抑制性中间神经元形成突触联系,进而对支配同一肌肉的α运动神经元起抑制作用。当肌肉受外力牵拉而被拉长时,首先兴奋肌梭感受器引发牵张反射,使被牵拉的肌肉收缩以对抗牵拉。当牵拉力量加大时,腱器官可因受牵拉张力的增加而兴奋,其反射效应是抑制牵张反射。这种由腱器官兴奋引起的牵张反射抑制,称为反牵张反射(inverse stretch reflex)。反牵张反射可防止牵张反射过强而拉伤肌肉,因此具有保护意义。

3. 节间反射 脊动物在反射恢复的后期可出现较复杂的节间反射。由于脊髓相邻节段的神经元之间存在突触联系,故在与高位中枢失去联系后,脊髓依靠上下节段的协同活动也能完成一定的反射活动,这种反射称为节间反射(intersegmental reflex)。搔爬反射(scratching reflex)就是节间反射的一种表现。搔爬反射通常由皮肤瘙痒或其他刺激引起,如蚤在动物腰背部皮肤爬行可引起动物后爪的搔痒动作。

三、脑干对肌紧张和姿势的调控

在运动调控系统中,脑干在功能上起"上下沟通"的作用。脑干内存在抑制和加强肌紧张的区域,在肌紧张调节中起重要作用,而肌紧张是维持姿势的基础。脑干通过对肌紧张的调节可完成复杂的姿势反射,如状态反射、翻正反射等。

（一）脑干对肌紧张的调控

1. 脑干网状结构抑制区和易化区 电刺激脑干网状结构的不同区域,可观察到网状结构中存在抑制或加强肌紧张和肌运动的区域,分别称为抑制区(inhibitory area)和易化区(facilitatory area)。抑制区较小,位于延髓网状结构的腹内侧部分;易化区较大,分布于脑干中央区域,包括延髓网状结构的背外侧部分、脑桥的被盖、中脑的中央灰质及被盖,也包括脑干以外的下丘脑和丘脑中线核群等部位(图 10-22)。与抑制区相比,易化区的活动较强,在肌紧张的平衡调节中略占优势。脑干以外的其他结构中也存在调节肌紧张的区域或核团,如刺激大脑皮层运动区、纹状体、小脑前叶蚓部等部位,可引起肌紧张减弱;而刺激前庭核、小脑前叶两侧部和后叶中间部等部位,可使肌紧张增强。这些区域或核团与脑干网状结构抑制区和易化区具有结构和功能上的联系,它们对肌紧张的调节可通过影响脑干网状结构抑制区和易化区活动来完成。

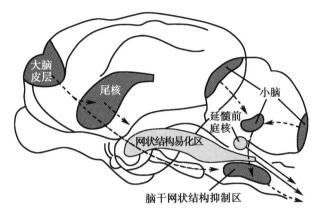

图 10-22　猫脑内与肌紧张调节有关的脑区及其下行路径示意图
图中深灰色区域为抑制区,浅灰色区域为易化区;图中虚线箭头表示下行抑制作用路径,实线箭头表示下行易化作用路径。

2. 去大脑僵直　易化区和抑制区对肌紧张的影响可用去大脑僵直现象加以说明。去大脑僵直现象是由英国神经生理学家、诺贝尔奖得主谢灵顿(Sherrington)于 1898 年首先描述和研究的。

(1)去大脑僵直现象:在麻醉动物中脑上、下丘之间切断脑干,肌紧张出现明显亢进,表现为四肢伸直,坚硬如柱,头尾昂起,脊柱挺硬,呈角弓反张状态,这一现象称为去大脑僵直(decerebrate rigidity)(图 10-23)。

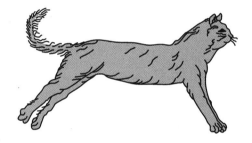

图 10-23　猫去大脑僵直示意图

(2)去大脑僵直的发生机制:去大脑僵直是抗重力肌(伸肌)紧张增强的表现。局部肌内注射麻醉剂或切断相应的脊髓后根以消除肌梭的传入冲动,伸肌紧张性增强的现象便消失。说明去大脑僵直是在脊髓牵张反射的基础上发展起来的,是一种过强的牵张反射。去大脑僵直的发生是在中脑水平切断脑干后中断了大脑皮层、纹状体等部位与脑干网状结构之间的功能联系,造成抑制区和易化区之间的活动失衡,使抑制区的活动减弱,易化区的活动明显占优势的结果。

人类在某些疾病中也会出现类似去大脑僵直现象,例如蝶鞍上囊肿引起皮层与皮层下结构失去联系时,可出现明显的下肢伸肌僵直及上肢的半屈状态,称为去皮层僵直(decorticate rigidity)。因为人的正常体位是直立的,所以上肢的半屈状态也是抗重力肌紧张增强的表现。人类在中脑病变时可出现去大脑僵直现象,表现为头后仰,上、下肢均僵硬伸直,上臂内旋,手指屈曲(图 10-24)。患者出现去大脑僵直往往提示病变已严重侵犯脑干,是预后不良的信号。

(3)去大脑僵直的类型:根据去大脑僵直产生的机制,分为 γ 僵直和 α 僵直两种类型。

1)γ 僵直:高位中枢的下行作用首先加强脊髓 γ 运动神经元的活动,使肌梭的敏感性提高,肌梭传入冲动增多,转而使 α 运动神经元兴奋,导致肌紧张增强而出现僵直,这种僵直称为 γ 僵直(γ-rigidity)。实验证明,切断猫中脑上、下丘造成去大脑僵直后,若切断动物腰骶部后根消除肌梭传入

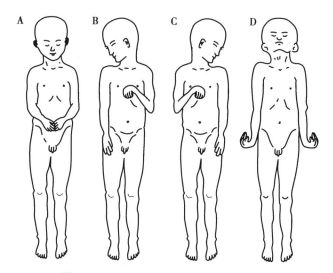

图 10-24 人类去皮层僵直及去大脑僵直

A、B、C 为去皮层僵直；A 为仰卧、头部姿势正常时，上肢半屈；B 和
C 为转动头部时的上肢姿势；D 为去大脑僵直，上、下肢均僵直。

冲动对中枢的作用，可使后肢僵直消失，说明经典的去大脑僵直属于 γ 僵直。γ 僵直主要通过网状脊髓束实现，因为当刺激完整动物的网状结构易化区时，肌梭传入冲动增加，由于肌梭传入冲动的增加可反映梭内肌纤维的收缩加强，因此当易化区活动增强时，下行冲动首先使 γ 运动神经元活动增强，进而引起 γ 僵直（图 10-25）。

2）α 僵直：高位中枢的下行作用也可直接或通过脊髓中间神经元间接使 α 运动神经元活动增强，引起肌紧张增强而出现僵直，这种僵直称为 α 僵直（α-rigidity）。在上述发生 γ 僵直的动物，切断后根消除相应节段僵直的基础上，若进一步切除小脑前叶蚓部，可使僵直再次出现，这种僵直就属于 α 僵直，因为此时后根已切断，γ 僵直已不可能发生。若进一步切断第Ⅷ对脑神经，以消除从内耳半规管和前庭传到前庭核的冲动，则上述 α 僵直消失，可见 α 僵直主要是通过前庭脊髓束实现的（图 10-25）。

（二）脑干对姿势的调控

脑干参与的姿势反射有状态反射、翻正反射等。

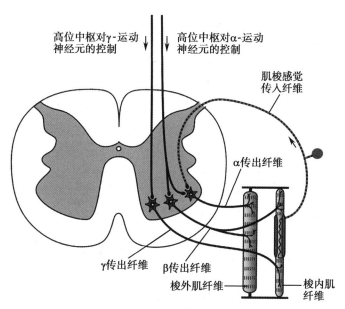

图 10-25 高位中枢对骨骼肌运动控制的模式图

四、基底神经节对躯体运动的调控

基底神经节（basal ganglia）是大脑皮层下的一组神经核团，包括尾状核（caudate nucleus）、壳核（putamen）和苍白球（globus pallidus）。尾状核和壳核又称为新纹状体。此外，中脑黑质（substantia nigra）和丘脑底核（subthalamic nucleus）在功能上与基底神经节密切相关，因而也被纳入基底神经节的范畴。在人和哺乳动物，基底神经节是皮层下与皮层构成神经回路的重要脑区之一，参与躯体运动的策划和运动程序的编制，基底神经节的功能异常将引起躯体运动障碍性疾病。

（一）基底神经节的纤维联系

1. 基底神经节与大脑皮层之间的神经回路　基底神经节的新纹状体接受来自大脑皮层广泛区域的兴奋性纤维投射，而其传出纤维从苍白球内侧部发出，经丘脑前腹核和外侧腹核接替后回到大脑皮层的运动前区和前额叶。在此神经回路中，从新纹状体到苍白球内侧部的投射有两条通路，即直接通路（direct pathway）和间接通路（indirect pathway）。前者是指新纹状体直接向苍白球内侧部的投射路径；后者则为新纹状体先后经过苍白球外侧部和丘脑底核中继后间接到达苍白球内侧部的投射路径（图 10-26）。大脑皮层对新纹状体的作用是兴奋性的，释放的递质是谷氨酸；而从新纹状体到苍白球内侧部以及从苍白球内侧部再到丘脑前腹核和外侧腹核的纤维投射都是抑制性的，递质均为 GABA。因此，当大脑皮层发放的神经冲动激活新纹状体-苍白球内侧部的直接通路时，苍白球内侧部的活动被抑制，使后者对丘脑前腹核和外侧腹核的抑制性作用减弱，丘脑的活动增加，这种现象称为去抑制（disinhibition）。丘脑-皮层的投射系统是兴奋性的，因此，直接通路的活动最终能易化大脑皮层发动运动。当兴奋新纹状体-苍白球外侧部-丘脑底核的间接通路时，苍白球外侧部的活动被抑制，使之对丘脑底核的抑制作用减弱，由丘脑底核到达苍白球内侧部的投射纤维则是兴奋性的，递质为谷氨酸，因此，间接通路的活动加强苍白球内侧部对丘脑-皮层投射系统的抑制，从而对大脑皮层发动运动产生抑制作用。正常情况下，两条通路相互拮抗，且保持以直接通路活动为主的平衡状态，一旦这两条通路中的某一环节或某种神经递质异常将引起相应的运动障碍。

动画

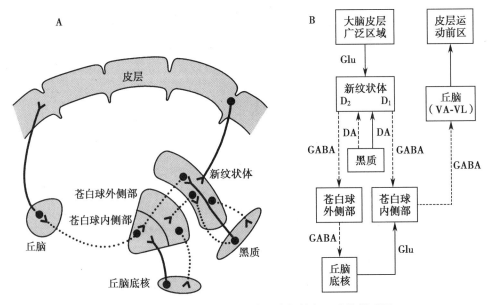

图 10-26　基底神经节与大脑皮层之间神经回路的模式图

A. 基底神经节与大脑皮层的神经回路；B. 直接通路和间接通路。

DA，多巴胺；GABA，γ-氨基丁酸；Glu，谷氨酸；实线投射和箭头表示兴奋性作用；虚线投射和箭头表示抑制性作用；图中未显示新纹状体内以 GABA 和乙酰胆碱为递质的中间神经元及其突触联系。

2. 黑质-纹状体投射系统　新纹状体内细胞密集,主要有投射神经元和中间神经元两类细胞。中型多棘神经元(medium spiny neuron,MSN)属于投射神经元,是新纹状体内主要的信息整合神经元,释放的递质主要是GABA。中型多棘神经元除接受大脑皮层发出的谷氨酸能纤维投射外,还接受来自中脑黑质致密部的多巴胺能纤维投射,构成黑质-纹状体投射系统;此外,也接受新纹状体内GABA能和胆碱能抑制性中间神经元的纤维投射。中型多棘神经元有两种类型,它们的细胞膜上分别有多巴胺D_1和D_2受体,D_1受体主要起兴奋性作用,D_2受体则主要起抑制性作用。表达D_1受体的神经元投射到苍白球内侧部,表达D_2受体的神经元投射至苍白球外侧部,从而分别影响新纹状体-苍白球内侧部之间的直接通路和间接通路。黑质-纹状体多巴胺能纤维末梢释放的多巴胺通过作用于D_1受体增强直接通路的活动,而通过作用于D_2受体则抑制所在神经元的活动从而抑制间接通路的作用。尽管两种受体介导的突触传递效应不同,但它们最终对大脑皮层产生的效应却是相同的,即都能使丘脑-皮层投射系统活动加强,从而易化大脑皮层的活动,有利于运动的产生。

(二) 基底神经节的功能

基底神经节是鸟类及更低等动物运动调节的高级中枢,而在哺乳类动物,由于大脑皮层的发育,基底神经节退居为皮层下的运动调节结构,但对运动调节仍起着重要作用。如记录清醒猴子的苍白球单个神经元的放电活动,可观察到当肢体进行随意运动时,神经元的放电频率发生明显的变化,并且其放电改变发生在运动开始之前;又如在刺激大脑皮层运动区的同时刺激纹状体,可迅速抑制电刺激皮层运动区引起的运动反应,其抑制效应在刺激停止后可持续一定时间。根据这些观察,结合人类基底神经节损害后的临床表现及其发生机制、药物治疗效应等,可以认为基底神经节可能参与运动的策划和程序编制,将一个抽象的策划转换为一个随意运动,也参与肌紧张的调节以及本体感受传入冲动信息的处理过程。此外,基底神经节还与自主神经的调节、感觉传入、心理行为和学习记忆等功能活动有关。

(三) 与基底神经节损伤有关的疾病

基底神经节病变可产生两类运动障碍性疾病,一类是肌紧张过强而运动过少,如帕金森病(Parkinson's disease)。另一类是肌紧张不全而运动过多,如亨廷顿病(Huntington's disease)。

1. 帕金森病　帕金森病是一种常见于中老年人的神经系统变性疾病,1817年首先由英国医生詹姆斯·帕金森(James Parkinson)描述了该病的症状而被命名为帕金森病,其主要表现为全身肌紧张增高,肌肉强直,随意运动减少,动作缓慢,面部表情呆板,常伴有静止性震颤(static tremor)。运动症状主要发生在动作的准备阶段,而动作一旦发起,则可继续进行。帕金森病的产生是由黑质多巴胺能神经元退行性变所致。由于多巴胺可通过D_1受体增强直接通路的活动,亦可通过D_2受体抑制间接通路的活动,所以该递质系统受损时,可引起直接通路活动减弱而间接通路活动增强,使皮层对运动的发动受到抑制,从而出现运动减少和动作缓慢的症状。临床上给予多巴胺的前体左旋多巴(L-dopa)能明显改善帕金森病患者的症状,应用M受体拮抗剂东莨菪碱或苯海索等也能改善帕金森病的症状。黑质-纹状体多巴胺递质系统的作用在于抑制纹状体内乙酰胆碱递质的作用,当黑质多巴胺能神经元受损后,对纹状体内胆碱能神经元的抑制作用减弱,导致乙酰胆碱递质系统功能亢进,进而影响新纹状体传出神经元的活动而引起一系列症状,因此,黑质多巴胺系统与纹状体乙酰胆碱系统之间的功能失衡可能是帕金森病发病的原因之一。深部脑刺激(deep brain stimulation,DBS)是手术治疗帕金森病的一种方式,它通过改善基底神经节核团的异常活动来发挥治疗作用。

2. 亨廷顿病　亨廷顿病也称亨廷顿舞蹈症(Huntington chorea),是一种以神经元变性为病理改变的遗传性疾病,1872年首先由乔治·亨廷顿(George Huntington)报道而得此名。其主要表现为不自主的上肢和头部的舞蹈样动作,伴肌张力降低等症状。这种不自主运动在清醒时出现,情绪激动时加重,安静时减轻,睡眠时消失。其病因是新纹状体内参与间接通路的GABA能神经元变性或遗传性缺损,使新纹状体对苍白球外侧部的抑制作用减弱,进而加强对丘脑底核活动的抑制效应,引起间接通路活动减弱而直接通路活动相对增强,对大脑皮层发动运动产生易化作用,从而出现运动过多的症状。临床上使用多巴胺受体拮抗剂氟哌啶醇、氯丙嗪和中枢多巴胺耗竭剂利血平、丁苯那嗪等可缓解其症状。

五、小脑对躯体运动的调控

小脑是大脑皮层下与皮层构成回路的又一重要脑区,它不仅与大脑皮层形成神经回路,还与脑干及脊髓有大量的纤维联系,在维持身体平衡、调节肌紧张、协调和形成随意运动中起重要作用。根据小脑的传入、传出纤维联系,可将小脑分为前庭小脑、脊髓小脑和皮层小脑三个功能部分(图 10-27)。

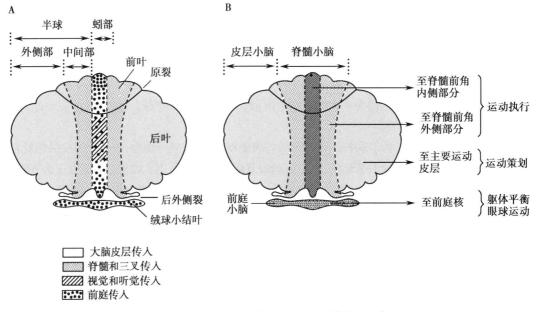

图 10-27　小脑的分区与传入、传出纤维联系示意图

A. 小脑的分区和传入纤维联系:以原裂和后外侧裂可将小脑横向分为前叶、后叶和绒球小结叶三部分,也可纵向分为蚓部、半球的中间部和外侧部三部分,小脑各种不同的传入纤维联系用不同的图例表示;B. 小脑的功能分区(前庭小脑、脊髓小脑和皮层小脑)及其不同的传出投射,脊髓前角内侧部的运动神经元控制躯干和四肢近端的肌肉运动,与姿势的维持和粗大的运动有关,而脊髓前角外侧部的运动神经元控制四肢近远端的肌肉运动,与精细的、技巧性的运动有关。

(一)前庭小脑

前庭小脑(vestibulocerebellum)主要由绒球小结叶构成,与之邻近的小部分蚓垂也可归入此区,是小脑中最原始的部分。前庭小脑与前庭核之间有双向纤维联系,它可直接或间接通过前庭核接受前庭器官的感觉传入,其传出纤维又经前庭核换元,再通过前庭脊髓束抵达脊髓前角内侧部分的运动神经元,控制躯干和四肢近端肌肉的活动。因此,前庭小脑参与身体姿势平衡功能的调节。切除绒球小结叶的猴子,或第四脑室附近患肿瘤压迫绒球小结叶的患者,不能保持身体平衡,出现步基宽(站立时两脚之间的距离增宽)、站立不稳、步态蹒跚和容易跌倒等症状,但其随意运动的协调不受影响。动物实验还证明,狗在切除绒球小结叶后不再出现运动病(如晕船、晕车等)。

此外,前庭小脑可通过脑桥核接受外侧膝状体、上丘和视皮层等处的视觉传入信息,调节眼外肌的活动,从而协调头部运动时眼的凝视运动。猫在切除绒球小结叶后可出现位置性眼震颤(positional nystagmus),即当其头部固定于某一特定位置(即凝视某一场景)时出现的眼震颤。这一功能活动实际上与保持身体平衡的调节是密切配合的。

(二)脊髓小脑

脊髓小脑(spinocerebellum)由小脑前叶和后叶的中间带区(包括蚓部和半球中间部)组成。脊髓小脑主要接受脊髓(主要是来自躯干和四肢皮肤、肌肉和关节的感觉)和三叉神经(头面部躯体感觉)的传入信息,也接受视觉和听觉的传入信息。蚓部发出的传出纤维经顶核投射到达大脑皮层和脑干,再经皮层脊髓束、网状脊髓束和前庭脊髓束下行至脊髓前角内侧部分的神经元,控制躯干和四肢近端的肌肉运动。小脑半球中间部的传出纤维向间位核投射,再经皮层脊髓束下行至脊髓前角外侧部分的神经元,控制四肢远端肌肉的运动。可见,脊髓小脑与脊髓和脑干有大量的纤维联系,其主要功能是调节进行过程中的运动,协助大脑皮层对随意运动进行适时的控制。当运动皮层向脊髓发出运动指令时,通过皮层脊髓束的侧支向脊髓小脑传递有关运动指令的“副本”;另外,运动过程中来自肌肉与关节等处的本体感觉信息传入以及视、听觉信息传入等也到达脊髓小脑。脊髓小脑通过比较来自大脑皮层的运动指令和外周的反馈信息,察觉运动指令和运动执行情况之间的偏差,并通过上行纤维向大脑皮层发出矫正信号,修正运动皮层的活动,使之符合当时运动的实际情况;同时又通过脑干-脊髓下行通路调节肌肉的活动,纠正运动的偏差,使运动能按预定的目标和轨道准确进行。脊髓小脑受损后,由于不能有效利用来自大脑皮层和外周感觉的反馈信息来协调运动,因而运动变得笨拙而不准确,表现为随意运动的力量、方向及限度发生紊乱。例如,患者不能完成精巧动作,肌肉在动作进行过程中抖动而把握不住方向,尤其在精细动作的终末出现震颤,称为意向性震颤(intention tremor);行走时跨步过大而躯干落后,以致容易倾倒,或走路摇晃呈酩酊蹒跚状,沿直线行走则更不平稳;不能进行拮抗肌轮替快复动作(如上臂不断交替进行内旋与外旋),且动作越迅速则协调障碍越明显,但在静止时则无肌肉运动异常的表现。以上这些动作协调障碍统称为小脑性共济失调(cerebellar ataxia)。

此外,脊髓小脑还具有调节肌紧张的功能。小脑对肌紧张的调节既有抑制作用,也有易化作用。抑制肌紧张的区域是小脑前叶蚓部,其空间分布是倒置的,即其前端与抑制下肢肌紧张的功能有关,后端及单小叶与抑制上肢及头面部肌紧张的功能有关。易化肌紧张的区域是小脑前叶两侧部和后叶中间部,前叶两侧部的空间安排也是倒置的。小脑对肌紧张调节的双重作用可分别通过脑干网状结构抑制区和易化区来实现。在进化过程中,小脑抑制肌紧张的作用逐渐减退,而易化作用逐渐增强。所以,脊髓小脑受损后常有肌张力减退和四肢乏力的表现。

(三) 皮层小脑

皮层小脑(cerebrocerebellum)是指半球外侧部,它不接受外周感觉的传入,而是通过与大脑皮层运动区、感觉区、联络区之间的联合活动参与运动的策划和运动程序的编制。如前所述,一个随意运动的产生包括运动的策划和执行两个不同阶段,并需要脑在策划和执行之间进行反复的比较来协调动作。例如,在学习某种精巧运动的开始阶段,动作往往不甚协调,在学习过程中,大脑皮层与小脑之间不断进行联合活动,同时脊髓小脑不断接受感觉传入信息,逐步纠正运动过程中发生的偏差,使运动逐步协调起来。在这个过程中,皮层小脑参与运动的策划和运动程序的编制。当精巧动作逐渐熟练完善后,皮层小脑内就储存起一整套程序。当大脑皮层发动精巧运动时,首先通过大脑-小脑回路从皮层小脑提取程序,并将它回输到运动皮层,再通过皮层脊髓束发动运动。这样,运动就变得非常协调、精巧和快速。但是,在狗和猴的实验中观察到切除小脑半球外侧部后并不产生明显的运动缺陷;在人类,小脑半球外侧部受损后也无明显临床表现。因此,皮层小脑调节运动的机制还有待进一步研究。

综上所述,小脑与基底神经节都参与运动的策划和程序的编制、运动的协调、肌紧张的调节以及本体感觉传入冲动信息的处理等活动,但两者的作用并不完全相同。基底神经节主要在运动的准备和发动阶段起作用,而小脑则主要在运动进行过程中发挥作用。另外,基底神经节主要与大脑皮层之间构成回路,而小脑除与大脑皮层形成回路外,还与脑干及脊髓有大量的纤维联系。因此,基底神经节可能主要参与运动的策划,而小脑除了参与运动的策划外,还参与运动的执行。

六、大脑皮层对躯体运动的调控

大脑皮层是运动调控的最高级也是最复杂的中枢部位。它接受感觉信息的传入,并根据机体对环境变化的反应和意愿,策划和发动随意运动。

(一) 大脑皮层运动区

1. 主要运动区　在灵长类动物,大脑皮层运动区包括初级运动皮层(primary motor cortex)和运动前区(premotor area)[或称次级运动皮层(secondary motor cortex)],是控制躯体运动最重要的区域。

它们接受本体感觉冲动,感受躯体的姿势和躯体各部分在空间的位置及运动状态,并根据机体的需要和意愿调整和控制全身的运动。初级运动皮层位于中央前回(Brodmann分区的4区),对运动的调控表现有独特的功能。

运动前区(Brodmann分区的6区)包括前运动皮层(premotor cortex)和补充运动区(supplementary motor area),前者位于6区的外侧部,后者位于6区的内侧部。电刺激运动前区所引起的运动比较复杂,一般是引起双侧性的运动反应,因此运动前区与运动的双侧协调有关。破坏该区可使双手协调性动作难以完成,复杂动作变得笨拙。此外,在记录猴子运动前区神经元放电活动的实验中观察到,在随意运动开始前运动前区神经元放电频率增加,因此运动前区更重要的作用是参与随意运动的策划和编程。

2. 其他运动区 第一感觉区以及后顶叶皮层也与运动有关。应用电刺激大脑皮层引起肌肉收缩的研究表明,皮层脊髓束和皮层脑干束中约31%的纤维来自中央前回,约29%的纤维来自运动前区,约40%的纤维来自后顶叶皮层(5、7区)和第一感觉区。

在大脑皮层运动区也可见到类似感觉区的纵向柱状排列,从而组成运动皮层的基本功能单位,即运动柱(motor column)。一个运动柱可控制同一关节几块肌肉的活动,而一块肌肉可接受几个运动柱的控制。

(二)运动传出通路

1. 皮层脊髓束和皮层脑干束 由皮层发出,经内囊、脑干下行,到达脊髓前角运动神经元的传导束,称为皮层脊髓束(corticospinal tract),而由皮层发出,经内囊到达脑干内各脑神经运动神经元的传导束,称为皮层脑干束(corticobulbar tract)。它们在调节躯干、四肢和头面部运动中发挥重要作用。

2. 运动传出通路损伤时的表现 在灵长类动物实验中,横切其延髓锥体,高度选择性地破坏皮层脊髓侧束,动物立即出现并持久地丧失用两手指夹起细小物品的能力,但仍保留腕以上部位的运动能力,动物仍能大体上应用其手,并能站立和行走。这与失去神经系统对四肢远端肌肉精细的、技巧性的运动控制有关。另外,损伤皮层脊髓前束后,由于近端肌肉失去神经控制,躯体平衡的维持、行走和攀登均发生困难。这种因单纯的运动传出通路损伤而引起的运动能力减弱,常伴有肌张力下降,但没有腱反射和肌紧张亢进的表现,故将这种运动障碍称为轻瘫(paresis)。

运动传出通路损伤后,临床上常出现痉挛性瘫痪(spastic paralysis)和弛缓性瘫痪(flaccid paralysis)两种表现,两者均有随意运动的丧失。在痉挛性瘫痪中,患肢肌张力增高,无明显的肌萎缩,同时腱反射亢进,巴宾斯基征(Babinski sign)阳性。痉挛性瘫痪常见于中枢性损伤,如内囊出血引起的卒中。弛缓性瘫痪则表现为牵张反射(包括腱反射和肌紧张)减弱或消失,肌肉松弛,并逐渐出现肌肉萎缩,巴宾斯基征阴性,见于脊髓运动神经元损伤,如脊髓灰质炎。临床上常将运动控制系统分为上、下运动神经元,上运动神经元是指皮层和脑干中支配下运动神经元的神经元,尤其是指皮层脊髓束神经元,而下运动神经元则是指脊髓运动神经元。根据上述瘫痪的发生规律,得出下运动神经元损伤引起弛缓性瘫痪,而上运动神经元损伤则导致痉挛性瘫痪的结论,但这一结论显然与前述切断延髓锥体实验中观察到动物出现轻瘫的事实不符。所以目前认为,中枢运动控制系统中存在功能上的分化,有部分上运动神经元主要在姿势调节中发挥作用,称为姿势调节系统,对牵张反射有重要调节作用,临床上出现痉挛性瘫痪主要是由姿势调节系统受损而引起;此外,有部分上运动神经元主要在运动协调中发挥作用,如小脑和基底神经节中的一些神经元,而由大脑皮层运动区发出的运动传出通路,其主要作用是将皮层运动指令下传给下运动神经元。

巴宾斯基征检查是神经科常用检查之一。用一钝物划足跖外侧,出现拇趾背屈和其他四趾外展呈扇形散开的体征称为巴宾斯基征阳性,是一种异常的跖伸肌反射,常提示皮层脊髓束受损。成年人的正常表现是所有足趾均发生跖屈,称为巴宾斯基征阴性。巴宾斯基征阴性的表现是一种屈肌反射,由于脊髓平时受高位中枢的控制,这一原始反射被抑制而不表现出来。婴儿因皮层脊髓束发育尚不完全,成年人在深睡或麻醉状态下,也都可出现巴宾斯基征阳性体征。

(三)大脑皮层对姿势的调节

大脑皮层对姿势反射也有调节作用。前文已述,皮层与皮层下失去联系时可出现去皮层僵直,说明大脑皮层也具有抑制伸肌紧张的作用。除去皮层僵直外,在去皮层动物中还可观察到两类姿势反应受到严重损害,即跳跃反应(hopping reaction)和放置反应(placing response)。

(姜　宏)

第四节 │ 神经系统对内脏活动、本能行为和情绪的调节

机体的内脏活动不同于躯体运动,它不受意识控制,主要接受自主神经系统的调控。本能行为受下丘脑和边缘系统其他结构等神经中枢的调控。情绪由脑内奖赏系统和惩罚系统调控,并可引起自主神经系统活动的改变。

一、自主神经系统

自主神经系统(autonomic nervous system)曾被称为植物神经系统(vegetative nervous system)或内脏神经系统(visceral nervous system),其主要功能是调节内脏活动。自主神经系统主要包括交感神经系统(sympathetic nervous system)和副交感神经系统(parasympathetic nervous system),它们均受中枢神经系统的控制。

(一)自主神经系统的结构特征

自主神经系统由节前神经元和节后神经元组成。节前神经元胞体位于脊髓和低位脑干内,发出的节前纤维(均有薄层髓鞘包裹)抵达效应器官前进入神经节内换元,由节内神经元发出节后纤维(均为无髓神经纤维)支配效应器官。交感神经节位于椎旁节和椎前节内,离效应器官较远,因此节前纤维短而节后纤维长;副交感神经节通常位于效应器官壁内,因此节前纤维长而节后纤维短(图10-28)。

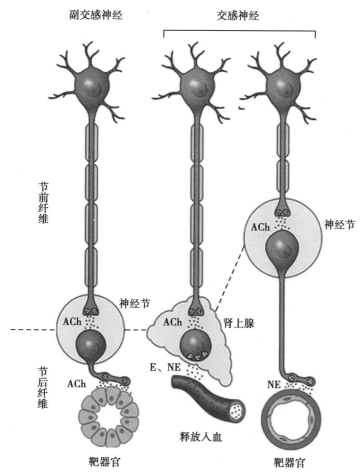

图 10-28　自主神经系统结构模式图

交感神经起自脊髓胸、腰段($T_1 \sim L_3$)侧角的神经元,副交感神经起自脑干的脑神经核和脊髓骶段($S_2 \sim S_4$)侧角的神经元。交感神经兴奋时产生的效应较广泛,而副交感神经兴奋时的效应则相对局限。其主要原因是:①交感神经分布广泛,几乎支配所有内脏器官;而副交感神经分布相对较局限,有些器官没有副交感神经支配,如皮肤和骨骼肌内的血管、一般的汗腺、竖毛肌、肾上腺髓质和肾脏只有交感神经支配。②交感神经在节前与节后神经元换元时的辐散程度较高,一个节前神经元往往与多个节后神经元发生突触联系;而副交感神经在节前与节后神经元换元时的辐散程度较低。

哺乳动物交感神经节后纤维除直接支配效应器官细胞外,还有少量纤维支配器官壁内的神经节细胞,对副交感神经发挥调节作用。

(二) 自主神经系统的功能

自主神经系统的主要功能是调节心肌、平滑肌和腺体(消化腺、汗腺、部分内分泌腺)的活动,以维持内环境的稳态。交感和副交感神经系统主要的递质是乙酰胆碱和去甲肾上腺素,这些神经递质均通过与相应的受体结合发挥效应(表 10-4)。此外,自主神经系统还存在少量其他种类的递质,如血管活性肠肽、脑啡肽、P 物质、生长抑素、5-羟色胺和一氧化氮等,通过结合相应的受体发挥作用。

表 10-4　自主神经系统胆碱能受体和肾上腺素能受体的分布及其生理功能

效应器	胆碱能系统		肾上腺素能系统	
	受体	效应	受体	效应
自主神经节	N_1	神经节的兴奋传递		
心脏				
窦房结	M	心率减慢	β_1	心率加快
房室传导系统	M	传导减慢	β_1	传导加快
心肌	M	收缩力减弱	β_1	收缩力增强
血管				
冠状血管	M	舒张	α_1	收缩(为主)
			β_2	舒张
骨骼肌血管	M	舒张[1]	α_1	收缩
			β_2	舒张(为主)
腹腔内脏血管			α_1	收缩(为主)
			β_2	舒张
皮肤黏膜、脑和唾液腺血管	M	舒张	α_1	收缩
支气管				
平滑肌	M	收缩	β_2	舒张
腺体	M	促进分泌	α_1	抑制分泌
			β_2	促进分泌
胃肠				
胃平滑肌	M	收缩	β_2	舒张
小肠平滑肌	M	收缩	α_2	舒张[2]
			β_2	舒张
括约肌	M	舒张	α_1	收缩
腺体	M	促进分泌	α_2	抑制分泌
胆囊和胆道	M	收缩	β_2	舒张

续表

效应器	胆碱能系统		肾上腺素能系统	
	受体	效应	受体	效应
膀胱				
膀胱逼尿肌	M	收缩	β_2	舒张
三角区和括约肌	M	舒张	α_1	收缩
输尿管平滑肌	M	收缩	α_1	收缩
子宫平滑肌	M	可变[3]	α_1	收缩(有孕)
			β_2	舒张(无孕)
眼				
虹膜环行肌	M	收缩(缩瞳)		
虹膜辐射状肌			α_1	收缩(扩瞳)
睫状肌	M	收缩(视近物)	β_2	舒张(视远物)
唾液腺	M	分泌大量稀薄唾液	α_1	分泌少量黏稠唾液
皮肤				
汗腺	M	促进温热性发汗[1]	α_1	促进精神性发汗
竖毛肌			α_1	收缩
内分泌				
胰岛	M	促进胰岛素释放	α_2	抑制胰岛素和胰高血糖素释放
	M	抑制胰高血糖素释放		
			β_2	促进胰岛素和胰高血糖素释放
肾上腺髓质	N_1	促进肾上腺素和去甲肾上腺素释放		
甲状腺	M	抑制甲状腺激素释放	α_1、β_2	促进甲状腺激素释放
代谢				
糖酵解			β_2	加强糖酵解
脂肪分解			β_3	加强脂肪分解

[1]为交感节后胆碱能纤维支配。

[2]可能是突触前受体调制递质的释放所致。

[3]可因月经周期和循环中雌激素、孕激素以及其他因素而发生变动。

(三)自主神经系统功能活动的基本特征

1. 紧张性活动 在安静状态下,自主神经系统持续发放一定频率的冲动,使所支配的器官处于一定程度的活动状态,称为自主神经系统的紧张性。这一现象可通过切断神经后观察它所支配器官的活动是否改变加以证实。例如,切断心迷走神经后心率加快,说明正常情况下心迷走神经通过紧张性传出冲动,对心脏具有抑制作用;而切断心交感神经,则心率减慢,说明心交感神经有兴奋心脏的紧张性传出冲动。自主神经系统的紧张性来源于其中枢神经元的紧张性活动,而中枢神经元的紧张性活动则与神经反射和局部环境中的体液因素等多种机制有关。例如,来自颈动脉窦和主动脉弓压力感受器的传入冲动,对维持心交感神经和心迷走神经的紧张性起重要作用,而中枢组织内的 CO_2 浓度对维持交感缩血管中枢的紧张性有重要作用。

2. 对同一效应器的影响常相互拮抗 多数的组织器官都受交感神经和副交感神经的双重支配,两者的作用往往相互拮抗。例如,心迷走神经抑制心脏活动,而心交感神经则加强心脏活动。这种对效应器官相互拮抗的双重支配,可使器官的活动状态能很快适应机体的需要。交感和副交感神经支配有时对某一器官的作用也可表现为协同作用,例如,交感和副交感神经都有促进唾液腺分泌的作用,但交感神经促使少量黏稠唾液分泌,而副交感神经则引起大量稀薄唾液分泌。此外,交感神经系统与副交感神经系统间存在交互抑制,即交感神经系统活动增强时,副交感神经系统活动则处于相对抑制状态,反之亦然。

3. 受效应器所处功能状态的影响　自主神经系统的活动与效应器本身的功能状态有关。例如,刺激交感神经可抑制未孕动物的子宫平滑肌,却兴奋有孕动物的子宫平滑肌,这是因为未孕子宫和有孕子宫表达的受体不同(见表10-4)。胃幽门处于收缩状态时,刺激迷走神经能使之舒张,而幽门处于舒张状态时,刺激迷走神经则使之收缩。

4. 作用范围和生理意义不同　交感神经系统的活动一般比较广泛,在环境急剧变化的条件下,可以动员机体许多器官的潜在力量,促使机体适应环境的急剧变化。例如,在肌肉剧烈运动、窒息、失血或寒冷环境等情况下,交感神经系统活动增强,机体出现心率加速、皮肤与腹腔内脏血管收缩、体内血库释放血液、红细胞计数增加、支气管扩张、肝糖原分解加速、血糖升高、肾上腺素分泌增加等,从而动员各器官的潜力以适应机体或环境的急剧变化。虽然交感神经系统活动具有广泛性,但对于一定的刺激,不同部分的交感神经的反应方式和程度不同,表现为不同的整合形式。

副交感神经系统的活动相对局限,其意义主要在于保护机体、休整恢复、促进消化、积蓄能量以及加强排泄和生殖功能等。例如,心脏活动的抑制、瞳孔缩小避免强光的进入、消化道功能增强以促进营养物质吸收和能量补充等。

二、中枢对内脏活动的调节

在中枢神经系统的各级水平都存在调节内脏活动的区域,调节主要通过反射完成。较简单的内脏反射通过脊髓即可实现,而复杂的内脏反射则需要延髓及以上的中枢参与。

(一) 脊髓对内脏活动的调节

脊髓是内脏反射的基本中枢。发汗反射、排尿反射、排便反射、阴茎勃起反射和血管张力反射等均可在脊髓水平完成。但脊髓水平的内脏反射功能是初级的,不能很好地适应或满足正常生理功能的需要。例如,脊髓离断患者在脊休克恢复后,患者的血压可恢复到一定水平,但这类患者由平卧位转为直立位时常感头晕。这是因为脊髓本身的调节功能虽然恢复,但因失去了高位中枢的调控,此时对体位性血压变化的调节能力差。此外,这类患者虽有一定的反射性排尿能力,但不能通过意识控制排尿,因而会出现尿失禁,排尿也不完全。

(二) 脑干对内脏活动的调节

脑干自下而上由延髓、脑桥和中脑组成。从脑干的脑神经核中发出的纤维包括第Ⅲ、Ⅶ、Ⅸ和Ⅹ对脑神经,对多种内脏器官的活动具有调节作用。脑干网状结构中存在许多与内脏功能活动有关的神经元,其下行纤维支配并调节脊髓水平的自主神经功能。许多基本生命现象(如循环、呼吸等)的反射调节在延髓水平已基本完成,故延髓有"生命中枢"之称。中脑是瞳孔对光反射的中枢,中脑和脑桥对心血管、呼吸、排尿等内脏活动也有调节作用。

(三) 下丘脑对内脏活动的调节

下丘脑通过整合和调控体温、水平衡、内分泌、情绪活动及生物节律等多种生理功能而间接影响内脏活动,是调节内脏活动的较高级中枢。

1. 自主神经系统活动调节　下丘脑通过其传出纤维到达脑干和脊髓,改变自主神经系统节前神经元的紧张性,从而调控多种内脏功能。动物实验中,刺激下丘脑后部和外侧部引起血压升高、心率变快;刺激视前区引起血压下降和心率减慢;刺激灰结节外侧部引起血压升高、呼吸加快、胃肠蠕动减弱和瞳孔扩大,刺激灰结节内侧部则引起心率减慢、胃肠蠕动增强;刺激漏斗后部引起显著的交感神经系统兴奋表现,如心率加快、血压升高、呼吸加快、胃肠蠕动减弱、瞳孔扩大、基础代谢率升高等。

2. 体温调节　视前区-下丘脑前部(PO/AH)是体温调节的基本中枢,此处存在温度敏感神经元,可感受所在部位的温度变化,还接受其他部位传来的温度信息,发挥整合作用;并发出指令调节散热和产热活动,使体温保持相对稳定(见第七章)。实验发现,在哺乳动物间脑以上水平切除大脑皮层,能保持体温的相对稳定;而在下丘脑以下部位横切脑干,动物则不能维持其体温。

3. 水平衡调节　下丘脑通过调节对水的摄入与排出维持机体的水平衡。下丘脑对水摄入的控制是通过产生渴觉及调节饮水行为实现的,与饮水行为控制相关的渗透压感受神经元和渴觉的基本中枢位于下丘脑。饮水属本能行为,将在下文阐述。下丘脑通过控制视上核和室旁核合成和释放抗利尿激素调节肾脏对水的排出(见第八章)。一般认为,下丘脑控制摄水的区域与控制抗利尿激素分泌的核团在功能上相互联系,两者协同调节水平衡。

4. 对垂体激素分泌的调节　下丘脑通过垂体门脉系统(hypophyseal portal system)和下丘脑垂体束(hypothalamohypophyseal tract)调节腺垂体和神经垂体内分泌激素的合成、贮存和分泌,间接影响内脏功能(见第十一章)。

5. 生物节律控制　下丘脑视交叉上核(suprachiasmatic nucleus,SCN)是哺乳动物控制日节律的关键部位,其主要作用是使内源性日节律适应外界环境的昼夜节律,并使体内各组织器官的节律与视交叉上核的节律同步化,其机制与调控松果体合成和分泌褪黑素(melatonin)有关。实验毁损大鼠视交叉上核可消除其各种内源性的行为和激素分泌的昼夜节律,包括破坏正常的夜间活动和白天睡觉的行为以及促肾上腺皮质激素和褪黑素分泌的节律。体外培养的视交叉上核神经元也呈节律性放电,将这种培养的视交叉上核组织移植到已破坏视交叉上核的大鼠,可恢复其昼夜节律。

(四) 大脑皮层对内脏活动的调节

大脑皮层是调节内脏活动的高级中枢。但目前主要是基于动物实验获得的上述认识,其机制也尚待进一步阐明。

1. 边缘系统　大脑边缘系统对内脏活动的调节作用复杂而多变(图 10-29)。例如,刺激扣带回前部的不同部位可分别引起呼吸抑制或加速、血压下降或上升、心率减慢或加速、瞳孔扩大或缩小等变化;刺激杏仁核中央部可引起咀嚼、唾液和胃液分泌增加、胃蠕动增强、排便、心率减慢、瞳孔扩大等作用;刺激隔区不同部位可出现阴茎勃起、血压下降或上升、呼吸暂停或加强等变化。

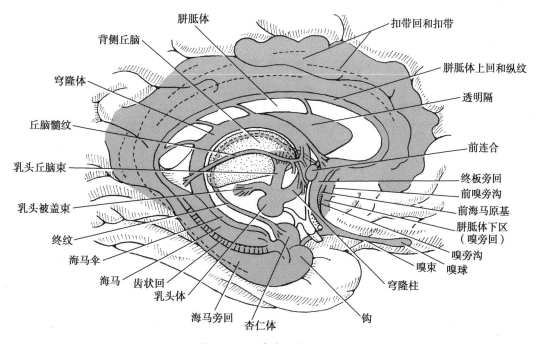

图 10-29　嗅脑和边缘系统

脑半球内侧面皮层与脑干连接部和胼胝体旁的环周结构,曾被称为边缘叶;边缘叶和大脑皮层的岛叶、颞极、眶回,以及皮层下的杏仁核、隔区、下丘脑、丘脑前核等结构,统称为边缘系统。

2. 新皮层　大脑新皮层是调控内脏活动的高级中枢。动物实验中,电刺激新皮层 Brodmann 第4区的内侧面,可引起直肠与膀胱活动的变化;刺激其外侧面,可产生呼吸、血管活动的变化;刺激其底部,可导致消化道活动及唾液分泌的变化;刺激 Brodmann 第6区则可引起竖毛与出汗及上、下肢血管的舒缩反应;刺激第8区和第19区除引起眼外肌运动外,还能引起瞳孔的反应。如果切除动物新皮层,除感觉和躯体运动功能丧失外,很多自主性功能如血压、排尿、体温等调节均可发生异常。这些现象均说明,新皮层是调控内脏活动的高级中枢。

三、本能行为和情绪的神经调控

本能行为(instinctual behavior)是指动物在进化过程中形成,并经遗传固定下来的对个体和种属生存具有重要意义的行为,如摄食、饮水和性行为等。情绪(emotion)是指人类和动物对环境刺激所表达的一种特殊的心理体验和某种固定形式的躯体行为表现。情绪有积极情绪和消极情绪两类,包括恐惧、焦虑、发怒、平静、愉快、痛苦、悲哀和惊讶等多种表现形式。在本能行为和情绪活动过程中,常伴有自主神经系统和内分泌系统功能活动的改变。本能行为和情绪主要受边缘系统和下丘脑的控制,并受新皮层和意识的调控。此外,后天学习和社会因素也影响本能行为和情绪。

(一) 本能行为

1. 摄食行为　摄食行为是动物维持个体生存的基本活动。用埋藏电极刺激下丘脑外侧区可引起动物多食,毁损该区则导致拒食,提示该区内存在摄食中枢(feeding center);刺激下丘脑腹内侧核可引起动物拒食,毁损此核则导致动物食欲和体重均增加,提示该区内存在饱中枢(satiety center)。用微电极分别记录下丘脑外侧核和腹内侧核的神经元放电,观察到动物在饥饿情况下,前者放电频率较高而后者放电频率较低;静脉注射葡萄糖后,则前者放电频率降低而后者放电频率增高。说明摄食中枢和饱中枢之间存在交互抑制的关系。另外,新近研究发现下丘脑损毁影响摄食行为,可能与瘦素信号密切相关。

杏仁核(amygdala)也参与摄食行为的调节。电刺激杏仁中央核,可促进摄食,毁损该核,则出现摄食抑制或厌食;电刺激或毁损杏仁基底外侧核,则可分别引起摄食抑制或促进。同时记录杏仁核基底外侧核群和下丘脑外侧区(摄食中枢)的神经元放电,可见到两者的自发放电呈相互制约的关系,即当一个核内神经元放电增多时则另一个核内神经元放电减少。此外,隔区也具有调控摄食行为的作用。

大脑新皮层可在一定程度上控制摄食中枢活动,影响摄食行为。如某些人发生厌食、过多进食喜欢的食物或者主观上强制自己节食等,均与新皮层对摄食中枢的调制有关。

脑内多种递质介导摄食行为的调控。例如,神经肽Y、阿片肽、增食因子、胰多肽、去甲肾上腺素、多巴胺等促进摄食;瘦素、神经降压素、缩胆囊素等则抑制摄食行为(见第七章)。

2. 饮水行为　饮水行为主要通过两种不同的生理刺激信号触发渴觉引起,一种是血容量不足,另一种是血浆晶体渗透压升高。这两种刺激通过不同的机制起作用。下丘脑和边缘系统其他结构在渴觉形成和饮水行为的控制中发挥重要作用。大脑皮层可参与习惯、文化和精神因素等有关的饮水行为控制。

由血容量不足触发的渴觉称为容量性口渴(volumetric thirst),这主要由肾素-血管紧张素系统所介导。肾脏血流量减少引起血管紧张素浓度升高,血循环中的血管紧张素Ⅱ作用于下丘脑室周器——穹隆下器(subfornical organ)的神经元,这些神经元转而刺激下丘脑神经内分泌大细胞(magnocellular neurons)释放血管升压素,继而作用于肾脏,增加水的重吸收和抑制尿液的生成。另外,血容量不足致血压下降可通过心肺感受器感受并发出血压下降的信号,通过迷走神经和孤束核传递到下丘脑,触发血管升压素释放。

除了体液性调节,血容量的下降还可刺激交感神经引起小动脉收缩从而纠正血压的下降;血容量的下降也会强烈地促使动物去觅水和饮水。

另一种产生渴感的刺激是血浆晶体渗透压升高,它可被下丘脑的缺乏血-脑屏障的特殊感受区即终板血管器(organum vasculosum of the lamina terminalis,OVLT)的神经元感知。当血浆晶体渗透压升高时,水分通过渗透作用从细胞内渗出。OVLT 神经元将这种失水信号转变为动作电位的发放频率,一方面直接刺激神经内分泌大细胞分泌血管升压素,另一方面刺激下丘脑外侧区神经元引起高渗性口渴(osmometric thirst)的发生,即脱水时的饮水动机。毁损 OVLT 将彻底阻断机体对脱水的行为和体液调节(但不阻断对血容量减少的反应)。

3. 性行为 性行为(sexual behavior)是动物和人类维持种系生存的基本活动。性器官受交感神经、副交感神经和躯体神经支配,中枢神经系统在不同水平对性行为进行调控。性交由一系列的反射在脊髓水平初步整合,但伴随它的行为和情绪成分则受到下丘脑、边缘系统和大脑皮层的调控。实验表明,刺激大鼠、猫、猴等动物的下丘脑内侧视前区,雄性或雌性动物均可出现性行为的表现,毁损该部位,则出现对异性的冷漠和性行为的丧失;刺激杏仁外侧核及基底外侧区抑制性行为,而刺激杏仁内侧核则兴奋性行为。大脑皮层对性行为具有很强的控制作用。大脑皮层兴奋,可将信息传递到皮层下中枢,引起一系列的性兴奋反应。在人类,大脑皮层对性行为的控制起主导作用。

(二)情绪

1. 恐惧和发怒 动物在恐惧(fear)时表现为出汗、瞳孔扩大、蜷缩、左右探头企图寻机逃跑等;而在发怒(rage)时则常表现出攻击行为,如竖毛、张牙舞爪、发出咆哮声等。引发恐惧和发怒的环境刺激具有相似之处,一般都是对动物的机体或生命可能或已经造成威胁和伤害的信号。当危险信号出现时,动物通过快速判断后作出抉择,或者逃避,或者进行格斗。因此,恐惧和发怒是一种本能的防御反应(defense reaction),也称格斗-逃避反应(fight or flight reaction)。

下丘脑内存在防御反应区(defense area),主要位于近中线两旁的腹内侧区。对于清醒动物,电刺激该区可诱发防御反应。此外,电刺激下丘脑外侧区也可引起动物出现攻击行为,电刺激下丘脑背侧区则引起动物的逃避行为。在人类,下丘脑损伤(如垂体手术时偶尔损伤下丘脑)或病变(如脑炎)也常伴有不正常的情绪反应(如受到普通刺激便引发大怒)。

在猫的间脑水平以上切除大脑,只要给猫微弱的刺激,就能激发强烈的防御反应,通常表现为张牙舞爪的模样,好像正常猫在进行搏斗时的表现,这一现象称为假怒(sham rage)。这是因为平时下丘脑的这种活动受到大脑皮层的抑制,切除大脑后抑制解除,表现为防御反应的易化。脑内其他结构也参与情绪调节。例如,电刺激中脑中央灰质背侧部也能引起防御反应;电刺激杏仁核的外侧部会引起动物出现恐惧和暴力攻击行为。

2. 愉快和痛苦 愉快(pleasure)是一种积极的情绪,通常由那些能够满足机体需要的刺激所引起,如在饥饿时得到食物;而痛苦(agony)则是一种消极的情绪,一般由使躯体和精神受伤害的刺激或机体的需要得不到满足而引起,例如创伤、疼痛、饥饿、寒冷等引起的情绪表现。

动物实验中,刺激中脑被盖腹侧区延伸到额叶皮层的近中线部分,包括中脑被盖腹侧区、内侧前脑束、杏仁核、伏隔核和额叶皮层等结构,能引起动物的自我满足和愉快,这些脑区被归属于奖赏系统(reward system)。奖赏效应可能与从中脑腹侧被盖区到伏隔核的多巴胺能通路有关。如果刺激下丘脑后部的外侧部分、中脑的背侧或内嗅皮层等部位,则可使动物感到恐惧、痛苦或畏惧。这些脑区则归属于惩罚系统(punishment system)或回避系统(avoidance system)。研究提示,大鼠脑内奖赏系统所占脑区约为全脑的 35%,惩罚系统约占 5%,而既非奖赏系统又非惩罚系统的区域约为 60%。

3. 焦虑和抑郁 焦虑(anxiety)是人类对现实的潜在挑战或威胁的一种复杂的情绪反应,其特点是焦虑的强度与现实的威胁程度相一致,并随现实威胁的消失而消失,因而具有适应性意义。适当的焦虑对机体有益,可以提高机体的行为能力。抑郁(depression)是一种以情绪低落为主的精神状态,偶然的抑郁是正常的情绪波动,经过适度自我调适,可以恢复心理平稳。但焦虑和抑郁超过一定程度则被视为疾病状态。

(三) 情绪的生理反应

情绪的生理反应(emotional physiological reaction)是指在情绪活动中伴随发生的一系列生理变化,主要包括自主神经系统和内分泌系统功能活动的改变。

1. 自主神经系统功能活动的改变　多数的情绪生理反应表现为交感神经系统活动的相对亢进。例如,在动物发动防御反应时,可出现瞳孔扩大、出汗、心率加快、血压升高、骨骼肌血管舒张、皮肤和内脏血管收缩等交感活动的改变。其意义在于重新分配各器官的血流量,使骨骼肌在格斗或逃跑时获得充足的血供。在某些情况下也可表现为副交感神经系统活动的相对亢进,如食物性刺激可增强消化液分泌和消化道运动;性兴奋时生殖器官血管舒张;焦急不安引起排尿、排便次数增加;悲伤时表现为流泪等。

2. 内分泌系统功能活动的改变　情绪生理反应常引起多种激素分泌改变。例如,在创伤、疼痛等原因引起应激而出现痛苦、恐惧和焦虑等情绪反应时,血液中促肾上腺皮质激素和肾上腺糖皮质激素浓度明显升高,肾上腺素、去甲肾上腺素、血管升压素、生长激素和催乳素浓度也升高;情绪波动时往往出现性激素分泌紊乱,性欲亢进或冷淡,并引起育龄期女性月经失调和性周期紊乱。

(四) 动机和成瘾

1. 动机　动机(motivation)是指激发人们产生某种行为的意念,代表着某种行为发生的可能性,但并不确保一定发生这种行为。人类和动物的行为不是偶然发生的,本能行为也是在一定的欲望驱使下产生的。如摄食、饮水、性行为分别由食欲、渴觉和性欲所驱使。脑内奖赏系统和惩罚系统在行为的激发(动机的产生)和抑制方面具有重要意义,几乎所有的行为都在某种程度上与奖赏或惩罚有一定的关系。例如,实验中动物学习走迷宫可能就是通过刺激奖赏系统产生有效的动机而进行的。

2. 成瘾　成瘾(addiction)的概念是泛指不能自制并不顾其消极后果而反复进行的某种行为或对某种物品的摄入。物质(药物)成瘾是指连续反复多次使用某种药品或毒品所造成的慢性过程,它表现出一种强迫性的、连续定期使用该药的行为和其他反应,目的是感受它的精神效应,或避免断药所引起的不适。而行为成瘾,其主要特征是个体明确知道自己的行为有害但却无法自控,如网络成瘾、赌博成瘾等。虽然物质(药物)和行为成瘾的中枢机制不尽相同,但均与脑内奖赏系统的激活有关。奖赏系统的激活与脑内单胺类递质,尤其是多巴胺的活性改变有关。成瘾者在治疗后易复发,复发常因接触过去使用药物时有关的情景、声音和环境而发生。这可能与和记忆有关的前内侧皮层、海马和杏仁核投射至伏隔核的谷氨酸能兴奋性递质释放有关。

(余华荣)

第五节 ｜ 脑电活动及睡眠与觉醒

觉醒与睡眠是脑功能活动的两种不同状态,二者在行为上存在差异,还可根据脑电图、肌电图或眼电图对二者进行客观判定。

一、脑电活动

脑电活动包括自发脑电活动和皮层诱发电位两种不同形式,是大脑皮层许多神经元群集电活动的结果。

(一) 自发脑电活动

自发脑电活动(spontaneous electrical activity of brain)是在无明显刺激的情况下,大脑皮层自发产生的节律性电位变化。利用脑电图仪在头皮表面记录到的自发脑电活动,称为脑电图(electroencephalogram,EEG)。

1. 脑电图的波形　脑电波主要有 α、β、θ 和 δ 波四种基本波形(图 10-30)。α 波的频率为 8～13Hz,幅度为 20～100μV,常表现为波幅由小变大、再由大变小,反复变化而形成 α 波的梭形,在枕叶皮层最为显著。α波在成年人清醒、安静并闭眼时出现,睁眼或接受其他刺激时立即消失而呈现快波,即β波,这一现象称为α阻断(alpha block)。β波的频率为14~30Hz,幅度为5~20μV,在额叶和顶叶较显著,是新皮层处于紧张活动状态的标志。θ波的频率为4~7Hz,幅度为100~150μV,常见于儿童或成年人困倦时,可在颞叶和顶叶记录到。δ波的频率为0.5~3Hz,幅度为20~200μV,常见于婴儿时期,以及成人深度睡眠、极度疲劳或麻醉时,在颞叶和枕叶比较明显。

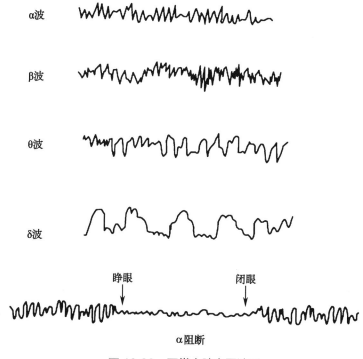

图 10-30　正常人脑电图波形

2. 脑电波形的变动　脑电波形可因记录部位及人体所处状态不同而有明显差异。在睡眠时脑电波呈高幅慢波,称为脑电的同步化(synchronization),而在觉醒时呈低幅快波,称为脑电的去同步化(desynchronization)。

在安静状态下,人类脑电图的主要波形可随年龄变化而发生改变。在婴儿期,可见到β样快波,而在枕叶却常记录到0.5~2Hz的慢波。在整个儿童期,枕叶的慢波逐渐加快,到青春期开始时才出现成人型α波。不同生理情况下脑电波也可发生改变,如在血糖、体温、糖皮质激素处于低水平时,以及动脉血PCO_2处于高水平时,α波的频率减慢;反之,则α波频率加快。

在临床上,癫痫患者或皮层有占位病变(如脑瘤等)的患者,其脑电波可出现棘波、尖波、棘慢综合波等变化。因此,可根据脑电波的改变特征,并结合临床资料,判断肿瘤发生部位或癫痫等疾病。

3. 脑电波形成的机制　在动物实验中,应用微电极记录到的皮层神经元的慢突触后电位与皮层表面记录到的脑电波的电位变化相似,尤其在α波出现时。但单个神经元的微弱的突触后电位显然不足以引起皮层表面的电位改变,因此认为,脑电波是由大量神经元同步发生的突触后电位经总和后形成的。脑电图中记录的电信号主要来源于皮层的锥体细胞,这些细胞在皮层排列整齐,其顶树突相互平行,靠近并垂直于皮层表面,因此其同步活动易于发生总和而形成强大的电场,从而改变皮层表面电位。大量皮层神经元的同步电活动与丘脑的功能活动有关。在中度麻醉的动物切断丘脑与皮层的纤维联系或切除丘脑后,皮层记录到的类似α波的节律便大大减弱或消失;但切除皮层或切断丘脑与皮层的纤维联系后,丘脑髓板内核群的类似α波的节律仍然存在;以8~12Hz的频率电刺激丘脑非特异投射核,可在皮层引导出类似α波的电位变化,而以高频电刺激丘脑非特异投射核,可使皮层中类似α波的节律变为去同步化快波,这可能是α波阻断的产生机制。

(二)皮层诱发电位

皮层诱发电位(evoked cortical potential)是指刺激感觉传入系统或脑的某一部位时,在大脑皮层一定部位引出的电位变化,一般包括主反应、次反应和后发放三部分(图 10-31)。主反应为一先正后负的电位变化,在大脑皮层的投射有特定的中心区,并有一定的潜伏期,即与刺激有锁时关系,其潜伏期的长短取决于刺激部位与皮层间的距离、神经纤维的传导速度和所经过的突触数目等因素。主反应与感觉的特异投射系统活动有关。次反应是主反应之后的扩散性续发反应,可见于皮层的广泛区域,与刺激无锁时关系。次反应与感觉的非特异投射系统活动有关。后发放则为在主反应和次反应之后的一系列正相周期性电位波动,是非特异感觉传入和中间神经元引起的皮层顶树突去极化和超极化交替作用的结果。

皮层诱发电位常出现在自发脑电的背景上,波幅较小,难以分辨。应用电子计算机将诱发电位叠加和平均处理,能使诱发电位突显出来,经叠加和平均处理后的电位称为平均诱发电位(average evoked potential)。平均诱发电位目前已成为研究人类感觉功能、神经系统疾病、行为和心理活动的方法之一。临床常用的平均诱发电位有体感诱发电位(somatosensory evoked potential,SEP)、听觉诱发电位(auditory evoked potential,AEP)和视觉诱发电位(visual evoked potential,VEP)。体感诱发电位是指刺激肢体末端感觉神经后,在躯体感觉上行通路不同部位记录的电位,可用于各种感觉通路受损的诊断和客观评价,还可用于脑死亡的判断和脊髓手术的监护等。以短声或光照刺激一侧外耳或视网膜,分别从相应头皮部位(对应于颞叶和枕叶皮层位置)引出的电位则为听觉或视觉诱发电位,可分别用于听力障碍的客观评价和视通路病变的检查。

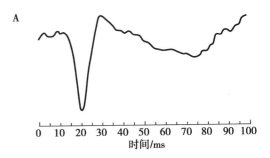

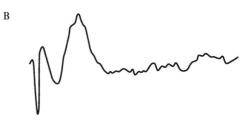

图 10-31 电刺激家兔腓总神经引发的体感诱发电位(SEP)

A. 刺激后 0~100ms 内的 SEP 描记,即 B 图中前 100ms 的展宽;B. 刺激后 0~500ms 内的 SEP 描记。刺激后约 12ms 出现先正(向下)后负(向上)的主反应,随后出现次反应,约 300ms 后出现后发放;横坐标为描记时间。

二、睡眠与觉醒

睡眠(sleep)与觉醒(wakefulness)是人体所处的两种不同功能状态,具有明显的昼夜节律性。在觉醒状态下机体可进行各种体力和脑力活动,并能适应环境变化,睡眠则能促进机体精力和体力的恢复,并能增强免疫、促进生长和发育、提高学习和记忆能力,并有助于情绪的稳定。

(一)睡眠的两种状态及生理意义

人的一生中大约有三分之一的时间是在睡眠中度过的。睡眠时间的长短随年龄和个体差异有所不同,成年人每天需要睡眠 7~9 小时,儿童需要更多睡眠时间,新生儿需要 18~20 小时,而老年人所需睡眠时间则较少。人类在睡眠时会出现周期性的快速眼球运动,因此,可将睡眠分为非快速眼动睡眠(non-rapid eye movement sleep,NREM sleep)和快速眼动睡眠(rapid eye movement sleep,REM sleep)。

1. 非快速眼动睡眠 根据脑电波的变化特点,可将 NREM 睡眠分为三期,即 N1、N2 和 N3 期。N1 期为入睡期,是从清醒到睡眠的过渡期,脑电波表现为 α 波逐渐减少(<50%),而以低幅、混合频率波为主。N2 期为浅睡期,脑电波在 θ 节律的基础上出现睡眠梭形波及高振幅的 κ-复合波。N3 期为慢波睡眠期,脑电波中低频高幅(>75μV)δ 波占 20% 以上(图 10-32)。

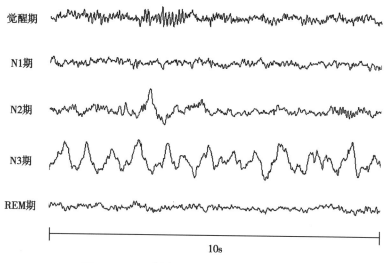

图 10-32　正常成人觉醒和睡眠各期脑电波

在 NREM 睡眠中,由于感觉迟钝或缺乏导致感觉传入冲动减少,大脑皮层神经元活动趋向步调一致,脑电波以频率逐渐减慢、幅度逐渐增高、δ 波所占比例逐渐增多为特征,表现出同步化趋势,故 NREM 睡眠又称同步化睡眠。在 NREM 睡眠阶段,视、听、嗅和触等感觉以及骨骼肌反射、循环、呼吸和交感神经活动等均随睡眠的加深而降低,例如,血压、呼吸频率和基础代谢率可下降 10%～30%,而且脑的能量消耗亦处于一天中的最低点。但此期腺垂体分泌生长激素则明显增多,因而 NREM 睡眠有利于体力恢复和促进生长发育。

2. **快速眼动睡眠**　NREM 睡眠之后进入 REM 睡眠时相,脑电波呈现与觉醒相似的低幅高频的去同步化快波(图 10-32),但在行为上却表现为睡眠状态,因此又称快波睡眠(fast wave sleep,FWS)或异相睡眠(paradoxical sleep,PS)。在 REM 睡眠期间,机体的各种感觉进一步减退,唤醒阈提高;骨骼肌反射和肌紧张进一步减弱;交感神经活动进一步降低;下丘脑体温调节功能明显减退,表明其睡眠深度要比慢波睡眠更深。此外,在 REM 睡眠阶段尚有躯体抽动、眼球快速运动及血压升高、心率加快、呼吸加快而不规则等间断的阵发性表现。若在此期间被唤醒,大部分人会诉说正在做梦,并且 REM 睡眠中的上述阵发性表现可能与梦境有关。REM 睡眠期间,脑内蛋白质合成加快,脑的耗氧量和血流量增多,而生长激素分泌则减少。REM 睡眠与幼儿神经系统的成熟和建立新的突触联系密切相关,因而能促进学习与记忆以及精力的恢复。剥夺人和大鼠的 REM 睡眠可以损害多种学习能力。REM 睡眠期间出现的上述阵发性表现可能与某些疾病易于在夜间发作有关,如哮喘、心绞痛、阻塞性肺气肿缺氧发作等。

正常睡眠是 NREM 睡眠和 REM 睡眠两个不同时相周期性交替的过程。入睡后,一般先进入 NREM 睡眠 N1 期,随后相继过渡到 N2 和 N3 期,持续 80～120 分钟后转入 REM 睡眠,REM 睡眠持续 20～30 分钟后又转入 NREM 睡眠,在整个睡眠过程中 NREM 睡眠和 REM 睡眠两个时相有 4～5 次交替。越接近清晨,NREM 睡眠深度越浅,REM 睡眠持续时间越长(图 10-33)。两个时相的睡眠均可直接转为觉醒状态,但由觉醒转为睡眠则通常先进入 NREM 睡眠,而不能直接进入 REM 睡眠。

无论是 NREM 睡眠还是 REM 睡眠,均为正常人之所需。一般成年人若持续处于觉醒状态 15～16 小时,便可称为睡眠剥夺(sleep deprivation)。当睡眠长期被剥夺后,若任其自然睡眠,则睡眠时间将明显增加以补偿睡眠的不足。进一步研究表明,分别在 NREM 睡眠和 REM 睡眠中被唤醒,导致 NREM 睡眠或 REM 睡眠的剥夺,再任其自然睡眠,则两种睡眠均将出现补偿性延时。在 REM 睡眠被剥夺后,由觉醒状态可直接进入 REM 睡眠,而不须经过 NREM 睡眠的过渡。

（二）觉醒与睡眠的产生机制

人和动物脑内有许多部位和投射纤维参与觉醒和睡眠的调控,它们形成促觉醒和促睡眠两个系统,二者相互作用、相互制约而形成复杂的神经网络,调节睡眠-觉醒周期和睡眠不同状态的相互转化。因此,觉醒和睡眠都是主动过程。

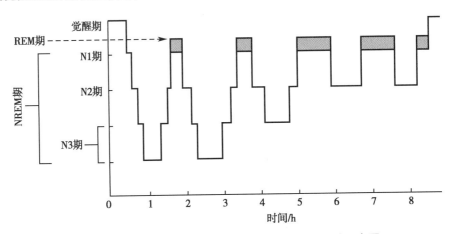

图 10-33　正常成人整夜睡眠中两种睡眠时相交替的示意图

1. 与觉醒有关的脑区　觉醒状态的维持与感觉的非特异投射系统有关。刺激猫的中脑网状结构可将其从睡眠中唤醒,脑电波呈去同步化快波;如果在中脑头端切断网状结构或选择性破坏中脑被盖中央区的网状结构,动物则进入持久的昏睡状态,脑电波呈同步化慢波(图 10-34)。可见,觉醒的产生与脑干网状结构的活动有关,故称其为网状结构上行激动系统(ascending reticular activating system, ARAS)。另外,大脑皮层感觉运动区、额叶、眶回、扣带回、颞上回、海马、杏仁核和下丘脑等部位也有下行纤维到达网状结构并使之兴奋。网状结构是个多递质系统,已知网状结构中大多数神经元上行和下行纤维的递质是谷氨酸,许多麻醉药(如巴比妥类)都是通过阻断谷氨酸能系统而发挥作用的。静脉注射阿托品也能阻断脑干网状结构对脑电的唤醒作用。此外,与觉醒有关的脑区和投射系统还包括脑桥蓝斑核去甲肾上腺素能系统、低位脑干的中缝背核 5-羟色胺能系统、脑桥头端被盖胆碱能神经元、中脑黑质多巴胺能系统、前脑基底部胆碱能系统、下丘脑结节乳头体核组胺能神经元和下丘脑外侧区的促食欲素(orexin)能神经元等。临床上发作性睡病就与促食欲素及其受体缺乏有关,中枢兴奋剂如莫达非尼通过激活下丘脑觉醒中枢,兴奋促食欲素能神经元等发挥促醒作用。此外,选择性

视频

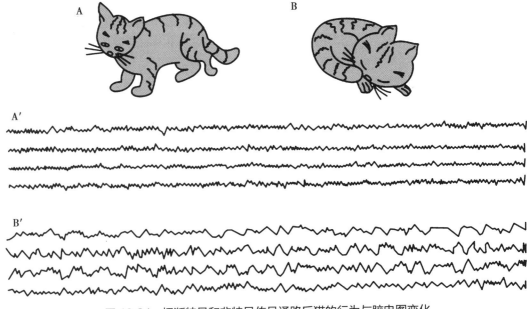

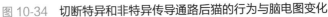

图 10-34　切断特异和非特异传导通路后猫的行为与脑电图变化

A. 切断特异性传导通路而不损伤非特异性传导通路的猫,处于觉醒状态,A′为其脑电图;B. 切断非特异性传导通路的猫,处于昏睡状态,B′为其脑电图。

抑制 5-羟色胺和去甲肾上腺素的再摄取亦有一定的促醒作用。脑干和下丘脑内与觉醒有关的脑区之间存在广泛的纤维联系,它们可能经丘脑和前脑基底部上行至大脑皮层而产生和维持觉醒。

2. 与睡眠有关的脑区

（1）促进非快速眼动睡眠的脑区:脑内存在多个促进 NREM 睡眠的部位,其中最重要的是腹外侧视前区（ventrolateral preoptic area, VLPO）。VLPO 内存在大量促睡眠神经元,它们发出的纤维投射到上述脑内多个与觉醒有关的部位,通过释放 GABA 抑制促觉醒脑区的活动,促进觉醒向睡眠转化,产生 NREM 睡眠。临床上用于治疗失眠症的苯二氮䓬类药物地西泮和非苯二氮䓬类药物佐匹克隆对睡眠的诱导作用就是通过增强 GABA 的抑制作用来实现的,而褪黑素受体激动剂如雷美尔通可作为苯二氮䓬类受体激动剂不耐受患者以及已发生药物依赖患者的替代治疗。有研究表明,视交叉上核有纤维通过其他核团中继后投射到下丘脑外侧部的促食欲素能神经元和 VLPO,将昼夜节律的信息传递给促觉醒和促睡眠脑区,调节觉醒与睡眠的相互转换。此外,促进 NREM 睡眠的脑区还包括位于延髓网状结构的上行抑制系统（ascending inhibitory system）;位于下丘脑后部、丘脑髓板内核群邻旁区和丘脑前核的间脑促眠区;以及位于下丘脑或前脑视前区和布罗卡（Broca）斜带区的前脑基底部促眠区。

（2）促进快速眼动睡眠的脑区:位于脑桥头端被盖外侧区的胆碱能神经元在 REM 睡眠的启动中起重要作用,这些神经元被称为 REM 睡眠启动（REM-on）神经元,其电活动在觉醒时停止,而在 REM 睡眠期间则明显增加。它们不仅能引起脑电发生去同步化快波,还能激发脑桥网状结构、外侧膝状体和枕叶皮层出现一种棘波,被称为脑桥-外侧膝状体-枕叶锋电位（ponto-geniculo-occipital spike）,简称 PGO 锋电位（PGO spike）。PGO 锋电位是 REM 睡眠的启动因素,它一方面通过视觉中枢产生快速眼球运动,另一方面通过传出纤维兴奋延髓巨细胞核,再经网状脊髓腹外侧束兴奋脊髓的抑制性神经元,引起四肢肌肉松弛和放电停止。在猫脑桥被盖以上横切脑干后,动物仍能维持正常的 REM 睡眠,但如果毁损脑桥头端被盖及其邻近部位,则 REM 睡眠随即消失。此外,蓝斑核的去甲肾上腺素能神经元和中缝背核的 5-羟色胺能神经元既能启动和维持觉醒,也可终止 REM 睡眠,因而称为 REM 睡眠关闭（REM-off）神经元。它们在觉醒时放电频率较高,在转为 NREM 睡眠时放电明显减少,而转为 REM 睡眠时则放电停止。因此,REM 睡眠的发生和维持可能受控于 REM-off 神经元和 REM-on 神经元之间的相互作用。

3. 调节觉醒与睡眠的内源性物质

（1）腺苷:脑内腺苷的含量随脑组织代谢水平的不同而发生变化,其含量随觉醒时间的延长而升高,高水平的腺苷可促进 NREM 睡眠,而在睡眠期其含量随睡眠时间的延长而降低,由此引发觉醒。已有众多实验证实腺苷具有促眠作用,如剥夺睡眠可明显提高大鼠和猫前脑基底部、皮层和海马等处的腺苷水平,尤以前脑基底部为著,这对维持睡眠稳定状态具有重要意义。腺苷的促眠作用一是通过腺苷 A1 受体抑制前脑基底部的胆碱能神经元而抑制觉醒;二是通过作用于 VLPO 的腺苷 A2 受体,激活 VLPO 内 GABA 能神经元,抑制促觉醒脑区的活动,尤其是抑制下丘脑乳头体核组胺的释放,从而促进睡眠。咖啡因就是通过阻断腺苷受体而发挥增强觉醒的作用。

（2）前列腺素 D_2:前列腺素 D_2（PGD_2）是由前列腺素 H_2（PGH_2）经前列腺素 D 合成酶的作用而形成的,抑制前列腺素 D 合成酶可导致睡眠减少。PGD_2 在脑脊液中的浓度呈日节律变化,与睡眠-觉醒周期一致,并可随剥夺睡眠时间的延长而增高。PGD_2 可通过影响腺苷的释放而促进睡眠。

（3）生长激素:生长激素的释放发生于 NREM 睡眠时相,能增强脑电的慢波活动,促进 NREM 睡眠。生长激素释放激素和生长抑素不仅通过影响生长激素的释放而参与睡眠的调节,也能直接影响睡眠,如生长激素释放激素及其 mRNA 随昼夜节律而变化,且在剥夺睡眠后增加;脑室内注射生长激素释放激素可增加 NREM 和 REM 睡眠,而脑室内注射生长激素释放激素的抗体则引起相反的结果。

第六节 ｜ 脑的高级功能

一、学习和记忆

学习（learning）是指人和动物从外界环境获取新信息的过程，记忆（memory）是指大脑将获取的信息进行编码、储存及提取的过程。学习是记忆的前提，而记忆是学习的结果，二者是一切认知活动的基础。

(一) 学习的形式

学习有两种形式，即非联合型学习和联合型学习，前者比较简单，后者则相对复杂。

1. 非联合型学习　非联合型学习（nonassociative learning）是指对重复进行的单一刺激或相似刺激产生的反应，如习惯化和敏感化（见本章第一节）。习惯化能使人们避免对许多无意义信息的应答，如一种单调的声音持续存在，便不再引起人们产生探究反射；而敏感化有助于人们注意避开伤害性刺激，如在创伤部位，即使一个轻微的触摸刺激，也将引起明显的疼痛。

2. 联合型学习　联合型学习（associative learning）是指两种刺激或一种行为与一种刺激之间在时间上很接近地重复发生，最后在脑内逐渐形成联系的过程。人类的学习方式多数是联合型学习，如经典条件反射（classical conditioning）和操作式条件反射（operated conditioning）。经典条件反射也称为巴甫洛夫反射，是在非条件反射的基础上，在大脑皮层参与下建立起来的高级反射活动。如给狗喂食引起唾液分泌是非条件反射，但每次喂食时都先给予铃声刺激，然后立即给予食物，两者多次结合后，单独给予铃声刺激也会引起狗唾液分泌，即建立起条件反射。如果反复给予铃声而不给予食物刺激，则条件反射将逐渐减弱至消退。操作式条件反射是一种受意志控制的、更为复杂的条件反射，它要求人或动物必须完成某种动作或操作，并在此操作基础上建立条件反射。例如先训练动物学会主动踩动杠杆而获取食物，然后以灯光作为条件刺激，要求动物必须在灯光信号出现后踩动杠杆才能获得食物，从而建立条件反射。巴甫洛夫是条件反射理论的建构者，他在消化系统生理学及高级神经生理学等领域作出了杰出的贡献，获得 1904 年诺贝尔生理学或医学奖。

视频

(二) 记忆的形式

记忆的分类有多种，根据记忆储存和提取方式可将记忆分为陈述性记忆和非陈述性记忆；根据记忆保留的时间长短可将记忆分为短时程记忆和长时程记忆。

1. 陈述性记忆和非陈述性记忆

（1）陈述性记忆：陈述性记忆（declarative memory）是指与特定的时间、地点和任务有关的事实或事件的记忆。它能进入人的主观意识，可用语言表述，或作为影像形式保持在记忆中，但容易遗忘，其形成依赖于海马、内侧颞叶、杏仁核等脑区。陈述性记忆又可分为对一件具体事物或一个场面的情景记忆（episodic memory）和对文字、语言等的语义记忆（semantic memory）。

（2）非陈述性记忆：非陈述性记忆（nondeclarative memory）是指对一系列规律性操作程序的记忆，是一种下意识的感知及反射，又称为反射性记忆（reflexive memory）。它不依赖于意识和认知过程，而是在重复多次的练习中逐渐形成的，并且一旦形成则不容易遗忘，例如游泳、开车、演奏乐器等技巧性动作的记忆。参与非陈述性记忆的主要脑区是感觉运动皮层、基底神经节和小脑。

陈述性和非陈述性记忆可同时参与学习和记忆的过程，并可相互转化，例如在学习驾车技能的过程中，开始需要有意识的记忆，经过反复地练习，最后成为一种技巧性动作被掌握，即是记忆由陈述性转化为非陈述性的过程。

2. 短时程记忆和长时程记忆

（1）短时程记忆：短时程记忆（short-term memory）的特点是保存时间短，仅几秒到几分钟，容易受到干扰，不稳定，记忆容量有限。额叶是短时程记忆的重要部位。短时程记忆可有多种表现形式，如对影像的视觉瞬间记忆称为图像记忆(iconic memory),对执行某些认知行为过程中的一种暂时的信息储存称为工作记忆(working memory)或操作记忆(operant memory),它需要对时间上分离的信息加以整合,任务一旦结束,信息即被清除,如在房间内搜寻遗失物品时的短暂记忆。

(2)长时程记忆:长时程记忆(long-term memory)的特点是保留时间长,可持续几小时、几天或几年,甚至可保持终生形成远期记忆(remote memory)。长时程记忆的形成是在海马和其他脑区内对信息进行分级加工处理的动态过程。短时程记忆经过反复运用和强化可转化为长时程记忆,其容量几乎没有限度。

(三)人类的记忆巩固和遗忘

人类对记忆时程长短的研究主要是来自各种脑损伤造成的遗忘症的研究。如切除内侧颞叶(包括海马)治疗癫痫的患者很难形成新的记忆(工作记忆基本正常),但对手术前发生的事情几乎没有忘记;而头部外伤造成前额叶永久性严重损伤后表现为工作记忆缺陷,限制了其利用最新获取的信息来改变行为的能力。这些现象支持脑内存在短时程记忆和长时程记忆两个相互作用的系统,新的信息先进入短时程记忆系统,然后再转移到长时程记忆系统。

1. 记忆巩固 通过感觉器官进入大脑的外界信息只有少部分被长期保留在记忆中,大部分信息却被遗忘了。由短时程记忆转变为长时程记忆的过程被称为记忆巩固(memory consolidation)。反复地复习(rehearsal)可以加速和强化记忆巩固。如果短时程记忆被反复激活,将引起突触物理、化学和结构上的变化进而形成长时程记忆,这一过程可以从几分钟到数小时或更长时间。但如果在大脑产生强烈的感觉印象后,突然发生脑震荡或应用深度麻醉,记忆巩固就会被阻断,这种感觉体验将不会被记住。

人的学习和记忆还受心理因素的影响,如情绪会影响学习和记忆,能引起人的兴趣、激起人情绪活动的事物常容易被记住;具有明确目的和计划的有意识记更易形成长时程记忆;意义学习比机械学习更有利于信息的存储和提取,记忆更快。人的认知、思维等会随年龄和经验而发生变化,人们不仅会被动吸收信息,还会以独特的、特殊的方式来组织和理解信息,构建知识,提高记忆。人们可能忘记多年前某一天发生的事情,但如果这一天被赋予了感情色彩(如拿到高考录取通知书等),这一天的很多细节就会被铭刻在长时程记忆中。

2. 遗忘 遗忘(loss of memory)是指部分或完全失去记忆和再认的能力。遗忘是一种不可避免的生理现象,在学习后即刻开始。遗忘并不意味着记忆痕迹(memory trace)的完全消失,例如复习已经遗忘的信息比学习新的知识容易得多。产生遗忘的主要原因是条件刺激久不强化而引起反射的消退和后来信息的干扰。

临床上把由于脑疾病引起的记忆障碍称为遗忘症(amnesia),分为顺行性遗忘症(anterograde amnesia)和逆行性遗忘症(retrograde amnesia)两种。顺行性遗忘症指患者不能再形成新的记忆,而已形成的记忆则不受影响,可见于慢性酒精中毒、脑自然衰老、海马和颞叶皮层损伤等,其发生机制与信息不能从短时程记忆转入长时程记忆有关。逆行性遗忘症是指患者不能回忆发生记忆障碍之前一段时间的经历,但仍可形成新的记忆。一些非特异性脑疾病(如脑震荡、电击等)和麻醉均可引起逆行性遗忘,其发生机制可能与记忆巩固和提取异常有关。

(四)学习和记忆的机制

1. 参与学习和记忆的脑区 迄今为止,有关学习和记忆的机制仍不十分清楚。近年来,由于正电子发射体层成像(positron emission tomography,PET)和功能性磁共振成像(functional magnetic resonance imaging,fMRI)及其相关技术的应用,极大地推动了与学习和记忆密切相关的功能性脑区的定位研究。PET通过测定脑活动时的血流变化,对体内放射性标记物质的分布进行准确定位和定量,尤其是对没有结构变化之前的脑功能改变进行评价;fMRI通过测量脑组织的血流量、血流速度、血氧含量等的变化,能够直观、形象地观测大脑认知过程中的活动情况,主要用于感知觉、学习、记忆、思考、语言等认知活动的神经生理机制的研究。不同类型的记忆有不同的神经结构和回路参与。短时程陈述性记忆的形成需要大脑皮层联络区及海马回路的参与,而非陈述性记忆主要由大脑皮层-纹状体系统、小脑、脑干等中枢部位来完成。海马在长时程记忆的形成中起着十分重要的作用,海马受损则短时程记忆不能转变为长时程记忆。

2. 突触的可塑性　突触可塑性是学习和记忆的生理学基础。突触结构的改变(如新突触形成、已有突触体积变大等)和生理功能的改变(通道敏感性的变化、受体数目的变化等)都可以引起其传递效能的改变。根据可塑性变化维持时间的长短,分为突触效能的短时程改变和长时程改变。突触效能的短时程改变包括突触易化、突触压抑、强直后增强等形式。这些改变都与突触活动时 Ca^{2+} 在突触前神经元胞体及轴突末梢内积聚以及随后的离去有关。习惯化和敏感化的产生分别是由突触传递效能的短时程减弱和增强所致。突触效能的长时程改变包括长时程增强(LTP)和长时程压抑(LTD)两种形式。在中枢神经系统的多个脑区,重复刺激能产生 LTP 或者 LTD。LTP 是由突触后神经元内 Ca^{2+} 浓度升高所致。Ca^{2+} 浓度升高可启动胞内一系列第二信使反应,从而募集更多的受体嵌入突触后膜,并增加受体的敏感性。LTD 则由突触后 Ca^{2+} 浓度轻度增高而引起,最终使突触后受体数目减少和受体敏感性降低(详见本章第一节)。突触前机制也参与 LTP 和 LTD 的产生过程。LTP 和 LTD 被认为是各种形式的学习和记忆形成的基础。此外,学习和记忆过程可改变相关脑区的形态,如生活在复杂环境中的大鼠比生活在简单环境中的大鼠的大脑皮层要厚,说明学习记忆与一些脑区中新的突触联系的建立有关。

3. 脑内蛋白质和递质的合成　从神经生物化学的角度来看,较长时间的记忆与脑内的物质代谢有关,尤其是与脑内蛋白质的合成有关。动物实验证明,在每次学习训练前或训练后的 5 分钟内,给予阻断蛋白质合成的药物,则长时记忆不能建立;如在训练完成 4 小时后给予这种干预,则不影响长时程记忆的形成,说明蛋白质的合成是学习和记忆过程中必不可少的物质基础。离体脑片实验表明,维持时间在 3 小时以上的晚时相长时程增强(late-phase long-term potentiation,L-LTP)依赖于蛋白质的合成。此外,学习和记忆也与脑内某些神经递质的功能有关,包括乙酰胆碱、去甲肾上腺素、谷氨酸、GABA 以及血管升压素和脑啡肽等,这些神经递质的含量改变会引起学习和记忆障碍,如阿尔茨海默病(Alzheimer disease,AD)患者的临床表现与脑内胆碱能神经元缺失有关。

二、语言和其他认知功能

语言是人类相互交流思想和传递信息的工具,它的形成是人脑学习、思维活动的过程和结果,因此,语言和其他认知功能体现了脑高级功能的复杂化,是人类特有的认知功能之一。

(一)大脑皮层语言功能的一侧优势

人类的两侧大脑半球的功能是不对等的,习惯使用右手的成年人,其语言活动中枢主要在左侧大脑皮层,因此左侧大脑皮层为语言的优势半球(dominant hemisphere)。一侧优势现象虽然与遗传有关,但主要是在后天生活中逐步形成的。人类的左侧优势自 10~12 岁起逐步建立,如果在成年后左侧半球受损,将很难在右侧皮层再建语言中枢。右侧半球在非语词性的认知功能上占优势,如空间辨认、深度知觉、触-压觉认识、图像视觉认识、音乐欣赏等。但是,这种优势是相对的,因为左侧半球也有一定的非语词性认知功能,而右侧半球同样具有一定的简单的语词活动功能。

左侧大脑皮层的许多部位与语言功能相关。位于中央前回底部前方的 Broca 区与说话有关,位于颞上回后端的韦尼克(Wernicke)区与听觉、视觉信息的理解相关。这两个语言功能区之间通过弓状束联系,在语言的加工过程中发挥作用。Broca 区能把来自 Wernicke 区的信息处理为相应的发声形式,然后投射到运动皮层,引发唇、舌、喉的运动。图 10-35 显示了当人们看到某一物体并说出该物体名称时,整个信号传递过程的顺序。Wernicke 区后方的角回可将阅读文字形式转变为 Wernicke 区所能接受的听觉文字形式。

(二)大脑皮层的语言中枢

大脑皮层不同的语言功能区损伤后,可引起相应的语言功能障碍(图 10-36)。颞上回后部的损伤可引起感觉失语症（sensory aphasia），患者能讲话及书写，也能看懂文字，能听到别人的发音，但听不懂别人谈话的含义，因此不能回答别人的问题。Broca 区的损伤可导致运动失语症（motor aphasia），患者能看懂文字，也能听懂别人的说话，但自己却不会讲话，失去词语的组织搭配能力，不能用词语进行口头表达，但与发音有关的肌肉并不麻痹。角回受损的患者可产生失读症（alexia），患者看不懂文字，但其视觉并无损害，其他语言功能活动均健全。损伤额中回后部接近中央前回手部代表区的部位可引起失写症（agraphia），患者虽能听懂别人的说话，能看懂文字，自己也会讲话，但不会书写；然而，其手部的其他运动功能并无缺陷。损伤左侧颞叶后部或 Wernicke 区可引起流畅失语症（fluent aphasia），患者说话正常，有时说话过度，但言不达意，言语中充满杂乱语和自创词，对别人说的话和文字的理解能力也有明显缺陷。还有一种流畅失语症，表现为患者对语言的输出和理解都正常，仅是对部分词不能很好地组织或想不起来，这种失语症称为传导性失语症（conduction aphasia）。临床上，严重的失语症可同时出现多种语言功能活动的障碍。

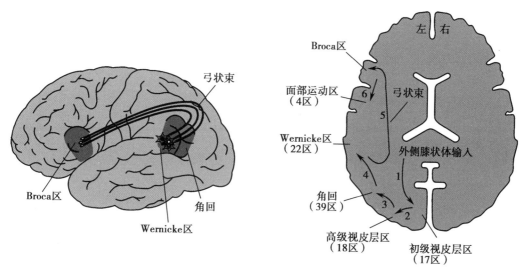

图 10-35　语言中枢传送和处理视觉传入信息的有关脑区和纤维联系示意图

看见某一物体后到能说出其名称时的语言信息传送路径按图中 1→6 的顺序进行。

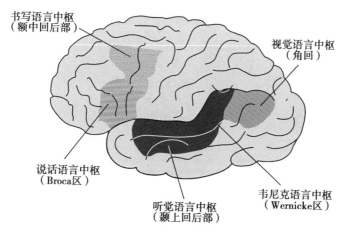

图 10-36　人类大脑皮层语言功能区域示意图

（三）大脑皮层的其他认知功能

大脑皮层除语言功能外，还有许多其他认知功能。如前额叶皮层参与短时程情景式记忆和情绪活动，颞叶联络皮层可能参与听觉和视觉的记忆，而顶叶联络皮层则可能参与精细躯体感觉和空间深度感觉的学习等。例如，右侧顶叶损伤的患者常表现为穿衣失用症（apraxia），患者虽然没有肌肉麻痹，但穿衣困难。右侧大脑皮层顶叶、枕叶及颞叶结合部损伤的患者常分不清左、右侧，穿衣困难，不能绘制图表。额顶部损伤的患者常有计算能力缺陷,出现失算症(acalculia)。右侧颞中叶损伤常引起患者视觉认知障碍,患者不能分辨他人面貌,有的甚至不认识镜子里自己的面容,只能根据语音来辨认熟人,称为面容失认症(prosopagnosia)。

(四) 两侧大脑皮层功能的相关性

人类的两侧大脑皮层在功能上出现互补性专门化的分化,但并不互相隔绝,而是能够互通信息、相互配合的,未经学习的一侧在一定程度上能获得另一侧皮层经过学习而获得的某种认知功能。例如,右手学会某种技巧动作后,左手虽未经训练,但在一定程度上也能完成该动作。人类大脑两半球之间的胼胝体连合纤维对完成一般感觉、视觉及双侧运动的协调功能起重要作用,通过连合纤维,一侧皮层的学习活动功能可传送到另一侧皮层。通过对手术分离左、右半球以治疗严重癫痫的患者进行研究,发现了左、右半球在语言、认知等高级功能方面各有优势,它们互相协调和配合完成各种高级神经精神活动。

(葛敬岩)

思考题:

1. 如何证实轴浆运输的存在?
2. 请使用兴奋性突触后电位、抑制性突触后电位、侧支抑制和回返抑制等概念解释膝反射的中枢传递过程。
3. 试述特异性感觉投射系统和非特异性感觉投射系统的特点和意义。
4. 为何心脑血管疾病常在凌晨发生?
5. 为何抗过敏药物 H_1 受体拮抗剂如氯苯那敏会引起嗜睡的不良反应?
6. 患者,男,30 岁,误服敌敌畏(有机磷农药)1 小时后出现恶心、呕吐、腹痛、流涎、多汗,全身有紧束感,排稀水样大便一次,伴头痛,紧急入院。入院时处于昏迷状态,全身湿冷、抽搐、口鼻可见分泌物,颜面青紫,瞳孔缩小,肺部可闻湿啰音,心前区听诊未闻及病理性杂音。血气分析:pH 7.23,PaO_2 46mmHg,$PaCO_2$ 82mmHg。

(1) 请简要解释该患者出现腹痛、瞳孔缩小、流涕、流涎、稀水样大便等症状的机制。

(2) 请简要解释该患者出现全身紧束感、抽搐、呼吸衰竭的机制。

(3) 对该患者可采取哪些急救和治疗措施? 请简要解释其机制。

思考题解题思路

本章目标测试

本章思维导图

第十一章 | 内分泌

内分泌系统是人体重要的调节系统,它通过内分泌器官及散在分布在外周组织中的内分泌细胞分泌的各种激素全面调控与个体生存密切相关的基础功能活动,如维护组织和细胞的新陈代谢,调节机体的生长、发育、生殖及衰老过程等。内分泌系统与神经系统和免疫系统的调节功能相辅相成,分别从不同方面共同调节和维持机体的内环境稳态。

第一节 | 内分泌与激素

一、内分泌与内分泌系统

(一) 内分泌

人体腺上皮组织的基本功能是分泌,可分为外分泌和内分泌两种方式。外分泌(exocrine)是腺泡细胞产生的物质通过导管分泌到体内管腔或体外的分泌形式,如胰腺等消化腺将产生的消化液分泌至消化道内、汗腺通过导管将汗液分泌到皮肤表面等。内分泌(endocrine)是指腺细胞将其产生的物质(即激素)直接分泌到血液或者细胞外液等体液中,并以它们为媒介对其靶细胞产生调节效应的一种分泌形式。具有这种功能的细胞称为内分泌细胞(endocrine cell)。典型的内分泌细胞集中位于垂体、甲状腺、甲状旁腺、肾上腺、胰岛等组织,形成内分泌腺(endocrine gland)。研究表明,神经元、心肌、血管内皮、肝、肾、脂肪以及免疫细胞等非典型的内分泌细胞也可产生激素。内分泌是机体通过分泌激素发布调节信息的整合性功能活动。

激素(hormone)是由内分泌腺或器官组织的内分泌细胞所合成和分泌的高效能生物活性物质,它以体液为媒介,在细胞之间递送调节信息。激素可以通过血流将所携带的调节信息递送至相距较远的靶细胞,实现长距细胞间通信(long-distance cell communication),所以内分泌也称远距分泌(telecrine)或血运分泌(hemocrine)。现代研究表明,激素还可通过神经内分泌(neuroendocrine)、旁分泌(paracrine)、自分泌(autocrine)、胞内分泌(intracrine)以及释放到体内管腔中的腔分泌(solinocrine)等短距细胞间通信(local-distance cell communication)方式传递信息(图11-1)。

多数内分泌细胞只分泌一种激素,但也有少数可合成和分泌一种以上激素,如腺垂体的促性腺激素细胞可分泌卵泡刺激素和黄体生成素。同一内分泌腺(如腺垂体)可以合成和分泌多种激素;同一种激素又可由多部位组织细胞合成和分泌,如生长抑素分别可在下丘脑、甲状腺、胰岛、肠黏膜等部位合成和分泌。

(二) 内分泌系统

内分泌系统(endocrine system)由经典的内分泌腺与能产生激素的器官及组织共同构成,是发布信息整合机体功能的调节系统,可感受内、外环境的刺激,最终通过作为化学信使的激素产生调节效应。激素的效应既可以是兴奋性的,也可以是抑制性的。如血管升压素和醛固酮促进肾脏重吸收水和Na^+,保持细胞外液量;而同样作为调节肾脏泌尿功能的激素,心房利尿钠肽却是相反,它抑制肾脏重吸收水和Na^+,促进水、Na^+排出,与前者共同维持循环血量的相对稳定。

内分泌系统通过激素发挥调节作用。激素主要来源于以下三个方面(表11-1):①经典内分泌腺,如垂体、甲状腺、甲状旁腺、胰岛、肾上腺、性腺等;②非内分泌器官,包括脑、心、肝、肾、胃肠道等器官,其中的一些细胞除自身固有的特定功能外、还兼有内分泌功能,如心房肌细胞可生成心房利尿钠肽等;③在一些组织器官中转化而生成的激素,如血管紧张素Ⅱ和1,25-二羟维生素D₃分别在肺和肾组织转化为具有生物活性的激素。

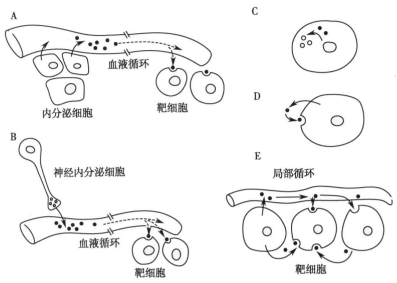

图 11-1　激素在细胞间传递信息的主要方式

A. 远距分泌;B. 神经内分泌;C. 胞内分泌;D. 自分泌;E. 旁分泌。

表 11-1　激素的主要来源与化学性质

腺体/组织	激素中文名称	激素英文名称(缩写)	化学性质
下丘脑	促甲状腺激素释放激素	thyrotropin-releasing hormone(TRH)	肽类
	促性腺激素释放激素	gonadotropin-releasing hormone(GnRH)	肽类
	促肾上腺皮质激素释放激素	corticotropin-releasing hormone(CRH)	肽类
	生长激素释放抑制激素(生长抑素)	growth hormone release-inhibiting hormone(GHIH),somatostatin(SST)	肽类
	生长激素释放激素	growth hormone-releasing hormone(GHRH)	肽类
	多巴胺/催乳素释放抑制激素	dopamine(DA)/prolactin release inhibiting hormone(PIH)	胺类/肽类
	催乳素释放因子(结构待明确)	prolactin releasing factor(PRF)	肽类
	血管升压素/抗利尿激素	vasopressin(VP)/antidiuretic hormone(ADH)	肽类
	缩宫素	oxytocin(OT)	肽类
腺垂体	促甲状腺激素	thyroid-stimulating hormone(TSH)	蛋白质类
	卵泡刺激素	follicle-stimulating hormone(FSH)	蛋白质类
	黄体生成素/间质细胞刺激素	luteinizing hormone(LH)/interstitial cell-stimulating hormone(ICSH)	蛋白质类
	促肾上腺皮质激素	adrenocorticotropic hormone(ACTH)	肽类
	生长激素	growth hormone(GH)	肽类
	催乳素	prolactin(PRL)	肽类
松果体	褪黑素	melatonin(MT)	胺类
	8-精升压缩宫素	8-arginine vasotocin(AVT)	肽类

续表

腺体/组织	激素中文名称	激素英文名称（缩写）	化学性质
甲状腺	甲状腺素	thyroxine（T_4）	胺类
	三碘甲腺原氨酸	3,5,3'-triiodothyronine（T_3）	胺类
	降钙素	calcitonin（CT）	肽类
甲状旁腺	甲状旁腺激素	parathyroid hormone（PTH）	肽类
胸腺	胸腺素	thymosin	肽类
胰岛	胰岛素	insulin	蛋白质类
	胰高血糖素	glucagon	肽类
肾上腺皮质	皮质醇	cortisol	类固醇类
	醛固酮	aldosterone（ALD）	类固醇类
肾上腺髓质	肾上腺素	adrenaline, epinephrine	胺类
	去甲肾上腺素	noradrenaline（NA）/norepinephrine（NE）	胺类
睾丸	睾酮	testosterone（T）	类固醇类
	抑制素	inhibin	蛋白质类
卵巢	雌二醇	estradiol（E_2）	类固醇类
	孕酮	progesterone（P）	类固醇类
	松弛素	relaxin	肽类
胎盘	绒毛膜生长催乳素	chorionic somatomammotropin（CS）	肽类
	绒毛膜促性腺激素	chorionic gonadotropin（CG）	肽类
心脏	心房利尿钠肽	atrial natriuretic peptide（ANP）	肽类
血管内皮	内皮素	endothelin（ET）	肽类
肝脏	胰岛素样生长因子	insulin-like growth factor（IGF）	肽类
肾脏	钙三醇/1,25-二羟胆钙化醇/1,25-二羟维生素 D_3	calcitriol/1,25-dihydroxycholecalciferol/1,25-dihydroxy vitamin D_3	固醇类
	促红细胞生成素	erythropoietin（EPO）	肽类
胃肠道	促胰液素	secretin	肽类
	缩胆囊素	cholecystokinin（CCK）	肽类
	促胃液素	gastrin	肽类
血浆	血管紧张素Ⅱ	angiotensin Ⅱ（Ang Ⅱ）	肽类
脂肪组织	瘦素	leptin	肽类
各种组织	前列腺素	prostaglandin（PG）	脂肪酸类

　　激素对机体整体功能的调节作用可归纳为以下几个方面：①维持机体稳态：激素参与调节水、电解质和酸碱平衡以及维持体温和血压相对稳定等过程，还直接参与应激等，以适应环境变化。②调节新陈代谢：多数激素都参与调节组织细胞的物质代谢和能量代谢，维持机体的营养和能量平衡，为机体的各种生命活动奠定基础。③促进生长发育：促进全身组织细胞的生长、增殖和分化，参与细胞凋亡过程等，调节各系统器官的正常生长发育和功能活动。④调节生殖过程：促进生殖器官的正常发育成熟和生殖的全过程，以保证个体生命的绵延和种系的繁衍。

　　内分泌系统不仅独立地行使自己的职能，也与神经和免疫系统相互协调，构成复杂的神经-内分泌-免疫调节网络(neural-endocrine-immune regulatory network),这三个系统各司其职,又相互调节、相互补充,共同发挥整体性调节功能、保持机体内环境稳定以应对内、外环境的各种变化。

二、激素的分类

激素分子形式多样,种类复杂。根据激素的化学结构将其分为胺类、多肽或蛋白质类、脂类激素三大类(图 11-2)。

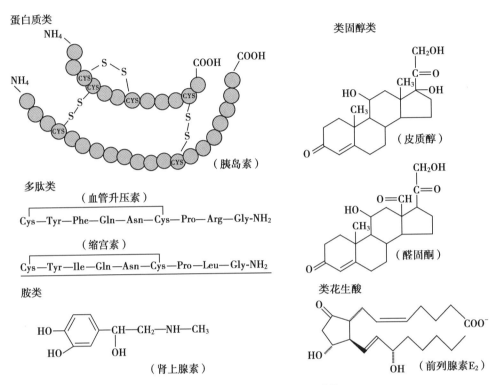

图 11-2 各类激素分子的化学结构

(一)胺类激素

胺类激素(amine hormone)多为氨基酸的衍生物。例如,属于儿茶酚胺(catecholamine)的肾上腺素等由酪氨酸经酶修饰而成;甲状腺激素是由甲状腺球蛋白分子裂解而来的含碘酪氨酸缩合物;褪黑素以色氨酸为原料合成。儿茶酚胺类激素在分泌前通常储存在胞内分泌颗粒中,而甲状腺激素则是以甲状腺胶质的形式大量储存在细胞外的甲状腺滤泡腔。儿茶酚胺类激素水溶性强,与靶细胞膜受体结合发挥作用;甲状腺激素脂溶性强,与细胞内受体结合发挥作用。

(二)多肽或蛋白质类激素

多肽或蛋白质类激素(polypeptide and protein hormone)包括从最小的三肽分子到由近 200 个氨基酸残基组成的多肽链。这类激素种类繁多,分布广泛。遵循蛋白质合成的一般规律,先合成激素前体分子,再经酶切加工而生成激素。这类激素往往经高尔基体进行糖基化等修饰后包装储存在囊泡中,机体需要时通过出胞方式释放,在血液中通常以游离形式存在和运输。多肽或蛋白质类激素属于亲水激素(hydrophilic hormone),主要与靶细胞膜受体结合而发挥作用。下丘脑、垂体、甲状旁腺、胰岛、胃肠道等部位分泌的激素大多属于此类。

(三)脂类激素

脂类激素(lipid hormone)指以脂质为原料合成的激素,主要为类固醇激素(steroid hormone)和脂肪酸衍生的以类花生酸(eicosanoid)物质为代表的生物活性物质。

1. **类固醇激素** 类固醇激素因其共同前体是胆固醇而得名,合成过程十分复杂,不同细胞所含酶系的差异使得中间产物不尽相同,典型代表是孕酮、醛固酮、皮质醇、睾酮、雌二醇和维生素 D_3(又称胆钙化醇)(图 11-3)。其中,前五种激素分子结构均为 17 碳环戊烷多氢菲母核(四环结构)加上一些侧链分支。类固醇激素的分子量小,且因属于亲脂激素(lipophilic hormone),通常很少在胞内储存,机体需要时,胞质液泡中大量的胆固醇酯可被快速合成类固醇,合成后的激素直接穿越胞膜释放入血,在血液中 95% 以上的类固醇激素与相应的运载蛋白结合而运输。此类激素多直接与胞质或核受体结合引起调节效应。钙三醇(calcitriol)即 1,25-二羟维生素 D_3,因其四环结构中的 B 环被打开,故也称固醇激素(sterol hormone)。

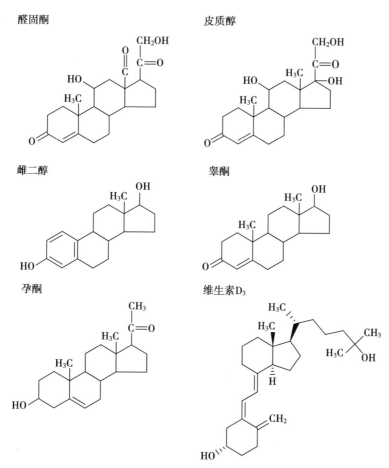

图 11-3 典型类固醇激素的化学结构

2. 类花生酸 包括由花生四烯酸(arachidonic acid, AA)转化而成的前列腺素(prostaglandin, PG)族、血栓烷(thromboxane, TX)类和白细胞三烯(leukotriene, LT)类等。它们均可作为短程信使参与细胞活动的调节,因而也被视为激素。这类物质的合成原料来源于细胞膜磷脂分解游离出来的 AA,所以几乎所有组织细胞都能生成,它们既可通过细胞膜受体也可通过胞内核受体发挥作用。

三、激素的作用机制

激素对靶细胞产生调节作用主要经历以下几个环节:①受体识别:靶细胞受体从体液内众多化学物质中识辨出能与之结合的激素。②信号转导:激素与靶细胞的特异性受体结合后,启动细胞内信号转导系统。③细胞反应:激素诱导终末信号改变细胞固有功能,即产生调节效应。④效应终止:通过多种机制终止激素所诱导的细胞生物反应。

(一)激素受体

激素受体位于靶细胞膜或细胞内(包括胞质和胞核内),其性质一般为大分子蛋白质(见第二章)。激素对靶细胞作用的实质就是通过与相应受体结合,从而启动靶细胞内一系列信号转导程序,最终引起该细胞固有的生物效应。激素与受体的结合力称为亲和力(affinity),其高低会受一些因素的影响而发生变化。依据激素的作用机制,可将激素分成Ⅰ组与Ⅱ组两大组群(表 11-2)。

表 11-2 以细胞作用机制归类的部分激素

作用机制归类	激素实例
Ⅰ组激素——与胞内受体结合的激素	皮质醇、醛固酮、孕激素、雄激素、雌激素、钙三醇、甲状腺素、三碘甲腺原氨酸
Ⅱ组激素——与膜受体结合的激素	
A.G蛋白耦联受体介导作用的激素	
a. 以 cAMP 为第二信使的激素	促肾上腺皮质激素释放激素、生长激素释放抑制激素、促甲状腺激素、促肾上腺皮质激素、卵泡刺激素、黄体生成素、血管升压素、胰高血糖素、促黑激素、促脂解素、绒毛膜促性腺激素、阿片肽、降钙素、甲状旁腺激素、血管紧张素Ⅱ、儿茶酚胺(多巴胺能、β肾上腺素能、α肾上腺素能)
b. 以 IP$_3$、DG、Ca^{2+} 为第二信使的激素	促性腺激素释放激素、促甲状腺激素释放激素、血管升压素、缩宫素、儿茶酚胺、血管紧张素Ⅱ、促胃液素、血小板衍生生长因子
B.以酶联型受体介导作用的激素	
a. 以酪氨酸激酶受体介导	胰岛素、胰岛素样生长因子(IGF-1、IGF-2)、血小板衍生生长因子、上皮生长因子、神经生长因子
b. 以酪氨酸激酶结合型受体介导	生长激素、催乳素、缩宫素、促红细胞生成素、瘦素
c. 以鸟苷酸环化酶受体介导(以 cGMP 为第二信使)	心房利尿钠肽、一氧化氮(受体在胞质)

(二) 激素受体介导的细胞内机制

1. 膜受体介导的作用机制 膜受体是一类跨膜蛋白质分子,根据其跨膜次数可分为七次跨膜受体和单次跨膜受体。前者主要指 G 蛋白耦联受体,后者则包括酪氨酸激酶型受体、酪氨酸激酶相关受体和鸟苷酸环化酶型受体等。膜受体与表 11-2 所列的Ⅱ组激素结合,激活后相继通过细胞内不同的信号转导通路产生调节效应。

膜受体介导的作用机制是基于 1965 年由萨瑟兰(Sutherland)学派提出的第二信使学说(second messenger hypothesis)。该学说认为:①携带调节信息的激素作为第一信使,先与靶细胞膜上的特异受体结合;②通过活化的 G 蛋白激活细胞内腺苷酸环化酶(adenylyl cyclase,AC);③在 Mg^{2+} 存在的条件下,AC 催化 ATP 转变成 cAMP;④cAMP 作为第二信使,继续使下游无活性的功能蛋白质逐级磷酸化,最终引起细胞的生物效应。第二信使学说首次揭示了激素作用的细胞内信号转导基本原理,萨瑟兰因此获 1971 年诺贝尔生理学或医学奖。

第二信使学说的提出极大地推动了对激素作用机制的研究,但激素与受体结合后激活 AC 的机制仍不清楚。古尔曼(Gilman)和罗德贝尔(Rodbell)的研究发现 G 蛋白及其在受体活化与 AC 激活间的中介作用,深化了对细胞跨膜信号转导机制的理解,并因此获 1994 年诺贝尔生理学或医学奖。2012 年莱夫科维茨(Lefkowitz)和克比尔卡(Kobilka)利用放射学技术追踪细胞受体,成功找到数种 G 蛋白耦联受体,其中一种就是 β 肾上腺素能受体,进一步揭示了 G 蛋白耦联受体这一重要受体家族介导细胞跨膜信号转导的内在机制,获 2012 年诺贝尔化学奖。目前,人们认识到除 G 蛋白耦联受体介导的跨膜信号转导外,还有酶耦联受体介导等多种细胞内信号传递方式,以及除 cAMP 外还有 cGMP、三磷酸肌醇、二酰甘油、Ca^{2+} 等多种类型的第二信使(见第二章)。

2. 胞内受体介导的作用机制 胞内受体是指定位于胞质或核中的受体,而胞内受体最终也要转入胞核内发挥作用,故这类受体统称为核受体,人类核受体共有 48 类。有些激素(表 11-2 的Ⅰ组激素)

具有脂溶性,可通过细胞膜进入细胞,与胞内受体结合并介导靶细胞效应,如类固醇激素和甲状腺激素等。延森(Jesen)和葛尔斯基(Gorski)于1968年提出的基因表达学说(gene expression hypothesis)认为,类固醇激素进入细胞后,先与胞质受体结合形成激素-受体复合物,后者再进入细胞核生效,即经过两个步骤调节基因转录及表达,改变细胞活动,故又称二步作用原理(详见第二章)。

激素作用涉及的细胞内信号转导机制复杂,有些激素可能通过多种机制产生不同的调节效应。我国生理学家陈宜张首次发现糖皮质激素可在数秒钟内引起神经细胞超极化,其作用显然是通过膜受体以及离子通道所引起的快速反应(数分钟甚至数秒),经过系列研究首次提出类固醇激素的非基因组效应(nongenomic effect)。

(三)激素作用的终止

激素产生的效应只有及时终止,才能保证靶细胞不断接受新信息,适时产生精确的调节功能。以胰岛素为例,进餐时血糖水平升高,刺激胰岛素分泌以降低血糖,如若这一作用不及时终止将发生低血糖症,危及脑功能。

终止激素生物效应是许多环节综合作用的结果:①完善的激素分泌调节系统能使内分泌细胞适时终止分泌激素,如下丘脑-腺垂体-靶腺轴系;②激素与受体解离;③通过控制细胞内某些酶活性等,如磷酸二酯酶分解cAMP为无活性产物,终止细胞内信号转导;④受体被靶细胞内吞,如发生内化,经溶酶体酶分解灭活;⑤激素在肝、肾等器官和血液循环中被降解为无活性形式;⑥有些激素在信号转导过程中生成的中间产物能限制自身信号转导过程,如胰岛素受体信号转导通路中,活化后的蛋白酪氨酸磷酸酶可使胰岛素受体去磷酸化而失活,信号转导过程终止,起到反馈调节作用。

四、激素作用的一般特征

虽然各种激素对靶细胞的调节效应不尽相同,但可表现出一些共同的作用特征。

(一)相对特异性作用

激素作用的特异性主要取决于分布在靶细胞上的相应受体。尽管多数激素均可通过血液循环广泛接触机体各部位的器官、腺体、组织和细胞,但它们只选择性作用于与其亲和力高的特定目标——靶(target),故分别称为该激素的靶器官、靶腺、靶组织和靶细胞,以及靶蛋白、靶基因等。不同激素的作用范围有很大差异,有的非常局限,如腺垂体分泌的促激素主要作用于外周靶腺;而有些激素的作用范围却极为广泛,如生长激素、甲状腺激素和胰岛素等可作用于全身各器官组织,这取决于激素受体的分布范围。激素作用的特异性并非绝对,有些激素可与多种受体结合,即有交叉现象,只是与不同受体的亲和力有所差异。如胰岛素既可与胰岛素受体结合,也可与胰岛素样生长因子受体结合;糖皮质激素既可与糖皮质激素受体结合,也可与盐皮质激素受体结合等。

近年来研究发现,激素特异性作用不仅与其受体分布有关,也与其代谢酶的分布有关。例如,许多组织中糖皮质激素与盐皮质激素受体结合可受11β-羟基类固醇脱氢酶2(11β-hydroxysteroid dehydrogenase,11β-HSD2)的调节。

(二)信使作用

激素是一种信使物质或传讯分子,仅起传递信息的作用。内分泌细胞发布的调节信息由分泌的激素递送给靶细胞,旨在启动靶细胞固有的、内在的一系列生物效应,激素本身并不作为底物或产物直接参与细胞的新陈代谢过程。在信息传递过程中,激素对其靶细胞既不赋予新功能,也不提供额外能量。例如,生长激素促进细胞增殖与分化,甲状腺激素增强多数细胞的能量与物质代谢,胰岛素降低血糖等,这些都是通过诱导靶细胞的固有功能而实现的。

(三)高效作用

生理状态下,激素的血浓度很低,多在pmol/L～nmol/L的数量级。但在与受体结合后的信号转导环节,经逐级放大可产生效能极高的生物放大效应。因此,体液中激素含量虽低,作用却十分强大,如1mol肾上腺素通过cAMP-蛋白激酶A通路引起肝糖原分解,可生成10^8mol葡萄糖,其生物效应约放大 10 000 万倍(图 11-4)。生物放大效能也表现在激素的轴系调节系统,如在下丘脑-垂体-肾上腺轴系的活动中,0.1μg 促肾上腺皮质激素释放激素可使腺垂体释放 1μg 促肾上腺皮质激素,后者再引起肾上腺皮质分泌 40μg 糖皮质激素,最终可产生约 6 000μg 糖原储备的细胞效应。可见,一旦激素水平偏离生理范围,无论过多或过少,都会对机体的生理功能产生巨大影响。

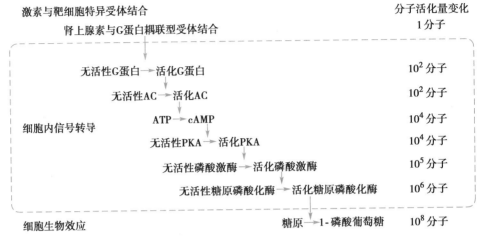

图 11-4　激素(肾上腺素)的生物放大效应

(四) 相互作用

内分泌腺体和分泌激素的细胞分布于全身,各种激素又都以体液为媒介递送信息,所产生的效应总会彼此关联、相互影响。激素间的相互作用有以下几种形式。

(1) 协同作用(synergistic action):协同作用是指多种激素联合作用对某一生理功能所产生的总效应大于各激素单独作用所产生的效应(图 11-5)。例如,生长激素、肾上腺素、皮质醇和胰高血糖素都具有升高血糖的作用,它们共同作用时,在升高血糖的效应上远远超过了它们各自单独的作用,所以它们有着协同作用。

(2) 拮抗作用(antagonistic action):拮抗作用就是不同激素对某一生理功能产生相反的作用。例如,上述升糖激素的升血糖效应与胰岛素的降血糖效应相拮抗;甲状旁腺素的升血钙效应与降钙素的降血钙效应相拮抗。

(3) 允许作用(permissive action):有些激素虽然本身不影响组织器官的某些功能,但它的存在却是其他激素发挥效应的必要条件,这种支持性的作用称为允许作用。糖皮质激素是广泛发挥允许作用的一种激素,它的存在是其他许多激素发挥调节效应的基础,例如糖皮质激素本身无缩血管作用,但它缺乏或不足时,儿茶酚胺类激素对心血管的作用就难以充分发挥,这可能与糖皮质激素对儿茶酚胺类受体的表达或受体后信号转导通路的调节作用有关。

(4) 竞争作用(competitive action):竞争作用是指一些化学结构类似的激素竞争结合同一受体。如盐皮质激素(醛固酮)与孕激素在结构上有相似性,二者都可结合盐皮质激素受体,但盐皮质激素与其受体的亲和力远高于孕激素,所以在较低浓度就可发挥作用。当孕激素的浓度较高时,可竞争结合盐皮质激素受体,而减弱盐皮质激素的作用。

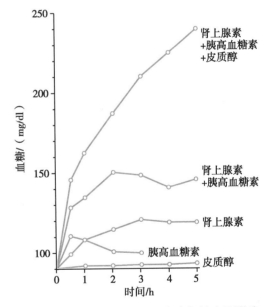

图 11-5　胰高血糖素、肾上腺素与糖皮质激素升高血糖的协同作用

五、激素分泌节律及其分泌的调控

激素是实现内分泌系统整合机体功能的基础,其分泌不仅具有自然的节律性,同时也受到多种机制的严密调控,可因机体的需要适时启动、适量分泌和及时终止。机体对内分泌系统激素合成与分泌的调控环节多而复杂,每一环节的变化都将影响内分泌功能的正常发挥。

(一)生物节律性分泌

激素具有节律性分泌的特征,短者以分钟或小时为周期脉冲式分泌,多表现为昼夜节律性分泌;长者以月、季等为周期分泌。如一些腺垂体激素为脉冲式的分泌,且与下丘脑调节肽的分泌同步;生长激素和皮质醇等的分泌具有明显的昼夜节律(图11-6);女性的性激素呈月周期性分泌(见十二章);甲状腺激素甚至存在季节性周期波动。激素分泌的这种节律性受到体内生物钟(biological clock)的控制,下丘脑视交叉上核可能具有生物钟的作用。

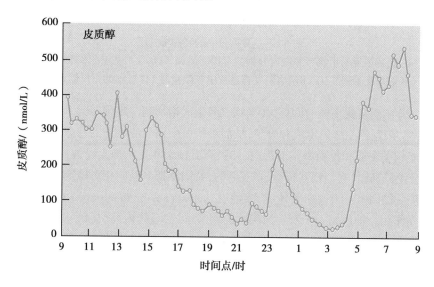

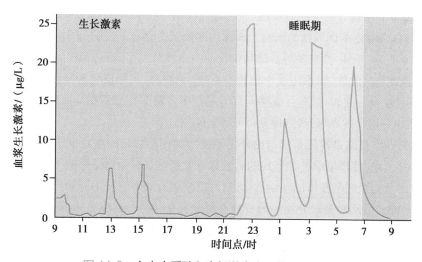

图 11-6　血中皮质醇和生长激素水平的日周期变化

(二)激素分泌的调控

1. 体液调节

(1)直接反馈调节:很多激素都参与体内物质代谢的调节,这些物质代谢所致血液中理化性质的变化,又反过来调节相关激素的分泌水平,形成直接反馈效应。如甲状旁腺激素可促进骨钙入血,使血钙升高;而血钙升高则可负反馈性引起甲状旁腺激素分泌减少,从而维持血钙水平的稳态(图11-7A)。这种激素作用的终末效应对激素分泌的影响能更直接、及时地维持血中某种成分浓度的相对稳定。

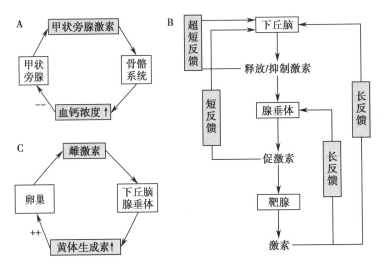

图 11-7　激素分泌的调控模式图

A. 血钙浓度对甲状旁腺激素分泌的直接反馈调节；B. 下丘脑-垂体-靶腺轴的
多轴系反馈调节；C. 卵泡成熟发育过程中雌激素对 LH 分泌的正反馈调节。

　　有些激素的分泌受自我反馈的调控，如当钙三醇生成增加到一定程度时，可抑制其合成细胞内的
1α-羟化酶系活性，限制钙三醇的生成和分泌，从而维持血中钙三醇水平的稳态。此外，有些激素的分
泌直接受到功能相关联或相抗衡激素的影响，如胰高血糖素和生长抑素以旁分泌方式分别刺激和抑
制胰岛 β 细胞分泌胰岛素，它们相互抗衡、相互制约，共同维持血糖的相对稳定。

　　（2）多轴系反馈调节：下丘脑-垂体-靶腺轴（hypothalamus-pituitary-target gland axis）在激素分泌
稳态中具有重要作用。轴系是一个有等级层次的调节系统，系统内高位激素对下位内分泌活动具有
促进性的调节作用，而下位激素对高位内分泌活动多起负反馈抑制性作用（图 11-7B），从而形成具有
自动控制能力的反馈环路，维持血中各级激素水平的相对稳定。长反馈（long-loop feedback）是指调
节环路中终末靶腺或组织分泌的激素对上位腺体活动的反馈影响；短反馈（short-loop feedback）是指
垂体分泌的激素对下丘脑分泌活动的反馈影响；超短反馈（ultrashort-loop feedback）则为下丘脑肽能
神经元活动受其自身分泌的调节肽的影响。人体内的轴系主要有下丘脑-垂体-甲状腺轴、下丘脑-垂
体-肾上腺轴和下丘脑-垂体-性腺轴等。轴系中任何一个环节发生障碍，都将引起该轴系的激素分泌
稳态遭受破坏而致病。此外，轴系还受中枢神经系统（如海马、大脑皮层等脑区）的调控。轴系中也
有正反馈控制，但较少。例如，卵泡在成熟发育的进程中分泌的雌激素在血液中达到一定水平后，可
正反馈地引起 LH 分泌出现高峰，最终促发排卵（图 11-7C）。

　　2. 神经调节　下丘脑是神经系统与内分泌系统活动相互联络的重要枢纽。下丘脑的传入和传
出通路复杂而广泛，内、外环境中各种形式的刺激都可能经这些神经通路影响下丘脑神经内分泌细胞
的分泌活动，对内分泌系统和整体的功能活动进行高级整合。胰岛、肾上腺髓质等腺体及器官都接受
神经纤维支配。神经活动对激素分泌的调节具有特殊意义，例如，在应急状态下，交感神经系统活动
增强，肾上腺髓质分泌儿茶酚胺类激素增加，协同交感神经广泛动员机体潜在能力，增加能量释放，以
适应活动需求；夜间睡眠时迷走神经活动占优势，可促进胰岛 β 细胞分泌胰岛素，有助于机体积蓄能
量、休养生息；婴儿吸吮母亲乳头通过神经反射引起母体催乳素和缩宫素释放，发生射乳反射；进食期
间迷走神经兴奋，促进 G 细胞分泌促胃液素等，均体现出神经活动对内分泌功能的调控。

第二节 ｜ 下丘脑-垂体及松果体内分泌

　　下丘脑（hypothalamus）与垂体（hypophysis；pituitary）位于大脑底部，两者在结构及功能上都有着
密切联系。成人下丘脑平均重量仅 4g，不足全脑的 1%，但它的功能极为重要。下丘脑的一些神经元

具有内分泌功能,这些神经内分泌细胞在汇集和整合各种信息后,将神经活动的电信号转变为化学信号——即合成并分泌激素,因此它们具有神经元和内分泌细胞的双重特征,通过与垂体联系,将神经调节和体液调节系统进行整合,广泛参与机体功能的调节(图 11-8)。此外,居于中枢部位的松果体分泌的激素也参与机体的高级整合活动。

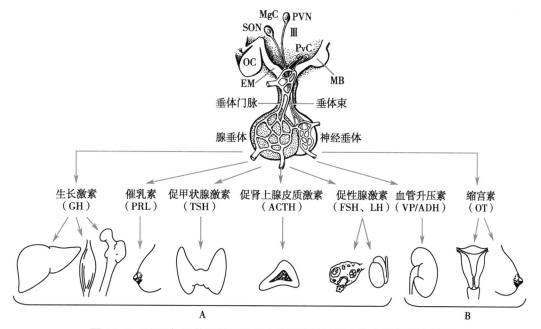

图 11-8　下丘脑-垂体系统与外周内分泌腺体及器官的功能联系示意图

Ⅲ,第三脑室;EM,正中隆起;MB,乳头体;MgC,大细胞神经元;OC,视交叉;PvC,神经内分泌小细胞;PVN,室旁核;SON,视上核。

垂体位于蝶鞍的垂体窝内,根据其胚胎学来源主要分为来自拉特克(Rathke)囊的脑垂体前叶(咽上皮的胚胎内陷)和来自下丘脑神经组织的脑垂体后叶。由于垂体前叶细胞具有上皮样性质,又称为腺垂体(adenohypophysis);而来自神经组织的垂体后叶存在大量胶质细胞,又称为神经垂体(neurohypophysis)。腺垂体还包括了中间叶(intermediate lobe),人类中间叶发育得比较小。

一、下丘脑-腺垂体系统内分泌

下丘脑与腺垂体之间没有直接的神经结构联系,但存在独特的血管网络,即垂体门脉系统(hypophyseal portal system)(图 11-9)。下丘脑的内侧基底部,包括正中隆起、弓状核、腹内侧核、视交叉上核、室周核和室旁核内侧等,分布有胞体较小的神经内分泌细胞,称为小细胞神经元(parvocellular neuron)或神经内分泌小细胞(parvocellular neuroendocrine cell,PvC),它们发出的轴突多终止于下丘脑基底部正中隆起,与垂体门脉初级毛细血管丛形成密切接触,轴突末端将分泌物直接释放到组织间液中,立即被下丘脑-垂体门脉系统吸收而进入血液,通过垂体门静脉到达腺垂体次级毛细血管网。由此可见,垂体门脉系统是一个独特的神经-血液的接触面。这些小细胞神经元能产生多种调节腺垂体分泌的激素,故又将这些神经元胞体所在的下丘脑内侧基底部称为下丘脑促垂体区(hypothalamic hypophysiotropic area),或称为小细胞神经分泌系统。

(一)下丘脑调节激素

1. 下丘脑调节激素种类　下丘脑调节激素是指由下丘脑促垂体区小细胞神经元分泌的能调节腺垂体活动的激素。1968 年,吉尔曼(Guillemin)实验室首次从 30 万头羊的下丘脑中成功分离出促甲状腺激素释放激素,并于一年后确定其结构为三肽。1971 年沙利(Schally)实验室从 16 万头猪的下丘脑中提纯促性腺激素释放激素并鉴定其为十肽。之后,生长激素释放抑制激素、促肾上腺皮质激素释放激素及生长激素释放激素等相继被成功分离。Guillemin 和 Schally 因首次发现脑可通过产生肽类激素而控制内分泌系统获 1977 年诺贝尔生理学或医学奖。

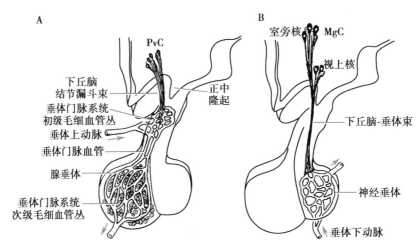

图 11-9 下丘脑-垂体之间的联系示意图

A. 下丘脑神经内分泌小细胞（PvC）短轴突形成下丘脑结节漏斗束投射，末梢终止在垂体门脉系统的初级毛细血管丛，所分泌的神经激素经垂体门脉血管进入次级毛细血管丛，调节腺垂体的内分泌活动；B. 下丘脑大细胞神经元（MgC）发出的长轴突形成下丘脑-垂体束投射，末梢终止在神经垂体，所储备的神经激素直接分泌进入该部毛细血管，经体循环产生调节效应（箭头示血流方向）。

下丘脑促垂体区神经内分泌细胞分泌的各种激素在功能上可分为两类：释放激素（releasing hormone）以及释放抑制激素（release-inhibiting hormone），也称抑制激素（inhibiting hormone）。它们分别从促进与抑制两方面调节腺垂体相关细胞的内分泌活动。已经明确结构的下丘脑调节激素大多为肽类物质，因此称为下丘脑调节肽（hypothalamic regulatory peptide，HRP），尚未明确的活性物质称为调节因子（表 11-3）。迄今已明确的下丘脑调节激素有六种，包括促甲状腺激素释放激素、促肾上腺皮质激素释放激素、促性腺激素释放激素、生长激素释放激素、生长激素释放抑制激素（又称生长抑素）及催乳素释放抑制激素。尚未明确结构的下丘脑调节因子有催乳素释放因子。

表 11-3 下丘脑调节激素（因子）、相应的垂体激素以及靶腺激素

下丘脑调节肽（因子）	对垂体激素分泌的影响	对靶腺激素分泌的影响
促甲状腺激素释放激素（TRH）	促甲状腺激素↑	甲状腺激素↑
促肾上腺皮质激素释放激素（CRH）	促肾上腺皮质激素↑	糖皮质激素↑
促性腺激素释放激素（GnRH）	卵泡刺激素↑ 黄体生成素↑	性激素↑
生长激素释放激素（GHRH）	生长激素↑	胰岛素样生长因子↑
生长抑素（SST）	生长激素↓	
催乳素释放因子（PRF）（结构待明确）	催乳素↑	
多巴胺/催乳素释放抑制激素（PIH）	催乳素↓	

下丘脑调节激素除了调节腺垂体的活动外，还具有广泛功能。下丘脑神经内分泌细胞还可向中枢神经系统其他部位投射，而其他部位的神经元甚至外周组织也可合成和分泌这些肽类物质。例如，生长抑素在体内广泛分布于中枢神经系统的大脑皮层、纹状体、杏仁核、海马和脊髓等部位，起着神经递质、调质的作用；此外还分布于胃肠道、胰岛、肾脏和甲状腺等外周组织，作用更为广泛。再如，促肾上腺皮质激素释放激素也是在体内有着广泛分布的活性物质，不仅广泛分布于中枢神经系统，在胃肠道、胰腺、胎盘和性腺等也有分布，在情绪反应、学习记忆、摄食、体温调节、分娩启动以及神经和心血管系统保护中起重要作用。

2. 下丘脑调节激素分泌的调节　大多数下丘脑调节激素的分泌活动受到神经调节和激素反馈调节这两种机制的调控。

下丘脑与许多脑区有纤维联系,因此内、外环境变化的各种传入刺激都可通过神经系统的活动将信息传输到下丘脑,有序地调节下丘脑激素分泌。如机体受到应激刺激时,刺激信息使下丘脑 CRH 分泌增加,后者促进腺垂体促肾上腺皮质激素(ACTH)释放,ACTH 促进肾上腺皮质分泌糖皮质激素,以提高机体对应激刺激的应对能力。神经调节是通过神经递质实现的,许多神经递质如多巴胺、去甲肾上腺素、5-羟色胺、乙酰胆碱等都可对下丘脑激素分泌进行调节。

下丘脑的神经内分泌神经元与其下级内分泌腺体及靶组织之间在功能上构成了一个严密的轴系调节环路,下级腺体以及靶组织分泌的激素常对下丘脑调节肽的合成和分泌进行负反馈调节(见图 11-7),从而维持激素水平稳定和内环境稳态。

(二)腺垂体激素

腺垂体激素的分泌活动受来自下丘脑的释放激素和抑制激素控制。腺垂体存在生长激素细胞(占分泌细胞总数的 50%)、催乳素细胞、促甲状腺激素细胞、促肾上腺皮质激素细胞、促性腺激素细胞;还有一些曾被认为不具备分泌功能的细胞,如滤泡星形细胞,也可分泌多种生长因子和细胞因子,以旁分泌方式调节邻近腺细胞功能,甚至可以调整腺垂体不同类型分泌细胞的相对比例,以满足不同生命阶段对不同激素的需求。在上述激素中,TSH、ACTH、FSH 与 LH 均作用于各自的内分泌靶腺,属于促激素(trophic hormone),参与构成下丘脑-腺垂体-靶腺轴系统。而 GH 和 PRL 则分别直接作用于其各自的靶细胞或靶组织。在腺垂体中间部含有的阿黑皮素原(pro-opiomelanocortin,POMC)是垂体多种激素的共同前体,包括 ACTH、β-促脂解素(β-lipotropin,β-LPH)及促黑素细胞激素(melanocyte-stimulating hormone,MSH)等。

1. 生长激素 人生长激素(human growth hormone,hGH)由 191 个氨基酸残基组成。循环血液中 75% 的 GH 分子量为 22.65kD,也称 22k hGH。另外还有 5%~10% 为 20k hGH。人 GH 的化学结构与人 PRL 有较高的同源性,两者作用有一定的交叉重叠,即 GH 有较弱的泌乳始动作用,而 PRL 也有较弱的促生长作用。GH 具有种属特异性,不同种属动物的生长激素化学结构及免疫学特性等差别较大。除猴的生长激素外,从其他动物垂体中提取的生长激素对人类没有作用。

GH 日分泌量为 200~1 000μg。安静状态下,正常成年人血清中 hGH 的基础水平为 1.6~3μg/L,女性稍高于男性,儿童或青少年可达 6μg/L。GH 的基础分泌呈节律性脉冲式释放,释放波峰在青年期最高,随年龄的增长而逐渐减少。青年女性 GH 的连续分泌比男性明显,最高可达 60μg/L。血中 GH 以结合型与游离型两种形式存在,前者与特异性高亲和力生长激素结合蛋白(growth hormone binding protein,GHBP)结合,一分子 GH 可结合两分子 GHBP,形成更大的分子复合物。结合型 GH 占 GH 总量的 40%~45%,作为 GH 的外周储运库以保持游离型 GH 水平的稳态。循环血中 GH 主要在肝和肾降解,半衰期为 6~20 分钟。

(1)生理作用:GH 具有即时效应(acute-term effect)和长时效应(long-term effect),分别与调节物质代谢和促进生长有关。生长激素还参与机体的应激反应,是机体重要的应激激素之一。除了自身的生物效应外,生长激素的许多作用也通过胰岛素样生长因子(insulin-like growth factor,IGF)实现。

1)促进生长:GH 对几乎所有组织和器官的生长都有促进作用,尤其是对骨骼、肌肉和内脏器官的作用最为显著。GH 的促生长作用主要是由于其促进组织细胞增殖以及增加细胞中蛋白质合成,使全身多数器官、细胞增大和数量增加。GH 的作用在青春期达到高峰,在长骨骨骺闭合前,GH 直接刺激骨生长板的前软骨细胞分化为软骨细胞,同时加宽骺板,骨基质沉积,促进骨的纵向生长,使人体身高增高。幼年期 GH 分泌不足,患儿生长停滞,身材矮小,称为侏儒症(dwarfism);相反,幼年期 GH 分泌过多则表现为巨人症(gigantism)。GH 还可以强烈刺激成骨细胞,使骨膜和骨腔中的成骨细胞在旧骨表面沉积新骨的速率远超破骨细胞移除旧骨的速率,长骨因厚度增加而增粗。成年后若 GH 分泌过多,由于骨骺已闭合,长骨不再加长,但结缔组织中的透明质酸和硫酸软骨素聚集,会使面部和内脏器官肥大,肢端的短骨、颅骨及软组织异常生长,表现为手足粗大、指(趾)末端如杵状、鼻大唇厚、下颌突出及内脏器官增大等,称为肢端肥大症(acromegaly)。

对于单纯生长激素缺乏的侏儒症患者,如果早期发现并治疗,可以使身高的增长恢复正常。近年来,临床上利用重组的人生长激素(recombinant human growth hormone,rhGH)、IGF-1以及胚胎垂体细胞移植等方法治疗侏儒症已经取得成功。

2)调节新陈代谢:相对于对生长的调节,GH对肝、肌肉和脂肪等组织新陈代谢的作用在数分钟内即可出现,表现为即时效应。

GH对蛋白质代谢的总体效应是促进合成代谢,主要促进氨基酸向细胞内转运,增加蛋白质合成,抑制蛋白质分解。GH能加速软骨、骨、肌肉、肝、肾、肺、肠、脑及皮肤等组织的蛋白质合成,这也是其促生长效应的机制之一。GH可促进脂肪降解,为脂解激素。GH可激活对胰岛素敏感的脂肪酶,促进脂肪分解,增强脂肪酸氧化以提供能量,最终使机体的能量来源由糖代谢向脂肪代谢转移。GH对糖代谢的影响多继发于其对脂肪的动员。血中游离脂肪酸增加可抑制骨骼肌与脂肪组织摄取葡萄糖,减少葡萄糖消耗,使血糖水平升高,表现为"抗胰岛素"效应。GH也可通过降低外周组织对胰岛素的敏感性而升高血糖。GH分泌过多时,通常发生高血糖症,严重者可出现垂体性糖尿。过量的GH可使脂肪动员过度,肝脏形成大量乙酰乙酸释放到体液中,引起酮症,称为过量GH的生酮效应(ketogenic effect),同时,这种脂肪的过度动员也经常导致脂肪肝。

除上述作用外,GH还可促进胸腺基质细胞分泌胸腺素,刺激B淋巴细胞产生抗体,提高自然杀伤细胞(NK细胞)和巨噬细胞活性,参与机体免疫功能调节;GH也调节情绪与行为活动、参与机体应激反应并具有抗衰老效应。

(2)作用机制:GH可通过激活靶细胞上的生长激素受体(growth hormone receptor,GHR)和诱导靶细胞产生IGF实现其生物学效应。

GHR属于催乳素/促红细胞生成素/细胞因子受体超家族成员,是由620个氨基酸残基构成的跨膜单链糖蛋白,分子量约120kD,广泛分布于肝、软骨、骨、脑、骨骼肌、心、肾以及脂肪细胞和免疫系统细胞等。GH分子具有两个与GHR结合的位点,能与两分子GHR结合,使受体二聚化(dimerization)成为同源二聚体(homodimer)。二聚化GHR的胞内结构域随即招募邻近胞质中具有酪氨酸激酶活性的分子,如JAK激酶2(Janus kinase 2,JAK2)等,继而通过JAK2-STATs、JAK2-SHC等多条下游通路转导信号,最终通过调节靶细胞基因转录、物质转运以及胞质内某些蛋白激酶的活性变化等产生多种生物效应。

GH的部分效应可通过诱导肝细胞等靶细胞产生胰岛素样生长因子而实现。目前已分离出的IGF有IGF-1[又称生长调节素C(somatomedin C,SMC)]和IGF-2[又称生长调节素A(somatomedin A,SMA)],两者肽链的氨基酸序列有62%相同。循环中95%的IGF由肝脏产生,此外IGF在软骨、肌肉、脊髓等许多组织广泛合成。血液中的IGF-1含量依赖于GH的水平,而IGF-2的生成对GH的依赖性较低,其主要在胎儿的生长发育中起作用。GH通过IGF-1作用于软骨和软组织,促进机体的生长,与GH共同形成GH-IGF-1轴(图11-10)。目前认为,GH可能通过诱导前软骨细胞由静止期向增殖期转化,以及提高软骨细胞对IGF-1的应答而调节骨的生长。GH直接刺激骨骺生长板的前软骨细胞或生发层细胞分化成软骨细胞,诱导IGF-1基因表达,IGF-1合成增加并分泌到细胞外,通过自分泌和旁分泌方式作用于软骨细胞的IGF-1受体,促进软骨组织摄取氨基酸、钙、磷、硫等无机盐,加强核糖核酸和蛋白质的合成,使软骨细胞克隆扩增、肥大,成为骨细胞,从而促使骨骼生长。

(3)分泌调节:各种经下丘脑整合的信息通过下丘脑生长激素释放激素(GHRH)与生长抑素(SST)实现对GH分泌的双重调节。GHRH神经元主要集中于下丘脑的弓状核和腹内侧核等处,SST神经元主要位于室周区的前部,这些核团之间的广泛突触联系形成复杂的神经环路。GHRH可特异性地刺激腺垂体合成和分泌GH,并诱导GH细胞增殖。SST则不仅抑制GH的基础分泌,也抑制其他因素(如运动、GHRH、胰岛素致低血糖、精氨酸等)所引起的GH分泌,但不直接抑制GH细胞增殖。一般认为,GHRH对GH的分泌起经常性的调节作用,而SST则主要在应激等刺激引起GH分泌过多时才抑制 GH 分泌(见图 11-10)。与其他垂体激素一样,GH 对下丘脑和腺垂体有负反馈调节作用。IGF-1 可以通过 GH-IGF-1 轴负反馈调节 GH 分泌。下丘脑内还有其他多种激素也对 GH 分泌起调节作用。例如,促甲状腺激素释放激素和血管升压素具有促进 GH 分泌的作用。最初在胃黏膜中发现的促生长激素释放激素(ghrelin)具有类似 GHRH 的作用,能强力促进腺垂体 GH 细胞释放 GH,但不能刺激 GH 的合成。除下丘脑外,ghrelin 在胃肠道、垂体、肝、胰、肾等部位也有表达。

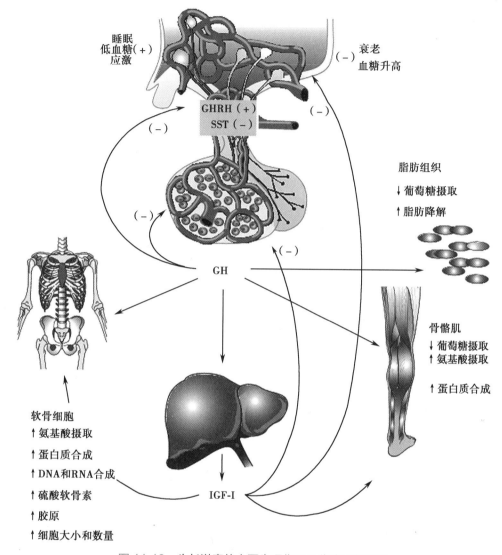

图 11-10　生长激素的主要生理作用及分泌调节示图

GH 水平还受睡眠、体育锻炼、血糖及性激素水平等多种因素的影响。例如,在饥饿、运动、低血糖、应激等使能量供应缺乏或消耗增加时,GH 分泌均增多,尤以急性低血糖对 GH 分泌的刺激效应最为显著。反之,血糖升高则可通过促进 SST 分泌和抑制 GHRH 分泌而使 GH 水平降低。夜间 GH 分泌量约占全天分泌量的 70%。人在觉醒状态下,GH 分泌较少,进入慢波睡眠后,GH 分泌陡增并延续一定时间,入睡后 1 小时左右血中 GH 浓度达到高峰。转入异相睡眠(又称快波睡眠)后,GH 分泌又迅速减少(见图 11-6)。这种现象在青春期尤为显著,50 岁以后睡眠期间的 GH 峰显著减低,至 60 岁时仅约青年时的 50%。此外,甲状腺激素、胰高血糖素、雌激素、睾酮等均能促进 GH 分泌。在青春期的早期和中期,血中雌激素或睾酮浓度增高,均显著促进腺垂体分泌 GH,从而引起青春期突长。

2. 催乳素　催乳素也称生乳素、泌乳素或促乳素等。人催乳素(human prolactin,hPRL)是含 199 个氨基酸残基的蛋白质,分子量为 22kD,序列结构与人生长激素的同源性为 35%。成人垂体中 PRL 含量极少,仅为 GH 的 1/100,有类似 GH 的昼夜节律和分泌脉冲。血浆中 PRL 的基础浓度为 5～8μg/L,

女性高于男性,在青春期、排卵期均升高。在女性妊娠期,垂体 PRL 细胞数目和体积均显著增加,PRL 分泌增高。PRL 主要经肝脏及肾脏清除,半衰期约为 20 分钟。PRL 受体与生长激素受体同属一个超家族,其分布也非常广泛。

(1)生理作用:尽管 PRL 以催乳作用被发现和命名,但其实它的作用十分广泛,除对乳腺和性腺的发育及分泌起重要作用外,还参与应激和免疫调节。

1)调节乳腺活动:PRL 可促进乳腺发育,发动并维持泌乳。但在女性青春期、妊娠期和哺乳期,其作用有所不同。青春期女性乳腺的发育主要依赖于生长激素对乳腺间质和脂肪组织的作用。乳腺腺泡等分泌组织只在妊娠期才发育,需要多种激素共同作用:雌激素与孕激素起基础作用,PRL 与糖皮质激素、胰岛素和甲状腺激素等起协同作用。妊娠 10 周后,血浆 PRL 水平逐渐增高,至分娩时升至最高峰。在妊娠过程中,随着 PRL、雌激素及孕激素分泌的增多,乳腺组织进一步发育,但此时血中雌、孕激素水平很高,可抑制 PRL 的泌乳作用,因此乳腺虽已具备泌乳能力却并不泌乳。

PRL 启动和维持泌乳的作用是从分娩后开始的。分娩后血浆 PRL 降至妊娠前水平,但此时由于血中雌、孕激素水平明显降低,加之分娩后乳腺 PRL 受体的数目增加约 20 倍,PRL 能发挥始动和维持泌乳的作用。PRL 作用于成熟的乳腺小叶,使腺体向腺泡腔内分泌乳汁。

2)调节性腺功能:PRL 对性腺的作用错综复杂。实验表明,PRL 可双相调节卵巢活动,低水平、小剂量 PRL 促进卵巢雌、孕激素分泌,而大剂量则有抑制作用。PRL 刺激卵巢 LH 受体表达,进而促进黄体形成并维持孕激素的分泌;但是高水平的 PRL 可抑制孕激素的生成。患闭经泌乳综合征(amenorrhea galactorrhea syndrome)的妇女出现闭经、泌乳与不孕的症状就是高催乳素血症所致,而高浓度的 PRL 还可反馈地抑制下丘脑分泌 GnRH,减少垂体分泌 FSH 和 LH,结果导致无排卵和雌激素水平低下。

PRL 对男性生殖腺的功能也有影响。在睾酮存在的条件下,PRL 促进前列腺和精囊腺的生长,增加睾丸间质细胞 LH 受体数量及其对 LH 的敏感性,增加睾酮生成,促进雄性性成熟。但是慢性高催乳素血症时,血中睾酮水平下降,不仅精子生成减少而造成不育症,而且性兴奋也减弱。

3)参与应激反应:在应激状态下,血中 PRL 水平可有不同程度的升高,并与 ACTH 和 GH 的水平同时升高。应激刺激停止后,PRL 逐渐恢复到正常水平。PRL 很可能是应激反应中的重要激素之一。

4)调节免疫功能:单核细胞、淋巴细胞、胸腺上皮细胞以及红细胞表达 PRL 受体。PRL 可与一些细胞因子发生协同作用,促进淋巴细胞增殖,直接或间接促进 B 淋巴细胞分泌 IgM 和 IgG。一些淋巴细胞和单核细胞能产生 PRL,以旁分泌或自分泌方式调节免疫细胞功能。另外,由于与 GH 结构的相似性,PRL 也参与生长发育和物质代谢的调节。

(2)分泌调节:一般认为,PRL 的分泌受下丘脑催乳素释放因子(PRF)与催乳素释放抑制激素(PIH)的双重调控,然而下丘脑 PRF 的具体成分还未确认。切断垂体柄可使血中 PRL 水平升高,因而认为以 PIH 的效应占优势。在生理情况下,PIH 对催乳素分泌起经常性的抑制作用。现已明确,PIH 主要是多巴胺。给予动物多巴胺前体(L-多巴)或多巴胺受体激动剂(如阿扑吗啡等)都可减少 PRL 分泌,反之多巴胺受体拮抗剂(如吩噻嗪等)则可促进 PRL 分泌。除多巴胺外,GHIH、GABA、糖皮质激素、甲状腺激素等也可抑制 PRL 分泌。至于 PRF,有人认为下丘脑产生的 31 肽催乳素释放肽(PrRP)就是 PRF,然而研究表明 TRH、血管活性肠肽、5-羟色胺、内源性阿片肽和甘丙肽等也可促进 PRL 分泌,即也具有 PRF 的作用。血中 PRL 升高后,经其受体还可易化下丘脑多巴胺能神经元,多巴胺继而直接抑制下丘脑 GnRH 和腺垂体 PRL 的分泌,负反馈性降低血中 PRL 水平,因此下丘脑 PIH/多巴胺对 PRL 的抑制作用通常要大于各种具有催乳素释放活性的下丘脑肽的作用。

婴儿吸吮乳头可促进哺乳期妇女 PRL 的分泌,这是一个典型的神经-内分泌反射。吸吮乳头的刺激经神经传入下丘脑,一方面可减少正中隆起释放多巴胺,解除多巴胺对 PRL 细胞的抑制,另一方面可直接刺激 PRF 功能物质的释放增多,通过上述作用反射性促使腺垂体大量分泌 PRL,促进乳腺泌乳。

3. 促激素 腺垂体分泌的 TSH、ACTH、FSH 及 LH 这四种激素,分泌入血后都特异性地作用于外周各自的下级内分泌靶腺,再经靶腺激素调节全身组织细胞的活动,统称为促激素。TSH、FSH 与

LH都是不同程度糖基化的糖蛋白,均为由α和β亚单位构成的异二聚体。它们α亚单位的肽链相同,生物学活性主要取决于有差异的β亚单位。但是单独的β亚单位没有活性,必须与α亚单位结合才有生物学活性。

TSH的靶器官是甲状腺,ACTH的靶器官是肾上腺皮质,FSH与LH的靶器官是两性的性腺(卵巢或睾丸)。腺垂体与其上级的下丘脑和下级的外周内分泌靶腺分别构成下丘脑-垂体-甲状腺轴、下丘脑-垂体-肾上腺轴和下丘脑-垂体-性腺(卵巢或睾丸)轴。

女性妊娠期垂体增生、肥大,需氧量增多,对缺氧特别敏感。如分娩时发生大出血,引起失血性休克或发生弥散性血管内凝血(DIC)时,腺垂体的组织细胞因缺血缺氧而变性坏死,是造成腺垂体功能减退症的重要原因之一。由于腺垂体及其支配的靶腺所分泌的各种激素急剧减少,导致各类激素的靶器官功能过早退化并引起一系列综合征(希恩综合征,Sheehan syndrome),主要累及促激素的靶腺即性腺、甲状腺及肾上腺皮质,出现肾上腺皮质、性腺萎缩,肾上腺糖皮质激素和性激素分泌极度减少,甲状腺功能减退,严重者可发生垂体危象。

二、下丘脑-神经垂体内分泌

神经垂体为下丘脑的延伸结构,不含腺细胞,因此不能合成激素。神经垂体内分泌是指下丘脑视上核和室旁核等部位大细胞神经元的轴突延伸,通过垂体柄进入并终止于神经垂体,形成下丘脑-垂体束。这些神经内分泌大细胞可合成血管升压素(vasopressin,VP)和缩宫素(oxytocin,OT)。VP和OT都是由六肽环和三肽侧链构成的九肽,两者区别只是第3与第8位的氨基酸残基不同。由于人VP肽链的第8位氨基酸为精氨酸,因此常被称为精氨酸升压素(arginine vasopressin,AVP)。

VP和OT是由前激素原裂解而产生的。前VP和OT原,除了含有VP或者OT片段外,还含有神经垂体激素运载蛋白(neurophysin)片段。VP与OT分别同各自的运载蛋白一起被包装于神经分泌囊泡中,以轴浆运输的方式沿神经轴突(下丘脑-垂体束)运送至神经垂体。视上核和室旁核神经元受到刺激后兴奋,神经冲动传至神经垂体的轴突末梢,使其去极化,引起Ca^{2+}内流,以出胞的方式将囊泡中的VP或OT与其运载蛋白一并释放入血。

VP和OT不仅存在于下丘脑-神经垂体系统内,也存在于下丘脑正中隆起与第三脑室附近的神经元轴突中。有研究提示上述神经垂体激素也可能影响腺垂体的分泌活动。

(一)血管升压素

1. 生理作用 VP也称抗利尿激素(antidiuretic hormone,ADH)。在正常饮水的情况下,血浆中VP浓度很低,仅1～4ng/L。VP在肾脏和肝脏内经蛋白水解酶降解,在循环中半衰期仅6～10分钟。VP是调节机体水平衡的重要激素之一,高于生理水平的VP可通过促进肾集合管重吸收水分,浓缩尿液并减少尿量,发挥抗利尿作用。在机体脱水或失血等情况下,VP释放量明显增加,其血中浓度可增至10ng/L以上,使皮肤、肌肉、内脏等处的血管广泛收缩,这对于保持体液和维持动脉血压有重要的生理意义。

下丘脑-神经垂体病变造成的VP合成和释放减少,可导致中枢性尿崩症,使尿液浓缩障碍,表现为多饮、多尿、排出大量低渗尿,如不能及时补充水分可造成机体脱水,应用外源性ADH治疗有效;相反,某些脑、肺等部位的肿瘤细胞则可异位分泌VP,产生VP分泌失调综合征,表现为尿量大减且高度浓缩,体内水潴留及低钠血症。除参与体液平衡调控及心血管功能调节外,在神经系统,VP还具有增强记忆、加强镇痛等效应。

VP受体为G蛋白耦联受体,已知至少有V_{1A}、V_{1B}(也被称为V_3受体)和V_2三种亚型。V_1受体主要分布于肝脏、平滑肌、脑及腺垂体ACTH分泌细胞等肾外组织;而V_2受体主要分布于肾内集合管上皮细胞的基底侧膜。VP可直接通过V_{1B}受体刺激腺垂体ACTH分泌,通过肝脏V_{1A}受体促进肝糖原分解,通过血管平滑肌上V_{1A}受体引起血管收缩;生理状态下,VP与肾脏集合管上皮细胞膜上的V_2受体结合,通过Gs蛋白激活AC-cAMP-PKA信号转导通路而产生抗利尿效应(见第八章)。

2. 分泌调节 VP分泌受到多种因素的调节。其中血浆晶体渗透压升高和血容量减少是刺激

VP 分泌的最重要因素,尤其是前者(图 11-11)。渗透压感受性神经元(osmoreceptive neuron)位于下丘脑前部室周器,其轴突支配视上核与室旁核的大细胞神经元。血浆渗透压仅 1% 的变化就可通过渗透压感受性神经元调节 VP 的分泌。有效血容量降低时也可通过心肺感受器反射引起 VP 的分泌,但敏感度较低,需要血容量降低 5%～10% 甚至更大程度时才会出现显著影响(见第八章)。VP 分泌还受到生物节律的控制,清晨最高,以后逐渐降低,至傍晚最低。

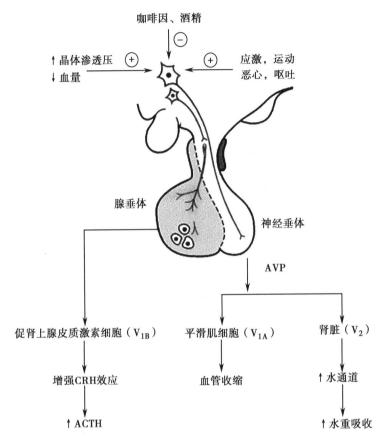

图 11-11 血管升压素的生理作用及其分泌调节示意图

(二)缩宫素

OT 的化学结构与 VP 相似,生理作用也有部分交叉重叠。例如,OT 对狗的抗利尿作用相当于 VP 的 1/200,而 VP 对大鼠离体子宫平滑肌的收缩作用为 OT 的 1/500 左右。与 VP 不同,人体 OT 没有明显的基础分泌,只在分娩、授乳、性交等状态下才通过神经反射引起分泌。OT 经缩宫素酶降解,半衰期为 3～4 分钟。

1. 生理作用 OT 的主要作用是在妇女分娩时刺激子宫平滑肌强烈收缩和在哺乳期促进乳腺排乳(图 11-12)。

(1)促进子宫收缩:OT 促进子宫平滑肌收缩的作用与子宫功能状态和雌激素有关。OT 对非孕子宫作用较弱,而对妊娠末期子宫作用较强,因为妊娠末期子宫开始表达 OT 受体。低剂量 OT 引起子宫节律性收缩,高剂量则导致子宫强直性收缩。

(2)射乳作用:OT 是分娩后刺激乳腺排放乳汁的关键激素。妇女哺乳期乳腺不断分泌乳汁,储存于腺泡中。分娩后,子宫平滑肌上 OT 受体减少,但乳腺内 OT 受体明显增加。OT 通过促进乳腺腺泡周围的肌上皮细胞收缩,使腺泡内压力增高,乳汁由腺泡腔经输乳管从乳头射出。

OT 受体也属于 G 蛋白耦联受体,OT 与其受体结合后经 G_q 蛋白激活 PLC,促使细胞内 Ca^{2+} 升高而产生生物效应。

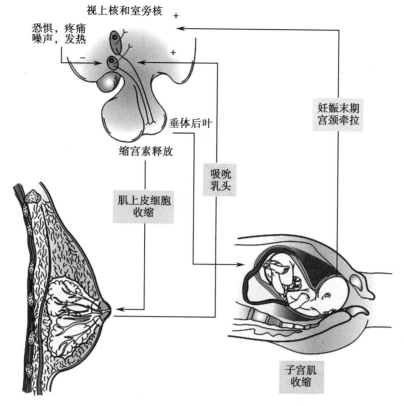

图 11-12 缩宫素的生理作用及分泌调节示意图

2. 分泌调节 OT 分泌受下丘脑调控,属于典型的神经-内分泌调节,有以下两个经典反射:①催产反射:分娩时胎儿对子宫颈机械性扩张,通过反射,正反馈地促进 OT 神经元分泌,引起强有力的子宫平滑肌收缩,起到催产的作用。胎儿对子宫颈的机械性扩张是促进 OT 分泌最有力的刺激。②射乳反射(milk ejection reflex):婴儿吸吮乳头及触摸等刺激均可作用于分布在乳头和乳晕的感觉神经末梢,感觉信息经传入神经传至下丘脑,兴奋 OT 神经元,促使 OT 释放入血,引起乳腺肌上皮细胞等发生收缩,乳腺射乳。射乳很容易建立条件反射,如母亲见到自己的婴儿、抚摸婴儿或听到婴儿的哭声等,均可引起射乳。OT 还有类似 PRF 的作用,能刺激腺垂体分泌催乳素,在射乳时泌乳功能也同步增强。哺乳过程中 OT 的释放增加对加速产后子宫复原也有一定的作用。因此,母乳喂养对保护母婴健康有着积极的意义。

除上述因素外,许多能刺激 VP 分泌的因素也可促进 OT 分泌;而忧虑、恐惧、剧痛、高温、噪声以及肾上腺素等则可抑制 OT 分泌。

三、松果体内分泌

松果体因形似松果而得名,也称松果腺(pineal gland),主要合成和分泌褪黑素(melatonin,MT),最早因被发现可使青蛙皮肤褪色而得名,是色氨酸的衍生物。褪黑素的合成和分泌量也随年龄逐渐递减,1～3 岁时约 250ng/L,而 67～84 岁仅为 30ng/L。褪黑素的分泌呈现典型的昼夜节律,昼低夜高,凌晨 2 点达到最高峰。

1. 生理作用 褪黑素具有广泛的生理作用,其通过血液或第三脑室的液体到达腺垂体发挥效应。对于神经系统,褪黑素的作用主要表现为镇静、催眠、镇痛、抗抑郁等作用;对生殖和内分泌系统,其可抑制下丘脑-垂体-性腺及甲状腺轴的活动,抑制肾上腺皮质和髓质的功能。褪黑素还可清除体内自由基,调节机体免疫功能,所以具有抗衰老作用。另外,褪黑素对心血管、消化、呼吸、泌尿等系统都有作用。

2. 分泌调节 褪黑素的合成和分泌与光线有关,呈现明显的昼夜节律变化,白天分泌减少,而黑夜分泌增加。视交叉上核是控制褪黑素分泌昼夜节律的神经中枢,中枢内的神经元有褪黑素受体。

褪黑素可作为一个内源性因子作用于视交叉上核,调整生物节律,使环境的周期与机体的生物节律保持一致。研究表明,生理剂量的褪黑素可促进睡眠。

(张　玲)

第三节 ｜ 甲状腺内分泌

甲状腺是人体最大的内分泌腺,重量为 15～30g,血液供应丰富。甲状腺激素由甲状腺滤泡上皮细胞合成,并以胶质形式储存于滤泡腔中。甲状腺是唯一能将生成的激素大量储存于细胞外的内分泌腺。甲状腺激素广泛调节机体的生长发育、新陈代谢等多种功能活动。在甲状腺滤泡之间和滤泡上皮细胞之间,还存在滤泡旁细胞,能够分泌降钙素,主要参与机体钙、磷代谢和稳态的调节。

一、甲状腺激素的合成与代谢

(一) 甲状腺激素

甲状腺激素(thyroid hormone,TH)是酪氨酸的碘化物,包括四碘甲腺原氨酸($3,5,3',5'$-tetraiodothyronine,T_4)或称甲状腺素(thyroxin)、三碘甲腺原氨酸($3,5,3'$-triiodothyronine,T_3)和极少量的逆-三碘甲腺原氨酸($3,3',5'$-triiodothyronine,rT_3)(图 11-13),三者分别约占分泌总量的 90%、9% 和 1%。T_4 的分泌量虽然最大,但 T_3 的生物活性最强,为 T_4 的 3～5 倍,rT_3 不具有甲状腺激素的生物活性。

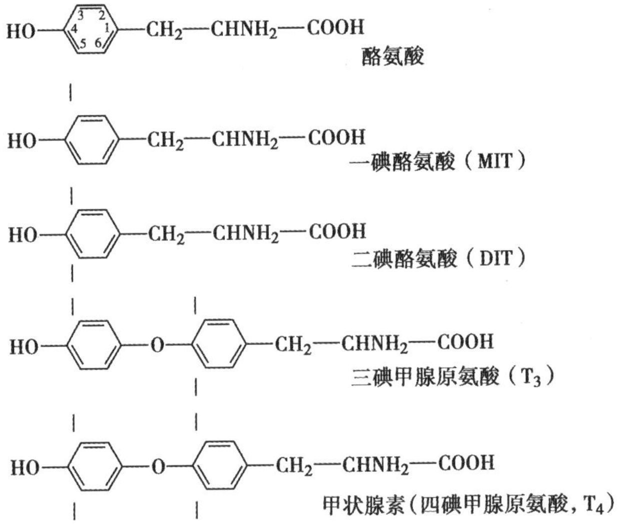

(二) 甲状腺激素的合成与分泌

1. 甲状腺激素合成的条件　碘(iodine)和甲状腺球蛋白(thyroglobulin,TG)是 TH 合成的必需原料。甲状腺过氧化物酶(thyroid peroxidase,TPO)是 TH 合成的关键酶。甲状腺滤泡上皮细胞是合成和分泌 TH 的功能单位。

图 11-13　甲状腺激素及酪氨酸、MIT 和 DIT 的化学结构

(1)碘:人体合成 TH 所需的碘 80%～90% 来自食物中的碘化物,主要是无机碘化物,经胃肠道吸收,以 I^- 的形式存在于血浆中。为保证甲状腺正常功能,成年人碘的最低需求量为 150μg/d,在妊娠和哺乳期妇女、婴幼儿需要适当增量,而甲亢患者、高碘地区人群则需要适当减量。合成 TH 所需的碘,除了由体外摄取外,甲状腺内从含碘化合物脱下的碘也可以被循环再利用。

碘与甲状腺疾病关系密切,碘缺乏和碘过量均可导致甲状腺疾病。胎儿期及出生后 0～2 岁碘缺乏会导致胎儿发育不良、流产、早产、死胎等,严重可造成出生后体格发育落后、智力低下(呆小症)。成年人长期碘缺乏会引起单纯性甲状腺肿、甲状腺结节等,而长期碘摄入过量可导致甲状腺自身调节失衡和功能紊乱,引起甲状腺功能减退、甲状腺炎等。

(2)甲状腺球蛋白:TG 是由甲状腺滤泡上皮细胞合成与分泌的糖蛋白,含 5 496 个氨基酸残基,分子量为 660kD。TG 在滤泡上皮细胞粗面内质网合成,然后在高尔基体包装储存于囊泡中,以出胞的方式释放到滤泡腔,成为胶质的基本成分。尽管 1 分子 TG 含有 134 个酪氨酸残基,但只有约 20% 的酪氨酸残基可被碘化,用于合成 TH。

(3)甲状腺过氧化物酶:TPO 是由甲状腺滤泡上皮细胞合成的膜结合酶,是催化 TH 合成的关键酶,在滤泡腔面的微绒毛处分布最为丰富。TPO 的生成和活性受 TSH 的调控。抗甲状腺的硫脲类药

物,例如硫氧嘧啶类的甲硫氧嘧啶、丙硫氧嘧啶和咪唑类的甲巯咪唑、卡比马唑等,都可以通过抑制TPO活性而抑制TH的合成,临床上常用于治疗甲状腺功能亢进。

2. 甲状腺激素的合成过程 甲状腺滤泡上皮细胞合成TH的过程可分为以下步骤:聚碘、碘的活化、酪氨酸的碘化与碘化酪氨酸的缩合(图11-14)。

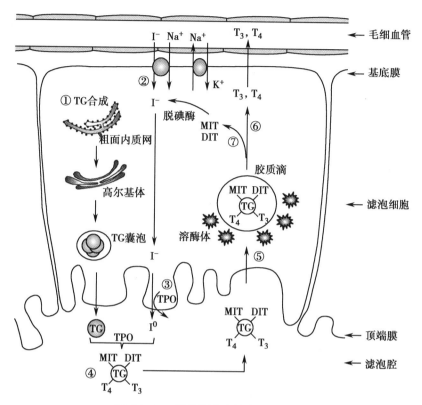

动画

图 11-14 甲状腺激素的合成与分泌

①TG在滤泡上皮细胞合成后分泌到滤泡腔;②滤泡上皮细胞基底膜的NIS介导的继发性主动转运将I⁻转运进细胞内;③I⁻被TPO活化;④TG分子上酪氨酸残基经TPO作用被碘化为MIT和DIT,继续缩合生成T_4和T_3;⑤在TSH刺激下,滤泡上皮细胞吞饮含TG的胶质滴,溶酶体蛋白酶水解TG,释放T_4、T_3以及MIT和DIT;⑥T_4、T_3分泌释放入血;⑦脱碘,碘回收。

TG,甲状腺球蛋白;TPO,甲状腺过氧化物酶;NIS,钠碘同向转运体;MIT,一碘酪氨酸;DIT,二碘酪氨酸。

(1)聚碘:生理情况下,甲状腺滤泡上皮细胞内I⁻的浓度约为血I⁻浓度的30倍,因此,滤泡上皮细胞摄取碘的过程是逆电-化学梯度进行的主动转运过程,称为碘捕获(iodide trap)。碘捕获是由位于滤泡上皮细胞基底膜的钠碘同向转运体(sodium-iodide symporter,NIS)介导的继发性主动转运。依赖钠泵活动所提供的势能,NIS能以1I⁻:$2Na^+$的比例和同向转运的方式将I⁻转运进滤泡上皮细胞内。钠泵抑制剂,如哇巴因(ouabain)能抑制NIS活动,使甲状腺聚碘功能出现障碍。转运至细胞内的I⁻在滤泡上皮细胞顶端膜的碘转运蛋白帮助下进入滤泡腔中。顶端膜的碘转运蛋白,如pendrin蛋白基因发生突变,可影响碘转运导致TH合成障碍。在临床上,常用放射性碘示踪法检查甲状腺的聚碘能力及其功能状态,甲状腺功能亢进时,摄取碘的能力增强,功能减退时则相反。

(2)碘的活化和酪氨酸的碘化:滤泡上皮细胞顶端膜富含TPO。在H_2O_2存在的条件下,细胞内聚集的无机碘I⁻在TPO作用下被活化为碘原子I^0。TG分子酪氨酸残基苯环上的氢在TPO催化下被活化碘取代的过程称为酪氨酸的碘化(iodination),生成一碘酪氨酸(monoiodotyrosine,MIT)或二碘酪氨酸(diiodotyrosine,DIT)。

(3)缩合:缩合(condensation)或耦合(coupling)是在TPO催化下,同一TG分子内的MIT和DIT分别双双耦联成T_4和/或T_3。两个DIT缩合生成T_4,而MIT与DIT缩合生成T_3以及极少量的rT_3。

当甲状腺碘含量增多时,DIT 增多,T_4 含量也相应增加;缺碘时,MIT 增多,T_3 含量增加。

3. 甲状腺激素的分泌　人体每天产生 80～100μg 的 T_4(全部由甲状腺产生)和 20～30μg 的 T_3(20% 由甲状腺产生,80% 由外周组织的 T_4 转化而来)。TH 合成后主要以胶质的形式储存于甲状腺滤泡腔内,储备量可保证机体 50～120 天的代谢需求。因此,在临床应用抗甲状腺类药物抑制 TH 合成治疗甲状腺功能亢进时,需要较长时间用药才能奏效。

TH 的分泌受 TSH 的控制。在 TSH 作用下,甲状腺滤泡上皮细胞顶端膜微绒毛伸出伪足,以吞饮方式将含 TG 的胶质滴摄入细胞内。胶质滴随即与溶酶体融合形成吞噬体,在溶酶体蛋白酶的作用下,水解 TG 分子上的肽键,释放出游离的 T_4、T_3 以及 MIT 和 DIT 等。进入胞质内的 MIT 和 DIT 在脱碘酶(deiodinase)的作用下迅速脱碘,脱下的碘大部分能被再利用。进入胞质内的 T_4、T_3 由于对滤泡上皮细胞内的脱碘酶不敏感,可以迅速由细胞底部分泌进入循环血液。

(三) 甲状腺激素的运输和降解

1. 运输　TH 在分泌释放入血后,仅极少量以游离形式存在,99% 以上是以与血浆蛋白结合的形式运输。血浆中与 TH 结合的蛋白质主要有甲状腺素结合球蛋白(thyroxine binding globulin,TBG)、甲状腺素转运蛋白(transthyretin,TTR)和白蛋白(albumin)三种,其中 TBG 是与 TH 结合的主要蛋白。结合形式的 TH 没有生物活性,只有游离形式的 TH 才具有生物活性,但以游离形式存在的 TH 浓度极低,约占总量的 1%。游离型与结合型的 TH 之间可互相转化,保持动态平衡。例如,当甲状腺分泌 T_4 暂时减少时,结合状态的 T_4 可迅速转化为游离形式。用放射免疫分析方法测得血清总 T_4(TT_4)浓度为 65～155nmol/L,总 T_3(TT_3)浓度为 1.6～3.0nmol/L。

TH 与血浆蛋白结合的意义在于:①在循环血液中形成 TH 的储备库,缓冲甲状腺分泌活动的急剧变化;②防止 TH 从肾小球滤过,避免其过快从尿中丢失。

2. 降解　T_4 的半衰期为 6～7 天,T_3 的半衰期为 1～2 天。TH 主要在肝、肾、骨骼肌等部位降解,降解的途径主要包括脱碘代谢、与葡萄糖醛酸结合以及脱氨基和羧基等方式。

脱碘是 TH 最主要的降解方式,T_4 在外周组织中脱碘酶的作用下发生脱碘转变成 T_3 和 rT_3。外周血中 80% 的 T_3 来源于 T_4 脱碘,只有约 20% 来自甲状腺直接分泌;绝大部分的 rT_3 由 T_4 脱碘而来,仅极少量由甲状腺直接分泌。T_3 或 rT_3 可进一步脱碘降解。此外,约 15% 的 T_4 与 T_3 在肝内与葡萄糖醛酸或硫酸结合,经肝肠循环随胆汁排入小肠腔,绝大部分被小肠内的细菌进一步分解,最终随粪便排出。还有少量(约 5%)的 T_4 与 T_3 在肝和肾组织脱去氨基和羧基,分别形成四碘甲状腺乙酸和三碘甲状腺乙酸等随尿排泄。

二、甲状腺激素的生理作用和作用机制

TH 几乎作用于机体的所有组织,从多方面调节新陈代谢与生长发育,是维持机体功能活动的基础性激素,生物效应十分广泛。

(一) 甲状腺激素的作用机制

TH 属于亲脂性激素,可穿越细胞膜和细胞核膜,与定位于细胞核内的甲状腺激素受体(thyroid hormone receptor,THR)结合。THR 有 α 和 β 两种受体,α 受体在心脏、骨骼肌和棕色脂肪中高度表达,β 受体在脑、肝、肾中高度表达。THR 与 T_3 的亲和力很高,大约是与 T_4 亲和力的 10 倍。THR 在核内未与 TH 结合时,与 DNA 分子的甲状腺激素反应元件(thyroid responsive element,TRE)片段结合,使相关基因处于沉默状态。

TH 发挥生理作用主要是由核受体调节靶基因的转录介导的,称为基因组效应,作用机制如图 11-15 所示:①游离的 TH 穿过细胞膜和细胞核膜进入靶细胞核内;②TH 与细胞核内 THR 结合,形成激素-受体复合物,复合物可自身聚合形成同二聚体或与类视黄醇 X 受体(retinoid X receptor,RXR)聚合形成异二聚体,二聚体复合物结合于靶基因 DNA 分子 TRE 上,其中异二聚体与 TRE 的亲和力高于同二聚体;③解除了 THR 核受体先前对靶基因转录的沉默作用,唤醒沉默基因的转录;④翻译表达功能蛋白质,最终产生一系列生物学效应。

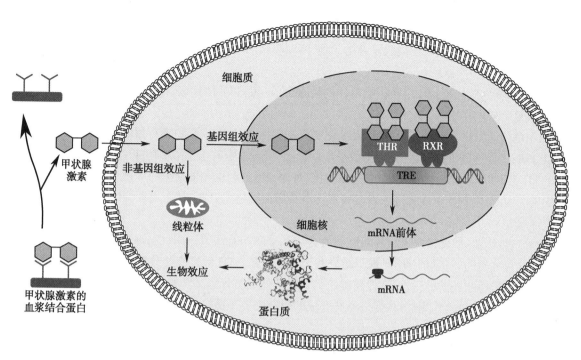

图 11-15　甲状腺激素的细胞作用机制

RXR,类视黄醇 X 受体;THR,甲状腺激素受体;TRE,甲状腺激素反应元件;mRNA,信使 RNA。

动画

此外,TH 也可与细胞膜、细胞质或线粒体内受体结合,通过非基因组效应调节生理功能。TH 的非基因组效应广泛存在于心肌、骨骼肌、脂肪和垂体等组织,与基因组效应具有协同作用。

(二)甲状腺激素的生理作用

1. 促进生长发育　TH 具有全面促进组织细胞分化以及生长发育的作用,是正常发育(尤其是脑和骨)的关键激素。对脑发育的影响:在胚胎期,TH 能促进神经元的增殖和分化以及突触的形成;促进胶质细胞的生长和髓鞘的形成,诱导神经生长因子和某些酶的合成,促进神经元骨架的发育等。对骨发育的影响:TH 可刺激骨化中心发育成熟,加速软骨骨化,促进长骨和牙齿生长。TH 能与 GH 协同调控幼年期的生长发育,TH 缺乏将影响 GH 的作用。

因此,如果儿童期患甲状腺功能亢进,可出现骨代谢紊乱、骨骼成熟加速、骨骺闭合提前,影响生长发育。而在胚胎期及幼儿期缺乏 TH,可导致不可逆的神经系统发育障碍、骨骼生长发育与成熟延迟或停滞,出现明显的智力发育迟缓、身材短小、牙齿发育不全等症状,称为克汀病(cretinism,曾称呆小病)。人类胎儿生长发育 12 周之前的甲状腺不具备合成 TH 的能力,这一阶段胎儿生长发育所需要的 TH 必须由母体提供。因此,缺碘地区的孕妇需要适时补充碘,以保证 TH 合成,预防和减少克汀病的发生。幼儿在出生后如果发现有甲状腺功能减退的表现,应尽快补给 TH。

2. 调节新陈代谢

(1)增强能量代谢:TH 能使机体绝大多数组织的基础氧消耗量增加,产热量增加。TH 对不同组织的产热效应有差别,对心脏的效应最为显著,但对脑、性腺等组织影响不明显,可能与甲状腺激素受体在这些组织中的分布量有关。整体条件下,1mg T_4 可使机体产热增加 4 200kJ,BMR 提高 28%。正常人的 BMR 变动在 ±15% 范围内。当甲状腺功能亢进时,产热量增加,BMR 可升高 25%~80%,患者喜凉怕热、多汗、体重下降;甲状腺功能减退时,产热量减少,BMR 降低,患者喜热恶寒、体重增加。

TH 的产热效应机制:①促进靶细胞线粒体体积增大、数量增加,加速线粒体呼吸过程,加强氧化磷酸化;②促进靶细胞线粒体膜上解耦联蛋白的激活,使物质氧化与磷酸化解耦联,化学能不能转化生成 ATP 储存,只能以热能形式释放;③促进靶细胞膜上 Na⁺-K⁺-ATP 酶的转录,使耗氧量增加,细胞耗能增加。

　　TH 对许多器官系统的作用常继发于其产热、耗氧效应。例如,体温升高转而启动体温调节机制,使皮肤等外周血管舒张,增加皮肤血流量,加强体表散热,维持正常体温,但同时又导致体循环血流外周阻力降低。

　　(2)调节物质代谢:TH 广泛影响机体的物质合成代谢和分解代谢,而且对代谢的影响也十分复杂,常表现为双向作用。

　　1)糖代谢:TH 具有升高血糖的作用,主要机制包括:①加速小肠黏膜对葡萄糖的吸收;②促进肝糖原分解;③促进肝脏糖异生作用;④增强肾上腺素、胰高血糖素、皮质醇和生长激素的升糖效应。但由于 TH 又可以同时加强脂肪、肌肉等外周组织对葡萄糖的利用和葡萄糖的氧化,因而又有降低血糖的作用。因此,甲状腺功能亢进患者常表现为进食后血糖迅速升高,甚至出现糖尿,但随后血糖又能很快降低。

　　2)脂类代谢:生理情况下,TH 对脂肪的合成和分解均有调节作用(促分解作用>促合成作用),甲状腺功能亢进时,过量的 TH 促进脂肪分解作用更明显。TH 促进脂肪分解的机制包括:①提高脂肪细胞激素敏感脂肪酶的活性;②提高脂肪组织对其他脂肪分解激素如儿茶酚胺和胰高血糖素的敏感性,增强脂肪的分解作用。TH 促进脂肪合成的机制主要是通过诱导白色脂肪组织细胞的分化、增殖,促进脂肪积聚。

　　TH 对胆固醇的合成与清除也表现为双向调节作用(促清除作用>促合成作用)。一方面,TH 可以促进胆固醇的合成,另一方面可以增加低密度脂蛋白(LDL)受体的利用,使更多的胆固醇从血中清除,从而降低血清胆固醇水平。因此,甲状腺功能亢进患者常表现为体脂消耗增加,总体脂量减少,血胆固醇含量低于正常;而甲状腺功能减退患者,体脂比例增大,血胆固醇含量升高而易发生动脉粥样硬化。

　　3)蛋白质代谢:TH 对蛋白质的合成和分解也存在双向调节作用。生理情况下,TH 能促进结构蛋白质和功能蛋白质的合成,有利于机体的生长发育及维持各种功能活动,表现为正氮平衡;但 TH 分泌过多时,则促进蛋白质的分解,表现为负氮平衡。因此,甲状腺功能亢进时,以骨骼肌为主的外周组织蛋白质分解加速,尿氮排泄增加,肌肉收缩无力;骨基质蛋白质分解,Ca^{2+} 析出,导致血钙升高,骨质疏松。甲状腺功能减退时,则出现蛋白质合成减少,组织间黏蛋白沉积,可结合大量阳离子和水分子,引起黏液性水肿(myxedema)。

　　4)对其他代谢的影响:TH 是维持维生素正常代谢所必需的激素。甲亢时,机体对维生素 A、B_1、B_2、B_6、B_{12}、C 等的需要量增加,会导致这些维生素的缺乏。

　　3. 影响器官系统功能　　TH 是维持机体基础性生理活动的激素,对各器官系统功能几乎都有不同程度的影响。

　　(1)对神经系统的影响:TH 对已分化成熟的成年人神经系统主要表现为兴奋作用。TH 能增加神经细胞膜上 β 肾上腺素能受体的数量和亲和力,提高神经细胞对儿茶酚胺的敏感性。因此,甲状腺功能亢进患者常有易激动、烦躁不安等中枢神经系统兴奋性增高的表现,而甲状腺功能减退患者常有记忆力减退、言语和行动迟缓等中枢神经系统兴奋性降低的表现。此外,TH 对外周神经系统的活动以及学习和记忆的过程也有影响。

　　(2)对心脏的影响:TH 对心脏的活动有显著的影响,可使心率增快、心肌收缩力增强、心输出量和心肌耗氧量增加。TH 对心脏活动的影响一方面是由于 TH 可直接促进心肌细胞肌质网释放 Ca^{2+},激活与心肌收缩有关的蛋白质,从而加强心肌的收缩力,引起正性变力效应和变时效应;另一方面是由于 TH 也能增加心肌细胞膜上 β 肾上腺素能受体的数量和亲和力,提高心肌对儿茶酚胺的敏感性。甲亢患者病情严重时可能会发展为甲亢性心脏病,引起多种类型的心律失常、心功能不全、心肌病甚至心肌梗死。

　　此外,TH 对全身其他多种器官组织也有不同程度的影响,例如,TH 可促进消化道的运动和消化腺的分泌;对呼吸系统有增加呼吸频率和深度以及促进肺泡表面活性物质生成的作用;对泌尿系统有增加肾小球滤过率,促进水排出的作用;对内分泌功能的影响主要是通过负反馈机制调节 TRH 和 TSH 的合成与分泌,从而影响甲状腺的功能;TH 对生殖功能也有一定影响,可维持正常性欲和性腺功能。

TH 分泌过多(甲状腺功能亢进)或者 TH 分泌不足(甲状腺功能减退)都能引起包括机体代谢、生长发育以及器官功能障碍等一系列复杂的临床表现(表 11-4)。

表 11-4 甲状腺激素主要生理作用及分泌异常时的临床表现

作用靶点	主要生理作用	分泌过度的表现	分泌缺乏的表现
能量代谢	↑能量代谢,↑BMR	↑产热,↑BMR,喜凉怕热	↓产热,↓BMR,喜热恶寒
糖代谢	↑血糖(↑肠吸收糖,↑糖原分解,↑糖异生);↓血糖(↑外周组织利用糖,↑糖氧化)	↑餐后血糖	↓血糖
脂类代谢	↑脂肪分解＞↑脂肪合成;↑胆固醇降解＞↑胆固醇合成	↓体脂 ↓血胆固醇	↑体脂 ↑血胆固醇
蛋白质代谢	↑肝、肾及肌肉蛋白质合成	↑蛋白分解,↑骨骼肌蛋白质分解	↓蛋白合成;组织黏蛋白沉积(黏液性水肿)
生长发育	↑胚胎生长发育尤其是脑;↑骨生长发育(协同 GH)	骨质疏松;↓体重	智力发育迟缓、身材短小(克汀病)
神经系统	↑中枢神经系统的兴奋性	易激动、烦躁不安、喜怒无常、失眠多梦、注意力分散	记忆力减退、言语和行动迟缓、表情淡漠、少动嗜睡
心血管系统	↑心率,↑心肌收缩能力,↑心输出量	心动过速、心律失常,甚至心力衰竭;↑脉压	↓心率,↓搏出量

注:↑促进或增强,↓抑制或减弱。

三、甲状腺功能的调节

甲状腺功能直接受腺垂体分泌的 TSH 调控,并形成下丘脑-垂体-甲状腺轴(hypothalamic-pituitary-thyroid axis)调节系统,维持血液中 TH 水平的相对稳定和甲状腺的正常功能。除此之外,还存在神经、免疫以及甲状腺自身调节机制等。

(一)下丘脑-垂体-甲状腺轴的调节

在下丘脑-垂体-甲状腺轴调节系统中,下丘脑释放的 TRH 通过垂体门脉系统刺激腺垂体的促甲状腺细胞分泌 TSH,TSH 刺激甲状腺的腺体增生以及 TH 的合成与分泌。当血液中游离的 TH 达到一定水平时,又通过负反馈机制抑制 TSH 和 TRH 的分泌,形成下丘脑-垂体-甲状腺轴的自动控制环路(图 11-16)。

1. **下丘脑对腺垂体的调节** 下丘脑室旁核以及视前区肽能神经元合成的 TRH 通过垂体门脉系统运至腺垂体,作用于腺垂体 TSH 细胞,促进储存的 TSH 爆发性释放,并调节靶基因转录促进 TSH 的合成使 TSH 能持久释放。1 分子 TRH 可使腺垂体释放约 1 000 分子 TSH。此外,TRH 还可促进 TSH 的糖基化,保证 TSH 完整的生物活性。因此,TRH 可以从量和质两方面调节 TSH 分泌。下丘脑分泌的生长抑素可抑制 TSH 细胞的分泌,与 TRH 的作用相抗衡。

下丘脑广泛的上行和下行神经通路联系,使 TRH 神经元能够接受神经系统其他部位传来的信息,将环境刺激与 TRH 神经元的活动联系起来,并借助 TRH 神经元与腺垂体建立神经-体液调节联系。例如,在寒冷条件下,寒冷刺激的信号传入到中枢神经系统,同时到达下丘脑体温调节中枢以及与其相邻近的 TRH 神经元,促进 TRH 释放,进而使腺垂体分泌 TSH 增加,血中 TH 水平升高;而在饥饿状态下,瘦素水平降低,对 TRH 分泌的刺激减少,抑制 TH 分泌,最终通过减少能量消耗,维持机体的能量平衡。

某些激素和神经递质,如生长激素、生长抑素、多巴胺、5-羟色胺、阿片肽等,具有抑制 TRH 神经元的作用。

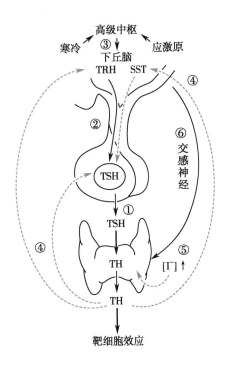

图 11-16 下丘脑-垂体-甲状腺轴及甲状腺激素分泌的调节

①TSH 维持甲状腺的生长,促进 TH 合成与分泌;②TSH 的合成与分泌受下丘脑调节肽的调控,TRH 具有刺激作用,SST 具有抑制作用;③内、外环境的变化可通过高级中枢,经下丘脑-垂体-甲状腺轴调节 TH 的分泌;④TH 对 TRH 和 TSH 的分泌有负反馈抑制作用;⑤血碘水平过高可直接抑制甲状腺的功能;⑥交感神经兴奋可促进甲状腺分泌 TH。

TRH,促甲状腺激素释放激素;SST,生长抑素;TSH,促甲状腺激素;TH,甲状腺激素;[I⁻],血碘水平;——→,促进作用或分泌活动;·····→,负反馈抑制作用。

2. TSH 对甲状腺的作用 TSH 是腺垂体 TSH 细胞合成的糖蛋白激素,由 α 亚单位和 β 亚单位组成,分子量为 28kD。在 TRH 的影响下,TSH 也呈脉冲样分泌,同时具有日周期变化,在睡眠后开始升高,午夜达高峰,日间降低。TSH 与甲状腺滤泡细胞膜上的促甲状腺激素受体(TSH receptor)结合,经 G 蛋白信号转导通路全面促进甲状腺的功能活动,通过促进 NIS、TG、TPO 等基因的表达,促进 TH 合成;通过促进滤泡细胞吞饮和 TG 水解酶活性促进 TH 的分泌;通过促进及维持甲状腺滤泡细胞增殖,减少其凋亡,维持甲状腺滤泡细胞的生长发育。此外,TSH 可通过促 TH 的作用增加甲状腺血流量,TH 作用于周围血管系统并通过加强儿茶酚胺的作用,使血管扩张,血液循环加速,血流量增加。

TSH 的分泌主要受下丘脑分泌的 TRH 对 TSH 细胞的刺激作用以及外周血中 TH 水平对 TSH 的反馈抑制作用的双重调控。两种作用相互影响,决定了 TSH 的分泌水平,从而维持外周血中 TH 的稳态。正常情况下,以 TH 的反馈抑制效应占优势;病理情况下,如患格雷夫斯病(Graves disease,又称毒性弥漫性甲状腺肿)时,这种反馈抑制作用更强,甚至可以导致 TSH 细胞对 TRH 反应缺失。

此外,TSH 的分泌还受到其他一些激素的调节,间接影响 TH 分泌。例如,雌激素可增强 TSH 细胞对 TRH 的敏感性,TSH 分泌增加进而刺激 TH 分泌;生长激素和糖皮质激素则可抑制 TSH 细胞对 TRH 的敏感性,TSH 分泌减少进而抑制 TH 分泌。

3. 甲状腺激素的反馈调节 TH 的反馈调节包括 TH 对腺垂体 TSH 的反馈调节以及对下丘脑 TRH 的反馈调节。

(1)对腺垂体 TSH 的反馈调节:当血中 TH 浓度升高时负反馈作用于腺垂体 TSH 细胞,可以下调 TSH 细胞上 TRH 受体数量和 TSH 细胞对 TRH 的敏感性,抑制 TRH 对 TSH 的刺激作用;TH 还可结合于 TSH 细胞中的高亲和力 TH 受体,直接抑制 TSH 的 α 与 β 亚单位基因转录,从而负反馈抑制腺垂体 TSH 的合成与分泌,减少甲状腺合成与分泌 TH,保持血中 TH 浓度的相对恒定。相反,当血中 TH 浓度长期降低时,对腺垂体的负反馈抑制作用减弱。例如,长期缺碘引起的甲状腺肿,就是由于缺碘造成 TH 的合成和分泌减少,导致 TH 对腺垂体的负反馈抑制作用减弱,引起腺垂体 TSH 分泌增加,从而刺激甲状腺代偿性增生肥大。由于 TSH 细胞内 TH 受体对 T₃ 的亲和力约为对 T₄ 亲和力的 20 倍,因此 T₃ 对腺垂体 TSH 合成与分泌的反馈抑制作用较强。

(2)对下丘脑 TRH 的反馈调节:血中 TH 浓度升高时也可以直接抑制下丘脑 TRH 前体原基因的转录,进而抑制 TRH 合成。

（二）甲状腺功能的自身调节

甲状腺具有能根据血碘的水平,通过自身调节来改变碘的摄取与 TH 合成的能力。血碘开始升高时(1mmol/L),可诱导碘的活化和增加 TH 合成;但当血碘升高到一定水平(10mmol/L)后反而抑制碘的活化过程,使 TH 合成减少。这种过量碘抑制 TH 合成的效应称为碘阻滞效应(iodine blocking effect)。碘阻滞效应的机制尚不完全清楚,可能与高浓度碘能通过抑制甲状腺 TPO 的活性、抑制碘的活化和碘化酪氨酸的缩合从而抑制 TH 的合成,以及通过抑制 TG 水解酶从而减少 TH 从 TG 解离释放入血等有关。碘阻滞效应是甲状腺的一种保护性反应,能够防止摄入大量碘而产生毒性作用,有利于甲状腺功能稳定在机体所需的范围内,还可用于临床上对甲状腺功能亢进危象患者的抢救。但是,当碘过量摄入持续一定时间后,碘阻滞效应又会消失,TH 的合成会再次增加,发生碘阻滞的脱逸现象,说明过量碘对甲状腺的抑制效应不能长久持续。

当血碘水平降低时,甲状腺碘捕获机制和碘的利用率增强,即使缺乏 TSH,TH 合成也会增多。在碘供应充足时,甲状腺产生的 T_4 与 T_3 的比例为 20∶1,但当缺碘时可因 DIT/MIT 之比降低,使 T_3 比例升高,这也是甲状腺自身调节的一种形式。

甲状腺功能的自身调节是甲状腺摄碘能力对机体碘含量的一种适应性调整,其意义在于随时缓冲 TH 合成和分泌量的波动。

（三）甲状腺功能的神经调节

甲状腺的功能受交感和副交感神经纤维的双重支配。甲状腺内分布有交感神经和副交感神经纤维的末梢,而且滤泡细胞膜上也含有 α、β 肾上腺素能受体和 M 胆碱能受体,电刺激交感神经和副交感神经可分别促进和抑制甲状腺激素的分泌。甲状腺功能的神经调节与下丘脑-垂体-甲状腺轴的调节作用相互协调。下丘脑-垂体-甲状腺轴的主要作用是维持各级激素效应的稳态;交感神经-甲状腺轴调节作用的意义则是在内、外环境发生急剧变化时能够确保应急情况下对高水平 TH 的需求;副交感神经-甲状腺轴可能在 TH 分泌过多时进行抗衡性调节。

（四）甲状腺功能的免疫调节

甲状腺功能还受免疫系统的调节。甲状腺滤泡细胞膜上存在许多免疫活性物质和细胞因子的受体,因而许多免疫活性物质可影响甲状腺的功能。多种甲状腺自身免疫性抗体的产生与一些自身免疫性甲状腺疾病(autoimmune thyroid disease,AITD)的发生密切相关。甲状腺自身抗体主要有抗甲状腺球蛋白抗体(anti-TGAb)、抗甲状腺过氧化物酶抗体(anti-TPOAb)和促甲状腺激素受体抗体(TRAb)。TRAb 有 TSH 受体刺激性抗体(TSAb)、TSH 刺激阻断性抗体(TSBAb)两种,TSAb 与 TSH 受体结合,可产生类似 TSH 的效应,导致甲状腺细胞增生和甲状腺激素合成增加;而 TSBAb 与 TSH 竞争 TSH 受体,可抑制 TSH 的作用,抑制甲状腺增生和甲状腺激素合成。近年来又发现一些新的甲状腺自身抗体,例如抗钠碘同向转运体抗体、抗 gp330 抗体、抗 GAL 抗体等。

甲状腺功能活动的调节是多层次、多水平的。除上述调节途径外,还发现多种甲状腺刺激物和抑制物参与甲状腺内分泌功能的调控,例如降钙素和降钙素基因相关肽、某些生长因子(如 IGF-1)以及前列腺素等,也都可以影响甲状腺细胞的生长以及激素的合成和分泌。

（朱　辉）

第四节 ｜ 甲状旁腺、维生素 D 与甲状腺 C 细胞内分泌

甲状旁腺分泌的甲状旁腺激素(parathyroid hormone,PTH)、甲状腺 C 细胞分泌的降钙素(calcitonin,CT)以及由皮肤、肝和肾等器官联合作用生成的 1,25-二羟维生素 D_3 是共同调节机体钙、磷代谢稳态的三种基础激素,称为钙调节激素(calcium regulating hormone)。此外,很多激素如雌激素、生长激素、胰岛素、甲状腺激素,以及一些生长因子如成纤维细胞生长因子 23(FGF23)也参与钙、磷代谢的调节。

血钙稳态对骨代谢、神经元兴奋及兴奋传递、腺细胞分泌、血液凝固、心肌兴奋与收缩以及细胞的信号转导过程都有非常重要的作用。磷是体内许多重要化合物(例如核苷酸、核酸、磷脂及多种辅酶)的重要组成成分,并参与体内糖、脂类、蛋白质、核酸等物质的代谢以及酸碱平衡的调节。

人体内钙总量约为 1 300g,磷总量约为 600g,其中约 99% 的钙和 86% 的磷是以骨盐的形式存在于骨骼及牙齿中,其余散布于全身各处。正常成年人血钙浓度为 2.25~2.58mmol/L,血磷浓度为 0.97~1.61mmol/L。

一、甲状旁腺激素的生理作用与分泌调节

PTH 主要是由甲状旁腺主细胞合成和分泌的。人 PTH 是由 84 个氨基酸残基构成的多肽激素,分子量为 9.5kD。PTH 的分泌呈昼夜节律波动,清晨最高,以后逐渐降低。

(一) 甲状旁腺激素的生理作用

PTH 的靶器官主要是肾脏和骨,通过影响肾小管对钙、磷的重吸收以及促进骨钙入血而调节血钙、血磷的稳态。PTH 总的效应是升高血钙和降低血磷。如果在进行甲状腺手术时失误损伤或切除了甲状旁腺,可导致患者术后出现严重的低血钙,神经和肌肉的兴奋性异常增高,发生手足搐搦,严重时可引起呼吸肌痉挛而窒息;而 PTH 合成和分泌过多(如甲状旁腺功能亢进),可导致血钙增高和血磷减低,将造成广泛的骨吸收、骨质疏松以及血钙过高所致的一系列功能障碍,如反复发作的肾结石、消化性溃疡和神经系统症状。

1. 对肾脏的作用 PTH 可促进肾远曲小管和集合管对钙的重吸收,减少尿钙排泄,升高血钙。PTH 也可抑制近端和远端小管对磷的重吸收,促进尿磷的排泄,使血磷降低,从而防止血钙升高时造成过多的钙磷化合物生成而损害机体,具有保护意义。此外,PTH 还能抑制近端小管重吸收 Na^+、HCO_3^- 和水,甲状旁腺功能亢进时可导致 HCO_3^- 的重吸收障碍,同时又可使 Cl^- 的重吸收增加,引起高氯性酸血症,加重对骨组织的脱盐作用。

PTH 对肾脏的另一作用是可以激活肾脏 1α-羟化酶,催化 25-羟维生素 D_3 转变为活性更高的 1,25-二羟维生素 D_3,间接调节钙、磷代谢。

2. 对骨的作用 PTH 可直接或间接作用于各种骨细胞,既促进骨形成(bone formation),又促进骨吸收(bone resorption)。骨代谢过程中骨形成和骨吸收保持平衡,维持骨的正常结构及其更新。PTH 对骨作用的最终效应取决于 PTH 应用的方式和剂量。

大剂量、持续性应用 PTH 主要使破骨细胞(osteoclast)活动增强,促进骨吸收,加速骨基质溶解,同时将骨钙和骨磷释放到细胞外液中,使血钙和血磷浓度升高,最终可导致骨量减少,骨质疏松。PTH 对骨的作用表现为快速和延迟两种效应,快速效应在数分钟内即可产生,延迟效应在 12~14 小时后出现,一般需几天才能达高峰。PTH 对骨的作用机制如图 11-17 所示:①PTH 可以刺激成骨细胞释放多种刺激因子(M-CSF、RANKL 等);②M-CSF、RANKL 与前破骨细胞上特异受体结合后可诱导前破骨细胞增殖分化为成熟的破骨细胞;③破骨细胞与骨表面接触,将细胞内的溶酶体酶以及酸性物质通过局部的细胞膜褶皱释放出来,产生骨吸收效应。

小剂量、间歇性应用 PTH 则主要表现为成骨细胞(osteoblast)活动增强,促进骨形成。PTH 经其受体作用于成骨细胞,可促进成骨细胞释放 IGF-1 等生长因子,使前成骨细胞分化为成骨细胞,并抑制成骨细胞凋亡。目前已有临床研究采用这种给药方法治疗骨质疏松,用药后可增加骨密度和骨机械强度。

(二) 甲状旁腺激素的分泌调节

1. 血钙水平 血钙水平是调节 PTH 分泌的最主要的因素,血钙降低可促进 PTH 的合成和分泌。甲状旁腺主细胞分布有钙受体,对血钙变化极为敏感,血钙水平轻微下降在 1 分钟内即可增加 PTH 分泌,从而促进骨 Ca^{2+} 释放和肾小管对钙的重吸收,使血钙水平迅速回升,防止低钙血症的发生。持续的低血钙可使甲状旁腺增生。

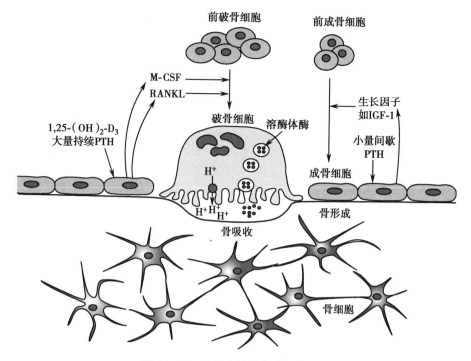

图 11-17　甲状旁腺激素对骨的作用

大剂量、持续性应用 PTH 主要使破骨细胞活动增强,促进骨吸收;小剂量、间歇性应用 PTH 则主要使成骨细胞活动增强,促进骨形成。M-CSF(macrophage colony-stimulating factor),巨噬细胞集落刺激因子;RANKL(receptor activator of NF-κB ligand),NF-κB 受体激活蛋白配体;IGF-1(insulin-like growth factor-1),胰岛素样生长因子-1。

2. 其他因素　PTH 的分泌还受其他一些因素的影响。血磷升高、降钙素大量释放时可使血钙降低,间接刺激 PTH 的分泌;血镁浓度很低时,体内的能量代谢等重要的生命活动受抑制,可间接抑制 PTH 的分泌。此外,肾上腺素、雌激素、皮质醇、生长激素等也可以直接或者间接促进 PTH 的分泌。

二、维生素 D 的活化、生理作用与生成调节

维生素 D_3 也称胆钙化醇(cholecalciferol),是胆固醇的开环化合物,可从肝、乳、鱼肝油等食物中获取,也可在紫外线作用下,由皮肤中 7-脱氢胆固醇转化而来。维生素 D_3 无生物活性,需要经过两次羟化才具有生物活性。首先,维生素 D_3 在肝内 25-羟化酶催化下生成 25-羟维生素 D_3 [25-hydroxycholecalciferol,25-(OH)-D_3],然后在肾脏内的 1α-羟化酶作用下进一步生成具有更高生物活性的 1,25-二羟维生素 D_3 [1,25-dihydroxycholecalciferol,1,25-(OH)$_2$-D_3],即钙三醇(calcitriol)(图 11-18)。1,25-二羟维生素 D_3 的生物活性为 25-羟维生素 D_3 的 3 倍以上,但后者在血中的浓度是前者的 1 000 倍,因而也表现出一定的生理作用。

1,25-二羟维生素 D_3 具有脂溶性,在血液中以乳糜微粒或与特异蛋白结合的形式存在,灭活的主要方式是在靶细胞内发生侧链氧化或羟化,形成钙化酸等代谢产物。维生素 D_3 及其衍生物在肝内与葡萄糖醛酸结合后,可随胆汁排入小肠,其中一部分被吸收入血,形成维生素 D_3 的肠-肝循环,另一部分则随粪便排出体外。

(一)1,25-二羟维生素 D_3 的生理作用

1,25-二羟维生素 D_3 与靶细胞内的核受体结合后,通过调节基因表达产生效应。维生素 D 受体(vitamin D receptor,VDR)主要分布于小肠、骨和肾。1,25-二羟维生素 D_3 除了通过核受体的基因组机制外,也能经快速的非基因组机制产生生物效应。

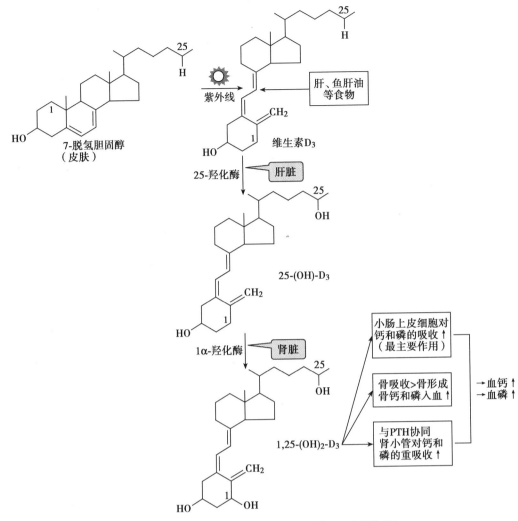

图 11-18 维生素 D_3 的结构、活化过程及主要作用

1. 对小肠的作用 1,25-二羟维生素 D_3 进入小肠黏膜细胞内,促进钙吸收相关蛋白的生成,如钙结合蛋白(calcium-binding protein, CaBP)、钙通道、钙泵等,促进小肠黏膜上皮细胞对钙的吸收。此外,1,25-二羟维生素 D_3 也能通过 Na^+-磷转运体,促进小肠黏膜细胞对磷的吸收。因此,1,25-二羟维生素 D_3 既能升高血钙,也能升高血磷。

2. 对骨的作用 1,25-二羟维生素 D_3 对骨吸收(直接作用)和骨形成(间接作用)均有影响。一方面,1,25-二羟维生素 D_3 可通过促进前破骨细胞分化,增加破骨细胞数量,增强骨基质溶解,使骨钙和骨磷释放入血,升高血钙和血磷。另一方面,骨吸收引起的高血钙和高血磷又可促进骨钙沉积和骨的矿化。1,25-二羟维生素 D_3 对骨的直接作用大于间接作用,因此总的效应是升高血钙和血磷。1,25-二羟维生素 D_3 还可通过促进成骨细胞合成并分泌骨钙素直接刺激成骨作用,增强骨形成过程。此外,1,25-二羟维生素 D_3 还可协同 PTH 的作用,在缺乏 1,25-二羟维生素 D_3 时,PTH 对骨的作用明显减弱。

维生素 D 缺乏对骨代谢可产生显著影响,儿童缺乏维生素 D 可患佝偻病(rickets),而成年人缺乏维生素 D 则易发生骨软化症(osteomalacia)和骨质疏松(osteoporosis)。

我国内分泌学家刘士豪、朱宪彝在对钙磷代谢机制的深入研究中首先预言了维生素 D 的活化要在肾脏进行,他们首次命名的术语——肾性骨营养不良(renal osteodystrophy)迄今仍在被使用。

3. 对肾脏的作用 1,25-二羟维生素 D_3 能协同 PTH 对肾小管重吸收钙的促进作用,拮抗 PTH 对肾小管重吸收磷的抑制作用,使钙、磷从尿中排泄减少,血钙、磷升高。

4. 其他作用 除了参与钙磷代谢,1,25-二羟维生素 D_3 还具有多种生物学功能,如对神经系统和心血管系统的保护作用,以及降低糖尿病、自身免疫性疾病、肿瘤等疾病的发生风险。

（二）1,25-二羟维生素 D₃ 生成的调节

1. 血钙水平 血钙降低时,肾内 1α-羟化酶的活性升高,可促进 1,25-二羟维生素 D₃ 的生成,使血钙水平得以纠正;血钙升高时,25-羟维生素 D₃ 转化为 1,25-二羟维生素 D₃ 减少,而转化为 24,25-二羟维生素 D₃ 增加,但后者生物活性很低,因此小肠、肾和骨的钙吸收能力降低,也有助于血钙水平的恢复。

2. 其他因素 PTH 可通过诱导肾小管上皮细胞 1α-羟化酶基因转录,促进 1,25-二羟维生素 D₃ 的生成;当 1,25-二羟维生素 D₃ 生成增加时,在其生成的细胞内即可降低 1α-羟化酶的活性,即以负反馈方式减少 1,25-二羟维生素 D₃ 的生成,形成自动控制环路。

三、降钙素的生理作用与分泌调节

降钙素（CT）是由甲状腺滤泡旁细胞（又称 C 细胞）分泌的含 32 个氨基酸残基的多肽激素,分子量为 3.4kD。此外,在甲状腺 C 细胞以外的组织（如支气管、前列腺和神经组织）也发现有 CT 的存在。

（一）降钙素的生理作用

CT 的主要作用是降低血钙和血磷,主要靶器官是骨和肾脏,主要是通过抑制破骨细胞的活动和促进成骨细胞的活动,以及增强肾脏对钙、磷的排泄而产生降低血钙和血磷的效应。CT 与其受体结合后,经 AC-cAMP（反应出现较早）及 PLC-IP₃/DG 通路（反应出现较迟）发挥调节效应。

1. 对骨的作用 CT 能直接抑制破骨细胞的活动,减弱骨吸收和溶骨过程,减少骨钙、磷的释放。CT 也可促进成骨细胞的活动,增强成骨过程,使血液中钙、磷转移至骨组织,骨钙、磷沉积增加。两种作用最终使骨组织释放钙、磷减少,从而使血钙与血磷水平降低。

相比成年人,CT 对儿童血钙的调节作用可能更重要。主要原因是成年人的破骨细胞向细胞外液释放钙的量少,约为每天 0.8g。但是在儿童,由于骨的更新速度很快,通过破骨细胞的活动每天可向细胞外液提供 5g 以上的钙。

2. 对肾脏的作用 CT 能够减少肾小管对钙、磷、镁、钠及氯等离子的重吸收,特别是使尿中钙和磷的排出量增多,从而降低血钙与血磷。

CT 在临床上可有效用于治疗那些骨吸收过度的疾病,如佩吉特病（Paget disease）,以及绝经期妇女或衰老过程中骨量过快丢失所致的骨质疏松等,用以提高骨的力学特性。

（二）降钙素的分泌调节

1. 血钙水平 血钙浓度增加时,CT 分泌增多。当血钙浓度升高 10% 时,血中 CT 的浓度可增加 1 倍。CT 与 PTH 对血钙的调节作用相反,两者共同维持血钙稳态。与 PTH 相比,CT 对血钙的调节作用快速而短暂,启动较快,1 小时内即可达到高峰;PTH 的分泌则需要几个小时达到高峰,当其分泌增多时,可部分或全部抵消 CT 的作用。由于 CT 作用快速而短暂,故对高钙饮食引起血钙浓度升高后血钙水平的恢复起重要作用。

2. 其他因素 进食后,胃肠激素的分泌可刺激 CT 的分泌,促胃液素、促胰液素、缩胆囊素等都有促进 CT 分泌的作用,其中以促胃液素的作用最强。

综上所述,钙调节激素 PTH、1,25-二羟维生素 D₃ 和 CT 分别通过骨、肾脏和小肠等靶器官的作用,相互协调、相互制约,共同维持血钙、血磷水平的稳态（图 11-19）。此外,机

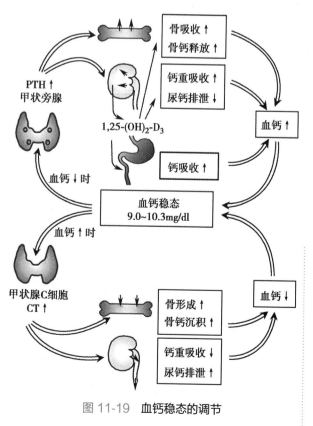

图 11-19 **血钙稳态的调节**

体其他一些激素也参与骨代谢的调节。例如,糖皮质激素能够促进骨吸收,长期应用糖皮质激素可出现继发性骨质疏松;雌激素有抑制骨吸收、减少骨量丢失的作用,更年期妇女由于雌激素水平降低,容易发生骨质疏松。

(朱 辉)

第五节 | 肾上腺内分泌

肾上腺位于肾脏的上方,是人体重要的内分泌腺,总重量为 8～10g,分为皮质和髓质两部分。肾上腺皮质分泌类固醇激素,其作用广泛,是维持生命活动所必需的激素。肾上腺髓质分泌儿茶酚胺类激素,与交感神经构成功能系统,共同在机体应急反应中发挥作用。

一、肾上腺皮质激素

肾上腺皮质由外向内依次分为球状带、束状带和网状带,由于各带区细胞所含酶系的不同,合成的肾上腺皮质激素(adrenocortical hormone;corticoid)亦不相同。

球状带分泌以醛固酮(aldosterone)为代表的盐皮质激素(mineralocorticoid,MC),束状带与网状带分泌以皮质醇(cortisol)为代表的糖皮质激素(glucocorticoid,GC)和极少量的雄激素,这些激素都属于类固醇激素。实验发现,切除双侧肾上腺的动物很快就死亡,若能及时补充肾上腺皮质激素则能维持生命。双侧肾上腺被切除的动物由于缺乏糖皮质激素,导致体内糖、蛋白质和脂肪代谢紊乱,严重降低了机体对伤害性刺激的耐受力;由于缺乏盐皮质激素,致使水盐代谢紊乱,循环血量严重不足,动脉血压降低,从而引起机体功能衰竭而死亡。可见肾上腺皮质激素是维持生命所必需的。

(一) 肾上腺皮质激素的合成与代谢

机体所有的类固醇激素(包括肾上腺皮质激素)的合成原料均为胆固醇。合成肾上腺皮质激素的胆固醇约 80% 来自血液中的低密度脂蛋白(low density lipoprotein,LDL),少量由肾上腺皮质细胞内的乙酸合成。LDL 与皮质细胞膜上的 LDL 受体结合后,胆固醇进入细胞,以胆固醇酯的形式储存。在胆固醇酯酶的作用下,胆固醇酯分解为游离胆固醇,后者被转运蛋白移入线粒体,在胆固醇侧链裂解酶催化下转变成孕烯醇酮,再进一步转变成各种皮质激素(图 11-20)。

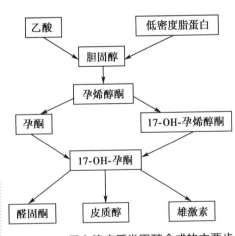

图 11-20 肾上腺皮质类固醇合成的主要步骤示意图

血液中的皮质醇绝大多数与皮质类固醇结合球蛋白或皮质醇结合球蛋白(corticosteroid-binding globulin,CBG)[又名运皮质激素蛋白(transcortin)]结合,少量与白蛋白结合。结合型与游离型之间可相互转化,保持动态平衡。只有游离的皮质醇才能进入靶细胞发挥生理作用。正常成年人肾上腺每天约合成 20mg 皮质醇,其血浓度为 135μg/L(375nmol/L)左右,半衰期为 60～90 分钟,主要在肝内降解而失活,其降解产物中约 70% 为 17-羟类固醇化合物,可从尿中排泄,测定其尿中含量能反映皮质醇的分泌水平;另有约 15% 以原形的形式从胆汁分泌排泄,少量从尿中排泄。因为影响尿 17-羟类固醇化合物含量的因素较多,所以测定 24 小时尿游离皮质醇的特异性与敏感性更高。

醛固酮主要与血浆中的白蛋白结合。血液中结合型醛固酮约占 60%,其余约 40% 处于游离状态。醛固酮的日分泌量仅约 100μg,血浆浓度在 0.06μg/L(0～17nmol/L)以下,血浆游离醛固酮的半衰期为 20 分钟,其代谢与皮质醇相似。

肾上腺皮质激素主要通过其核受体调节靶基因的转录而发挥生物效应。糖皮质激素和盐皮质激素都是脂溶性的类固醇激素,它们很容易通过细胞膜进入细胞内,与胞质受体结合,并形成激素-受体复合物,后者进入细胞核内,与特异的 DNA 位点结合,调节靶基因的转录和翻译,产生相应的基因组效应(genomic effect)。肾上腺皮质激素也可与靶细胞膜上的受体结合,通过第二信使产生快速的非基因组效应。

(二)糖皮质激素

1. 生理作用　人肾上腺皮质分泌的 GC 中,90% 为皮质醇[又名氢化可的松(hydrocortisone)],10% 为皮质酮(corticosterone),且 95% 的 GC 效应来源于皮质醇。GC 可通过基因组效应和非基因组效应发挥作用,体内大多数组织存在糖皮质激素受体(glucocorticoid receptor,GR),因此 GC 的作用广泛而复杂。主要体现在以下几个方面。

(1)对物质代谢的影响

1)糖代谢:GC 是调节糖代谢的重要激素之一,因能显著升高血糖而得名。GC 主要通过减少组织对糖的利用和加速肝糖异生而使血糖升高。主要作用环节是:①增强肝内糖异生和糖原合成所需酶的活性,利用外周组织,尤其是肌肉组织蛋白质分解产生的氨基酸,加速肝糖原异生;②抑制还原型烟酰胺腺嘌呤二核苷酸(NADH)的氧化,从而减少葡萄糖酵解,降低外周组织细胞对葡萄糖的利用;③抑制胰岛素与其受体结合,降低组织细胞对胰岛素的敏感性,使外周组织,特别是肌肉和脂肪组织对糖的利用减少。因此,GC 缺乏将导致低血糖,而 GC 过多则可升高血糖。临床上肾上腺皮质功能亢进或大量应用糖皮质激素类药物的患者,可出现血糖水平升高,尿糖呈阳性,称肾上腺糖尿病(adrenal diabetes)。

2)脂肪代谢:GC 对脂肪组织的主要作用是提高四肢部分的脂肪酶活性,促进脂肪分解,使血浆中脂肪酸浓度增加,并向肝脏转移,增强脂肪酸在肝内的氧化,以利于肝糖原异生。GC 也能加强细胞内脂肪酸氧化供能。这些效应有利于机体在饥饿或其他应激情况下,细胞的供能从糖代谢向脂代谢转化。GC 引起的高血糖可继发引起胰岛素分泌增加,反而加强脂肪合成,增加脂肪沉积。由于机体不同部位对 GC 的敏感性不同,所以在肾上腺皮质功能亢进或大剂量应用 GC 类药物时,可出现库欣综合征(Cushing syndrome)的表现,即机体内脂肪重新分布,主要沉积于面、颈、躯干和腹部,而四肢分布减少,形成"满月脸"(moon face)、"水牛背"(buffalo hump)、四肢消瘦的"向心性肥胖"体征。

3)蛋白质代谢:GC 对肝内和肝外组织细胞的蛋白质代谢影响不同。GC 能抑制肝外组织细胞内的蛋白质合成,加速其分解,减少氨基酸转运入肌肉等肝外组织,为肝糖异生提供原料;相反,却能促进肝外组织产生的氨基酸转运入肝,提高肝内蛋白质合成酶的活性,使肝内蛋白质合成增加,血浆蛋白也相应增加。因此,当糖皮质激素分泌过多时,可出现肌肉消瘦、骨质疏松、皮肤变薄等体征。

(2)参与应激反应:当机体遭受到来自内、外环境和社会、心理等因素的伤害性刺激时(如创伤、手术、感染、中毒、疼痛、缺氧、寒冷、强烈精神刺激、精神紧张等),腺垂体立即释放大量 ACTH,并使 GC 快速大量分泌,引起机体发生非特异性的适应反应,称为应激反应(stress reaction)。引起应激反应的刺激统称为应激原(stressor)。

应激反应机制十分复杂,除 ACTH、GC 分泌迅速增多外,儿茶酚胺、催乳素、生长激素、血管升压素、β-内啡肽、胰高血糖素和醛固酮等激素的分泌也明显增加。此外,交感神经系统的活动也增强。一定程度的应激反应有利于机体对抗应激原,在整体功能全面动员的基础上,提高机体对有害刺激的耐受能力,减轻各种不良反应;而强烈或持久的应激刺激将引起机体过强的应激反应,可对机体造成伤害,甚至导致应激性疾病,如严重创伤、大面积烧伤、大手术等可引起应激性溃疡。

(3)对组织器官活动的影响

1)对血细胞的影响:GC 可增强骨髓的造血功能,使血液中红细胞、血小板数量增加。GC 还可使附着在血管壁及骨髓中的中性粒细胞进入血液循环,增加外周血液中性粒细胞的数量。GC 又能抑制淋巴细胞有丝分裂、促进淋巴细胞凋亡,使淋巴结和胸腺萎缩,并增加淋巴细胞与嗜酸性粒细胞在脾和肺的破坏,使淋巴细胞和嗜酸性粒细胞数量减少。因此临床上 GC 可以用于治疗淋巴细胞性白血病。但是,长期应用 GC 可导致机体免疫功能下降,容易发生感染。而在器官移植中却可以利用 GC 的这种特性预防免疫排斥反应。

2)对循环系统的作用:GC 对心血管系统的作用包括:①提高心肌、血管平滑肌对儿茶酚胺类激素的敏感性(允许作用),上调心肌、血管平滑肌细胞肾上腺素能受体的表达,并使这些受体与儿茶酚胺的亲和力增加,加强心肌收缩力,增加血管紧张度,以维持正常血压;②抑制前列腺素的合成,降低毛细血管的通透性,减少血浆滤过,有利于维持循环血量。因此,GC 分泌不足的患者,在发生应激反应时易出现低血压性休克。

3)对胃肠道的影响:GC 可促进胃腺分泌盐酸和胃蛋白酶原,也可增高胃腺细胞对迷走神经与促胃液素的反应性,故长期大量应用 GC 易诱发或加重消化性溃疡。

4)调节水盐代谢:一方面,GC 有一定的促进肾远曲小管和集合管的保 Na^+ 排 K^+ 作用,这是因为 GC 可与醛固酮受体发生交叉结合,产生一定的醛固酮样作用,但这种作用仅约为醛固酮的 1/500;另一方面,GC 能降低入球小动脉的血流阻力,增加肾血浆流量和肾小球滤过率,还能抑制抗利尿激素的分泌,因而有利于肾排水。当肾上腺皮质功能减退时,可发生肾排水障碍,甚至引起"水中毒",若补充 GC 则可缓解症状。另外,大量服用 GC 可减少小肠黏膜吸收钙,还能抑制肾近端小管对钙、磷的重吸收,增加其排泄量。

除上述作用外,GC 尚能促进胎儿肺泡发育及肺表面活性物质的生成,预防新生儿呼吸窘迫综合征的发生;GC 还可维持中枢神经系统的正常兴奋性,改变行为和认知能力,影响胎儿和新生儿的脑发育,过量使用 GC 还可以引起失眠、情绪激动或压抑、记忆力减退等症状。药理剂量(大剂量)的 GC 还能抑制炎症反应和免疫反应,因而具有抗炎、抗毒、抗过敏和抗休克等作用。

2. 分泌调节 GC 的分泌可表现为基础分泌和应激分泌两种情况。基础分泌是指在正常生理状态下的分泌,应激分泌是在机体发生应激反应时的分泌,两者均受下丘脑-垂体-肾上腺轴的调节。

(1)下丘脑-垂体-肾上腺轴的调节:下丘脑室旁核分泌 CRH 与 VP,通过垂体门脉系统到达腺垂体,分别与腺垂体 ACTH 细胞表面的 CRH 受体-1(CRH-R1)和 V-3R 结合,促进其 ACTH 分泌,继而促进肾上腺皮质 GC 分泌。缺乏 CRH,ACTH 释放量将大大减少。

ACTH 是腺垂体 ACTH 细胞分泌的 39 肽,分子量为 4.5kD。ACTH 的日分泌量为 5~25μg,血中的半衰期为 10~25 分钟,主要通过氧化或酶解而灭活。ACTH 对维持肾上腺皮质正常的结构和 GC 的合成与分泌有重要作用。ACTH 可促进肾上腺皮质细胞内核酸(DNA、RNA)和蛋白质的合成,刺激肾上腺皮质细胞的分裂和增殖。ACTH 与肾上腺皮质细胞膜受体结合后,通过 AC-cAMP-PKA 或 PLC-IP$_3$/DG-PKC 通路促进胆固醇转化为孕烯醇酮,继而增加皮质醇的合成。ACTH 对肾上腺皮质束状带和网状带细胞的作用强度是对球状带细胞作用强度的 20 倍。由于受视交叉上核生物钟的影响,下丘脑 CRH 的分泌具有昼夜节律。CRH 的分泌量于清晨觉醒前为最高,随后逐渐降低,至午夜降至最低水平,然后逐渐升高。由于下丘脑 CRH 的节律性释放,ACTH 和 GC 的分泌量也发生相应的日周期波动。

在正常情况下,血浆中 ACTH 和 GC 的水平相平行。当切除动物腺垂体后,其血液中 GC 的含量在几分钟内便降到很低水平,24 小时内即可出现肾上腺皮质明显萎缩。如果给摘除腺垂体的动物注射 ACTH,GC 的分泌量在数分钟内即可增加数倍,连续注射则可引起肾上腺皮质增生与肥厚。

(2)反馈调节:在生理情况下,当血中 GC 浓度增加时,可反馈抑制腺垂体 ACTH 细胞和下丘脑 CRH 神经元的活动,使 ACTH、CRH 的合成和释放减少,且 ACTH 细胞对 CRH 的敏感性下降,使血中 GC 降低,这种长反馈调节有利于维持血液中 GC 的稳态。腺垂体 ACTH 分泌过多时也可反馈性地抑制下丘脑 CRH 神经元的活动(短反馈),而下丘脑 CRH 神经元还可通过分泌 CRH 反馈影响自身的活动(超短反馈)。

临床上长期大剂量应用 GC,可通过长反馈抑制下丘脑 CRH 神经元及腺垂体 ACTH 细胞,使 CRH 与 ACTH 的合成和分泌减少,导致患者肾上腺皮质束状带和网状带的萎缩,分泌功能减退或停止。如果这时突然停药,可因体内 GC 突然减少而出现急性肾上腺皮质功能减退的严重后果,甚至危及生命。因此,应逐渐减量停药或在治疗过程中间断补充 ACTH,防止肾上腺皮质萎缩。

（3）应激性调节:当机体受到应激原刺激时,下丘脑 CRH 神经元分泌增强,刺激腺垂体 ACTH 分泌,最后引起肾上腺皮质激素的大量分泌,以提高机体对伤害性刺激的耐受能力。在应激情况下,由中枢神经系统通过增强 CRH-ACTH-GC 系统的活动,可使 ACTH 和 GC 的分泌量明显增多,完全不受下丘脑-腺垂体-肾上腺皮质轴负反馈的影响。应激时 ACTH 分泌的增加几乎全部受控于下丘脑室旁核所释放的 CRH,如果毁损正中隆起,可阻断各种应激原刺激引起的 ACTH 分泌增加。有证据表明,脑内许多部位有投射纤维会聚到室旁核。例如,来自杏仁核有关情绪应激的神经冲动可引起 ACTH 分泌增加;由外周伤害性感觉通路和网状结构上行的冲动也能触发 ACTH 的分泌。此外,血管升压素、缩宫素、5-羟色胺、血管紧张素Ⅱ和儿茶酚胺等多种激素与神经肽也参与应激时 ACTH 分泌的调节。

（三）盐皮质激素

肾上腺皮质球状带分泌的 MC 主要包括醛固酮、11-脱氧皮质酮和 11-脱氧皮质醇等,其中以醛固酮的生物活性最强,其次为 11-脱氧皮质酮。醛固酮的靶器官包括肾脏、唾液腺、汗腺和胃肠道外分泌腺体等,其中以肾脏最为重要。

1. 生理作用 醛固酮的生理作用主要由盐皮质激素受体(mineralocorticoid receptor, MR)介导,其主要作用是促进肾远曲小管和集合管上皮细胞重吸收 Na^+ 和分泌 K^+,即保 Na^+ 排 K^+ 作用(详见第八章第五节),由于促进 Na^+ 的重吸收,因而也使水重吸收增多。此外,醛固酮还能增强血管平滑肌对缩血管物质的敏感性,且该作用强于 GC。

醛固酮分泌过多,如原发性醛固酮增多症,可致机体 Na^+、水潴留,引起高血钠、低血钾、碱中毒,甚至发生顽固性高血压;相反,醛固酮分泌过低则可使 Na^+、水排出过多,出现低血钠、高血钾、酸中毒和低血压。

2. 分泌调节

（1）肾素-血管紧张素系统的调节:血管紧张素(主要是 AngⅡ)可通过 G_q 蛋白耦联受体通路促进球状带细胞的生长、提高醛固酮合酶的活性,从而促进醛固酮的合成和分泌。

（2）血 K^+ 和血 Na^+ 的调节:血 K^+ 水平升高和血 Na^+ 水平降低均能刺激醛固酮分泌(详见第八章第五节)。

（3）应激性调节:在生理情况下,ACTH 对醛固酮的分泌无明显影响,但如果 ACTH 缺乏将显著减少醛固酮的分泌;而在发生应激反应时,ACTH 可促进醛固酮分泌。

（四）肾上腺皮质雄激素

肾上腺皮质束状带和网状带均可分泌极少量的雄激素,这一功能可保持终生。肾上腺皮质合成和分泌的雄激素主要有脱氢表雄酮(dehydroepiandrosterone, DHEA)和雄烯二酮(androstenedione)等,其生物活性较弱,但它们可在外周组织转化为活性较强的形式而发挥效应。

在男女两性,肾上腺皮质雄激素在青春期前 1~2 年分泌增多,称为肾上腺(皮质)功能初现(adrenarche)。这些雄激素能使生长加速,促使外生殖器发育和第二性征出现。肾上腺皮质雄激素对成年男性影响不明显,但男童可因其分泌过多而引起性早熟。肾上腺皮质雄激素是女性体内雄激素的主要来源,具有刺激女性腋毛和阴毛生长,维持性欲和性行为等作用。肾上腺皮质雄激素分泌过多的女性可出现痤疮、多毛和男性化等表现。

二、肾上腺髓质激素

肾上腺髓质与交感神经节后神经元在胚胎发生上同源,既属于自主性神经系统又属于内分泌系统。因此,肾上腺髓质细胞在功能上相当于无轴突的交感神经节后神经元,分泌的激素主要为肾上腺素和去甲肾上腺素,还有少量的多巴胺。由于这些细胞内的颗粒嗜铬反应呈阳性,故常称为嗜铬细胞。肾上腺髓质嗜铬细胞分泌的肾上腺素和去甲肾上腺素量的比例为 4:1。它们的结构中都有一个儿茶酚基(邻苯二酚基),因此都属于儿茶酚胺。血中的肾上腺素主要来自肾上腺髓质,去甲肾上腺素则来自肾上腺髓质和肾上腺素能神经纤维末梢。

(一) 生理作用

肾上腺素和去甲肾上腺素作用于靶细胞 α 受体和 β 受体后,分别通过 PLC-IP$_3$/DG-PKC 和 AC-cAMP-PKA 信号转导通路而发挥作用。有关肾上腺素和去甲肾上腺素对各组织器官的作用已在相关章节述及,在此主要讨论它们对物质代谢的影响和在应激反应中的作用。

1. **调节物质代谢** 肾上腺素和去甲肾上腺素与各型肾上腺素能受体结合后调节物质代谢的机制不同。例如,骨骼肌运动增强时,肾上腺素可通过激活 β$_2$ 受体,加强肌糖原的分解,为肌肉收缩提供即时的能源供应;必要时也能通过激活 β$_3$ 受体加强脂肪组织的脂肪分解,为肌肉较为持久的活动提供游离脂肪酸分解供能;肾上腺素还能通过激活肝细胞的 α$_1$ 受体来促进糖异生,以维持血糖浓度;此外,骨骼肌运动时还能通过局部自主神经的支配激活 α$_2$ 受体,抑制胰岛素分泌,促进糖异生,协同血糖浓度的维持。

2. **参与应急反应** 肾上腺髓质嗜铬细胞受交感神经胆碱能节前纤维的支配。一般生理状态下,血中儿茶酚胺浓度很低,几乎不参与机体代谢及功能的调节。但当机体遇到紧急情况时,如遭遇恐惧、愤怒、焦虑、搏斗、运动、低血糖、低血压、寒冷等刺激时,可通过传入纤维将有关信息传到延髓网状结构、下丘脑及大脑皮层,进而使交感神经强烈兴奋,肾上腺髓质也被激活,以应对紧急情况。因此有人将它们合称为交感-肾上腺髓质系统(sympathetico-adrenomedullary system)。此时,交感神经末梢释放的去甲肾上腺素和肾上腺髓质急剧分泌的大量儿茶酚胺类激素(可达基础水平的 1 000 倍)使机体处于警觉状态,反应极为机敏;心率加快,心输出量增加,血压升高,全身血量重新分配(皮肤、黏膜、内脏血流减少,心、脑及骨骼肌血流量增加);呼吸加深加快;血糖升高,脂肪分解,葡萄糖、脂肪氧化增强,以满足机体在紧急情况下骤增的能量需求。这种在紧急情况下发生的交感-肾上腺髓质系统活动增强的适应性反应,称为应急反应(emergency reaction)。

应急反应和应激反应实质上都是在机体受到伤害性刺激时,通过中枢神经系统的整合,经协调神经-内分泌调节活动而实现的自我保护性反应,以应对并迅速适应突然出现的环境变化。一般而言,前者在于动员机体潜在能力,以提高机体对环境突变的应变能力,后者则是增强机体对伤害性刺激的耐受能力。

(二) 分泌调节

1. **交感神经的作用** 肾上腺髓质嗜铬细胞直接受交感神经节前纤维的支配。交感神经兴奋时,节前纤维末梢释放乙酰胆碱,作用于嗜铬细胞膜中的 N$_1$ 受体,促使肾上腺髓质激素的分泌,同时提高靶细胞中儿茶酚胺合成酶系的活性,促进儿茶酚胺的合成。

2. **ACTH 和 GC 的作用** 腺垂体分泌的 ACTH 可直接或间接(通过引起 GC 分泌)提高嗜铬细胞内儿茶酚胺合成酶的活性,促进儿茶酚胺的合成及增加分泌量。实验摘除动物的垂体,其肾上腺髓质中酪氨酸羟化酶、多巴胺 β-羟化酶及苯基乙醇胺-N-甲基转移酶(phenylethanolamine-N-methyltransferase,PNMT)的生物活性均降低。若补充 ACTH 可使这三种酶的活性恢复,若只补充 GC,则只能使后两种酶的活性恢复。

3. **自身反馈性调节** 当肾上腺髓质嗜铬细胞中去甲肾上腺素或多巴胺含量增加到一定水平时,可负反馈抑制酪氨酸羟化酶的活性;而当肾上腺素合成增加到一定程度时,则可负反馈抑制 PNMT 的活性,阻止儿茶酚胺的进一步合成。反之,当嗜铬细胞内儿茶酚胺含量减少时,对上述合成酶的抑制作用被解除,使儿茶酚胺合成增加,从而保持激素合成的稳态。

另外,儿茶酚胺的分泌还受到机体代谢状态的影响。如低血糖时,嗜铬细胞分泌肾上腺素和去甲肾上腺素增加,可促进糖原分解,使血糖升高。

三、肾上腺髓质素

肾上腺髓质嗜铬细胞还可合成和分泌一种称为肾上腺髓质素(adrenomedullin,ADM)的多肽激素。人的 ADM 为 52 肽,与降钙素基因相关肽(calcitonin gene-related peptide,CGRP)属同一家族。血管平滑肌和内皮细胞也可分泌 ADM,血中的 ADM 主要来源于血管内皮细胞。ADM 通过 ADM 受体及 CGRP 受体可使靶细胞内的 cAMP 增多而发挥生物效应。ADM 虽可通过远距分泌方式发挥作用,但主要以旁分泌方式直接调节血管平滑肌的张力。ADM 的作用十分广泛,它具有舒张血管、降低外周阻力、利尿、利钠等作用,还可抑制血管紧张素 II 和醛固酮的释放。目前 ADM 在高血压的发病和防治方面的作用越来越受到人们的重视。

(管又飞)

第六节 ｜ 胰岛内分泌

胰岛为胰腺的内分泌组织,细胞间有丰富的毛细血管,有利于胰岛细胞分泌的激素进入血液循环。胰腺有(1～2)×10^6 个胰岛,胰岛内分泌细胞按形态学特征及分泌的激素至少有五种:α(A)细胞分泌胰高血糖素(glucagon),约占胰岛细胞总数的 25%;β(B)细胞分泌胰岛素(insulin),占 60%～70%;δ(D)细胞分泌生长抑素(somatostatin,SST),约占 10%;分泌血管活性肠肽(vasoactive intestinal peptide,VIP)的 D$_1$(H)细胞和分泌胰多肽(pancreatic polypeptide,PP)的 F(PP)细胞数则很少。

一、胰岛素

(一)胰岛素的作用机制

1. 胰岛素 人胰岛素含有 51 个氨基酸残基,分子量为 5.8kD。胰岛素由 A 和 B 两条多肽链经两个二硫键相连。在 β 细胞内,前胰岛素原(preproinsulin)在粗面内质网中水解为胰岛素原(proinsulin)。胰岛素原是由 86 个氨基酸构成的肽链,由连接肽(connecting peptide)[又称 C 肽(C peptide)]将 A、B 两条多肽链连接。胰岛素原被运至高尔基体进一步加工,最后经剪切形成胰岛素和 C 肽。C 肽没有胰岛素的生物活性,但它的合成和释放与胰岛素同步,因此可通过测定血中 C 肽的含量间接反映胰岛 β 细胞的分泌功能。

正常成年人空腹基础血浆胰岛素浓度为 35～145pmol/L,进餐后约 1 小时可上升至基础值的 5～10 倍。胰岛素在血液中以与血浆蛋白结合和游离两种形式存在,两者间保持动态平衡,游离的胰岛素才具有生物活性。血中胰岛素半衰期只有 5～8 分钟,主要经肝、肾及外周组织灭活。胰岛素的发现是医学史上一个伟大的里程碑,班廷(Banting)等因发现胰岛素获得 1923 年诺贝尔生理学或医学奖。1965 年我国科学家首先人工合成了具有高度生物活性的牛结晶胰岛素,为确立使用外源性胰岛素治疗糖尿病作出重要贡献。

2. 胰岛素受体 胰岛素受体(insulin receptor)是酪氨酸激酶受体家族成员。不同组织细胞胰岛素受体的数量存在差异,如在肝细胞和脂肪细胞可有(2～3)×10^5 个,而在红细胞仅有 40 多个,这就决定了不同组织细胞对胰岛素敏感性存在差异。胰岛素受体是由两个 α 亚单位和两个 β 亚单位以二硫键相连形成的四聚体跨膜蛋白。α 亚单位位于细胞膜外,是与胰岛素结合的部位;β 亚单位分为三个结构域:N 末端为膜外结构域,中间为跨膜结构域,C 末端的膜内结构域是具有酪氨酸激酶活性的片段。

3. 胰岛素的作用机制 胰岛素的作用是通过胰岛素受体介导的细胞内一系列信号蛋白活化和相互作用的信号转导过程实现的(图 11-21):①胰岛素与靶细胞膜上的胰岛素受体 α 亚单位结合;②胰岛素受体 β 亚单位的酪氨酸残基磷酸化,激活受体内酪氨酸激酶;③激活的酪氨酸激酶使细胞内耦联的胰岛素受体底物(insulin receptor substrate,IRS)蛋白的酪氨酸残基磷酸化,目前发现多种 IRS(IRS-1～IRS-6),分别表达于不同的组织细胞;④经过 IRS 下游信号途径,如磷脂酰肌醇 3 激酶(phosphoinositide 3-kinase,PI3K)、丝裂原激活的蛋白激酶(mitogen-activated protein kinase,MAPK)等途径逐级信号转导,引发蛋白激酶、磷酸酶的级联反应,最终引起生物学效应,包括葡萄糖转运、糖原、脂肪及蛋白质的合成,以及一些基因的转录和表达。同时,当胰岛素与受体结合后,可以促进富含GLUT4的囊泡转移并与细胞膜融合,使细胞膜上GLUT4数量增多,直接加强细胞对葡萄糖的摄取和利用。

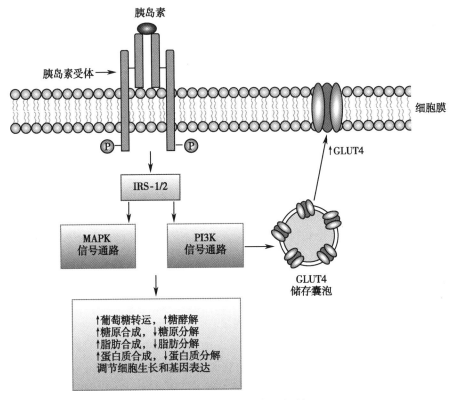

图 11-21　胰岛素的作用机制

P,磷酸化。

胰岛素受体介导的信号转导中许多环节障碍均可导致胰岛素抵抗(insulin resistance)的发生,甚至引起2型糖尿病。胰岛素抵抗表现为胰岛素靶细胞对胰岛素敏感性下降,即需要更大量胰岛素才能产生正常的生物效应。目前认为,胰岛素抵抗是导致糖尿病、高血压和高血脂等疾病发生发展的最重要的原因之一。

(二) 胰岛素的生理作用

胰岛素是促进物质合成代谢,维持血糖浓度稳定的关键激素,对于机体能源物质的储存及生长发育具有重要意义。胰岛素作用的靶组织主要是肝、肌肉和脂肪组织。

胰岛素与靶细胞的受体结合后,按照引起效应的时间顺序,表现为即刻作用、快速作用和延迟作用。即刻作用发生在数秒内,通过转运蛋白的磷酸化,促进葡萄糖、氨基酸以及K^+在靶细胞的内向转运;快速作用发生在数分钟内,通过调节相关酶的活性,促进糖原合成、糖酵解、蛋白质合成;延迟作用发生在数小时或数天后,通过调控多种基因的表达,促进脂肪、蛋白质合成及细胞生长。

1. **对糖代谢的作用**　空腹血糖3.9～6.1mmol/L、餐后2小时血糖<7.8mmol/L为正常血糖浓度。当血糖浓度升高时,胰岛素是体内唯一降低血糖的激素。胰岛素的降糖作用主要是通过减少血糖的来源(抑制肝糖原分解和糖异生作用)以及增加血糖的去路(促进糖原合成、外周组织对葡萄糖的转运和氧化利用)实现的。

(1) 促进糖原的合成、抑制糖原分解:血糖升高时,胰岛素可通过促进糖原合成、抑制糖原分解来维持血糖的稳定。肌糖原和肝糖原是机体最重要的糖原形式。胰岛素可以促进肌细胞膜对葡萄糖的转运,使葡萄糖摄入增多时,迅速进入肌肉组织,增加肌糖原储存。胰岛素也能通过增加肝脏糖原合成酶的活性促进肝糖原合成,并通过抑制磷酸化酶活性阻止肝糖原分解。

（2）抑制糖异生：糖异生的主要前体物质是乳酸、丙酮酸、甘油及生糖氨基酸等非糖物质,肝脏是糖异生的主要器官。血糖升高时,胰岛素能抑制糖异生途径中关键酶的活性,如葡萄糖-6-磷酸酶、果糖1,6-二磷酸酶等,从而减少通过糖异生途径转化的葡萄糖。

（3）促进外周组织对葡萄糖的转运和氧化利用:外周组织细胞对葡萄糖的转运是通过细胞膜上葡萄糖转运体(glucose transporter,GLUT)介导的。胰岛素可通过激活 PI3K 途径增加靶细胞内对胰岛素敏感的 GLUT4 数目,促进细胞对葡萄糖的摄取。此外,胰岛素也能促进外周组织对葡萄糖的氧化利用,例如通过提高葡萄糖激酶、磷酸果糖激酶和丙酮酸激酶等关键酶的活性,加速葡萄糖在细胞中的氧化生成 ATP,提供组织需要的能量。

2. 对脂肪代谢的作用　胰岛素可促进脂肪的合成与储存,抑制脂肪的分解与利用。

胰岛素促进脂肪合成与储存的作用包括:促进葡萄糖进入脂肪细胞,合成脂肪酸和 α-磷酸甘油等生成甘油三酯的原料物质;当肝糖原储存饱和时,进入肝细胞内过多的葡萄糖就会转化为脂肪酸,再生成甘油三酯。胰岛素抑制脂肪分解与利用的作用包括:抑制激素敏感性脂肪酶的活性,减少脂肪细胞中甘油三酯的分解,从而抑制脂肪酸进入血液;增加大多数组织对葡萄糖的利用,从而减少对脂肪的利用。

胰岛素缺乏可导致脂肪代谢紊乱,脂肪分解加强,脂肪酸的储存减少。大量脂肪酸在肝内氧化生成过多酮体,可引起酮症酸中毒,甚至昏迷。

3. 对蛋白质代谢的作用　胰岛素能加速氨基酸通过膜转运进入细胞内,促进组织中蛋白质的合成;另外,胰岛素还能抑制蛋白质的分解,阻止氨基酸转化成糖,抑制肝糖异生。胰岛素缺乏可导致蛋白质分解增强,负氮平衡,身体消瘦。

糖尿病(diabetes mellitus)患者因血糖升高后的渗透性利尿引起多尿,继而多饮,并且由于葡萄糖、脂肪、蛋白质代谢紊乱,出现食量增加而体重减轻、疲乏无力等症状。

4. 对生长的作用　胰岛素促进生长的作用有直接作用和间接作用,前者通过胰岛素受体实现,后者则通过其他促生长因子如生长激素或胰岛素样生长因子的作用实现。胰岛素单独作用时,对生长的促进作用并不很强,只有在与生长激素协同作用时,才能发挥明显的促生长效应。

5. 其他作用　胰岛素还有保护心血管、抗动脉粥样硬化、抗炎和抗氧化应激等非降糖作用。

（三）胰岛素的分泌调节

胰岛素分泌活动受到营养物质、神经、体液等多种因素的调节(表 11-5)。

表 11-5　胰岛素和胰高血糖素的主要作用及调节因素

主要区别点	胰岛素	胰高血糖素
分泌细胞	胰岛 β 细胞	胰岛 α 细胞
结构性质	51 个氨基酸残基的多肽	29 个氨基酸残基的多肽
靶细胞受体	酪氨酸激酶受体	G 蛋白耦联受体
主要靶细胞	肝细胞、骨骼肌细胞、脂肪细胞	肝细胞
主要作用	↓血糖	↑血糖
主要作用机制	↑糖原合成;↓糖原分解;↓糖异生;↑糖转运;↑糖氧化利用;↑脂肪合成	↓糖原合成;↑糖原分解;↑糖异生;↑脂肪分解
主要调节因素		
营养代谢产物	葡萄糖↑,氨基酸↑,脂肪酸↑	葡萄糖↓,氨基酸↑
胰岛激素	胰高血糖素↑,生长抑素↓	胰岛素↓(直接),↑(间接);生长抑素↓
胃肠激素	促胃液素↑;缩胆囊素↑;抑胃肽↑;促胰液素↑	促胃液素↑;缩胆囊素↑;抑胃肽↑;促胰液素↓
神经调节	交感神经↓(α 受体为主);迷走神经↑(M 受体)	交感神经↑(β 受体);迷走神经↓(M 受体)

注:↑,升高、增多、促进或增强;↓,降低、减少、抑制或减弱。

1. 营养成分的调节作用

（1）血中葡萄糖水平：胰岛β细胞对血糖变化十分敏感，血糖水平是调节胰岛素分泌的最重要因素。正常人空腹时胰岛素的分泌维持在基础水平，进食后血糖浓度升高，胰岛素分泌明显增加。当血糖浓度达到 17.0mmol/L 时，胰岛素分泌达到极限；而血糖浓度下降至 2.8～3.0mmol/L 时，胰岛素分泌受到抑制，低于 1.7mmol/L 时，胰岛素分泌完全停止。

在持续高血糖刺激（葡萄糖钳制试验）的情况下，胰岛素的分泌过程可分为快速分泌和慢速分泌（图 11-22）两个阶段：①快速分泌阶段：在血糖急剧升高后的 5 分钟内，胰岛素的分泌量迅速增高，可达基础分泌水平的 10 倍。由于 β 细胞内储存的激素量不大，快速分泌持续 5～10 分钟后又快速回降到约 1/2 峰值水平；②慢速分泌阶段：快速分泌结束后，胰岛素又逐渐增加并在此后的 2～3 小时达到一个

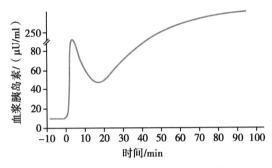

图 11-22　高血糖对胰岛素分泌的影响

平稳的高水平，可持续较长时间，在此阶段胰岛素的分泌量大，对降低餐后高血糖发挥关键作用。血糖浓度升高引起胰岛素分泌，胰岛素又使血糖浓度降低，血糖水平与胰岛素分泌之间相互制约，以维持血糖和胰岛素水平的稳态。

葡萄糖刺激胰岛 β 细胞分泌胰岛素的机制与 ATP/ADP 比率有关。葡萄糖经胰岛 β 细胞膜上 GLUT2 转运进入细胞内，细胞内葡萄糖激酶（glucokinase，GK）能够感应葡萄糖浓度变化，将葡萄糖磷酸化为葡萄糖-6-磷酸。葡萄糖-6-磷酸进一步氧化使 ATP 生成增加，ATP/ADP 比率增高，引起 β 细胞膜上 ATP 敏感的钾通道关闭，抑制 K^+ 外流，细胞内 K^+ 浓度升高。细胞膜发生去极化，激活膜上电压门控 L 型钙通道，使 Ca^{2+} 内流增加，刺激胰岛素分泌颗粒与细胞膜融合，并将胰岛素分泌至细胞外（图 11-23）。

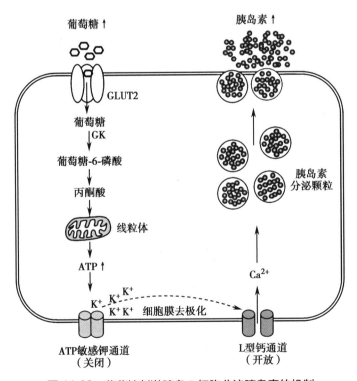

动画

图 11-23　葡萄糖刺激胰岛 β 细胞分泌胰岛素的机制
GLUT2，葡萄糖转运体 2；GK，葡糖激酶。

（2）血中氨基酸和脂肪酸水平：许多氨基酸也能刺激胰岛素分泌，其中以精氨酸和赖氨酸的作用最强。血中氨基酸和葡萄糖对胰岛素分泌的刺激作用具有协同效应。在血糖浓度较低时，血中氨基酸浓度增加只能对胰岛素的分泌起轻微的刺激作用；但如果血糖同时升高，则可协同氨基酸的刺激作用，使胰岛素分泌显著增多。此外，血中游离的脂肪酸和酮体明显增多时也可促进胰岛素的分泌。长时间高血糖、高氨基酸和高血脂能够持续刺激胰岛素分泌，导致胰岛 β 细胞功能衰竭，胰岛素分泌不足而引起糖尿病。

2. 激素的调节作用　多种激素参与对胰岛素分泌的调节。

（1）胰岛激素：胰岛分泌的多种激素可以通过细胞间的旁分泌方式对胰岛 β 细胞的功能进行调节。例如，胰岛 α 细胞分泌的胰高血糖素可通过直接作用于 β 细胞促进胰岛素的分泌，也可通过升高血糖的间接作用促进胰岛素的分泌；胰岛 δ 细胞分泌的生长抑素可以通过旁分泌抑制 β 细胞分泌胰岛素。胰岛分泌的多肽物质，如胰抑素、甘丙肽和神经肽 Y 等也能抑制胰岛素的分泌，而垂体腺苷酸环化酶激活肽（pituitary adenylyl cyclase activating polypeptide，PACAP）则可促进胰岛素分泌。此外，胰岛素还可通过自分泌方式对 β 细胞进行负反馈调节。

（2）胃肠激素：促胃液素、促胰液素、缩胆囊素、抑胃肽（GIP）等胃肠激素可促进胰岛素分泌，其中 GIP 的刺激作用属于生理性调节，其余胃肠激素的作用是通过升高血糖的间接作用实现的。胰高血糖素样肽-1（glucagon-like peptide-1，GLP-1）可作用于胰岛 β 细胞，促进胰岛素合成和分泌，抑制胰高血糖素分泌，降低餐后血糖。近年来，GLP-1 及其类似物的药物已经应用于临床，用于治疗 2 型糖尿病。胃肠激素与胰岛素分泌之间的功能联系构成肠-胰岛轴（enteroinsular axis），生理意义在于通过前馈机制调节胰岛素的分泌，当食物还在肠道内消化时，胰岛素分泌即已增加，使机体预先做好准备，为营养物质吸收后的细胞利用做好准备。

（3）其他激素：生长激素、糖皮质激素、甲状腺激素等可通过升高血糖浓度间接刺激胰岛素的分泌。

3. 神经调节　胰岛 β 细胞受迷走神经和交感神经的双重支配。右侧迷走神经兴奋时释放乙酰胆碱，可直接作用于 β 细胞膜上的 M 受体，促进胰岛素分泌，也可通过刺激胃肠激素的分泌而间接促进胰岛素分泌。交感神经兴奋时释放去甲肾上腺素，可通过作用于 β 细胞膜上的 α 受体抑制胰岛素分泌，也可通过 β 受体刺激胰岛素分泌（在 α 受体阻断的情况下），但以前者作用为主。神经调节对正常情况下的胰岛素分泌作用不大，主要用于维持胰岛 β 细胞对葡萄糖的敏感性。运动时交感神经抑制胰岛素分泌可防止低血糖的发生。

二、胰高血糖素

胰高血糖素是胰岛 α 细胞分泌的含 29 个氨基酸残基的多肽激素，分子量为 3.5kD。胰高血糖素在血清中的浓度为 50～100ng/L，主要在肝内降解，部分在肾内降解。

（一）胰高血糖素的生理作用

与胰岛素的作用相反，胰高血糖素是一种促进物质分解代谢的激素，动员体内能源物质分解而供能。胰高血糖素的主要靶器官是肝脏。胰高血糖素与肝细胞膜上的胰高血糖素受体结合后，经 G 蛋白通路激活肝细胞内的糖原磷酸化酶、脂肪酶和与糖异生有关的酶，引起后续系列反应。胰高血糖素的作用主要有以下几个方面：①促进肝糖原分解、减少肝糖原合成及增强糖异生作用，提高血糖水平；②减少肝内脂肪酸合成甘油三酯，促进脂肪酸分解，使酮体生成增加；③抑制肝内蛋白质合成，促进其分解，同时增加氨基酸进入肝细胞的量，加速氨基酸转化为葡萄糖，即增加糖异生；④通过旁分泌促进胰岛 β 细胞分泌胰岛素、δ 细胞分泌生长抑素。

（二）胰高血糖素的分泌调节

1. 血糖和氨基酸水平　血糖水平是调节胰高血糖素分泌的最重要因素。低血糖时，胰高血糖素分泌增加，引起肝糖原分解释放大量的葡萄糖入血，使血糖升高；反之，则分泌减少。饥饿时胰高血糖素分泌的增加对维持血糖稳态、保证脑的物质代谢和能量供应具有重要意义。与葡萄糖的作用有所不同,氨基酸对胰高血糖素和胰岛素的分泌都具有刺激作用。血中氨基酸增加时,在促进胰岛素分泌降低血糖的同时,还刺激胰高血糖素分泌而使血糖升高,从而防止低血糖的发生。

2. **激素的调节**　胰岛分泌的激素可通过旁分泌方式调节胰高血糖素的分泌。胰岛素和生长抑素可以直接抑制相邻的 α 细胞分泌胰高血糖素;胰岛素还可以通过降低血糖间接刺激胰高血糖素的分泌。胃肠激素中,缩胆囊素和促胃液素可促进胰高血糖素分泌,而促胰液素的作用则相反。

3. **神经调节**　交感神经兴奋时,通过胰岛 α 细胞膜上的 β 受体促进胰高血糖素的分泌;而迷走神经兴奋时,则通过 M 受体抑制胰高血糖素的分泌。

综上所述,胰岛素和胰高血糖素可通过不同途径对血糖的稳态起重要的调节作用,而机体中多种因素可参与这两种激素的分泌调节(见表 11-5)。

三、血糖稳态的激素调节

血糖稳态主要受激素调节,胰岛素是体内唯一能够降低血糖的激素,而升高血糖的激素有多种,包括胰高血糖素、肾上腺素、糖皮质激素、生长激素和甲状腺激素等。各种激素对血糖稳态的调节主要是通过影响血糖的来源和血糖的去路而实现的,各种激素互相协调,共同维持血糖水平的稳态(表 11-6)。

表 11-6　血糖稳态的激素调节

激素作用	胰岛素	胰高血糖素	肾上腺素	糖皮质激素
糖原	促合成 (肝,肌肉)	促分解 (肝)	促分解 (肝,肌肉)	促合成 (肝)
葡萄糖进入细胞	+			−
糖酵解	+	−		−
糖异生(肝)	−	+	+	+
血糖	↓	↑	↑	↑

注:+,促进作用;−,抑制作用;↑,升高;↓,降低。

(朱　辉)

第七节 ｜ 组织激素与功能器官内分泌

一、组织激素

除前述的经典内分泌器官外,体内还存在一些散在分布于各种组织中的内分泌细胞,它们也能分泌一些激素。通常将这些分布广泛,而又不专属于某个特定功能系统器官的组织所分泌的激素,称为组织激素。

(一)前列腺素

前列腺素(prostaglandin,PG)因最先在精液中发现,误以为由前列腺分泌而得名,实际上,几乎机体所有组织都可合成 PG。就整体而言,PG 是一类分布广泛、作用复杂、代谢快(半衰期仅 1~2 分钟)的典型的组织激素。PG 对炎症、心血管和肿瘤等疾病的发病机制有一定的意义。

1. **前列腺素的生成**　前列腺素共有 1、2 和 3 三个系列。其中 2 系列前列腺素是一族含 20 个碳原子的 ω-6 多不饱和脂肪酸(花生四烯酸,arachidonic acid,AA)衍生物,故属于类花生酸激素,其结构中含有一个五碳环和两条侧链,一条是七碳的 α-链,另一条为八碳的 ω-链(图 11-24)。依据 PG 的五碳环构造,PG 可分成 A~I 等九种主型和多种亚型。

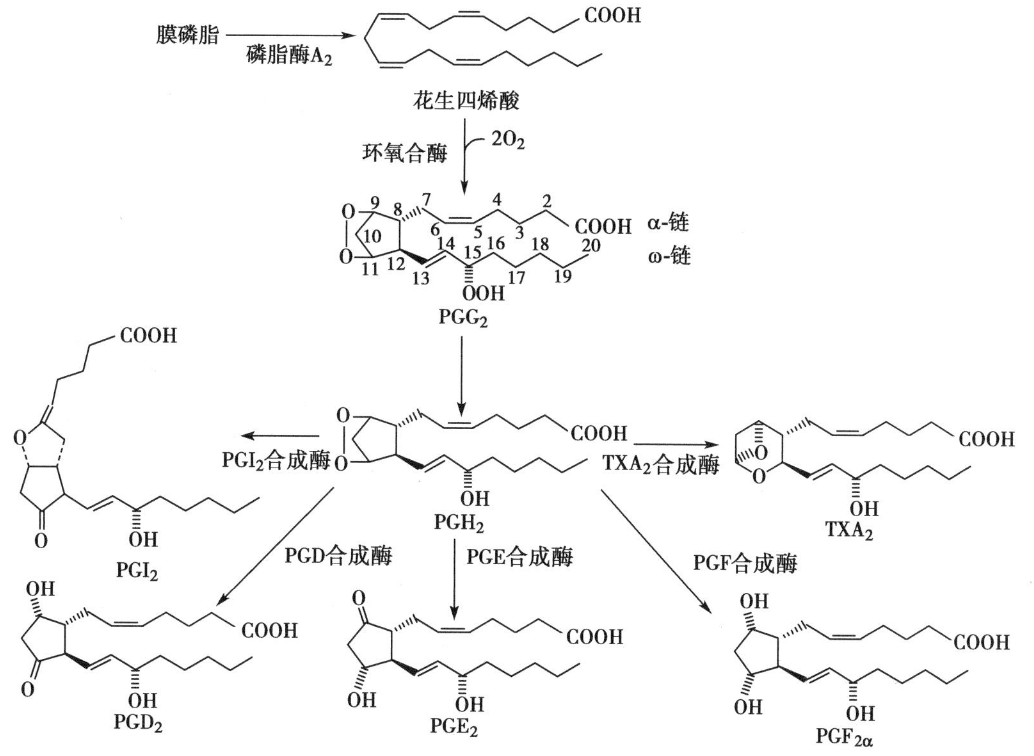

图 11-24 部分前列腺素的合成途径

PG 的合成过程中,首先是细胞膜中的磷脂在磷脂酶 A_2 的作用下释放 PG 的前体物质花生四烯酸,后者在环氧合酶(cyclooxygenase,COX)的催化下,形成不稳定的环过氧化合物 PGG_2,随即又转变为 PGH_2。PGH_2 作为共同底物在不同前列腺素终末合成酶的作用下产生不同的前列腺素,如可在血栓烷合成酶的作用下生成血栓烷 A_2(thromboxane A_2,TXA_2),也可在前列环素合成酶的作用下转变为前列环素(prostacyclin,PGI_2)。AA 不仅可在 COX 作用下产生前列腺素,还可以被多种脂氧合酶(lipoxygenase,LOX)和细胞色素 P450(cytochrome P450)氧化酶催化为白三烯(leukotriene)、羟基二十碳四烯酸和环氧二十碳三烯酸等。

环氧合酶分为组成性表达的 COX-1 和可诱导性的 COX-2,它们是催化花生四烯酸转变为类花生酸衍生物的关键酶(图 11-24),因而成为临床多种药物的治疗靶点。如阿司匹林可抑制 COX-1 和 COX-2 的活性,故能抑制 PG 等的合成,有人曾将阿司匹林用作抑制血小板聚集的常服保健药;对乙酰氨基酚和布洛芬也可通过抑制环氧合酶活性而抑制 PG 合成,是临床常用的解热、镇痛和抗炎药。此外,COX-2 选择性抑制剂如塞来昔布(celecoxib)目前在临床用于关节炎和疼痛治疗。

2. 前列腺素的生理作用 PG 中除 PGA_2 和 PGI_2 等少数可经血液循环产生作用外,其余大多作为组织激素产生局部调节作用。已发现前列腺素类激素受体(prostanoid receptor)成员有多种,这些受体可经与之耦联的 G_q、G_i 或 G_s 蛋白等调节 AC 或 PLC 活性启动细胞内信号转导,也可经核受体调节基因转录引起靶细胞效应。

前列腺素家族成员及其受体在体内分布广泛,作用复杂。前列腺素的结构类同,差异细微,作用却迥异。

不同的 PG 产生的效应常相互抗衡。例如,PGA_2、PGB_2、PGD_2、$PGF_{2\alpha}$ 和 PGH_2 等具有缩血管作用,而 PGA_1、PGE_2 和 PGI_2 等具有舒血管作用;血管内皮产生的 PGI_2 在舒血管的同时也能抑制血小板聚集,而由血小板产生的 TXA_2 却能使血小板聚集,并有缩血管作用。PGI_2 和 PGE_2 可使支气管平滑肌舒张,降低肺通气阻力;而 $PGF_{2\alpha}$ 却可使支气管平滑肌收缩。后者在哮喘发作时释放增加,应用 PGI_2 能防止某些刺激诱发的哮喘发作。此外,PGI_2 类似物已经在临床用于肺动脉高压的治疗。

同一种 PG 可产生多种生物效应。例如,PGE_2 可通过 4 种 G 蛋白耦联受体(EP1~4)发挥众多的生理作用。PGE_2 除具有舒血管作用外,还能明显抑制胃酸的分泌,可能是胃液分泌的负反馈抑制物;同时能增加溶酶体的稳定性,保护胃黏膜。PGE_2 还可增加肾血流量,促进排钠利尿;抑制某些活性物质所致的气道阻力增加。此外,PGE_2 对体温调节、神经系统以及内分泌与生殖系统活动均有影响。

(二)脂肪细胞内分泌

1. **瘦素** 瘦素(leptin)是由 6 号染色体的肥胖基因(obese gene)表达的蛋白质激素,因能降低体重而得名。瘦素主要由白色脂肪组织合成和分泌,褐色脂肪组织、胎盘、肌肉和胃黏膜也可少量合成。人循环血中的瘦素为 146 肽,分子量为 16kD。瘦素的分泌具有昼夜节律,在夜间分泌水平较高。体内脂肪储量是影响瘦素分泌的主要因素。在机体能量的摄入与消耗取得平衡的情况下,瘦素分泌量可反映体内储存脂肪量的多少。血清瘦素水平在摄食时升高,而在禁食时降低。

(1)生理作用:瘦素可抑制机体摄食,抑制脂肪合成,并动员脂肪,促进其储存的能量转化、释放,避免肥胖的发生。给正常小鼠注射瘦素,小鼠一个月后的体重可下降 12%。每天给缺少瘦素而有遗传性肥胖的小鼠(ob/ob 小鼠)经腹腔注射瘦素,几天后小鼠进食量显著减少,一个月后小鼠体重显著下降。瘦素主要作用于下丘脑弓状核,通过抑制神经肽 Y(neuropeptide Y,NPY)神经元活动,减少摄食量,与参与摄食平衡调节的兴奋性因素相抗衡。瘦素的生物效应比较广泛,不但可影响下丘脑-垂体-性腺轴的活动,还对 GnRH、LH 和 FSH 的释放有双相调节作用,也可影响下丘脑-垂体-甲状腺轴和下丘脑-垂体-肾上腺轴的活动。

(2)作用机制:瘦素通过与其受体(ob-R)结合后发挥效应,缺少 ob-R 的小鼠(db/db 小鼠)表现为显著的肥胖。瘦素受体分布广泛,以脑室脉络丛、肺脏、肾脏的密度为最高,在心脏、淋巴结、肾上腺、胸腺、骨骼肌等组织中均有表达。瘦素与相应受体结合后通过 JAK-STAT 信号转导通路,影响 NPY、刺鼠相关肽(agouti-related peptide,AgRP)和阿黑皮素原(POMC)基因表达,影响有关神经递质的合成与释放,调节细胞的代谢活动和能量消耗。

(3)瘦素分泌调节:瘦素的表达和分泌受多种因素影响,除体脂量的刺激作用外,胰岛素和肾上腺素也可刺激脂肪细胞分泌瘦素。但研究发现,多数肥胖者常伴有血清瘦素水平升高和瘦素抵抗现象。该现象的产生可能与瘦素的转运、信号转导以及神经元功能等多个环节发生障碍有关。

2. **脂联素** 脂联素(adiponectin)主要由脂肪细胞分泌。人类脂联素是由 244 个氨基酸残基组成的多肽,分子量为 30kD。脂肪细胞分泌的脂联素有三聚体、六聚体和多聚体等形式。在血液循环中,绝大多数(>80%)脂联素以高分子量多聚体的形式存在。

脂联素对肝及骨骼肌细胞的作用通过脂联素受体(AdipoR1 和 AdipoR2)介导。与经典的七次跨膜受体不同,脂联素受体不与 G 蛋白耦联,而是通过 AMP 活化蛋白激酶(AMPK)介导,所以脂联素受体是一类新的受体类型。

由于脂联素在外周的作用主要通过 AMPK 介导,故激活 AMPK 后,细胞内的甘油三酯含量减少,脂肪酸氧化增加,葡萄糖氧化减弱,脂肪合成减少。结果因为 ATP/ADP 之比提高,使 ATP 敏感的钾通道关闭,促进胰岛素的分泌。脂联素在糖与脂代谢中发挥重要作用。它可促进外周组织摄取葡萄糖,抑制肝糖异生和输出;促进血浆中游离脂肪酸氧化;提高靶细胞对胰岛素的敏感性。脂联素通过抑制某些导致血管内皮损伤细胞因子的信号转导,可起抗炎、抗动脉粥样硬化和保护心肌等作用。因此,血浆脂联素水平降低与肥胖、胰岛素抵抗及 2 型糖尿病等代谢性疾病的发生密切相关,也与多种心血管疾病的发生发展有关。

(三)骨骼肌细胞内分泌

骨骼肌是由躯体运动神经控制的运动器官,近年来大量研究表明骨骼肌也具有分泌活性物质的功能。这些活性物质以旁分泌、自分泌的方式调节骨骼肌的生长、代谢和运动功能,甚至以内分泌的方式调节机体远隔器官组织的功能。就质量而言,骨骼肌被视为机体最大的内分泌器官。骨骼肌除可合成和分泌与其他组织共有的多种调节肽、细胞因子和生长因子(如 IGF-1、生长激素释放激素、瘦素、内皮素、IL-6)等生物信号分子外,还可特异地产生肌肉抑制素(myostatin)、肌肉素(musclin)和鸢尾素(irisin)等。骨骼肌内分泌功能紊乱参与运动系统和多种全身性疾病的发病过程。

肌肉抑制素最初在小鼠骨骼肌中发现,在人及鼠、猪、牛、鸡等脊椎动物均有表达,且高度保守。在胚胎期骨骼肌发育的整个过程以及成年期几乎所有的骨骼肌中都有表达,并可经血液循环到达全身各处。敲除肌肉抑制素基因的小鼠出现肌纤维增生和肥大,表明肌肉抑制素是骨骼肌生长的负性调控因子。研究表明肌肉抑制素对发育过程中肌纤维的最终数目及出生后肌纤维的生长有直接调节作用。肌肉抑制素可显著改善血糖水平、胰岛素敏感性;减少成年小鼠肌肉体积,减少脂肪组织体积。

肌肉素最初也在小鼠骨骼肌中发现。骨骼肌分泌肌肉素的意义尚不清楚。在实验中发现肌肉素抑制胰岛素所致的葡萄糖摄取及糖原合成,可能参与调节骨骼肌的糖代谢。此外,血浆肌肉素水平升高可使小鼠脂肪组织体积显著减少,表明它可能也调节脂肪组织的代谢。

鸢尾素在运动时由肌肉细胞分泌,在促进白色脂肪细胞棕色化和减轻胰岛素抵抗等方面发挥重要作用。

(四)骨骼细胞内分泌

骨骼与骨骼肌构成运动支持系统,骨骼也是机体的钙储备库。近年来的研究发现,骨组织成分能合成和分泌多种激素及生物活性因子,以旁分泌和自分泌的方式调节骨骼的发育和代谢,还可通过内分泌的方式发挥作用,是具有生物活性的组织。骨骼的内分泌功能对于机体稳态调节具有重要意义。

骨钙素(osteocalcin,OCN)是骨基质中可与钙结合的一种49肽,由成骨细胞合成并分泌,是骨基质中含量最丰富的非胶原蛋白,占骨蛋白含量的1%~2%。骨钙素与羟磷灰石结晶结合储存于骨基质中,少量入血。骨钙素在调节和维持骨钙中起重要的作用,其血清水平可反映成骨细胞的活性。骨钙素还可促进胰岛 β 细胞分泌胰岛素,提高外周组织对胰岛素的敏感性,加速葡萄糖的利用,减少内脏脂肪堆积。骨钙素的分泌受钙三醇的调节。成骨细胞分泌的护骨因子(osteoprotegerin,OPG),可诱捕性地结合促进破骨细胞分化和激活的相关细胞因子,从而抑制破骨细胞的分化与成熟,减少破骨细胞数量,使骨吸收(骨溶解)作用减弱,进而对骨起保护作用。雌激素可促进 OPG 的分泌,因此,OPG 可能在预防女性绝经后骨质疏松方面起一定作用;实验还发现 OPG 可能在机体糖稳态维持中发挥重要作用。骨泌素(osteocrin)主要由成骨细胞分泌,可促进 C 型利尿钠肽在软骨细胞生长面发挥促长骨生长的效应。另外,骨泌素还与肌细胞转运葡萄糖和肝糖原的合成有关。骨桥蛋白(osteopontin,OPN)从骨基质中分离,可促进骨吸收;OPN 还可抑制血管钙化、磷酸化,具有很强的抗血管钙化作用。骨唾液酸蛋白(bone sialoprotein)由骨骼和牙齿特异性分泌,在骨骼、牙本质和牙骨质的矿化起始阶段起重要作用。此外,骨细胞产生的成纤维细胞生长因子 23(fibroblast growth factor 23,FGF23)通过调控肾脏对磷的重吸收和小肠对磷的摄取在维持机体磷稳态中发挥重要作用。

二、功能系统器官内分泌

功能系统器官主要指直接发挥维持内环境稳态作用的循环、呼吸、营养和排泄等系统的器官及其组织。这些器官不仅是激素的靶器官,而且多兼有内分泌功能,并在机体宏观活动的整合中发挥重要的调节作用。

心血管系统输送血液,同时具有活跃的内分泌功能。心脏是推动血液循环的动力器官——血泵,但心房肌细胞分泌的心房利尿钠肽(ANP)等却产生与 VP 和醛固酮等的生物效应相抗衡的效应,参与机体水平衡的调节。这一作用看似与血液循环无关,但却是循环功能调节的一个侧面:当心脏感受到循环血量增加的扩张性刺激时,促进心肌细胞分泌 ANP,通过增强肾排钠、排水活动,减少细胞外液量,从而维持血容量的稳态(见第四章、第八章)。除 ANP 外,心脏还能分泌同家族的 BNP(脑利尿钠肽)和 CNP(C 型利尿钠肽)等,产生广泛的生物效应。血管是疏导血流的通道,无所不在的内皮细胞不仅生成缩血管的内皮素,也生成舒血管的 NO、PGI_2 和硫化氢(H_2S)。这些血管活性物质不仅参与局部功能性血流的调节,还具有抗组织增殖、抑制白细胞黏附血管壁等多种作用。

　　肝是机体的"化工厂",在机体新陈代谢中具有举足轻重的地位,其功能可随机体需要受多种激素调控,同时也能合成 IGF,与胰岛素、生长激素、甲状腺激素等共同促进全身组织细胞的生长。而广泛存在机体多部位的生长抑素则常伴随上述激素作用的出现,产生抑制性抗衡效应。胃肠黏膜分泌的数十种胃肠激素(见第六章)、脂肪组织特异性产生的瘦素等参与机体营养平衡以及能量平衡的调节。肾通过排泄功能净化内环境,而在肾内合成的钙三醇参与钙磷代谢和骨代谢调节,维持血钙水平;肾合成的促红细胞生成素(erythropoietin,EPO)调节骨髓的红细胞系造血功能(见第三章);肾脏球旁细胞分泌的肾素,启动 RAS 的链式反应参与心血管活动和循环血量的调节(见第四章、第八章)。作为呼吸器官的肺更是具有复杂的内分泌活动,可分泌和转化多种激素,并广泛参与激素的代谢;而且肺是前列腺素含量最高的器官,其多种细胞都能合成和分泌 PG。松果体不仅参与整体生物节律调控,还分泌激素参与内分泌活动的平衡调节。性腺不仅能产生成熟的生殖细胞,其所合成和分泌的各种性激素还能调节机体的成熟发育等过程(见第十二章);妊娠过程中胎盘分泌多种激素维持胎儿的生长发育。作为免疫系统器官的胸腺,不仅分泌多种肽类激素参与免疫调节,还与其他内分泌腺或系统之间保持功能联系。

　　总之,随着研究的不断深入,人们对内分泌系统功能的实质认识更加全面。更重要的是,这一方面的系列研究有助于揭示疾病的发生发展规律,为临床诊断、治疗开拓新的思路,为维护人类健康提供科学保障。

(管又飞)

思考题:

1. 根据生长激素的生物学作用,请分析其分泌异常所产生的临床表现。

2. 当食物中摄入的钙过多或过少造成血钙升高或降低时,甲状旁腺激素与 1,25-二羟维生素 D_3 是如何协同作用维持血钙相对稳定的?

3. 根据胰岛素的生理学作用,解释糖尿病患者为何会出现多尿、多饮、多食、体重减轻等症状?

4. 糖皮质激素分泌增多(库欣综合征)或不足(艾迪生病)的患者可有哪些生理功能异常? 请简要解释其机制。

5. 应激反应和应急反应有何区别和联系? 各具有什么生理意义?

6. 患者,男,29 岁,烦躁不安、畏热、心悸、消瘦 2 月余。情绪易怒、睡眠欠佳,常须服用安眠药。查体:体温 36.5℃,心率 92 次/分,呼吸 20 次/分,血压 145/70mmHg。两叶甲状腺可触及轻度肿大,未扪及结节,无震颤和杂音。诊断为甲状腺功能亢进。采用丙硫氧嘧啶治疗 1 个月后症状明显减轻。请简要解释以下问题。

(1) 患者为什么会出现畏热、心悸、消瘦、情绪易怒等症状?

(2) 为什么丙硫氧嘧啶治疗有效?

思考题解题思路

本章目标测试

本章思维导图

第十二章 | 生 殖

生殖（reproduction）是指生物体产生与自己相似子代个体的功能，是传递遗传信息、维持种族繁衍的重要生命活动。人类的生殖功能具有明显的性别差异和阶段性特征，其基本过程主要包括生殖细胞（精子和卵子）的形成、受精（fertilization）、着床（nidation）、胚胎发育至成熟及分娩等。生殖功能异常可能导致不育、流产或早产。

第一节 | 男性生殖功能及其调节

男性生殖功能主要是睾丸产生精子及分泌男性激素，输精管道和附属腺体使精子成熟、贮存、运输和排放。

一、睾丸的功能

睾丸实质由曲细精管（seminiferous tubule）和结缔组织间质构成。曲细精管是精子生成的部位，间质中的睾丸间质细胞（莱迪希细胞，Leydig cell）合成和分泌雄激素。

（一）睾丸的生精功能

睾丸曲细精管上皮主要由支持细胞（Sertoli cell）及镶嵌在支持细胞之间的各级生精细胞（spermatogenic cell）构成，管周有基底膜和管周细胞包绕（图 12-1）。

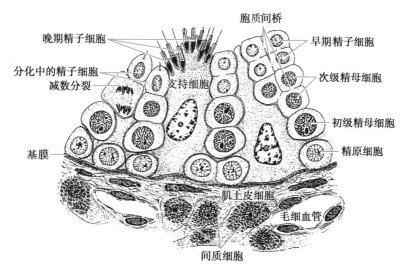

图 12-1 曲细精管结构示意图

1. 精子发生（spermatogenesis） 是指精原细胞（spermatogonium）发育为成熟精子的过程，简称为生精。精原细胞由来自胚胎早期卵黄囊的精原干细胞（stem spermatogonium）转化而成。睾丸生精自青春期开始启动，是一个连续的过程，包括以下三个阶段（图 12-2）。

（1）精原细胞有丝分裂：青春期开始，定位于曲细精管上皮基底部的精原干细胞首先进行有丝分裂，一个细胞分裂成为两个子细胞，其中一个作为干细胞贮存不进入分化途径，另一个则作为精原细胞，经数次有丝分裂后进入分化途径，产生初级精母细胞（primary spermatocyte）。

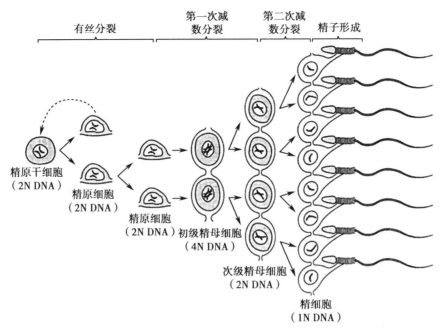

图 12-2 睾丸生精过程

（2）精母细胞减数分裂：初级精母细胞完成第一次减数分裂形成两个次级精母细胞（secondary spermatocyte）。次级精母细胞进行第二次减数分裂，形成单倍体的精子细胞（spermatid）。

（3）精子形成：精子细胞经过一系列形态变化及核蛋白修饰，形成成熟的精子（spermatozoon）。人的精子形如蝌蚪，头部前三分之二有呈帽状的顶体结构，内含多种在受精过程中发挥重要作用的酶类；尾部为鞭毛结构，其摆动与精子运动有关。

在精原细胞发育为精子的过程中，各级生精细胞须突破支持细胞之间的连接结构向管腔方向迁移，这一过程需 70 天左右。生精过程需要适当的理化环境。睾丸所在的阴囊温度比腹腔内温度低 2℃左右，因某种原因睾丸滞留于腹腔，即为隐睾症（cryptorchidism），可导致生精障碍。局部炎症、酒精中毒、高热、放射性物质、长期高温环境，一些维生素及微量元素的缺乏也可能引起生精功能障碍，导致不育。

睾丸生成的精子功能尚未成熟，只有当其被输送至附睾停留 18～24 小时后才能获得运动和受精能力，但附睾同时也分泌一些抑制精子运动和受精的因子使其功能活动暂时处于静止状态。射精时，贮存在附睾的精子连同附睾、精囊、前列腺和尿道球腺的分泌物一起混合成精液（semen）排出。临床上精液分析常作为评价男性生育力的一个重要指标。

精子在女性体内或体温环境下其功能活性可保持 24～48 小时，如在这一时间段内与卵子相遇可发生受精。精子经严格的冷冻程序，在液氮中可保存多年，复苏后仍具有受精能力。冷冻精子库为不育症治疗及特殊人群生育需求提供了保障。

2. 支持细胞在生精中的作用

（1）支持、保护和营养作用：支持细胞包围并与各级生精细胞形成连接复合体，既对生精细胞起着机械支持和保护作用，又利于细胞间的物质转运和信号传递。支持细胞表达 FSH 受体和雄激素受体，这些激素作用于支持细胞，进而间接调控精子的生成。

（2）参与形成血-睾屏障：支持细胞间的紧密连接是构成血-睾屏障（blood-testis barrier）的主要结构基础，物质选择性通过，可为生精细胞营造适宜的微环境，防止生精细胞的抗原物质进入血液循环引起自身免疫反应。睾丸的炎症等可能造成血-睾屏障的破坏，引起抗精子抗体产生从而影响精子生成。

（3）分泌及内分泌功能：①分泌雄激素结合蛋白（androgen-binding protein，ABP），ABP 可结合并转运间质细胞分泌的睾酮至曲细精管,使曲细精管中保持高水平的睾酮浓度,这是精子生成的必需条件;②分泌一些金属结合蛋白和维生素结合蛋白,以协助生精所需的一些金属离子及维生素的转运;③分泌的液体进入曲细精管管腔,帮助精子的转运;④表达的芳香化酶和5α-还原酶可将间质细胞产生的睾酮分别转化为雌激素和双氢睾酮,一定量的雌激素有利于生精,双氢睾酮是较睾酮活性更强的雄激素;⑤分泌抑制素(inhibin)等参与生精调节。

（4）吞噬功能:吞噬精子细胞变形阶段所丢失的多余胞质及退变、死亡的精子。

（二）睾丸的内分泌功能

睾丸间质细胞分泌雄激素,包括脱氢表雄酮(dehydroepiandrosterone,DHEA)、雄烯二酮(androstenedione)和睾酮(testosterone),其中睾酮的分泌量最多,生物活性也最强。男性血浆中的睾酮95%来自睾丸,20~50岁男性睾酮分泌量最高,50岁后逐渐减少。

1. 雄激素的合成、代谢和利用　雄激素合成以胆固醇为原料,主要是间质细胞通过受体介导的内吞作用从血液中摄取胆固醇,也可通过滑面内质网中的乙酰辅酶A将醋酸盐从头合成胆固醇。胆固醇被转运到线粒体,经侧链裂解酶的作用生成孕烯醇酮(pregnenolone),孕烯醇酮经过羟化、脱氢等过程转变为雄烯二酮,雄烯二酮经17β-羟类固醇脱氢酶的作用转化为睾酮,后者可被靶细胞内5α-还原酶转化为活性更强的双氢睾酮(图12-3)。双氢睾酮促进前列腺细胞的增生和分化,从而导致前列腺肥大。临床上,5α-还原酶的抑制剂可被用于治疗前列腺肥大。睾酮主要在肝脏代谢、灭活,最终的代谢产物随尿液排出。

睾酮分泌入血后,98%的睾酮与血浆中的蛋白结合,仅约2%的睾酮以游离的形式存在,二者可互相转化,但只有游离的睾酮具有生物活性。雄激素受体(androgen receptor,AR)属于类固醇激素受体家族,存在于细胞内,与雄激素结合启动核转位效应,调节下游基因表达。也有一些证据表明雄激素可以通过细胞膜上的受体发挥非基因组生物学效应。

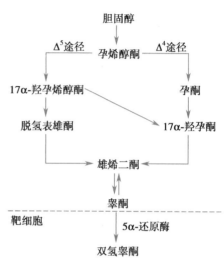

图 12-3　雄激素的合成途径示意图
Δ 表示胆固醇碳原子双键形成的编号,Δ^5 表示第 5 号碳子位置,Δ^4 表示第 4 号碳原子位置。

2. 睾酮的生理作用

（1）对胚胎性别分化的影响:胎儿期胚胎型间质细胞分泌睾酮诱导男性内、外生殖器发育,促使男性第一性征形成。间质细胞发育不良或对胎盘绒毛膜促性腺激素反应低下所导致的睾酮分泌不足是男性假两性畸形的原因之一。女胎在母体内受到过多雄激素作用也可能导致女性的假两性畸形。

（2）促进附性器官及第二性征发育:男性青春期后随着睾酮的分泌,阴茎、阴囊长大,其他附性器官也开始发育。男性表现出特有的体征,如阴毛、胡须出现,喉头隆起,声音低沉,骨骼、肌肉发达。

（3）对生精过程的影响:睾酮可以直接作用于精原细胞上的睾酮受体,对精原细胞的增殖、分化和精子的发育、成熟及功能起到重要作用,也可通过结合支持细胞的雄激素受体,促进精子的生成。

（4）对代谢的影响:睾酮促进蛋白质合成并抑制其分解,特别是促进肌肉、骨和生殖器官的蛋白质合成,加速机体生长。睾酮可以提高血中低密度脂蛋白含量,并降低高密度脂蛋白含量,因而男性患心血管疾病的风险高于绝经前的女性。睾酮还参与调节机体水和电解质的平衡,有类似于肾上腺皮质激素的作用,导致体内钠、水潴留。

（5）其他作用:睾酮促进肾脏合成促红细胞生成素,刺激红细胞生成;刺激骨生长和骨骺的闭合;作用于中枢神经系统,刺激和维持正常性欲,参与调节具有男性特征的行为活动。

二、睾丸功能的调节

睾丸功能受下丘脑和腺垂体调节,睾丸分泌的激素又通过负反馈机制影响下丘脑和腺垂体的功能(图 12-4)。睾丸内还存在复杂的自分泌或旁分泌调节。

(一) 下丘脑-垂体-睾丸轴的调节

青春期前下丘脑 GnRH 的分泌和腺垂体 FSH 及 LH 的分泌都处于低水平。青春期开始后,下丘脑合成并以脉冲式释放 GnRH,GnRH 经垂体门脉系统作用于腺垂体,促进其分泌 FSH 和 LH。LH 分泌也呈明显的脉冲式波动,但 FSH 分泌量波动幅度很小。

FSH 对生精过程有启动作用。FSH 刺激精原细胞的增殖和分化,这是生精过程的起始阶段。同时,FSH 作用于支持细胞膜上的 FSH 受体,通过 G 蛋白-腺苷酸环化酶-cAMP-PKA 途径促进支持细胞合成、分泌促精子生成所需的物质,如雄激素结合蛋白及间质细胞刺激因子等。

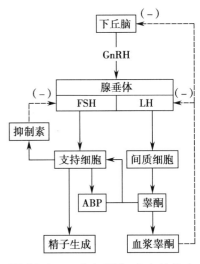

图 12-4　下丘脑-垂体-睾丸轴的功能联系示意图

LH 对生精过程有维持效应。LH 与间质细胞膜中的 LH 受体相结合,通过 G 蛋白-腺苷酸环化酶-cAMP-PKA 信号途径促进胆固醇摄取利用,增强睾酮合成相关酶的活性,从而促进睾酮的合成。FSH 可诱导间质细胞 LH 受体表达间接促进睾酮分泌。

当血中睾酮浓度达到一定水平后,通过负反馈机制直接抑制腺垂体分泌 LH,也通过抑制下丘脑分泌 GnRH,间接抑制腺垂体分泌 FSH 和 LH。睾丸支持细胞在 FSH 的作用下分泌抑制素,选择性地抑制腺垂体 FSH 的合成和分泌,对 LH 的分泌无显著影响。

由于睾酮对下丘脑和腺垂体存在负反馈抑制作用,因某些原因(健身、塑型等)滥用雄激素可能造成睾丸生精障碍。临床上对于雄激素分泌减少致性功能障碍但又有生育要求的男性,并不是直接补充雄激素,而是使用具有与 LH 结构和作用相似的人绒毛膜促性腺激素(human chorionic gonadotropin,hCG)或抑制雄激素向雌激素转化的芳香化酶抑制剂等药物。

(二) 睾丸内的局部调节

睾丸的功能除受到下丘脑和垂体的调控外,睾丸内各种细胞分泌的局部调节因子,如生长因子、胰岛素样因子、免疫因子也以自分泌或旁分泌的形式参与睾丸功能的调控。

第二节 ｜ 女性生殖功能及其调节

女性生殖包括卵子发生、激素分泌,以及妊娠和分娩等生理活动。女性生殖功能受下丘脑-垂体-卵巢轴系统调控,具有周期性变化的特征,以卵巢周期和月经周期最为明显。

一、卵巢的功能

卵巢是女性主性器官,具有产生卵子及内分泌的功能,其功能异常与多囊卵巢综合征(polycystic ovary syndrome,PCOS)和卵巢早衰等女性生殖类疾病相关。

(一) 卵巢的生卵作用

1. **卵子的生成及生命历程**　从胎龄 5~6 周开始,由卵黄囊迁移到生殖嵴的原始生殖细胞通过有丝分裂增殖成为卵原细胞,卵原细胞从 8~9 周起陆续开始第一次减数分裂,转化为初级卵母细胞(primary oocyte)并长期停滞在第一次减数分裂的前期。青春期后随卵泡成熟,于排卵前在 LH 峰的作用下卵母细胞恢复并完成第一次减数分裂,排出第一极体,成为次级卵母细胞(secondary oocyte),

随即次级卵母细胞进行第二次减数分裂,但再次停滞在分裂中期。如受精发生,则卵母细胞完成第二次减数分裂,排出第二极体,成为受精卵;如没有受精,则卵母细胞死亡、溶解。

不同于精子生成,卵子的生成始于胚胎期,减数分裂历时长,其间要经历两次停滞,使其与整个卵泡的生长发育同步。如果卵母细胞的发育快于卵泡生长,将发生退化凋亡,残余的卵泡可能形成卵巢囊肿。

2. 卵泡的生长发育

（1）卵泡的分类及结构和功能特点:卵泡是卵巢的基本功能单位,由卵母细胞和包绕在周围的卵泡细胞构成。根据不同生长阶段的结构功能特点,将其分为以下类型(图12-5)。

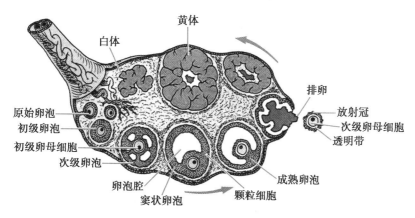

图 12-5 卵巢及各级卵泡结构示意图

1）原始卵泡（primordial follicle）:直径约 50μm,由停滞于第一次减数分裂前期的初级卵母细胞和单层梭形前颗粒细胞构成,其外有基底膜。原始卵泡数在胎龄 5 个月时达到最多,约 700 万个,此后会陆续发生退化闭锁,到出生时减少至 200 万个,性成熟时仅剩下约 40 万个。卵泡池中原始卵泡的数量代表了卵巢储备（ovarian reserve）,原始卵泡被过度激活可能导致卵巢储备的耗竭。

2）初级卵泡（primary follicle）:卵母细胞略有增大,周围的前颗粒细胞发育为立方状颗粒细胞,并由单层进一步变为多层。卵母细胞分泌一些糖蛋白在其周围形成透明带（zona pellucida）。卵母细胞和颗粒细胞间存在缝隙连接,有助于物质和信号传递。

3）次级卵泡（secondary follicle）:颗粒细胞进一步增殖,表达 FSH 受体及雌激素合成必需的芳香化酶,并开始分泌卵泡液,在颗粒细胞间先形成一些不规则窦腔,然后逐渐融合成一个完整卵泡腔,这时的卵泡又称为窦状卵泡（antral follicle）。出现窦腔之前的卵泡又统称窦前卵泡（preantral follicle）。泡膜层分为内、外两层,卵泡内膜细胞层表达 LH 受体,参与卵泡激素合成。早期窦状卵泡产生抗米勒管激素（anti-Müllerian hormone,AMH）抑制原始卵泡的激活,防止卵巢过早衰竭,临床上将 AMH 作为判断卵巢储备和生殖潜能的重要指标。

4）成熟卵泡:卵泡直径达 18~23mm 以上。卵泡液将卵细胞连同部分颗粒细胞推向一侧形成卵丘（cumulus oophorus）,紧贴卵母细胞透明带的颗粒细胞呈放射状排列,称为放射冠（corona radiata）。颗粒细胞表达的芳香化酶的量和活性进一步增加,合成分泌的雌激素也最多。临床上常根据 B 超显示的卵泡大小及血中雌激素水平判断卵泡成熟程度。

（2）卵泡的生长及调控:从原始卵泡生长发育到成熟卵泡经历以下三个阶段。

1）FSH 非依赖的缓慢生长:从原始卵泡到窦前卵泡生长非常缓慢,至少需要十几年,这一阶段的卵泡生长完全不依赖垂体促性腺激素。从胎儿时期到绝经前任何时期都可能发动这一阶段的卵泡生长,其始动因素可能与卵巢内的一些旁分泌因子有关。

2）FSH 反应性生长:青春期后,在垂体 FSH 基础分泌量作用下陆续有卵泡对 FSH 作出反应加快生长速度,经75～85天成为直径2～5mm的小窦状卵泡。这一阶段的卵泡生长需要一定量FSH支持,但与月经周期中FSH水平波动无关。

3）FSH高度依赖的快速生长:青春期后,在每个月经周期的黄体期向卵泡期转化时,由于垂体FSH分泌增加,一群(10～20个)小窦状卵泡进入FSH高度依赖的快速生长阶段,此为周期募集(cyclic recruitment)。随着卵泡的生长,雌激素合成分泌增加,加上卵泡颗粒细胞产生的抑制素(inhibin)对腺垂体的负反馈作用,使其FSH分泌减少。此时FSH浓度一般仅能支持发育最快、FSH阈值最低的一个卵泡继续生长成为优势卵泡(dominant follicle),最后成熟并排卵,此现象称为优势卵泡的选择;其他卵泡因得不到足够的FSH支持而发生闭锁。选择的过程一般发生在月经周期的第5～7天。如果选择机制异常,可能导致多胎妊娠。多囊卵巢综合征的一个重要病理特征是虽有较多卵泡被募集,但都不能成熟排卵。临床上人工诱导排卵时通过调整所给予的FSH起始剂量、维持量及时间来控制卵泡发育成熟的数量,达到促单个或多个卵泡成熟的目的。

3. 排卵(ovulation)　是指成熟卵泡的卵泡壁破裂,卵母细胞与放射冠一起随卵泡液排出卵泡的过程。排出的卵细胞与放射冠一起被输卵管伞摄入输卵管中,可在其中存活10多个小时。排卵由LH峰触发,机制尚不清楚,可能是由于LH促进颗粒细胞和卵泡膜细胞释放炎性因子和蛋白水解酶,促使血浆进一步渗透入卵泡腔中使之进一步肿胀,同时卵泡壁的胶原蛋白及细胞外基质被降解,卵泡壁变薄而破裂排出。临床上对于排卵障碍的患者常在卵泡成熟后采用具有LH作用的hCG促排卵。

4. 黄体的形成及退化　卵泡排卵后剩余的颗粒细胞和卵泡膜细胞在LH的作用下发生黄体化(luteinization),分化为黄体细胞,形成一个新的暂时性内分泌结构,黄体(corpus luteum)。黄体的主要功能是分泌孕激素,同时也分泌雌激素,促使子宫内膜适应早期胚胎发育及着床的需要。如排出的卵子受精,则黄体在滋养层细胞分泌的hCG作用下继续发育成为妊娠黄体(corpus luteum of pregnancy),直到孕3个月时胎盘形成,接替黄体的内分泌功能。如卵子未受精,黄体在2周后开始退化,最后由称为白体(corpus albicans)的结缔组织瘢痕取代。临床上对黄体功能不健全的患者可用hCG促黄体发育,或直接补充孕激素防治早期流产。

5. 卵泡闭锁(follicular atresia)　自胚胎时期开始就不断有卵泡在发育的各个阶段退化,这一过程叫卵泡闭锁。卵泡闭锁是由细胞凋亡所致,妇女一生中仅有400～500个卵泡能最后发育成熟并排出,形成排卵。

(二)卵巢的内分泌功能

排卵前的卵泡主要分泌雌激素(estrogen),包括雌酮(estrone,E_1)和雌二醇(estradiol,E_2),两者可相互转化,雌二醇活性更强。排卵后的黄体分泌雌激素和孕激素(progestin),孕激素主要是孕酮(progesterone,P)。除雌激素和孕激素外,卵巢也合成并分泌少量雄激素和抑制素等其他激素。

1. 卵巢性激素的合成、代谢和降解　低密度脂蛋白胆固醇是生成甾体激素的重要来源。95%的雌激素为卵巢分泌,雄激素是其合成的前体。颗粒细胞与周围间质细胞被基底膜分隔,无法直接接触并摄取血液中结合在低密度脂蛋白上的胆固醇,因此不能从头合成雄激素,颗粒细胞中雄激素的产生依赖于卵泡内膜细胞。内膜细胞从血液中摄取胆固醇,合成孕烯醇酮,经过Δ^5途径转化为雄烯二酮,这一过程在不同大小的卵泡中均能进行。只有发育到一定程度的卵泡,其颗粒细胞才能在FSH作用下表达雌激素合成必需的芳香化酶,该酶能将由卵泡内膜细胞扩散而来的雄激素转变为雌酮和雌二醇进入卵泡液或血液,这就是雌激素合成的双重细胞学说(图12-6)。随着卵泡的生长,合成雌激素的量逐渐增加。排卵后,颗粒细胞与膜细胞之间基底膜断裂,周围的毛细血管穿透黄体,颗粒细胞可直接从血液中获得富含胆固醇的低密度脂蛋白,细胞内以Δ^4途径占主导地位,因此在既往产生雌酮的基础上,孕烯醇酮可被转化为孕酮。

血中雌激素和孕激素主要与性激素结合蛋白或血浆白蛋白结合运输,少量以游离形式存在。结合的激素很容易释放出来进入靶组织发挥作用。雌、孕激素主要在肝脏代谢失活,以葡萄糖醛酸盐或硫酸盐形式由尿排出,小部分经粪便排出。

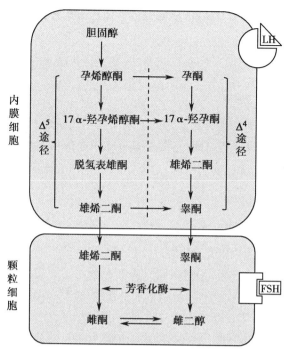

图 12-6　卵巢雌激素合成的双重细胞学说示意图

2. 雌激素、孕激素的作用　雌、孕激素一方面可直接与胞内雌、孕激素受体结合发挥基因组效应，另一方面也可作用于细胞膜上的受体或特异位点，通过跨膜信号转导发挥快速效应。雌、孕激素对于女性生殖器官的结构和功能的调节具有协同作用。因靶细胞内孕酮受体的含量受雌激素调节，所以孕激素通常在雌激素基础上发挥作用，但在某些方面又互为拮抗，从而保证生殖系统的正常功能活动。

（1）雌激素的作用

1）对生殖器官的作用：促进子宫发育、内膜增生；使排卵期子宫颈口松弛，子宫颈分泌大量清亮、稀薄的黏液，有利于精子穿过进入子宫腔；促进子宫平滑肌细胞增生肥大，使其收缩力增强，对缩宫素的敏感性增加；促进输卵管的收缩和纤毛摆动，有利于精子和受精卵的运行；促进阴道上皮增生和角化，使阴道分泌物呈酸性，增强对感染的抵抗力；与 FSH 协同促进卵泡发育，参与优势卵泡选择，诱导排卵前 LH 峰的出现；促进外生殖器的发育。

2）对第二性征的作用：刺激乳腺导管和结缔组织增生，促进脂肪组织在乳腺的聚集，形成女性乳房特有的外部形态；促进其他女性第二性征的形成，如全身脂肪和毛发的分布、女性体态、音调增高等。

3）对骨骼生长发育的影响：刺激成骨细胞活动，促进钙、磷沉积，加速骨生长。因此，女性进入青春期后，身高快速增长；但又因其可促进长骨骨骺的闭合，使得女性往往较男性更早停止生长。绝经期妇女易发生骨质疏松、骨折，与雌激素水平降低导致的骨骼中的钙流失有关。

4）对心血管系统的影响：提高血中高密度脂蛋白含量，降低低密度脂蛋白含量，改善血脂成分，防止动脉硬化。另外雌激素可阻断血管平滑肌上的钙通道，维持血管正常的舒张功能，并通过调控内皮素等细胞因子，对心血管发挥保护作用。

5）对中枢神经系统的影响：促进神经细胞的生长发育、突触形成，调节许多神经肽和递质的合成、释放与代谢；雌激素缺乏可能与阿尔茨海默病的发病有关。

6）其他作用：雌激素加速蛋白质合成，促进生长发育，高浓度的雌激素促进醛固酮分泌，进而导致钠、水潴留。

（2）孕激素的作用

1）对生殖器官的作用：促进子宫内膜间质细胞蜕膜化，抑制子宫内膜上皮细胞增殖，有利于早期胚胎的发育和着床；降低子宫肌兴奋性及对缩宫素的敏感性，抑制子宫收缩；抑制母体免疫排斥反应，避免妊娠期胚胎排出；使宫颈黏液分泌减少且变稠，阻止精子通过；促进输卵管上皮分泌黏性液体，为受精卵及卵裂球提供营养；抑制阴道上皮增生，并使其角化程度降低。

2）对乳腺的作用：在雌激素作用的基础上进一步促进乳腺腺泡发育，在妊娠后为泌乳做准备。

3）抑制排卵：负反馈抑制腺垂体 FSH 和 LH 的分泌。妊娠期间的女性由于血中高浓度的孕激素使卵泡的发育和排卵都受到抑制，不会发生二次受孕。

4）产热作用：孕激素可增强能量代谢，也可作用于下丘脑体温调节中枢，使体温调定点水平提高，因而排卵后孕激素分泌增加可使基础体温升高 $0.2 \sim 0.5\,℃$，临床上将基础体温的双相变化作为判断排卵的标志之一。

5）其他作用：促进钠、水排出，降低血管和消化道肌张力。因此，妊娠期妇女因体内孕激素水平高易发生静脉曲张、痔疮、便秘、输卵管积液等。

二、月经周期及调控

（一）月经及月经周期的概念

月经（menstruation）是指成年女性子宫内膜受卵巢周期性分泌激素的影响而发生周期性剥脱、出血的现象。以月经为特征的子宫内膜周期性变化称为月经周期（menstrual cycle），是成熟女性生殖功能活动状态的体现。月经周期一般指两次月经第一天之间的时间，长短因人而异，平均约为 28 天。女子的第一次月经称为月经初潮（menarche），多出现在 12～15 岁，这与遗传、环境及营养等因素有关。

（二）月经周期的分期

根据月经周期中子宫内膜组织学变化将月经周期分为以下几个时期。

1. 月经期（menstrual phase）　月经周期开始的第 1～5 天，子宫内膜靠腔面三分之二的功能层崩解脱落。这是因为排卵后没有受精、着床，黄体退化，导致血中雌、孕激素水平骤降，螺旋小动脉痉挛性收缩，致使子宫内膜缺血、变性、坏死，最后剥脱，血管破裂，出血。月经期一般持续 3～5 天，出血量因人而异，少至 20ml，多至 100ml，平均约 50ml，血色暗红。子宫内膜组织中含有丰富的纤溶酶原激活物，可激活纤溶酶，分解凝结的纤维蛋白为可溶解的纤维蛋白降解产物，因而月经血不凝固；但如果出血量过多，纤溶酶不足以使纤维蛋白溶解，则月经血中可出现血凝块。月经时子宫肌层收缩有助于月经血从子宫腔排出，可致腹部稍有不适。如果经血排出不畅，引发较明显的腹痛，即为痛经。

2. 增生期（proliferative phase）　月经周期的第 6～14 天，与卵巢周期中的卵泡期（follicular phase）相对应。该期卵泡快速生长及分泌的雌激素逐渐增加，子宫内膜在雌激素作用下开始修复，生长增厚，由最初的 0～5mm 增加至 8～10mm；子宫腺体增多，间质中向内膜供血的螺旋动脉也变长、扩大、弯曲。临床上常根据 B 超检查所显示的子宫内膜厚度及是否出现"三线征"判断内膜增生情况。这时子宫颈分泌黏液逐渐增加，尤其是接近排卵时可分泌大量稀薄、透明的黏液，使精子容易穿过其中的孔隙。

3. 分泌期（secretory phase）　月经周期的第 15～28 天，与卵巢周期中的黄体期（luteal phase）相对应。排卵后形成的黄体分泌孕激素和雌激素，子宫内膜厚度增加，分泌功能增强，表现为内膜腺体变得更为弯曲，分泌大量黏液，在腺上皮细胞的基底部出现包含有糖原的小泡。螺旋动脉进一步增长并弯曲。内膜间质水肿，其中梭形的间质细胞增大、变圆，发生蜕膜化改变。这些变化都有利于进入子宫腔的早期胚胎的存活和植入。

月经周期中的分泌期的时间长度相对稳定，临床上常将月经来潮前的第 14 天推算为排卵日。月经周期中，除上述变化外，阴道黏膜、乳房也会相应地发生周期性变化。

（三）月经周期的调控

1. 下丘脑-垂体-卵巢轴的功能联系　月经周期是下丘脑、垂体和卵巢三者相互作用的结果（图 12-7）。青春期前下丘脑-垂体-卵巢轴的活动都处在低水平。进入青春期后，下丘脑 GnRH 神经元发育成熟，开始脉冲式释放 GnRH。正常的 GnRH 脉冲式释放可上调腺垂体促性腺激素细胞 GnRH 受体，并促进垂体分泌 FSH 和 LH，影响卵巢的功能活动，进而形成女性特有的周期性活动。这种周期性活动开始可能不太规律，以后逐渐呈现规律的月节律。分泌 GnRH 神经元的过早激活可能导致一些女孩提前出现月经及性成熟。若持续给予 GnRH 或其类似物，则可下调垂体促性腺激素细胞上的 GnRH 受体，反而会抑制促性腺激素分泌。临床上根据不同的目的分别采用连续或脉冲式给予 GnRH（类似物），如持续 GnRH 激动剂可降低促性腺激素水平，抑制卵巢的类固醇产生，对一些女性的经前综合征治疗有效；而脉冲式 GnRH 间隔给予时，可刺激 FSH 和 LH 的分泌，在某些情况下有助于

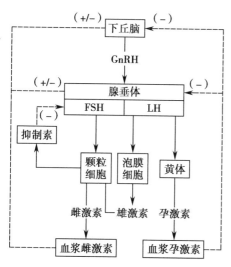

图 12-7 下丘脑-垂体-卵巢轴的功能联系示意图

生育力的恢复治疗。

卵巢分泌的雌、孕激素以及抑制素又对下丘脑和垂体进行反馈调节,以负反馈调节为主,但排卵期高浓度的雌激素对下丘脑及腺垂体起正反馈调节作用,研究发现可能出于以下机制。GnRH 神经元受神经递质 kisspeptin 的调控,分泌 kisspeptin 的神经元位于弓状核(arcuate nucleus,ARC)和前腹侧脑室周围核(anteroventral periventricular nucleus,AVPV)。ARC 负责产生 GnRH 脉冲,AVPV 负责调控 GnRH 激增效应。中等剂量雌激素通过减少 ARC 神经元的 kisspeptin 产生,发挥负反馈作用。而高剂量雌激素刺激 AVPV 中的 kisspeptin 神经元分泌 kisspeptin 增多,通过正反馈效应增加 GnRH 的分泌。抑制素则主要选择性抑制 FSH 的合成与分泌。

2. 月经周期各期的内分泌调控 子宫内膜的周期性变化由卵巢周期性分泌激素引起,受下丘脑-垂体-卵巢轴的调节(图 12-8)。

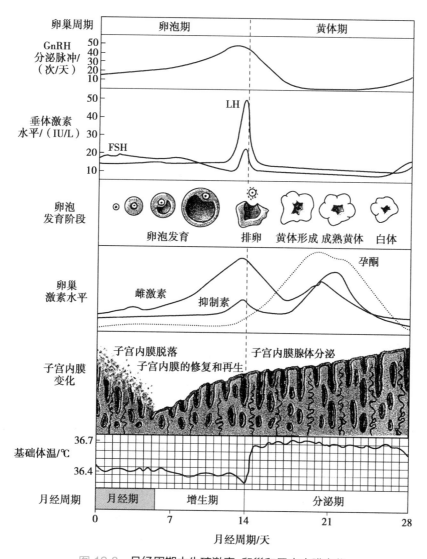

图 12-8 月经周期中生殖激素、卵巢和子宫内膜变化

卵泡期的早期,由于前次月经周期的黄体退化,孕激素及雌激素的分泌减少,子宫内膜突然失去激素支持而造成坏死、剥落和出血,子宫内膜呈现月经期改变。同时,孕激素及雌激素的分泌减少,解除了对下丘脑和腺垂体的负反馈抑制作用,腺垂体分泌 FSH 及 LH 增加,尤以 FSH 增加更为明显,一群卵泡被周期性募集进入快速生长阶段,合成分泌雌激素增加,子宫内膜进入增生期。当雌激素增加到一定程度(大约在月经周期第 6 天),发挥对下丘脑及腺垂体的负反馈调节作用,卵巢产生的抑制素也选择性地抑制腺垂体 FSH 分泌,使血中 FSH 量有所减少,大多数卵泡得不到足够的 FSH 的支持而半途退化闭锁,只有一个优势卵泡得以继续发育。

月经周期的中期,随着优势卵泡的成熟,合成分泌雌激素增加,此时血中高浓度的雌激素对下丘脑及腺垂体产生的正反馈调节作用,触发下丘脑 GnRH 大量释放,刺激腺垂体分泌的 LH 和 FSH 大幅增加达峰值,尤以 LH 峰(LH surge)更为明显而诱发排卵。排卵一般发生在 LH 峰值出现后的 16～24 小时。临床上如需要实施人工授精(通过人工的方法将精子置于女性生殖道内),应根据 LH 峰或人工给予 hCG 后的排卵时间及卵子存活的时间选择适当的手术时机。

排卵后卵巢进入黄体期,雌激素分泌先有一过性下降,随着 LH 作用下黄体发育,分泌孕、雌激素增加,尤以孕激素增加更为明显。一般在排卵后 7～8 天形成雌激素的第二个高峰及孕激素分泌峰。大量孕激素的作用使子宫内膜发生分泌期改变。同时,增加的雌、孕激素负反馈调节下丘脑和腺垂体,抑制 GnRH、LH 和 FSH 的分泌。如果排卵后卵子没有受精,则在排卵后第 9～10 天黄体开始退化,雌、孕激素分泌量减少,子宫内膜脱落出血,进入下一个月经周期。

青春期后下丘脑、垂体和卵巢任一环节功能异常都可能导致卵巢卵泡生长、排卵和黄体功能的异常,进而影响月经周期并可能导致不孕。临床上须借助于一些实验室检查分析病变部位。

3. **其他内分泌激素对月经周期的影响**　催乳素、甲状腺素和胰岛素也参与调节卵巢的功能活动,这些激素分泌异常也会影响到月经周期。

三、卵巢功能的衰退

女性生育期持续约 30 年,一般情况下,40～50 岁女性的卵巢功能开始衰退。从卵巢功能开始衰退至完全丧失后一年的时期称为围绝经期(peri-menopausal period)(曾称更年期),该期的时间长短因人而异。在这一时期卵巢对 FSH 和 LH 的反应性下降,卵泡常停滞在不同发育阶段而不能排卵,雌激素分泌减少,子宫内膜不再呈现规律的周期性变化。此后,卵巢功能进一步衰退,卵巢中的卵泡几乎完全耗竭,生殖功能也随之完全丧失,进入绝经期(menopause)。

妇女绝经的年龄与遗传因素有关,但也受到环境因素的影响,吸烟、环境雌激素、感染、盆腔肿瘤等都可能导致卵泡池的耗竭而提前绝经。一般 40 岁以前出现的绝经即为卵巢早衰(premature ovarian failure)。

处于围绝经期的妇女因雌激素分泌水平下降,可能出现以自主神经功能紊乱为主的一系列症状,称为围绝经期综合征(perimenopausal syndrome)。围绝经期是女性的自然生理过程,大多数妇女可通过神经内分泌的自我调节适应这种变化,不出现自觉症状或仅有轻微症状;但也有少数妇女不能很快适应这种变化,症状比较明显,必要时可在专科医生的指导下适当补充雌激素以缓解症状。

(姜　岩)

第三节 | 妊　娠

妊娠(pregnancy)是新个体产生的过程,包括受精、着床和妊娠的维持以及胎儿分娩。临床上,妊娠时间一般从最后一次月经的第一天开始算起,所以人类的妊娠时间约为 280 天。

一、受精和着床

(一)受精

受精(fertilization)是指精、卵识别,精子穿入卵细胞及两者融合的过程,一般排卵后数小时内在输卵管壶腹部发生,最长不超过 24 小时。

1. 精子运动 精子射入阴道后,需要经过子宫颈、子宫腔、输卵管到达受精部位,即输卵管壶腹部。正常男性每次射出上亿个精子,但在经过女性生殖道的几个屏障后,只有极少数活动力强的精子(一般不超过 200 个)能到达受精部位,最后一般只有一个精子与卵子完成受精。

排卵前,雌激素使子宫颈分泌的黏液清亮、稀薄,有利于精子穿行。雌激素还可刺激输卵管由子宫向卵巢方向蠕动,推动精子运行至壶腹部。排卵后黄体产生的孕激素一方面可促使宫颈黏液变黏稠、阻止精子通过,另一方面还可抑制输卵管蠕动,使精子不易到达壶腹部。精液中高浓度的前列腺素刺激子宫收缩,帮助精子进入子宫腔内。

2. 精子获能 精子虽然具备受精能力,然而附睾和精浆中存在着多种抑制精子功能的因子,妨碍了精子功能的发挥。精子进入阴道后需要在女性生殖道停留一段时间才能获得使卵子受精的能力,在此期间精子发生一系列形态及功能变化,最后获得受精能力的过程称为获能(capacitation)。精子获能现象由华人科学家张民觉于 1951 年首次发现。获能的本质:暴露精子表面与卵子识别的装置;解除对顶体反应的抑制;增强膜的流动性,便于精卵融合;运动形式发生超激活变化,为精子穿过输卵管黏稠的介质及卵细胞外基质提供一种力学优势。精子的获能也可在人工条件下实现。

3. 顶体反应 获能的精子在输卵管壶腹部与卵子相遇后,精子头部的顶体外膜与精子细胞膜融合、破裂,释放出包含多种蛋白水解酶的顶体酶,使卵子外围的放射冠及透明带溶解,这一过程称为顶体反应。顶体反应是精子在受精时的关键变化,只有完成顶体反应的精子才能与卵母细胞融合,实现受精(图 12-9)。

4. 受精卵的形成 主要包括以下几个环节:①精子通过头部的摆动穿过卵周的放射冠到达透明带,诱发顶体反应;②精子在顶体酶以及精子本身机械运动的作用下穿过透明带;③精子以头部暴露的顶体后膜与卵膜结合进而融合,精子头部的核物质随即进入卵子;④精子进入卵内,使卵内 [Ca^{2+}] 升高,卵膜下的皮质颗粒释放出特殊酶使透明带变硬,阻止其多次受精;⑤卵内 [Ca^{2+}] 升高导致卵的激活,迅速完成第二次减数分裂,卵细胞核和进入卵内的精子核随即分别解聚形成雌原核和雄原核;⑥雌、雄原核融合形成一个新的细胞,即合子(zygote),来自雌、雄配子的染色体合在一起,恢复为体细胞的 23 对染色体。

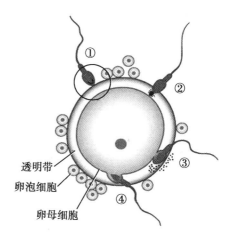

透明带
卵泡细胞
卵母细胞

图 12-9 **精子与卵子相互作用示意图**
①精子与卵子透明带接触;②精子发生顶体反应;③精子穿过透明带;④精子与卵子融合。

(二)着床

着床(implantation)是指胚泡通过与子宫内膜相互作用,侵入子宫内膜的过程。一般认为着床开始于受精后的第 6~7 天,至第 11~12 天完成,最常见的植入部位为子宫后壁靠中线的上部(图 12-10)。

1. 胚胎发育与子宫内膜蜕膜化 成功的着床需要胚胎发育与子宫内膜蜕膜化彼此同步。受精卵在输卵管内发育至桑甚胚,在输卵管蠕动和输卵管管腔上皮纤毛摆动的作用下,逐渐向子宫运行,于受精后第 3 天到达宫腔。胚胎在宫腔一般停留 3 天,并进一步发育至囊胚期胚胎。

与此同时,子宫内膜发生形态及功能的变化,从而具备对胚胎的接受性。当子宫内膜处于接受期的时候,胚泡才可能着床,这个时期称为着床窗口,其最重要的形态学标志就是蜕膜化。蜕膜化的

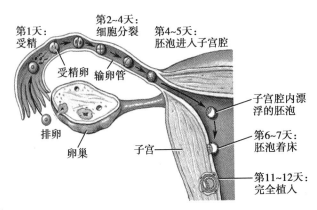

第1天：受精
第2~4天：细胞分裂
第4~5天：胚泡进入子宫腔
受精卵 输卵管
子宫腔内漂浮的胚泡
排卵
卵巢
子宫
第6~7天：胚泡着床
第11~12天：完全植入

图 12-10 受精卵的形成、运行和着床示意图

诱导是在卵巢雌激素和孕酮诱导下发生的，是着床的基本前提。此时，子宫内膜细胞表达大量与着床有关的蛋白质分子(如整合素等)，介导内膜细胞与囊胚细胞之间的相互作用。该时间窗口一般在月经周期的第 20~23 天。在实施"试管婴儿"技术时，胚胎移植必须在这一时段进行。

子宫内膜蜕膜化与胚泡发育的同步，一方面需要母体黄体分泌的激素作用使子宫内膜转变为蜕膜，另一方面需要胚泡提供的信息诱导妊娠黄体进一步分泌激素，使前蜕膜转变为蜕膜。两方面的因素缺一不可，且必须同步，否则不能发生着床。

2. 着床过程　包括定位、黏着和侵入三个阶段(图 12-11)。胚泡进入子宫后先在宫腔内缓慢移动，1~2 天后脱去透明带、靠近子宫内膜，并进一步黏着固定。随即，滋养层细胞开始分泌蛋白酶，水解子宫内膜上皮细胞之间的连接而造成隙缝，胚泡便逐渐从这个隙缝进入内膜基层。胚泡再缓慢向内侵蚀，直至破坏微血管内皮细胞，与母体血液循环产生联系，着床即初步完成。此后，滋养层细胞迅速增殖，并侵入到子宫螺旋动脉内，最后建立母胎间物质交换的专门器官——胎盘。

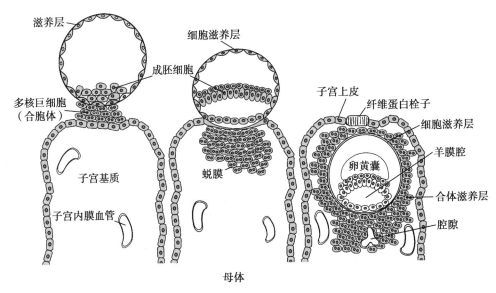

滋养层
细胞滋养层
成胚细胞
子宫上皮
纤维蛋白栓子
多核巨细胞(合胞体)
细胞滋养层
羊膜腔
子宫基质
蜕膜
卵黄囊
合体滋养层
子宫内膜血管
腔隙
母体

图 12-11 胚泡植入过程示意图

动画

胚泡向子宫内膜的植入是一个同种异体植入过程，必须克服母体免疫系统的排斥反应。人绒毛膜促性腺激素(human chorionic gonadotropin, hCG)是胚泡最早分泌的激素之一，它能抑制植物血凝素对淋巴细胞的刺激作用，还能吸附于滋养层细胞表面，以免胚胎滋养层被母体淋巴细胞攻击，从而在胚泡植入过程中起重要作用。临床上通过检测母体血液或尿液中的 hCG 可帮助诊断早期妊娠。

二、妊娠的维持

胚泡着床后，自蜕膜中获取大量营养物质迅速发育生长，在妊娠 10 周以内由妊娠黄体分泌的孕激素和雌激素维持妊娠。与此同时，滋养细胞侵入子宫肌层的内 1/3，形成妊娠的特殊器官——胎盘(placenta)。胎盘形成后，妊娠黄体则逐渐退化。妊娠期间，胎盘不仅是胎儿与母体间进行物质交换的场所，还是一个非常重要的内分泌器官，通过产生多种激素参与胎儿发育以及母体适应性反应。

NOTES

（一）胎盘的功能

胎盘的主要结构特点是有两个各自独立的循环系统——胎儿和母体的血液循环。母体血和胎儿血均流经胎盘,并在此通过胎盘屏障(placental barrier)将母体血液和胎儿血液隔开,使其不相互混合又能进行选择性物质交换。人类胎盘屏障由外(母体侧)向内(胎儿侧)分别为绒毛滋养层细胞、基底膜、结缔组织及胎儿血管内皮细胞。

1. 胎盘的物质转运功能　是指母体血液中的物质与胎儿血液中的物质相互交换的过程,是胎盘最重要的功能之一。母体血液循环中的水分、电解质、氧气以及各种营养物质均通过胎盘提供给胎儿,以满足其生理需要。

在母体与胎儿之间,CO_2 和 O_2 以简单扩散的方式进行交换。胎盘具有转运三大营养物质的能力,葡萄糖和氨基酸的跨胎盘转运是通过葡萄糖和氨基酸转运体介导的,大多数脂肪酸是以简单扩散的方式由母体侧向胎儿侧转运。

2. 胎盘的内分泌功能　胎盘合成和分泌的激素在维持妊娠、妊娠期母体的适应性变化、胎儿发育以及分娩发动中起着重要作用。下面介绍几种重要的胎盘激素。

（1）人绒毛膜促性腺激素(hCG):hCG 是早期胚泡和胎盘的合体滋养层细胞分泌的一种糖蛋白,它在结构和功能上都与 LH 相似。受精卵着床后 1 天,hCG 即可自母体血清中测出,妊娠 8～10 周达高峰,此后迅速下降,产后 2 周内消失。除了上述促进胚泡植入的功能外,它还使母体卵巢中的黄体变成妊娠黄体,继续分泌孕激素和雌激素以维持妊娠。

（2）人胎盘催乳素(human placental lactogen,hPL):hPL 是单链多肽激素。妊娠 5 周即可在母体血浆中测出 hPL,随妊娠进展其分泌量持续增加,至妊娠 39～40 周达高峰并维持至分娩,产后迅速下降,产后 7 小时即测不出。虽然最初命名为人胎盘催乳素,事实上 hPL 对人类几乎没有催乳作用,而主要是促进胎儿生长,因此又称为人绒毛膜促生长激素。

（3）雌激素:人类胎盘分泌的雌激素主要是雌三醇,雌二醇和雌酮较少。母体和胎儿肾上腺皮质分泌的脱氢异雄酮硫酸盐先在胎儿肝中羟化,然后在胎盘转化为雌三醇。因此,雌三醇的生成涉及胎儿、胎盘的共同参与,临床上检测母体尿中雌三醇的水平可反映胎盘的功能状态。正常妊娠 29 周雌三醇迅速增加,至妊娠末期雌三醇值可为非孕妇女的 1 000 倍,雌三醇水平降低提示胎盘功能减退。雌激素可调控胎盘、子宫、乳腺和胎儿器官的生长。妊娠晚期,雌激素通过促使子宫激活为分娩做好准备。

（4）孕激素:胎盘从妊娠第 6 周开始分泌孕酮,10 周后,胎盘将代替卵巢持续分泌孕酮(图 12-12)。孕酮是维持妊娠期子宫处于静息状态的主要激素。

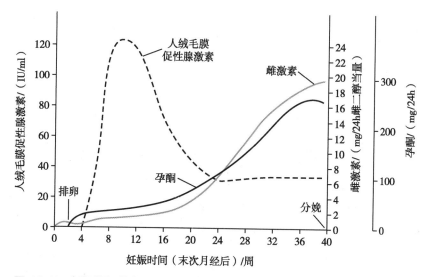

图 12-12　**妊娠期间雌激素分泌率、孕酮分泌率及人绒毛膜促性腺激素浓度变化**

(二) 母体的适应性生理变化

妊娠期间,在各种激素和逐渐增大的子宫影响下,母体出现一系列适应性生理变化,包括心血管、呼吸和能量代谢等的改变。

1. 心血管系统 妊娠期母体血容量和心输出量增加,但血压并不升高。母体血容量在妊娠期间约增加 45%,其中血浆增加量比红细胞的增加量要大。心输出量增加的原因是血容量的增加。因为雌激素和孕激素可使母体外周血管舒张,所以母体血压并不升高。

2. 内分泌系统 妊娠期间母体的一些内分泌器官特别是垂体、肾上腺、甲状腺和甲状旁腺的活动增强。甲状旁腺功能增强可使母体血中游离钙水平升高以满足胎儿骨骼生长。

3. 呼吸和泌尿系统 母体呼吸功能变化主要表现为肺通气功能增强,这主要与子宫增大对膈肌的压迫以及孕酮对呼吸中枢的作用有关。妊娠期母体肾脏稍有增大,这主要是血容量增加导致肾脏负荷过重所致。

4. 能量代谢 妊娠早期的基础代谢率几乎没有变化或略有降低,但是由妊娠中期开始母体的基础代谢率逐步升高,至妊娠末期比未孕时升高 15%~20%。

三、分娩

分娩(parturition)是指胎儿和胎盘通过母体子宫和阴道排出体外的过程。生理情况下胎儿和胎盘的娩出有赖于子宫平滑肌的收缩。

(一) 妊娠期间子宫收缩性的变化

根据子宫平滑肌的功能状态,将妊娠期子宫的活动分为舒张期(静息期)、分娩前的激活期、分娩时的收缩期和产后的复原期(图 12-13)。妊娠期的前 36~38 周,在孕激素和松弛素(relaxin)的作用下子宫处于舒张状态,且随着胎儿的长大而扩大。妊娠期最后 2~4 周,由舒张期向收缩期过渡并被激活,此时子宫肌和子宫颈的结构和功能发生明显变化,如子宫平滑肌细胞间缝隙连接增加,缩宫素受体和前列腺素受体等收缩相关蛋白大量增加,子宫肌对缩宫素和前列腺素的反应增强,子宫颈软化成熟及子宫下段形成等。在激活期可以出现弱而不规则的子宫收缩。到了分娩发动时,子宫平滑肌对缩宫素和前列腺素的敏感性进一步加强,从不规律收缩发展为有节律的强烈收缩。

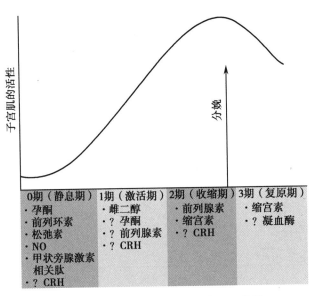

图 12-13 **妊娠期子宫收缩性变化和分期**
? 表示该激素在妊娠期中的确切作用尚有争议。

（二）分娩的过程

妊娠末期,子宫颈胶原纤维聚集减少而使其软化且子宫肌出现有节律的阵发性收缩,子宫的阵发性收缩促使子宫颈充分开大,并迫使胎儿挤向子宫颈。胎儿在分娩过程中会对子宫颈、阴道等产生机械性扩张作用,通过神经反射促进神经垂体分泌缩宫素。缩宫素引起强有力的子宫平滑肌收缩,使得胎儿对产道的扩张作用加强,进一步促进缩宫素分泌,以保证正常的分娩过程,直至胎儿娩出,这属于典型的正反馈调节。子宫节律性收缩是临产的重要标志,宫缩时子宫肌壁血管受压、血流量减少,但间歇期子宫血流量又恢复,这种阵发性收缩对胎儿的血流灌注有利。一旦子宫开始了强有力的阵发性收缩,产妇就会感受到明显的阵痛,其原因可能与子宫肌缺血缺氧、宫颈扩张、胎儿压迫产道等因素有关。疼痛信号还可通过脊髓的神经反射引起腹壁肌肉强烈收缩,腹肌的收缩进一步增加了推动胎儿娩出的力量。

（三）分娩启动的机制

分娩启动的关键就是子宫从舒张期(静息期)进入激活期,有关这方面的机制尚不清楚。一般认为,分娩启动不是由某个单一因素引起的,而是需要胎儿、胎盘和母体因素的共同作用。

1. **胎儿信号** 一些动物如羊,胎儿的成熟决定分娩启动的时间。随着胎儿的成熟,一方面胎儿迅速生长对子宫的机械性扩张作用可促进子宫激活;另一方面,随着胎儿下丘脑-垂体-肾上腺轴的激活,糖皮质激素逐渐增多,促进胎盘的孕激素向雌激素转化,使孕激素水平下降,而雌激素水平上升。

2. **胎盘激素** 胎盘分泌的雌激素和孕激素在子宫激活中起重要作用。妊娠末期母体血中雌激素进一步升高,一方面促进子宫肌收缩相关蛋白如缝隙连接蛋白和缩宫素受体等的表达,另一方面刺激蜕膜、羊膜和子宫肌生成前列腺素等,进而促进子宫颈成熟和子宫收缩。

孕激素则是维持子宫静息,使其处于松弛状态的主要激素,采用孕激素受体拮抗剂可以增强子宫肌收缩,诱导子宫由静息转向激活而启动分娩。大多数哺乳动物临产时母体血液中的孕激素水平急剧下降,从而启动分娩。这种通过控制孕激素的水平来控制分娩何时启动的现象称为"孕激素撤退"。与之截然不同的是,灵长类动物在分娩过程中孕激素维持在较高水平,同时子宫平滑肌孕激素受体介导的信号转导通路则出现功能异常,导致孕激素静息子宫平滑肌的能力显著下降。学者们把这种独特现象称为"功能性孕激素撤退",并认为这是触发灵长类动物分娩启动的主要机制之一。

前列腺素(prostaglandin,PG)能诱发宫缩,促进子宫颈成熟,在分娩发动中起重要作用。妊娠期子宫蜕膜、子宫肌层、子宫颈黏膜、羊膜、绒毛膜、脐带、血管和胎盘均能合成和释放PG。

3. **母体来源的激素** 缩宫素是分娩中起重要作用的母体来源激素。应用缩宫素成功引产已有很长历史,然而缩宫素不是分娩发动的决定因素。分娩过程中,胎儿刺激宫颈可反射性引起神经垂体释放缩宫素,促使子宫肌收缩力度增加。

第四节 ｜ 性生理与避孕

人类生殖功能的维系与男女的性功能密切相关,性功能是人类繁衍和生殖活动的重要功能。

一、性成熟

性成熟(sexual maturity)是指生殖器官的形态和功能以及第二性征发育成熟,且基本具备正常的生育能力。女性的第一次月经来潮和男性第一次夜间遗精是性成熟的标志。青春期是性功能从不成熟到成熟的时期。进入青春期后,生殖器官迅速发育成熟,并出现体格及第二性征的明显变化。

（一）男性性成熟的表现

1. **男性生殖器官的发育** 进入青春期后,睾丸迅速发育增大,产生精子并分泌雄激素。伴随着睾丸的发育,附睾、精囊腺和前列腺等附属性器官也迅速发育,并分泌液体,与精子混合后形成精液,这时会出现遗精,阴茎常会勃起。

2. **男性第二性征的出现** 在雄激素作用下,开始出现男性第二性征,主要表现为骨骼粗壮、肌肉发达有力、长出胡须和阴毛、喉结突出和声音变粗钝等。

(二) 女性性成熟的表现

1. 女性生殖器官的发育　进入青春期后,卵巢开始迅速发育,至17～18岁时卵巢发育基本成熟。成熟卵巢一方面具有周期性的排卵功能,另一方面主要分泌雌激素和孕激素。子宫在10岁左右开始迅速发育,18岁时接近成年人水平。

2. 女性第二性征的出现　主要表现为乳腺发育、乳房增大、长出阴毛和腋毛、体态丰满、骨盆宽大和声音细润等女性特有的体貌特征。

(三) 性成熟的调节

性成熟启动是一个复杂的过程,主要受下丘脑-垂体-性腺轴的调控,遗传、环境、情绪、营养和疾病等因素对其也有影响。

下丘脑被认为是青春期的始动者。随着青春期的到来,促性腺激素释放激素(GnRH)神经元日渐成熟,其分泌呈脉冲式释放,这是性成熟的重要标志。GnRH调节垂体合成和释放促性腺激素LH和FSH,这些促性腺激素可刺激卵泡发育、排卵、黄体形成以及性激素合成及分泌等一系列生理过程。对于男性,则是刺激了男性睾丸的生精作用和雄激素的合成与分泌等。下丘脑GnRH神经元的脉冲性电活动与外周血中LH脉冲同步。GnRH的脉冲式释放对于女性的生殖周期十分重要:高频率、低幅度的脉冲式释放为卵泡期的特征;而低频率、高幅度的脉冲式释放则为黄体期的特征。GnRH脉冲式释放模式的丧失将导致闭经。

二、性兴奋与性行为

当人在精神或肉体上受到有关性的刺激时,性器官和其他相关部位将出现一系列生理变化,称为性兴奋(sexual excitation)。性行为(sexual behavior)主要是指在性兴奋的基础上,男女两性发生性器官的接触或交媾,即性交的过程。

(一) 男性的性兴奋与性行为

男性性兴奋反应除心理性活动外,主要表现为阴茎勃起和射精。

1. 阴茎勃起(erection)　是指由于受到性刺激后阴茎海绵体快速充血,阴茎迅速胀大、变硬并挺伸的现象。阴茎勃起的本质是反射活动,其传出神经主要是副交感舒血管神经纤维,通过释放乙酰胆碱、血管活性肠肽以及一氧化氮,使阴茎血管舒张。西地那非等可以导致阴茎海绵体血管扩张的药物,在临床上被用于治疗男性勃起功能障碍。

2. 射精(ejaculation)　是男性在进行性行为时将精液射出体外的一种反射活动,包括移精和排射两步。第一步移精,感觉冲动由阴茎龟头的触觉感受器传入位于腰骶段脊髓的初级中枢,经交感神经传出冲动引起输精管和精囊腺平滑肌收缩,将精子移送至尿道,并与前列腺、精囊腺的分泌物,即精浆混合,组成精液。第二步排射,阴部神经兴奋,使阴茎海绵体根部的横纹肌收缩,从而将尿道内精液射出。射精的同时伴有强烈快感,即性兴奋达到性高潮。

(二) 女性的性兴奋与性行为

女性的性兴奋反应主要包括阴道润滑、阴蒂勃起及性高潮。

1. 阴道润滑　女性在受到性刺激后,阴道的分泌液会增多,使阴道高度润滑。阴道分泌液可由阴道流至外阴部,润滑阴道和外阴,有利于性交的进行。

2. 阴蒂勃起　阴蒂是女性的性感受器之一,阴蒂头部分布有丰富的感觉神经末梢,是女性性器官中最敏感的部位。性兴奋时,阴蒂充血、膨胀,敏感性升高,使女性获得性快感并达到性高潮。

3. 性高潮　当外阴和阴道受到的刺激达到一定程度时,子宫、阴道、会阴及骨盆部的肌肉会突然出现自主的节律性收缩,并伴有一些全身性反应。

(三) 性行为的调节

人类性行为受中枢神经系统与内分泌激素的调节,也受环境及心理等因素的影响。

1. 神经调节　性行为的调节主要是在中枢神经系统的控制下,通过条件反射和非条件反射来实现的。

2. 激素调节　调节性反应的激素主要包括雄激素、雌激素和孕激素。在男性,雄激素可刺激性欲,引起自发性阴茎勃起。在女性,雌激素也具有刺激性欲的作用。孕激素有抗动情和降低性欲的作用。

(四)性功能障碍

性功能是一个复杂的生理和心理过程。性功能障碍(sexual dysfunction)是指不能进行正常的性行为或在正常性行为中不能得到性满足的一类障碍。性功能障碍可按发病原因分为器质性性功能障碍与功能性性功能障碍两大类。

器质性性功能障碍是由于机体某个器官或系统发生病理改变而引起的性功能障碍,如垂体或性腺功能减退、肾上腺皮质或甲状腺功能异常、外伤、手术、药物以及疾病等。除上述神经和内分泌异常外,引起女性器质性性功能障碍的还有自然绝经、卵巢功能早衰及长期服用避孕药物等因素。功能性性功能障碍多数是由缺乏性知识、精神心理紊乱及环境不适当引起的。

三、避孕

避孕(contraception)是指采用一定的方法使妇女暂时不受孕,主要通过控制以下环节来实现:抑制精子与卵子产生;阻止精子与卵子结合;使女性生殖道内环境不利于精子获能、生存,或者不适宜受精卵着床和发育。目前常用的避孕方法包括避孕药、屏障避孕法、输精管结扎术、宫内节育和绝育等。

(朱晓燕)

思考题:

1. 为什么有生育要求的育龄男性不能滥用雄激素?

2. 请比较睾丸精子发生与卵巢卵子发生有何异同?

3. 根据所学生理学知识,试分析可能导致卵泡发育及排卵障碍的原因。

4. 为什么血或尿中 hCG 浓度可作为诊断早期妊娠的重要指标?

5. 为什么说胎盘的形成使妊娠得以维持?

6. 患者,女,27 岁,停经 4 个月就诊。无其他不适症状,已婚,无生育史,既往无外伤史。查体:体重正常,无异常皮肤变化或体毛增多。乳房正常,无溢乳。外阴、阴道和宫颈触诊未见明显异常。腹部无压痛或肿块,子宫大小正常。实验室检查发现,血清 E_2 水平降低,FSH 水平增高,hCG 尿检阴性,TSH 和游离甲状腺激素正常。B 超检查显示:子宫大小和形态未见明显异常,卵巢未见明显囊肿或肿块。MRI 检测:下丘脑-垂体无器质性病变。请简述下列问题。

(1)该患者闭经最可能的病变部位在哪里?请列举出判断依据。

(2)如果让该患者连续服用雌激素 21 天,于最后 10 天同时给予孕激素,然后停药。请预测该患者子宫内膜将发生哪些变化?并分别简要解释其机制。

思考题解题思路

本章目标测试

本章思维导图

第十三章 生长发育和衰老

生长发育是指随着年龄的增长,人体各组织器官在大小、形状和成熟度上发生的连续性变化。成熟是生长发育比较完善后,个体发育在形态、生理和心理上已达到成人水平的阶段。随着时间进一步推移,各组织器官的结构和功能逐渐衰退,适应能力和抵抗力逐渐下降,人体开始进入衰老过程。本章主要介绍生长发育和衰老的一般规律、影响因素和调控机制。

第一节 生长发育

生长(growth)指的是各组织器官不断长大,是量的变化;而发育(development)指的是各组织器官不断成熟,是质变的过程。随着年龄增长,生长的同时伴随着个体发育成熟,这是人类成长过程中不可分割的两个方面。

一、机体生长发育的规律

(一)体格生长发育

1. **出生至青春期的两个生长高峰** 生长是一个连续过程,然而各年龄段的生长速率并不一致。婴儿期(infancy),即出生后至一周岁之前,是人生的第一个生长高峰。婴儿期体重增加约6kg,身高增长约25cm。至2岁时体重增长为出生时的4倍,身高第2年增长10~12cm,此后体格生长趋于平稳,身高的增长速度相对稳定于每年5~7cm。生长调控模式也由营养调控为主逐渐过渡到促生长轴(下丘脑-垂体-生长激素轴)调控。

女孩从11~12岁开始到17~18岁,男孩从13~14岁开始到18~20岁为青春期(adolescence),此时出现第2个生长高峰,以身高的快速增长为特点。在此期间,长骨骨骺与骨干之间的软骨层,即骺板或生长板,不断生长并替换成骨组织,这是长骨得以继续延长的重要结构基础。女孩快速生长一般伴随乳房发育,每年身高增长的幅度为7~8cm,持续1~3年。男孩快速增高比女孩晚2年左右,每年增长的幅度为9~11cm。

女孩初潮、男孩初次遗精后,身高增长进入衰减阶段。17~20岁的青少年,骺板的软骨细胞停止分裂,骺软骨逐渐完全被骨组织取代,长骨骨干和骨骺的骨组织连接融合,称为骨骺闭合,这意味着长骨不能继续纵向生长。从青春期开始至骨骺闭合(停止生长),这一阶段促生长轴和下丘脑-垂体-性腺轴协同调控生长发育。

2. **身体各系统生长发育不平衡** 身体各系统的生长发育先后和快慢各不相同,如婴儿神经系统发育较早,生长速度快,而生殖系统发育最晚。淋巴系统在儿童期迅速发育,在青春期达高峰,此后逐渐降至成人水平(图13-1)。

3. **体格生长存在个体差异** 对儿童体格生长发育水平进行评价时,通常把某一种评价指标如身高、体重等变量从小到大按顺序排列,并计算出某一百分位的相应数值,以百分位数(percentile,P)值来划分等级。如P_3代表第3百分位数值,P_{97}代表第97百分位数值,从P_3~P_{97}包括全部样本的95%。从统计学角度比较群体儿童体格发育时,通常采用P_3~P_{97}作为正常范围。值得注意的是,生长发育受遗传和环境交互影响,呈现显著的个体差异,因此所谓的"正常值"不是绝对的,评价时必须考虑个体不同的影响因素,才能做出正确的判断。

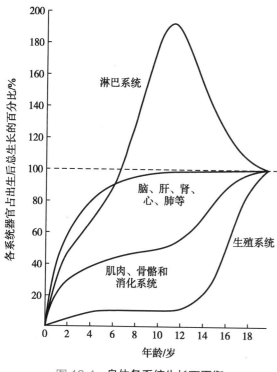

图 13-1　身体各系统生长不平衡

4. 追赶生长　因营养障碍、乳糜泻、慢性肾脏疾病、内分泌疾病等病理因素导致生长发育迟缓的儿童,在去除这些病理因素后可出现生长加速的现象,称为追赶生长(catch-up growth)。这是机体从发育迟滞或生长受限的病理状态中加速恢复的过程,是机体进行代偿和自我保护的一种生理机制。

（二）神经系统发育

出生时人脑神经元数量已达到 100 多亿个,新生儿脑重为 350~400g,7 岁儿童脑重约 1 280g,已达到成人脑重的 90%。大脑重量增加的同时,功能也在不断完善。婴幼儿期神经元髓鞘化程度低、分化差,兴奋传导容易泛化。7~8 岁的儿童神经细胞分化基本完成、突起分支更加密集。9~16 岁的儿童和青少年脑重量增加不多,主要进行脑细胞结构和功能的复杂化及效率提升。通过后天学习与强化形成条件反射有利于儿童适应自然环境,而操作式条件反射的建立是儿童行为培养的重要方法。

（三）运动发育

儿童运动发育(motor development)包括大肌群发育的粗大运动(gross motor)和手抓握等精细操作的精细运动(fine motor),主要有以下几方面的规律:①头尾规律:儿童运动发育遵循先头、后躯干、最后下肢的规律。粗大运动发育的顺序是先抬头、翻身,逐渐能坐、爬、站、走、跑、跳。②近端先行:以躯干为中心,接近躯干的肌群先发育,远离躯干的肢端动作后发育。③由粗到细:粗大运动先发育,精细运动后发育。④先正后反:如婴儿手的运动表现为先抓后放;儿童走路是先学会向前走,之后才学会后退。

（四）语言发育

语言是人类最重要的交流工具,其发育进程需要人类语言环境促成。语言发展是从婴儿在 12 个月左右说出第一个真正有意义的单词时开始的,通常以此为界将语言发展过程分为语言准备期和语言发展期两大阶段。

在语言准备期,啼哭是新生儿的第一个反射性发声,其后随着婴儿长大逐渐出现非哭叫声,发声器官反射性地发出 a、o、u、e 等元音,进而出现 n、k、p、m 等辅音,不具有信号意义。5 个月左右,婴儿出现咿呀学语,以 ba-ba、ma-ma 等重复的音节出现,但无实际意义,此时婴儿主要是将发声作为游戏。从咿呀学语期开始,儿童在发音方面逐步增加符合所接触语言的声音,同时逐步淘汰环境中无用的声音。10~12 个月,婴儿开始有意识地说出一个能被理解的单词,如叫出"爸爸""妈妈",或说出物品名称如"灯""手""眼"等。

进入语言发展期后,儿童词汇量逐渐增加,表达能力加强,句子中代词使用量增加。5~6 岁时词汇量可达到 2 000~3 000 个,可以叙述事情,进而开始读句、拼字。7 岁左右出现内部语言,如默读、默想等。

二、影响机体生长发育的因素

生长发育是生物因素和环境因素共同作用的结果,前者包括内分泌、遗传等因素,后者则主要指营养和物理、化学因素。

(一) 内分泌因素

影响机体生长发育的内分泌激素主要有生长激素、甲状腺激素、性激素、胰岛素和糖皮质激素等。

1. **生长激素(GH)-胰岛素样生长因子-1(IGF-1)轴** GH几乎对所有组织和器官的生长都具有促进作用,尤其是对骨骼、肌肉和内脏器官的作用最为显著。此外,GH又可刺激机体IGF-1的合成和分泌,进一步作用于软骨和软组织,促进机体生长发育,与GH共同形成GH-IGF-1轴。人类胎儿期GH活性较低,主要由胎盘激素以及局部产生的IGF促进胎儿生长发育。垂体生长激素缺乏症患儿在子宫内的线性生长是相对正常的。婴儿出生后其GH和IGF-1的生成量随月龄增长而增加,GH-IGF-1轴逐渐成为促进生长发育的主要内分泌调节因素,其作用在青春期达到高峰。幼年期GH分泌不足或GH受体缺陷、IGF-1受体缺陷均将导致生长障碍;反之,幼年期GH分泌过多则表现为巨人症。近年来基因重组人生长激素(recombinant human GH,rhGH)已被广泛应用于临床治疗生长激素缺乏症的患儿,取得了良好的疗效。

2. **甲状腺激素(TH)** TH是胎儿、新生儿脑发育的关键激素,尤其在妊娠中晚期及婴儿出生后第一年期间最为重要。TH合成不足会严重影响脑发育,且不可逆转。在儿童生长发育过程中,TH和GH起协同作用,TH不仅可以促进腺垂体合成GH,还可增强GH的促生长作用。此外,TH还能提高机体对IGF-1的反应性。TH缺乏可影响GH-IGF-1轴发挥正常作用,导致长骨生长缓慢和骨骺愈合延迟。TH对于胚胎期骨的生长则并非必需,先天性甲状腺功能减退症患儿出生时身长可基本正常,然而脑的发育已经受到一定程度的影响,其症状出现早晚及严重程度与甲状腺功能减退程度有关,严重者在新生儿期已有症状。胚胎期及幼儿期缺乏TH,除出现甲状腺功能减退的一般症状外,还可导致不可逆的神经系统发育障碍和骨骼的生长发育与成熟延迟或停滞,出现明显的智力和体格发育迟缓等症状。严重甲状腺功能减退时,由于腺垂体促甲状腺激素(TSH)分泌细胞异常增大,从而损伤邻近部位的GH分泌细胞,部分患儿还会出现GH缺乏症。随着新生儿期筛查先天性甲状腺功能减退症技术的广泛推广,患儿可以获得早期TH替代治疗,智力和体格发育均能得到显著改善。

3. **性激素** 在青春期之前,雄激素和雌激素对正常生长的影响不大,但在青春期时,体内性激素水平增高是青春期身高快速增长的重要原因。男性和女性的生长发育各有其规律和特点,这主要是由于其受到不同的性激素调控。男性从青春期开始,在睾酮和双氢睾酮的作用下,出现胡须、喉结、阴毛生长和外生殖器增大等第二性征。在雌激素作用下,女性则于青春期开始出现音调较高、肩膀较窄、骨盆宽大、脂肪在乳房和臀部堆积等第二性征(图13-2)。雄激素和雌激素均能促进骨骼生长和钙盐沉积,促进长骨骨骺闭合。男性骨骼中表达的芳香化酶还可将睾酮转化为雌二醇,其软骨细胞以及生长板中的成骨细胞和破骨细胞则均表达雌激素受体(estrogen receptor,ER)。在临床上观察到,雌激素不敏感(ER基因突变)或雌激素缺乏(芳香化酶基因突变)都会导致男性骨骺融合延迟和身高异常增加,反之给予雌激素替代治疗则可促进芳香化酶基因突变男性的骨骺闭合,提示雌激素是男性和女性骨骺融合的主要调节因子。

女性青春期启动的年龄较男性早,此时体格生长突增,其身高、体重超过男性。男性比女性大约晚2年进入青春期,但是他们的青春期初始身高、峰值生长速度和持续时间均大于女性,因此最终的体格还是超过女性。在评价儿童生长发育时,男、女有各自相应的标准。

4. **胰岛素** 胰岛素是促进物质合成代谢的关键激素,主要通过促进蛋白质合成和抑制蛋白质分解而促进生长。此外,在胎儿期胰岛素还可通过促进细胞分化和细胞分裂而直接发挥促生长作用。因此,胰岛素的促生长作用在胎儿期尤为显著。人胰岛素受体基因突变会导致严重的胰岛素抵抗综合征,患儿表现为宫内及出生后生长迟缓、黑棘皮病和葡萄糖代谢异常,大多数在婴儿期死亡。在临床上观察到,孕妇高胰岛素血症与胎儿过度生长相关,反之胎儿胰岛素缺乏则往往导致生长迟缓。胰岛素可结合胰岛素受体和IGF-1受体发挥生物学效应,此外还可促进肝脏GH受体表达,从而间接促进生长发育。另有研究表明,胰岛素与GH在促进生长发育方面具有协同作用,其机制可能与这两种激素分别促进细胞对不同生长发育必需氨基酸的摄取有关。

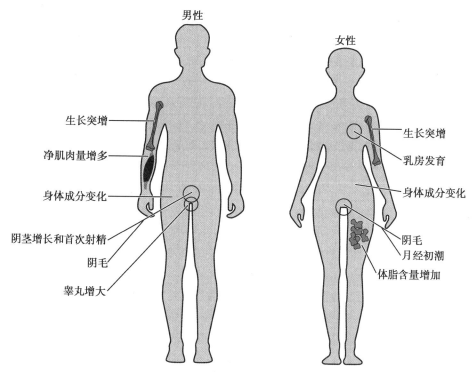

图 13-2　男性和女性青春期出现的生理变化和第二性征发育

5. 糖皮质激素（GC）　GC 主要通过以下三方面机制对生长发育产生负面影响：①GC 可以抑制垂体分泌 GH；②GC 可以抑制肝脏产生 IGF-1；③GC 可以降低骨生长板对 GH 和 IGF-1 的反应性，由此抑制长骨生长发育。此外，过多 GC 还可导致蛋白质分解加速、合成减少，使机体处于负氮平衡状态。因此，长期接受大剂量外源性 GC 治疗以及患有皮质醇增多症的患儿通常伴随生长发育滞后的临床表现。

（二）遗传因素

人体生长发育过程与体内携带的遗传基因密切相关。个体的诸多体格特征如肤色、头发颜色、容貌特征、身高、体重和性发育启动时间等均受到父母双方遗传因素的影响。此外，大多数遗传性疾病，包括染色体病、单基因遗传病、多基因遗传病和线粒体病等，患儿往往都伴随着生长发育障碍，更反映了遗传因素对生长发育的直接影响。如染色体疾病中的先天性卵巢发育不全，又称特纳（Turner）综合征，是由全部或部分体细胞中一条 X 染色体完全或部分缺失所致，其典型临床表现就是生长发育落后、身材矮小和性发育不良。早期诊断、早期采用重组人生长激素治疗可以促进患儿身高增长，改善其最终成人期身高。青春期则须辅以雌激素替代治疗，促进性征发育，保证患儿心理健康。

（三）营养因素

营养状况对儿童生长发育的影响在胎儿阶段即有重要体现，其作用在生命的前两年最为显著，一直持续至青春期。儿童体格发育程度则是营养状况评价的重要指标之一。宫内营养不良的胎儿不仅体格生长落后，大量流行病学研究显示其成年期罹患高血压、糖尿病和肥胖等代谢性疾病的患病风险也高于正常出生体重儿。出生后营养不良，特别是关键期严重营养不良，可影响体格生长、神经发育等，此外还会导致其对传染性疾病的易感性增加。蛋白质-能量营养不良是世界范围内最常见的营养缺乏病，也是发展中国家最重要的健康问题之一。此外，一些重要维生素和微量元素缺乏导致的营养障碍也会影响儿童生长发育。例如婴幼儿阶段维生素 D 和钙缺乏会导致骨骺端生长板和骨基质不能正常钙化，造成营养性佝偻病（nutritional rickets）。青春期时儿童骨骼迅速发育，身体对钙的需求增加，中国营养学会关于青春期儿童钙摄入推荐量是每天 1 000mg，食物摄入不足时则应补充钙制剂。

营养过剩导致的超重和/或肥胖则是发达国家和发展中国家的重要营养问题。导致营养过剩的主要原因是能量摄入超过机体代谢需求,同时很多儿童缺乏适当的体格锻炼、活动量过少,从而使得机体长期处于正能量平衡状态,脂肪过度沉积。营养过剩导致的肥胖对健康的威胁是多方面的,包括青春期提前、代谢性疾病和心血管系统疾病等。

(四) 环境因素

人类生长发育过程对外界环境非常敏感。环境污染物按其理化性质可分为生物性污染、化学性污染和物理性污染三大类,其中以化学污染物的威胁最大。例如,过量的铅或汞等重金属接触可以抑制儿童正常体格发育,严重时可产生神经毒性,造成注意力缺陷、学习困难等。空气中的某些化学物质(一氧化碳、二氧化氮、氮氧化物、硫氧化物、臭氧和可吸入颗粒物等)污染严重时亦可影响儿童的生长发育。

有些流入到环境中的化学物质能干扰机体正常内分泌激素的合成、释放、转运和代谢等过程,又称环境内分泌干扰物(environmental endocrine disruptor,EED)。部分 EED 与雌激素的结构相似,能结合并激活雌激素受体,产生拟雌激素样作用。青春期前儿童体内的内源性性激素水平极低,对性激素的变化高度敏感。已有大量研究表明 EED 过度暴露与儿童性早熟的发生密切相关。

(五) 其他

社会家庭环境对儿童生长发育具有重要影响。完善的医疗保健制度、科学护理、良好的家庭经济状况和教养氛围等都是促进儿童生长发育达到最佳状态的重要因素。反之,环境卫生恶劣、贫穷、家庭破裂、药物滥用以及酗酒等许多社会家庭因素能直接或间接阻碍儿童的生长发育。新中国成立以来,我国医疗和经济水平都有了大幅度提高,这对儿童生长发育产生了非常积极的影响。国家体育总局 2022 年发布的第五次国民体质监测数据显示:与 1943 年数据相比,2020 年我国 6 岁男童平均身高和体重分别增加 13.9cm 和 4.2kg,6 岁女童平均身高和体重分别增加 7.9cm 和 2.9kg。2021 年发布的全国学生体质与健康调研数据显示,与 2014 年相比,2019 年全国 7~9 岁、10~12 岁、13~15 岁、16~18 岁和 19~22 岁男生身高分别增加 0.52cm、1.26cm、1.69cm、0.95cm 和 0.81cm;各年龄组女生身高分别增加 0.72cm、1.24cm、0.97cm、0.80cm 和 0.62cm。

值得注意的是,儿童心理状况与生长发育之间存在双向影响。如矮小症和肥胖症儿童由于身材异于普通儿童,易受到同伴的嘲笑,患儿因此较易产生自卑、胆怯和焦虑等不良情绪。近年来研究表明,负面情绪可以抑制生长激素分泌,影响胃饥饿素和瘦素之间的动态平衡,从而分别影响矮小症和肥胖症患儿的恢复过程。因此,保持良好的心理状态对儿童正常生长发育的重要性不容忽视。

(朱晓燕)

第二节 ｜ 衰 老

衰老是生命活动的基本特征之一。随着全球和中国老龄人口的日益增长,衰老在生命周期中的地位越来越受到重视。现阶段我国对于老龄的分期采用 1982 年世界卫生组织提出的标准:≥60 岁即为老年人,其中 80 岁以上称高龄老人,90 岁以上为长寿老人,100 岁以上称百岁老人。当一个国家的老年人口比例达到总人口的 10%,该国家即成为老龄化国家。我国已于 2000 年进入老龄化社会,20 余年来人口老龄化程度进一步加深。面对人口老龄化趋势,国际社会先后提出了"健康老龄化"和"积极老龄化"的理念。因此,学习人体衰老的生理学知识,对于理解生命全周期的自然规律,以及提高老年群体的生活质量均具有重要意义。

一、衰老的概念、特征和表现

(一) 衰老的概念

衰老(aging)是指生物体在生命周期中随时间进展而表现出的结构退行性改变和功能衰退现象。衰老属于自然的生命现象,不是疾病,但衰老是人类常见疾病(肿瘤、心血管疾病和神经退行性疾病等)的主要危险因素。

（二）衰老的特征

衰老的整体特征是生理完整性的渐进性丧失，导致功能受损和死亡风险增加。一般认为，衰老的特征应符合三个标准：首先，应为与年龄相关的表现；其次，有实验证明诱导它们可以加速衰老；最后，通过干预可以减缓、停止甚至逆转衰老。基于以上要求，目前认为存在十二个衰老的特征：基因组不稳定、端粒损耗、表观遗传改变、蛋白质稳态丧失、大自噬功能失活、营养感应失调、线粒体功能障碍、细胞衰老、干细胞耗竭、细胞间通信改变、慢性炎症和生态失调（图13-3）。这些特征既相对独立又相互影响，它们既是衰老表现出来的特征，又体现了衰老发生的原因。

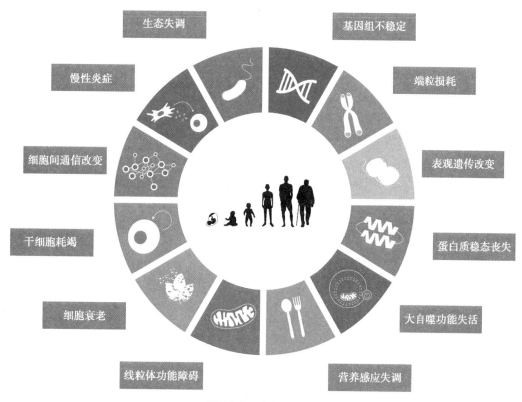

图 13-3　衰老的特征

（三）衰老的表现

机体衰老是以细胞衰老为基础的，细胞衰老进而导致各器官退行性变化，引起机体的整体衰老。

1. **细胞衰老**（cell senescence）　是指随着时间的推移，细胞的增殖能力和生理功能逐渐发生衰退的变化过程。最典型的细胞衰老标志是β-半乳糖苷酶染色阳性。细胞衰老通常伴随显著的形态变化，衰老的细胞变平、变大、空泡化，有时出现多个或增大的细胞核。同时 DNA、RNA 和蛋白质合成速率下降，细胞功能普遍下降，包括酶活性降低、端粒缩短、膜流动性降低等方面。进一步研究发现，细胞衰老时会出现表观遗传改变、基因组不稳定、端粒损耗、核内小体紊乱、细胞周期阻滞、线粒体功能障碍、蛋白质应激、代谢改变、信号转导通路失调和衰老相关分泌表型等方面的特征性改变。衰老细胞合成和分泌大量可溶性因子，包括一系列细胞因子、趋化因子、生长因子和蛋白酶等，称为衰老相关分泌表型（senescence-associated secretory phenotype，SASP）（图13-4）。SASP 有利于招募免疫细胞来清除衰老细胞、修复受损组织，但它诱导的慢性、持续性炎症可损伤正常生理功能。

2. **器官和整体衰老**　人体整体结构成分的衰老表现为机体水分减少、细胞数量减少、脂肪增多、肌肉萎缩等。机体水分减少主要表现为细胞内含水量下降，可从年轻时约 42% 下降为年老时的35%。各器官细胞萎缩、死亡，导致总体细胞数量减少，器官重量和全身体重减轻。人体的新陈代谢活动也随年龄的增长而逐渐减慢，耗热量逐渐降低，摄入的热能转化为脂肪储存。同时，人体肌肉的

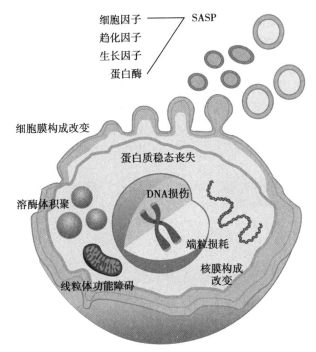

图 13-4　细胞衰老

质量和功能也会缓慢下降。衰老时,各器官系统结构功能衰退,特别是神经内分泌系统衰退,使机体稳定内环境的能力下降,内环境稳态容易被破坏,一系列生理、生化指标例如血压、血脂、血糖、体液 pH、离子浓度等不能保持在相对恒定的水平,成为许多老年期疾病的病因。免疫系统衰老导致机体屏障受损以及对感染和慢性疾病的易感性升高,而伴随的低度炎症状态则加重各系统老年病的发生发展。衰老时,人体各器官系统的生理功能均随增龄而下降,储备功能减退。下面将详细介绍衰老时改变较为显著的一系列人体生理功能变化。

二、衰老的人体变化

(一) 皮肤及其附属结构衰老

皮肤是人体最大的器官,将人体与外界分隔开,保护机体不受外界伤害。皮肤老化通常从 35 岁左右开始逐渐发生。随着年龄的增长,皮肤水分和皮下脂肪减少,皮肤松弛,皱纹逐渐增多、加深,皮肤变得干燥、粗糙,毛发花白。衰老皮肤的感觉减弱,表面的反应性及再生和愈合能力减弱,对不良刺激的防御等功能降低。皮肤及附属结构的衰老是最直观觉察到的现象,其中皮肤皱纹和毛发灰白是老年人最显著的特征性改变。

老年人皱纹增多的原因是皮肤细胞数量减少、皮肤细胞的正常功能发生改变及皮下脂肪减少。随着皮肤细胞的减少,胶原蛋白和弹性蛋白的产生也随之减少,从而使皮肤逐渐失去弹性。日晒、污染、吸烟和过量饮酒等因素均会对皮肤造成损害。

毛发变灰白是由于毛囊基底部的黑色素细胞随年龄增长而减少、合成黑色素的功能减退、酪氨酸酶失去活性以及毛干色素逐渐减少。白发出现的迟早也受精神因素的影响。同时,老年人由于毛囊下端生长毛发的毛乳头逐渐减少或萎缩,毛发数量减少。

(二) 特殊感觉器官衰老

老年人视觉出现衰退,眼睛的各部位均呈现退行性变化。角膜边缘部位由于毛细血管的硬化闭塞,出现环形浑浊。角膜后表面的单层内皮细胞数量逐年减少、功能下降,因此老年人的角膜对损伤内皮细胞的因素,如手术、外伤、化学性刺激等更为敏感。晶状体弹性逐渐减退,引起眼的调节能力下降,发生老视(详见第九章)。晶状体的非水溶性蛋白质比例增加,透明度下降,部分人发展为白内障。晶状体体积增大,前房角变窄,房水由后房流向前房的阻力增加,易发青光眼。玻璃体因衰老而逐渐失水、浓缩、液化变性、色泽改变,玻璃体内包涵体逐渐增加可引起飞蚊症。视网膜的老年性改变包括视网膜血管的老年性硬化,色素上皮层细胞中黑色素减少,视网膜周边部位变薄。视网膜黄斑部亦可呈现衰老性改变,发生老年性黄斑变性。

老年人听觉下降,耳的各部分均出现增龄性变化。耳郭血管弹性降低,血运差,加之皮肤薄、皮下组织少,易被冻伤和感染。外耳道的皮肤毛囊、皮脂腺和耵聍腺逐渐萎缩,同时耵聍难以排出而形成耵聍栓,容易引起外耳道感染。老年人易发生脂质代谢障碍,导致鼓膜固有层脂质沉积,从而影响鼓膜活动度。听小骨多发生退行性变化,致使听骨韧带松弛,听骨链关节出现纤维素样渗出、空泡样变和关节囊透明样变,使关节腔狭窄,听骨链活动下降,引起听力下降。内耳毛细胞数量减少,血管纹、螺旋神经节细胞等均会发生退行性变化。耳的生理性老化会引起老年性耳聋和老年性耳鸣等疾病。老年性耳聋是指随增龄而出现的双耳对称性、缓慢进行性听力减退,在 75 岁以上老年人中的发生率超过 1/3,其主要原因是内耳螺旋器中毛细胞上静纤毛的丢失。

(三) 生殖系统衰老

女性生殖系统衰老较为明显。卵子的质量会随增龄而下降。围绝经期女性卵巢功能逐渐下降,绝经期女性的生育能力完全终止(详见第十二章)。与此同时,卵巢分泌的性激素,如雌激素和孕激素,在绝经后大幅减少,从而引起机体与增龄相关的一系列变化。子宫逐渐萎缩,在绝经后 10~20 年最多可萎缩 70%。阴道变窄、弹性下降,阴道壁变薄,阴道内糖原分泌物减少,pH 升高,导致感染风险增加,易发生老年性阴道炎。雌激素减少会导致骨钙丢失,引起骨质疏松。绝经期女性心血管疾病风险亦增高。

男性生殖能力虽然不会突然终止,但也会随着年龄增长而下降。成年男性随年龄增长,性腺的结构和功能均有明显的退化。50 岁以后,性腺组织逐渐萎缩,睾丸体积缩小、重量降低,性功能衰退。至 60 岁后,这一变化更加明显。老年睾丸曲细精管的直径缩小,生精上皮变薄,生精细胞和间质细胞数量减少,生精能力逐步下降。老年期精子生成量减少,畸形精子的数量增多,精子活动能力降低,精液量减少,受精能力减弱。

(四) 心血管系统功能退化

心血管系统随年龄增长发生轻度到中度的功能退行性变化。心脏收缩功能逐渐下降,心输出量减少,心力储备降低。窦房结自律性降低,容易发生心律失常。心脏传导系统细胞减少,传导速度减慢,房室延搁时间延长甚至引起传导阻滞。老年人心电图常见 P 波和 QRS 波群振幅降低,T 波低平,PR 间期、QT 间期和 QRS 波群时间延长。由于血管弹性纤维断裂和胶原纤维沉积,动脉弹性及伸展性随增龄而逐渐下降。硬化的血管内壁所承受的负荷增加,易诱发内膜损伤,导致动脉壁内膜下脂质沉积形成斑块。大多数情况下,上述功能衰退并不妨碍日常生活,但会降低个体应对压力或过度负荷的能力,在部分人中可进展为疾病。常见的年龄相关性心血管疾病包括冠状动脉粥样硬化性心脏病、高血压和心力衰竭等。

(五) 神经系统逐渐衰退

神经系统自成熟期以后,生理功能即开始逐渐衰退,但一般非常缓慢。进入老年以后,衰退速度明显增快。衰老过程中,神经元数量减少,形态和功能均发生改变,神经递质随增龄发生改变,出现脑动脉硬化和血-脑屏障退化。阿尔茨海默病和帕金森病是常见的年龄相关性中枢神经系统疾病,脑血管病在中老年人群中发病率也相对较高。

(六) 内分泌系统形态及功能变化

随着机体的老化,内分泌腺的形态及功能会发生相应的变化,影响机体功能。内分泌系统老化会影响血糖水平和骨钙调节,2 型糖尿病和骨质疏松是常见的与增龄相关的疾病。

三、衰老的机制

目前关于衰老机制的研究,已从整体、器官和组织水平深入到细胞、分子和基因水平。有关衰老的机制尚未完全阐明,存在多种学说,目前公认的包括端粒缩短致衰老学说和自由基致衰老学说,但也需要更多研究对学说加以完善。

(一) 端粒缩短致衰老学说

端粒是由短 DNA 重复序列(TTAGGG)组成的、位于染色体末端的重复非编码碱基对序列,其功能是保持染色体的稳定性。端粒酶通过延长端粒,而保持其长度的稳定。端粒缩短致衰老学说认为,衰老是由端粒不断缩短而引起的。当细胞分裂达到一定的代数后,细胞分裂能力减退直至丧失,即出现复制性衰老(replicative senescence)。1961 年海弗利克(Hayflick)首次描述了体外培养的人类细胞增殖分裂次数是有限的,这一发现纠正了当时的细胞永生化学说。这种细胞群体倍增的有限次数则被称为海弗利克极限(Hayflick limit)。该类细胞衰老可检测到端粒明显缩短,是端粒缩短致衰老学说的直接证据。检测不同年龄人群血液白细胞的端粒长度发现老年人的端粒明显缩短。三位科学家因发现端粒和端粒酶如何保护染色体而获得 2009 年诺贝尔生理学或医学奖。虽然已经明确端粒丢失会导致细胞衰老,但是端粒缩短引起的衰老如何导致时间依赖性功能丧失仍不清楚,有待进一步探索。

(二) 自由基致衰老学说

自由基是细胞代谢过程中不断产生的,带有一个以上不配对电子的原子、原子团或分子。自由基具有高度的氧化活性,在体内可直接或间接发挥强氧化剂作用,损伤生物大分子或多种细胞成分。自由基致衰老学说认为,随着年龄增加,机体内线粒体代谢产生的自由基数量增加,组织和器官对自由基清除能力减退,过多的自由基引起蛋白质、核酸和脂质损伤,损伤的氧化产物不断积累而导致衰老表型的出现。当细胞处于不利的应激环境中时,机体产生大量有害的自由基,损伤 DNA 和蛋白质等大分子,引起细胞代谢紊乱,诱发细胞衰老,这种类型的衰老称为应激性衰老。此类细胞衰老在应激后较短时间内出现,且通常不出现端粒缩短。

四、延缓衰老的方式

正常的衰老属于生理性改变。衰老虽然不可避免,但是衰老的进程可以被延缓。延缓衰老是指基于衰老机制,采用科学的方法减慢衰老的进程,与抗衰老有着相同的含义。目前科学研究显示,热量限制和有氧锻炼可以延缓衰老的进程。另外,研究发现靶向清除衰老细胞的药物对延缓衰老有一定作用。利用干细胞及其活性因子延缓衰老也是研究热点之一。端粒酶、氧化应激、衰老相关信号转导通路和表观遗传学修饰等都在衰老过程中发挥重要作用,也可能成为未来延缓人体衰老的重要靶点。

(一) 热量限制

热量限制(caloric restriction, CR)是指给予低热量但含有足量蛋白质和微量元素食物的饮食方法,也称饮食限制(dietary restriction, DR)。1935 年麦凯(McCay)等人首次报道了 CR 能够延长动物的寿命。进一步研究发现,CR 可以延缓动物各种生理功能的衰退,并且延迟或降低年龄相关性疾病如肿瘤、心血管疾病、2 型糖尿病等的发生。迄今为止,大量实验表明 CR 是除基因操作(gene manipulation)以外最强有力的延缓衰老的方法,被称为衰老研究领域最重大的发现。新近临床试验结果证实,适度限制热量摄入通过改善代谢和免疫反应,对人体产生长期的有益影响。CR 具有降低氧化应激、调节衰老相关信号转导通路,以及提高机体对不良应激的适应能力等作用,从而产生延缓衰老的效应。CR 已在很多动物实验中证明了其抗衰老效果,但目前研究显示,对于人类而言,CR 主要对超重或肥胖个体具有积极影响。

(二) 有氧锻炼

衰老生物学中,锻炼是指一种有计划、有组织、可重复和有目的的体育活动。研究表明,有氧锻炼可引起机体呼吸、循环和神经内分泌等系统的功能改变。通过长期合理的运动训练,可以使机体的功能维持在较好的状态,延缓衰老的进程,减少年龄相关性疾病的风险。有氧锻炼延缓衰老的原因包括增加肌肉的耗氧量,适度超载细胞氧化途径以提高 ATP 的合成能力,以及有利于保持各个生理系统的储备能力等方面。特别要注意的是,由于老年期机体功能的衰退存在个体差异,应结合个体情况制订合适的个性化运动方案。

(向秋玲)

思考题:

1. 为什么有增高要求的儿童不能滥用生长激素?

2. 试分析可能导致儿童性早熟的原因。

3. 人们常说"天天练长跑,年老变年少",试述其中的生理学机制。

4. 根据衰老的机制,试分析哪些方法可以有效延缓衰老。

5. 患儿,女,10 岁,3 年前患儿家长即发现其身高较同龄女童矮小,且身高增长缓慢,每年身高增长 2~4cm,病初未予重视,随年龄增长其身高落后逐渐明显,现身高 117cm,骨龄评估为 7 岁。患儿无挑食、偏食,活动量尚可,睡眠正常,大小便正常,智力正常,学习成绩良好。采用可乐定和精氨酸进行的生长激素激发试验发现生长激素峰值均显著低于正常值。请简述以下问题。

(1) 该患儿为什么身材矮小但是智力正常?

(2) 该患儿与甲状腺功能减退症患儿的临床表现有何异同点?

(3) 该患儿应采用什么药物治疗?

思考题解题思路

本章目标测试

本章思维导图

推荐阅读

［1］王庭槐.生理学［M］.9版.北京:人民卫生出版社,2018.

［2］姚泰,赵志奇,朱大年,等.人体生理学(上、下册)［M］.4版.北京:人民卫生出版社,2015.

［3］管又飞,朱进霞,罗自强.医学生理学［M］.4版.北京:北京大学医学出版社,2018.

［4］王庭槐,吴一龙,黄梓才.禁不住的真理之光［J］.医学与哲学,1981,2:28-31.

［5］杨俊伟,何伟春.细胞信号转导与疾病［M］.北京:科学出版社,2023.

［6］程涛.基础血液学［M］.北京:科学出版社,2019.

［7］COURTNEY V,MASON R J,ERNST J,et al.默里及纳达尔呼吸医学(上、下卷)［M］.李为民,程德云,译.北京:人民卫生出版社,2018.

［8］王海燕,赵明辉.肾脏病学［M］.4版.北京:人民卫生出版社,2020.

［9］刘晓玲.视觉神经生理学［M］.3版.北京:人民卫生出版社,2018.

［10］瞿佳.眼视光学理论和方法［M］.3版.北京:人民卫生出版社,2018.

［11］韩济生.神经科学［M］.4版.北京:北京大学医学出版社,2022.

［12］寿天德.神经生物学［M］.4版.北京:高等教育出版社,2022.

［13］BEAR M F,CONNORS B W,PARADISO M A.神经科学:探索脑［M］.4版.朱景宁,王建军,译.北京:电子工业出版社,2023.

［14］熊承良,乔杰.临床生殖医学［M］.2版.北京:人民卫生出版社,2022.

［15］MCDONALD R B.衰老生物学［M］.2版.王钊,范丽,译.北京:科学出版社,2022.

［16］HALL J E,HALL M E. Guyton and Hall Textbook of Medical Physiology［M］. 14th ed. Philadelphia:Elsevier,2020.

［17］WIDMAIER E P,RAFF H,STRANG K T. Vander's Human Physiology［M］. 16th ed. New York:McGraw-Hill,2023.

［18］BARRETT K E,BARMAN S M,BROOKS H L,et al. Ganong's Review of Medical Physiology［M］. 26th ed. New York:McGraw-Hill,2019.

［19］BORON W F,BOULPAEP E L. Medical Physiology［M］. 3rd ed. Philadelphia:Elsevier,2016.

［20］KAUSHANSKY K,LICHTMAN M A,PRCHAL J T,et al. Williams Hematology［M］.10th ed. New York:McGraw-Hill,2021.

［21］CAREY R M,MORAN A E,WHELTON P K. Treatment of Hypertension:A Review［J］. JAMA,2022,328(18):1849-1861.

［22］PONTZER H,YAMADA Y,SAGAYAMA H,et al. Daily energy expenditure through the human life course［J］. Science,2021,373(6556):808-812.

［23］MELMED S,POLONSKY K S,LARSEN P R,et al. Williams Textbook of Endocrinology［M］. 13th ed. Philadelphia:Elsevier,2016.

［24］LOPEZ-OTIN C,BLASCO M A,PARTRIDGE L,et al. Hall marks of aging:An expanding universe［J］. Cell,2023,186(2):243-278.

本教材引用的中国科学家相关研究成果代表性论文题录

中英文名词对照索引

45